Hefte zur Unfallheilkunde
Beihefte zur Zeitschrift „Der Unfallchirurg"

Herausgegeben von:
J. Rehn, L. Schweiberer und H. Tscherne

181

49. Jahrestagung
der Deutschen Gesellschaft
für Unfallheilkunde e.V.

13.–16. November 1985, Berlin

Kongreßthemen: Experimentelle Unfallchirurgie 1–6 – Bildgebende Darstellung verletzter Strukturen mit verschiedenen Techniken – Naht- und Klebetechnik verletzter Strukturen – Weichteilverletzungen des Retroperitonealraums – Indikation und Technik der Osteosynthese bei Beckenringverletzungen – Hygienerichtlinien in Klinik und Praxis – Bedeutung und Notwendigkeit der Sektion nach Verletzungen mit Todesfolge – Vorschaden und Kausalität in der privaten und gesetzlichen Unfallversicherung – Die Bedeutung der medizinischen Dokumentation und der Biostatistik in der Unfallchirurgie – Indikation zur Arthrotomie und zum arthroskopisch-operativen Eingriff bei Verletzungen und Schädigungen des Kniegelenkes – Autologe, homologe und alloplastische Transplantate bei Verletzungen des Kapselbandapparates am Kniegelenk – Der Gesichtspunkt der Funktion in der Knochenbruchbehandlung – Rekonstruktion des Weichteilmantels an der Hand – Zielsetzung und Möglichkeiten der Berufshilfe

Präsident: G. Hierholzer
Redigiert von A. Pannike

Teil 2

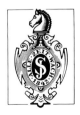

Springer-Verlag
Berlin Heidelberg New York
London Paris Tokyo

Reihenherausgeber

Prof. Dr. Jörg Rehn
Mauracher Straße 15, D-7809 Denzlingen

Prof. Dr. Leonhard Schweiberer
Direktor der Chirurgischen Universitätsklinik München-Innenstadt
Nußbaumstraße 20, D-8000 München 2

Prof. Dr. Harald Tscherne
Medizinische Hochschule, Unfallchirurgische Klinik
Konstanty-Gutschow-Straße 8, D-3000 Hannover 61

Deutsche Gesellschaft für Unfallheilkunde:

Geschäftsführender Vorstand 1985
Präsident: Prof. Dr. G. Hierholzer
1. stellv. Präsident: Prof. Dr. H. Ecke
2. stellv. Präsident: Prof. Dr. H. Cotta
Generalsekretär: Prof. Dr. A. Pannike
Kongreßsekretär: Prof. Dr. R. Rahmanzadeh
Schatzmeister: Dr. G. Dorka

Zusammenstellung des Berichts:

Prof. Dr. Alfred Pannike
Direktor der Unfallchirurgischen Klinik,
Klinikum der Johann-Wolfgang-Goethe-Universität,
Theodor-Stern-Kai 7, D-6000 Frankfurt/Main

Mit 428 Abbildungen

ISBN 3-540-16272-0 Springer-Verlag Berlin Heidelberg New York
ISBN 0-387-16272-0 Springer-Verlag New York Berlin Heidelberg

CIP-Kurztitelaufnahme der Deutschen Bibliothek. Deutsche Gesellschaft für Unfallheilkunde: ... Jahrestagung der Deutschen Gesellschaft für Unfallheilkunde e.V. – Berlin ; Heidelberg ; New York ; London ; Paris ; Tokyo : Springer
ISBN 0343-2513. Teilw. mit d. Erscheinungsorten Berlin, Heidelberg, New York. – Teilw. mit d. Erscheinungsorten Berlin, Heidelberg New York, Tokyo. Früher u. d. T.: Deutsche Gesellschaft für Unfallheilkunde, Versicherungs-, Versorgungs- und Verkehrsmedizin: Jahrestagung der Deutschen Gesellschaft für Unfallheilkunde, Versicherungs-, Versorgungs- und Verkehrsmedizin e.V.
– Titeländerung zwischen 38 (1975) u. 40 (1977). 49. 13.–16. November 1985, Berlin. – 1986.
(Hefte zur Unfallheilkunde ; 181)
ISBN 3-540-16272-0 (Berlin ...)
ISBN 0-387-16272-0 (New York ...)
NE: GT

© by Springer-Verlag Berlin Heidelberg 1986
Printed in Germany

Die Wiedergabe von Gebrauchsnamen, Handelsnamen, Warenbezeichnungen usw. in diesem Buch berechtigt auch ohne besondere Kennzeichnung nicht zu der Annahme, daß solche Namen im Sinne der Warenzeichen- und Markenschutz-Gesetzgebung als frei zu betrachten wären und daher von jedermann benutzt werden dürften.

Druck- und Bindearbeiten: Druckhaus Beltz, Hemsbach/Bergstr.
2124/3140-543210

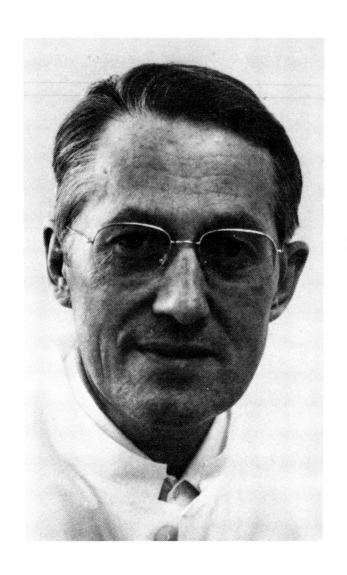

Professor Dr. G. Hierholzer

Inhaltsverzeichnis

TEIL 1

Wissenschaftliches Programm 1

Eröffnungsansprache des Präsidenten 1

Grußworte 3

Eröffnungsansprachen
Ärztliches Verständnis als Grundlage der unfallchirurgischen Behandlung
(G. Hierholzer) 9

Aufgaben und Selbstverständnis des jungen Unfallchirurgen (W. Mutschler) 15

Ehrungen 19

Festvortrag
Die Spannung zwischen Ethik und Technik im ärztlichen Beruf (R. Gross) 29

I. Experimentelle Unfallchirurgie 1 (Biomechanik) 37

Verfahren zur Herstellung von Dreh-Keilfrakturen im Tierexperiment
(Th. Pfeifer, S. B. Kessler, W. Wimmer, M. Bergmann und S. M. Perren,
München und Bern) 37

Biomechanische Untersuchungen zur Haltekraft der neuen 3,5-mm-AO-Corticalisschraube (K. H. Breuying und V. Gotzen, Marburg) 40

Biomechanische Untersuchungen zur Vorbiegung und Vorspannung an der
Kleinfragment-DC-Platte (N. Südkamp, N. Haas und Ch. Krettek, Hannover) 47

Experimentelle Untersuchungen der Stabilität verschiedener Montageformen
des unilateralen Fixateur externe (P.-M. Hax und G. Hierholzer, Duisburg) 52

Das Steifigkeitsverhalten von Distanzosteosynthesen am Femur unter axialer
Belastung bei Stabilisierung mit dem Monofixateur
(R. Schlenzka und L. Gotzen, Marburg) 60

Meßmethode zur Erfassung der Biegesteifigkeitszunahme von heilendem
Knochen bei Fixateur-externe-Versorgung (W. Siebels, R. Ascherl, H. Albersdörfer
H. Brehme, A. Böhm, M. Lippl und G. Blümel, München) 64

Experimentelle Untersuchungen über die biomechanischen Eigenschaften von
Röhrenknochen als Voraussetzung für die Konzeption eines neuen Verriegelungsnagels (G. Ritter und P. Comte, Mainz und Waldenburg) 68

Untersuchungen zur mechanischen Stabilität verschiedener Techniken der
Drahtzuggurtungen (W.-D. von Issendorff und G. Ritter, Mainz) 71

Vergleichende chemische, computertomographische und biomechanische
Untersuchungen an menschlichen Leichenwirbelkörpern
(Th. Tiling, W. Lange und F. Jentsch, Köln und Göttingen) 74

Experimentelle Untersuchungen zur Beweglichkeit in der Symphyse
(A. Meißner, H.-G. Breyer und R. Rahmanzadeh, Berlin) 79

Simultane Druck- und Zugbelastung der Innenmeniscusanteile unter dynamischen
Bedingungen im Experiment
(W. Bracker, C. J. Wirth, R. Schabus und K. Lehrberger, München und Wien) 82

Änderungen des Flächenkontaktes im oberen Sprunggelenk nach schrittweiser
Verkürzung der Fibula
(E. Orthner, R. Reimann, F. Anderhuber und M. Wagner, Wien und Graz) 88

Zusammenfassung der Diskussion zur Sitzung Experimentelle Unfallchirurgie 1
(Biomechanik) 91

Experimentelle Unfallchirurgie 2 (Technik der Osteosynthese) 93

Osteosynthese der Densfraktur durch Zweigewindekompressionsschrauben
(P. Knöringer, Günzburg) 93

Die stabilisierende Wirkung unterschiedlicher Implantate auf das gesprengte
Schultereckgelenk im in-vitro-Experiment
(H. Kiefer, C. Burri, L. Claes und J. Holzwarth, Ulm) 97

Experimentelle Studie zur Qualifizierung von Wechsellastbeanspruchungen der
coraco-clavicularen Verschraubung (R. Schabus, R. Beer, R. Reissner, O. Kwasny,
R. Weinstabl und M. Wagner, Wien) 101

Experimentelle und klinische Bewertung des Fixateur interne zur Wirbelbruchbehandlung (W. Dick, F. Magerl und O. Wörsdörfer, Basel, St. Gallen und Ulm) 107

Die Stabilisierung von Rupturen der Beckenhalbgelenke mit resorbierbarem Material
(D. Hofmann, H. Ecke, H. Burger, P. Nazari und K. Maier, Gießen) 108

Die Belastbarkeit und Verformung extra- und intramedullärer Osteosynthesen
nach instabilen pertrochanteren Femurosteotomien (W. Friedl, W. Ruf, H. Buhr,
M. Manner, W. Schult und T. Mischkowsky, Heidelberg) 111

Untersuchung über das Verhalten der Knochenfragmente an experimentell erzeugten
subtrochanteren Frakturen (Leichenknochen) bei Implantationen medial abgestützter
95-Grad-Winkelplatten
(H.-R. Ottlitz, R. Rahmanzadeh, R. Tietke und W. Kaiser, Berlin) 115

Schraubenanordnung bei Plattenosteosynthese am Femurschaft — eine
biomechanische Untersuchung
(C. Krettek, N. Haas und L. Gotzen, Hannover und Marburg) 118

Zur Entwicklung einer neuartigen Zielvorrichtung für die Einbringung der distalen
Schrauben beim Verriegelungsnagel
(G. Ritter, P. Comte und A. Schürch, Mainz und Waldenburg) 121

Biomechanische Untersuchung verschiedener Osteosyntheseverfahren bei
Patella-Querfrakturen (W. Brill und Th. Hopf, Homburg) 125

Schwingungsrißkorrosion an gebrochenen Osteosyntheseplatten
(K.-P. Bildhauer, H.-K. Kaufner und M. Pohl, Aachen und Bochum) 135

Experimentelle Unfallchirurgie 3 (Bandstrukturen) 139

Anatomische und biomechanische Untersuchungen des Lig. Coraco-acromiale
am Menschen
(W. Wasmer, F.-W. Hagena, M. Bergmann und Th. Mittelmeier, München) 139

Die mikroprozessorgestützte dreidimensionale Darstellung von Kapselband-
instabilitäten des Kniegelenkes
(M. Strobel, H.-W. Stedtfeld und H. Stenzel, Münster und Bonn) 144

Sind die Kreuzbänder des Schafes für vergleichende experimentelle Untersuchungen
geeignet? (W. Kasperczyk und H. J. Oestern, Hannover) 150

Vergleichende Zugfestigkeitsuntersuchungen bei Bandreinsertionen
(D. Havemann und M. Gebhard, Kiel) 153

Biomechanische Untersuchung zur Bandheilung: Einführung einer neuen Meßmethode (H. Zwipp, H. v. d. Leyen, E. Scola und Ch. Krettek, Hannover) 157

Mikroangiographische und biomechanische Untersuchungen nach vorderer
Kreuzbandplastik am Kniegelenk des Schafes
(A. Wentzensen, T. Drobny, S. Perren und S. Weller, Tübingen und Davos) 160

Die operative Versorgung bei Kniebandläsionen – Tierexperimentelle Ergebnisse
über Heilverlauf und Festigkeit
(A. Lies, K. Neumann, K. M. Müller und G. Muhr, Bochum) 163

Experimentelle Untersuchung der Bewegungsabläufe des Kniegelenkes nach
transpatellarer Steinmann-Nagelfixation
(R. Weinstabl, O. Wruhs und M. Wagner, Wien) 163

Der Einfluß von Kreuzbanddefekten auf den retropatellaren Druck. Ein Vergleich
theoretisch ermittelter mit experimentell gewonnenen Ergebnissen
(H. J. Graf, W. Braun und A. Rüter, Augsburg) 169

Carbonband-Implantation im Tierexperiment. Licht- und transmissions-elektronen-
mikroskopische Untersuchungen (K. Rohe, A. Braun und H. Cotta, Heidelberg) 170

Plastischer Bandersatz am oberen Sprunggelenk. Die anatomiegerechte Bandplastik
im Vergleich zu herkömmlichen Verfahren
(K. E. Rehm, W. Momberg, K. H. Schultheis und H. Ecke, Gießen) 174

Experimentelle Unfallchirurgie 4 (Entzündungsreaktion, Stoffwechsel, Hygiene) ... 181

Typisierung zirkulierender Lymphocytensubpopulationen mittels monoklonaler
Antikörper bei posttraumatischer Sepsis
(Ch. Josten, G. Muhr und Th. Hink, Bochum) 181

Ein neues Verfahren zur Applikation des Chemotherapeutikums Taurolin
(J. Reinmüller, C. Burri, W. Mutschler und H. Meyer, Ulm) 185

Chemotaktische Regulation posttraumatischer Resorptionsvorgänge am Knochen
(M. R. Sarkar, B. A. Rahn, U. Pfister und S. M. Perren, Tübingen, Davos und
Karlsruhe) 188

Der posttraumatische Hämarthros: Die Rolle der lysosomalen Enzyme
(M. Hörl, E. Kunz, H. P. Bruch und B. Gay, Würzburg) 190

Die Neosynovialflüssigkeit nach alloplastischem Gelenkersatz und Implantatlockerung (R. Ascherl, H. Tschesche, A. Staudhammer, P. Wendt, F. Lechner und
G. Blümel, München, Bielefeld und Garmisch-Partenkirchen) 194

Intravitalfärbungen bei experimentellen Hauttransplantationen
(H. Schöttle, J. Bielig und A. Dörner, Hamburg) 198

Veränderungen des Kohlenhydratstoffwechsels bei experimentell induzierter
Muskelatrophie (M. Hörl, B. Gay, H. P. Bruch und R. Gold, Würzburg) 202

Nuklidabsorptiometrische Bestimmung der Demineralisation nach unterschiedlich
behandelten Sprunggelenksverletzungen (H.-G. Breyer und D. Felsenberg, Berlin) ... 207

Prophylaxe des Fettemboliesyndroms durch Cyclooxygenaseblocker (M. L. Nerlich,
D. H. Wisner, M. Meier und J. A. Sturm, Hannover und Sacramento) 211

Differenzierte Kältebehandlung beim Weichteiltrauma — eine Alternative zur
Operation? (V. Echtermeyer, P. Horst und L. Gotzen, Marburg) 215

Ist der Wechsel vom „Hautmesser" zum „tiefen Messer" erforderlich?
(C. Carstens, H.-W. Springorum, E. Hillenbrand und K. Pasch, Heidelberg) 220

Experimentelle Unfallchirurgie 5 (Morphologie, Gelenkersatz) 225

Untersuchungen zur Knochenregeneration nach Unterbrechung der medullären
oder periostalen Strombahn bei verschiedenen Versuchstier-Species
(H. Wissing und M. Stürmer, Essen) 225

Gefäßverteilungsmuster langer Röhrenknochen in Abhängigkeit von Lebensalter
und Tierart (F. Eitel, R. Seibold und K. Wilhelm, München) 229

Verminderung der corticalen Gefäßschädigung durch kontinuierliches Spülen
und Absaugen während des Aufbohrens der Markhöhle
(K. M. Stürmer und E. Tammen, Essen) 236

Die corticale Bruchheilung im Rahmen der Fixateur-externe-Osteosynthese
(G. Hörster, S. Hierholzer und R. Theermann, Duisburg) 240

Zur Genese der Refrakturen nach operativer Frakturenbehandlung
(S. B. Kessler, A. Grabmann, A. Betz und K. Remberger, München) 248

Die Meniscusnaht – eine tierexperimentelle Studie
(I. Scheuer, A. Lies und K.-M. Müller, Herford und Bochum) 251

Radiologisch-morphologische Studien am degenerativ und posttraumatisch
veränderten Radiocarpalgelenk
(K. Lehrberger, J. Piehler, F.-W. Hagena und B. Rosemeyer, München) 256

Krafteinleitung in das Femur bei zementfreien Hüftgelenksprothesen
(L. Claes, Ulm). 256

Spannungsanalyse verschiedener Hüftendoprothesen
(Chr. v. Hasselbach und U. Witzel, Essen und Bochum) 260

Ein neues Konzept und neue Implantate zur zementfreien Implantation von
Hüftendoprothesen (H. Ecke, K. E. Rehm und P. Quoika, Gießen) 263

Stoßbelastungen als Ursache für Lockerungen von Hüfttotalendoprothesen-Pfannen
und therapeutische Konsequenzen (D. Gebauer, München) 267

Experimentelle Unfallchirurgie 6 (Knochenersatz, Biomaterialien) 269

Einheilungsdynamik defektüberbrückender Rippenspäne (Korrelation der
Durchblutung und der Histomorphologie) (L. Faupel und K. Kunze, Gießen) 269

Experimentelle Rekonstruktion großer corticaler Defekte mit unterschiedlich
konservierter homologer Spongiosa und osteogeninhaltiger Gelatine
(Ch. Etter, L. Claes und C. Burri, Ulm) 272

Der segmentale diaphysäre Knochenersatz im Tierversuch (M. Aebi, O. Schwarzen-
bach, P. Regazzoni und S. M. Perren, Bern, Davos-Platz und Basel) 276

Tierexperimentelle Untersuchungen zur Wertigkeit von Antigenitätsdifferenzen
bei der Spongiosatransplantation
(D. Rogge, R. Wilke und P. Waidt, Bremerhaven und Hannover) 279

Tierexperimentelle Untersuchungen zur Anwendung tiefgefrorener homologer
Spongiosa (M. Börner, Frankfurt) 284

Knochenmatrixextrakte, synthetische Calciumphosphatverbindungen und
Kombinationen zur Auffüllung diaphysärer Knochendefekte im Tierexperiment
(J. M. Rueger, M. Dohr-Fritz, H. R. Siebert und A. Pannike, Frankfurt und
Schwäbisch-Hall) 288

Tierexperimentelle Untersuchungen zur biochemischen Callusinduktion
(J. Heisel und H. Mittelmeier, Homburg) 294

Experimentelle Untersuchungen an Osteosynthesematerialien aus resorbierbaren
Polyestern (H.-P. Bruch, B. Gay, M. Hörl, A. Herold und J. van Randenborgh,
Würzburg) 298

Die Refixierung von osteo-chondralen Fragmenten durch resorbierbare Stifte
(L. Claes, C. Burri, H. Kiefer und W. Mutschler, Ulm) 300

Erste tierexperimentelle Erfahrungen bei der Verwendung von Platten und
Schrauben aus vollständig resorbierbarem Polylactid zur Stabilisierung des osteotomierten Radius am Beagle (J. Eitenmüller, K. L. Gerlach, T. Schmickal und
G. Krause, Bochum, Köln und Bad Ems) 303

Homologe, konservierte Mikrogefäßtransplantate zum Ersatz zerstörter
peripherer Arterien (E.-D. Voy, Aachen) 308

II. Bildgebende Darstellung verletzter Strukturen mit verschiedenen Techniken 313

Röntgentechnik (H. Birzle, Ludwigshafen) 313

Sonographie (B. Wimmer und E. Meyer, Freiburg) 316

Computertomographie (W. Wenz, B. Wimmer und E. Meyer, Freiburg) 321

Kernspintomographie (W. Frommhold und K. Küper, Tübingen) 328

**Freie Vorträge zu Hauptthema II (Bildgebende Darstellung verletzter Strukturen
mit verschiedenen Techniken 1 − Konventionelle Röntgenuntersuchung)** 335

Spezielle Röntgeneinstellungen bei Verletzungen der Fußwurzel
(K. Wenda, J. Rudigier und G. Gutjahr, Mainz) 335

Differentialdiagnostik bei Ellbogengelenksblockierungen − Die Subluxationsstreßaufnahmetechnik (Ch. Kinast und R. P. Jakob, Bern) 339

Indikation zur Schultergelenksarthrographie
(U. Brunner, P. Habermeyer, K. J. Pfeifer und R. W. Kenn, München) 341

Die Indikation, Technik und Aussagewert der Arthrographie des Ellenbogengelenkes (P. Stankovic, H. J. Körber und R. Schlemminger, Göttingen) 347

Die Bedeutung der Sprunggelenksarthrographie zur Diagnostik von fibularen
Kapsel-Bandverletzungen (A. Güßbacher, Heidelberg) 350

Die Bedeutung der digitalen Subtraktionsangiographie bei der Primärdiagnostik
Polytraumatisierter (B. Haubitz, N. Haas und Ph. Hendrickx, Hannover) 352

Stellenwert der Sonographie bei Mehrfachverletzten
(H. Towfigh, W. Sauerwein und U. Obertacke, Essen) 357

Erfahrungen mit der Oberbauchsonographie, Vergleich der sonographischen
Befunde mit den nacherhobenen klinischen Ergebnissen bei Organverletzungen
(G. Lorenz, Murnau) 362

Stellenwert der Sonographie beim stumpfen Bauchtrauma
(B. Bouillon, E. Eypasch und Th. Tiling, Köln) 366

Möglichkeiten der Darstellung von Weichteil- und Knochenläsionen durch
Ultraschall (K. Halbhübner, Berlin) 369

Ultraschalldiagnostik postoperativer Hämatome
(W. Knopp, G. Muhr und Ch. Josten, Bochum) 371

Freie Vorträge zu Hauptthema II (Bildgebende Darstellung verletzter Strukturen mit verschiedenen Techniken 2 (CT)) 375

Anwendungsmöglichkeiten der Skelettszintigraphie in der Traumatologie
(K. Tittel und J. Spitz, Mühlheim und Wiesbaden) 375

Computertomographie bei Frakturen der Schädelbasis
(W. Crone-Münzebrock, H. H. Jend und I. Jend-Rossman, Hamburg) 379

Computertomographie versus konventionelle Röntgentechnik bei der Diagnostik
der Schulterluxation
(P. Habermeyer, U. Brunner, B. Mayr und K. Schiller, München) 384

CT-Diagnostik bei Schultergelenksverletzungen
(B. Gay, G. Schindler und M. Hörl, Würzburg) 388

Die Bedeutung der Computertomographie bei der Beurteilung instabiler Wirbelkörperfrakturen (K. A. Matzen, W. Köppl und A. Pottmeyer, Augsburg und München) 393

Prä- und postoperative Computertomographie bei primär operativ versorgten
instabilen Wirbelsäulenverletzungen im thoraco-lumbalen Übergang
(O. J. Russe, G. Muhr und B. Wiesehöfer, Bochum) 395

Die Bedeutung der Computertomographie für die Planung der operativen
Versorgung von Beckenring- und Acetabulumfrakturen
(H. Wissing, P. Rommens und J. Hetzel, Essen) 400

Die Bedeutung verschiedener Untersuchungsmethoden bei osteo-chondralen
Läsionen am Talus (K. E. Rehm, F. Schumacher, R. Voss und H. Ecke, Gießen) ... 405

Die Wertigkeit verschiedener bildgebender Verfahren für die Beurteilung von
Calcaneusfrakturen (G. Lob und W. Maier, Ulm) 411

Modelloperationen am künstlichen Knochen aus dem Computertomogramm
(G. Giebel, K. Mildenstein und K. Reumann, Hannover) 417

MRI-Befunde beim Kompartment-Syndrom
(S. Döhring, J. Assheuer und E. Hille, Düsseldorf und Köln) 420

III. Naht- und Klebetechnik verletzter Strukturen ... 425

Naht- und Klebetechnik verletzter Strukturen: Haut – Subcutis – Fascie –
Kapselbandstrukturen (O. Trentz, Homburg) ... 425

Naht- und Klebetechnik verletzter Strukturen: Knorpel-Knochengewebe
(H. Zilch und M. Semik, Berlin) ... 427

Naht- und Klebetechnik verletzter Strukturen: Parenchymatöse Weichteilorgane
(F. W. Schildberg, G. Hohlbach und B. Fritzenwanker, Lübeck) ... 434

Naht- und Klebetechnik verletzter Strukturen – Gefäßsystem
(G. Carstensen, Mülheim) ... 446

Nervensystem (M. Samii, Hannover) ... 449

Freie Vorträge zu Hauptthema III ... 451

Reißfestigkeit verschiedener Sehnennahttechniken und der Fibrinklebung
(Th. Hopf und D. Katthagen, Homburg) ... 451

Ergebnisse der frischen und veralteten Meniscusnaht
(A. Pfister, M. Kolb, K. Milachowki, C. J. Wirth und K. Weismeier, München) ... 455

Biokompatibilität von Nahtmaterialien in der Mikrochirurgie
(M. Sparmann, M. Walden und T. Meyer, Berlin) ... 461

Gewebevereinigung – theoretische Grundlagen, experimentelle Ergebnisse und
klinische Erfahrungen – Rückblick auf zehnjährige Untersuchungen und
zukünftige Entwicklungen (A. Stemberger, G. Rupp, R. Ascherl, W. Erhardt,
K. H. Sorg und G. Blümel, München) ... 463

Die Kombination von Naht- und Fibrinklebung bei traumatischen Leberverletzungen
(J. Boese-Landgraf, L. C. Tung, E. Renk und H.-G. Breyer, Berlin) ... 463

Milzruptur: Naht, Klebung oder Splenektomie?
(M. Feldmann und L. Zwank, Saarbrücken) ... 466

Versorgung frischer Achillessehnenrupturen mit dem Fibrinkleber
(U. Winter und W. Arens, Ludwigshafen) ... 467

Operatives Vorgehen bei der Achillessehnenruptur – Vorteile durch die
Einführung verschiedener Klebeverfahren? (M. Knoch und H. Beck, Erlangen) ... 471

Behandlung posttraumatischer Knochendefekte mit der Spongiosa-Fibrinkleber-
Plombe (B. Stübinger, R. Ketterl und R. Lange, München) ... 475

Zum Abbau exogenen Fibrins bei Fibrinklebung osteo-chondraler Frakturen
(A. Braun und D. Heine, Heidelberg und Schweinfurt) ... 480

Naht, Infrarotkoagulation und Klebung von Milz- und Leberverletzungen
(H. F. Welter, O. Thetter und L. Schweiberer, München) ... 483

IV. Weichteilverletzungen des Retroperitonealraumes 489

Weichteilverletzungen des Retroperitonealraumes (M. Roesgen, Duisburg) 489

Duodenal- und Pankreasverletzungen (F. W. Eigler und H. J. Coone, Essen) 494

Gefäßverletzungen des Retroperitonealraumes (O. Thetter, D. Nast-Kolb,
B. Steckmeier, H. F. Welter, K. J. Pfeifer und L. Schweiberer, München) 504

Weichteilverletzungen des Retroperitonealraumes, der Nieren und ableitenden
Harnwege (R. Hartung, Essen) 512

Freie Vorträge zum Hauptthema IV 519

Ursachen und Mechanismen retroperitonealer Organverletzungen beim
Verkehrsunfall (J. R. Rether und D. Otte, Hannover) 519

Häufigkeit und Verteilung retroperitonealer Weichteilverletzungen
(R. M. Seufert, A. Schmidt-Matthiesen, M. Hecht und A. Encke, Frankfurt) 523

Pankreasverletzungen bei Polytrauma
(D. Großner, V. Wening und G. Thoma, Hamburg) 525

Pankreasverletzungen im Rahmen stumpfer Abdominaltraumen
(S. Frick, K. Rückert und K. Klose, Mainz) 529

Das Bauchaortentrauma bei stumpfer, nicht penetrierender Gewalteinwirkung
(G. E. Wozasek, K.-D. Moser, K. Balzer und H. Haller, Wien, Linz und Mülheim) . . . 533

Der traumatische Nierenarterienverschluß: Diagnose – Therapie – Ergebnisse
(S. Weimann, G. Bartsch und G. Flora, Innsbruck) 536

Verletzungen des Harnleiters durch äußere Gewalt (A. Sigel, Erlangen) 541

Akutchirurgie bei profuser retroperitonealer Blutung infolge Verletzungen
des Retroperitonealraums (B. Eckersdorf, B. Staszelis, H. Pietrzak und
T. Rzepkowski, Lask/Polen) 544

Das retroperitoneale Hämatom des Schwerverletzten: Verletzungsmuster, Verlauf
und therapeutische Konsequenzen
(M. L. Nerlich, H. Reilmann, T. Pohlemann und M. Maghsudi, Hannover) 545

Retroperitoneales Hämatom und Sepsisentwicklung beim Schwerverletzten
(H.-J. Oestern, C. Neumann, H. Tscherne und J. Sturm, Celle und Hannover) 549

Darmatonie bei retroperitonealen Verletzungen
(P. Beks, H. Wacha und E. Ungeheuer, Frankfurt) 554

Diskussion zu den freien Vorträgen zum Hauptthema IV 555

V. Indikation und Technik der Osteosynthese bei Beckenringverletzungen 557

Biomechanik des Beckenringes und Verletzungsformen
(K. H. Müller und U. Witzel) 557

Osteosyntheseverfahren am dorsalen Beckenring – Plattentechnik
(K. P. Schmit-Neuerburg und T. Hartwig, Essen) 566

Osteosyntheseverfahren am dorsalen Beckenring – Schraubentechnik
(Th. Rüedi, Chur) 579

Indikation und Technik der Osteosynthese bei Beckenringverletzungen: Zuggurtung
(H. Ecke und D. Hofmann, Gießen) 581

Die Verwendung des Fixateur externe bei Beckenringverletzungen
(A. Rüter und W. Braun, Augsburg) 582

Indikation und Technik der Osteosynthese bei Beckenringverletzungen –
Osteosyntheseverfahren am ventralen Beckenring (G. Hörster, Duisburg) 590

TEIL 2

Freie Vorträge zum Hauptthema V 599

Die Behandlung von Beckenringverletzungen unter funktionellen Gesichtspunkten
(R. Neugebauer und Chr. Ulrich, Ulm) 599

Möglichkeiten der operativen Behandlung von Brüchen und Rissen im Bereich
des Beckenringes (J. Prinčič, I. Štraus und I. Jošt, Ljubljana/Jugoslawien) 605

Äußere Fixation des instabilen Beckenringes?
(H.-J. Egbers und D. Havemann, Kiel) 610

Spätergebnisse der Beckenringverletzungen – Behandlung mit dem Fixateur-externe
(G. Hofmann und J. Bredow, Murnau) 612

Indikationsstellung und Behandlungsergebnisse operativ versorgter Kombinationsverletzungen am Becken (K. Weise, B. Gehrlein und S. Rühle, Tübingen) 619

Biomechanische Grundlagen und Technik der elastischen Hülsen-Seil-Verspannung
der Beckenruptur (R. Labitzke und U. Witzel, Schwerte und Bochum) 622

Vergleichende experimentelle und klinische Untersuchungen verschiedener
stabilisierender Osteosynthesetechniken im dorsalen Beckenbereich
(P. Krueger, E. Euler, M. Raderschadt, E. Wischhöfer, S. Hartge, E. Weimann und
L. Schweiberer, München) 625

Biomechanik der dorsalen und ventralen Osteosynthese des Sacroiliacalgelenkes
(W. Berner und H. Tscherne, Hannover) 627

Indikation und Technik der Stabilisierung des dorsalen Beckenringsegmentes
(J. Müller-Färber und K.-H. Müller, Heidenheim und Bochum) 633

Die operative Versorgung der Symphysenruptur
(A. Dörner, H.-J. Kahl und H. Schöttle, Hamburg) 637

VI. Hygienerichtlinien in Klinik und Praxis 643

Hygiene als Voraussetzung der Chirurgie — Einführung
(K. H. Jungbluth, Hamburg) 643

Notwendige Desinfektion und Sterilisationsmaßnahmen in der Chirurgie
(H. G. Sonntag, Heidelberg) 646

Über die Wertigkeit der bakteriologisch-hygienischen Umgebungsuntersuchung
und des Einsatzes von Hygienefachschwestern (P.-M. Kaulfers, Hamburg) 647

Belüftung des Operationstraktes — Technik und Probleme
(H. Rudolph, Rotenburg) 650

Hygieneeinrichtungen (W. Steuer, Stuttgart) 658

VII. Bedeutung und Notwendigkeit der Sektion nach Verletzungen mit Todesfolge . . 659

Indikation und Wert der klinischen Obduktion (K.-M. Müller, Bochum) 659

Zum Beweiswert morphologischer Befunde beim Tod nach Unfall
(M. Riße und G. Adebahr, Essen) 665

Gerichtliche Leichenöffnung nach tödlichen Verkehrsunfällen
(W. Eisenmenger und H. Bratzke, München) 669

Zur Bedeutung der gerichtlichen Leichenöffnung beim Unfalltod des älteren
Menschen (H. Bratzke, H. G. Breyer und R. Raschke, München und Berlin) 675

Sektionsbefunde als Grundlage verletzungsmechanischer Forschung und Begutachtung
(G. Beier und W. Spann, München) 681

Möglichkeiten der Unfallrekonstruktion anhand von Obduktionsbefunden
(J. Barz, R. Mattern, D. Kallieris und F. Schüler, Düsseldorf und Heidelberg) 686

Sektion — Unverzichtbare Qualitätskontrolle für den Kliniker
(C. J. Gabka und G. O. Hoffmann, München) 692

**VIII. Vorschaden und Kausalität in der privaten und gesetzlichen Unfall-
versicherung** 697

Vorschaden und Kausalität — Der Gutachtenauftrag in der privaten Unfallversicherung
(M. Reichenbach, München) 697

Vorschaden und Kausalität — Der Gutachtenauftrag in der gesetzlichen
Unfallversicherung (D. Peters, Essen) 700

Bedeutung und Bewertung des Vorschadens im ärztlichen Gutachten
(E. Ludolph, Duisburg) 703

Kausalität als Problem bei der Zusammenhangsbegutachtung
(H. P. Harrfeldt, Bochum) 708

Die Bewertung des Vorschadens in der Rechtsprechung
(M. Kerschbaumer, München) 710

IX. Die Bedeutung der medizinischen Dokumentation und der Biostatistik in der Unfallchirurgie 717

Biostatistik — Ein einführendes Referat (H. Hirsche und H. G. Schmitt, Essen) 717

Medizinische Dokumentation: Einführungsreferat (W. Giere, Frankfurt) 723

Stand der medizinischen Dokumentation an den Berufsgenossenschaftlichen
Unfallkliniken (M. Börner, Frankfurt) 726

Das Risiko der postoperativen Infektion als statistisches Problem in der Unfallchirurgie (H.-D. Strube und W. D. v. Issendorf, Mainz) 735

Erfahrung mit der Erstellung und dokumentarisch statistischen Auswertung
von OP-Berichten mit EDV (G. Helbing, C. Burri und W. Gaus, Ulm) 741

Möglichkeiten und Grenzen prospektiver/retrolektiver Beobachtungsstudien
(U. Weber, R.-H. Bödeker und Th. Zwingers, Gießen und München) 745

X. Indikation zur Arthrotomie und zum arthroskopisch-operativen Eingriff bei Verletzungen und Schädigungen des Kniegelenkes 749

Gelenkknorpel (Femurrolle, Tibiakopf, Patella) Arthrotomie
(H.-J. Oestern, D. Rogge und W. Kasperczyk, Hannover) 749

Der arthroskopische Eingriff beim Knorpelschaden des Kniegelenkes
(Th. Tiling, Köln) 755

Indikation zur Arthrotomie bei Meniscusverletzungen
(U. Heitemeyer und U. Ryan, Duisburg) 758

Indikation zum arthroskopisch-operativen Eingriff bei Meniscusverletzungen
(W. Glinz, Zürich) 764

Indikation zur Arthrotomie bei Verletzungen der Kapsel-Band-Strukturen am
Kniegelenk (U. Holz, Stuttgart) 770

Indikation zur Arthroskopie bei Verletzungen der Kapselbandstrukturen am
Kniegelenk (K. P. Benedetto und E. Beck, Innsbruck) 772

Freie Vorträge zum Hauptthema X 777

Die arthroskopische Meniscusoperation – Daten aus 738 Operationen in 4 Jahren
(P. Hertel, A. Georgoulis und E. Lais, Berlin) 777

Operative Arthroskopie beim Hämarthros des Kniegelenks
(Th. Tiling, K. Röddecker und J. Klein, Köln) 782

Die Indikation zur Arthrotomie aufgrund 350 konsekutiver Arthroskopien nach
Kniegelenksverletzungen (K. K. Dittel und B. Ullrich, Stuttgart) 784

Operative Arthroskopie bei Meniscusverletzungen
(W. Seggl, R. Reschauer und J. Passler, Graz) 791

Indikation und Technik der arthroskopischen Meniscusresektion
(H. Kehr, M. Sibai und K. Wittkuhn, Essen) 795

Die Miniarthrotomie am Kniegelenk – eine Alternative zur arthroskopischen Meniscuschirurgie (A. Ekkernkamp, K. Neumann, G. Muhr und A. Fisseler, Bochum) 796

Partielle arthroskopische Meniscetomie bei antero-medialer Knieinstabilität
(D. Kohn, P. Lobenhoffer und C. J. Wirth, München) 801

Technik und Indikation der arthroskopischen Kreuzbandplastik
(K. E. Rehm, K. H. Schultheis und H. Ecke, Gießen) 805

Die extraarticuläre Aufrichtungsosteosynthese umschriebener Tibiaplateau-
Impressionsfrakturen unter arthroskopischer Kontrolle
(P. Holzach und P. Matter, Davos-Platz) 810

Zur Bedeutung der Arthroskopie für Diagnostik und Therapie osteo-chondraler
Frakturen im Kniegelenk (H. Stürz und J. Haus, Hannover) 813

Die Arthroskopie als entscheidende Untersuchungsmethode bei traumatischer
Patellaluxation (H. Wolf und H. K. Kaufner, Aachen) 815

**XI. Autologe, homologe und alloplastische Transplantate bei Verletzungen des
Kapselbandapparates am Kniegelenk** 817

Autologe und alloplastische Transplantate bei frischen Verletzungen des Kapsel-
Band-Apparates am Kniegelenk (D. Wolter und Ch. Eggers, Hamburg) 817

Autologe Transplantate bei der vorderen komplexen Knie-Instabilität
(L. Gotzen, Marburg) 821

Autologe Transplantate bei der hinteren Komplexinstabilität (H. J. Refior, Hannover) 828

Alloplastischer Bandersatz mit Kohlenstoffasern bei komplexer Kapselbandinstabilität
des Kniegelenkes (G. Helbing, C. Burri und R. Neugebauer, Ulm) 832

Materialtechnische Voraussetzungen für den alloplastischen Kniebandersatz
(am Beispiel des Trevira-Bandes) (H. Contzen, Frankfurt) 837

Freie Vorträge zum Hauptthema XI 845

Schicksal avitaler Bindegewebstransplantate. Tierexperimentelle und histomorphologische Untersuchungen zum Prinzip der sogenannten Einheilung
(H.-J. Pesch, Erlangen) 845

Das biomechanische Anforderungsprofil des vorderen Kreuzbandes für dessen alloplastischen Ersatz mit synthetischen und biologischen Materialien
(W. Siebels, R. Ascherl, G. Hölldobler, B. Kobor und G. Blümel, München) 845

Ergebnisse verschiedener Operationsverfahren zur Versorgung frischer vorderer Kreuzbandrupturen (M. Blauth und H.-J. Oestern, Hannover) 850

Die primäre autologe Coriumstreifenplastik bei der frischen femoralen Abrißverletzung des vorderen Kreuzbandes
(F. Kleinfeld, W. Erdweg und L. Kern, Fürth und Deggendorf) 854

Die gestielte Synoviallappenplastik aus dem infrapatellaren Fettkörper als unterstützende Maßnahme bei Kreuzbandrekonstruktionen oder -plastiken
(D. Wolter, Ch. Jürgens und J. Grüber, Hamburg) 858

Ist beim vorderen Kreuzbandersatz das Ligamentum-Patellaea-Drittel den Pes-anserinus-Sehnen überlegen? (M. Kolb und C. J. Wirth, München) 862

Spätergebnisse chronisch vorderer Kreuzbandinsuffizienzen nach konservativer und operativer Behandlung (K. Neumann, A. Lies und G. Muhr, Bochum) 866

Der Meniscus als Kreuzbandersatz bei chronischer Instabilität
(E. Lais und P. Hertel, Berlin) 868

Rekonstruktion veralteter Kniebandverletzungen mit textilem Kunststoffband — Erfahrungen und Ergebnisse nach fünfjähriger Anwendung (J. Mockwitz, Frankfurt) . 874

Klinische Ergebnisse des Kreuzbandersatzes durch umscheidete Kohlenstofffasern
(H. Kiefer, C. Burri, R. Neugebauer, M. Köhler und M. Seling, Ulm) 879

Allogene Verstärkungsplastik bei autologer Ersatzplastik des vorderen Kreuzbandes
(R. Schabus, O. Kwasny, M. Wagner und H. Plenk, Wien) 884

XII. Der Gesichtspunkt der Funktion in der Knochenbruchbehandlung 889

Die Bedeutung der Funktion im Rahmen der Knochenbruchbehandlung
(G. Muhr, Bochum) 889

Bewegung und Belastung, ihr Einfluß auf die Entstehung posttraumatischer Gelenkschäden (H. Cotta und F. U. Niethard, Heidelberg) 892

Die Frühfunktion als wirksames Mittel zur Prävention posttraumatischer Komplikationen (U. Pfister, Karlsruhe) 898

Grenzen und Gefahren einer funktionellen Therapie (B. Claudi, München) 892

Der Gesichtspunkt der Funktion in der Knochenbruchbehandlung. Durchführung,
Dosierung und Kontrolle der Bewegungstherapie (M. List, München) 892

Gezielte Funktionsabläufe im Rahmen der ergotherapeutischen Begleit- und
Nachbehandlung (U. Schmid-Carlshausen, Hamburg) 908

Freie Vorträge zu Hauptthema XII 917

Indikation zur funktionellen Knochenbruchbehandlung mit Kunststoffhülsen
(A. Ekkernkamp und Ch. Josten, Bochum) 917

Funktionelle Therapie von Humerusschaftfrakturen (G. Specht, Berlin) 923

Die funktionelle Behandlung von Humerusschaftfrakturen mit der Sarmiento-
Manschette unter Einbeziehung der distalen Frakturen
(W. Wasmer und O. Wörsdörfer, München und Ulm) 925

Behandlung von Weber A (Typ A) Frakturen ohne Gips mit Vollbelastung im
„Tape"-Verband (J. W. J. L. Stapert und C. R. van den Hoogenband, Maastricht) . . . 930

Besondere Gesichtspunkte der funktionellen Wirbelbruchbehandlung
(F. Jostkleigrewe und E. Ludolph, Duisburg) 934

Die Funktion der Brust- und Lendenwirbelsäule — wird sie in der operativen
Wirbelfrakturbehandlung ausreichend berücksichtigt?
(W. Dick. E. Morscher und G. A. Zäch, Basel) 937

Die Wertigkeit von Instabilität und posttraumatischem Achsenknick für die
Wirbelsäulenfunktion (H. Bilow, Tübingen) 939

Indikation zur funktionellen Behandlung der knöchernen Verletzung des
Beckenringes (M. Roesgen und D. Albrecht, Duisburg) 943

Lagerung und funktionelle Bewegungsbehandlung nach operativer Knochenbruchbehandlung (D. Höntzsch und S. Weller, Tübingen) 946

Bewegen oder Belasten nach Plattenosteosynthese nach einer Unterschenkelfraktur
(E. L. F. B. Raaymakers, Amsterdam) 949

Indikation und Kontraindikation für die Anwendung motorgetriebener
Bewegungsschienen (G. Lob und W. Wörsdörfer, Ulm) 953

Zusammenfassung der Diskussion 959

**XIII. Rekonstruktion des Weichteilmantels an der Hand — Konventionelle Methoden
im Vergleich zur mikrochirurgischen Technik** 961

Wundbehandlung und primäre Wundversorgung (F. Eitel und A. Betz, München) . . . 961

Indikation und Ergebnisse der Spalthaut- und Vollhaut-Transplantationen
(K.-A. Brandt, Duisburg) 966

Der Stellenwert regionaler Lappenplastiken (R. Reill, Tübingen) 969

Resensibilisierung von Fingerkuppen (U. Lanz, Würzburg) 970

Indikation und Ergebnisse des gestielten neuro-vasculären Unterarmlappens
(W. Stock und K. Wolf, München) 972

Rekonstruktion des Weichteilmantels an der Hand — Kritische Stellungnahme zur
freien Gewebstransplantation (E. Biemer, München) 975

XIV. Zielsetzung und Möglichkeiten der Berufshilfe 983

Zusammenarbeit zwischen Arzt, Unfallversicherungsträger und Betrieb bei der
Rehabilitation (J. Schork, Mannheim) 983

Erste Maßnahmen zur Einleitung der Berufshilfe aus ärztlicher Sicht
(H. Bilow, Tübingen) 986

Erste Maßnahmen zur Einleitung der Berufshilfe aus berufsgenossenschaftlicher
Sicht (M. Benz, Dortmund) 989

Belastungserprobung und Arbeitstherapie in Theorie und Praxis
(G. Meiser, Saarbrücken) 993

Betriebsärztliche Aufgaben bei der Rehabilitation Unfallverletzter
(D. Ruks, Düsseldorf) 1002

Der polytraumatisierte Patient — Pflegerische Maßnahmen 1013

Pflegerische Sofortmaßnahmen nach der Aufnahme von Schwerverletzten
(H. Breyer, Berlin) 1013

Besondere Lagerungsmaßnahmen, einschließlich der Erstversorgung von Frakturen
(B. Kaltwasser, Duisburg) 1016

Pflegerische Maßnahmen in der Wachstation und Intensivpflegeabteilung
(D. Windels-Buhr, Berlin) 1020

Richtlinien bei akuten Zwischenfällen, Maßnahmen zur Reanimation
(A. Roßkothen, Krefeld) 1024

Vorbereitung des Patienten für operative Eingriffe (S. Reckhaus, Bochum) 1026

Hygienische Maßnahmen bei der Pflege von Schwerverletzten (W. Worm, Wuppertal) . . 1029

Der polytraumatisierte Patient — Krankengymnastische Behandlung 1039

Krankengymnastische Therapie nach Polytraumen mit Thoraxverletzungen
(I. Herrmann, Tübingen) 1039

Die krankengymnastische Behandlung eines polytraumatisierten Patienten
vom Unfalltag bis zur Verlegung auf eine chirurgische Allgemein-Station
(U. Küstner, U. Tabaschus und S. Müller, Duisburg) 1043

Der besondere Gesichtspunkt der Schädelhirnverletzung (G. Bätzner, Tübingen) 1046

Indikation und Technik der Übungsbehandlung bei Patienten mit Querschnittlähmung (R. Gleich von Münster, Tübingen) 1050

Bedeutung der krankengymnastischen Behandlung nach Amputationen der unteren
Extremität (M. Kunick und M. Gutbier, Ludwigshafen) 1053

Die krankengymnastische Behandlung von Brandverletzten
(J. Creutzburg, Ludwigshafen) 1056

Der polytraumatisierte Patient — Labortechnische und radiologische Untersuchung . . 1059

Anforderungen an das klinisch-chemische Routinelabor (B. Ley, Berlin) 1059

Gerinnungsphysiologische Untersuchungen bei polytraumatisierten Patienten
(B. Liese, Hannover) 1063

Der polytraumatisierte Patient: Probleme bei der Blutgruppenbestimmung
(U. Heiermann, Duisburg) 1065

Radiologische Untersuchungstechnik (M. Meissner, Berlin) 1069

Besondere radiologische Untersuchungsverfahren (S. Kühl, Berlin) 1069

Der polytraumatisierte Patient — Art und Beginn ergotherapeutischer Maßnahmen . . 1071

Einführendes Referat über Bedeutung und Beginn der Ergotherapie nach Polytraumen
(A. Kiesinger, Karlsbad) 1071

Der besondere Gesichtspunkt mehrfacher Frakturen
(M. Vapaavuori, H. Ferling und R. Blaschke, Duisburg) 1075

Frühbehandlung polytraumatisierter Patienten mit Querschnittslähmung
(U. Nickerl, Hamburg) 1079

Ergotherapie bei Brandverletzten (M. Paeßens und Chr. Wedde, Duisburg) 1082

Der spezielle Gesichtspunkt der Handschienenversorgung (C. Koesling, Berlin) 1087

Ergotherapeutische Maßnahmen in der Frühphase bei Schädelhirnverletzung
(M. Budde, Karlsbad-Langensteinbach) 1091

Disputation im Forum — Ärzte und Medien 1095

Einführungsreferat (J. Probst, Murnau) 1095

Disputation im Forum — Ärzte und medizinisch-wissenschaftliche Verlage 1099

Einführendes Referat aus der Sicht med.-wiss. Verlage (S. Dabelstein, München) 1099

Einführendes Referat aus ärztlicher Sicht (E. Kern, Würzburg) 1104

Kuratorium „ZNS" — Unfallverletzte mit Schäden des zentralen Nervensystems e.V. ... 1109

Hilfe für Hirnverletzte: Ziele und Arbeit des Kuratoriums „ZNS"
(M. Wettengel, Bonn) 1109

Frührehabilitation schädelhirnverletzter Patienten (W. Gobiet, Hessisch-Oldendorf) .. 1112

Neuro-psychologische Behandlungsansätze bei Patienten mit Schädelhirnverletzungen
(W. D. Gerber, Tübingen) 1116

Maßnahmen zur Unfallverhütung 1123

Einführung (F. Watermann, St. Augustin) 1123

UVV „Arbeitsmedizinische Vorsorge" (P. Buss, St. Augustin) 1124

Berufsgenossenschaftliche Grundsätze für arbeitsmedizinische Vorsorgeuntersuchungen (E. Perlebach, St. Augustin) 1129

Informationsgewinnung zur Unfallverhütung und zur Rehabilitation aus den
berufsgenossenschaftlichen Statistiken (W. Eichendorf, St. Augustin) 1131

Verletzungen durch hochdruckbetriebene Maschinenwerkzeuge
(H. G. Haas, Frankfurt) 1131

Sachverzeichnis 1139

Referentenverzeichnis s. Teil 1 (S. XXV–XLVII)

Freie Vorträge zum Hauptthema V

Die Behandlung von Beckenringverletzungen unter funktionellen Gesichtspunkten

R. Neugebauer und Chr. Ulrich

Klinik für Unfallchirurgie, Hand-, Plastische und Wiederherstellungschirurgie der Universität Ulm (Direktor: Prof. Dr. C. Burri), Steinhövelstraße 9, D-7900 Ulm

Über den Beckenring wird die Rumpflast von der Wirbelsäule auf die unteren Extremitäten übertragen. Tritt eine Gefügestörung aufgrund einer Beckenverletzung ein, so kann die Funktion erheblich beeinträchtigt werden. Für die Klinik hat sich die Einteilung der Beckenverletzungen in Frakturen mit intakten und unterbrochenen Beckenring bewährt. Frakturen bei intaktem Becken stellen den Therapeuten vor keine großen Probleme. Dagegen muß bei unterbrochenem Beckenring eine weitere Differenzierung erfolgen, um therapeutische Richtlinien festlegen zu können. Von Relevanz sind insbesondere Frakturen des hinteren und vorderen Beckens mit Instabilität des Beckengefüges, wo es zu mehr oder weniger starker Dislokation einer Beckenhälfte kommt, aber auch Sprengungen des Iliosacralgelenkes mit und ohne Dislokation müssen in die Überlegungen mit einbezogen werden, da gerade die Iliosacralfuge in der Statik des Körpers einen besonders belasteten Punkt darstellt. Die Wiederherstellung des unterbrochenen hinteren Beckenringes ist deshalb in der Behandlung in den Vordergrund zu stellen, da es gerade hier zu einer mehr oder weniger starken Beeinträchtigung der Statik kommt [2].

Nach Müller-Färber können Beckenringfrakturen in drei Kategorien unterschieden werden [4]:

Typ I   stabile Beckenringfrakturen;
Typ II dislocierte inkomplette Beckenringfrakturen und Luxationen und
Typ III instabile Beckenringfrakturen und Luxationen.

Diese Einteilung gibt auch Hinweise für das therapeutische Vorgehen. Während Typ I und II vorwiegend konservativ, werden Beckenringverletzungen des Typ III operativ behandelt. Insbesondere bei Patienten mit noch schweren Begleitverletzungen wird eine operative Behandlung am Unfalltag angestrebt [5].

Ziel der Behandlung ist die Wiederherstellung der Kontinuität durch knöcherne bzw. ligamentäre Heilung unter Erhaltung der Beckensymmetrie. Während stabile Beckenringfrakturen konservativ frühfunktionell nachbehandelt werden, sollten instabile Beckenringfrakturen einer operativen Therapie zugeführt werden, um dem Patienten eine Langliegezeitbehandlung zu ersparen. Als Stabilisierungsverfahren haben sich interne Osteosynthesen mit Platten und Schrauben sowie die Anwendung des Fixateur externe zur Wiederherstellung der Beckenstabilität bewährt.

Eigenes Krankengut

Im Zeitraum von 1977–1984 wurden an unserer Klinik 81 Patienten mit Beckenringfrakturen stationär behandelt. Es handelt sich dabei um 48 weibliche und 43 männliche Patienten mit einem Durchschnittsalter von 39,1 Jahren [11–88]. 30mal waren stabile Beckenringfrakturen, 17mal dislocierte inkomplette Beckenringfrakturen und 34mal instabile Beckenringfrakturen und Luxationen vertreten (Tabelle 1). Insgesamt wurden 34 Frakturen konservativ und 47 operativ behandelt. An Begleitverletzungen sahen wir Acetabulumfrakturen, Extremitätenfrakturen, Verletzungen des Urogenitaltraktes sowie stumpfe Bauchtraumata, Thoraxtraumata, Nervenläsionen und Schädelhirntraumata. In insgesamt 13 Fällen lag ein polytraumatisierter Patient vor (Tabelle 2). Bei den 38 operativ versorgten Fällen kam es in 8 Fällen zu postoperativen Komplikationen wie Verletzung der A. obturatoria einmal, Nervenschaden einmal, Infekt einmal, lokale Weichteilprobleme dreimal, Hämatombildung einmal und eine Dreietagenphlebothrombose einmal.

Tabelle 1. Frakturtypen bei Beckenringverletzungen

I	stabile Beckenringfraktur		30
	– einseitig vorn	27	
	– doppelseitig vorn	3	
II	dislocierte, inkomplette BRF und Luxationen		17
	– Symphysensprengungen	6	
	– einseitige BRF mit Symphysensprengung	7	
	– dislocierte doppelseitige vord. BRF mit und ohne Symphysensprengung	4	
III	instabile BRF und Luxationen		34
	– einseitig oder doppelseitig	27	
	– isolierte hintere BRF	7	
Gesamt			81

Tabelle 2. Begleitverletzungen bei Beckenringfrakturen

	Typ I	Typ II	Typ III
Acetabulumfraktur	3	3	7
Extremitätenfraktur (ob)	6	7	4
Extremitätenfraktur (unt)	6	7	9
Blasenruptur	1	1	6
Harnröhrenverletzung	1	1	2
stumpfes Bauchtrauma	7	3	4
Thoraxtrauma	3	4	8
Nervenläsion	0	1	11
SHT	10	8	15
Polytrauma	3	2	8

Als Unfallursache waren Verkehrsunfälle 63mal, häusliche Unfälle 8mal, Sportunfälle 6mal, Betriebsunfälle 4mal vertreten. Die postoperative Nachbehandlung erfolgte im Sinne einer frühfunktionell, mit möglichst kurzer Liegedauer, sofortiger aktiver und passiver Gelenkmobilisation im Bett und möglichst frühzeitiger Mobilisierung unter Abrollen bis Teilbelasten der entsprechenden betroffenen Extremitätenseite. In der Gruppe der konservativ behandelten Patienten wurde insgesamt 17mal Bettruhe von 2–4 Wochen und sofortige Mobilisation bei ebenfalls 17 Patienten durchgeführt. Bettruhe bei den operativ Behandelten war bei 11 Patienten notwendig, eine sofortige Mobilisation, d. h. nach Abklingen der Schmerzsymptomatik am 2.–3. postop. Tag konnte bei 36 Patienten eingeleitet werden (Tabelle 3).

Nachuntersuchung

Von den 81 behandelten Fällen konnten 65 Patienten nachuntersucht werden, 2 waren verstorben, 14 nicht erreichbar. Es handelt sich dabei um 38 operativ und 27 konservativ behandelte Patienten. Der Nachuntersuchungszeitraum war im Durchschnitt 42,1 Monate, wobei der kürzeste 16 und der längste 85 Monate betrug. Für die Gesamtbeurteilung wurde das subjektive Ergebnis und ein nach Jungbluth modifiziertes Bewertungsschema, in dem Gang, Funktion und Röntgenergebnis herangezogen [1] (Tabelle 4).

Beim subjektiven Ergebnis der konservativen Therapie gaben zwei Patienten Beschwerden bei geringer und sechs bei starker Belastung an. 16 Patienten waren beschwerdefrei, 3 Patienten gaben Beschwerden wegen anderer Verletzungen an. Bei den operativ Behandelten waren 15 Patienten beschwerdefrei, 20 gaben Beschwerden bei starker und 2 bei geringer Belastung an (Tabelle 5). Die konservativ behandelten Patienten zeigten röntgenologisch 20mal anatomische Verhältnisse, 6mal eine geringe und einmal eine erhebliche Asymmetrie. Verkalkungen kamen in einem Fall vor. Ein röntgenologisch einwandfreies Ergebnis ergab sich bei 22 Patienten der operativ behandelten, eine geringe Asymmetrie bei 10 und eine erhebliche Asymmetrie bei 7 Patienten. Beinverkürzungen sahen wir bis zu 2 cm, wobei diese Beinverkürzung auch durch Begleitverletzungen zustande kamen (Tabelle 6).

Im Gesamtergebnis fanden wir bei den operativ behandelten Fällen in insgesamt 53% gute, 39% befriedigende und 8% schlechte Ergebnisse. Bei den konservativ behandelten Fällen sind 63% gute, 30% befriedigende und 7% schlechte Ergebnisse. Die Aufschlüsselung nach den einzelnen Frakturtypen gibt die Tabelle 7 wieder.

Tabelle 3. Nachbehandlung bei Beckenringfrakturen

	Typ I	Typ II	Typ III	gesamt
konservativ				
Bettruhe (2–4 Wochen)	12	2	3	17
Mobilisation	16	1		17
operativ				
Bettruhe (2–4 Wochen)		1	10	11
Mobilisation	2	13	21	36

Tabelle 4. Bewertungsschema zur Erfassung des Gesamtergebnisses, modifiziert nach Jungbluth

Gutes Ergebnis
- unbehinderter Gang
- freie Funktion
- keine Verkalkungen in den Weichteilen
- exakte Wiederherstellung des Beckenskeletts

Befriedigendes Ergebnis
- Gangbild wenig behindert
- Beinverkürzung weniger als 1 cm
- Funktionseinschränkung bei 20%
- Verkalkung mit funktioneller Auswirkung
- geringe Beckenasymmetrie

Schlechtes Ergebnis
- starke Gehbehinderung
- Beinverkürzung über 1 cm
- erhebliche Funktionseinschränkung
- Trendelenburg positiv
- Gehstützen
- schwerste Ossifikationen
- erhebliche Asymmetrie

Tabelle 5. Beschwerdebild und subjektive Ergebnisse nach Beckenringfrakturen

	Pat.	keine	starke Belast.	geringe Belast.	andere
konservativ					
Typ I	22	14	5	1	2
Typ II	3	2		1	
Typ III	2		1		1
Gesamt	27	16	6	2	3
%	100	60	22	7	11
operativ					
Typ I	2		2		
Typ II	11	6	4	1	
Typ III	25	9	14	1	1
Gesamt	38	15	20	2	1
%	100	39	53	5	3

Tabelle 6. Beinverkürzung bei Beckenringverletzungen

	Pat.	operativ	konservativ	⌀ cm	
				op.	kons.
Typ I	7	1	6	1	1,3 (1–2)
Typ II	4	2	1	1,5 (1–2)	3
Typ III	5	5	0	1,0 (0,5–2)	

Tabelle 7. Gesamtergebnis bei Beckenringverletzungen

	Pat.	gut	befriedigend	schlecht
konservativ				
Typ I	22	15	7	
Typ II	3	2		1
Typ III	2		1	1
Gesamt	27	17	8	2
%	100	63	30	7
operativ				
Typ I	2		1	1
Typ II	11	7	4	
Typ III	25	13	10	2
Gesamt	38	20	15	3
%	100	53	39	8

Zusammenfassung

Beckenringfrakturen vom Typ I stellen keine Probleme in der Behandlung dar, normalerweise genügt eine kurzzeitige Bettruhe bis zur Schmerzfreiheit und sofortige Mobilisation, sind nicht Begleitverletzungen limitierende Faktoren. Auch dislocierte inkomplette Beckenringfrakturen vom Typ II lassen sich grundsätzlich konservativ behandeln, insbesondere dann, wenn reine knöcherne Verletzungen vorliegen, wie wir es bei der doppelseitigen vorderen Beckenringfraktur kennen. Liegt dagegen eine Symphysenbeteiligung vor, wie sie die sog. isolierte Symphysensprengung darstellt, so sollte im Sinne einer frühfunktionellen Behandlung eine operative Stabilisierung durch Symphysenverschraubung erfolgen. Im Gegensatz zur konservativen Therapie mit Lagerung in Hüftschlingen von 12 Wochen [4] kann anschließend Frühmobilisation erfolgen.

Für die operative Therapie spricht weiterhin die Tatsache, daß nur die anatomisch exakte Rekonstruktion zur anhaltenden Beschwerdefreiheit mit stabilen Bandverhältnissen führt [3].

Auf jeden Fall besteht eine Operationsindikation bei diesen Frakturen, wenn Begleitverletzungen bereits zur operativen Intervention führen und absolute Stabilität des Beckens gewährleistet sein muß. Sollte eine innere Stabilisierung mit Plattenosteosynthese nicht möglich sein, so kann auf den Fixateur externe ausgewichen werden [5]. In unserem Krankengut handelt es sich bei den Typ-II-Frakturen vorwiegend um Symphysensprengungen, die zur Operation führten. Wesentliche Beschwerden gab nur ein Patient von 11 operierten an, was das oben gesagte unterstreicht.

Typ III der Beckenringverletzungen mit kompletter Luxation im Iliosacralbereich oder Verschiebungen der Fragmente, sollten operativ angegangen und stabilisiert werden. Dabei muß auf jeden Fall die Läsion im Bereich des hinteren Beckensegmentes nach Reposition stabilisiert werden. In unserem Krankengut wurde die Osteosynthese iliosacral mit langen Spongiosaschrauben und Unterschenkel-DC-Platten durchgeführt. Aus biomechanischen Überlegungen heraus sollten die Schrauben zur Transfixation des Gelenkes im proximalen Gelenk in cranio-caudaler und im unteren Abschnitt in entgegengesetzter Richtung eingebracht werden. Um eine frühfunktionelle Behandlung zu ermöglichen sollte die Symphyse durch Plattenosteosynthese stabilisert werden. Ist eine innere Stabilisierung durch Begleitverletzungen nicht möglich, so kann der Fixateur externe wieder zur Retention des erreichten Repositionsergebnisses angelegt werden [5].

Zusammenfassend kann gesagt werden, daß es unter dem Aspekt einer frühfunktionellen Nachbehandlung sinnvoll erscheint, Beckenringfrakturen vom Typ II mit Symphysenruptur und Typ III einer operativen Therapie zuzuführen. Die Gesamtergebnisse (Tabelle 6 und 7) unserer Statistik lassen zwar aufgrund des inhomogenen Krankengutes keinen Vergleich einer konservativen und operativen Therapie zu, man kann jedoch erkennen, daß durch die operative Therapie der Symphysensprengung und der recht komplexen Beckenringverletzungen vom Typ III eine erhebliche Verkürzung der Bettlägerigkeit und damit Morbidität des Patienten ermöglicht wird und so das hier erzielte Wiederherstellungsergebnis der konservativen Behandlung der einfachen Beckenringfrakturen gleichgestellt werden kann.

Literatur

1. Jungbluth KH, Sauer HD (1977) Ergebnisse operativ versorgter schwerer Hüftverrenkungsbrüche. Chirurg 48:786
2. Kinzl L, Rüter A (1975) Therapie der Symphysensprengung und Iliosacralgelenksluxation. In: Hefte Unfallheilkd, Heft 140. Springer, Berlin Heidelberg New York, S 233
3. Mösender H, Fink A, Lippert K (1974) Ergebnisse der konservativen Behandlung von Symphysenzerreißungen. In: Hefte Unfallheilkd, Heft 124. Springer, Berlin Heidelberg New York, S 207
4. Müller-Färber J, Müller KH (1978) Stabile und instabile Beckenringfrakturen. Behandlung und Ergebnisse. Arch Orthop Traumat Surg 93:29
5. Rehn J, Hierholzer G (1970) Die Beckenbrüche unter besonderer Berücksichtigung der Begleitverletzungen. Monatschr Unfallheilkd 73:53

Möglichkeiten der operativen Behandlung von Brüchen und Rissen im Bereich des Beckenringes

J. Prinčič, I. Štraus, und I. Jošt

Univerzitetna Travmatološka Klinika (Direktor: Prof. Dr. B. Skerget), Zaloška c. 2, Ljubljana/Jugoslawien

Zusammenfassung

Gegründet auf Erfahrungen aus 44 Operationen kamen die Autoren zu der Ansicht, daß die Wahl der richtigen Operationsmethode bzw. des richtigen Operationszuganges von herausragender Bedeutung ist. Die Auswahl sollte man unter Berücksichtigung folgender Parameter stellen: Begleittraumen, Allgemeinzustand des Patienten, Typ der Beckenringverletzung, so daß man sich für diejenige Methode entscheidet, die bei kleinstem Risiko den größtmöglichen Erfolg erwarten läßt. Weiterhin sind die Autoren zu der Einsicht gelangt, daß bei Beckenringverletzungen, bei welchen ein operativer Eingriff notwendig ist, eine vollkommene Stabilisierung der einzelnen Teile des Beckenringes bzw. der einzelnen Knochenfragmente schwer zu erzielen ist. Deshalb sollte der Schwerpunkt der operativen Behandlung auf der Reposition und Fixation liegen, welche eine Frühmobilisierung der Patienten ermöglicht.

Die Nachuntersuchungen 1 Jahr nach den Operationen bestätigen die Richtigkeit ihrer Annahme, obwohl die Indikationsstellung noch im Jahr 1981 auf anderen Voraussetzungen beruhte als heute.

Da die Zahl der Beckenringverletzungen ständig zunimmt und es sich um äußerst komplizierte Traumen handelt, suchen wir schon länger als 10 Jahre nach Wegen, die die operativen Eingriffe erleichtern und die Invalidität verringern.

Beckenringbrüche und Beckenringverletzungen im Bereich des Acetabulums sind sehr komplexe Verletzungen, gekennzeichnet durch Beschädigungen des Skeletts und andere Begleitverletzungen. Sie erfordern die anspruchsvollsten operativen Eingriffe in der Traumatologie. In der Einschätzung der Wichtigkeit dieser Überlegungen möchten wir anführen, daß diese Thematik in den letzten Jahren immer häufiger auf traumatologischen Kongressen auftrat. Im Vergleich zu anderen Frakturen ist bei Beckenringbrüchen, die Problematik noch ziemlich offen, da die verschiedenen Schulen der Unfallchirurgie nur einige Leitfäden zur Lösung dieser Aufgaben anbieten. Einigkeit herrscht lediglich über die Ziele der Eingriffe bei Beckenringverletzungen, und zwar:
— Stabilisierung von Frakturen
— Wiederherstellung der anatomischen Verhältnisse
— Verringerung der Blutungen.

In der Universitäts-Unfallklinik von Ljubljana haben wir in den Jahren 1981–1985 (erstes Halbjahr) 44 Verletzungen des Beckenringes operativ behandelt.

Die Verletzungen gliedern sich wie folgt:

Ruptur der Sacroiliacalligamente mit Symphyseolyse oder Frakturen der Schambeine	24
Kreuzbeinbrüche mit Symphyseolyse oder Schambeinbrüchen	11
Darmbeinbrüche verbunden mit Schambeinbrüchen oder Symphyseolysen	5
Symphyseolyse mit Acetabulumfrakturen	4

Verletzungen der Sacroiliacalligamente reihten wir nach dem Poigenfürst-Verteilungsschema:

Verletzungen I. Grades	0
Verletzungen II. Grades	6
Verletzungen III. Grades	11
Verletzungen IV. Grades	7

Auf die Verletzungen II. Grades (open book) brauchen wir nicht einzugehen, da man mit der Methode der äußeren Fixation eine ideale Reposition und Stabilisierung erreicht.

Bei Verletzungen III. Grades besteht sowohl die Möglichkeit für die äußere Fixation als auch für die operative Fixation mit Platten und Schrauben oder die Versorgung mit Spongiosaschrauben durch den hinteren Zugang.

Bei der geschlossenen Reposition und Versorgung mit der äußeren Fixation sind die Ergebnisse nicht immer zufriedenstellend.

Nicht selten bleibt eine Rotationsdislocation bestehen, die als Stufe zwischen den Schambeinen erkennbar wird. Trotzdem entscheiden wir uns manchmal für diese Methode, vor allem dann, wenn es sich um einseitige oder beidseitige Schambeinbrüche handelt und wenn eine Plattenfixation nicht in Frage kommt, sei es, daß diese Methode ihre Aufgabe nicht erfüllen kann, sei es, daß das Allgemeinbefinden des Patienten keine größeren Eingriffe zuläßt. In diesen Fällen ist die äußere Fixation mehr eine Notlösung, aber keine Stabilisierung, obwohl wir aufgrund unserer Erfahrungen sagen können, daß kurzfristig betrachtet die Endresultate nicht schlecht waren.

Bei Verletzungen IV. Grades ist die Plattenfixation mit hinterem Zugang unumgänglich. Bei vertikalen Frakturen des Darmbeinflügels ist jedoch unserer Ansicht nach retroperitoneale Zugang für die Plattenfixation besser geeignet.

Bei vertikalen Brüchen des Kreuzbeines haben wir uns immer für den hinteren Zugang entschieden, da wir dabei die beste Übersicht hatten und uns die Fixation mit Platten und Schrauben keine besonderen Schwierigkeiten bereitete. Selbstverständlich ist diese Art des Zuganges auch bei jenen Kreuzbeinbrüchen günstig, bei welchen eine Laminectomie nötig ist.

Bei einigen Brüchen des Kreuzbeines sowie bei einigen Rupturen der Sacroiliacalligamente kombinierten wir die Fixation mit Platten und Schrauben über den hinteren Zugang mit einer Plattenfixation bzw. einer äußeren Fixation des vorderen Beckenringes. Beim hinteren Zugang und nachfolgender Plattenfixation muß mit äußerster Sorgfalt gearbeitet werden, da eine nicht gelungene Reposition bei diesem Zugang weder durch eine Plattenfixation noch durch eine äußere Fixation von vorne korrigiert werden kann. Hierbei müssen wir darauf hinweisen, daß sich die Reposition beim hinteren Zugang manchmal äußerst schwierig gestaltet, da diese Methode kaum anatomische Orientierungshilfen bietet. Dies kommt v. a. bei älteren Verletzungen vor, welche nicht sofort einer Behandlung unterzogen wurden.

Wir stimmen mit jenen Autoren überein, die in solchen Fällen den retroperitonealen Zugang vorschlagen und nachfolgend die Plattenfixation an den hinteren Teil des Beckenringes vornehmen. Diese Art des Zugangs bietet sicherlich die beste Übersicht, doch gestaltet sich die Reposition weitaus schwieriger, wenn die Fraktur medial liegt, denn dann wird der Zugang zum medialen Frakturteil fast unmöglich.

Fixation isolierter Schambeinfugenrisse mit Hilfe einer Platte, die beide Schambeine verbindet bzw. mit Hilfe der Cerclage, verwendet man an unserer Klinik nur noch ausnahmsweise, denn in den sog. „Open book"-Fällen, wo sie einzig in Frage kämen, erreichen wir dieselben Ergebnisse auf einfachere Art und Weise mit der äußeren Fixation.

Basierend auf unseren Erfahrungen können wir behaupten, daß man mit der äußeren Fixation zumindest bis zu einem gewissen Grad auch bei Verletzungen im Iliosacralbereich eine zufriedenstellende Stabilisierung erreichen kann. Das gilt v. a. für Frakturen, weniger für Rupturen des Sacroiliacalligaments, da sich nämlich bei Brüchen die Knochenfragmente ineinander verkeilen, was bei Rissen des Sacroiliacalbandes selbstverständlich nicht der Fall ist.

Die Stabilität ist bei Beckenringbrüchen von herausragender Bedeutung, da die Kräfte, die auf den Beckenring einwirken, und zwar v. a. in vertikaler Richtung, sehr groß sind. Bezugnehmend auf unsere Erfahrungen mit Osteosynthesen langer Röhrenknochen wagen wir es zu behaupten, daß es unabhängig von der Methode praktisch unmöglich ist, eine vollkommene Stabilität zwischen den Fragmenten zu erreichen. Deshalb, und aufgrund unserer zugegebenermaßen nicht sehr großen Erfahrung bei Beckenringfrakturen kamen wir zu dem Schluß, daß die Kombination von Osteosynthese mit Platten hinten und äußerer Fixation vorne sehr gute Ergebnisse liefert. Die so erreichte Stabilität reicht für die Physiotherapie aus; selbstverständlich sollte man die volle Belastung zu verhindern suchen. Wir verwenden als äußere Fixation den Hoffmann-Typ und befestigen ihn trapezförmig nach Slätis.

Zu erwähnen bleiben noch Beckenringverletzungen, die mit Frakturen des Acetabulums kombiniert sind. Hier verfahren wir nach bewährten Therapierichtlinien für Acetabulumfrakturen. Die übrigen Verletzungen des Halteapparates versorgen wir sodann entsprechend der Situation. Nur in einem Fall haben wir sowohl eine Acetabulumfraktur als auch eine Symphyseolyse mit nur einer einzigen langen gebogenen Platte versorgt. Dieser Eingriff war jedoch äußerst schwierig.

Die Behandlungsmethoden unserer Fälle:

Äußere Fixation	21
Platten und Schrauben hinten	14
Platten und Schrauben vorne	5
Cerclage der Schambeine	2
Äußere Fixation vorne kombiniert mit Platten und Schrauben hinten	2

Bei der Bearbeitung unserer Kasuistik handelte es sich v. a. um Männer im durchschnittlichen Alter von 35 Jahren.

Alter: 17 bis 70 Jahre, ϕ 35 Jahre
Geschlecht: männlich 37, weiblich 7

Die Mehrheit erlitt die Verletzungen bei Verkehrsunfällen, hauptsächlich mit PkW. Bei Arbeitsunfällen liegen Unfälle mit Zugmaschinen an erster Stelle.

Verkehr:	PkW	12	Arbeit und Sport:	Zugmaschinen	7
	Kraftrad	8		Stürze	6
	Eisenbahn	3			
	Fußgänger	3			

Wie schon anfangs erwähnt treten Beckenringverletzungen in Verbindung mit anderen Verletzungen auf. So teilen sich unsere 44 Fälle in 3 Gruppen auf:

Polytraumen	15
Multiple Frakturen	18
Solitäre Verletzungen	11

Aufgrund dieser Angaben denken wir über die Richtigkeit unserer Indikationen zur Operation nach. Sehr oft sind wir nämlich gezwungen, mit dem geringsten operativen Aufwand die besten Resultate zu erzielen. Andererseits handelt es sich bei den Verletzten um Patienten, die schon aufgrund ihrer Begleittraumen längere Zeit bettlägerig sind. Hier stellt sich nun die Frage, ob man immer ohne Rücksicht auf die Begleitumstände versuchen muß, eine optimale Stabilisierung des Beckenringes zu erreichen. Wie unsere Fälle zeigen, waren die Verletzungen nach 7 bis 8 Wochen schon so weit stabilisiert, daß wir die äußere Fixation entfernen konnten. Bei der Entscheidung für einen operativen Eingriff muß man sowohl objektive als auch subjektive Begleitumstände berücksichtigen, was aber große Erfahrung voraussetzt. Da solche Verletzungen jedoch relativ selten auftreten, sollte man danach trachten, daß die Versorgung solcher Fälle in größeren Kliniken oder medizinischen Zentren erfolgt, da dort die nötige Erfahrung zu finden ist.

Das Auftreten unserer Fälle in den Jahren 1981–1985:

1981	1982	1983	1984	1985	(I. Halbjahr)
7	6	9	15	7	

Auffallend in unserer Kasuistik ist auch die Tatsache, daß der Zeitraum von der Verletzung bis zur Operation verhältnismäßig lang ist, und zwar durchschnittlich 7 Tage. Die Gründe dafür sind folgende:

– die Mehrzahl der Patienten wurde aus anderen Krankenhäusern in unsere Klinik verlegt, und zwar erst nach einigen Tagen (sogar erst nach 3 bis 4 Wochen),
– die Patienten waren häufig sehr schwer verletzt, was oft zuerst die Versorgung anderer lebensgefährlicher Verletzungen erforderte.

Begleittraumen anderer Organe:

Kopf	2 (Contusio cerebri)
Thorax	1 (Rippenbrüche, Pneumothorax)
Abdomen	12 (intraabdominelle Organe, Harntrakt)

Es wäre verfrüht, schon heute über Endresultate und Erfolge der operativen Behandlung zu sprechen, da seit der Entlassung der einzelnen Patienten zu wenig Zeit vergangen ist.

Dennoch können wir aufgrund der Nachuntersuchungen 1 Jahr nach der Entlassung einige Ergebnisse aufzeigen. Bei der Einschätzung der Folgen berücksichtigten wir vor allem: Gang, Symmetrie des Beckens, Beschwerden bei längerdauernder Belastung und Beschwerden bei Wetterumschwung. Bei dieser Einschätzung ließen wir die Folgen der Begleittraumen außer acht.

So kamen wir zu folgendem Ergebnis:

1. Gut (beschwerdelos) 27
2. Befriedigend (Beschwerden bei länger dauernder Belastung und Wetterumschwung) 12
3. Schlecht 4
4. Todesfälle 1 (70jähr. an den Folgen eines Polytraumas)

In den Gruppen 2 und 3 finden sich auch 6 leichtere sowie 2 schwere Läsionen des N. ischiadicus, welche einen großen Einfluß auf die Folgeerscheinungen haben. Hieraus wird ersichtlich, daß von seiten des Beckenringes in diesen Zeitraum relativ wenig Folgeerscheinungen auftraten. Auffallend ist die große Zahl der Patienten mit Ischiadicusläsionen. Diese Schäden waren jedoch schon vor dem operativen Eingriff vorhanden und ihre Restitution ist sehr schlecht bzw. nicht zu erwarten. Ein Patient klagte nach erfolgter Osteosynthese über eine instabile Schambeinfuge die ihn beim Gehen behinderte.

Aus diesen Daten können wir folgende Schlüsse ziehen:

— ein Jahr nach Versorgung des Beckenrings sind unsere Erfolge relativ gut.
— Invalidität besteht nicht (ausgenommen die Invalidität infolge der Ischiadicusverletzungen und einige sehr schwere Fälle).
— Die Stabilität, die wir mit unseren Indikationen für die operativen Eingriffe und unseren Osteosynthesen erreichen, ist zufriedenstellend, und zwar sowohl in vertikaler als auch in horizontaler Richtung und auch bei Rotationen.

Literatur

1. Müller-Färber J, Müller KH (1984) Die verschiedenen Formen der instabilen Beckenringverletzungen und ihre Behandlung. Unfallheilkunde 87:441–455
2. Berner W, Oestern HJ, Sorge J (1982) Ligamentäre Beckenringverletzungen. Unfallheilkunde 85:377–387
3. Slätis P, Karaharju EO (1980) External fixation of instable pelvic fractures. Clin Orthop 151:73
4. Mears DC, Fu FH (1980) Modern concepts of external skeletal fixation of the pelvis. Clinic Orthop 151:65
5. Poigenfürst J (1979) Beckenringbrüche und ihre Behandlung. Unfallheilkunde 82:309
6. Vecsei V, Kuderna H (1979) Therapie und Ergebnisse bei Beckenfrakturen unter Verwendung des Fixateur externe. In: Hefte Unfallheilkd, Heft 140. Springer, Berlin Heidelberg New York, S 129
7. Zwank L, Schweiberer L (1979) Beckenfrakturen im Rahmen des Polytrauma. Unfallheilkunde 82:320

Äußere Fixation des instabilen Beckenringes?

H.-J. Egbers und D. Havemann

Klinikum der Universität Kiel, Abt. für Unfallchirurgie (Direktor: Prof. Dr. D. Havemann), Hospitalstraße 40, D-2300 Kiel 1

Bei der ersten Beurteilung von Verletzungen des knöchernen Beckens muß die Frage der Stabilität des Beckenringes überprüft werden. Besondere Bedeutung hinsichtlich der funktionellen Auswirkungen kommt dabei der Verletzung des statisch belasteten dorsalen Segmentes zu. Zur differenzierten Diagnostik sind die Beckenübersichtsaufnahmen, die nach cranial bzw. kaudal um 45° gekippten Aufnahmen und eventuell ein CT erforderlich.

Eine Klassifizierung der Beckenfrakturen kann unter Berücksichtigung insbesondere der biomechanischen Gesichtspunkte in Anlehnung an Ecke folgendermaßen erfolgen:

1. Beckenringsprengung mit Ruptur und Luxation der Symphyse und der Iliosacralfuge. Eine Diastase der Symphyse ohne gleichzeitige Verletzung in einem anderen Teil des Beckenringes ist nicht anzunehmen.
2. Die Luxationsfraktur des Beckenringes mit
   a) Symphysiolyse und dorsalem parailiosacralen Ringbruch oder
   b) vorderer Ringfraktur und Lösung der Iliosacralfuge.
   Bei dieser Verletzungsform ist häufig wegen der schweren Begleitverletzungen eine Intensivtherapie erforderlich.
3. Der vertikale Beckenringbruch (Malgaigne-Fraktur) läßt nach Reposition und entsprechender Ruhigstellung fast immer eine stabile knöcherne Konsolidation erwarten.

Die Notwendigkeit und Dringlichkeit der Versorgung von Beckenbrüchen unterliegen den gleichen Kriterien wie die Behandlung der Extremitätenfrakturen:

Reposition und Ruhigstellung durch konservative oder operative Maßnahmen sobald als möglich.

Im Rahmen der Behandlung Polytraumatisierter ist die Anwendung des Fixateur externe für die Primärversorgung der Extremitätenfrakturen in den Vordergrund gerückt. Die Versorgung der Beckenfrakturen mit Fixateur externe ist häufig diskutiert, aber wegen unzureichender Stabilitätsgewinnung auch wieder abgelehnt worden. Sicherlich sind im Gegensatz zur Anwendung des Fixateur externe bei Frakturen der Röhrenknochen der erzielbare interfragmentäre Druck und die erreichbare Stabilität bei Beckenfrakturen erheblich niedriger zu bewerten.

Bisherige Untersuchungen von Bonnel, Slätis, Vecsei und Carabalona, bei denen die Verankerung der Schanzschen Schrauben in der Beckenschaufel erfolgte, hatten Druckwerte zwischen 6 und 11 kp sowohl im Symphysen- als auch im Iliosacralfugenbereich ergeben, wobei die Druckverteilung vorne und hinten nicht immer gleichmäßig erfolgte, sondern eher im vorderen Beckenring höher war.

Zur Zeit wird in Zusammenarbeit mit dem Anatomischen Institut der Universität Kiel unter von anderen Montageformen unterschiedlicher Positionierung der druckaufnehmenden Schanzschen Schrauben die Beckenringstabilität und Druckverteilung bei Anwendung des Fixateur externe am Phantom geprüft. Diese Untersuchungen haben vorläufig gezeigt, daß in Abhängigkeit sowohl von der Anordnung der Schanzschen Schrauben als auch von der

Krafteinleitung über den Fixateur externe unterschiedlich große Kräfte in den Beckenring eingebracht werden können. Die Kraftübertragung vom Rohrsystem des Fixateur externe, an dem Druck- bzw. Zugkräfte von 30 kp erzeugt werden können, erfolgt auf den Beckenring nach den bisherigen Beobachtungen am günstigsten, wenn beiderseits 2 Schanzsche Schrauben supraacetabulär eingebracht und über das Rohrsystem verbunden werden. Die Krafteinleitung in den Beckenring erfolgt durch Spannen des Rohrsystems. Es konnte gezeigt werden, daß die an den Rohren erzeugten Zugkräfte in ihrer Gesamtheit als Druckkräfte auf den Beckenring übertragen werden und sich bei Einleitung von bis zu 25 kp gleichmäßig hinten und vorne verteilen.

Größere eingeleitete Kräfte führen zur Druckerhöhung nur im Symphysenbereich oder zum Ausriß der Schanzschen Schrauben. Die Kraftentwicklung parailiosacral und symphysär setzt naturgemäß eine vorherige Reposition der Luxation bzw. Fraktur voraus. Gelingt es nicht, den Beckenring zu schließen, kommt es zur Überlappung der Fragmente und Stabilitätsverlust. Das Rohrsystem wird abschließend zur weiteren Erhöhung der Stabilität zum Rahmen geschlossen, späteres gezieltes Nachspannen des Systems ist erforderlich.

Die durchgeführten Untersuchungen waren Anlaß, die Indikation des Fixateur externe für die Behandlung der Beckenfrakturen zu überprüfen. In früheren Berichten war von unserer Seite die Anwendung des Fixateur externe bei Beckenfrakturen allgemein empfohlen worden. Diese Empfehlung wird aufrechterhalten, allerdings mit der Einschränkung, daß der dislocierte Beckenbruch in eine stabile fixationsfähige Repositionsstellung überführt werden kann.

Entsprechend der o. g. Klassifizierung der Beckenringverletzungen erscheint die Anwendung des äußeren Spanners bei reinen Luxationen im Symphysen- oder Iliosacralfugenbereich als stabilisierende Maßnahme für eine frühzeitige einsetzende Übungsbehandlung geeignet. Patienten mit derartigen Verletzungen konnten direkt postoperativ mit Bewegungsübungen, insbesondere der unteren Extremitäten, beginnen, 3 Wochen nach dem Unfall sich im Bewegungsbad und 1 Woche später im Gehwagen bewegen.

Luxationsfrakturen und Malgaigne-Frakturen erfordern die Reposition und Schließung des Beckenringes, um eine Effektivität der äußeren Stabilisation zu erreichen.

Eine relative Indikation zur Anlage eines Fixateur externe am Becken kann gegeben sein, wenn der schlechte Allgemeinzustand des Patienten eine Platten- oder Schraubenosteosynthese nicht zuläßt. Es werden insbesondere bei Polytraumatisierten Möglichkeiten geschaffen für die intensivmedizinische Pflege, die frühfunktionelle Behandlung und hämodynamische Thrombose- und Embolieprophylaxe. Zum geeigneten Zeitpunkt kann dann sekundär die Schrauben- bzw. Plattenosteosynthese des Beckenringes erfolgen, die größere Stabilität und schnellere Mobilisierung erwarten läßt.

Spätergebnisse der Beckenringverletzungen – Behandlung mit dem Fixateur externe

G. Hofmann, und J. Bredow

Berufsgenossenschaftliche Unfallklinik Murnau (Direktor: Prof. Dr. J. Probst), Prof.-Küntscher-Straße 8, D-8110 Murnau/Staffelsee

Von 1977 bis Januar 1983 wurden in der BG-Unfallklinik Murnau 36 Patienten mit Beckenringbrüchen und Luxationen vom Typ II und III nach der Einteilung von Müller-Färber mit dem Fixateur-Externe behandelt. Der Anteil der Fixateurbehandlung beim Gesamtkrankengut ist aus Tabelle 1 ersichtlich. Für folgende Verletzungen sahen wir die Indikation zur Anwendung des F.E.:
1. Frische und ältere Symphysensprengungen mit und ohne Beteiligung der Iliosacralfuge (Abb. 1a, b)
2. Beckenringbrüche vom Typ III, besonders dann, wenn es sich um Trümmerbrüche mit erheblichen Verformungen handelte und (Abb. 2a, b)
3. Beckenringbrüche mit erheblichen Weichteilbegleitverletzungen.

Von diesen 36 Patienten sind 3 verstorben, 4 konnten nicht mehr nachkontrolliert werden, sodaß insgesamt 29 Patienten nach durchschnittlich 5,5 Jahren nachuntersucht wurden. Diese wiesen am Unfalltag im Beckenbereich insgesamt 72 Frakturen auf, das bedeutet pro Patient durchschnittlich 2,5. Hinzu kamen im Durchschnitt 2,0 wesentliche Begleitverletzungen, die sich vor allem auf die untere Extremität, den Thorax, den Kopf und die Wirbelsäule verteilten (Tabelle 2). 2 der Patienten waren querschnittsgelähmt.

Die Anlage des Fixateurs am Becken konnte nur in etwa 40% innerhalb der ersten Woche erfolgen, weil die Patienten verspätet zuverlegt wurden (Tabelle 3).

Zusätzlich zur Fixateur-Operation waren bei den 29 Patienten 30 weitere Operationen außerhalb des Beckens erforderlich.

Die durchschnittliche Liegedauer des Fixateurs betrug 9,7 Wochen, Teilbelastung wurde nach 11,2 Wochen, Vollbelastung nach durchschnittlich 15 Wochen erlaubt. Dabei erfolgte die Mobilisierung der Patienten der Frakturgruppe II etwas früher als die der Gruppe III.

An örtlichen Komplikationen fanden sich vor allem Infekte im Bereich der Nagelgruppen am Becken, die jedoch in den weitaus meisten Fällen bis zur geplanten Entfernung des Fixateurs beherrscht werden konnten. Bei 6 Patienten kam es zu Nagellockerungen, die eine Entfernung der jeweils betroffenen Schanzschen Schraube erforderlich machte. Lediglich bei einem Patienten trat eine Osteomyelitis des Beckenkammes auf, die durch

Tabelle 1. Beckenverletzungen 1977–1983 (n = 583)

Therapie	
Konservativ	508 = 87,1%
Interne Osteosynt.	39 = 6,7%
Fixateur Externe	36 = 6,2%

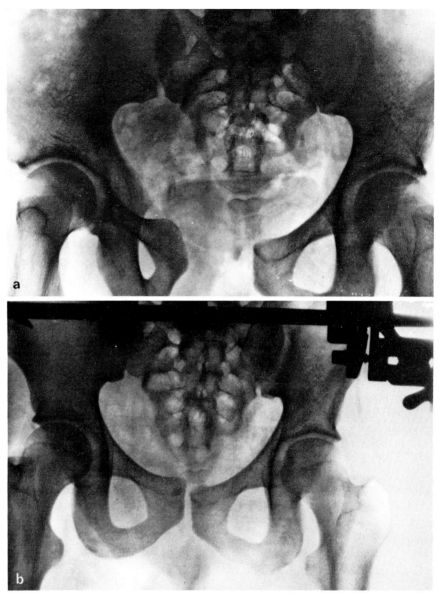

Abb. 1a, b. 100 Tage alte Syndesmosensprengung mit Beteiligung des Ileosacralgelenkes. Durch einfache Querverspannung ist es gelungen die Diastase weitgehend zu beseitigen

Entfernung des Fixateurs, Ausräumung des Infektionsgebietes und Einlegen von Septopalkugelketten relativ rasch zurückgedrängt werden konnte und die nach über 5 Jahren ohne Rezidiv blieb (Tabelle 4).

Nun zu den eigentlichen Spätergebnissen (Tabelle 5).

Röntgenologisch ergab sich in 34,5% der Fälle eine anatomische Stellung, dies vor allem bei den isolierten Symphysensprengungen. Tragbare Dislokationen bis zu maximal

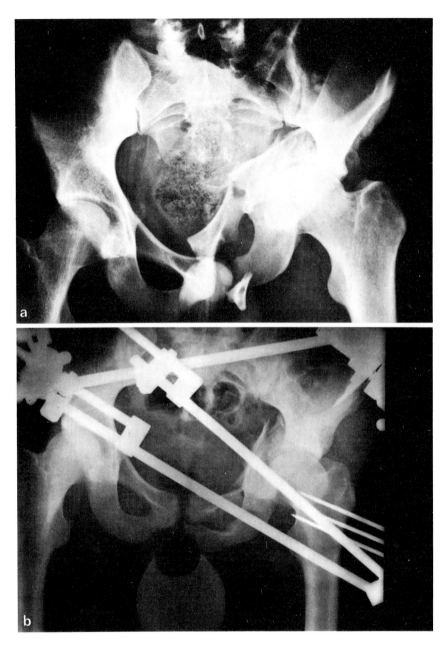

Abb. 2a, b. 6 Tage alte Trümmerfraktur der linken Beckenseite mit erheblicher Impression des Pfannenbereiches. Durch Quer- und zusätzliche Diagonalverspannung (Zug) gelingt eine befriedigende Reposition. Hüftkopf und Pfanne werden durch den Diagonalzug entlastet

Tabelle 2. 59 Begleitverletzungen (n = 28)

Untere Extr.	18x = 30,5%
Thorax	10x = 16,9%
Kopf	9x = 15,3%
Wirbelsäule	9x = 15,3%
Obere Extr.	7x = 11,9%
Abdomen	4x = 6,8%
Querschnitt	2x = 3,4%

Tabelle 3. Termin des Anlegens des F.E. (n = 29)

1. Tag	6 Pat. = 20,7%
1. Woche	6 Pat. = 20,7%
2. Woche	4 Pat. = 13,8%
3. Woche	6 Pat. = 20,7%
Später	7 Pat. = 24,1%

Tabelle 4. Komplikationen (n = 29)

Infekt	6 Pat. = 20,1%
Lockerung	3 Pat. = 10,3%
Osteomyelitis	1 Pat. = 3,4%
Thrombose	4 Pat. = 13,8%

Tabelle 5. Spätergebnisse Röntgen (n = 29)

Anatom. Stellung	10x = 34,5%
Dislokation < 2 cm	14x = 48,3%
Dislokation > 2 cm	5x = 17,2%

Tabelle 6. Spätergebnisse Beweglichkeit (n = 29)

Hüfte frei	19x = 65,6%
− 1/3 gemind.	6x = 20,7%
− 1/2 gemind.	2x = 6,9%
Schlechter	2x = 6,9%

2 cm im Beckenringbereich waren in etwa 50% der Fälle zu erkennen. Bei 17% lagen Dislokationen über 2 cm vor, das Becken war asymmetrisch. Hiervon betroffen waren vor allem Patienten vom Frakturtyp III, die verspätet in unsere Behandlung kamen.

Immerhin fanden sich in 24% der Fälle arthrotische Veränderungen im Bereich der Hüfte, wobei in 2 Fällen eine beginnende Hüftkopfnekrose erkennbar wurde. Auffällig

Tabelle 7. Spätergebnisse Gangbild (n = 29)

Normal	13x = 44,9%
Leicht hinkend	9x = 31,0%
Stock	3x = 10,3%
Krücken	2x = 6,9%
Rollstuhl	2x = 6,9%

Tabelle 8a. Spätergebnisse nach 5,5 Jahren (n = 29)

Patientenmeinung: Schmerzen in der Hüfte

Keine	9 Pat. = 31,0%
Selten	13 Pat. = 44,9%
Oft	7 Pat. = 24,1%

Tabelle 8b. Spätergebnisse nach 5,5 Jahren (n = 29)

Patientenmeinung: Schmerzen Ileosacral

Keine	8 Pat. = 27,6%
Selten	13 Pat. = 44,8%
Oft	8 Pat. = 27,6%

ist auch, daß in etwa 1/3 der Fälle arthrotische Veränderungen in den Iliosacralgelenken nachweisbar waren.

Diese anatomischen Veränderungen stehen mit den klinischen Befunden jedoch vielfach in keinem direkten Zusammenhang: In etwa 86% der Fälle ergab sich für die Hüften freie oder unwesentlich eingeschränkte Beweglichkeit (Tabelle 6). 75% der Patienten konnten normal oder leicht hinkend gehen, 17% waren auf die Benützung eines Stockes oder Krücken angewiesen. Hierbei ergab jedoch die genaue Analyse der Gehbehinderung, daß diese nur zu 1/4 allein auf die Beckenverletzungen zurückzuführen war, der Rest der Behinderung war bedingt durch Folgen der Verletzungen an der unteren Extremität und an der Wirbelsäule. Auch die Analyse der eingeschätzten Dauerrenten zeigte, daß die Folgen der Beckenringverletzungen darin nur etwa 1/3 des Ausmaßes bedingten (Tabelle 7).

Interessant für uns war es, zu erfahren, wie die Patienten selbst nach durchschnittlich 5,5 Jahren das Ergebnis der Fixateurbehandlung am Becken empfanden (Tabelle 8a). 75% von ihnen verspürten selten oder überhaupt keine Schmerzen im Bereich der Hüften und fast ebensoviele hatten nur geringe Beschwerden in den Iliosacralgelenken. Dies hat uns bei der Auswertung überrascht (Tabelle 8b).

Die Tatsache, daß 72% der Patienten das Ergebnis der F.E.-Behandlung am Becken als sehr gut und gut empfanden und nur 7% nicht zufrieden waren, führt uns angesichts des Schweregrades der behandelten Beckenringverletzungen sowie der dabei erlittenen Begleitverletzungen und angesichts der Tatsache, daß diese Behandlungen in vielen Fällen

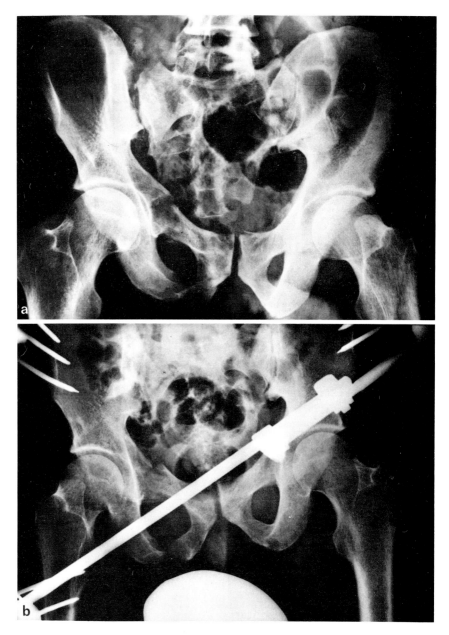

Abb. 3a, b. Instabile Beckenringfraktur rechts. Beseitigung der Diastase im Iliosacralgelenk durch Querkompression. Durch den Diagonalzug und den Zug zwischen den Nagelgruppen am rechten Beckenkamm und rechten Oberschenkel wird die Verschiebung der rechten Beckenseite nach oben aufgehoben

erst verspätet einsetzen konnte zu der Meinung, daß die Fixateurbehandlung für Frakturen im Beckenbereich als Alternativlösung gut geeignet ist. Zeitaufwand, Blutverlust und weitere Devascularisierung während der Operation werden durch die Anwendung des Fixateurs gemindert, frühe Mobilisation ist möglich, eine zweite Narkose zur Metallentfernung erübrigt sich.

Wesentlich ist bei der Anwendung des F.E. am Becken, daß die Konstruktionsform dem jeweiligen Frakturtyp angepaßt ist: Während bei den einfachen Symphysensprengungen einfache Querverspannungen ausreichen können, wird in Fällen mit zentralen Fragmentverschiebungen oder Dislokationen im Iliosacralbereich erst eine zusätzliche Diagonalverspannung unter Einbeziehung einer Nagelgruppe am Oberschenkel erfolgreich sein (Abb. 2, 3).

Zusammenfassung

Von 1977 bis Januar 1983 wurden in der BG-Unfallklinik Murnau 36 Patienten mit Beckenringbrüchen und Luxationen mit dem Fixateur externe behandelt. Die Indikationen dazu waren:

1. Frische und ältere Symphysensprengungen
2. Beckenringbrüche vom Typ III
3. Beckenringbrüche mit erheblichen Weichteilschäden.

29 dieser Patienten wurden nach 5,5 Jahren nachuntersucht. Dabei zeigte sich, daß diese Patienten durchschnittlich 2,5 Verletzungen am Becken und 2,0 schwere Begleitverletzungen erlitten haben. Die Anlage des Fixateur erfolgte in 60% der Fälle verspätet. Als Frühkomplikation traten in einigen Fällen Nagelinfektionen auf, die jedoch beherrscht werden konnten. Nur in einem Fall kam es zu einer Osteomyelitis des Beckenkammes, die inzwischen 5 Jahre rezidivfrei ist.

Röntgenologisch ergab sich bei der Nachuntersuchung in 35% der Fälle eine anatomische Stellung, in 50% waren leichte Verschiebungen erkennbar, bei dem Rest lagen Dislokationen über 2 cm vor.

In 24% der Fälle ergaben sich arthrotische Veränderungen im Bereich der Hüfte mit zwei Fällen von Hüftkopfnekrose, in 1/3 der Fälle bestanden arthrotische Veränderungen in den Iliosacralgelenken.

Der klinische Befund mit in über 86% der Fälle freier oder geringgradig eingeschränkter Beweglichkeit in den Hüftgelenken und nahezu unbehindertem Gangbild in 75% der Fälle ermutigt, den F.E. bei Beckenringverletzungen bei spezieller Indikation anzuwenden. Dies bestätigt die Meinung der nach durchschnittlich $5^1/_2$ Jahren nachuntersuchten Patienten, die in 72% der Fälle die F.E.-Behandlung am Becken als sehr gut oder gut empfanden.

Literatur

Beck E (1976) Beckenfrakturen und Luxationen. In: Hefte Unfallheilkd, Heft 124. Springer, Berlin Heidelberg New York, S 156
Fischer H (1976) Beckenfrakturen. Aktuel Traumatol 6:213

Müller-Färber J, Müller K-H (1978) Stabile und instabile Beckenringfrakturen. Arch Orthop Trauma Surg 93:29
Poigenfürst J (1972) Beckenbrüche. In: Nigst H (Hrsg) Spezielle Frakturen und Luxationslehre, Bd 1, Teil 2. Thieme, Stuttgart
Probst J (1979) Beckenfrakturen, Spätfolgen und Begutachtung. Hefte Unfallheilkd 8: 340–348
Rehn J, Hierholzer G (1970) Die Beckenbrüche unter besonderer Berücksichtigung der Begleitverletzungen. Monatsschr Unfallheilkd 73:53
Scherer H (1969) Ergebnisse der Behandlung von Beckenfrakturen und deren Nebenverletzungen. Monatsschr Unfallheilkd 72:349–356

Indikationsstellung und Behandlungsergebnisse operativ versorgter Kombinationsverletzungen am Becken

K. Weise, B. Gehrlein und S. Rühle

Berufsgenossenschaftliche Unfallklinik Tübingen (Direktor: Prof. Dr. med. S. Weller), Rosenauer Weg 95, D-7400 Tübingen

Die operative Therapie von Kombinationsverletzungen am Becken hat insbesondere bei Vorliegen einer Instabilität bzw. stärkeren Dislokationen und beim Polytrauma oder Mehrfachverletzten in den letzten Jahren einen festen Platz im Therapiekonzept des Traumatologen gefunden. Die Stabilisierung stark dislocierter Beckenverletzungen ist vor allem dann angezeigt, wenn durch konservative Maßnahmen wie Extension und/oder Beckenschwebe kein günstiges Ausheilungsergebnis zu erwarten ist. Beim Schwerverletzten stellt die operative Stabilisierung derartiger Verletzungen eine erhebliche Verbesserung der Situation hinsichtlich Pflegefähigkeit und Lagerung dar, während sie sich im frischem Stadium bezüglich der Blutstillung an den lumbalen Venenplexus sowie der Bekämpfung von Schmerzen ausgelöst durch Verschiebung einzelner Beckenabschnitte gegeneinander positiv auswirkt.

In der akuten Phase bietet speziell der Fixateur externe eine Reihe von Vorteilen gegenüber der konservativen Therapie bzw. einer internen Osteosynthese, da er ohne große Belastung des Patienten einfach und schnell zu montieren ist, ausreichende Stabilität bietet, durch Kompression nach Wiederannäherung instabiler Beckenanteile zur Blutstillung beiträgt und gegenüber anderen Verfahren eine geringere Infektrate bei problemloser Entfernung aufweist. Die interne Stabilisierung bietet sich in der frühsekundären Phase bzw. bei verbliebenen Instabilitäten an, wobei sich in unserer Klinik die Plattenosteosynthese der Symphyse in Kombination mit einer vorn angelegten Zuggurtung und an der Iliosacralfuge die Schraubenosteosynthese bewährt hat.

Ziel der operativen Behandlung sollte es sein, Stabilität zu gewährleisten, die Konfiguration des mitunter stark verschobenen bzw. auseinandergerissenen Beckengefüges wieder herzustellen und bei der frischen Verletzung zu Blutstillung, Schmerz und Schockbekämpfung bzw. besseren Pflegefähigkeit beizutragen.

Nachdem in einer früheren retrospektiven Studie unter Einbeziehung der Computertomographie Erkenntnisse über die Mitverletzung insbesondere der dorsalen Beckenabschnitte gewonnen wurden, sollte die jetzige Untersuchung Hinweise über den Wert der in den letzten Jahren zunehmend häufiger durchgeführten operativen Stabilisierung im Vergleich zur konservativen Therapie liefern.

Zugrundegelegt wurde ein Kollektiv von 133 Patienten mit Kombinationsverletzungen des Beckens unter Ausschluß des Acetabulums, welche zwischen 1971 und 1984 in der Berufsgenossenschaftlichen Unfallklinik Tübingen konservativ oder operativ behandelt wurden.

Es handelte sich um 94 männliche und 39 weibliche Patienten im Alter zwischen 7 und 78 Jahren bei einem durchschnittlichen Alter von 36,2 Jahren.

44 stabilen Beckenverletzungen standen 89 instabile Kombinationsverletzungen gegenüber. Das Krankengut wurde in Gruppen aufgeteilt, je nachdem ob eine Mitverletzung der Symphyse vorlag; in beiden Gruppen wurden zusätzlich stabile und instabile Verletzungskombinationen unterschieden.

Stabile Läsionen ohne Symphysenbeteiligung bestanden in 27 Fällen, 30mal konnte eine instabile Beckenverletzung ohne Verbreiterung der Schambeinfuge festgestellt werden. Bei der Symphysensprengung lag 17mal keine eindeutige Instabilität vor, bei röntgenologisch deutlich erkennbarer Mitbeteiligung hinterer Beckenabschnitte fand sich 59mal eine mehr oder weniger ausgeprägte Instabilität. Die Zusammenstellung ersterer Gruppe ist insofern fragwürdig, als bei der Kombination einer Symphysenverletzung mit Läsionen der SI-Fuge oder einer hinteren Beckenfraktur eigentlich eine Instabilität des gesamten Beckengefüges erwartet werden muß.

Aus diesem Grunde scheint es angemessen, in der Gruppe 3 eher von wenig dislocierten Verletzungskombinationen Symphyse/dorsale Beckenanteile zu sprechen.

Die genannten 4 Hauptgruppen wurden nach den häufigen Kombinationsformen zusätzlich aufgegliedert und dabei bestätigt, daß Instabilität in nahezu allen Fällen dorsale Mitverletzungen im Sinne von Sprengungen der SI-Fuge bzw. Kreuzbeinfrakturen bedeutet.

Häufigste Verletzungskombinationen waren die Symphysensprengung mit vorderer und hinterer Beckenringfraktur, gefolgt von rein ligamentären Läsionen und instabilen Frakturen von Typ Malgaigne.

Die Behandlung stabiler Beckenkombinationsverletzungen mit oder ohne Symphysenbeteiligung erfolgte in der Regel konservativ; bei den 3 durchgeführten Osteosynthesen liegt der Verdacht nahe, daß es sich möglicherweise doch nicht um ausreichend stabile Verhältnisse gehandelt hatte. Insgesamt 89 instabile Beckenverletzungen wurden in nur 29 Fällen operativ angegangen, wobei insgesamt 19 Plattenosteosynthesen an der Symphyse, 8mal mit zusätzlicher Zuggurtung und insgesamt 6 dorsale Schraubenfixationen durchgeführt wurden.

Der Fixateur externe kam im Beobachtungszeitraum nur 7mal zum Einsatz, obwohl er zwischenzeitlich aus den bereits genannten Gründen vor allem im Rahmen der Erstversorgung eine gewichtige Rolle spielt und uns das Osteosyntheseverfahren der Wahl zu sein scheint. Die Beckenschwebe mit oder ohne zusätzliche Extension wurde in der Vergangenheit vor allem bei instabilen Verletzungsformen mit Beteiligung der Symphyse eingesetzt, welcher Fall uns seit einiger Zeit als ideale Indikation für die äußere Stabilisierung gilt.

Zur Auswertung im Rahmen einer Dissertation gelangten insgesamt 101 Patienten durchschnittlich 40 Monate nach dem Unfall. Aus früheren Untersuchungen war uns bekannt, daß länger anhaltende Belastungsbeschwerden vorwiegend von der mitverletzten SI-Fuge ausgingen. Die Erhebung der subjektiven Beschwerden bestätigte sich diesbezüglich nur teilweise, zeigte jedoch, daß die instabilen Verletzungskombinationen der Gruppen II und IV zu ausgeprägterer und anhaltender Beschwerdesymptomatik führten, wohingegen die Mitverletzung der Symphyse keine wesentliche zahlenmäßige Bedeutung hatte.

Objektivierbare Dauerschäden hatten ihre Ursache vorwiegend in verbliebenen Verschiebungen einer Beckenhälfte mit relativer Beinverkürzung und entsprechend eingeschränktem Gangbild. Anhaltende Instabilitäten in den Beckenfugen waren zum Zeitpunkt der jetzigen Untersuchung nicht mehr nachweisbar; entweder waren sie nach fehlgeschlagener konservativer Behandlung bereits früh sekundär operativ stabilisiert oder bei chronischer Instabilität z. B. im Sinne einer Verblockung der SI-Fuge nach Smith-Petersen beseitigt worden.

Ganz eindeutig die schlechtesten Ergebnisse wies erwartungsgemäß die Gruppe IV mit instabiler Verletzungskombination bei Symphysenbeteiligung auf. Dauerhafte neurologische Ausfälle sowie die Notwendigkeit orthopädischer Versorgungen mit Schuhsohlenerhöhung und Gehhilfen waren in dieser Gruppe gehäuft festzustellen.

Inwieweit die operative Behandlung instabiler Verletzungen bezüglich des Ergebnisses günstiger abschneidet als die konservative Therapie ist anhand unseres Krankengutes nur anhaltsweise festzustellen. Die 32 durchgeführten Osteosynthesen waren von der Indikationsstellung und dem Zeitpunkt der Operation insgesamt zu uneinheitlich, um eine eindeutige und statistisch zu untermauernde Aussage über ihren jeweiligen therapeutischen Wert zuzulassen. Es scheint jedoch festzustehen, daß der Einsatz des Fixateur externe bei instabilen Beckenverletzungen, insbesondere im Rahmen von Mehrfachverletzungen oder beim Polytrauma, als Methode der Wahl für die Erstversorgung angesehen werden kann. In aller Regel ist es mit der äußeren Montage in trapezoider Anordnung möglich, sichere Stabilität bei weitgehender Reposition und eine Kompression der dorsalen Beckenabschnitte mit ausreichender Blutstillung in den lumbalen Venenplexus zu erreichen. Der alleinige Verschluß der Symphyse bleibt der sogenannten „open-book-fracture" vorbehalten, da bei dieser Verletzung der dorsale Bandapparat an der SI-Fuge erhalten bleibt. Die Plattenosteosynthese und Zuggurtung der Symphyse mit oder ohne Verschraubung der Iliosacralfuge bleibt nach unserer Vorstellung der zweiten Behandlungsphase vorbehalten, wenn keine stabile Ausheilung der Verletzung erwartet werden kann, der Allgemeinzustand des Patienten gebessert ist und damit die Voraussetzungen für ein internes Osteosyntheseverfahren als insgesamt günstiger gewertet werden können. Voraussetzung für seine Wirksamkeit ist das korrekte Anlegen des Fixateur, in dem die Schanzschen Schrauben unter Mitfassen der Gegencorticalis korrekt in das Os ilium plaziert und ausreichend nach hinten geführt werden. Große Bedeutung ist dem genügenden Abstand der Querverstrebungen von der Bauchdecke zu schenken, da in den ersten postoperativen Tagen mit einem Aufblähen des Abdomes gerechnet werden muß.

Wichtig erscheint uns aufgrund der jetzt erhobenen Befunde, daß ausgeprägte Dislokationen so früh als möglich beseitigt werden sollten, was in der Regel durch Zug über eine supracondyläre Extension in Kombination mit manuellem Wiederannähern der dislocierten Beckenhälfte und nachfolgender äußerer Stabilisierung möglich ist.

Zusammenfassend glauben wir aus unseren Erhebungen ableiten zu können, daß nur die instabile Beckenverletzung mit oder ohne Beteiligung der Symphyse als Indikation für eine operative Stabilisierung angesehen werden muß. Aus unserem Krankengut ist allerdings ersichtlich, daß diese Verletzungsform vor allem im Rahmen von Verkehrsunfällen und Rasanztraumen gar nicht so selten ist, wobei es sich allerdings hier um das selektionierte Krankengut einer Schwerpunktklinik handelt. In solchen Fällen muß die Indikation zur Stabilisierung gestellt und primäre Versorgung mit dem Fixateur externe angestrebt werden. Kreuzbein-Beckenschaufel- und vordere Beckenringfrakturen heilen in der Regel ohne interne Osteosynthese knöchern vollständig aus, Pseudoarthrosen sind selten.

Sekundäre Diastasen der Fugen nach Abnahme des Fixateur externe oder nachgewiesene Instabilitäten an Symphyse und Iliosacralfuge können sekundär mittels Plattenosteosynthese und Zuggurtung mit oder ohne Spongiosaverblockung angegangen werden.

Auf diese Weise sind dauerhafte Belastungsbeschwerden, ausgeprägte relative Beinverkürzungen mit Störungen des Gangbildes und die Versorgung mit orthopädischen Hilfen häufig zu vermeiden, wodurch im Vergleich zu einer konservativen Therapie mit der Beckenschwebe günstigere Behandlungsergebnisse erzielt werden können.

Biomechanische Grundlagen und Technik der elastischen Hülsen-Seil-Verspannung der Beckenruptur

R. Labitzke[1] und U. Witzel[2]

[1] Evang. Krankenhaus Schwerte, Abt. für Chirurgie und Unfallchirurgie (Chefarzt: Prof. Dr. R. Labitzke), D-5840 Schwerte
[2] Institut für Konstruktionstechnik der Ruhruniversität Bochum (Direktor: Prof. Dr. F. Jarchow), D-4630 Bochum

Nur allmählich entwickelt sich ein Trend von der starren zur elastischen Rekonstruktion der ligamentären Beckenruptur [1, 2, 3], ganz überwiegend wird noch die rigide „Osteosynthese" bevorzugt. Wir sind der Auffassung, daß ein elastischer Verbund das biomechanische Verfahren der Wahl ist, denn das Becken ist ein dreigeteilter Ring, dessen Glieder sich unter Belastung räumlich gegeneinander bewegen. Diese Bewegungen entstehen durch Kräfte, die über den lumbo-sacralen Übergang und die Hüftgelenke, hier entweder über das aufstehende oder schwingende Bein, einfließen. Möglichen Überlastungen durch Spannungsspitzen wirkt der den Kräften phylogenetisch angepaßte Bauplan des Beckens entgegen. Sein kaum beachtetes weitgehend unterschätztes Prinzip heißt:

> Kraftneutralisierung durch kontrollierte Verformung, d. h. durch geführte Bewegung in sich selbst.

Dieses Prinzip wird durch eine Reihe anatomischer Details erfüllt;

1. Durch die Dreigliedrigkeit an sich, welche im Gegensatz zum starren Ring Relativbewegungen zuläßt;
2. durch die sinnreiche Einpassung des Kreuzbeins, das, von starken Bändern und gegensätzlich geneigten Gelenkflächen geführt und gehalten, durch die Rumpflast gedreht wird. Es wirkt gerade nicht wie ein romanischer Schlußstein. Ein solcher, durch das Gewicht eingepreßter Körper hätte keine Dämpfungsfunktion;
3. diese kraftaufnehmenden Bewegungen werden durch eine große Anzahl syn-und antagonistisch wirkender Ligamente möglich, die den auf das Becken einwirkenden Druck in Zugspannungen umwandeln [3] und ableiten. Sie sind bei Belastungsanalysen bisher unbeachtet geblieben und haben zu Fehleinschätzungen geführt, die seit Pauwels unkorrigiert weiterbestehen. Zu diesem Thema bereiten wir gerade eine Veröffentlichung vor [5].

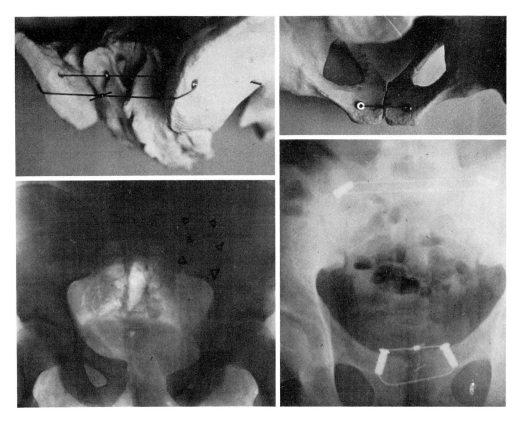

Abb. 1. Hülsen-Seil-Verspannung bei Malgaigneluxation, 17 jähriger Motorradfahrer. Prinzip, Unfallbild, ideale elastische Adaption

Wegen seiner herausragenden funktionellen Bedeutung wurde der Beckenring in Verbindung mit lumbo-sacralem Übergang und Hüftgelenken „Zentrales Bewegungssegment" genannt [3].

Die Wege, über die Kräfte innerhalb des Beckens abgeleitet werden, lassen sich aus der konstruktiven Verteilung des Knochens, der Richtung und Dicke der verspannenden Bänder und dem speziellen Aufbau der Iliosacralgelenke und der Symphyse, hier besonders an der Dicke und Zusammensetzung der Knorpelbeläge, ablesen. Diese Faktoren sind umgekehrt Beweis für die vorangestellte Behauptung der Kraftneutralisierung durch geführte Bewegungen.

Für die Behandlung einer Beckensprengung – „einfache" Symphysenruptur oder Malgaigneluxation – kann unserer Meinung nach die biomechanische Konsequenz nur lauten, einen Ersatz der verletzten Strukturen durch elastische Verspannung zu bieten, die so lange wirken muß, bis die natürlichen Bänder zusammengewachsen und die Gelenke wieder belastbar geworden sind. Jeden starren Verbund durch Platten oder transarticuläre Schrauben halten wir für inkompatibel, weil die Ergebnisse nicht immer befriedigen, für unelegant, weil OP-technisch sehr aufwendig und traumatisierend, und für unphysiologisch, weil die Gelenke funktionell und morphologisch alteriert werden können und die Verformbarkeit des Bekkenringes während der Zeit der Implantation aufgehoben wird. Auch der Fixateur externe ist für uns keine Alternative.

Mit der sog. Hülsen-Seil-Verspannung [4] (Abb. 1) läßt sich ein elastischer Verbund erreichen.

Prinzip: Es werden Gewindehülsen aus Polyäthylen etwa 2 cm lateral der Symphyse in die Schambeinäste gedreht. Ein hindurchgeführtes Seil wird mit entsprechendem Instrumentarium soweit unter Zug gesetzt, daß die Symphyse wieder adaptiert ist. Die Hülsen reduzieren die Seilzugkräfte auf erträgliche intraossäre Druckkräfte. Nach Umwendung des Verletzten wird eine weitere Verspannung zwischen den beiden Spinae il. dors. gelegt, wodurch nicht nur das rupturierte Iliosacralgelenk adaptiert, sondern eine elastische Wechselwirkung zwischen Symphyse und der bzgl. der Stabilität besonders wichtigen hinteren Beckenpartie erreicht wird.

In unbelastetem Zustand entsteht durch diesen Verbund eine Schließkraft auf die Iliosacralfuge. Im Zweibeinstand wirkt die Oberkörperlast spreizend, die beiden zuggurtenden Hülsen-Seil-Verspannungen geraten ebenso wie im Einbeinstand unter zunehmende Spannung.

Wir haben bisher 5 ligamentär verletzte Becken stabilisiert, darunter 3 polytraumatisierte junge Männer mit Malgaigne-Verletzungen. In 4 Fällen handelte es sich um eine dynamische Verbindung, während in einem Fall wegen einer Schambeinosteomyelitis mit Zerstörung der Symphyse und schmerzhafter Instabilität ein autologer Beckenspan interponiert und statisch komprimiert wurde. Zwei Patienten sind absolut beschwerdefrei ausgeheilt, die übrigen Fälle, erst kurz zurückliegend, zeigen einen unauffälligen Heilungsverlauf.

Resümee

Die Hülsen-Seil-Verspannung der ligamentären Beckenruptur ist ein biomechanisch ideales und elegantes, nicht zusätzlich traumatisierendes Verfahren, das das Becken solange elastisch hält, bis die eigenen Bänder wieder belastbar geworden sind. Es schädigt die überbrückten Gelenke nicht. Es ist OP-technisch außerordentlich einfach zu realisieren, Gefäße, Nerven oder Weichteile werden nicht verletzt, da die Verspannungen relativ dicht unter der Haut liegen.

Literatur

1. Dolati B (1985) Die operative Versorgung der Symphysenruptur, Unfallchirurgie 11:223
2. Ecke H (1978) Die operative Reposition und Fixation der Symphyse, Unfallchirurgie 4: 239
3. Labitzke R (1979) Statik und Bewegungsabläufe beim Menschen unter Berücksichtigung der einseitigen Hüftversteifung. Habilitationsschrift Universität Essen
4. Labitzke R (1982) Drahtseile und intraossäre Druckverteilungshülsen in der Chirurgie. Chirurg 53:741
5. Witzel U, Labitzke R, Analyse der Kraftverläufe im Beckenring. In Vorbereitung

Vergleichende experimentelle und klinische Untersuchungen verschiedener stabilisierender Osteosynthesetechniken im dorsalen Beckenbereich

P. Krueger[1], E. Euler[1], M. Raderschadt[1], E. Wischhöfer[1], S. Hartge, E. Weimann[2] und L. Schweiberer[1]

[1] Chirurgische Klinik Innenstadt und Chirurgische Poliklinik der Universität München (Direktor: Prof. Dr. med. L. Schweiberer), Nußbaumstraße 20, D-8000 München 2
[2] Orthopädische Klinik der Universität München, D-8000 München

Die beiden Beckenhälften sind weder ventral untereinander, noch dorsal mit dem Kreuzbein knöchern verbunden. Es bestehen drei jeweils sehr kleine Syndesmosen von ca. 16 Quadratzentimetern, welche die ganze Kraft der unteren Extremität auf die Wirbelsäule aufnehmen. Hierbei spielen die drei Quadratzentimeter Symphyse nur eine untergeordnete Rolle.

Zudem zeigt sich, daß die Aufhängung des Kreuzbeines im Beckenring nur bedingt dem biomechanischen Prinzip eines Schlußsteines in einem gemauerten Bogen entspricht.

Für die Stabilität wirkt sich außerdem die Versetzung des Drehpunktes im Bereich des Sacroiliacalgelenkes nach dorsal bzw. nach medial im Verhältnis zum Mittelpunkt des Femurkopfes aus. Hierdurch kommen auf das Sacroiliacalgelenk nicht nur Scher- sondern auch Rotationskräfte. Sind alle Bandstrukturen, insbesondere die Ligg. sacro-spinale und sacro-tuberale intakt, so resultiert ein ausgewogenes Kräfteverhältnis.

Diesen biomechanischen Besonderheiten muß bei der Versorgung der vorderen und hinteren Beckeninstabilität Rechnung getragen werden. Die klinische Erfahrung hat gezeigt, daß die Versorgung der komplexen Instabilitäten mit einem Fixateur externe ventralseits, unabhängig von der Montageart, zu keiner ausreichenden Stabilität führt.

Bei Fortbestand der Beschwerden mußte die ventrale Instabilität mit zwei Symphysenplatten versorgt werden. Röntgenaufnahmen im Stehen bei wechselnder Belastung sowie gehaltene Computertomographie-Untersuchungen ließen keine dorsale Instabilität nachweisen, obwohl auf Grund unserer Untersuchungen eine solche Instabilität als sicher angenommen werden muß.

50% unserer Beckenfrakturen, welche eine operative Behandlung erforderten, wiesen Kombinationsinstabilitäten ventral und dorsal auf. Je nach Art der Verletzung wurden differenzierte Maßnahmen ergriffen. Einseitige ligamentäre Zerreißungen wurden mit Schrauben durch das Sacroiliacalgelenk versorgt. Zusätzliche Kreuzbeinfrakturen machten die Osteosynthese mit Platten notwendig. Doppelseitige Bandzerreißungen wurden mit einer dorsal angebrachten Platte angegangen.

Seit Anfang diesen Jahres wenden wir zur Stabilisierung des Sacroiliacalgelenks die von ventral eingebrachten Platten nach der Methode von Olerud an. Wir verwenden diese Technik bei Beckenverletzungen, welche die Versorgung der Symphyse in der gleichen Sitzung notwendig machen bzw. bei der gleichzeitigen Versorgung von Acetabulum-Frakturen oder auch Oberschenkelbrüchen. Die Nachuntersuchung der in diesem Umfang von uns versorgten Beckenfrakturen erwies eine absolute beschwerdefreie Stabilität des Beckenringes. Es fanden sich weder röntgenologisch noch klinisch Besonderheiten.

Experimentelle Untersuchungen

Zur Überprüfung der Wertigkeit der verschiedenen Läsionen des vorderen und hinteren Beckenringes sowie zur Überprüfung der Wertigkeit der verschiedenen Osteosynthese-Techniken führten wir im Gerichtsmedizinischen Institut der Universität München Belastungsversuche an der Leiche durch. Dabei war es wesentlich für uns, daß der gesamte musculoligamentäre Halteapparat des Beckens intakt war. Das Os sacrum wurde in der physiologischen Lenden-Lordosierung der Wirbelsäule des Stehenden fixiert. Die vertikale Kraftübertragung erfolgte über eine Trochanterschraube mit einer Drehspindel. Das Bein war vor einer Abduktion gesichert.

Die Registrierung der Kräfte erfolgte digital über ein Meßgerät. Bei diesem Versuch sind wir davon ausgegangen, daß der Patient 70 kg wiegt. So waren Meßpunkte bei 350, 700 und 1050 Newton, entsprechend der natürlichen Gangbelastung, gewählt.

Die Verschiebung wurde mit Meß-Pins bestimmt, welche parallel zueinander im Os sacrum und im Os ilium direkt neben dem Sacroiliacalgelenk eingebracht worden waren. Die Bestimmung der Verschiebung erfolgte auf der Leinwand. Außerdem wurde die Rotation der beiden Pins in der Vertikal als auch in der Sagittal-Ebene bestimmt.

Die Durchtrennung der Symphyse führte zu keiner Vertikalverschiebung des Beckens, sondern bei der Belastung mit 1400 Newton zu einer Rotation um 12 Grad nach ventral.

Erst die Durchtrennung der Bandverbindungen im Bereich des Sacroiliacalgelenkes führt zu einer Verschiebung des Beckens nach cranial. Die alleinige Durchtrennung des ventralen Bandanteils erbringt bei der Belastung mit 700 Newton eine Verschiebung um ca. 7 mm. Werden zusätzlich noch das Lig. sacro-spinale und sacro-tuberale durchtrennt, so findet sich keine wesentliche Zunahme der cranialen Verschiebung, jedoch eine erhebliche Außenrotation der gesamten Beckenschaufel. Wird zusätzlich das Lig. sacro-iliacum dorsale durchtrennt, so resultiert eine vollkommene Instabilität des Beckens. Die Belastung mit 350 Newton zeigt bereits eine Verschiebung um 3 cm nach cranio-lateral.

Bei der experimentellen Versorgung des Beckens hielten wir uns an die klinikbewährten Methoden. Neben der Symphysenplatte, der zusätzlichen Verplattung des S.I.-Gelenkes ventralseits kam die direkte Verschraubung des Gelenkes zur Anwendung.

Die alleinige Symphysenosteosynthese stabilisiert nicht ausreichend. Die zusätzliche Olerud-Platte bringt eine erhebliche Stabilitätszunahme. Bei der Belastung mit 70 kg findet sich nur eine Verschiebung um 6 mm nach cranial.

Wird die Sympyhsenplatte jedoch wieder entfernt, ist das Becken wieder vollkommen instabil.

Die Kombination der Symphysenplatte mit der direkt gelenküberschreitenden Fixierung des Sacroiliacalgelenkes mit 2 Schrauben zeigt zumindest unter Versuchsbedingungen eine Stabilität, die dem intakten Becken entspricht, d. h. diese Versorgung könnte sofort voll belastet werden.

Biomechanik der dorsalen und ventralen Osteosynthese des Sacroiliacalgelenkes

W. Berner und H. Tscherne

Unfallchirurgische Klinik, Medizinische Hochschule Hannover, Konstanty-Gutschow-Straße 8, D-3000 Hannover 61

Die anatomische Stellung des Sacroiliacalgelenkes nach Beckenringluxationen ist Voraussetzung für eine gleichmäßige Kraftübertragung der Rumpflast auf das Becken. Schon geringe Dislokationen führen zu erheblichen Beschwerden [1, 2]. Nur mit der offenen Einrichtung ist die Gelenkkongruenz zu erreichen. Zur internen Fixierung eignen sich Osteosyntheseverfahren von dorsal oder ventral, deren unterschiedliches Stabilitätsverhalten geprüft werden soll.

Material und Methodik

Es wurden 60 Becken von Leichen mit einem durchschnittlichen Alter von 33-13 Jahren frisch entnommen. Die Sacroiliacalgelenke wurden einer statischen Zugbelastung (15 mm/min) in drei zueinander senkrecht stehenden Raumrichtungen sowie einer axialen Rotation unterworfen. Die Belastung erfolgte in einer speziell angefertigten Halterung (Abb. 1).

Das Darmbein wurde mit Klemmschrauben an der Darmbeinschaufel und zwei zusätzlichen Haltevorrichtungen an der Incisura ischiadica und der Spina iliaca post. sup. be-

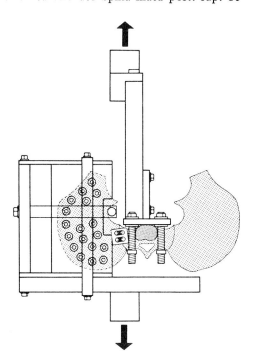

Abb. 1. Schematischer Aufbau bei dorsocranialer Belastungsrichtung am Beispiel der ventralen Plattenosteosynthese

festigt. Das Kreuzbein wurde mit 6 Gewindestiften auf eine Platte geschraubt, so daß das Promontorium und die Kreuzbeinspitze sich an die Platte anpreßten. Durch Zusatzeinrichtungen paßte man diese Halterung den einzelnen Zugbelastungsrichtungen an. Die Halterung wurde so in eine Zwick-Zug-Prüfmaschine montiert, daß allein die Bänder des Sacroiliacalgelenkes (Lig. sacro-iliacale ventrale und dorsale, Lig. interosseum) oder, nach Durchtrennung der Bänder, die entsprechende Osteosyntheseform der Zugbelastung ausgesetzt waren. Die Ligg. sacro-spinosum und sacro-tuberale sowie das Lig. ilio-lumbale waren durchtrennt.

Osteosyntheseverfahren

Bei den Osteosyntheseverfahren wurden nur die Gelenke berücksichtigt, die eine anatomische Reposition aufwiesen.

Folgende Osteosyntheseverfahren wurden geprüft:

Von dorsal:
1. Schraubentransfixation:
   Von dorsal werden 2 lange Spongiosazugschrauben durch das Darmbein im Kreuzbein verankert.
2. Schraubentransfixation und zusätzliche Plattenosteosynthese:
   Zusätzlich zu den unter 1 beschriebenen Schrauben erfolgt eine Überbrückung des dorsalen Sacroiliacalgelenkspaltes mit einer schmalen 4-Loch-DC-Platte im Verlauf des Lig. sacro-iliacum dorsale longum.

Von ventral:
3. Plattenosteosynthese:
   über den ventro-cranialen Sacroiliacalgelenkspalt wird eine 4-Loch-Quadratplatte gelegt, so daß jeweils 2 Spongiosaschrauben ins Kreuz- und Darmbein geschraubt werden.
4. Plattenosteosynthese und zusätzliche dorsale Schraubenfixation:
   Zusätzlich zu der unter 3 beschriebenen Platte wurde eine lange Spongiosazugschraube von dorsal durch das Darmbein ins Kreuzbein geschraubt, um ein distales Klaffen des Gelenkspaltes zu verhindern.

Belastungsrichtungen

Die Sacroiliacalgelenke (SIG) wurden folgenden Zugbelastungsrichtungen ausgesetzt (Abb. 2a–c).
1. Transversaler Zug: Kreuz- und Darmbein werden auf einer senkrecht durch das SIG verlaufenden Achse auseinander gezogen.
2. Ventro-craniale Scherung: Das Darmbein wird gegenüber dem Kreuzbein nach ventral und cranial gezogen. Die Zugrichtung ist parallel zur ventralen ligamentären Begrenzung des SIG.
3. Dorso-craniale Scherung: Das Darmbein wird gegenüber dem Kreuzbein nach dorsal und cranial gezogen. Die Zugrichtung ist senkrecht zum ventralen Sacroiliacalgelenkspalt.

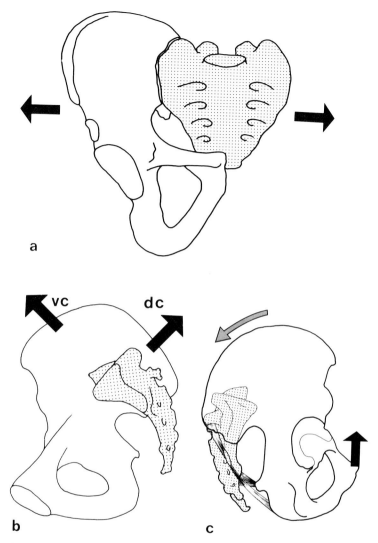

Abb. 2a–c. Belastungsrichtung zur Festigkeitsprüfung des Sacroiliacalgelenkes: (a) transversaler Zug, (b) ventro-cranialer (*vc*) und dorso-cranialer (*dc*) Schub, (c) axiale Rotation

4. Axiale Rotation: Durch Belastung des distalen Schambeinastes kommt es zu einer Drehbewegung im SIG.

Ergebnisse

Die isolierte Belastung der Bänder des Sacroiliacalgelenkes ergab in transversaler Richtung 3368-923 N, in ventro-cranialer bzw. dorso-cranialer Richtung 4933-1038 bzw. 5150-947 N (näheres s. [3]).

Tabelle 1. Bruchlast F_{max} (N) nach Belastung des Sacroiliacalgelenkes in drei senkrecht zu einanderstehenden Ebenen. (s = Standardabweichung, n = 6–10 bei Bandzerreißung, n = 8 bei Osteosynthesen)

	transversal	ventro-cranial	dorso-cranial
Bandzerreißung	3368 ± 923	4933 ± 1038	5150 ± 947
dorsale Verschraubung	1511 ± 245	1680 ± 391	1604 ± 350
dorsale Verschraubung und Plattenosteosynthese	–	2467 ± 387	2143 ± 342
ventrale Quadratplatte	1413 ± 256	2547 ± 559	2112 ± 390
ventrale Quadratplatte und dorsale Verschraubung	–	–	1784 ± 321

Tabelle 2. Moment (Nm) zur Erlangung einer Drehung von 1,9° im Sacroiliacalgelenk durch Belastung des distalen Schambeinastes (Hebelarm c = 0,153 m, s = Standardabweichung, n = 8)

	Nm
intaktes Gelenk	26,8 ± 1,7
dorsale Verschraubung	13,2 ± 3,2
dorsale Verschraubung und Plattenosteosynthese	24,9 ± 3,5
ventrale Quadratplatte	12,8 ± 3,0
ventrale Quadratplatte und dorsale Verschraubung	18,5 ± 3,0

Die Festigkeit des Sacroiliacalgelenkes nach einer Osteosynthese nimmt gegenüber dem normalen Gelenk drastisch ab (Tabelle 1). Nach einer dorsalen Verschraubung ist die Bruchlast ein Drittel bis halb so groß wie bei der Bandzerreißung. Zwischen den einzelnen Belastungsrichtungen besteht kein signifikanter Unterschied. Nach zusätzlicher Überbrückung mit einer Platte steigt die Bruchlast in ventro-cranialer und dorso-cranialer Richtung signifikant um 30 bis 45%.

Die ventrale Plattenosteosynthese zeigt in transversaler Zugrichtung gleich hohe Bruchlastwerte wie die alleinige dorsale Verschraubung, jedoch erhöhte Bruchlastwerte in ventro-cranialer und dorso-cranialer Richtung wie bei der dorsalen Verschraubung mit zusätzlicher Plattenosteosynthese. Eine zusätzliche dorsale Schraube zur ventralen Plattenosteosynthese führt in dorso-cranialer Richtung nicht zu einer Erhöhung der Bruchlast.

Bei der axialen Drehbewegung ist ein ähnliches Verhalten zu beobachten (Tabelle 2). Zur Drehung des Darmbeines im Sacroiliacalgelenk von 1,9 Grad ist bei dorsaler Verschraubung ein Moment von 13,2 Nm erforderlich. Eine zusätzliche Platte führt zu einer Verdoppelung des Momentes. Unter Verwendung der ventralen Quadratplatte beträgt das Moment 12,8 Nm, bei zusätzlicher dorsaler Schraube 18,5 Nm.

Schlußfolgerungen

Die Osteosynthese des Sacroiliacalgelenkes zeigt bei den hier durchgeführten Belastungsversuchen für die dorsale Verschraubung mit zusätzlicher Plattenlagerung die höchsten Festigkeitswerte. Diese liegen höher als bei den Versuchen von Brown [4] und Hofmann [5], die jedoch das komplette Becken belasteten.

Etwas geringere Bruchlastwerte erhielt man durch die ventrale Osteosynthese mit einer Quadratplatte. Die zusätzliche Einbringung einer dorsalen Schraube, die einen noch innigeren Gelenkflächenkontakt bewirken sollte, führte zu keiner Erhöhung der Bruchlast. Dies läßt sich durch Spannungsüberlagerungen der sehr eng beieinanderliegenden Schrauben erklären.

Mit der ventralen Plattenosteosynthese läßt sich eine ausreichende Stabilisierung des Sacroiliacalgelenkes erreichen. In operationstechnischer Hinsicht bietet sie außerdem zusätzliche Vorteile, so daß wir dieser Methode den Vorzug geben.

Literatur

1. Ahlers J, Schweikert C-H, Schwarzkopf W (1979) Ergebnisse nach Symphysensprengung und Iliosacralgelenksluxationen. In: Hefte Unfallheilkd, Heft 140. Springer, Berlin Heidelberg New York, S 249–258
2. Berner W, Oestern H-J, Sorge J (1982) Ligamentäre Beckenringverletzungen, Behandlung und Spätergebnisse. Unfallheilkunde 85:377–387
3. Berner W, Rothkötter HJ, Hoyer H, Tscherne H (1985) Biomechanische Untersuchungen am Ileosacralgelenk. In: Stelzner F (Hrsg) Chirurgisches Forum 85 g. experm. u. klinische Forschung. Springer, Berlin Heidelberg New York Tokyo, S 1–4
4. Brown TD, Patterson Stone J, Schuster JH, Mears DC (1982) External fixation of unstable pelvic ring fractures: Comparative frame configurations. Med Biol Eng Comput 20:727–733
5. Hofmann D, Ecke H, Burger H, Nazari P, Maier K, Pabst W (1985) Festigkeitsuntersuchung verschiedener Osteosyntheseverfahren bei Symphysenruptur und Sprengung der Iliosacralfuge. In: Hefte Unfallheilkd, Heft 174. Springer, Berlin Heidelberg New York Tokyo, S 75–78

Indikation und Technik der Stabilisierung des dorsalen Beckenringsegmentes

J. Müller-Färber[1] und K. H. Müller[2]

[1] Kreiskrankenhaus Heidenheim, Abt. für Unfall- und Wiederherstellungschirurgie (Chefarzt: PD Dr. J. Müller-Färber), Schloßhausstraße 100, D-7920 Heidenheim
[2] Chirurgische Universitätsklinik und Poliklinik, Berufsgenossenschaftliche Krankenanstalten „Bergmannsheil" Bochum (Direktor: Prof. Dr. G. Muhr), Hunscheidstraße 1, D-4630 Bochum

Einleitung

Die Übertragung der Rumpflast von der Wirbelsäule auf die unteren Extremitäten erfolgt über das dorsale Beckenringsegment, das sich aus dem Kreuzbein, den beiden Darmbeinanteilen sowie deren gelenkigen und ligamentären Verbindungen zusammensetzt. Bei der Bewertung der verschiedenen Beckenringfrakturen nach biomechanischen Gesichtspunkten muß daher der Verletzung des gewichttragenden dorsalen Ringsegmentes eine besondere Bedeutung beigemessen werden. Die Verletzung dieser Region kann jede der genannten Strukturen betreffen und demnach ligamentär, ossär oder kombiniert auftreten. Art und Ausmaß der Verletzung bestimmen den Grad der Instabilität des Beckenringes. Bei einer rein ligamentären oder kombinierten ossär-ligamentären Unterbrechung des dorsalen Ringsegmentes wird das Ausmaß der Dislokation und damit der Instabilität größer sein als bei einer rein ossären.

Anhand des Krankengutes aus dem Bergmannsheil Bochum und der Abteilung für Unfall- und Wiederherstellungschirurgie des Kreiskrankenhauses Heidenheim, mit insgesamt 130 Patienten, darunter 9 Patienten mit doppelseitigen dorsalen Beckenringverletzungen wurden die verschiedenen Verletzungsformen analysiert (Tabelle 1) und daraus Richtlinien für das therapeutische Vorgehen erarbeitet.

2. Die verschiedenen Formen der dorsalen Beckenringverletzungen und ihre Therapie

2.1. Die Sprengung des Iliosacralgelenkes

In 63 von 139 Fällen fanden wir eine rein ligamentäre Verletzung des dorsalen Beckenringsegmentes inform der kompletten Kreuzdarmbeinfugensprengung. Die Zerreißung sämtlicher iliosacraler Bänder geht mit einer Dislokation der Beckenhälfte auch in Körperlängsrichtung einher, unabhängig von der Art der ventralen Beckenringverletzung. Die operative Behandlung dieser Verletzungsform gilt heute als Methode der Wahl [1–5, 8, 10]. Davon ausgenommen sind z. B. die seltenen instabilen Beckenringverletzungen im Kindesalter (Abb. 4).

Die Vorteile der operativen Behandlung liegen vor allem in der anatomischen Reposition und stabilen Fixation, der pflegetechnischen Erleichterung und der Möglichkeit, den Patienten früh zu mobilisieren.

Von den verschiedenen Stabilisierungsmöglichkeiten bevorzugen wir die transarticuläre Verblockung mit 2–3 Schrauben, eine Methode, die bereits 1936 von Meyer-Burgdorff [6] angegeben wurde. Um eine stabile Verblockung zu erreichen, müssen die Schrauben mög-

Tabelle 1. Lokalisation der dorsalen Ringunterbrechung bei 130 kompletten Beckenringfrakturen (n = 139). Bergmannsheil Bochum (1969–1983), UW-Chir. Heidenheim (1983–1985)

Iliosacral-Gelenk		63
Os ilium	Parasacral	24
	Central	8
	Paracoxal	9
	Trümmerfraktur	4
Os sacrum	Pars lateralis	15
	Foramina sacralia	10
	Trümmerfraktur	4
Trümmerfraktur Becken		2

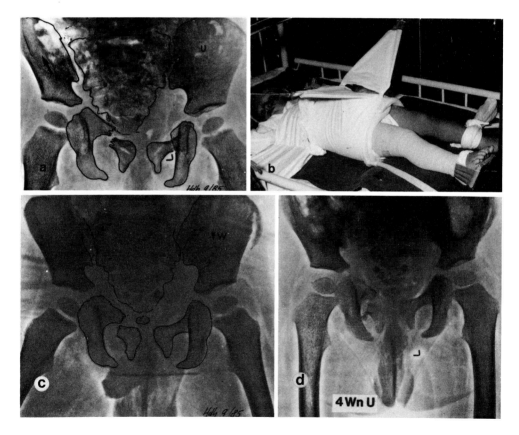

Abb. 1a–d. H. D., 18 Monate alt. Vom PkW angefahren worden. Instabile Beckenringfraktur rechts. **a** Vordere Beckenringfraktur und Sprengung der rechten Kreuzdarmbeinfuge mit Cranialverschiebung der Beckenhälfte, **b** Konservative Behandlung in der modifizierten Hängematte nach E. Just mit Heftpflasterstreifenzug am rechten Bein, **c** Vollständige Reposition der Kreuzdarmbeinfuge. Röntgenergebnis nach 1 Woche, **d** Symmetrischer Beckenring und beschwerdefreie Belastbarkeit nach 4 Wochen

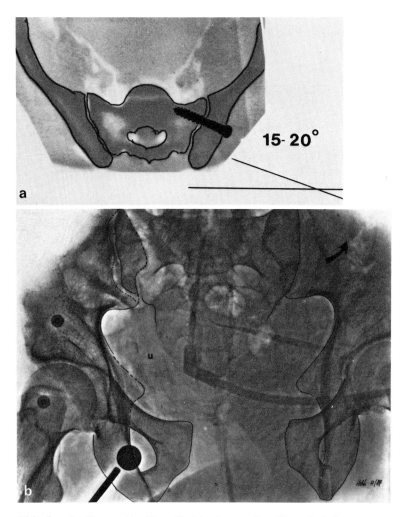

Abb. 2a–d. Transarticuläre Verblockung der Kreuzbeinfuge durch Verschraubung. **a** Ideale Schraubenlage. Halbschematische Zeichnung nach einer computertomographischen Aufnahme (aus [9]), **b** Sch. H., 20 Jahre. Instabile Beckenringverletzung mit Sprengung von Symphyse und Kreuzdarmbeinfuge

lichst senkrecht die Gelenkflächen von Kreuz- und Darmbeinfuge queren und in einem Winkel von 15–20 Grad zur Frontalebene verlaufen (Abb. 2). Bei grob fehlerhaftem Winkel drohen Verletzungen der Vasa iliaca, die unmittelbar ventral des Iliosacralgelenkes verlaufen bzw. der Cauda aequina im Spinalkanal. Vorzugsweise verwenden wir 6,5 mm Spongiosaschrauben mit Unterlegscheiben mit einer Länge von 50–60 mm [9]. Um die genannten Strukturen nicht zu verletzen, sollte das Gewinde nicht vorgeschnitten werden. Anschließend folgt die interne oder externe Stabilisierung des ventralen Beckenringsegmentes.

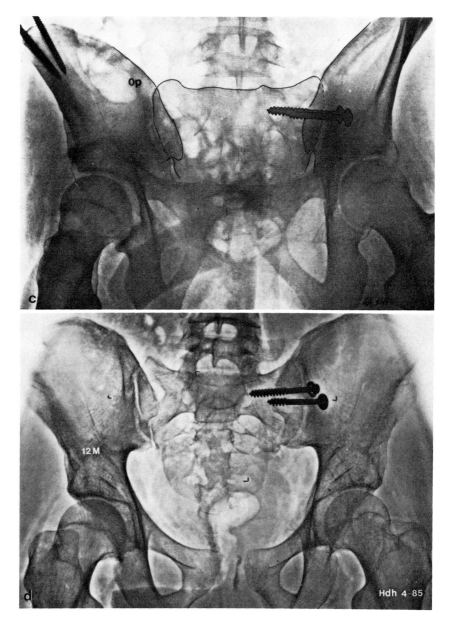

Abb. 2. c Anatomische Reposition, transarticuläre Verblockung der Kreuzdarmbeinfuge mit 2 Schrauben und Verklammerung des ventralen Beckenringes mit dem Fixateur externe über die beiden Darmbeinkämme, **d** 12 Monate nach der Operation: Symmetrischer, beschwerdefrei belastbarer Beckenring

2.2. Frakturen des Os Ilium

Von den ossären Verletzungen des dorsalen Ringsegmentes fanden wir in 45 von 139 Fällen Frakturen des Darmbeines, die wir entsprechend ihrer Lokalisation in parasacrale, centrale und paracoxale Frakturen einteilten [8]. Die *parasacralen* Darmbeinfrakturen treten als rein ossäre oder kombiniert ossär-ligamentäre Verletzungen auf. Wegen der großflächigen Frakturzone mit guter Verzahnung der Fragmente hält sich die primäre oder sekundäre Dislokation in Grenzen, so daß in diesen Fällen eine Stabilisierung des ventralen Ringsegmentes ausreichend sein kann.

Bei erheblicher Dislokation ist die Plattenosteosynthese zu empfehlen. Da das parasacrale Darmbeinfragment schmal ist, müssen die Schrauben hier transarticulär im Os sacrum verankert werden.

Sehr viel seltener sind die *centralen* Darmbeinfrakturen, wobei die Übergänge zu den parasacralen und paracoxalen Verletzungsformen fließend sind und Kombinationen vorkommen. Die Indikation zur konservativen oder operativen Behandlung sowie die Operationstechnik gelten entsprechend.

Die *paracoxale* Darmbeinfraktur ist als besondere Verletzungsform des dorsalen Ringsegmentes hervorzuheben. Die komplette Beckenringverletzung konzentriert sich auf den coxalen Gelenkblock, und die Instabilität umfaßt sowohl den Beckenring als auch das Hüftgelenk.

In 8 von 9 Fällen unseres Krankengutes war die paracoxale Fraktur mit einer Acetabulumfraktur verbunden. Das therapeutische Vorgehen wird von zwei Gesichtspunkten bestimmt, von der Art und Ausdehnung der Acetabulumfraktur auf der einen und der paracoxalen Fraktur auf der anderen Seite. Liegt von seiten der Acetabulumfraktur keine Operationsindikation vor, so entscheidet die Art der paracoxalen Fraktur über das therapeutische Vorgehen. Bei erheblicher Dislokation oder Fehlstellung des aus dem Beckenring herausgebrochenen Gelenkblockes sollte operativ stabilisiert werden.

Bei gegebener Indikation zur operativen Behandlung der Acetabulumfraktur wird sowohl die Gelenkpfanne als auch der Gelenkblock wieder hergestellt. Der Zugang richtet sich nach der Frakturform des Acetabulum. Bei kombinierten paracoxalen-centralen Darmbeinfrakturen empfiehlt sich der dorso-laterale Zugang nach Marcy-Flechter [7].

2.3. Frakturen des Os sacrum

Die zweite Gruppe der ossären Verletzungen des dorsalen Beckenringsegmentes umfaßt die Frakturen des Os sacrum. Hier fanden wir zwei charakteristische Verletzungsformen, die Abrißfraktur der Pars lateralis und die Längsfraktur durch die Foramina sacralia.

Die Abrißfraktur der *Pars lateralis* mit und ohne Beteiligung der Kreuzdarmbeinfuge geht meist mit einer Dislokation der Beckenhälfte nach cranial einher. Aufgrund der Bruchform, die eine gute interfragmentäre Kompression und eine sichere Verankerung der Implantate erlaubt und der Tendenz zur Dislokation ist die Plattenosteosynthese zu empfehlen.

Demgegenüber eignen sich die Längs- und Mehrfachfrakturen des Kreuzbeines weniger für eine Plattenosteosynthese, da die Implantate im dünnen Kreuzbein oft nicht sicher verankert werden können. In diesen Fällen sind die verschiedenen Zuggurtungsverfahren zu bevorzugen. Bei guter Verzahnung der Fragmente und geringer Dislokationstendenz kann eine ausreichender Stabilisierung des Beckenringes allein durch eine ventrale interne oder externe Verklammerung erreicht werden.

Literatur

1. Albrecht F, Brug E (1982) Indikation und Verfahrenswahl bei der Osteosynthese dislocierter Beckenringverletzungen. Unfallheilkunde 85:431
2. Berner W, Oestern H-J, Sorge J (1982) Ligamentäre Beckenringverletzungen – Behandlung und Spätergebnisse. Unfallheilkunde 85:377
3. Ecke E, Kraus J (1975) Die mehrfachen Verletzungen des Beckenringes. Unfallchirurgie 1:81
4. Kinzl L, Rüter A (1979) Therapie der Symphysensprengung und Iliosacralgelenksluxationen. In: Hefte Unfallheilkd, Heft 140. Springer, Berlin Heidelberg New York, S 233
5. Labitzke R, Witzel U (1983) Plattenfreie Synthese der ligamentären Beckenringverletzung (Malgaigne-Luxation). Langenbecks Arch Chir 361:781
6. Meyer-Burdforff G (1936) Über Beckenringbrüche. Zentralbl Chir 63:1016
7. Muhr G (1979) Zugänge und Versorgung von Beckenfrakturen. In: Hefte Unfallheilkd, Heft 140. Springer, Berlin Heidelberg New York, S 77
8. Müller KH, Müller-Färber J (1984) Die Indikationen externer und interner Stabilisationsverfahren bei der operativen Versorgung der Beckenringfrakturen. In: Hefte Unfallheilkd, Heft 164. Springer, Berlin Heidelberg New York Tokyo, S 216
9. Müller-Färber J, Müller KH (1984) Die verschiedenen Formen der instabilen Beckenringverletzungen und ihre Behandlung. Unfallheilkunde 87:441
10. Poigenfürst J (1979) Beckenringbrüche und ihre Behandlung. Unfallheilkunde 82:309

Die operative Versorgung der Symphysenruptur

A. Dörner, H.-J. Kahl und H. Schöttle

Universitätskrankenhaus Hamburg-Eppendorf, Abt. für Unfallchirurgie (Direktor: Prof. Dr. K. H. Jungbluth), Martinistraße 52, D-2000 Hamburg 20

Symphysenrupturen sind – durch die Ringkonstruktion des Beckens bedingt – meist komplexe Verletzungen mit Beteiligung weiter dorsal gelegener Strukturen. In Fehlstellung verheilte Symphysenrupturen sind Ausdruck einer Defektheilung des Ringgefüges. So kommt der Symphysenstellung geradezu eine Indikatorfunktion bei Verletzungen des hinteren Beckenringes und insbesondere der Sacroiliacalfugen zu. Umgekehrt ist es möglich mit anatomisch exakter Reposition einer Symphysenruptur der korrekten Ausheilung einer Sacroiliacalfugenverletzung den Weg zu ebnen. Berücksichtigt man weiterhin die Risiken der langen konservativen Behandlung mittels Extensions- oder Kompressionsverbänden, so sollte die Anzeigestellung zur operativen Versorgung der Symphysenruptur nicht zu eng gestellt werden. Als absolute Indikationen gelten:

1. Offene Rupturen
2. Rupturen mit erheblichen lokalen Begleitverletzungen, wie Harnröhrenabrissen, Harnblasenrupturen, Vaginalrissen oder Rectumläsionen.
3. Kombinationsverletzungen mit Dislokation dorsaler Beckenanteile, insbesondere Iliosacralfugenzerreißungen.
4. Versagen der konservativen Behandlung.

Tabelle 1. Operative Versorgung der Symphysenruptur

Pat. Nr.	Alter	♂	♀	Operationsintervall
1	37	+		14 Tage
2	36	+		20 Tage
3	49		+	1 3/4 Jahr
4	43	+		2 Tage
5	15		+	4 Tage
6	67	+		13 Tage
7	62	+		12 Tage
8	23	+		12 Tage
9	18	+		51 Tage
10	51	+		12 Tage
11	40	+		5 Tage
12	39	+		6 Tage
13	23		+	3 Tage
14	30	+		9 Tage
15	24	+		17 Tage
16	52	+		7 Monate
17	27	+		22 Tage

Tabelle 2. Operative Versorgung der Symphysenruptur/Begleitverletzungen

Pat. Nr.	Kopf	WS	Thorax	Abdomen	Becken	obere Extremitäten	untere Extremitäten
1	x				x	x	
2	x			x	x	x	x
3							
4					x	x	
5					x		
6					x		
7	x	x	x		x	x	
8					x	x	x
9					x		x
10	x				x		x
11					x		
12		x	x	x	x	x	
13				x	x		x
14				x	x		
15	x		x		x		
16	x	x			x		
17	x		x		x		x

Tabelle 3. Operative Versorgung der Symphysenruptur. Begleitverletzungen am Becken

Pat. Nr.	SI Fuge		Becken-schaufelfr.		Acetabulumfr.		vord. Beckenringfr.		Sitzbeinfr.		Schambeinfr.		Kreuzbeinfr.	
	eins.	beids.	eins.	beids.	eins.	beids.	eins.	beids.	eins.	beids.	eins.	beids.	eins.	beids.
1			x		x									
2	x													
3														
4	x		x											
5	x							x					x	
6	x													
7		x												
8	x				x									
9	x													
10	x				x		x							
11	x													
12					x		x							
13											x			
14									x					
16													x	
17	x					x								

Tabelle 4. Operative Versorgung der Symphysenruptur. Operationsverfahren (n = 18)

Cerclagen	10	Plattenosteosynthese	6
über 4 Schrauben	6	4-Loch-D-C-Platte	2
über 2 Schrauben	4	5-Loch-Platte	1
		6-Loch-Platte	1
		Rekonstruktionsplatte	2
Kombination 4-Loch-D-C-Platte und Cerclage über 2 Schrauben			2

In den Jahren 1974 bis 1984 wurden in der Unfallchirurgischen Abteilung der Universitätsklinik Hamburg-Eppendorf 17 Patienten wegen Symphysenruptur operativ versorgt. Das Alter der Patienten lag zwischen 15 und 67 Jahren, über 60% der Patienten war 40 Jahre und jünger. 14 Patienten standen 3 Patientinnen gegenüber. Der Zeitraum zwischen Unfallereignis und Operation betrug bei 65% der Patienten weniger als 2 Wochen, bei 3 Patienten weniger als 3 Wochen und bei weiteren 3 Patienten bis zu $1^3/_4$ Jahren.

Symphysenrupturen sind zumeist Ausdruck einer massiven äußeren Gewalteinwirkung, dementsprechend handelte es sich bei unseren Patienten, mit einer Ausnahme, um schwere und schwerste Mehrfachverletzungen (Tabelle 1–4).

Die Begleitverletzungen am Beckenring weisen wie einleitend erwähnt, eine Häufung von Sacroiliacalfugenverletzungen auf. Die zweithäufigste Begleitverletzung am Becken ist die Acetabulumfraktur.

Entsprechend dem bunten Verletzungsmuster mußte das operative Repertoire flexibel gehandhabt werden. Insgesamt wurden an 17 Patienten 18 Operationen durchgeführt, bei denen 10mal Cerclagen und 6mal Plattenosteosynthesen eingesetzt wurden. Bei 2 Patienten erforderten die schwersten Verletzungen eine kombinierte Behandlung.

Der operative Zugang erfolgt von einem suprapubischen Querschnitt. Nach Durchtrennung der vorderen Rectusscheide werden die Mm. pyramidales soweit wie nötig von den Schambeinästen freipräpariert. Im weiteren ist auf die Schonung der Samenstränge zu achten. Der Discus interpubicus wird, falls er insich zerrissen ist, entfernt. Die Reposition gelingt nach Einsetzen der Jungbluthschen Beckenrepositionszange meist mühelos.

Bei ausreichender Reststabilität des Beckens genügt zur Stabilisierung meist die Cerclage. Plattenosteosynthesen werden bei gröberen Instabilitäten bevorzugt. Schwere Komplexinstabilitäten erfordern die zusätzliche Fixierung des hinteren Beckenringes.

Zu einer Nachuntersuchung konnten wir 13 der 17 operierten Patienten erreichen. Das Nachuntersuchungsintervall lag zwischen 6 Monaten und nahezu 10 Jahren.

Lediglich 3 Patienten klagten über Schmerzen, die bei 2 Patienten im Rücken lokalisiert wurden. Gangstörungen und Schmerzen traten bei denselben Patienten auf, die Anzahl urologischer und andrologischer Beschwerden bei über der Hälfte der Patienten ist auffällig. Klinisch und radiologisch instabil blieb ein Patient.

Zusammenfassung

Die Symphysenruptur ist zumeist Ausdruck einr komplexen Schädigung im Beckenringsystem. Die daraus resultierenden komplexen Verletzungskombinationen und Behandlungsverfahren lassen eine Beurteilung im Sinne statistischer Signifikanz nicht zu. Dennoch erlaubt die kasuistische Betrachtungsweise folgende Rückschlüsse:

1. Die Stabilisierung der Symphyse mittels Cerclage bei gering gestörtem Kraftfluß im hinteren Beckenring erbringt durchaus gute Resultate.
2. Bei Zerstörung des hinteren Beckenringes ist die alleinige Stabilisierung des vorderen Beckenringes unzureichend Implantatlockerungen sind zu erwarten.

Wir bevorzugen daher bei derartig komplexen Verletzungen Plattenosteosynthesen der Symphyse, die mit Osteosynthesen des hinteren Beckenringes kombiniert werden. Aus dem Operationsintervall ließen sich keine Rückschlüsse auf den späteren Ausgang schließen. Urologische und andrologische Komplikationen treten — wohl unfallbedingt — gehäuft auf und sollten bei Begutachtungen in Betracht gezogen werden.

VI. Hygienerichtlinien in Klinik und Praxis

Hygiene als Voraussetzung der Chirurgie – Einführung

K. H. Jungbluth

Universitätskrankenhaus Hamburg-Eppendorf, Abt. für Unfallchirurgie (Direktor: Prof. Dr. K. H. Jungbluth), Martinistraße 52, D-2000 Hamburg 20

Für die Entwicklung der modernen Chirurgie waren und sind auch in Zukunft die Maßnahmen der Infektionsverhütung unabdingbare Voraussetzung. Ein Heer von Chirurgen hat im Verlaufe eines Jahrhunderts mit organisatorischen, baulichen aber auch theoretischen und operationstechnischen Konzepten um die Minderung der Infektionsgefahr bei Operationen gerungen. Lister als Begründer der Antiseptik wie auch Bruns, von Mikulicz und von Bergmann als Pioniere der Aseptik seien stellvertretend genannt.

Erst die stete Weiterentwicklung der Hygienemaßnahmen ermöglichte die Großeingriffe der modernen Chirurgie mit ausgedehnten Fremdkörperimplantationen und Transplantationen.

Der Chirurg bedarf hierzu der kooperativen Hilfe des an der Klinik orientierten Hygienikers und Bakteriologen. Allein ist er nicht mehr in der Lage, sich über die vielfältigen technischen, baulichen und bakteriologischen Aspekte der Krankenhaushygiene zu orientieren, vor allem aber die Brauchbarkeit neuer Entwicklungen zu überprüfen.

Dennoch hat der Chirurg das Operationsrisiko einschließlich der Infektionsgefährdung gemeinsam mit dem Patienten zu tragen und diesem gegenüber persönlich zu verantworten; er kann diese Bürde nicht delegieren.

Forschungs- und Untersuchungsergebnisse, die uns der Krankenhaushygieniker zur Verfügung stellen kann, sind in erster Linie solche über
Infektionsquellen
Infektionswege und
Hygienerelevanz der ergriffenen Maßnahmen.

In den operativen Fächern wurde das Bild der Krankenhaushygiene entscheidend durch die subtilen Umgebungsuntersuchungen von Ewald Kanz geprägt.

Infektionsquellen

Als *Infektionsquelle* steht der Mensch absolut im Vordergrund. Keimproduktion und Vermehrung finden vor allem in Wunden, auf Haut und Schleimhäuten sowie in den Körperflüssigkeiten von Patienten statt. Aber auch Ärzte, Pflegepersonen und Besucher kommen als Quelle pathogener Keime in Frage.

Infektionsquellen außerhalb des menschlichen Organismus – wie die Entwicklung von Naß- und Pfützenkeimen (z. B. Pseudomonas aeruginosa) in Feuchtigkeitsresten von Apparaten und Gullis sind demgegenüber bedeutungslos.

Infektionswege

Die Kenntnis der möglichen *Infektionswege* ist für die Unfallchirurgie von besonderer Bedeutung. Nach wie vor wird die überwiegende Zahl posttraumatischer Wundinfektionen durch Staph. aureus hervorgerufen. Sorgfältige bakteriologische Typisierung und die Verfolgung der Infektionswege lassen erkennen, daß solche Infektionen in erster Linie in der Klinik – sei es in der Ambulanz oder im stationären Bereich – erworben werden. Dies gilt mit großer Wahrscheinlichkeit selbst für offene Frakturen.

Nach unseren bisherigen Kenntnissen erfolgt die Ausbreitung in mehr als 90% der Fälle auf dem Kontaktwege, in weniger als 10% auf dem Luftwege.

Die Studien zeigen zweifelsfrei, daß der Hand des Personals und des Patienten als Vehikel der Verbreitung führende Bedeutung zukommt, gefolgt und unterstützt von der Arbeitskleidung des Klinikpersonals.

Hand und Kleidung des Anästhesisten sind aufgrund seiner spezifischen Tätigkeit Kontaminationen in besonderer Weise ausgesetzt.

Alle krankenhaushygienischen Untersuchungen unterstreichen die Bedeutung, die der Cross-Infektion bei der Keimverbreitung im Krankenhaus bis hinein in den Operationssaal zukommt.

Hygienerelevanz

Eins der schwierigsten Probleme ist das der *Hygienerelevanz*. Es beinhaltet die Frage, ob und inwieweit unter Berücksichtigung der Infektionsquellen und Infektionswege ergriffene oder unterlassene Maßnahmen ursächlich die Infektionsgefährdung beeinflussen, also eine nosokomiale Infektion vermeiden oder begünstigen.

Unter politischem Druck mit dem Ziele der Kostensenkung ist man mancherorts bemüht, einen vermeintlich überzogenen Hygienestatus abzubauen. Als Chirurgen, auf denen die persönliche und juristische Verantwortung für Folgeschäden nach Operationen lastet, können wir der Aufhebung von Einzelmaßnahmen aus dem Gesamtspektrum der Vorkehrungen nur dann zustimmen, wenn deren Ineffizienz wissenschaftlich exakt – wenn möglich sogar experimentell – nachgewiesen werden kann. Leider läßt sich dieser Beweis nur selten führen.

Hygienemaßnahmen

Hauptziel der Hygienemaßnahmen in den operativen Fächern ist die Infektionsverhütung im Operationssaal. Sie beginnt nach dem klassisch gewordenen Schema von Kanz bereits auf den Stationen und im ambulanten Bereich und setzt sich mit schrittweiser Dekontamination über den Schleusenbereich in den Op.-Trakt und bis zum Operationsfeld hin fort.

Die klassischen Mittel, mit denen wir die Asepsis zu realisieren versuchen, sind in erster Linie *Sterilisation* und *Desinfektion* zum Zwecke der Keimvernichtung. (Hierauf wird im Verlaufe der weiteren Vorträge näher eingegangen werden).

Ergänzend und teilweise überschneidend hierzu steht ein weiterer Maßnahmekomplex, der unter dem Begriff „*Nonkontamination*" („Noninfektion") zusammengefaßt wird. Dieser ist von annähernd gleicher Wertigkeit und dient in erster Linie der Ausschaltung der Infektionswege, wodurch die Verkeimung des Operationstraktes und des Operationsfeldes vermieden bzw. eingeschränkt werden soll.

Auch diese Maßnahmen beginnen nach dem Kanzschen Schema wiederum in der Umgebung des Operationstraktes, auf den Stationen und Polikliniken und setzen sich bis in den Operationsbereich hinein fort. Hierzu zählt beispielsweise die Händedesinfektion auf der Station am Krankenbett, die nicht nur Ärzten und Personal obliegt, sondern auch vom Patienten wahrgenommen werden sollte; weiterhin das Tragen von Einmalhandschuhen und Einmalschürzen bei der Manipulation an Wunden und Patienten, die potentiell mit pathogenen Keimen besiedelt sind. Das regelmäßige und kurzzeitige Wechseln der Dienstkleidung ist in diesem Zusammenhang ähnlich wichtig, wie etwa die Filterung der zugeführten Luft im Operationstrakt.

Spezifisch chirurgische Maßnahmen

Über die bislang beschriebenen bakteriologisch-hygienischen Aspekte hinaus hat die Verhütung postoperativer Infektionen eine weitere spezifisch chirurgische – in unserem Falle auch unfallchirurgische – Dimension.

In diesen Komplex gehen zunächst *organisatorische Maßnahmen* ein. Beispielsweise hat bereits der Operationszeitpunkt Auswirkungen auf die Infektionsgefährdung. So ist bei einer angestrebten Sofort- oder Frühoperation der Zeitraum nach dem Unfall auf etwa 6 bis 8 h begrenzt – einmal wegen des von Friedrich experimentell beobachteten Fortschreitens der Wundkontamination, zum anderen aufgrund der im lokal geschädigten Gewebe fortschreitenden katabolen Stoffwechselsituation, die durch Gewebehypoxie, Azidose und Ödembildung ein erhöhtes Infektionsrisiko bewirkt. Erst nach 8 bis 14 Tagen werden die Voraussetzungen für den operativen Eingriff wieder günstiger.

Zu den grundlegenden organisatorischen Maßnahmen gehört weiter, daß der Erstverband oder die wundbedeckende Kleidung erst unter sterilen Bedingungen bei der definitiven Versorgung im Operationstrakt entfernt werden darf.

Auch bauliche und technische Maßnahmen vermögen zwingende Organisationsabläufe und hygienische Notwendigkeit zu sichern. Hierzu zählt die moderne Dreiteilung des Operationsbereiches in:
1. einen sog. hochaseptischen Operationstrakt, der Eingriffen vorbehalten ist, die den Anforderungen der Operationen an Knochen und Gelenken, der Fremdmaterialimplantation und Transplantation genügen,
2. einen sog. bedingt aseptischen Trakt, in dem aseptische Operationen durchgeführt werden, in deren Verlauf mit der Eröffnung eines keimbesiedelten Hohlorgans oder einer potentiell besiedelten Struktur gerechnet werden muß,
3. einen septischen Operationsraum, der Operationen im infizierten Gewebe mit massivem Anfall pathogener Keime vorbehalten ist.

Jeder dieser Bereiche sollte nur nach Dekontamination über eine Schleuse erreichbar sein.

Mit der Forderung nach solcher Dreiteilung für Krankenhäuser, denen die Behandlung Schwerverletzter obliegt, haben die Gewerblichen Berufsgenossenschaften einen Meilenstein im Hygienestandard gesetzt, der u. a. zur raschen Verbreitung der modernen Osteosyntheseverfahren in der Bundesrepublik geführt hat.

Natürlich ist es in diesem Zusammenhang jedem Chirurgen bewußt, daß sich ein verkeimter Operationssaal durch sorgfältige Desinfektion und Stillegung über einen gewissen Zeitraum hinweg in einen Zustand bringen läßt, der den Anforderungen an eine Gelenk- oder Transplantationsoperation genügt. Für den Routinebetrieb eines Hauses der Maximalversorgung mit Operationsaktivitäten rund um die Uhr kann aber ein Höchstmaß an Asepsis nur gewährleistet werden, wenn von vornherein eine Cross-Infektion durch Keimeinschleppung in den Operationstrakt soweit wie möglich vermieden wird.

Durch unterschiedliche Färbung der Operationskleidung kann die organisatorische Disziplin in den Operationsbereichen zusätzlich überprüft werden.

Spezifisch chirurgische Maßnahmen

Der Vollständigkeit halber möchte ich zum Abschluß erwähnen, daß über die beschriebenen bakteriologisch-hygienischen Aspekte hinaus die Verhütung postoperativer Infektionen zu dem noch eine spezifisch chirurgische Dimension hat. So vermögen beispielsweise gewebeschonende Operationstechnik, Verhütung der Gewebeaustrocknung, Auswahl des operativen Verfahrens — etwa der spezifischen Osteosynthese beim Knochenbruch — und die subtile Technik beim Abdecken des Operationsfeldes das Infektionsrisiko herabzusetzen.

Die ungeheure Fülle der Maßnahmen, die erforderlich sind, das Infektionsrisiko auf das kleinstmögliche Maß zu reduzieren, muß zu einem Teil schriftlich fixiert werden, ist aber zu einem anderen Teil nur praktisch erlernbar. Auf jeden Fall müssen die geltenden Hygieneanweisungen klar definiert werden.

Alle Vorschriften bleiben aber unwirksam, wenn es nicht gelingt, *Hygiene-Disziplin* zu verwirklichen. Sie gelingt nur durch eiserne Selbstdisziplin und kontrollierende Aufmerksamkeit untereinander — ohne Ansehen der Person.

Unersätzlich hierfür ist der erzieherische Wert, der von der Demonstration bakteriologischer Umgebungsuntersuchungen ausgeht. Auf diesem Gebiet wird die Hygienefachschwester eine lohnende Aufgabe finden. Großer Schaden würde allerdings entstehen, wenn der Krankenhaushygieniker durch sie der Klinik entfremdet und stärker als bisher in sein Labor und Institut verbannt würde.

Notwendige Desinfektion und Sterilisationsmaßnahmen in der Chirurgie

H. G. Sonntag

(Manuskript nicht eingegangen)

Über die Wertigkeit der bakteriologisch-hygienischen Umgebungsuntersuchung und des Einsatzes von Hygienefachschwestern

P.-M. Kaulfers

Universitätskrankenhaus Hamburg-Eppendorf, Institut für Med. Mikrobiologie und Immunologie (Direktor: Prof. Dr. R. Laufs), Martinistraße 20, D-2000 Hamburg 20

Die Umsetzung von Hygienemaßnahmen in der Klinik erfordert neben dem persönlichen Engagement und strenger Disziplin jedes einzelnen Mitarbeiters eine klinikübergreifende Hygieneorganisation. So schreibt die nun seit 10 Jahren verbindlich geltende Richtlinie des Bundesgesundheitsamtes zur Erkennung, Verhütung und Bekämpfung von Krankenhausinfektionen, die leider nur wenigen bekannt ist, vor, daß jede Klinik über einen hygienebeauftragten Arzt und eine Hygienefachschwester verfügen muß. Diese beiden Personen sind vor allem zuständig für die Umsetzung von Hygienemaßnahmen in der Klinik. Während fast alle Kliniken mittlerweile einen hygienebeauftragten Arzt haben, der aber in den allermeisten Fällen nur auf dem Papier existiert und nicht dafür ausgebildet ist, haben die wenigsten Kliniken in der BRD eine Hygienefachschwester, speziell die nördlich der Mainlinie.

Dabei zeigt die Erfahrung und Studien bestätigen dies, daß durch den Einsatz von Hygienefachschwestern Krankenhausinfektionen am effektivsten verhütet werden können. Der Aufgabenkatalog dieser Hygienefachkräfte umfaßt dabei die Infektionserfassung, Kontrolle von pflegerischen Maßnahmen sowie Fortbildung und Beratung des Personals in allen hygienerelevanten Fragen. Diese Tätigkeit kann natürlich nur in enger Zusammenarbeit mit dem Hygienebeauftragten durchgeführt werden.

Demgegenüber beschränkten sich die bisherigen Hygienekontrollen in Kliniken ohne solche Hygienefachkräfte überwiegend auf ein- bis zweimal jährlich durchgeführte hygienisch-bakteriologische Umgebungsuntersuchungen. Dabei werden mittels Tupfer oder Abklatschplatten Gegenstände wie Fußboden, Klimaanlagen, Op-Lampen, Wände usw. auf bakterielle Kontamination untersucht. Die Bewertung solcher Untersuchungen ist jedoch außerordentlich problematisch und der Aussagewert fraglich. So stellt das Ergebnis lediglich einen Augenblicksbefund dar, der eine allgemeingültige Aussage über den Hygienestandard in dem entsprechenden Bereich nicht zuläßt. Regelrecht unsinnig ist es dagegen, wenn solche Untersuchungen noch dazu mit Tupfern durchgeführt werden, da in diesem Fall nicht einmal quantitative Angaben über die Keimzahl gemacht werden können, was natürlich wichtig ist, da es einen sterilen OP nicht gibt. Oft haben solche Untersuchungen reine Alibifunktion die zeigen sollen, daß man ja Hygienekontrollen durchgeführt hat. Routinemäßig durchgeführte ungezielte Umgebungsuntersuchungen sind also ein ungeeignetes Mittel zur Infektionskontrolle und sie werden daher von kompetenten Krankenhaushygienikern abgelehnt.

Die meisten nosokamialen Infektionen entstehen durch unsachgemäße Manipulationen am Patienten und nicht so sehr durch die Umgebung. Also z. B. ob eine Hautdesinfektion einwandfrei durchgeführt wurde, ob ein zentraler Venenkatheter wirklich unter aseptischen Bedingungen gelegt wurde oder ein beatmeter Patient hygienegerecht versorgt wird. Gerade Schwachpunkte in diesen Bereichen können verheerende Konsequenzen haben, werden aber von keiner Umgebungsuntersuchung erfaßt. Schwachstellen können hier nur durch kritisches Beobachten der Funktionsabläufe durch einen integrierten Mitarbeiter entdeckt werden, also z. B. eine Hygienefachkraft.

Um gezielt Krankenhausinfektionen verhüten und bekämpfen zu können, ist es notwendig, daß diese Infektionen zunächst einmal erkannt und registriert werden. Ich muß also feststellen, welche Infektionen in welcher Häufigkeit auftreten; also eine Infektionserfassung machen. Erst wenn ich so einen Ist-Zustand erhoben habe, kann ich gezielt gegen bestimmte Krankenhausinfektionen vorgehen. Fällt bei so einer Analyse z. B. auf, daß in einem Bereich besonders viele Harnweginfektionen vorkommen, so kann man jetzt gezielte Maßnahmen ergreifen wie z. B. Verbesserung der Katheterisiertechnik, Katheterpflege und Verwendung geschlossener Ableitesysteme. Treten häufig Wundinfektionen auf, so kann z. B. gezielt die präoperative Op-Vorbereitung analysiert werden; also wird der Patient erst direkt vor OP rasiert oder etwa schon am Tag vorher, ist die Hautdesinfektion einwandfrei, wird mit den Drainagen hygienegerecht umgegangen usw.

Die Infektionsrate ist somit ein wichtiger Meßparameter, mit dem ich zum einen Schwachstellen aufdecken, aber an dem ich auch ablesen kann, ob eingeleitete Maßnahmen wirksam sind, d. h. ob dadurch die Infektionsrate gesenkt werden konnte, denn das Ziel aller Hygienemaßnahmen muß ja die Verhütung von Krankenhausinfektionen sein. Umgekehrt kann gesagt werden, daß alle Hygienemaßnahmen, die nicht in der Lage sind, nachweislich Infektionsraten zu senken, unsinnig und überflüssig sind, so z. B. die Verwendung von Klebematten, der Gebrauch von UV-Strahlern in vollklimatisierten OP's, die Verwendung von Plastiküberschuhen usw.

In unserer Klinik konnten wir vor etwa zwei Jahren die erste Hygienefachschwester einsetzen. Schwerpunktmäßig haben wir dann Infektionserfassungen in verschiedenen Bereichen durchgeführt.

Bei unseren Untersuchungen auf einer chirurgischen Intensivstation zeigte es sich z. B., daß Bronchopulmonale Infektionen (BPI) mit 21% am häufigsten auftraten gefolgt von Harnweginfektionen (HWI) mit 15% und Wundinfektionen (WI) mit 7%. Die hohe Rate an BPI ist sicherlich auf den hohen Anteil an beatmeten Patienten zurückzuführen. Das Hauptproblem bezüglich Infektionen sind also auf dieser Station die BPI und hier muß entsprechend gegengesteuert werden. Im normalen stationären Bereich liegen die Verhältnisse dagegen in der Regel anders. Hier stehen die Harnweginfektionen an erster Stelle und an zweiter Stelle die Wundinfektionen. Bronchopulmonale Infektionen kommen im normalen stationären Bereich fast gar nicht vor. Bemerkenswert ist in diesem Zusammenhang, daß gerade von Chirurgen Harnweginfektionen oftmals nicht ernst genug genommen werden, Wundinfektionen dagegen schon eher. Dabei ist zu berücksichtigen, daß infizierte Blasenkatheter neben Venenkathetern zu den häufigsten Sepsisursachen in der Klinik gehören.

Ein weiterer auffälliger Befund dieser Studie war, daß 48% der Patienten mit nosokamialen Infektionen mehr als eine Infektion bekamen. Es konnten bis zu fünf verschiedene Infektionen bei einem Patienten nachgewiesen werden.

Neben der Art der Infektion ist es wichtig, Angaben über die Erregerhäufigkeit und deren Verteilung in der Klinik zu haben. Wir haben daraufhin einmal ein halbes Jahr lang alle bakteriologischen Befunde (ohne Urinbefunde) der Intensivstationen in unserer Klinik ausgewertet. In der Tabelle 1 sind diese Angaben für die fünf häufigsten Erreger aufgeführt. Besonders fällt hier der überproportional hohe Anteil an Hefen (vor allem Candida albicans) auf allen Stationen auf. Bei den bakteriellen Erregern konnte Staph. aureus am häufigsten nachgewiesen werden, an zweiter Stelle dann Pseudomonas aeruginosa. Interessant an dieser Aufstellung ist, daß jede Klinik ihr eigenes typisches Spektrum hat.

So treten z. B. in der Kardiochirurgie relativ wenig Staph. aureus und Pseudomonas auf. Klebsiellen z. B. werden in den Intensivbereichen der Medizin, Kardiologie, Kinder- und

Tabelle 1. Isolierungsfrequenz (in %) verschiedener Erreger von unterschiedlichen Intensivstationen

Isolierter Erreger	Chirurgie	Neurochirurg.	Herzchirurg.	Neurologie	Medizin (allg.)	Kardiologie	Kinder
Staph. aureus	37	35	18	33	29	25	29
Ps. aeruginosa	29	16	9	24	21	15	26
E. coli	37	15	10	18	17	8	24
Klebsiella	23	9	4	39	8	10	7
Hefen	71	53	66	57	69	70	30

Tabelle 2. Isolierungsfrequenz (in %) verschiedener Erreger aus gezielten Absaugungen

Isolierter Erreger	Chirurgie	Neurochirurg.	Herzchirurg.	Neurologie	Medizin (allgemein)
Staph. aureus	39	38	11	32	33
Ps. aeruginosa	30	16	7	25	28
E. coli	30	14	3	14	12
Klebsiella	19	9	3	42	6
Hefen	62	57	70	60	69

Herzchirurgie relativ selten isoliert, sehr häufig dagegen in der Neurologie. Noch deutlicher werden die Unterschiede zwischen den Kliniken, wenn man aus den gesamten Materialien nur einen Bereich, z. B. die gezielten Absaugungen herausnimmt. Dies ist in der Tabelle 2 aufgeführt.

Die Häufigkeit des Vorkommens bestimmter Erreger verknüpft mit den Antibiogrammen, die hier allerdings nicht aufgeführt werden, ist natürlich schon wichtig und hat für die einzelnen Kliniken Konsequenzen bei der antibakteriellen Therapie und Prophylaxe. So kann z. B. bei einer Notfalltherapie mit noch unbekanntem Erreger sehr viel gezielter und sicherer therapiert werden, auf bestimmte Antibiotika kann eventuell total verzichtet werden.

Ich wollte mit dieser kurzen Vorstellung zweier quasi „Hospitalismusstudien" einen kleinen Einblick in die überaus wichtigen Arbeiten von Hygienefachschwestern geben, und die Erfahrung zeigt auch, daß durch den Einsatz dieser Personen nicht nur Krankenhausinfektionen wirksam verhindert werden können, sondern auch enorme Kosten gespart werden.

Krankenhauserworbene Infektionen — und davon haben wir bei ca. 11 Millionen stationären Patienten pro Jahr ca. 500000 bis 800000 Fälle in der BRD — können aus meiner Sicht nur durch konsequente patientenorientierte Krankenhaushygiene verhindert werden. So wichtig bauliche Maßnahmen auch sind, im Vordergrund stehen die hygienegerechte Behandlung und Pflege der Patienten. Es klingt sehr einfach, ist aber leider so, daß die meisten Infektionen durch die Hände des Personals (Ärzte und Schwestern) übertragen werden.

Routinemäßig durchgeführte ungezielte Hygienisch-bakteriologische Umgebungsuntersuchungen dagegen haben bei der patientenorientierten Krankenhaushygiene keinen Wert, allenfalls können sie als pädagogisches Hilfsmittel bei der Fortbildung dienen.

Lediglich bei bestimmten Fragestellungen kann eine gezielte Untersuchung sinnvoll sein, dann aber auch nur im Zusammenhang mit einer umfachreichen Infektionserfassung und Analyse.

Belüftung des Operationstraktes — Technik und Probleme

H. Rudolph

II. Chirurgische Klinik für Unfall-, Wiederherstellungs-, Gefäß- und Plastische Chirurgie, Diakoniekrankenhaus Rotenburg (Wümme) (Chefarzt: Dr. H. Rudolph), Elise-Averdieck-Straße 17, D-2720 Rotenburg/Wümme

Der Gesetzgeber schreibt vor, daß zum Aufenthalt von Menschen bestimmte Räume be- und entlüftet werden müssen. Mit der Zuluft wird Sauerstoff in den Raum eingebracht, mit der Abluft werden Temperaturausgleiche ausgeführt, störende Gerüche und Schadstoffe abtransportiert [6, 7].

Es waren besonders Charnley, Buchholz, Lidwell und Weber die die wissenschaftlichen Grundlagen der Reinraumtechnik im Operationssaal erarbeiteten und 1972 publizierten [1, 2, 5].

In dieser Zeit bekam die Reinraumtechnik einen Stellenwert, der sich nur mit dem der Antibiotika in der Infektionsprophylaxe vergleichen läßt.

Vorausgegangen waren z. T. dramatische Berichte über schwerste Infektionen, die durch unzureichend gewartete oder falsch angelegte Klimaanlagen in Operationsräumen hervorgerufen wurden.

In unserem Hause hatten wir bei Planung und Bau sowie nach Inbetriebnahme eines neuen Operationstraktes mit Reinraumtechnik einige recht negative Überraschungen erlebt [9].

Deshalb war ich bei der 3. Internationalen Arbeitstagung im November 1981 zum Thema „Raumklimatische Erfordernisse" auch nicht allzusehr erschüttert bei der Feststellung, daß sich Krankenhaushygieniker, Krankenhausarchitekten und ganz besonders Belüftungsfachleute völlig praxisfremd an rein theoretisch erarbeiteten Zahlen orientierten, die einer kritischen Prüfung unter Alltagsbedingungen nicht standhielten [8].

Dies bedeutet in der Praxis, daß in vielen Kliniken eine ganze Reihe von Anlagen mit hohen Investitions- und noch höheren Folgekosten entstanden waren, die meist überhaupt nicht für die spezifischen Belange des jeweils Planenden und Bauenden erforderlich waren [9].

Der Hauptfehler war und ist, daß zwischen der abgestuften Infektionsgefährdung bei den Eingriffen der verschiedenen operativen Fachgebiete nicht differenziert, den verschieden hohen Anforderungen an die Asepsis nicht Rechnung getragen und geglaubt wurde, daß Operationen unter Reinraumbedingungen Infektfreiheit bedeuten [10]. Die einfachste Belüftung geschieht durch geöffnete Fenster. Diese Räume sind jedoch für infektionsgefährdete Eingriffe keinesfalls geeignet. Ihre Keimzahl kann über $2400/m^3$ Luft betragen.

Dies spielt insofern eine Rolle, als 10^5 Bakterien pro g Gewebe eine Infektion bedeuten. Bei weiteren Risikofaktoren kann die Keimzahl zum Angehen von Infekten noch geringer sein. Durch die konventionelle Belüftung mit einer normalen Klimaanlage und turbulenter Verdünnungsströmung erfolgt ein 5–15facher Luftwechsel bei einer Zuluftmenge von ca. 1900 m^3/h mit der Reduktion der Luftkeime auf etwa 200/m^3 Luft. Auch diese Keimzahl in der Umluft genügt den Ansprüchen an hochaseptische Eingriffe nicht.

Eine Weiterentwicklung war das Einführen eines etwa 20fachen Luftwechsels mit stabilisierter Strömung und einer Zuluftmenge von etwa 2100 m^3 Luft/h, wodurch die Keimzahl auf etwa 100 Keime/m^3 Luft verringert werden konnte. Durch gerichtete Luftschlitze wird der Luftstrahl stabilisiert und führt zu einer Keimzahlverringerung auf etwa 100/m^3 Luft. Von diesem System existieren heute die verschiedensten technischen Versionen.

Eine wesentliche Verbesserung war die Einführung von erhöhtem Luftwechsel + stabilisierter Strömung + sogenannter Keimstopwand mit einer klaren räumlichen Trennung zwischen Anästhesisten und operierendem Personal. Die stabilisierte Luftströmung mit etwa 20fachem Luftwechsel und einer Zuluft von ca. 4710 m^3/h umspült in vertikaler Richtung Operationsteam und Patienten. Die Anästhesieseite ist vom operativen Bereich durch Tücher getrennt, die Luft wird durch Überdruck im operativen Bereich nach außen gedrückt. Dadurch konnte eine weitere Verringerung auf etwa 50 Keime/m^3 Luft erreicht werden.

Systembedingt können aber auch hier Probleme auftreten. Kopfmaske und Mundschutz verhindern zwar über einen gewissen Zeitraum hinweg größere Verunreinigungen der Umluft mit Keimen, sind jedoch unsteril und strömungsdynamisch ungünstig. Sie sind ebenso wie die Kleidung Anlaß für Turbulenzbildungen und führen zur Abgabe von Sedimenten und Luftkeimen, da die Luft an ihnen vorbei in Richtung Operationsfeld strömen kann.

Eine Verbesserung brachte die Einführung von sogenannten Operationshelmen. Die Reinluft umstreicht in vertikaler Richtung Helm und Klarsichtscheibe, sowie den von Kopf bis Fuß reichenden, besonders dichten und sterilen Kittel und verzögert eine Keimabgabe von der Körperoberfläche des Operationspersonals nach außen.

Die Atemluft wird durch ein spezielles Lüftungssystem abgesaugt und gleichzeitig die abgesaugte Luft durch einen nach oben offenen Schlitz im Helm durch die aus der Decke kommende Reinluft ersetzt (Abb. 1a, b).

Durch diese Maßnahme konnte die Keimzahl bei gleichbleibender Zuluftmenge auf unter 10 Keime/m^3 Luft gedrückt werden, was praktisch Keimfreiheit entspricht.

Die besonderen Vorteile dieses Systems gegenüber dem laminar flow sind:
1. Geringere Investitionskosten,
2. geringere Folgekosten,
3. maximale Bewegungsfreiheit,
4. mehrere Variationsmöglichkeiten, abgestuft je nach den aseptischen Erfordernissen und
5. ausreichende Asepsis selbst bei besonders infektgefährdeten Eingriffen.

Das perfekte Reinraumsystem ist der laminar flow mit Atemluftabsaugung. Leider ist aber eine gewaltige Zuluftmenge von 13 500 m^3 Luft/h bei ca. 200fachem Luftwechsel notwendig, um die Keimzahl weiterhin abzusenken. Dadurch entstehen aber erhebliche Investitions- und Folgekosten.

Nicht unproblematisch ist die Horizontalrichtung der Luftströmung, die nur für gewisse operative Eingriffe sinnvoll erscheint.

Eine Weiterentwicklung war die turbulenzarme Verdrängungslüftung als vertikaler laminar flow mit abgeschlossener Op-Box, in der lediglich das Operationsteam Platz findet. Die Zuluftmenge bei 200fachem Luftwechsel beträgt ebenfalls etwa 13400 m^3 Luft/h. Der

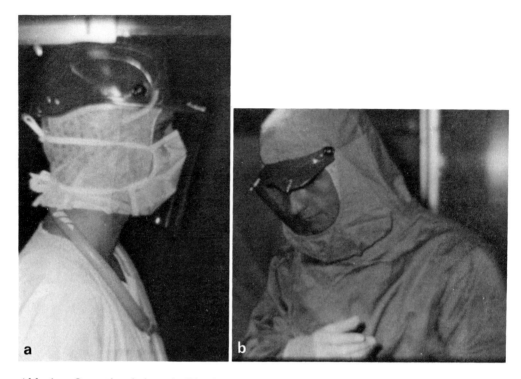

Abb. 1. a Operationshelm mit Klarsichtscheibe und umgehängtem Atemabsaugschlauch, **b** Operationshelm und sterile Textilkleidung. Die Reinluft wird zwischen Klarsichtscheibe und Helmschirm angesaugt

Kopf des Patienten und das Anästhesistenteam befinden sich außerhalb dieser Box. Durch diese beiden Maßnahmen konnte die Keimzahl im Operationsbereich auf praktisch 0 gesenkt werden.

Nun gibt es eine Reihe zusätzlicher Störfaktoren, die diese von mit eben genannten Zahlen unter Arbeitsbedingungen negativ beeinflussen.

Da wäre zum ersten die Temperatur:

Unter der besonders dichten Schutzkleidung des operierenden Personals sind 18 °C Außentemperatur ideal, für das Hilfspersonal mit normaler Schutzkleidung und den Patienten zu kühl.

Grundsätzlich sollte ein Temperaturbereich von 21–26 °C mit der Möglichkeit für begründete Sonderabweichung nach oben oder unten angestrebt werden.

Entscheidend ist jedoch das Wohlbefinden des operierenden Personals, da dessen Kleidung festgelegt ist und bei höheren Temperaturen und Aktivität die Transpiration und damit Keimabgabe von der Körperoberfläche zunimmt.

An die Luftfeuchtigkeit werden keine besonderen Anforderungen gestellt.

Die Beleuchtung der Operationssäle muß den Reinraumtechnikverhältnissen angeglichen werden. Die früher üblichen großen Operationslampen sind bei vertikalem laminar flow oder gerichteten Luftströmungen unpraktisch, wenn nicht sogar für das Zustandekommen von

„dust-borne-infections" von Bedeutung, da sie strömungstechnisch zu Turbulenzen führen und Keime umherwirbeln können [9].

Für die letztgenannten Systeme, inklusive Keimstopsystem, haben sich zwei oder drei kleine Leuchten besser bewährt, da sie aerodynamisch günstiger sind. Sie haben den weiteren Vorteil, daß der Operateur durch aufsetzbare sterile Lampengriffe nicht nur die Richtung selbst einstellen, sondern durch Drehbewegungen auch die Lichtstrahlzentrierung ändern kann.

Dies ist in jeder Hinsicht eine wertvolle Zugabe, da das Lampeneinstellen im Operationssaal schwierig ist und zudem die Zahl der Hilfspersonen im Raum verringert werden kann.

Ein weiterer wichtiger Punkt ist eine Reduzierung von Türen und Wandöffnungen auf ein Minimum. Sie müssen außerdem während des operativen Eingriffes, sowie beim Richten der Instrumente geschlossen bleiben, um unnötige, turbulenzbedingte Verunreinigungen bereits vor Operationsbeginn zu vermeiden [6, 7]. Weiterhin ist zu bedenken, daß beim Richten der Tische sich Schwestern und Instrumentarium außerhalb des gerichteten Luftstrahls befinden. Daher muß die Zahl von Tischen, Stelltischen, Hockern sowie unsterilen Mitarbeitern im Operationsraum auf das absolut notwendige Minimum beschränkt werden.

Alle unnötigen Gegenstände führen zu Turbulenzen und Luftverunreinigungen und damit das gesamte System ad absurdum.

Wesentlicher Störfaktor ist jedoch der Mensch, sei es als Patient oder als Personal. Selbst bei absolut fachgerechtem Vorgehen ist es völlig ausgeschlossen, daß keine Keime von Patienten besonders während der Vorbereitungs-, Lagerungs- und Abdeckphase abgegeben werden.

Das Operationsteam muß so rationell wie möglich arbeiten. Heftige Bewegungen, ständiger Platzwechsel, unnötiges Türöffnen und disziplinloses Herumrennen im Operationssaal führen zu einem sofortigen Anstieg der Keimzahlen im Operationssaal [4, 9].

Unnotwendige Kosten können nur durch vernünftige Planung vermieden werden.

Am Anfang sollte das Gespräch mit Kollegen stehen, die bereits seit längerer Zeit praktische Erfahrungen mit ihrem System sammeln konnten.

Anschließend muß vom Architekten im Sinne eines Grobrasters aufgezeigt werden, wieviel Platz, insbesondere bei Altbauten, zur Verfügung steht.

Vor jeder weitergehenden Planung sollte dann unbedingt ein *praktisch* erfahrener Krankenhaushygieniker zu Rate gezogen werden.

Erst wenn man sich über Art und Weise der erforderlichen Reinraumtechnik im Klaren ist, sollte man Kontakt mit den entsprechenden Firmen aufnehmen, da diese selbstverständlich in erster Linie ihre Anlagen verkaufen wollen.

Zuletzt ist es nicht unwichtig, auch den Geldgeber zu finden, der die Pläne akzeptiert und finanziert, wobei die Quelle selbst von nachgeordneter Bedeutung sein dürfte.

Alle Untersuchungen ohne Berücksichtigung der Störfaktoren Patient und Personal sind irreführend, simulierte Operationen höchstens in der Vorphase hilfreich.

Entscheidend sind daher Kontrollen unter Alltagsbedingungen. Wir führen in unserem Hause regelmäßig Kontrollen in Zusammenarbeit mit H. P. Werner in Mainz durch und sind immer wieder überrascht, wie zuverlässig im allgemeinen die technische Anlage arbeitet, wie schnell aber menschliche Disziplinlosigkeit zu einem sofortigen Ansteigen der Luftkeimzahl führt.

Bei Luftkeimuntersuchungen während einer Hüftgelenks-TEP mit Helm und Atemluftabsaugung fanden wir auf den aufgestellten Sedimentationsplatten unmittelbar im Bereich

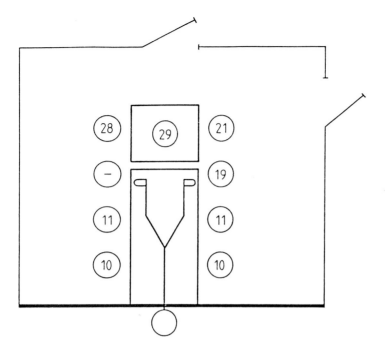

Abb. 2. 1. OP.: Hüft-TEP (mit Helm) 8.34—9.34 Uhr, Keime/Sedimentationsplatte

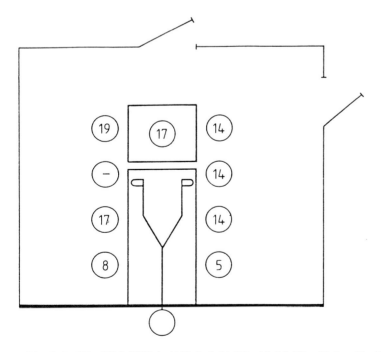

Abb. 3. 2. OP.: Hüft-TEP (mit Helm) 11.32—12.32 Uhr, Keime/Sedimentationsplatte

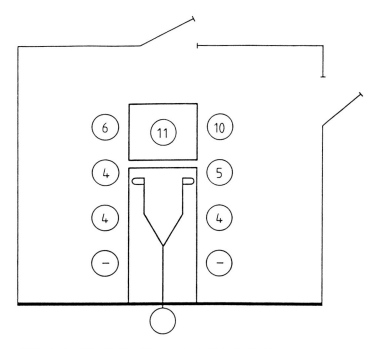

Abb. 4. 3. OP.: Hallux Valgus (mit Helm) 14.12–15.00 Uhr

der vier Operateure 10 bis 11 Keime, dagegen im Bereich der Instrumentierschwester sowie des Instrumententisches eine doppelt höhere Keimzahl (Abb. 2).

Beim 2. Eingriff des Tages, ebenfalls einer Hüft-TEP, waren die Ergebnisse ähnlich (Abb. 3).

Beim 3. Eingriff wurde ein Hallux valgus ebenfalls mit Helm operiert. Obwohl Operateure und Instrumentenschwester am Rande und außerhalb des Luftstrahls sind, war hier der durchschnittliche Keimgehalt der Sedimentationsplatten mit 4 bis 11 Keimen gering (Abb. 4).

Eine ohne Helm durchgeführte Operation eines aorto-femoralen Bifurkationsbypass zeigte dagegen deutlich höhere Werte bis zu 27 Keimen (Abb. 5 und 6).

Andere Werte fanden wir dagegen bei der Luftkeimkontrolle mit „Rodac-Impaction". Besonders wichtig ist, daß unabhängig, ob mit oder ohne Helm operiert wurde, in der Vorbereitungsphase der Instrumententische der Luftkeimgehalt 90–100 koloniebildende Einheiten (KBE)/m^3 Luft betrug. Auf dem Instrumententisch betrug der Keimgehalt sogar 300 KBE, im Operationsfeld ohne Helm 300, mit Helm nur 20 KBE/m^3 Luft. In einer unruhigen Operationsphase wie dem Zurechtschneiden eines Arterientransplantates stiegen die Werte auf über 300 an.

Beim Einbringen von Palacos oder dem Einschlagen der Prothese mit hoher Bewegungsaktivität stiegen die Werte mit Helm auf etwa 70 an (Tabelle 1).

Jede gesteigerte Bewegungsaktivität, jedes Öffnen von Türen oder Umherlaufen führt sofort zu einer Erhöhung der Luftkeimzahl.

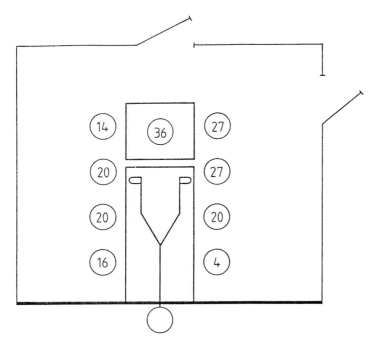

Abb. 5. 1. OP.: Gefässbypass (ohne Helm) 8.20–9.20 Uhr, Keime/Sedimentationsplatte

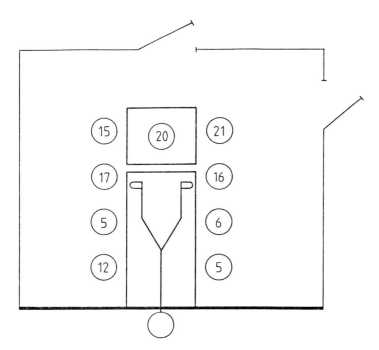

Abb. 6. 1. OP.: Gefässbypass (ohne Helm) 9.30–10.30 Uhr, Keime/Sedimentationsplatte

Tabelle 1. Luftkeimkontrolle bei Keimstop-System: Kolonie bildende Einheiten (KBE) pro m^3 Luft (Rodac-impaction)

System	Vorbereitung	Instrumententisch	OP-Feld	
			Ruhige	Unruhige Phase
Ohne Helm	90	300	300	>300
Mit Helm	100	60	20	70

Reinraumtechnik im Operationssaal ist hilfreich, aber eben nur ein Faktor in der Krankenhaushygiene. Reinraumtechnik ist ausgezeichnet, wenn sie wirklich erforderlich ist, wie in der Gelenkchirurgie, dagegen wohl kaum in der Colonchirurgie.
Sie ist ausgezeichnet, wenn
1. richtig und gut geplant wird,
2. richtig und gut bedient wird,
3. der Gesetzgeber den Raum für die Planung nicht zu eng absteckt.

Das Entscheidende ist jedoch die Disziplin im Operationssaal.

Mit guter Disziplin und bescheidener Technik können gute Ergebnisse erzielt werden. Aus dem Fehlen einer Reinraumtechnik in einem Operationstrakt kann bezüglich des Keimgehaltes und des Infektionsrisikos noch kein direkter Nachteil für den Patienten abgeleitet werden.

Mit guter operativer Disziplin und optimaler Reinraumtechnik können zweifelsfrei die Operationsergebnisse hinsichtlich der Infektraten, besonders bei der empfindlichen Gelenk- und Transplantationschirurgie, verbessert werden.

Bei schlechter Disziplin im Operationssaal verursacht eine optimale Reinraumtechnik lediglich Kosten und kann sogar zu einer Steigerung der Infektionsgefahr führen.

Literatur

1. Buchholz HW, Gartmann HD (1972) Infektionsprophylaxe und operative Behandlung der schleichenden tiefen Infektion bei der totalen Endoprothese. Chirurg 43:336
2. Charnley J (1972) Wrightington Internal Publication, No 38
3. Charnley J (1979) Low friction arthroplasty of the hip. Springer, Berlin Heidelberg New York
4. Faust H, Werner H-P (1985) Funktionsabläufe als Grundlage der Planung von Operationsabteilungen. Hyg Med 5:208
5. Lidwell OM (1971) Hospital uses of uni-directional ("laminar") air flow. In: Brachman PS, Eichhoff TC (eds) Proceedings of Internal Conference on Nosocomial Infection, Chicago. American Hospital Association, p 207
6. Lüftungstechnische Anlagen in Krankenhausanstalten. ÖNORM M 7620, Teil 1
7. Richtlinien für Bau, Betrieb und Überwachung von lüftungstechnischen Anlagen in Spitälern (Schweiz)
8. Realismus in der Krankenhaushygiene. Hyg Med, Mai 1982. 2. Internat. Arbeitstagung 1981
9. Rudolph H (1985) Belüftungssysteme im OP. In: Rudolph H, (AH) Die Prophylaxe chirurgischer Infektionen. V. Rotenburger Symposium. K. Sasse, Rotenburg, S 53
10. Watermann F (1980) Hygieneanforderungen an Operationsabteilungen. Hyg Med 5:633

Hygieneeinrichtungen

W. Steuer

(Manuskript nicht eingegangen)

VII. Bedeutung und Notwendigkeit der Sektion nach Verletzungen mit Todesfolge

Indikation und Wert der klinischen Obduktion

K.-M. Müller

Institut für Pathologie der Berufsgenossenschaftlichen Krankenanstalten „Bergmannsheil Bochum" — Universitätsklinik (Direktor: Prof. Dr. K.-M. Müller), Hunscheidtstraße 1, D-4630 Bochum 1

Aufgaben und Wert klinisch-wissenschaftlicher Obduktionen für die allgemeine Krankheitslehre, Forschung, Ausbildung und Kontrolle ärztlicher Maßnahmen waren und sind unbestritten. Eine vielfach geforderte Qualitätssicherung klinischer Diagnosen, die Erhebung von Daten der Todesursachen- und Krankheitsstatistiken und die wissenschaftliche Bearbeitung ätiologisch und patho-genetisch unvollständig geklärter Krankheitsbilder sind ohne eine umfassende innere Leichenschau einschließlich histologischer Untersuchungen sowie ergänzende Untersuchungsverfahren nicht denkbar. Schließlich gehören Ausbildung der Studenten und Weiterbildung der Assistenten sowie die Beratung von Angehörigen anhand von makroskopischen und mikroskopischen Präparaten mit zu den wesentlichen Aufgaben der Autopsie, dies besonders im Bereich der Universitätsinstitute und der Lehrkrankenhäuser (Tabelle 1).

Fast bei jeder Obduktion — auch bei zu Lebzeiten eindeutigen klinischen Krankenbildern — werden wesentliche zusätzliche Informationen gewonnen.

Die wöchentliche klinisch-pathologische Konferenz im Sektionssaal führt fast immer im kollegialen Gespräch zu einer Bestätigung, Erweiterung, aber auch Änderung der zu Lebzeiten des Patienten mit und ohne Einsatz mehr oder weniger aufwendiger technischer Hilfsmittel gewonnenen klinischen Diagnosen. Erfolge, Mißerfolge, Nebenwirkungen und schwerwiegende Komplikationen therapeutischer Maßnahmen sind zuverlässig nur am Obduktionstisch mit entsprechender weiterführender Aufarbeitung asservierter Organproben möglich.

In einem Institut für Pathologie an einer berufsgenossenschaftlichen Krankenanstalt werden Aufgaben und Wert der Autopsie für gesetzlich vorgeschriebene versicherungsmedizinische Entscheidungen täglich unter Beweis gestellt.

Tabelle 1. Wert der Autopsie

- Klärung der klinischen Diagnose
- Kontrolle der Therapie
- Daten über Krankheiten, Medikamente etc.
- Informationen für Angehörige
- Organ- und Gewebsasservierung (Transplantation)
- Klärung gerichtlich wichtiger Situationen

Tabelle 2. Aufgaben der Autopsie

1. Prüfung der klinischen Diagnose (Qualitätssicherung)
2. Daten für Krankheits- und Todesursachen-Statistiken
3. Wissenschaftliche Krankheitsforschung
4. Familienberatung
5. Ausbildung/Fortbildung

Organentnahmen für Transplantationen und die Gewebsasservierung für die Substratgewinnung bisher nicht oder nur unvollständig synthetisierbarer Substanzen sollten im Rahmen von Obduktionen vorgenommen, um Kontraindikationen für die Wiederverwendung bzw. Aufarbeitung des Untersuchungsgutes rechtzeitig zu erkennen (Tabelle 2).

Schließlich besteht für den besonders im Bereich der Versicherungsmedizin tätigen Arzt die gesetzliche Verpflichtung durch „neue Erkenntnisse der medizinischen Wissenschaft", Berufskrankheiten bei bestimmten Personengruppen zu dokumentieren, Kausalzusammenhänge aufzuklären und versicherungsmedizinische Konsequenzen abzuleiten (§ 551, Abs. 1 und 2, UVNG vom 30. April 1963).

Unsere Kenntnisse über die im Einzelfall schwierig zu entscheidende Frage, z. B. eines sogenannten silikotischen Narbencarcinoms, eines Lungenkrebses bei Asbestose, einer sekundären Amyloidose als Folge einer Querschnittslähmung etc., basieren wesentlich auf der wissenschaftlichen Auswertung von Obduktionsergebnissen (Böhm und Buckup 1981; Müller et al. 1985).

Eine zuverlässige Korrelation morphologisch faßbarer Lungenbefunde mit den zu Lebzeiten erhobenen Röntgenbefunden bei einer Silikose und die oft schwierige Abgrenzung zu anderen eigenständigen Lungenerkrankungen ist oft nur durch eine Obduktion mit anschließenden aufwendigen Zusatzuntersuchungen möglich (Könn et al. 1983).

Rückgang der Autopsien

Bei dem von allen medizinischen Disziplinen grundsätzlich anerkannten Wert von Aufgaben der klinischwissenschaftlichen Obduktion stellt sich die Frage nach den Ursachen für den kontinuierlichen und teilweise erheblichen Rückgang der Autopsien in der Bundesrepublik, aber auch in anderen Ländern (Lit. s. Hedinger 1982; Goldmann et al. 1983).

Nach einer Befragung des Berufsverbandes Deutscher Pathologen vom Herbst 1984 wurden in mehr als 100 Instituten weniger als 400 Obduktionen pro Jahr und nur in knapp 50 Instituten noch mehr als 400 Obduktionen pro Jahr vorgenommen (Höpker 1985).

Eine grundsätzlich ablehnende Haltung der in der Klinik tätigen Ärzte ist nach unseren Erfahrungen eher die Ausnahme. Auch nach Einsatz vieler heute zur Verfügung stehenden modernen technischen Untersuchungsverfahren wie Radionuklid-Scan, Ultraschall, Computertomographie und hochtechnisierter Labordiagnostik bleiben manche Fragen zum Krankheitsbild und Krankheitsverlauf offen. Der mit neuen Untersuchungsmethoden befaßte Kliniker wird eher an einem Obduktionsergebnis zur Überprüfung und Bestätigung seiner Diagnose interessiert sein, um daraus zu lernen und Erfahrungen für ähnliche Fälle zu sammeln.

Weit wesentlichere Hinderungsgründe für das scheinbar mangelhafte Interesse des Klinikers an wissenschaftlichen Obduktionen sind organisatorische Fragen im „Umfeld der Autopsien". Die Vorbereitung eines Obduktionsantrages, das Gespräch mit den Angehörigen, die Kenntnis unterschiedlicher, sog. Sektionsklauseln der Krankenhausträger, die Frage der Kostenübernahme und die persönliche Teilnahme an Demonstrationen stehen neben den Fragen der Ergänzung oder Korrektur klinischer Diagnosen nach eigenen Erfahrungen, besonders bei jüngeren, noch unerfahrenen Kollegen im Vordergrund der seitens der Klinik anzuführenden Ursachen für den Rückgang wissenschaftlicher Obduktionen.

Daneben kann das abnehmende Interesse des Klinikers aber auch in einer ungenügenden konsiliarärztlichen Betreuung durch den Pathologen begründet sein. Der in fast allen Instituten zu verzeichnende starke Anstieg täglicher bioptischer Begutachtungen, bevorzugt bedingt durch den enormen Ausbau bioptisch-endoskopischer Untersuchungsverfahren, hat vielfach zu einer Vernachlässigung der Arbeit des Pathologen am Obduktionstisch mit verzögerter Aufarbeitung der Sektionsbefunde und mangelhafter Auswertung der Obduktionsberichte für eine wissenschaftliche Bearbeitung geführt. Wiederholt ist im vergangenen Jahrzehnt aber von dem Pathologen eindringlich gefordert worden, daß neben den zur Zeit dominierenden, rein diagnostischen Funktionen der klinischen Pathologie durch die bioptischen Begutachtungen der Sektionssaal wieder mehr Mittelpunkt der Institute sein muß. Auf das persönliche kritische Gespräch mit den Klinikern kann der Pathologe nicht verzichten (Sandritter und Lennert 1974).

Die wöchentliche klinisch-pathologische Konferenz unter Herbeiziehung bioptischer Vorbefunde mit Korrelation und Diskussion der klinischen Untersuchungsbefunde erfordert einen hohen Arbeits- und Zeitaufwand, der aber besonders an Universitätsinstituten durch Einbringung der Ergebnisse in den studentischen Unterricht und wissenschaftliche Arbeiten kompensiert werden kann.

Bei einer positiven Grundeinstellung von Klinikern und Pathologen zu Aufgaben und Wert der Obduktion sind erfahrungsgemäß andere administrative Hinderungsgründe, Kostenfragen, Einwände der Angehörigen und versicherungsmedizinische Probleme von untergeordneter Bedeutung. (Tabelle 3).

Als Beleg für diese Bewertung der Situation verfügt fast jeder Pathologe über Erfahrungen mit einzelnen Abteilungen von Kliniken, bei denen durch das besondere Engagement der Mitarbeiter nahezu alle Verstorbenen zur Obduktion gelangen. Die Erfahrungen im Zusammenhang mit zahlreichen versicherungsmedizinischen Obduktionsgutachten im eigenen Beobachtungsgut zeigen täglich, daß das oft vom Kliniker angeführte fehlende Verständnis der Angehörigen nicht in allen Fällen begründet sein kann. Auch der phasenweise Anstieg von Obduktionen nach Wechsel eines Assistenten aus der Pathologie in die Klinik

Tabelle 3. Rückgang der Autopsien

1. Interesse des Klinikers? (Fehldiagnose/Angehörige)
2. Interesse des Pathologen?
3. Administration?
4. Angehörige?
5. Versicherungsmedizin?

oder eine hohe Obduktionsfrequenz im Rahmen einer von Klinik und Pathologie gemeinsam durchgeführten wissenschaftlichen Untersuchung widerlegten nachhaltig die oft angeführten Hinderungsgründe durch Administration und Angehörige.

Rechtliche Grundlage/Organisatorische Fragen

In der Bundesrepublik Deutschland gibt es bis heute im Unterschied zu anderen europäischen Ländern keine einheitliche gesetzliche Regelung für eine klinische Obduktion! (Kühn und Brugger-Baur 1981).

Die wissenschaftliche Autopsie hat also keine rechtliche Grundlage, sie ist aber auch nicht rechtswidrig. Die Rechtsunsicherheit bezüglich einer Einwilligungsnotwendigkeit der Angehörigen hat dazu geführt, daß in zahlreichen Krankenhäusern von den Krankenhausträgern sog. Sektionsklauseln in dem Aufnahmeantrag eingefügt wurden. In § 11 des Aufnahmeantrages der Berufsgenossenschaftlichen Krankenanstalten „Bergmannsheil Bochum" sind in 3 Absätzen die Voraussetzungen zur wissenschaftlichen Obduktion festgelegt (Tabelle 4).

Obwohl die Frage der Einwilligungsnotwendigkeit und der Kreis der einwilligungs- bzw. widerspruchsberechtigten Personen ebenfalls nicht rechtsverbindlich geklärt ist, haben sich die sog. Sektionsklauseln in den Aufnahmeverträgen nach unserer Erfahrung als sehr nützlich erwiesen (Mohr 1981).

Im Absatz 1 des § 11 des Aufnahmevertrages ist auch ausgeführt, daß der Antrag zur Obduktion vom *zuständigen* Arzt gestellt wird, wenn er die Obduktion zur sicheren Feststellung der Krankheit und der Todesursache für erforderlich hält.

Im Absatz 2 der Sektionsklausel sind dann auch Ausführungen zu Einwilligungsnotwendigkeit der Angehörigen aufgenommen, die allerdings in den verschiedenen Verträgen u. U. wechselnd konkret formuliert sind. Für das „Bergmannsheil" in Bochum gilt eine Einspruchsfrist der Angehörigen binnen 24 h nach Übermittlung der Todesnachricht, wobei als Angehörige der Reihe nach der Ehegatte, die Kinder, die Eltern und die Geschwister aufgeführt sind (Tabelle 4).

Tabelle 4. Berufsgenossenschaftliche Krankenanstalten „Bergmannsheil Bochum" — Universitätsklinik —

Aufnahmevertrag

§ 11 Obduktion

(1) Eine Obduktion kann vorgenommen werden, wenn der zuständige Arzt sie zur sicheren Feststellung der Krankheit und der Todesursache für erforderlich hält und die Feststellung auf andere Weise nicht einwandfrei getroffen werden kann.

(2) Von einer Obduktion ist abzusehen, wenn der Verstorbene sie zu Lebzeiten ausdrücklich abgelehnt hat oder seine Angehörigen ihr binnen 24 Stunden nach Übermittlung der Todesnachricht widersprechen. Angehörige sind der Reihe nach der Ehegatte, die Kinder, die Eltern, die Geschwister.

(3) Eine Obduktion muß durchgeführt werden, wenn sie gesetzlich vorgeschrieben ist oder gerichtlich bzw. behördlich angeordnet wird. Abs. 2 findet in diesen Fällen keine Anwendung.

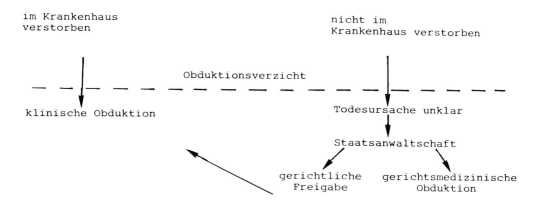

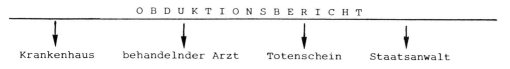

Abb. 1

Schließlich wird auf die besondere Situation gesetzlich vorgeschriebener Obduktionen verwiesen. Dieser Teil der Sektionsklausel erlangt in Kliniken mit einem relativ hohen Anteil von Patienten unfallmedizinischer Abteilungen besonderes Gewicht. Gesetzlich vorgeschrieben, sind sog. gerichtliche Sektionen und Obduktionen nach dem Feuerbestattungsgesetz und nach dem Bundesseuchengesetz. Eine gerichtliche Obduktion steht immer dann zur Diskussion, wenn eine „nicht-natürliche Todesursache" zum Tod geführt hat. Als „nichtnatürlich" ist dabei der durch Selbstmord, Unfall, durch eine rechtswidrige Tat oder sonst durch Einwirkung von außen herbeigeführte Tod im Kommentar zur STPO festgelegt. Der Tod nach Operation fällt nur unter diesen Begriff, wenn wenigstens entfernte konkrete Anhaltspunkte für einen Kunstfehler oder sonstige Verschulden des behandelnden Personals vorliegen (Spann 1982).

Für die Unfallmedizin bedeutet dies, daß jeder, auch nach längerem Krankenlager eingetretene Tod in unmittelbarem oder mittelbarem Zusammenhang mit einem Unfallereignis als unnatürlicher Tod zu werten ist und damit bei der zuständigen Staatsanwaltschaft anzuzeigen ist. Die Staatsanwaltschaft muß nach ihren Ermittlungen entscheiden, ob eine gerichtliche Obduktion durchzuführen ist. Erst nach Freigabe des Verstorbenen ergibt sich dann die Möglichkeit für den zuständigen Arzt eine klinisch-wissenschaftliche Obduktion zur sicheren Feststellung der Krankheit und Todesursache entsprechend § 11 im Aufnahmevertrag der Krankenanstalt beim Pathologen zu beantragen (Abb. 1).

Tabelle 5. Autopsie und klinische Diagnose (Sandritter et al. 1980)

Auswertung von Einzeldiagnosen des Gesamtkollektivs

Einzeldiagnose	Gesamtzahl im Sektionsgut	Klin. nicht diagnostiziert	Klin. Diagnose bestätigt
Lungenembolie	136	51,5% (70)	48,5% (66)
Maligne Tumoren	324	16,0% (52)	84,0% (272)
Lebercirrhose	118	25,4% (39)	74,6% (88)
Cerebraler Insult	100	10,0% (10)	90,0% (90)
Herzinfarkt	158	27,8% (44)	72,2% (114)

Obduktionskosten

Bis vor wenigen Jahren wurden Obduktionen von den für die Krankenanstalt konsiliarärztlich tätigen Pathologen als Serviceleistung übernommen. In jüngeren Zeit wird von den Krankenhausträgern in zunehmendem Maße eine Übernahme der Kosten durch die konsiliarärztlich betreute Einrichtung erwartet. Als Basissätze für die Berechnung kommen Werte nach der GOÄ 1982 Ziffer 6000: Vollständige innere Leichenschau — einschließlich Leichenschaubericht und pathologisch-anatomischer Diagnose — (zur Zeit DM 171,—) oder nach dem DKG-NT 1982 Ziffer 9900 mit hier aufgeführten Kosten von DM 297,— für Leichenöffnung (Eröffnung der 3 Körperhöhlen) in Frage.

Die Kosten steigen verständlicherweise in Abhängigkeit von zusätzlich notwendigen ergänzenden, z. B. histologischen oder anderweitigen Untersuchungen.

Bei wissenschaftlichen Obduktionen mit versicherungsmedizinischen Fragestellungen sind die Kosten nach dem Abkommen des Berufsverbandes Deutscher Pathologen mit den Versicherungsträgern geregelt und nach Kosten für die Obduktion, mikroskopische und gegebenenfalls ergänzende Untersuchungen je Organ u. Erstattung des Zusammenhangsgutachtens gestaffelt (z. B. Leichenöffnung DM 240,—, für mikroskopische Untersuchungen von Leichenteilen je untersuchtes Organ DM 36,— etc.).

Umfangreiche Korrelationsstudien von Obduktionsergebnissen mit klinischen Diagnosen zu Lebzeiten haben auch in jüngster Zeit Aufgaben und Wert der Autopsie nachhaltig unterstrichen. Befunde wie klinisch nicht erkannte Lungenembolien in mehr als 50%, zu Lebzeiten unbekannte Lebercirrhosen in 25% und unbekannte Herzinfarkte in fast 30% (Sandritter et al. 1980; Breitfellner et al. 1982) unterstreichen nachhaltig die Bedeutung einer klinischwissenschaftlichen Obduktion auch in der heutigen Zeit (Tabelle 5).

Literatur

Böhm E, Buckup R (1981) Über die Todesursache bei 65 Beobachtungen mit Querschnittslähmung — zugleich ein Beitrag zur Überlebenszeit. Zentralbl Chir 106:1502—1511

Breitenfellner G, Haid H, Bayer P (1982) Der Stellenwert der Autopsie in der heutigen Medizin. Pathologe 3:61—65

Goldmann L, Sayson R, Robins S, Cohn LH, Bettmann M, Weisberg M (1983) The value of the autopsy in three medical eras. New Engl J Med 308:1000—1003

Hedinger Chr (1982) Autopsien – wertvoll oder entbehrlich? Schweiz Med Wochenschr 111:70–75

Höpker W-W (1985) Chancen und Nutzen eines bundesweiten Obduktionsregisters. Pathologe 6:165–176

Könn G, Schejbal V, Oellig W.-P (1983) Pneumokoniosen. In: Doerr, Seifert, Uehlinger (Hrsg) Pathologie der Lunge Spez. Path. Anatomie 16/II, Springer, Berlin Heidelberg New York Tokyo, S 647–807

Kühn H, Brugger-Baur Cl-M (1981) Die Sektionsregelungen in Europa Vergleich der Rechtssituation. Pathologe 3:7–12

Mohr H-J (1982) Medizinische und legislatorische Probleme der inneren Leichenschau. Pathologe 2:134–143

Müller K-M, Lieberg I, Wohlberedt F (1985) Wandel im Spektrum der Silikose-Begutachtung. Prax Klin Pneumol 39, Sonderheft 1985 (im Druck)

Sandritter W, Lennert K (1974) Die Situation der Pathologie in Deutschland Versuch einer Analyse. Beitr Path 3:320–326

Sandritter W, Staeudinger M, Drexler H (1980) Autopsy and clinical diagnosis. Path Res Pract 168:107–114

Spann (1982) Überlegungen zur Leichenschau, insbesondere zum Problem der Anhaltspunkte für einen nicht natürlichen Tod. Pathologe 3:241–246

Zum Beweiswert morphologischer Befunde beim Tod nach Unfall

M. Riße, und G. Adebahr

Institut für Rechtsmedizin, Universitätsklinikum Essen (Direktor: Prof. Dr. G. Adebahr), Hufelandstraße 55, D-4300 Essen 1

Morphologische Befunde bei Obduktion nach Unfall lassen sich zwei Fragenkreisen zuordnen, in denen dem einzelnen Befund eine jeweils besondere Wertigkeit zukommt. In einem geht es um den Kausalitätsnachweis, im anderen um die Rekonstruktion. Nicht selten will man sogar aus den morphologischen Befunden über Kausalität und Rekonstruktion hinaus Aufschluß über das schädigende Ereignis selbst und über die Intensität einer äußeren Gewalt gewinnen.

Bei Tod nach Unfall muß die Obduktion zur Beseitigung forensisch oder versicherungsrechtlich relevanter Zweifel beitragen, auch dann, wenn dem äußeren Anschein nach sehr viel für die Kausalität spricht. Je geringer aber die äußeren Verletzungen, je länger die Überlebenszeit mit der Möglichkeit interkurrenter Erkrankungen und je größer der Verdacht auf eine Vorschädigung, desto dringender wird eine Abklärung durch Sektion erforderlich. Prinzipiell ist zu unterscheiden zwischen Befunden, die einen Beweiswert für den Kausalzusammenhang besitzen und solchen, die dagegen sprechen. Mit der Schwere der Verletzungen und der Kürze der Überlebenszeit wächst der Beweiswert dieser Daten für die Kausalität. Sehr lange Überlebenszeiten können bereits gegen den Kausalzusammenhang sprechen. Für den Kausalitätsnachweis wird dann die zusätzliche Feststellung von Brückensymptomen bzw. möglichen morphologischen Substraten für Brückensymptome notwendig. Gegen einen ursächlichen Zusammenhang zwischen Unfall und Tod sprechen neben längerer Überlebenszeit ohne Brückensymptome vor allem unfallunabhängige Vorschädigungen und interkurrente Erkrankungen. Hier besitzt der Schweregrad einen gegenbeweislichen Beweiswert. Diesen können unfallunabhängige Organerkrankungen aber nicht gewinnen, wenn das Ausmaß der Verletzungen, das die Intensität der Gewalteinwirkung unmittelbar beweist, sehr groß ist.

Die durch Unfall verursachten Verletzungen werden wesentlich durch die Art des Unfallgeschehens bestimmt. Daß etwa die Feststellung eines hohen Blutalkohol-Gehaltes oder einer über das therapeutische Maß hinausgehenden Menge von Arzneimitteln im Blut die Frage der Kausalität und des Verschuldens im anderen Lichte erscheinen läßt, ist bekannt. Ähnliche oder noch größere Wertigkeit kann aber die durch Krankheit oder Gebrechen gestörte Befindlichkeit eines am Unfall Beteiligten gewinnen.

Welchen Wert Obduktionsbefunde bei Tod nach Unfall haben, mögen einige Beispiele zeigen:

1. Mit-Verursachen eines Unfalls. Kausalität zwischen Unfall, Verletzung und Tod
Die Behauptung eines Lokomotivführeres, ein Rangierarbeiter habe sich unmittelbar vor dem Unfall schwankend auf den Gleisen bewegt, wurde zunächst als Schutzbehauptung angesehen, konnte aber durch den autoptischen Nachweis einer Encephalomyelitis disseminata und durch katamnestische Erhebungen, durch die aus der Zeit vor dem Unfall eine leichte Gangunsicherheit bekannt wurde, erhärtet werden.

In einem anderen Fall reagierte eine die Fahrbahn plötzlich betretende ältere Frau nach Angaben des LKW-Fahrers auf wiederholtes lautes Hupen in keiner Weise. Die Obduktion ergab eine Otitis deformans mit Einengung des Porus acusticus internus, die zu Lebzeiten zu einer Schwerhörigkeit geführt hatte.

2. Mit-Verursachen eines Unfalls. Ausschluß der Kausalität zwischen Unfall, Verletzung und Tod
Ein 51 Jahre alter Mann brach an der Arbeitsstelle zusammen und zog sich dabei einen Bruch des rechten Sprunggelenks zu. Der Mann wurde in Vollnarkose operiert, er verstarb zwei Tage später. Die Obduktion deckte einen durch Metallplatte versorgten Bruch des Sprunggelenks und eine Lobärpneumonie auf. Diese war im rechten Mittellappen im Stadium der grau-gelben, im linken Ober- und Unterlappen im Stadium der grau-roten Hepatisation. Da die Pneumonie im rechten Mittellappen das Bild der grau-gelben Hepatisation zeigte, somit 5–6 Tage alt war, ist davon auszugehen, daß der Mann durch die Belastung infolge der Pneumonie bei der Arbeit zusammengebrochen ist. Die Pneumonia migrans ist auch als Todesursache anzusehen.

Ein 50 Jahre alt gewordener Mann kam bei hellem Tag aus nicht ersichtlichem Grund mit dem PKW von der Fahrbahn ab, prallte mit nur geringer Geschwindigkeit gegen einen Baum. Der Mann klagte über Schmerzen hinter dem Brustbein. Im Krankenhaus wurde keine knöcherne Thoraxverletzung festgestellt. Die Schmerzen hinter dem Brustbein blieben gering bis mäßig. In der Nacht stellt sich akute Luftnot ein, und kurze Zeit später ist der Mann verstorben. Todesursache war eine Herzbeuteltamponade infolge spontaner Aortenruptur bei Medianekrose der Aorta.

3. Rückschlüsse auf die Intensität einer Gewalteinwirkung
Die Bedeutung von Hämatomen, Knochenbrüchen und Décollements für die Rekonstruktion eines Unfalls, ihr Beweis für Art und Richtung der Gewalteinwirkung ist im Allgemeinen

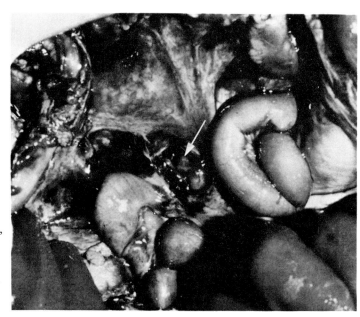

Abb. 1. Sekt.-Nr. 489/81, männl., 1 Jahr und 10 Monate alt. Abriß des Duodenum nahe der Flexura duodeno-jejunalis. Tot aufgefunden. Mißhandlung

groß. Bruch von Tibia und Fibula in gleicher Höhe oder gar Abriß eines Beines oder beider Beine sprechen für heftige Gewalteinwirkung. Fettembolie im großen Kreislauf mit petechialen Blutungen, vor allem in der Haut des Körperstammes, kann schon bei relativ leichten Verletzungen zustande kommen. Gerinnungshemmende Mittel können selbst bei geringen Verletzungen umfangreiche Blutungen verursachen. Im Zusammenhang mit Kindesmißhandlung ist die Bedeutung von Hämatomen, Knochenbrüchen und schweren inneren Verletzungen für die Bestimmung der Gewalteinwirkung weit schwieriger einzuschätzen. Oft sind nur wenige Anhaltspunkte über den äußeren Hergang bekannt, zum anderen spielt der Zeitfaktor eine größere Rolle, denn Mißhandlungen erstrecken sich meist über eine längere Zeit. Schließlich ist auch mit besonderen Reaktionsweisen des kindlichen Organismus zu rechnen. Beweiswert für eine Kindesmißhandlung besitzen Hämatome nur dann, wenn eine Blutkrankheit auszuschließen ist, was allein aufgrund makroskopischer Befunde kaum möglich ist, wenn die Form der Hämatome charakteristisch, zum Beispiel für Stockschläge, ist oder wenn außer den Hämatomen weitere Verletzungen, etwa Knochenbrüche oder Rupturen innerer Organe festgestellt werden (Abb. 1).

4. Längere Überlebenszeiten

Längere Überlebenszeiten können zu erheblichen Sekundärveränderungen führen. Sie können einmal die primär durch Unfall entstandenen Verletzungen betreffen, zum anderen können sie indirekt – durch das infolge des Unfalls erzwungene Krankenlager bedingt – andere Organe in Mitleidenschaft ziehen. Bei Schädeltrauma kann über ein stärkeres Hirnödem ein primär nur diskreter Schaden weitaus umfangreichere Sekundärveränderungen am Gehirn auslösen. Ein stumpfes Thoraxtrauma bei einem jungen Menschen mit elastischem Brustkorb geht nicht selten mit kleinen Intimarupturen in der Aorta thoracica einher. Man sieht auch immer wieder Ausrisse einzelner Intercostalarterien. Da das Rückenmark aus Intercostalarterien mit Blut versorgt wird, kann die Verletzung solcher Arterien oder der

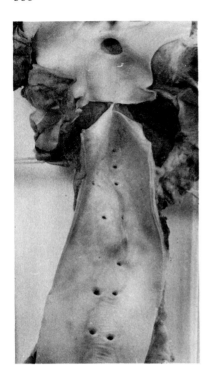

Abb. 2. Sekt.–Nr. 150/61, männl., 10 Jahre alt. Fast vollständige Zerreißung der Aorta thoracica mit Aneurysma spurium. Überlebenszeit 3 Wochen. Tot aufgefunden. Verkehrsunfall

Verschluß an der Abgangsstelle infolge kleiner Thromben auf Intimarupturen auch längere Zeit nach dem Unfall zu einer Lähmung führen, die zunächst nur schwer zu erklären ist und deren Ursache unter Umständen erst durch die Obduktion festgestellt wird.

Ein 10 Jahre alter Junge verunglückte als Insasse eines PKW. Der Junge klagte über nur geringe Schmerzen im Brustbereich, blieb aber im Krankenhaus. 3 Wochen nach dem Unfall lag der Junge tot auf der Toilette. Bei der Obduktion fand sich ein fast zirkulärer Abriß der Aorta an typischer Stelle mit Bildung eines Aneurysma spurium (Abb. 2).

Zweizeitige Organrupturen können Anlaß zu Vorwürfen gegen Ärzte geben. Wichtig ist in diesem Zusammenhang, ob es nach der primären Verletzung langsam weiter geblutet hat oder ob die Blutung nach der Verletzung zunächst zum Stehen gekommen ist, später massiv wieder einsetzte und den Tod verursachte. In einem solchen Fall kann eine Entscheidungshilfe durch das Äquivalentbild der Blutverteilung in der Niere gegeben werden. Bei langsamem Verbluten bleibt das Blut in den Glomerulum-Schlingen liegen, bei schnellem Verbluten läuft die Strombahn, auch die der Glomerula, leer.

Fragen der Differentialdiagnose zwischen Unfall und Selbstbeschädigung, die Frage der Handlungsfähigkeit nach Unfall, das Problem des Suicids nach Unfall und die Frage, wann durch ärztliches Tun oder Lassen eine Kausalität unterbrochen ist, seien nur angesprochen. Sicher wird die Kausalität zwischen Unfall und Tod unterbrochen durch interkurrente Erkrankungen.

Die Obduktion trägt oft zur Klärung von Kausalitätsfragen im Zusammenhang mit einem Unfall bei. Selbst ein negatives Obduktionsergebnis ist mitunter von entscheidender Bedeutung. Beispielhaft ist das der Fall bei Stromtod. An der feuchten Haut bildet sich keine Strommarke. Die Obduktion der Leiche eines in feuchter Witterung an einer elektrisch betriebenen Betonmischmaschine zusammengebrochenen und verstorbenen Arbeiters hat keine Organerkrankung, die mikroskopische Untersuchung der Organe und die chemische Untersuchung von Körperflüssigkeiten und Organteilen keine Befunde ergeben, die den Eintritt des Todes erklären könnten. Der technische Sachverständige stellte einen Mangel fest, durch den es zu Stromeinwirkung hat kommen können. Dann ist das negative Ergebnis der morphologischen und toxikologischen Untersuchungen für die Frage, ob ein Unfall vorgelegen hat oder nicht ausschlaggebend.

Der Beweiswert von Obduktionsbefunden hängt wesentlich davon ab, wann nach dem Tod der Befund erhoben werden kann. Denken wir daran, daß durch − oft vermeidbare − postmortale Veränderungen morphologische Befunde im höchstem Maße verfälscht werden können.

Gerichtliche Leichenöffnung nach tödlichen Verkehrsunfällen

W. Eisenmenger und H. Bratzke

Institut für Rechtsmedizin der Universität München (Direktor: Prof. Dr. W. Spann), Frauenlobstraße 7a, D-8000 München 2

Am Wert der Obduktion für den *medizinischen* Fortschritt besteht sicher keinerlei Zweifel. Die Vorträge dieses Vormittags belegen darüber hinaus die Bedeutung der Obduktionsbefunde für den forensischen Bereich und auch für die Technik, denn ohne die Analyse der Biomechanik von Verletzungen lassen sich präventive Vorschläge nicht erarbeiten und begründen. Gleichwohl scheint diese banale Feststellung nicht ins Bewußtsein vieler Verantwortlicher zu dringen und Argumente, die sich auf die Pietät gegenüber dem Toten berufen, werden mit einem Anspruch vorgebracht, als ob es die Verantwortung gegenüber den Lebenden nicht gäbe. Wir wollen in unserem Vortrag nicht zu sehr ins kasuistische Detail gehen, aber doch in Erinnerung rufen, welche Fragestellungen durch die Obduktion nach tödlichen Verkehrsunfällen zu klären sind.

Da ist zunächst die Frage der Unfallkonstellation. Schon 1913 hat Strassmann festgestellt: „Wohl nur selten ist bereits durch Zeugenvernehmungen genügend sichergestellt, daß nur den Verunglückten selbst und keinen anderen die Schuld am tödlichen Unfall trifft, um die Staatsanwaltschaft zu veranlassen, von der Anordnung einer gerichtlichen Leichenöffnung Abstand zu nehmen". An welcher Körperseite ein Fußgänger vom PKW erfaßt wurde, ist z. B. nach wie vor eine forensisch oft entscheidende Frage. Wir haben zahlreiche Gerichtsverhandlungen erlebt, bei denen unbeteiligte Zeugen sich diametral zur Gehrichtung widersprochen haben, ganz zu schweigen von den Fällen ohne Zeugen. Ob ein Radfahrer unmittelbar vor dem ihn erfassenden PKW nach links bog oder schwankte, ist häufig auch nicht allein am Fahrrad nachzuweisen, sondern nur mit dem Verletzungsmuster, ebenso wie die Frage, ob das Rad geschoben wurde oder nicht. Um solche Verletzungen in ihrer Gesamtheit und Ausprägung zu erfassen, bedarf es einer speziellen Sektionstechnik. Wir erleben fast täglich, daß flächenhafte, massive Hämatome in den Rückenweichteilen primär keine Hautverfärbungen hervorrufen und erst durch die Rückenpräparation freigelegt werden. Auch die exakte, höhenmäßige Zuordnung primärer Anstoßverletzungen, die in der Regel mit einer Ablederung der Haut vom Unterhautfettgewebe und sogenannten Wundtaschenbildungen unter der intakten Haut verbunden sind, sind in diesem Zusammenhang von großer Wichtigkeit. Letztlich liefern keilförmige Brüche an langen Röhrenknochen (sogenannte Messerer-Brüche) immer wieder eindeutige Hinweise auf Anstoßrichtungen. Gerade dieser Punkt ist auch für den Kliniker von Bedeutung, da er anhand des Röntgenbildes gleichartige Rückschlüsse ziehen kann.

Die durch diese Sektionstechniken gewonnenen Befunde dokumentieren wir mit einer Photokamera durch Übersichtsaufnahmen der Vorder- und Rückenseite des Toten.

Eine andere häufige Fragestellung ist die nach der Fahrereigenschaft. Wenn in einem verunglückten PKW mehrere Personen waren und einige sind tot, andere verletzt und die ursprüngliche Sitzordnung war nicht mehr feststellbar, so kann man oft anhand der Verletzungen diese Frage klären. So haben wir in jüngster Zeit zweimal erlebt, daß bei tödlichen Unfällen versucht wurde, die Fahrereigenschaft auf die Toten zu schieben. Nach Obduktion der Opfer und Untersuchung der Verletzten gelang es jeweils, den wahren Fahrer zu ermitteln, der dann auch gestand.

Häufiger noch ist die Fragestellung, durch welches von zwei oder mehreren aufeinanderfolgenden Unfallereignissen der Tod verursacht wurde. Da wird ein Fußgänger von einem PKW erfaßt und vor einen anderen PKW geschleudert, der ihn überfährt oder es prallt ein PKW gegen die Leitplanke und kollidiert dann mit einem anderen PKW. Solche Probleme lassen sich oft anhand der Verletzungsmuster, bisweilen auch an charakteristischen Einzelbefunden autoptisch klären.

Hier ist nun die Verbindung hergestellt zwischen den beiden großen Fragekomplexen, die die Sektion des Unfallopfers beantworten kann, nämlich Unfallrekonstruktion und Kausalität zwischen Unfall und Tod. Gerade mit letzterer tun sich Ärzte offenbar schwer, weil es sich um eine juristische Definition handelt, die in verschiedenen Rechtsbereichen unterschiedlich umschrieben ist. Vor allem beim alten Menschen sind die differenzierten Ansprüche, die die Jurisprudenz an die Beantwortung der Kausalität stellt, ohne morphologischen Befund nicht zu beantworten. Wir haben an unserem Institut jedes Jahr mehrere Fälle, bei denen nach Tod während eines unfallbedingten Krankenlagers die Obduktion eine vom Unfall unabhängige, natürliche Todesursache zu Tage fördert. Wenn man sich vor Augen hält, welche ungeheure Verantwortung dabei der Leichenschauer trägt – schließlich hängt von seiner Aussage zur Kausalität ab, ob ein Unfallverursacher vor Gericht gestellt und schwer bestraft wird – so wundert man sich, mit welcher scheinbaren Sicherheit medizinisch Schlüsse aus rein zeitlicher Koincidenz gezogen werden. Schon beim Tod am Unfallort werden dabei gravierende Fehlschlüsse gezogen. So hatten wir z. B. eine Exhumierung durchzuführen, weil einem Verteidiger in der Gerichtsverhandlung wegen eines tödlichen Auffahrunfalles aufgefallen war, daß der Notarzt Genickbruch als Todesursache angegeben hatte, ein Zeuge aber berichtet hatte, der später Verstorbene sei ausgestiegen und habe ihn aufgefordert, die Polizei zu verständigen. Die Obduktion ergab dann keine wesentliche Verletzung, dagegen eine hochgradig stenosierende Coronarsklerose mit ausgedehnten älteren Myokardinfarkten, so daß davon ausgegangen werden mußte, daß die Aufregung über den Unfall das so stark vorgeschädigte Herz zum Stillstand gebracht hatte. Dies genügte aber nicht sämtlichen juristischen Anforderungen an die Kausalität.

Besonders häufig sind Fehlschlüsse zur Kausalität allerdings nach langem Krankenlager oder bei Tod nach Entlassung aus ärztlicher Behandlung. Die Ursache liegt darin, daß zwischen dem, was medizinisch folgerichtig und damit natürlich erscheint, und dem, was juristisch unter natürlich verstanden wird, ein großer Unterschied bestehen kann. Bestes, wenn auch skurriles Beispiel ist der Kollege, der nach Tod an offenem Schädel-Hirntrauma im Leichenschauschein natürlichen Tod vermerkt hatte. Vom Gesundheitsamt wegen dieses Widerspruches zur Rede gestellt, verteidigte er sich damit, es sei doch ganz natürlich, daß man an einer so schweren Verletzung sterbe.

Man könnte über solche Beispiele nur schmunzeln, wenn man nicht an die Folgen dächte. Vor allem in materieller Hinsicht stehen ja oft gewaltige Summen auf dem Spiel, aber auch Haftstrafen können eine Existenz vernichten.

Eine weitere wichtige Aufgabe der Obduktion nach Verkehrsunfällen ist die Klärung der Frage, ob ein natürliches Leiden den Unfall provoziert hat oder ob gar der Tod schon vor dem Unfall eingetreten war. So haben wir z. B. bei einem PKW-Fahrer mit unverständlichem Fahrverhalten und nachfolgender Frontalkollision ein Craniopharyngeom mit Druckatrophie der Sehnervenkreuzung gefunden, das zuvor nicht bekannt war. Auch die Einlassung eines LKW-Fahrers, der einen Moped-Fahrer überrollt hatte, der Getötete sei unmittelbar vor ihm zu Fall gekommen, konnte durch den frischen thrombotischen Coronarverschluß beim Toten bestätigt werden. Letztlich sind Empfehlungen der Verkehrsmedizin, bei einer bestimmten Erkrankung die Fahrtauglichkeit endgültig oder vorübergehend zu verneinen, ohne die Obduktionserfahrung nicht zu verstehen.

Das betrifft auch und gerade die Empfehlung zur Einführung der Gurtpflicht. Wenn die Schutzfunktion des Gurtes nicht mit den Obduktionsbefunden an nicht-angegurteten Unfallopfern hätte verglichen und belegt werden können, so wäre eine so einschneidende Maßnahme wohl schwerlich durchzusetzen gewesen. Gleiches gilt für die Helmpflicht bei motorisierten Zweiradfahrern. Bei diesem Problemkreis bestand zwar keine Frage, daß ein Helm mehr schütze als schade, aber interessanterweise gab und gibt es keine Vorschriften, wie ein Sturzhelm konstruiert sein müsse. So wurden anhand der Obduktionsbefunde bei Helmträgern erst einmal die Grundlagen geschaffen, um konkrete Forderungen an die Helmproduzenten zu stellen. Viele der Vorschläge zur Konstruktion von Details unserer heutigen Fahrzeuge wären ohne die autoptische Erfahrung undenkbar.

Ein weiterer Aspekt, den man eher als Begleiteffekt der Obduktion bezeichnen könnte, betrifft die Gewinnung von Untersuchungsmaterial. Bei der großen Menge verschiedenartigster Medikamente, die heute angewandt werden und die Einfluß auf die Fahrtauglichkeit haben können, ist es wichtig zu klären, welche Bedeutung ihnen als auslösende Ursache von Verkehrsunfällen zukommt. Die toxikologische Untersuchung hat schon oftmals ein unerklärliches Unfallgeschehen aufgehellt. Solche Untersuchungen bedürfen aber häufig bestimmter Mindestmengen an Körperflüssigkeiten oder Geweben, die nur bei einer Obduktion zugänglich und dort am leichtesten zu gewinnen sind.

Wenn wir bisher im wesentlichen forensische Probleme angeschnitten haben, die durch die Obduktion der Unfallopfer zu klären sind, so wollen wir die medizinischen nicht unerwähnt lassen, auch wenn sie jedem Arzt bestens vertraut sind. Die so viel beschworene Qualitätskontrolle in der Unfallheilkunde ist ohne Sektion nur Stückwerk. Dabei geht es nicht nur darum, seine eigenen Diagnosen zu kontrollieren. In den letzten Jahren hat sich in der Pathologie ein eigenes Fachgebiet etabliert, nämlich das der iatrogenen Schäden durch Notfall- und Intensivbehandlung. Wie wirksam eine extrathorakale Herzmassage war und welche negativen Begleitverletzungen sie hervorrief, wird oft erst mit dem Sektionssitus verständlich.

Tabelle 1. Sektionen tödlicher Verkehrsunfälle in rechtsmedizinischen Instituten der Bundesrepublik Deutschland einschl. Berlin (West) (1984)

Bundesland	Unfälle mit Personenschaden	* Getötete	** Sektionen	** Frequenz
Baden-Württemberg	50652	1531	433	28,3%
Bayern	66398	2413	612	25,4%
Berlin (West)	12570	168	93	55,4%
Bremen	4441	65	3	4,6%
Hamburg	10287	130	131	100,8%
Hessen	33213	954	173	18,1%
Niedersachsen	42474	1508	166	11,0%
Nordrhein-Westfalen	93675	2183	292	13,4%
Rheinland-Pfalz	21758	633	66	10,4%
Saarland	6284	169	37	21,9%
Schleswig-Holstein	17659	442	40	9,1%
Summe	359411	10196	2046	20,1%

Tabelle 2. Sektionen tödlicher Verkehrsunfälle in rechtsmedizinischen Instituten (1984)

	Unfälle mit Personenschaden	* Getötete (Anteil an Unfällen)	* Sektionen **	** Frequenz
Österreich (3-Tage-Frist)	62237	1618 (2,6%)	447	27,6%
Schweiz (30-Tage-Frist)	31585	1085 (3,4%)	217	20,0%
Bundesrepublik Deutschland einschl. Berlin (W) (30-Tage-Frist)	359411	10196 (2,8%)	2046	20,1%

Wenn man sich diese Vielzahl von Erkenntnismöglichkeiten, die durch die Obduktion im Zusammenhang mit Verkehrsunfällen gewonnen werden können, vor Augen hält, so steht man verständnislos vor der Tatsache, daß diese Möglichkeiten regional so unterschiedlich genutzt werden. Während von den Gerichten bei der Beurteilung ärztlichen Handelns eine möglichst gleichmäßige Erfolgskontrolle verlangt wird, ist die Neigung der Staatsanwaltschaft, ihre eigenen Ermittlungsergebnisse einer autoptischen Kontrolle zu unterziehen, offenbar abhängig von der persönlichen Einstellung einzelner Referenten zur Obduktion. Wir haben das anhand einer Umfrage unter den rechtsmedizinischen Instituten statistisch für die einzelnen Regionen in Deutschland überprüft und mit dem deutschsprechenden Ausland, mit Österreich und der Schweiz, verglichen.

Tabelle 1 gibt die Zahl der in der Bundesrepublik Deutschland 1984 erfaßten Unfälle mit Personenschaden, der Getöteten und der davon Obduzierten an, letzteres sowohl in absoluten Zahlen als auch als Prozentangabe, bezogen auf die Gesamtzahl der Getöteten. Die Angaben sind für die einzelnen Bundesländer getrennt aufgeführt.

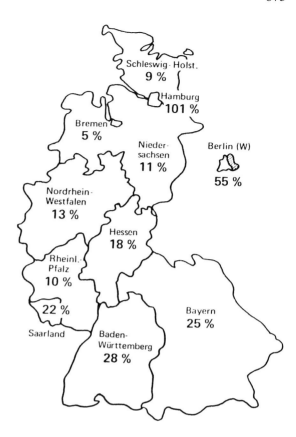

Abb. 1. Sektionsfrequenz tödlicher Verkehrsunfälle in rechtsmedizinischen Instituten (1984) der Bundesrepublik Deutschland einschl. Berlin (W)

Tabelle 2 stellt die gleichen Angaben für Österreich, die Schweiz und die Bundesrepublik Deutschland gegenüber. Abbildung 1 und 2 geben die in den Tabellen aufgeführten Zahlen nochmals im geographischen Zusammenhang wieder.

Das Datenmaterial zu den „Unfällen mit Personenschäden" und „tödlichen Verkehrsunfällen" für das Jahr 1984 basiert auf den vorläufigen Angaben des Statistischen Bundesamtes Wiesbaden (Reihe 3.3, Verkehr, Fachserie 8. Straßenverkehrsunfälle – Dezember 1984, W. Kohlhammer, Stuttgart – Mainz, 1985).

Erstaunlich ist, wie groß die Unterschiede in der Sektionsfrequenz der Verkehrsunfallopfer zwischen den einzelnen Bundesländern sind. So werden, als Extremfall herausgegriffen, in Baden-Württemberg mehr als 10mal soviele Verkehrsunfallopfer obduziert als im Bundesland Bremen. Überhaupt fällt ein starkes „Süd-Nord-Gefälle" auf mit relativ hohen Sektionsfrequenzen in Baden-Württemberg, Bayern und dem Saarland und um die Hälfte geringeren Sektionsfrequenzen in Nordrhein-Westfalen, Niedersachsen und Schleswig-Holstein. Der irreale Wert von 101% in Hamburg kommt dadurch zustande, daß in Hamburg auch Unfallopfer aus dem Umland obduziert werden, so daß ein Teil der Hamburger Sektionen für Schleswig-Holstein und Niedersachsen erbracht wird. Dies ändert aber die prozentualen Zahlen dieser Länder nicht entscheidend. Rühmlich hervorzuheben ist Berlin, daß mehr als die Hälfte seiner Unfalltoten autoptisch untersuchen läßt.

Zusätzlicher Erwähnung bedarf die Tatsache, daß die hier erfaßten forensischen Sektionen nur zu einem Teil in gerichtlichem Auftrag erfolgten. Je nach rechtsmedizinischem

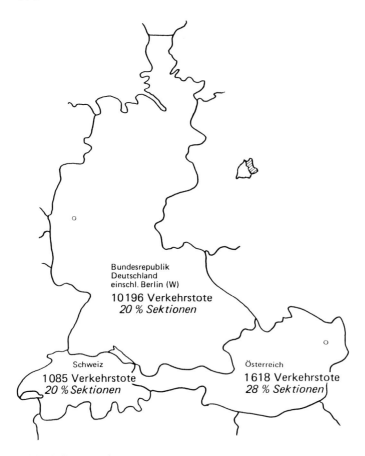

Abb. 2. Sektionsfrequenz tödlicher Verkehrsunfälle in rechtsmedizinischen Instituten (1984)

Institut ist die Anzahl sonstiger Sektionen, wie Verwaltungs-, freie und Versicherungssektionen, unterschiedlich stark an der Gesamtfrequenz beteiligt. Würden z. B. die aus wissenschaftlichem Interesse durchgeführten Sektionen ausgeklammert, so würde sich der Anteil der Leichenöffnungen an den tödlichen Verkehrsunfällen in Niedersachsen auf 3,4%, in Hessen auf 13,9%, in Rheinland-Pfalz auf 7,1% und in Schleswig-Holstein auf 5,9% erniedrigen.

Interessant ist auch der Vergleich mit der Schweiz und Österreich. Während die Schweiz und die Bundesrepublik annähernd gleiche Sektionsfrequenzen aufweisen, wird in Österreich fast um ein Drittel mehr obduziert. Sehr wahrscheinlich beruht dieser Unterschied auf der geschichtlichen Tradition, die die gerichtliche Leichenöffnung in Österreich hat, seit diese durch die Gesetzgebung von Kaiserin Maria Theresia großzügig geregelt und gehandhabt wurde. Dies hatte auf der einen Seite zur Folge, daß die Österreichische Pathologie und Rechtsmedizin im letzten Jahrhundert eine führende Stellung im deutschsprachigen Raum einnahm. Für den forensischen Bereich hatte es auf der anderen Seite zur Folge, daß die Juristen, die von der Ausweitung ihrer Erkenntnismöglichkeiten durch den Obduktionsbefund überzeugt wurden, die rechtsmedizinische Untersuchung häufiger anordneten.

Wir können für unseren Einzugsbereich im südlichen Bayern gleiche Tendenzen feststellen. Hat man erst einmal Staatsanwaltschaft, Polizei und letztbehandelnden Arzt von den positiven Aspekten für die Erkenntnismöglichkeiten in den jeweiligen Fachbereichen überzeugt, so wird die forensische Sektion zunehmend häufiger angeregt und auch angeordnet. Wichtig erscheint uns, daß dabei der letztbehandelnde Arzt durchaus dazu beitragen kann, eine solche Untersuchung zu initiieren. Wenn er häufiger den Mut fände, im Leichenschauschein zu attestieren, daß ohne Obduktionsbefund keine exakten Angaben über Todesart und -ursache gemacht werden können, dann wäre die Ermittlungsbehörde häufiger in Zugzwang gebracht. Man kann deshalb aus Sicht der Rechtsmedizin an den Kliniker nur appellieren, sich insofern der Verantwortung beim Ziehen von Schlußfolgerungen, die zwar medizinisch begründet, aber auch forensisch wirksam sein können, stets bewußt zu sein.

Literatur

Strassmann F (1912) Die tödlichen Verletzungen durch Automobile. Vjschr Ger Med [Suppl. 2] 43:76–91

Zur Bedeutung der gerichtlichen Leichenöffnung beim Unfalltod des älteren Menschen

H. Bratzke[1], H. G. Breyer[2], und R. Raschke[2]

[1] Institut für Rechtsmedizin der Universität München (Direktor: Prof. Dr. W. Spann), Frauenlobstraße 7a, D-8000 München 2
[2] Klinikum Steglitz der Freien Universität Berlin, Abt. für Unfall- und Wiederherstellungschirurgie (Direktor: Prof. Dr. R. Rahmanzadeh), Hindenburgdamm 30, D-1000 Berlin 41

Unfälle älterer Menschen werden an Bedeutung zunehmen, wenn die Prognose von Grossjohann u. Rückert (1984) zutrifft, wonach im Jahr 2000 der Anteil der über 60jährigen auf ca. 25% der Gesamtbevölkerung ansteigen wird, bezogen auf die Bundesrepublik Deutschland also ca. 15,1 Millionen Einwohner.

Scheint es zunächst nur ein Problem der klinischen Versorgung zu sein, so ergeben sich insbesondere nach „leichten" Unfällen forensische Fragestellungen, wenn es bei den therapeutischen Maßnahmen, etwa bei der Operation oder im weiteren klinischen Verlauf zu einem tödlichen Ausgang kommt und die Fragen des Kausalzusammenhangs, bzw. die Bedeutung vorbestehender Krankheiten im strafrechtlichen Verfahren zu klären sind.

Welcher Stellenwert diesen Vorerkrankungen für den klinischen Verlauf zukommt, wurde an einem ausgewählten Patientengut der Abteilung für Unfall- und Wiederherstellungschirurgie des Klinikums Steglitz in einer retrospektiven Analyse untersucht (Jager 1985). Es handelte sich insgesamt um 193 Patienten, die im Zeitraum von Okt. 1977 bis Sept. 1978 wegen einer hüftgelenknahen Fraktur operativ versorgt wurden.

Tabelle 1. Unfallorte

In der Wohnung	143
davon auf einer Treppe	(3)
In der Öffentlichkeit (Straße, Verkehrsmittel u. ä.)	32
davon auf einer Treppe	(3)
davon als Opfer eines Verkehrsunfalls	(7)
In einer Klinik, Pflegeheim u. ä.	10
Pathologische Frakturen	8

Tabelle 2. Häufigkeit der Vorerkrankungen (überwiegend Mehrfachangaben)

Erkrankungen des Herz-Kreislauf-Systems	136 (70,5%)
Erkrankungen des Stütz- und Bewegungsapparates	123 (63,7%)
Gefäßerkrankungen	93 (48,2%)
Stoffwechselerkrankungen	82 (42,5%)
Neurologisch-psychiatrische Erkrankungen	41 (21,2%)
Pulmonale Erkrankungen	33 (17,1%)
Erkrankungen der Augen und Ohren	24 (12,4%)
Maligne Erkrankungen	22 (11,4%)
Urologische oder gynäkologische Erkrankungen	16 (8,3%)
Erkrankungen des Magen-Darm-Traktes	11 (5,7%)

Ursächlich für die Verletzungen waren überwiegend häusliche Stürze, in 7 Fällen ein Verkehrsunfall und in 10 Fällen Stürze in einem Heim, Klinik und ähnlichem. In 8 Fällen handelte es sich um pathologische Frakturen, bzw. um eine Femurkopfnekrose (Tabelle 1).

Zu zwei Dritteln waren Frauen betroffen, das Durchschnittslater lag bei 82,4 Jahren.

Über Art und Häufigkeit der Vorerkrankungen gaben überwiegend die klinischen Befunde Auskunft, da von den Patienten und ihren Angehörigen selbst nur selten detaillierte Angaben zur Krankheitsvorgeschichte zu erhalten waren (Tabelle 2).

Erkrankungen des Herzkreislaufsystems standen mit 70% an der Spitze, gefolgt von Erkrankungen des Stütz- und Bewegungsapparates (64%) sowie Gefäß- und Stoffwechselerkrankungen (48 bzw. 42%). Maligne Erkrankungen wurden in etwa jedem 10. Fall festegestellt.

Das Symptom „Schwindel" konnte keiner dieser Begleiterkrankungen eindeutig zugeordnet werden, wurde jedoch häufig von den Patienten als unfallauslösende Ursache angegeben.

Während der stationären Behandlung traten eine Reihe von Komplikationen auf, insbesondere Myokardinfarkte, apoplektische Insulte, Magenblutungen und hochgradige Anämien, die jedoch zunächst therapeutisch behoben werden konnten (Tabelle 3).

Die Letalität betrug im Akutkrankenhaus 17,6% (34 Patienten) (Tabelle 4). Vier Jahre später war etwa die Hälfte dieser Patienten verstorben wobei die Todesursachen eng mit den Vorerkrankungen korrelierten. Bei den Todesfällen im Akutkrankenhaus lag das Durchschnittsalter bei 85 Jahren, es lagen jeweils erhebliche Begleiterkrankungen vor, die postoperativ nicht mehr kompensiert werden konnten.

In 9 dieser Fälle erfolgte ein Todesermittlungsverfahren, nachdem wegen „Nicht natürlichen Todes" bzw. „Ungeklärter Todesursache" die Kriminalpolizei benachrichtigt worden

Tabelle 3. Komplikationen bei entsprechender Vorschädigung

Myokardinfarkt	3
Stenokardien	2
Schrittmacherimplantation wegen Adam-Stokes-Anfällen	2
Apoplektischer Insult	6
Verwirrtheit	6
Prädelir	3
Halluzinationen	1
Magenblutungen (in drei Fällen Notoperation)	7
Anämie (Hb unter 9 g/%)	6
Entgleisung des Diabetes mellitus	3
Ateminsuffizienz	2
Niereninsuffizienz	2
Ulcus cruris	2
Gichtanfälle	1
Koliken bei Cholecystopathie	1
Metastasenbedingte Gerinnungsstörung	1
Operation wegen eines fußballgroßen Ovarialkystoms	1

Tabelle 4. Todesursachen im Akutkrankenhaus

Herz-Kreislauf-Versagen (davon dreimal intraoperativ)	14
Pneumonie	7
Malignom mit Metastasierung	4
Lungenembolie	3
Nierenversagen	2
Sepsis	2
Zunehmender Kräfteverfall	2
	34

Tabelle 5. Im Akutkrankenhaus verstorben (n = 34; Operierte n = 193)

Polizeiliche Beschlagnahme		9
zur pathologischen Sektion freigegeben	1	
Sektion durch Polizei untersagt	1	
Keine polizeilichen Ermittlungen		23
im Aktutkrankenhaus seziert	11	
nicht seziert	12	
Sektion von Angehörigen untersagt	4	
unbekannt		2

war. Eine gerichtliche Leichenöffnung ist allerdings in keinem dieser Fälle erfolgt (Tabelle 5).

Die überwiegende Zahl wurde als „Natürlicher Tod" deklariert, und es soll daher an dieser Stelle, ohne auf Einzelheiten näher einzugehen, etwas zu den Schwierigkeiten gesagt werden, die aus den unterschiedlichen Denkweisen zwischen Juristen und Medizinern resultieren.

Dem Arzt erscheint es als verständlich und damit als „natürlich", wenn ein mit vielen Vorerkrankungen behafteter Mensch den Belastungen eines operativen Eingriffs nicht mehr gewachsen ist und es zur Kreislaufdekompensation kommt. Daß dem Trauma ein entscheidender Einfluß bei dem Geschehensablauf zukommt, wird dabei in der Regel nicht bedacht.

Der Jurist dagegen geht im Strafrecht von der „Äquivalenztheorie" aus, d. h., daß *jede* Bedingung ursächlich ist, die nicht hinweggedacht werden kann, ohne daß nicht auch der Erfolg entfiele.

Vereinfacht gesagt, ist der zusätzliche Tropfen in ein schon bis zum Rande gefülltes Wasserglas ursächlich für dessen Überlaufen, auch wenn es in nächster Zeit ohnehin aus anderer Ursache zu diesem Ereignis gekommen wäre.

Bezogen auf die Sturzverletzungen spielt es somit auch keine Rolle, ob der Unfall nun aus innerer oder äußerer Ursache erfolgte.

Anders würden die Verhältnisse nur dann liegen, wenn zweifelsfrei eine unfallfremde Ursache, etwa ein metastasierendes Carcinom, zum Tode führt, die Fraktur aus krankhafter Ursache erfolgte („Spontanfraktur") oder z. B. ein apoplektischer Insult Ursache des Sturzes war und als alleinige Todesursache anzusehen ist.

Besondere Schwierigkeiten gibt es immer dann, wenn zu entscheiden ist, ob der tödliche Ausgang auf die inneren Erkrankungen oder die äußere Einwirkung zurückzuführen ist, also „konkurrierende Todesursachen" vorliegen.

Diese Konstellationen ergeben sich besonders häufig bei postoperativen Hirn- und Herzinfarkten sowie bei Magenblutungen; Komplikationen also, die im untersuchten Krankengut relativ häufig (16 Fälle) vorkamen (Tabelle 3).

Ist der Zusammenhang zwischen einer Magenblutung aus einem „Streßulcus" und der äußeren Einwirkung meist noch nachvollziehbar, so wird bei den Herz- und Hirninfarkten zumeist an eine allein krankheitsbedingte Genese gedacht. Es wird nicht berücksichtigt, daß die mit den Unfallverletzungen bedingte zusätzliche Belastung – der Blutverlust bei einem Schenkelhalsbruch kann z. B. bis zu 1 Liter betragen – von dem vorgeschädigten Herzen nicht mehr kompensiert werden kann und es daher zur Ischämie, d. h. klinisch zum „Herzinfarkt" kommt.

Andere Möglichkeiten, die eine Unterbrechung der Kausalkette bedeuten würden, wie etwa ein Atheromaufbruch, wären aber nur aufgrund morphologischer Untersuchungen zu klären.

Welche Ergebnisse eine auf diese Fragestellung spezialisierte Untersuchung bringen kann, soll anhand von zwei Beispielen mit „Hirninfarkten" aus dem forensischen Sektionsgut demonstriert werden:

Fall 1: Bei der gerichtlichen Leichenöffnung eines 78 Jahre alten Rentners, der 7 Tage nach einem Verkehrsunfall, bei dem er Rippenbrüche und eine Tibiafraktur erlitten hatte und der klinischen Diagnose „Alkoholentzugsdelir" verstorben war, zeigte sich eine ausgedehnte hämorrhagische Infarzierung der linken Hirnhälfte, die auf einen Verschluß der gleichseitigen Arteria cerebri posterior zurückzuführen war. Da sich im Arcus aortae, gegenüber dem Abgang der Kopfschlagadern, ein frisches arteriosklerotisches Geschwür mit Gerinnselauflagerungen nachweisen ließ, war nicht auszuschließen, daß es von hier aus zur Embolie und damit zur Hirninfarzierung gekommen war. Trotz des zweifellos vorhandenen Brustkorbtraumas war für die strafrechtliche Beurteilung somit der Kausalzusammenhang nicht mit der erforderlichen Sicherheit zu beweisen.

Bei einem ganz ähnlichen Krankheitsbild ergab sich dagegen aufgrund der forensischen Nachuntersuchungen eine andere Bewertung:

Fall 2: Eine 90 Jahre alte Fußgängerin war 3 Tage, nachdem sie von einem PKW erfaßt worden war, im Krankenhaus verstorben, wobei computertomographisch ein „Hirninfarkt" diagnostiziert und die Vermutung geäußert wurde, daß dieser Ursache des Sturzes vor den PKW war.

Die autoptisch festgestellte ausgedehnte rechtsseitige hämorrhagische Infarzierung war auf einen Verschluß der rechten Arteria cerebri media durch einen Embolus zurückzuführen, der aus Muskelfasern (mit noch deutlich erkennbarer Querstreifung) und Fettgewebe bestand. Der Embolus stammte zweifellos aus dem Frakturbereich an der linken Hüftseite (Anstoßstelle) und war offenkundig über ein schlitzförmig offenes Foramen ovale in den Hirnkreislauf gelangt („paradoxe Embolie").

An einem Kausalzusammenhang bestand somit kein begründeter Zweifel mehr.

Diskussion

Der ältere Mensch ist in der Regel durch vorbestehende krankhafte Organveränderungen in seiner Belastungsfähigkeit eingeschränkt, so daß zusätzliche Verletzungen und dadurch bedingte Operationen, oder auch nur eine längerdauernde Bettlägerigkeit nicht mehr kompensiert werden können, so daß es schließlich zum tödlichen Herz-Kreislaufversagen kommt.

Bei der Analyse von 193 Krankheitsverläufen von älteren Patienten (Durchschnittsalter 82,4 Jahre), die nach hüftgelenksnahen Frakturen operativ versorgt worden waren, waren nahezu regelmäßig schwerwiegende präexistente krankhafte Organveränderungen, insbesondere am Herz-Kreislaufsystem nachzuweisen, wobei häufig eine Multimorbidität vorlag (Tabelle 2). Entsprechend zeigte sich bei der katamnestischen Untersuchung eine außerordentlich hohe Letalität, nach 4jährigem Untersuchungszeitraum waren über 50% der Patienten verstorben (Jager 1985).

Aus klinischer Sicht stellt sich der zur Fraktur führende Ablauf häufig so dar, daß der Sturz bereits durch eine krankheitsbedingte Bewußtseinsstörung ausgelöst wurde und letztlich der tödliche Ausgang auch mehr auf die krankhaften Organveränderungen zurückzuführen war.

Daß diese Vorstellungen durchaus der Realität entsprechen, wird durch die Untersuchungen von Prudham und Evans (1981) belegt, wonach alte Menschen vor ihrem Sturz häufiger den Hausarzt aufsuchten und anamnestisch Schlaganfälle, Herzerkrankungen, Schwindel, Doppelsehen, Ohnmachtsanfälle und kurzzeitige Bewußtlosigkeiten angaben. Auch Wild (1981) sieht in diesen Stürzen häufig nur den Ausdruck eines allgemeinen Krankheitszustandes.

Bei seiner Untersuchung von 125 häuslichen Stürzen, die nur 9mal zu einer stationären Krankenhausaufnahme führten, zeigte sich eine Letalität innerhalb der nächsten zwei Monate von knapp 10% (11 Fälle) und von 25% innerhalb des nächsten Jahres. In einer Kontrollgruppe waren es dagegen nur 6,4%.

Für den Arzt liegt es daher nahe, den Tod des Patienten in erster Linie auf die krankhaften Organveränderungen zu beziehen und der zusätzlichen Belastung durch die Verletzungen und der dadurch bedingten Operationen nur eine untergeordnete Bedeutung beizumessen.

Diese vom naturwissenschaftlichen Standpunkt aus verständliche Auffassung stimmt aber in der Regel mit der rechtlichen Beurteilung des Kausalzusammenhangs nicht überein, wobei es keinen Zweifel daran geben kann, daß diese rechtlichen Normen auch für den Arzt bindend sind.

Insbesondere im Strafrecht gilt die „Äquivalenztheorie", d. h., daß jede auch noch so unbedeutende Bedingung ursächlich sein kann, wenn ohne ihr Hinzutreten der Verlauf so nicht hätte stattfinden können. Andere Möglichkeiten, wie etwa die „Untersuchung der Kausalkette" oder „konkurrierende Todesursachen" sind zwar in Erwägung zu ziehen, bedürfen aber fast regelmäßig der autoptischen Klärung (Disse u. Geissler 1984).

Mit den Beispielen aus der forensischen Praxis anhand von zwei posttraumatischen Hirninfarkten wird aufgezeigt, daß eine isolierte Betrachtung einzelner Befunde zu falschen Schlußfolgerungen führen kann und je nach morphologischem Befund eine unterschiedliche Interpretation möglich ist (Bratzke 1985a, b).

Führt man sich die rechtlichen Anforderungen an den Arzt vor Augen, wonach im Grunde genommen nahezu jeder Todesfall nach einer Sturzverletzung als „Nicht natürlicher Tod", zumindest aber als „Todesursache ungeklärt" zu betrachten ist, dann stellt sich die berechtigte Frage, wie der Ablauf pragmatisch zu handhaben ist. Schon jetzt stößt der Arzt bei korrekter Ausführung der gesetzlichen Bestimmungen auf Unverständnis, wenn er z. B. getreu dem Berliner Bestattungsgesetz (§ 6 Abs. 2) „sofort", d. h. auch mitten in der Nacht, den Tod eines monatelang bettlägerigen Patienten nach häuslichem Sturz der Kriminalpolizei mitteilt. Diese Probleme lassen sich aber in Kooperation mit den Rechtsmedizinern und Staatsanwaltschaften durchaus regeln und laufen überwiegend störungsfrei ab.

Der Arzt sollte sich aber nicht nur wegen eines möglichen „Bußgeldverfahrens" an die gesetzlichen Bestimmungen halten, sondern auch bedenken, daß die Durchsetzung berechtigter Haftungsansprüche der Hinterbliebenen durch die Angabe „Tod aus natürlicher Ursache" schon im Vorfeld behindert werden kann. Es fördert sicherlich auch die Bereitschaft, in eine Obduktion einzuwilligen, wenn die zu erwartenden Schwierigkeiten bei mangelnder Befundgrundlage deutlich vor Augen geführt werden.

Literatur

Bratzke H (1985a) Zur Kausalität beim Unfalltod des älteren Menschen. Beitr Ger Med 43: 135

Bratzke H (1985b) Hirnembolie nach Verkehrsunfall. Festschrift für Horst Leithoff (Walther G, Haffner HT, [Hrsg]). Kriminalistik-Verlag, Heidelberg

Disse M, Geissler D (1984) Zur Problematik des Kausalzusammenhanges bei Tod nach Schenkelhalsfraktur Krim Forens Wissensch 55/56:181

Grossjohann K, Rückert W (1984) Zunehmende Lebenserwartung — Auswirkung auf die Altersversorgung? Z Gerontol 17:311

Jager J (1985) Klinische Ergebnisse intermediärer Endoprothesen zum alloarthroplastischen Gelenkersatz bei Frakturen des proximalen Femurendes. Ing Diss Freie Universität Berlin

Prudham D, Evans JG (1981) Factors associated with falls in the elderly: A community study. Age Ageing 10:141

Wild D, Nayak USL, Isaacs B (1981) Description, classification and prevention of falls in old people at home. Rheumatol. Rehabilitation 20:153

Wild D, Nayak USL, Isaacs B (1981) Prognosis of falls in old people at home. J Epidemiol Comm Health 35:200

Sektionsbefunde als Grundlage verletzungsmechanischer Forschung und Begutachtung

G. Beier, W. Spann

Institut für Rechtsmedizin der Universität München (Direktor: Prof. Dr. W. Spann), Fruenlobstraße 7a, D-8000 München 2

Es steht heute wohl außer Frage, daß eine sorgfältige Erhebung der Verletzungsbefunde mit exakter Festellung der Lokalisation und der Ausprägung unabdingbare Voraussetzung zur Rekonstruktion des Tat- und Unfallherganges nach Gewalteinwirkungen ist. Dazu reichen häufig die klinischen Befunde nicht aus. Bei tödlichem Ausgang kann letztlich nur die rechtsmedizinische Sektion die Vollständigkeit unter dem Gesichtspunkt bieten, daß in der Regel nur Verletzungsbilder, nicht Einzelverletzungen eine Rekonstruktion des Bewegungs- bzw. des Geschehensablaufes mit hinreichender Sicherheit zulassen.

Neben der Aufklärung von Tat- und Unfallhergängen ist auch die *biomechanische Forschung* auf die eingehende Untersuchung von Unfallverletzungen angewiesen: zum einen zur Ermittlung von Bewegungsabläufen, Verletzungsursachen und Toleranzgrenzen als Grundlage für die Praxis der Begutachtung ebenso, wie für die Entwicklung von Maßnahmen zur Minderung des Verletzungsrisikos, zum anderen zur Verifizierung der Wirksamkeit solcher Maßnahmen [7].

Bei beiden Aufgaben geht es nicht nur um die Epidemiologie der Unfallverletzungen, sondern um die Aufklärung des gesetzmäßigen Zusammenhanges zwischen einer spezifischen Gewalteinwirkung und den daraus resultierenden Verletzungen.

Das heißt im einzelnen:

   Analyse des Verletzungsmechanismus,
   Bestimmung der mechanischen Belastung nach Art und Größe,
   Kenntnis der biologischen Toleranzgrenzen.

Zwangsläufig sind daher für die biomechanische Forschung nur solche Unfälle geeignet, bei denen der Unfallablauf, d. h. die technische Seite, hinreichend bekannt ist. Eine Beschränkung auf die Sektion von Fällen, bei denen der Ablauf weitgehend unklar ist, wäre der biomechanischen Forschung – die ja gerade die Grundlagen für die Aufklärung zweifelhafter Fälle liefern soll – wenig hilfreich.

Die Bedeutung des Verletzungs*musters,* d. h. der Gesamtheit der Verletzungen, und dessen Zusammenhang mit dem Bewegungsablauf wird an den Verletzungen von *Fußgängern* in Bezug zur Anstoßgeometrie deutlich [3]:

In Abb. 1 ist die Häufigkeit bestimmter Fußgängerverletzungen als Balkendiagramm für verschiedene Anstoßkonfigurationen dargestellt. In Gruppe II wie in Gruppe III wird der Fußgänger von einem Pkw mit pontonförmiger Fahrzeugfront erfaßt. In Gruppe II handelt es sich durchweg um kleinere Personen, so daß der Hauptanstoß im Bereich des Beckens, also nahe dem Schwerpunkt des Fußgängers erfolgt. Aus den Gesetzen der Bewegungsmechanik folgt eine Rotation des Oberkörpers um die Vorderkante der Motorhaube mit Aufschlag auf der Motorhaube. Die bei entsprechenden Unfällen erhobenen Verletzungen betreffen erwartungsgemäß den gesamten Thoraxbereich. Bei größeren Personen, die von

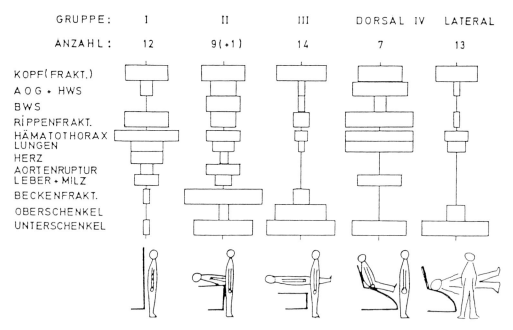

Abb. 1. Häufigkeitsverteilung (bezogen auf die untersuchten Fälle jeder Gruppe) folgender Verletzungen: Schädelbrüche, Luxation des Atlanto-Occipital-Gelenkes/Bruch der HWS, Bruch der BWS, Rippenfrakturen, Hämatothorax, Lungenkontusion/-ruptur, Herzkontusion/-ruptur, Aortenruptur, Leber- und/oder Milzruptur, Beckenfraktur, Ober- bzw. Unterschenkelfraktur

gleichgestalteten Fahrzeugen etwa im mittleren Drittel des Oberschenkels getroffen werden (Gruppe III), wird dagegen eine Rotation des Körpers um die Querachse in nahezu gestreckter Haltung bewirkt. Damit wird der Rumpf des Fußgängers weitgehend verschont. Die Verletzungen konzentrieren sich auf Kopf und untere Extremitäten. Ein ähnliche Situation findet sich bei Fußgängern, die von keilförmigen Fahrzeugen seitlich getroffen werden (Gruppe IV, lateraler Anstoß), im Gegensatz zu Fußgängern die von Fahrzeugen dieser Art von hinten getroffen werden (Gruppe IV, dorsaler Anstoß), im Hüftgelenk abknicken und mit dem Thorax gegen die Windschutzscheibe bzw. deren Rahmen schlagen.

Freilich verfügt die biomechanische Forschung über eine Reihe *anderer Verfahren*, wie die Untersuchung der Festigkeit anatomischer Präparate, die computergestützte Simulation von Bewegungsablauf und Belastungen, Versuche mit Dummys oder auch mit Leichen. Alle diese Methoden bedürfen jedoch letztlich der Verifizierung durch die Untersuchung tatsächlicher Unfälle, wenn die Ergebnisse als gesichert angesehen werden sollen.

Als Beispiel sei die *Aortenruptur* bei Fußgängern genannt, die sich bei Pkw-Unfällen nur in der Gruppe II (Abb. 1) findet. Hier unterliegt der Oberkörper, wie erwähnt, einer hohen Rotation und muß beim Aufschlag auf der Motorhaube in horizontaler Lage die Kollisionsgeschwindigkeit des Fahrzeugs erreicht haben. Das führt zu einer hohen Beschleunigung in der Körperlängsachse, sodaß die Thoraxorgane eine Relativbewegung cranialwärts anstreben. Über das Ausmaß dieser Bewegungen bei Experimenten mit Hunden hat Hanson [12] berichtet. Mit einem geeigneten mathematischen Modell lassen sich die auftretenden Zugkräfte an der Aorta unter der Last des Herzens abschätzen [4]:

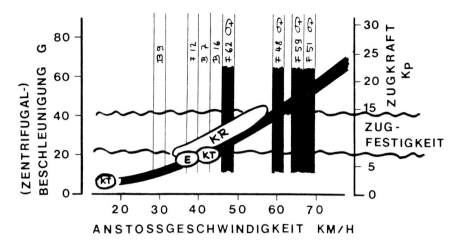

Abb. 2. Zugbelastung der Aorta beim Fußgängerunfall mit schwerpunktnahem Anstoß, Zugfestigkeit nach [16, 18, 22, 23], gemessene Beschleunigungen (*E*), (*KT*), (*KR*) nach [10, 14, 15], untersuchte Fußgängerunfälle mit/ohne Aortenruptur

In Abb. 2 ist die Zugkraft an der Aorta als Funktion der Anstoßgeschwindigkeit aufgetragen dazu sind von Kondo und Taneda [14], Elsholz [10], und Kühnel und Rau [15] mit Testpuppen in entsprechenden Versuchen gemessene mittlere Beschleunigungen im Thorax. Sie korrelieren weitgehend mit den berechneten Werten. Eingetragen ist ferner die an Aortenstreifen von Zehnder [23], Rollhäuser [18], Yamada [22] und Mattern [16] bestimmte Zugfestigkeit, sowie die von uns untersuchten Unfälle mit der hier behandelten Anstoßgeometrie. Die Abb. 2 zeigt, daß Aortenabrisse ab etwa 50 km/h auftreten: hier erreicht die berechnete Zugbelastung die experimentell bestimmte Reißfestigkeit der Aorta. Der Aortenabriß beim Fußgänger-Pkw-Unfall kann also als Accelerationstrauma gedeutet werden. Für die Praxis der Begutachtung resultiert daraus, daß beim primären Anstoß im Bereich des Beckens unter 50 km/h keine, darüber mit hoher Regelmäßigkeit Aortenrupturen zu erwarten sind.

Damit wird bestätigt, daß die Aortenruptur an typischer Stelle durch Überstreckung hervorgerufen wird und daß dafür, solange es sich um ein reines Accelerationstrauma handelt, cranial gerichtete Beschleunigungen von 20–40 G (G = Fallbeschleunigung) erforderlich sind.

Aus dieser Erkenntnis folgt nun weiter, daß bei angegurteten *Pkw-Insassen* in Frontalkollisionen Aortenrupturen nicht zu erwarten sind. Zum einen liegen infolge entsprechend konzipierter Knautschzonen die mittleren Beschleunigungen unterhalb des 40 G-Niveaus, zum anderen werden die Insassen in hinreichend aufrechter Position gehalten, so daß im Thorax Beschleunigungen in Längsrichtung in kritischer Größe nicht auftreten (so auch Tarriere et al. [21]) nach l. c. [11]. Tatsächlich haben wir weder in unserer 1978 durchgeführten Studie über Unfälle mit angegurteten Pkw-Insassen [5] noch in unserem Sektionsgut Aortenrupturen bei angegurteten Pkw-Insassen nach Frontalkollisionen beobachtet.

In der damaligen Gurtstudie [5] konnte zunächst allein durch „Abzählen" und Einbindung in die amtliche Unfallstatistik eine Aussage zur Wirksamkeit des Sicherheitsgurtes getroffen werden: Bezogen auf die Unfallsituation in der Bundesrepublik wird durch den

Tabelle 1. Häufigkeit von Verletzungen des Kopfes

	ohne Helm	mit Helm	Minderung
Frakturen			
Basis	28%	0,6%	98%
Gesicht	29%	0,7%	97%
Dach	31%	0,4%	99%
Hirn-Trauma			
schwer	35%	1,0%	97%
leicht	18%	2,8%	94%

Sicherheitsgurt das Risiko, schwer verletzt zu werden, durchschnittlich um 89% reduziert; das Risiko, getötet zu werden, um mindestens 74%. Ausgehend von den Zahlen von 1980, ist daraus für eine 100%ige Gurtbenutzung eine Minderung der getöteten Pkw-Insassen von 6500 pro Jahr um etwa 2700, für die Zahl der Schwerverletzten ein Reduktionspotential von 48000 zu erwarten [6]. Die Entwicklung der Unfallstatistik seit dem Anstieg der Anlegequoten infolge der Bußgeldbewehrung scheint, zumindest was die Zahl der Toten betrifft, diese Prognosen weitgehend zu bestätigen.

Der Effekt aber, daß der Gurt nicht nur die Zahl der Verletzten und Getöteten insgesamt, sondern auch die Verletzungsschwere reduziert, konnte nur durch die Erhebung der Verletzungen im einzelnen und die Bewertung jedes Falles unter Berücksichtigung von Unfallart und Unfallschwere untersucht werden. Es ergab sich, daß bei mindestens 96% auch der verletzten Gurtträger das Rückhaltesystem zu einer Minderung der Folgen durch Reduzierung der Zahl und/oder Schwere der Verletzungen beigetragen hat [5].

Dabei ließ sich auch die Bedeutung des sog. Gurttraumas, d. h. des stumpfen Bauchtraumas als Gurtverletzung relativieren: bei 42 von insg. 240 schwerverletzten und getöteten Gurtträgern wurden geschlossene Bauchtraumen diagnostiziert. Ernste und lebensdrohliche abdominelle Verletzungen fanden sich bei 25 Personen, also bei rund 10% des Gesamtkollektivs. Bereinigt man diese von jenen Fällen, wo eindringende Karosserieteile ursächlich für die Verletzungen waren – meist in Verbindung mit Beckenfrakturen – so liegt der Anteil bei etwa 5%. Diese stammen aus schwersten Unfällen, wobei in der Regel das Bauchtrauma nicht die einzige schwere bzw. lebensbedrohliche Verletzung war [8]. Untersuchungen zur Biomechanik des Gurttraumas und den daraus resultierenden Bestrebungen zur Verbesserung der Gurtsysteme und Sitze [1, 13, 17, 19, 20 u. a.] haben zudem eine laufend fallende Tendenz gebracht [8]. Diese Maßnahmen bezogen sich im wesentlichen auf Konstruktionsänderungen an Sitzen und am Gurtsystem zur Vermeidung des sog. „submarining". Hinter den Toleranzgrenzen der inneren Organe selbst steht bislang noch ein Fragezeichen [2, 11]. Dies wird dringend einer Klärung bedürfen, da der Optimierung der Gurtgeometrie auf den Rücksitzen offenbar erhebliche technische Probleme entgegen stehen.

Während der angegurtete Pkw-Insasse sich die Knautschozone des gesamten Vorderwagens als Stoßdämpfer zu nutze machen kann, muß sich der behelmte *Motorradfahrer* mit etwa 1/30 davon zufrieden geben, da die Kapazität des Schutzhelmes schon aus geometrischen Gründen eingeschränkt ist. Umso mehr bedarf es einer optimalen Nutzung der verfügbaren drei Zentimeter Schutz- und Knautschzone. In unserer Feldstudie über die

Wirksamkeit von Schutzhelmen [9] konnten wir durch Erhebung der Verletzungsbefunde auch die Frequenzen spezifizierter Kopfverletzungen ermitteln (Tabelle 1). Demnach liegt bei Motorradfahrern die Minderung für Frakturen wie für Hirntraumen bei 94 bis 99%. Die Euphorie wird gedämpft durch die Tatsache, daß nur 25% der verletzten und getöteten Helmträger mit einem Hindernis kollidierten; 75% erlitten ihre Verletzungen beim Aufprall auf der Fahrbahn oder im Gelände. Die hohe Schutzwirkung des Helmes wurde im wesentlichen hier erzielt. Die Biomechanik des *schweren* Schädelhirntraumas bei helmgeschütztem Kopf liegt noch weitgehend im Dunkeln, ebenso wie die Toleranzgrenzen des menschlichen Gehirns, die bislang allenfalls als Schätzwerte anzusehen sind. Bis zum Helm, der die Grenzen, die uns Technik und Natur ziehen, voll ausschöpft bedarf es zweifelsohne noch intensiver Forschung, nicht zuletzt durch Auswertung und Analyse eingehender Befunderhebungen.

Literatur

1. Appel W, Adomeit D, Kühnel A, Bratzke H (1975) Verletzungen durch einen 3-Punkt-Automatik-Gurt. Monatsschr Unfallheilkunde 78:460–468
2. Appel H, Faerber E, Heger A (1975) Biomechanische Belastungswerte. Forschungsbericht Nr. 194, Institut für Landesverkehrsmittel, TU Berlin
3. Beier G, Pfriem D (1974) Durch die Anstoßgeometrie bedingte Besonderheiten im Verletzungsbild tödlich verunglückter Fußgänger. Beitr Gerichtl Med 32:73–77
4. Beier G, Spann W (1975) Zur Aortenruptur beim Fußgängerunfall. In: Hefte Unfallheilkd, Heft 121. Springer, Berlin Heidelberg New York, S 231–234
5. Beier G, Schuller E, Schwarz H, Spann W (1980) Unfälle mit schwerverletzten und getöteten Gurtträgern. In: Forschungsberichte der Bundesanstalt für Straßenwesen Bereich Unfallforschung 34:5–69
6. Beier G (1982) Untersuchungen zur Beurteilung rechtsmedizinischer Fragestellungen zum Sicherheitsgurt. Hab. Schrift, Universität München.
7. Beier G (1983) Zur Wirksamkeit von Schutzkleidung für motorisierte Zweiradfahrer. Unfall- und Sicherheitsforsch Straßenverkehr 41:35–39
8. Beier G (1985) Verletzungen und Verletzungsmuster bei Verkehrsunfällen. In: Konzert-Wenzel u. a. (Hrsg) Erstversorgung im Notarztdienst, Urban u. Schwarzenberg, München Wien Baltimore, S 178–184
9. Beier G, Schuller E, Spann W (1985) Vor- und nachteilige Wirkungen passiver Schutzeinrichtungen für motorisierte Zweiradfahrer. Forschungsberichte der Bundesanstalt für Straßenwesen, Bereich Unfallforschung 114:1–61
10. Elsholz J (1969) Fußgängerunfälle. Information 7:3–9
11. Faerber E, Gülich HA, Heger A, Rüter G (1976) Biomechanische Belastungsgrenzen. Literaturstudie über die Belastbarkeit des Menschen beim Aufprall. Unfall- und Sicherheitsforschung Straßenverkehr, Heft 3
12. Hanson PG (1966) Radiographic studies of cardiac displacement during abrupt deceleration. 10th Stapp Car Crash Conf Proc, Soc Automotive Eng, Warrendale/USA, p 227–241
13. Hontschik H, Müller E, Rüter G (1977) Necessities an Possibilities of Improving the protective Effect of Three-Point Seat Belts. 21st Stapp Car Crash Conf Proc, Soc Automotive Eng, Warrendale/USA, p 795–831
14. Kondo M, Taneda K (1971) Some Results of vehicle-pedestrian (dummy) collision tests made recebtly in JARI. JARI, Tokio Office.
15. Kühnel A, Rau H (1974) Der Zusammenstoß Fahrzeug – Fußgänger unter Berücksichtigung der Eigenbewegung des Fußgängers. Verkehrsunfall 12:25–32
16. Mattern R (1971) Beitrag zur Zugefestigkeit und Bruchdehnung der Aorta. Diss. Heidelberg

17. Niederer P (1977) Mathematische Optimierung von Sicherheitsgurten. Automobiltechn Z 79:2
18. Rollhäuser H (1954) Zur Elastizität der menschlichen Aorta. Morph Jb 93:171
19. Schmidt G, Kallieris D, Barz J, Mattern R, Schulz F, Schüler F (1979) Ermittlung der Fahrzeuginsassen. Schlußber Forsch Nr 3906 FAT, Inst Rechtsmed Heidelberg
20. Seiffert U (1977) Entwicklungsmöglichkeiten für Rückhaltesysteme. Unfall- und Sicherheitsforschung Straßenverkehr 14:73
21. Tarriere C, Fayon A, Walfisch G (1974) Human tolerances to impact and protection measures. CCMC Report 7–74 (zit. n. (2))
22. Yamada H (1970) Strength of biological Materials. (zit. n. (16))
23. Zehnder MA (1955) Zerreißfestigkeit und Elastizität der Aorta. Schweiz Med Wochenschr 85:203–208

Möglichkeiten der Unfallrekonstruktion anhand von Obduktionsbefunden

J. Barz[1], R. Mattern[2], D. Kallieris[2] und F. Schüler[2]

[1] Institut für Rechtsmedizin der Universität Düsseldorf (Direktor: Prof. Dr. W. Boute), Moorenstraße 5, D-4000 Düsseldorf
[2] Institut für Rechtsmedizin der Universität Heidelberg (Direktor: Prof. Dr. G. Schmidt), Voßstraße 2, D-6900 Heidelberg

Die forensische Erfahrung zeigt immer wieder, daß Unfälle kaum jemals allein durch Zeugenaussagen zuverlässig aufgeklärt werden können. Der Grund hierfür beruht darauf, daß die Zeitdauer der Stoßwirkung außerordentlich kurz und die dabei verursachten Bewegungsabläufe so schnell sind, daß sie vom menschlichen Auge im einzelnen nicht mehr erfaßt werden können. Die Rekonstruktion von Unfällen muß sich daher an anderen, objektivierbaren Kriterien und Spuren orientieren, die es gestatten, technische Parameter der Unfalleinwirkung und medizinische Befunde zu einer traumatomechanischen Analyse zu verknüpfen.

Die Kenntnisse über Unfallabläufe haben sich in den vergangenen Jahren erheblich verbessert. Dies wurde erreicht durch interdisziplinäre Untersuchungen zahlreicher Unfälle, z. B. durch Langwieder et al. (1979); Walz et al. (1977); Otte und Suren (1981) sowie Schüler et al. (1985) und durch Simulation bestimmter Unfalltypen unter Verwendung von anthropometrischen Puppen (Dummies) und Leichen als Testobjekte (G. Schmidt et al. 1978, 1981; Kallieris et al. 1984; Stcherbatcheff et al. 1975). Versuche mit Dummies können dabei durch beliebige Bestückung mit Meßwertaufnehmern Aufschlüsse über mechanische Belastungen in allen Körperregionen geben. Es haftet ihnen jedoch der Nachteil an, daß Verletzungen nicht simuliert werden können und daß das kinematische Verhalten durch die steifen Gelenkverbindungen nicht ohne weiteres als repräsentativ für den Bewegungsablauf eines Menschen bei einem Unfall betrachtet werden kann.

Leichenversuche zeigen dagegen einen Bewegungsablauf, der den tatsächlichen Verhältnissen eines Unfalles sehr nahe kommt. Sie geben Aufschluß über Belastbarkeitsgrenzen und zeigen darüber hinaus, daß neben der Intensität der mechanischen Einwirkung das Lebensalter ein wesentlicher prädisponierender Faktor für die Verletzungsschwere ist, worauf von Mattern et al. (1975); Schmidt (1977, 1979) sowie von Walz (1983) hingewiesen wurde. Um Fehlbeurteilungen zu vermeiden, muß sich die Begutachtung deshalb unbedingt an den individuellen Faktoren des Unfallopfers orientieren.

Bei der Rekonstruktion von Unfällen hat sich die Zusammenarbeit zwischen Arzt und Ingenieur als sehr wertvoll erwiesen, häufig ist sie sogar unbedingt erforderlich. Zur Befundung und Interpretation des Verletzungsmusters wird es dem Arzt im allgemeinen hilfreich sein, bereits zur Sektion möglichst exakte Angaben über Art und Ablauf eines Unfalles vorliegen zu haben; andererseits kann er bei Anwendung geeigneter Sektions- und Präparationstechniken durch die am Verkehrsopfer als Verletzungsbild erkennbaren Unfallauswirkungen dem technischen Sachverständigen Anhaltspunkte zur Rekonstruktion des globalen oder lokalen Einwirkmechanismus bieten.

Bei Fußgängerunfällen wird das Verletzungsmuster im wesentlichen durch die Geometrie der Fahrzeugfront, die Kollisionsgeschwindigkeit, die Körperlänge und andere konstitutionelle Merkmale des Fußgängers bestimmt. Erwachsene werden von ponton- oder keilförmigen Fahrzeugen unterhalb des Körperschwerpunktes getroffen und auf die Motorhaube geworfen. Verletzungen erfolgen durch Anprall der Stoßstange am Unterschenkel, der Motorhaubenvorderkante am Oberschenkel bzw. Becken sowie am Oberkörper bzw. Kopf durch die Motorhaube. Aus der Seitenlokalisation dieser Verletzungskombination läßt sich die Anstoßrichtung herleiten. Sturzverletzungen durch Anprall des Körpers auf die Fahrbahn in der Endphase des Unfalls sind dagegen meist weniger schwer und bestehen aus Schürfungen und Prellungen. Bei einem Anprall gegen eine Bordsteinkante, andere Fahrzeuge und bei größerer Sturzhöhe können aber auch schwere Verletzungen entstehen.

Je höher die Kollisionsgeschwindigkeit, desto größer wird die Gefahr des Kopfanpralls gegen den formsteifen Scheibenrahmen. Mindestgeschwindigkeiten, bei denen ein Kopfanprall an der unteren Begrenzung der Windschutzscheibe festgestellt wurde, haben zahlreiche Autoren angegeben. Eine Zusammenstellung der Ergebnisse zeigt Tabelle 1.

Tabelle 1. Kopfanprall gegen Windschutzscheibe und Kollisionsgeschwindigkeit

Autor	Pontonform	Keilform
Fiala (1969)	50 km/h	
Kühnel u. Rau (1974)	60 km/h	45 km/h
Stürtz et al. (1975)	50 km/h	18 km/h
Stcherbatcheff et al. (1975)	„Low-Short"-Fahrzeuge 24 km/h „Medium"-Fahrzeuge 32 km/h	
Löhle (1975)	50–60 km/h	40 km/h
Haar et al. (1976)	40 km/h	
Kramer (1977)	36 km/h	25 km/h
Brun et al. (1979)	30 km/h	
Gerstner u. Kemna (1980)		
Anprall möglich	22 km/h	25 km/h
Anprall wahrscheinlich	36 km/h	32 km/h

Bei dem derzeitigen Trend, Fahrzeuge im Frontbereich immer flacher zu bauen, ist zu befürchten, daß schon bei vergleichsweise geringen Kollisionsgeschwindigkeiten ein Kopfanprall gegen den unteren Scheibenrahmen erfolgen kann. Diese wenig fußgängerfreundliche Entwicklung sollte für Fahrzeughersteller Anlaß sein, das Verletzungsrisiko für Fußgänger durch Verminderung der Struktursteifigkeit des Scheibenrahmens zu verringern. Eine beispielhafte Lösung dieses Problems hat die Hochschularbeitsgemeinschaft mit ihrem Uni-Car (1983) aufgezeigt.

Ein anderer Unfallablauf ergibt sich bei Kollisionen mit Kindern oder zwischen Erwachsenen und Fahrzeugen mit kastenförmigem Aufbau. Hier liegt der Anstoß oberhalb oder im Körperschwerpunkt, wobei der gesamte Körper in horizontaler Richtung beschleunigt wird. Durch den großflächigen Fahrzeugkontakt kommt es zu flächenhafter Traumatisierung auf der Anstoßseite.

Hinweise auf die Kollisionsgeschwindigkeit ergeben sich aus der Verletzungsschwere getöteter Fußgänger. Dabei ist aber zu berücksichtigen, daß Alterseinflüsse, die Form der Fahrzeugfront und auch die Stoßkonstellation die Gesamtverletzungsschwere beeinflussen. Als eine typische Fußgängerverletzung gilt die Unterschenkelfraktur, die nach unseren Erfahrungen (Barz et al. 1981) bei jüngeren Personen bei einem Fahrzeuganstoß mit 20 km/h beobachtet werden kann. Bei älteren Fußgängern können Unterschenkelfrakturen nach einer Untersuchung von Walz (1983) sogar schon ab 5 km/h auftreten. Mit tödlichen Schädel-Hirn-Verletzungen muß bei Kollisionsgeschwindigkeiten von 30–40 km/h gerechnet werden. Die etwa lineare Abhängigkeit der Verletzungsschwere von der Aufprallgeschwindigkeit zeigt Abb. 1.

Auch bei Unfällen mit Fahrzeuginsassen sind Verletzungsmuster festzustellen, die für den jeweiligen Unfalltyp charakteristisch sind. Sie beruhen auf der in der Verzögerungsphase auftretenden Relativbewegung zwischen Insassen und Fahrzeug und dem nach Beendigung der Fahrzeugverzögerung nahezu mit Kollisionsgeschwindigkeit erfolgendem Aufprall im Innenraum. Ohne Sicherheitsgurt erleiden Fahrzeuglenker bei einer Frontalkollision hauptsächlich Thorax- und Abdominaltraumen durch Anprall auf das Lenkrad, während bei den Beifahrern die Schädelhirnverletzungen durch Anstoß des Schädels gegen Windschutzscheibe, Scheibenrahmen oder Armaturenbrett zahlenmäßig an der Spitze stehen. Durch Zuordnung von Verletzungen zu Aufprallspuren und Deformationen in der Fahrgastzelle sind unter Berücksichtigung der Stoßrichtung und der daraus resultierenden Insassenbewegung sowie unter Verwertung von Spuren im Fahrzeug und am Opfer wichtige Hinweise auf die Sitzposition zu erhalten.

Sicherheitsgurte halten Fahrzeuginsassen am Sitz und bewirken, auch bei tödlichen Unfällen, die sich bei Kollisionsgeschwindigkeiten außerhalb des Schutzbereiches ereignen, Verletzungen, die im wesentlichen durch die unmittelbare Gurteinwirkung am Brustkorb und Unterbauch verursacht werden. Dementsprechend kommt es zu blutunterlaufenen Abzeichnungen des Gurtbandes auf der Brust- und Bauchhaut mit Quetschungen des Unterhautfettgewebes sowie zu Rippenserienfrakturen und Brustbeinbrüchen entlang dem Gurtverlauf.

Bei Seitenkollisionen werden die Verletzungen des stoßseitigen Insassen hauptsächlich durch die Intrusion der Fahrzeugflanke verursacht. Diese führt zu flächenhaften Prellungen der seitlichen Rumpfbezirke, die häufig mit inneren Verletzungen der Thorax- und Abdominalorgane einhergehen. Außerdem werden Beckenfrakturen und Schädelhirnverletzungen sowie HWS-Verletzungen durch Anprall des Kopfes am oberen Türrahmen beobachtet. Sicherheitsgurte haben dabei praktisch keine Schutzwirkung. Sie verhindern jedoch das

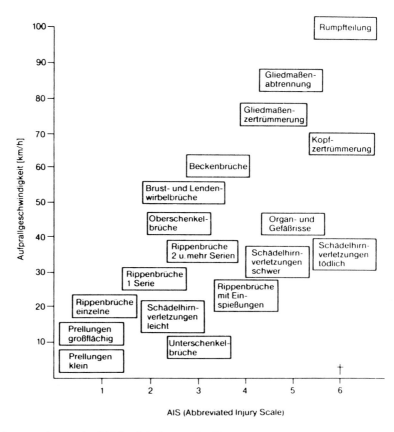

Abb. 1. Gesamtverletzungsschwere in Abhängigkeit von der Kollisionsgeschwindigkeit

Herausschleudern aus dem Fahrzeug und vermeiden den Aufprall eines auf der stoßfernen Seite sitzenden Passagiers und damit die Verursachung zusätzlicher Verletzungen der Insassen.

Das Verletzungsmuster bei Unfällen von Motorradfahrern wird primär durch den Anprall gegen Fahrzeuge oder andere Verkehrseinrichtungen (Schutzplankenpfosten, Bordsteine, Verkehrsschilder u. ä.) bestimmt. Bei einem einfachen Sturz ist das Verletzungspotential der Straße an sich verg1eichsweise unkritisch, da die Bewegungsenergie auf einer größeren Strecke entlang der Fahrbahnoberfläche abgebaut wird (Schüler 1985). Voraussetzung für die Verminderung von schweren Verletzungen ist jedoch das Tragen einer vollständigen Schutzkleidung – vor allem eines Schutzhelmes.

Ein Schutzhelm vermeidet weitgehend Verletzungen des Schädeldaches. Allerdings sind bei hoher Energieeinwirkung durch Stauchung oder Rotation Schädelbasisringfrakturen beobachtet worden. Die Schutzwirkung eines Helmes kommt dann nicht zum Tragen, wenn er durch zu lose geschlossenen oder offen getragenen Kinnriemen vor einem Kopfaufprall abgeschleudert wird. Neben den dabei am Schädeldach vorkommenden Verletzungen weist das Fehlen von typischen Belastungsspuren an der Helmaußenschale und der Schutzpolsterung auf ein solches Ereignis hin.

Charakteristische Verletzungen entstehen auch, wenn Motorradfahrer nach einem Sturz von der Fahrbahn rutschen und dabei gegen Schutzplankenpfosten prallen. Erfolgt der Aufprall mit der Innenseite des Oberarmes sind neben Frakturen schwere Gefäß- und Nervenläsionen die Folge. In einem von uns untersuchten Fall kam es zu einem Abriß der A. subclavia am Abgang aus dem Truncus brachiocephalicus. Experimentelle Untersuchungen (Schmidt et al. 1985) dieser Unfallkonstellation haben ergeben, daß bereits bei einer Körperaufprallgeschwindigkeit von ca. 35 km/h gegen einen I-Profilpfosten eine subtotale traumatische Armamputation eintreten kann.

Neben der Rekonstruktion des dynamischen Unfallablaufes und der Verletzungsmechanik kann die Obduktion von Unfallopfern auch die Frage der Alkohol-, Medikamenten- oder Rauschmittelbeeinflussung sowie das Vorhandensein organischer Erkrankungen aufklären, die als Unfallursache in Betracht kommen können.

Wir sehen die Obduktion getöteter Unfallopfer nicht nur unter dem Aspekt der straf-, zivil- und versicherungsrechtlichen Abwicklung. Noch wichtiger erscheint uns, daß gerade aus der Untersuchung tödlich verletzter Unfallopfer ein sehr wesentlicher Beitrag zur Prävention des Todes im Straßenverkehr geleistet werden kann. Aus der Kenntnis charakteristischer Verletzungen können sehr wichtige Informationen über die Aggressivität von Fahrzeugteilen und Verkehrseinrichtungen gewonnen werden, deren Verletzungsgefährdung durch gezielte konstruktive Veränderungen gemindert werden kann. Das gleiche gilt auch für die Überprüfung der Wirksamkeit von Schutzsystemen und dessen Weiterentwicklung für Fahrzeuginsassen und äußere Verkehrsteilnehmer.

Nicht zuletzt den Ergebnissen langjähriger Forschungstätigkeit auf diesem Gebiet und deren Umsetzung und Anwendung im Straßenverkehr ist es zu verdanken, daß die Zahl der Verkehrstoten in den vergangenen Jahren bei steigender Verkehrsdichte immer niedriger geworden ist. Die für 1985 geschätzte Zahl an Verkehrstoten beträgt etwa 8200 und liegt damit so niedrig wie seit 1936 nicht mehr.

Auch für den Kliniker ist die Kenntnis der Unfallmechanik wichtig: Sie hat beim bewußtlosen Patienten den Charakter einer Anamnese und erleichtert die Diagnosestellung (Metter, 1984) und bewirkt damit die schnelle, oftmals lebensrettende Einleitung der Behandlung.

Zusammenfassung

Die Rekonstruktion von Unfallabläufen hat aus rechtsmedizinischer Sicht in den letzten Jahren große Fortschritte gemacht. Hierzu gehören unter Ausschöpfung interdisziplinär gewonnener experimenteller Daten
— die Schätzung der Aufprallgeschwindigkeit aus dem Verletzungsschweregrad und dem Verletzungsmuster,
— die Feststellung der Anstoßrichtung von Fußgängern, Zweiradfahrern und Autoinsassen,
— die Klärung strittiger Sitzpositionen von Fahrzeuginsassen und
— die Beantwortung der Frage, ob Helm oder Gurt getragen wurde.
Die Obduktion getöteter Unfallopfer dient dabei nicht nur der straf-, zivil- und versicherungsmedizinischen Abwicklung. Vielmehr können aus der Kenntnis bestimmter Verletzungen sehr wichtige Informationen über die Aggressivität von Fahrzeugteilen gewonnen werden, deren Verletzungsgefährdung durch gezielte konstruktive Veränderungen gemindert werden kann.

Literatur

Barz J, Schmidt G, Kallieris D (1981) Rechtsmedizinische Untersuchungen bei Verkehrsunfällen. Unfall- und Sicherheitsforschung, BASt, Köln 31:27–31

Brun F, Lestrelin D, Castan F, Fayon A, Tarriere C (1979) A Synthesis of Available Data for Improvement of Pedestrian Protection. 7. International Technical Conference on Experimental Safety Vehicles, Paris

Fiala E (1969) Zur Verletzungsmechanik bei Verkehrsunfällen. In: Hefte Unfallheilkd, Heft 98, Springer, Berlin Heidelberg New York, S 31–52

Gerstner T, Kemna H (1980) Retrospektive Untersuchung tödlicher Fußgängerunfälle aus dem Raume Nordbaden. Med Diss Heidelberg

Haar R, Lucchini E, Weissner R (1976) Automobile and Pedestrian – the Accident Situation. International Conference on Pedestrian Safety, Haifa (Israel)

Kallieris D, Mattern R (1984) Belastbarkeitsgrenze und Verletzungsmechanik des angegurteten Fahrzeuginsassen beim Seitenaufprall. Forschungsvereinigung Automobiltechnik eV, FAT Schriftenreihe Nr. 36

Kramer M (1977) Berechnung der Verletzungsschwere in Fußgänger-Fahrzeug-Unfällen. Verkehrsunfall 6:117–124

Kühnel A, Rau H (1974) Der Zusammenstoß Fahrzeug-Fußgänger unter Berücksichtigung der Eigenbewegung des Fußgängers. Verkehrsunfall 1:3–11, 2:25–32

Langwieder K, Danner M, Schmelzing W, Appel H, Kramer F, Hoffmann J (1979) Comparison of Passengers Injuries in Frontal Car Collisions with Dummy Loadings in Equivalent Simulations. 23th Stapp Car Crash Conferenes San Diego, California

Löhle U (1975) Biomechanik bei Fußgängerunfällen. Vortrag auf der Jahrestagung der Deutschen Gesellschaft für Verkehrsmedizin, Hamburg

Mattern R, Kallieris D, Schmidt G (1975) Gurtverletzungen alter Menschen beim simulierten Frontalaufprall. In: Hefte Unfallheilkd, Heft 121, Springer, Berlin Heidelberg New York, S 449–454

Otte D, Suren EG (1981) Rekonstruktion von Zweiradunfällen aus Erhebungen am Unfallort. Forschungsprojekt 7806/2, BASt, Köln

Schmidt G (1977) Verletzungsschwere und Aufprallgeschwindigkeit. In: Hefte Unfallheilkd, Heft 132, Springer, Berlin Heidelberg New York, S 24–30

Schmidt G, Kallieris D, Barz J, Mattern R, Schule F (1978) Belastbarkeitsgrenze und Verletzungsmechanik des angegurteten Fahrzeuginsassen. Forschungsvereinigung Automobiltechnik eV, FAT-Schriftenreihe Nr. 6

Schmidt G (1979) The age as a Factor Influencing Soft Tissue Injuries. Proceedings of the IVth International IRCOBI Conference: 143–150, Göteborg

Schmidt G, Kallieris D, Barz J, Mattern R, Schulz F, Schüler F (1981) Belastbarkeitsgrenzen des angegurteten Fahrzeuginsassen. Forschungsvereinigung Automobiltechnik eV, FAT Schriftenreihe Nr. 15

Schmidt G, Schüler F, Mattern R (1985) Biomechanische Versuche hinsichtlich des passiven Unfallschutzes von Aufsassen motorisierter Zweiradfahrzeuge beim Anprall gegen Schutzplankenpfosten. SPIG-Schutzplanken-Produktions-Gesellschaft mbH & Co.KG, Schmelz-Limbach

Schüler F, Mattern R, Helbling R (1985) Wirksamkeit von Elementen des passiven Unfall-Schutzes. Forschungsprojekt 7806/6, BASt, Bergisch-Gladbach

Stcherbatcheff G, Tarriere C, Duclos R, Fayon A, Got C, Patel A (1975) Simulation of Collisions between Pedestrians and Vehicles Using Adult and Child Dummies. 19th Stapp Car Crash Conference: 753–785

Stürz G, Suren EG, Gotzen L, Richter K (1975) Analyse von Bewegungsablauf, Verletzungsursache, Verletzungsschwere, Verletzungsfolge bei Fußgängerunfällen mit Kindern. Verkehrsunfall 2:29

Uni-Car (1983) Der Forschungs-Personenwagen der Hochschularbeitsgemeinschaft. Schlußbericht, BMFT

Walz F, Zollinger U, Reufer A, Wegmann R, Meier M, Niederer P, Rudin H (1977) Unfalluntersuchung Sicherheitsgurte. Einjahresstudie (1976) über schwere und tödliche Verletzungen bei angegurteten Autoinsassen. Eidgenössisches Justiz- und Polizeidepartement, Bern

Walz F (1983) Die Biomechanik von Verkehrsunfällen — Forschung und Prophylaxe. In: Fortschritte der Rechtsmedizin, Barz J, Bösche J, Frohberg H, Joachim H, Köppner R, Mattern R (Hrsg), Springer, Berlin Heidelberg New York Tokyo, S 193–203

Sektion – Unverzichtbare Qualitätskontrolle für den Kliniker

C. J. Gabka, und G. O. Hoffmann

Chirurgische Klinik und Poliklinik der Ludwig-Maximilian-Universität München, Klinikum Großhadern (Direktor: Prof. Dr. G. Heberer), Marchioninistraße 15, D-8000 München 70

Der Unfallverletzte mit Mehrfachverletzungen stellt eine besondere Herausforderung für den Kliniker dar. Dabei profitiert der polytraumatisierte Patient wegen der interdisziplinären Zusammenarbeit aller beteiligten Fachrichtungen von den immer aufwendigeren und empfindlicheren Untersuchungsmethoden — an erster Stelle den bildgebenden Verfahren.

Nach wie vor ermöglicht jedoch nur die Autopsie eine objektive Kontrolle der klinischen Diagnosen.

Gegenstand dieser Arbeit ist ein Vergleich zwischen den klinisch gestellten Diagnosen und den Befunden der Pathologie bzw. der Gerichtsmedizin an 54 verstorbenen polytraumatisierten Patienten. Herangezogen wurden dazu die kompletten chirurgischen Akten der betreffenden Patienten und die Sektionsprotokolle der Pathologie sowie die Unterlagen der gerichtlichen Sektion, für deren Bereitstellung ich Herrn Professor Spann, herzlich danken möchte.

Insgesamt wurden zwischen dem 1. 1. 1978 und dem 31. 12. 1984 495 polytraumatisierte Patienten auf der chirurgischen Intensivstation behandelt, von denen 107 verstarben. 54 verstorbene Patienten wurden obduziert, diese waren die Grundlage für die folgende Auswertung.

28 Patienten weisen keine Differenzen oder zusätzliche Sektionsbefunde auf. Die klinischen Diagnosen stimmen mit den pathologisch-anatomischen Diagnosen überein. Die Aufschlüsselung nach dem Geschlecht zeigt 17 Männer und 11 Frauen. Todesursachen waren an erster Stelle die zentrale Lähmung bei Schädel-Hirntrauma, dann folgte die respiratorische Insuffizienz, sodann andere Ursachen, wie Herzinfarkt oder Sepsis. Die Überlebenszeit der an Pneumonie verstorbenen Patienten ist fast 10x höher als die der am zentralen Versagen verstorbenen Patienten.

26 Patienten weisen zusätzliche, erst durch die Sektion erhobene Befunde auf, die klinisch nicht diagnostiziert wurden. In dieser Gruppe befinden sich 15 Männer und 11 Frauen. Die Todesursache ist hier an erster Stelle die respiratorische Insuffizienz, an zweiter Stelle Versagen der zentralen Regulation, dann folgen andere Todesursachen.

Aufgeschlüsselt nach Schädel, Thorax, Abdomen und Skelettsystem ergeben sich im einzelnen folgende, zusätzlich festgestellten Befunde:

2× wurden Schädeldach- und Schädelbasisfrakturen trotz Röntgen- bzw. Computeruntersuchung nicht diagnostiziert.

Bei einem Patienten lag zudem eine deutliche cerebrale Kontusionsblutung re. vor; allerdings fehlte bei beiden eine entsprechende cerebrale Symptomatik, und die Todesursache war eine respiratorische Insuffizienz.

Einmal wurde zusätzlich eine Felsenbeinfraktur festgestellt, wobei der Patient allerdings nur eine Überlebenszeit von einer Stunde hatte.

Die 7 Blutungen sind teils computertomographisch nicht erkannte Kontusionsblutungen, intracerebrale Einblutungen in das Kleinhirn, in den Bereich der Stammganglien und in den Hinterlappen li. sowie eine subdurale Blutung in die hinteren Schädelgruben.

Bei 5 Patienten war allerdings schon bei Aufnahme computertomographisch ein Schädel-Hirntrauma im Sinne einer Kontusion, jedoch keine Blutung, diagnostiziert worden. Die definitive Todesursache wurde nur in einem Fall fehlgedeutet.

Bei einem Patienten wurde wahrscheinlich wegen eines vorbestehenden frühkindlichen Hirnschadens eine deutliche Hirndrucksteigerung nicht diagnostiziert. In einem anderen Fall lag offensichtlich keine entsprechende klinische Symptomatik vor. Beide Patienten verstarben an respiratorischer Insuffizienz.

Bei 3 Patienten wurden pathologische Befunde an den Halsgefäßen festgestellt, die klinisch nicht erkannt worden waren. Allerdings ergaben sich bei 2 Patienten auch keine Konsequenzen. Einmal handelte es sich um ein intramurales Hämatom der Arteria carotis interna und externa, zum anderen um zwei Einrisse der Halsschlagader mit nur geringer Blutung in das umgebende Gewebe.

Der dritte Patient war ein 53jähriger Mann, der bei der Arbeit in eine Baugrube gestürzt war und von nachrutschendem Erdreich verschüttet wurde. Während des Transports bereits Reanimation. Bei der Aufnahme Bewußtlosigkeit. Computertomographisch keine cerebrale Blutung nachweisbar. Wegen positiver Lavage Laparotomie und Versorgung von drei Leberrupturen. Daneben noch Rippenfrakturen bds. und Beckenfrakturen. Postoperativ war der Patient zunächst noch anrufbar, trübte dann allerdings ein und entwickelte eine Hemiparese rechts. Im daraufhin durchgeführten Schädel-Computertomogramm zeigte sich ein ausgedehnter linksseitiger Hirninfarkt. Eine dopplersonographische Darstellung der hirnversorgenden Arterien vermochte keinen Verlust darzustellen. Der Patient verstarb am 5. Tag nach dem Ereignis an hypoxisch verursachtem Hirninfarkt. Die gerichtliche Sektion bestätigte die Todesursache durch Versagen der zentralen Regulation; allerdings war die li. Arteria carotis interna ab der Carotisgabel nach proximal durch festanhaftende Thromben vollständig verschlossen. Offensichtlich hat die Dopplersonographie in diesem Fall ein falsch positives Ergebnis gezeigt.

Daneben wurden bei diesem Patienten durch die Sektion zusätzlich eine traumatische Myokardverletzung im Bereich der li. Seitenwand mit Hämato-Pericard von 150 ml, eine Fraktur des 9. Brustwirbelkörpers und eine Einblutung in das Nebennierenmark re. festgestellt.

Im Bereich des Thorax fielen ohne entsprechendes klinisches Korrelat folgenden Befunde auf:

Bei 2 Patienten bestand eine deutliche Diskrepanz in der Ausprägung der Pneumonie. Beide wurden nicht langzeitbeatmet, und die letzten Röntgen-Thoraxbefunde zeigten keine oder fast keine Infiltrate. Bei einem Patienten wurde daher die Todesursache fehlgedeutet.

Der Vollständigkeit halber sind eine ausgeprägte Lungenkontusion bds. und die bei einem Patienten festgestellten multiplen peripheren Lungenembolien aufgeführt, die jedoch keine weiteren klinischen Folgen für den Patienten hatten.

Ganz anders dagegen der bei der Obduktion nachgewiesene Spannungs-Pneumothorax bei einem Patienten, der unter künstlicher Beatmung mit hohem positiv end-exspiratorischem Druck bereits kontralateral zweimal einen Spannungspneumothorax entwickelt hatte. Der Tod muß wahrscheinlich auf den klinisch nicht diagnostizierten Spannungspneumothorax zurückgeführt werden.

Das Pleuraempyem wird im Rahmen der folgenden Kasuistik besprochen: Es handelt sich um eine 70 Jahre alte Frau, die als Radfahrerin verunfallte. Bei der Aufnahme tiefe Bewußtlosigkeit; computertomographisch sah man eine Subarachnoidalblutung sowie einen Kontusionsherd li.-frontal. Wegen positiver Lavage Splenektomie. Nach kurzer Besserungsphase verschlechterte sich der Zustand der Patientin zusehends. Dabei standen rezidivierende schwerste Infektionen im Vordergrund. An allen Drainagestellen kam es zur Ausbildung von Abscessen als Komplikation eines vorbestehenden Diabetes mellitus. Die Patientin verstarb nach 63 Tagen im septischen Herz-Kreislaufversagen. Klinisch nicht erkannt wurde eine ausgedehnte Thoraxwandphlegmone mit einem Pleuraempyem zwischen li. Unterlappen und Diaphragma. Dieser Herd war wahrscheinlich der Ausgangspunkt für die Septico-Pyämie mit eitriger Meningitis und Nierenrindenabsceß, der die Patientin erlag. Daneben wurde bei dieser Patientin noch ein traumatisch bedingtes Hämatom der re. Kranzarterie mit Lumenstenosierung gefunden.

Im Bereich des Gastrointestinaltraktes wurde nur einmal eine gastro-intestinale Blutung bei multiplen Schleimhautulcera bis 1 cm Durchmesser nicht diagnostiziert. Dieser Befund blieb aber ohne Konsequenz, da die Todesursache bei dem Patienten eine respiratorische Insuffizienz war.

Bei 2 Patienten wurden ausgedehnte Blutungen ins Nierenlager bei Nierenruptur bzw. Entkapselung der Niere gefunden. Bei einem Patienten wurde die Blutung trotz einer Angiographie der Niere nicht erkannt. Bei weiteren 2 Patienten wurden Einblutungen in bd. Nebennieren festgestellt. Als Zeichen der Septico-Pyämie wurden Abscesse in Nieren und Nebennieren gefunden.

Trotz negativer Peritoneallavage wurde bei einem 73jährigen Patienten, der als Radfahrer verunfallte, eine Milzruptur übersehen. Die Todesursache war in diesem Fall eine intraabdominale Massenblutung.

Zur Leberblutung Kasuistik 3: Hier handelt es sich um eine 20jährige Patientin, die sekundär wegen einer intraabdominalen Blutung laparotomiert werden mußte. Der Op.-Bericht beschreibt keine adäquate Blutungsquelle im Abdomen außer einem ca. 3 cm langen Leberkapselriß. Ansonsten fand sich kein Anhalt für eine Leberblutung. Die Patientin verstarb am 20. Tag nach dem Ereignis an Herzversagen bei Multiorganversagen. Die Sektion zeigte die nicht erkannte intraabdominale Blutungsquelle in einer ausgedehnten, zentral gelegenen traumatischen Leberblutung. Die Todesursache war Leberversagen.

Periphere Frakturen bereiteten im allgemeinen keine diagnostischen Probleme.

Besonders häufig wurden zusätzliche Rippenfrakturen übersehen. Inwieweit zwei Sternumfrakturen auf Reanimationsbemühungen zurückzuführen sind, bleibt offen. Frakturen der Brustwirbelsäule wurden 4× nicht diagnostiziert. Betroffen waren dabei die Brustwirbelkörper 7–11. Bei einem Patienten war die Brustwirbelsäule gänzlich zwischen Wirbelkörper 10 und 11 durchgebrochen. Allerdings fehlte bei diesen Patienten die entsprechende klinische Symptomatik bzw. war durch ein Schädel-Hirntrauma verdeckt.

Schließlich wurde eine Osteomyelitis im Bereich des li. Unterschenkels nach Fixateur externe wegen Tibiakopftrümmerfraktur nicht erkannt.

Insgesamt betrachtet ergibt sich trotz der Vielzahl der angeführten Einzelbefunde eine hohe Übereinstimmung zwischen klinischer Diagnostik und den durch die Obduktion erhobenen Befunden. Daneben wurde ersichtlich, daß die meisten Differenzen für den Kliniker Nebenbefunde darstellen. Zudem ist die klinische Orientierung bei Schädel-Hirn-traumatisierten Patienten erschwert, und die Überlebenszeit lag bei 25% der Patienten unter 4 Tage.

Differenzen traten immer dann auf, wenn die klinische Diagnostik trotz hohen apparativen Einsatzes mit Schwierigkeiten behaftet war. Namentlich sind dies die Sepsis und die intraabdominalen und intrakraniellen Verletzungen, die bei unseren Patienten – kombiniert mit anderen Verletzungen – zu einer besonders hohen Letalität geführt haben.

VIII. Vorschaden und Kausalität in der privaten und gesetzlichen Unfallversicherung

Vorschaden und Kausalität – Der Gutachtenauftrag in der Privaten Unfallversicherung

M. Reichenbach

Generaldirektion der Allianz Versicherungs-AG München (Chefarzt: Dr. M. Reichenbach), Königinstraße 28, D-8000 München 44

Lassen Sie mich zu Beginn meiner Ausführungen auf zwei mögliche Mißverständnisse hinweisen, die durch die Formulierung meines Themas entstehen könnten:

Die Verbindung der Begriffe „Vorschaden und Kausalität" könnte den Eindruck erwecken, als spiele der Vorschaden im Rahmen der Beurteilung des Kausalzusammenhanges eine besondere Rolle. Tatsächlich steht aber der Vorschaden gerade in keinem Kausalzusammenhang zu einem Unfall und den Unfallfolgen.

„Vorschaden und Kausalität – Der Gutachtenauftrag in der privaten Unfallversicherung" könnte den Eindruck erwecken, als erschöpfe sich der Gutachtenauftrag auf Aussagen zu Kausalzusammenhängen und einem Vorschaden. Tatsächlich geht der Gutachtenauftrag wesentlich weiter. Es wird vom Gutachter auch erwartet, sich zu äußern, ob ein Vorzustand an den Unfallfolgen mitgewirkt hat und vor allem Schätzungen über Unfallfolgen, gegebenenfalls den Vorschaden und einen Mitwirkungsfaktor eines Vorzustandes abzugeben.

Es sei mir deshalb gestattet, zunächst Ausführungen über Kausalität und anschließend über Vorschaden im Gutachtenauftrag in der privaten Unfallversicherung zu machen.

Im Vordergrund jeder Gutachtertätigkeit steht die Beurteilung, ob eine Bedingung (Ursache) und der als Entschädigungsgrundlage behauptete Erfolg in Kausalzusammenhang stehen. Entsprechend den Risikobegrenzungen in den Vertragsbestimmungen (AUB) fällt dem Gutachter die Aufgabe zu, den behaupteten ursächlichen Zusammenhang in verschiedener Hinsicht zu beurteilen. Zunächst geht es um die Frage, ob Unfallereignis und Gesundheitsschädigung (Verletzung) in Kausalzusammenhang stehen. Wird dies bejaht, ergibt sich der Versicherungsfall. Nunmehr ist auszusagen, ob die Unfallverletzung kausal für Unfallfolgen (Tod, Invalidität usw.) war bzw. ist. Wird auch dies bejaht, führt dies zur Leistungspflicht des Versicherers.

Rechtsquelle für die Beurteilung des Kausalzusammenhanges in der Privaten Unfallversicherung ist das Zivilrecht, in dem sich die Kausalitätsnorm des adäquaten Kausalzusammenhangs herausgebildet hat. Bei diesem Punkt angekommen, steht jeder Autor vor der Versuchung, die von der Rechtsprechung entwickelten Definitionen des Kausalitätsbegriffes in den unterschiedlichen Diktionen zu zitieren. Ich sehe davon ab, verweise auf die umfangreiche Literatur (z. B. Heft 94 der Hefte zur Unfallheilkunde mit den Vorträgen auf der 31. Tagung unserer Gesellschaft 1967).

Ich möchte einige pragmatische Hinweise geben.

Im Zivilrecht ist auch der letzte Tropfen, der das randvoll gefüllte Glas zum Überlaufen bringt, noch kausal. Über die Kausalitätsnorm in der gesetzlichen Unfallversicherung wie im Sozial- und Versorgungsrecht überhaupt werden sicherlich noch Ausführungen folgen. Ich nehme insofern einige grundsätzliche Aussagen vorweg. Bei absolut gleichen der Begutachtung zugrundeliegenden Sachverhalten kann im Gutachten für eine Privatversicherung der Kausalzusammenhang anerknnnt, im Gutachten für einen Sozialversicherungsträger abgelehnt werden.

Umgekehrt ist ein nach dem Sozialrecht anerkannter Kausalzusammenhang in aller Regel auch im Gutachten für den Privatversicherer anzuerkennen. Es kann somit die nicht wesentlich mitwirkende Teilursache durchaus generell und allgemein geeignet sein, einen adäquaten Erfolg (Gesundheitsschädigung durch Unfallereignis) herbeizuführen.

Gutachten, in denen es zu unterschiedlichen Beurteilungen des Kausalzusammenhanges kommt, sind erfahrungsgemäß nicht häufig. Dazu kommt es nur dann, wenn ein „leichtes" Trauma zu Gesundheitsschädigungen/Verletzungen führt, die nach allgemeiner Ansicht eine stärkere Gewalteinwirkung (Bedingung) zur Voruassetzung haben. Es geht praktisch somit vor allem um das, was als „Spontanfraktur" oder „Refraktur" bezeichnet wird, um Sehnenrisse und Bandscheibenvorfälle.

Ich empfehle bei den Überlegungen im Rahmen von Beurteilungen schwieriger Kausalzusammenhänge in der Privaten Unfallversicherung (wie in Gutachten wegen Haftpflichtansprüchen) schrittweise vorzugehen. Man sollte sich grundsätzlich zunächst die Frage vorlegen, ob das zugrundezulegende Ereignis (Sturz, Stoß, Kraftanstrengung) hinweggedacht werden kann, ohne daß die Gesundheitsschädigung entfällt. Die Antwort muß aber ohne wenn und aber gegeben werden. Lautet sie, daß die Kontinuitätsunterbrechung des Knochens, der Sehne und des Bandscheibenfaserrings mit Vorfall des Nucleus pulposus in jeder Hinsicht (Zeit, Art, Ausmaß) auch ohne das Ereignis eingetreten wäre, fehlt es schon am natürlichen Kausalzusammenhang. Es erübrigen sich weitere Überlegungen zur Adäquanz.

War das Ereignis conditio sine qua non, muß beantwortet werden, ob der leichte Stoß, das Umknicken, die geringe Quetschung, die Kraftanstrengung tatsächlich nur unter besonders eigenartigen, ganz unwahrscheinlichen und nach dem regelmäßigen Verlauf der Dinge außer Betracht zu lassenden Umständen die Folgen an Knochen, Sehnen und Faserringen herbeigeführt haben, ob das Ereignis tatsächlich nach der allgemeinen Lebenserfahrung für die eben genannten Gesundheitsschädigungen ganz gleichgültig war. Dabei wird man immer bedenken müssen, daß die Anerkenntnis des natürlichen Kausalzusammenhanges auf naturwissenschaftlichem und medizinischem Gebiet in aller Regel auf Erkenntnissen und Erfahrungen beruht. Folglich kann die Adäquanz in aller Regel nicht verneint werden mit dem Hinweis, das Ereignis sei generell nicht geeignet, den zur Diskussion stehenden Erfolg herbeizuführen. Es entspricht eben nun einmal Erkenntnissen und der Erfahrung, daß degenerativ veränderte Sehnen und Faserringe auch nach geringen Einwirkungen zerreißen, und nur darum geht es bei der Beurteilung des Kausalzusammenhanges nach der Adäquanztheorie im Gutachten für die Private Unfallversicherung.

Was versicherungsmedizinisch unter Vorschaden zu verstehen ist, ist weder gesetzlich geregelt, noch von der Rechtsprechung genauer definiert worden. In der Privaten Unfallversicherung ist das, was darunter verstanden werden soll, in § 10 (4) AUB vertraglich festgelegt: „Wenn vor dem Eintritt des Unfalles der Versicherte schon durch Krankheit oder Gebrechen in seiner Arbeitsfähigkeit dauernd behindert war oder Körperteile oder Sinnesorgane ganz oder teilweise verloren oder gebrauchsunfähig gewesen sind, so wird von der nach dem Unfall vorhandenen Gesamtinvalidität ein Abzug gemacht, der der schon vorher vorhandenen Invalidität entspricht".

Der Vorschaden, muß also schon vor dem Unfall bestanden haben. Er steht somit mit dem Unfall in keinem Kausalzusammenhang. Durch den Vorschaden muß eine dauernde Beeinträchtigung der Arbeitsfähigkeit bestanden haben. Man kann insofern auch von Vorinvalidität sprechen.

In pragmatischer Betrachtung geht es also darum, daß der medizinische Sachverständige zunächst feststellt, ob und welche krankhaften Veränderungen und Krankheitserscheinungen in pathologisch anatomischer wie auch in funktioneller Hinsicht, die er bei seiner Untersuchung feststellt oder die in den Unterlagen insgesamt dokumentiert sind, unfallfremd sind, schon vor dem Unfall bestanden haben. Insofern sind auch Kausalitätsbetrachtungen anzustellen. Erfahrungsgemäß bereitet die Abgrenzung in Bezug auf Vorschäden am Stütz- und Bewegungsapparat weit weniger Schwierigkeiten als etwa hinsichtlich Funktionsstörungen innerer Organe, auf dem Gebiete des Zentralnervensystems oder in Bezug auf psychische Störungen.

Nachdem ein Teil der Versicherten einen Schwerbehindertenausweis besitzt, ist erfreulicherweise zumindest die Art der Vorschäden dokumentiert.

Es bleibt die wertende Beurteilung des Vorschadens, d. h. die Einschätzung des Grades der bleibenden Beeinträchtigung der Arbeitsfähigkeit nach § 8 II (5) AUB, sofern es sich nicht um Verlust, Gebrauchsunfähigkeit oder Minderung der Gebrauchsfähigkeit von Gliedmaßen und bestimmten Sinnesorganen handelt.

In der Praxis stellt sich dies wie folgt etwa dar: Der Versicherte hatte 3 Jahre vor den zu beurteilenden Unfallfolgen eine Luxationsfraktur vom Typ Weber B erlitten. Verblieben war die praktische Versteifung des oberen Sprunggelenkes, von Rück- und Vorfuß. Beim neuerlichen, entschädigungspflichtigen Unfall war es zum Oberschenkelschaftbruch ohne maßgebliche Verschiebung gekommen. Die Fraktur ist achsengerecht knöchern verheilt. Funktionell verbleibt im Hüftgelenk eine endgradige Bewegungshemmung, im bandstabilen Kniegelenk beträgt Streckung/Beugung 0-0-90. Der Vorschaden steht in keinem Kausalzusammenhang, auch nicht im Sinne einer Partialkausalität zu den Unfallfolgen, ist vielmehr abgrenzbar. Die Gebrauchsminderung des Beines insgesamt wäre auf 1/2, der Vorschaden auf 2/5 einzuschätzen. Rein rechnerisch, nicht vom Gutachter vorzunehmen, ergibt sich eine Entschädigungsleistung entsprechend einem Invaliditätsgrad von 7% der versicherten Invaliditätssumme.

Nach dem Thema entfällt die Beschäftigung mit Begutachtungsfragen in Zusammenhang mit einem Vorzustand. Für die Abhandlung dieser weit schwierigeren Problematik hätte auch die zur Verfügung stehende Zeit nicht gereicht. In Ergänzung und teilweise auch in Widerspruch zu dem, was zu diesem Thema (Die Bedeutung des Vorzustandes bei der Beurteilung von Unfallfolgen) 1967 gesagt wurde, soll abschließend nur andeutungsweise auf diese Begutachtungsfrage eingegangen werden.

In der Privaten Unfallversicherung ist der Vorzustand in § 10 (1) AUB vertraglich festgelegt: „Haben bei den Unfallfolgen Krankheiten und Gebrechen mitgewirkt, so ist die Leistung dem Anteil der Krankheit oder des Gebrechens entsprechend zu kürzen, sofern dieser Anteil mindestens 25% beträgt". Im schweizerischen sozialen Kranken- und Unfallversicherungsgesetz ist es verständlich formuliert: „Die Geldleistung der Anstalt wird entsprechend gekürzt, wenn Krankheit, Invalidität oder Tod nur teilweise die Folge des versicherten Unfalles ist". Unter Vorzustand versteht man kursorisch betrachtet von der Norm abweichende Veränderungen und Störungen von Krankheitswert. Sie müssen nicht vor dem Unfall bestanden haben und auch nicht dauernd verbleiben. Ein Vorzustand kann zugleich auch ein Vorschaden sein, d. h. Vorinvalidität bewirken, muß es aber nicht. Der Vorzustand steht mit den Unfallfolgen in Kausalzusammenhang, er stellt eine Partialkausalität dar. Es handelt sich um eine Ursache von mehreren, die an den Unfallfolgen mitwirken (Mitwirkungsfaktor). Das Mitwirken am Unfall, also auch an der Gesundheitsschädigung ist unbeachtlich. Eine Knochenbrüchigkeit, eine Gewebsdegeneration, die eine Kontinuitätstrennung von Knochen-, Sehnengewebe oder den Riß eines Bandscheibenfaserringes erst ermöglicht, wirkt am Unfall mit, muß aber keineswegs auch an den Unfallfolgen mitwirken. Bei einem nicht mehr vorhandenen Meniscus kann dessen Degeneration, die zum Riß (Unfall) führte, nach meiner Überzeugung nicht mehr am Endzustand, d. h. den Unfallfolgen im Rahmen der verbleibenden Gebrauchsminderung des Beines mitwirken.

Vorschaden und Kausalität — Der Gutachtenauftrag in der gesetzlichen Unfallversicherung

D. Peters

Landesverband Rheinland-Westfalen der gewerbl. Berufsgenossenschaften, Hoffnungstraße 2, D-4300 Essen

Angesichts der zur Verfügung stehenden Zeit, möchte ich meine Ausführungen gleich mit einem Fall beginnen, um daran aufzuzeigen, an welcher Station des Verwaltungsverfahrens Vorschaden und Kausalität und nicht zuletzt auch der Gutachtenauftrag eine Rolle spielen.

> Der Versicherte war am 17. 10. 1981 dienstlich mit einem Autokran unterwegs, als auf der Autobahn zwei Hinterreifen des Fahrzeuges platzten. Beim Reifenwechsel versuchte er einen etwa 125 kg schweren Ersatzreifen zu heben. Hierbei befand er sich in der Hocke und verspürte plötzlich einen Stich in der linken Wade und im linken Sprunggelenk. Unmittelbar danach schwoll die linke Wade stark an. Den Reifenwechsel führte er anschließend unter Mithilfe zweier weiterer Personen durch. An den folgenden Tagen führte er seine Arbeit wie sonst aus. Am 3. 11. 1981 begab er sich erstmals in ärztliche Behandlung. Es wurde eine tiefe Venenthrombophlebitis am linken Bein diagnostiziert.
>
> Im Zuge der Ermittlungen des Unfallversicherungsträgers stellt sich heraus, daß der Versicherte an beiden Beinen ein Krampfaderleiden hat, das bereits seit 15 Jahren bekannt ist, jedoch bisher keine nennenswerten Beschwerden verursacht hat.

Der Versicherungsträger hat von Amts wegen zu prüfen, ob ein Arbeitsunfall vorliegt und insbesondere welche Schäden auf das Unfallereignis zurückzuführen sind. Diese Prüfung vollzieht sich in einer bestimmten Reihenfolge.

Im vorliegenden Fall ist entscheidend, ob zwischen dem Unfallereignis mit seinem Erstschaden — Anschwellen der Wade, Schmerz — einerseits und dem Folgeschaden —

Thrombophlebitis — andererseits — also im Rahmen der haftungsausfüllenden Kausalität — ein rechtlich wesentlicher Kausalzusammenhang besteht. Spätestens an dieser Stelle stellt sich die Frage nach der Bedeutung des Krampfaderleidens als Vorschaden für die jetzt bestehende Thrombophlebitis.

Ein Vorschaden kann bei einem neu hinzutretenden schädigenden Ereignis hinsichtlich der kausalen Zuordnung oder hinsichtlich der Einschätzung der MdE Bedeutung erlangen. Auf die Frage der MdE-Bewertung bei Vorschäden soll im Rahmen dieser Ausführungen nicht eingegangen werden, weil die Einschätzung der MdE bei Vorschäden keine Frage der Kausalität, sondern eine Frage des Schadensumfangs ist (vgl. hierzu Kurz, Ausfall eines Sinnesorgans als selbständige Schädigungsfolge, SGB 1983, 233, 234).

Wenn bei einer bereits bestehenden Gesundheitsstörung und Hinzutritt eines äußeren Ereignisses ein neuer Schaden eintritt, ist abzugrenzen, welcher Ursache der Schaden zuzuordnen ist. Eine Aufteilung des Schadens danach, inwieweit er auf ein äußeres Ereignis und inwieweit er auf Faktoren einer Vorschädigung beruht, ist der gesetzlichen Unfallversicherung fremd. Die gesetzliche Unfallversicherung schützt den Versicherten in dem Gesundheitszustand, in dem er sich bei Aufnahme seiner Tätigkeit befindet (LSG NRW vom 10. 3. 1955 in Breith. 1958, 717; Lauterbach, Watermann, Gesetzl. UV § 546 Anm. 28). Die Abgrenzung, welcher Ursache der Schaden in seiner Gesamtheit zuzuordnen ist, geschieht im Recht der gesetzlichen Unfallversicherung mit Hilfe der Lehre von der rechtlich wesentlichen Ursache. Rechtlich wesentliche Ursachen sind solche Bedingungen, denen nach der Anschauung des praktischen Lebens die wesentliche Bedeutung für den Erfolg zukommt. Die anderen Ursachen werden für die rechtliche Beurteilung ausgeschieden. (BSG 1, 150, 156; BSG 30, 167, 178; Schönberger-Mehrtens-Valentin, Arbeitsunfall und Berufskrankheit, 3. Aufl. Seite 89.)

Die Theorie der rechtlich wesentlichen Ursache setzt nicht voraus, daß ein Ereignis die alleinige oder überwiegende Bedeutung für den Eintritt einer bestimmenden Folge ist. Haben mehrere Ursachen gemeinsam rechtlich wesentlich einen Gesundheitsschaden herbeigeführt, so stehen sie als gleichwertige Teilursachen der eingetretenen Folge nebeneinander.

Bei Zusammentreffen von Vorschaden und äußerem Ereignis ist im Hinblick auf den neuen Schaden also zu fragen, welche der in Betracht kommenden Ursachen — Vorschaden oder äußeres Ereignis — rechtlich wesentlich den Schaden hervorgerufen hat.

— Ist allein das äußere Ereignis rechtlich wesentliche Ursache für den neuen Schaden, kommt dem Vorschaden als Ursache keine Bedeutung zu.
— Haben Vorschaden und äußeres Ereignis gemeinsam den neuen Schaden rechtlich wesentlich herbeigeführt, so sind beide Bedingungen als nebeneinanderstehende Teilursachen im unfallversicherungsrechtlichen Sinne zu werten.
— Ist der Vorschaden rechtlich allein wesentlich für den neuen Schaden, so kommt dem äußeren Ereignis lediglich die Bedeutung eines auslösenden Moments oder einer rechtlich unwesentlichen Gelegenheitsursache zu. Das äußere Ereignis verliert seine rechtliche Qualität als Ursache. (Ricke, Gelegenheitsursache und Unfall, Tatbestand und Kausalität in der gesetzlichen Unfallversicherung, BG 1982, 356 ff.)

Der auch in diesem Zusammenhang immer gerne gebrauchte Satz, jeder sei in dem Zustand versichert, in dem er sich befinde, gilt eben nur, soweit dieser Zustand nicht allein rechtlich wesentlich für den neuen Schaden ist.

Die Wertung eines äußeren Ereignisses als Gelegenheitsursache stößt in der Praxis immer wieder auf Schwierigkeiten. Die Rechtsprechung hat als Anhaltspunkt für die Abgrenzung hierzu ausgeführt: Ein äußeres Ereignis ist dann als Gelegenheitsursache zu werten, wenn der Vorschaden sich bereits so weit entwickelt hat, daß der neue Schaden auch ohne das äußere Ereignis außerhalb der versicherten Tätigkeit unter den Belastungen des täglichen Lebens etwa zur gleichen Zeit bei ähnlichem Anlaß wahrscheinlich aufgetreten wäre (BSG in BG 1961, 222; LSG NRW in BG 1961, 171).

Ist ein äußeres Ereignis als wesentliche Ursache oder Teilursache eines Körperschadens anzusehen, kann es für den Körperschaden im Sinne der Entstehung oder im Sinne der Verschlimmerung rechtlich bedeutsam sein.

Ein Gesundheitsschaden ist im Sinne der Entstehung verursacht, wenn erst durch das äußere Ereignis ein krankhafter Zustand hervorgerufen wurde.

Demgegenüber setzt die Verschlimmerung eines Leidens begrifflich voraus, daß die zu beurteilende Gesundheitsstörung bereits vor Eintritt eines äußeren schädigenden Ereignisses als krankhafter Zustand bestanden hat.

Darüber hinaus liegt eine Verschlimmerung auch vor, wenn eine weitere Gesundheitsstörung infolge eines äußeren Ereignisses früher eintritt, als aufgrund der Entwicklung des bestehenden Leidens erwartet.

Vor diesem rechtlichen Hintergrund hat der Unfallversicherungsträger insbesondere im Hinblick auf etwaige Vorschäden alle medizinischen Fakten und Zusammenhänge zu klären, die zur Kausalitätsprüfung beim Tatbestand des Arbeitsunfalls benötigt werden. Hierbei ist er auf die Mitwirkung medizinischer Sachverständiger angewiesen. Hier liegt das Tätigkeitsfeld des ärztlichen Gutachters und hier erhält das ärztliche Gutachten als Mittel der Sachverhaltsaufklärung und als Mittel des Beweises Bedeutung.

Der Gutachtenauftrag wird durch das Bedürfnis bestimmt, die medizinischen Tatsachen und Zusammenhänge so aufzuklären, daß sie rechtlich verwertbar werden. Dabei hat sich der Auftraggeber von dem Grundsatz leiten zu lassen, daß brauchbare Ergebnisse nur durch konkrete, eindeutige und gezielte Fragen an den Sachverständigen zu erreichen sind. Der Gutachter muß in die Lage versetzt werden, zu erkennen, worüber die Verwaltung versicherungsrechtlich zu entscheiden hat, und welche medizinischen Fakten und Zusammenhänge sie mit dem Gutachten aufzuklären beabsichtigt. Die Fragestellung im Gutachtenauftrag darf aber nicht in der Weise erfolgen, daß der Gutachter zu rechtlichen Wertungen aufgefordert wird. Denn der medizinische Gutachter hat keine rechtlichen Wertungen zu treffen, er hat der Verwaltung die für die rechtliche Beurteilung des Falles wesentlichen tatsächlichen Vorgänge und Umstände sachverständig darzustellen und für die Entscheidung aufzubereiten (Krasney MED SACH 1980, 51, 52). Dies setzt nicht zuletzt eine umfassende Information des Gutachters voraus, wobei die Verwaltung in tatsächlich nicht eindeutigen Fällen mitteilen sollte, von welchem Sachverhalt der Gutachter auszugehen hat. In tatsächlich klaren und unkomplizierten Fällen genügt ein vollständiger Auszug der Verwaltungsakte bzw. die Verwaltungsakte selbst als Informationsgrundlage. Im allgemeinen müßte der Gutachtenauftrag dann folgende Fragen enthalten:

1. Welcher Gesundheitsschaden (Erstschaden) ist bei dem Ereignis eingetreten?
2. Welcher Vorschaden hat zur Zeit des Ereignisses bestanden?
3. Welcher weitere Gesundheitsschaden ist als Folge des Erstschadens eingetreten?
4. Ist das Ereignis allein wesentliche oder wesentlich mitwirkende Bedingung für den Erst- und den Folgeschaden gewesen?
   Oder
5. War ein Vorschaden bzw. eine krankhafte Veranlagung alleinige Ursache der Schädigung und das äußere Ereignis lediglich auslösendes Moment?
6. Wie hoch ist der Grad der unfallbedingten MdE des Versicherten zu bewerten.

Auf den Eingangs geschilderten Fall bezogen könnte der Gutachtenauftrag wie folgt lauten:

Sehr geehrter Herr Dr. ...,

wir bitten Sie, ausgehend von dem auf Blatt ... der Akten zusammengefaßten Sachverhalt ein Gutachten zu erstatten und zu folgenden Fragen Stellung zu nehmen:

1. Ist die tiefe Venenthrombophlebitis im linken Bein des Versicherten mit Wahrscheinlichkeit durch das Ereignis vom 27. 10. 1981 hervorgerufen oder wesentlich mit verursacht worden, insbesondere, führte die extreme Körperhaltung und Anspannung beim Anheben des Reserverades zu einer Gewebezerreißung und anschließend zu einer Thrombophlebitis?
2. Sind anlage- oder schicksalhafte Erkrankungen des Versicherten, z. B. die Varicosis, durch das Anheben des Ersatzrades am 27. 10. 1981 wesentlich verschlimmert worden?
3. Kommt unfallunabhängigen Faktoren, z. B. der Varicosis, die alleinige oder überragende Bedeutung für den Eintritt der Thrombophlebitis zu, so daß das Ereignis vom 21. 10. 1981 lediglich als auslösendes Moment zu werten wäre?
4. Wie hoch ist der Grad der unfallbedingten MdE des Versicherten zu bewerten?

Bedeutung und Bewertung des Vorschadens im ärztlichen Gutachten

E. Ludolph

Berufsgenossenschaftliche Unfallklinik Duisburg-Buchholz (Direktor: Professor Dr. G. Hierholzer), Großenbaumer Allee 250, D-4100 Dusiburg 28

Trifft ein Unfallschaden einen bereits vorgeschädigten Organismus, so sind die Fälle problematisch, bei denen sich die Auswirkungen überschneiden. Dies ist in verschiedener Form möglich:

1. Konstitution/Veranlagung/Vorschaden und Ereignis als konkurrierende Ursache/Teilursache bei der Schadensentstehung
2. Verschlimmerung eines Vorschadens durch ein versichertes Ereignis
3. Wechselwirkung zwischen den Folgen von Vor- und Unfallschaden.

Ad 1: Wie sich bereits aus der Aufzählung ergibt, beschränkt sich die Fragestellung im ärztlichen Gutachten nicht nur auf Fälle eines echten Vorschadens, also auf das Zusammentreffen von Unfallfolgen und bereits vorhandener krankhafter Veränderungen. Die Verschlimmerung eines unfallfremden Leidens ist zahlenmäßig nicht das Hauptproblem für den ärztlichen Gutachter. Das tägliche Brot ist die Frage, inwieweit Konstitution und/ oder latente Krankheitsveranlagung, also Anomalien und degenerative Veränderungen, einen Schaden mitverursacht haben und wie die Mitverursachung zu bewerten ist. Die Beantwortung dieser Fragen differiert zwischen gesetzlicher und privater Unfallversicherung. Versicherungsrechtlich unbeachtlich sind dagegen alle biologischen Normvarianten sowie alle allein altersbedingten Veränderungen, also die dem Lebensalter entsprechenden physiologischen Veränderungen z. B. an Knochen, Sehnen, Menisken und Bandscheiben [4].

a) Konstitution, krankhafte Veranlagung und Vorschaden in der gesetzlichen Unfallversicherung

In der gesetzlichen Unfallversicherung ist der Versicherte grundsätzlich so versichert, wie er zur Arbeit antritt, also mit allen konstitutionell bedingten besonderen Gefährdungen, anlagebedingten Anomalien, degenerativen Veränderungen und unfall- oder nicht unfallbedingten Vorschäden. Die Erwerbsfähigkeit wird versicherungsrechtlich mit 100% angesetzt, auch dann, wenn sie medizinisch weit darunter liegt [5]. Dieser Ausgangspunkt gibt bei ärztlichen Gutachtern immer wieder Anlaß zu Mißverständnissen, insbesondere, wenn degenerative Veränderungen für die Entstehung des Schadens mitursächlich sind. Folglich zeigt sich das Problem der Schadenslage und des Vorschadens häufig bei der Begutachtung von Meniskus-, Sehnen- und Wirbelsäulenverletzungen, da die bradytrophen Strukturen vermehrt von Abnutzungserscheinungen betroffen sind. Selbst massive degenerative Veränderungen stehen dann der Einschätzung eines Schadens als Unfallfolge nicht entgegen, wenn der eingetretene Schaden vom versicherten Risiko abgedeckt ist. Dieses hat sich dann verwirklicht, wenn das angeschuldigte betrieblich bedingte Ereignis wesentliche Teilursache für den Schaden ist. Dies bedarf besonderer Betonung. Hierzu folgender Fall:

Der zum Unfallzeitpunkt 47jährige Versicherte rutschte am 24. 12. 84 im Kuhstall aus. Er fiel auf das linke Kniegelenk und zog sich eine Prellung mit blutigem Gelenkerguß zu. Die stationäre Behandlung dauerte zwei Wochen, die Arbeitsunfähigkeit zwei Monate. Wie der Röntgenbefund ergab, hatte der Versicherte erhebliche unfallfremde Veränderungen, die von einem Privatunfall im Jahre 1963 herrührten. Ohne die erheblichen unfallfremden arthrotischen Veränderungen wären die Folgen des Sturzes im Kuhstall vermutlich ganz geringfügig gewesen.

Da der Versicherte so versichert ist, wie er zur Arbeit antritt, wird der Versicherungsschutz durch unfallfremden arthrotischen Veränderungen nicht eingeschränkt. Weitere Voraussetzung ist aber, daß das Ausrutschen, das den Versicherungsfall auslösende Ereignis, wesentliche Teilursache des Schadens war. Bei einer unfallfremd bestehenden Kapsel-Bandinstabilität wäre an einen Sturz aus innerer Ursache zu denken gewesen. Das Ausrutschen war wesentliche Teilursache für den Schaden, war ein eindeutiges äußeres Ereignis, das den blutigen Gelenkerguß, den stationären Aufenthalt und die Arbeitsunfähigkeit von zwei Monaten verursacht hatte. Diese Folgen waren zu entschädigen.

Im Gegensatz dazu folgender Fall

Am 29. 5. 84 rutschte dem Versicherten eine Bandrolle gegen das linke Kniegelenk. Frische äußere Verletzungszeichen fanden sich nicht. Eine wegen fortdauernder Beschwerden nach 14 Tagen durchgeführte Kniegelenksspiegelung ergab eine völlige Zerreißung des Innenmeniscus sowie schwere, eindeutig unfallunabhängige Knorpelschäden und eine Lockerung des vorderen Kreuzbandes. Der Versicherte hatte bereits 1975 einen Unfall erlitten. Als anlagebedingte Veränderung bestand eine Kniescheibenfehlform.

Gefragt war nach der Abgrenzung von Vorschaden und Unfallschaden, wobei als Unfallschaden allein die Innenmeniscusveränderungen und ein jetzt vorliegendes Reizknie zur Diskussion standen. Der Innenmeniscus mag zwar bei dem Ereignis am 29. 5. 1984 gerissen sein. Der Innenmeniscusschaden war jedoch nicht Unfallfolge im Sinne der gesetzlichen Unfallversicherung. Denn auch wenn der Versicherte mit allen angeborenen und erworbenen Veränderungen, also auch mit einem degenerativ veränderten Meniscus, versichert ist, darf nicht übersehen werden, daß sorgfältig zu prüfen ist, ob das angeschuldigte Ereignis überhaupt ursächlich für den Meniscusriß war, ob es also geeignet war, den Innenmeniscusschaden herbeizuführen, ob es wesentliche Teilursache war. Beides traf für das angeschuldigte Ereignis nicht zu. Der Riß war in diesem Fall Folge bereits vorhandener Veränderungen, die auch ohne den von der Bandrolle ausgehenden Druck oder Stoß durch ein anderes alltägliches Ereignis etwa zum gleichen Zeitpunkt zum Zerreißen des Meniscus geführt hätten.

Ich habe bewußt den Meniscusschaden herausgegriffen, weil unter Hinweis auf Versicherungsschutz auch bei degenerativen Veränderungen immer wieder auch von erfahrenen Gutachtern die Meinung vertreten wird, daß in diesen Fällen ein Bagatelltrauma als versichertes Ereignis ausreiche. Dies ist unzutreffend. Es ist vielmehr klar und apodiktisch die Feststellung zu treffen, daß sich ein Bagatelltrauma (Prellung) und ein sozialversicherungsrechtlich relevanter isolierter Meniscusschaden ausschließen. Der erste Schritt ist also auch beim Vorliegen von Anomalien, degenerativen Veränderungen und Vorschäden eine sorgfältige Prüfung der Kausalität. Wird die wesentliche Teilursächlichkeit bejaht, bleiben entsprechend der sozialen Tendenz der gesetzlichen Unfallversicherung Konstitution und latente Krankheitsanlage unbeachtlich, auch wenn diese den Schaden erheblich beeinflußt haben. Die Gesamtheit der Folgen sind Unfallfolgen. Sie sind zu entschädigen. Etwas anderes gilt erst, wenn bereits krankhafte Veränderungen vorliegen, die bereits Beschwerden verursacht haben und/oder zu einer Minderung der Erwerbsfähigkeit geführt haben.

b) Konstitution und Veranlagung in der privaten Unfallversicherung
Im Vergleich zur gesetzlichen Unfallversicherung ist die Kausalität in der privaten Unfallversicherung weiter gefaßt. Die Folgen werden aber nur prozentual entschädigt. Es reicht adäquate Kausalität aus, wesentliche Teilursächlichkeit ist nicht erforderlich. Vereinfachend ausgedrückt heißt dies, daß auch alle die Schädigungsfolgen, die durch einen Unfall nur deshalb ausgelöst werden, weil eine Krankheitsanlage oder ein Körperschaden bereits bestand, dem Unfallereignis zugerechnet werden [1]. Eine weitere Ausdehnung erfährt der versicherte Schaden dadurch, daß durch den Einschlußtatbestand des § 2 (2)a AUB auch durch Kraftanstrengung hervorgerufene Verrenkungen, Zerrungen und Zerreißungen an Gliedmaßen und Wirbelsäule mitversichert sind. Hierzu folgender Fall:

Ein 19jähriger aktiver Tennisspieler erleidet bei einem kräftigen Aufschlag einen Riß der langen Bicepssehne. Nach operativer Versorgung verbleibt durch einen unglücklichen Verlauf eine Gebrauchsbeeinträchtigung des Armes.

Die Kraftanstrengung ist mitversichert. Der Riß der Bicepssehne ist aber eine abnorme Reaktion auf diese Kraftanstrengung. Der Riß ist nur dadurch zu erklären, daß die Sehne schwere Verbrauchserscheinungen aufgewiesen haben muß. Denn durch willentlich gesteuerte Kraftanstrengung ist der Riß einer gesunden Sehne nicht möglich. Die Einschränkung der Leistungspflicht erfolgt dann aus § 10, Abs. 1 AUB: Entschädigt wird nur insoweit, als die Kraftanstrengung am Schaden mitgewirkt hat. Die Aussage hierzu ist in der Regel eine nicht im einzelnen begründbare Ermessensentscheidung. Im vorliegenden Fall überwog der Mitwirkungsanteil der degenerativen Veränderungen bei weitem — 90% erschienen angemessen.

Ad 2: Ein „Vorschaden" ist nach der Rechtsprechung des Bundessozialgerichts für die gesetzliche Unfallversicherung dann gegeben, wenn nicht nur eine Veränderung, zum Beispiel ein Verschleiß, feststellbar ist, sondern darüberhinaus zum Zeitpunkt des angeschuldigten Ereignisses dieser Verschleiß nach außen wirkte, also klinisch manifest war und/oder Beschwerden verursachte [2, 6]. Das Problem der Verschlimmerung eines Vorschadens in der gesetzlichen Unfallversicherung tritt also nur auf, wenn bereits krankhafte, nach außen wirkende Veränderungen vorliegen, die durch ein Unfallereignis verschlimmert werden. Dazu folgender Fall:

> Ein 50jähriger Versicherter mit einer angeborenen Hüftgelenksdysplasie links stürzt während der Arbeit vom Traktor und erleidet einen Schenkelhalsbruch. Im Verlauf des Heilverfahrens wird der totalprothetische Ersatz des linken Hüftgelenkes erforderlich.

Der Versicherte ist so versichert, wie er zur Arbeit antritt. Seine individuelle Erwerbsfähigkeit wird mit 100% angesetzt. Die Betonung liegt dabei auf dem Wort „individuell" [3]. Das heißt nichts anderes, als daß Ausgangspunkt der Einschätzung der unfallbedingten MdE dieser durch eine Hüftgelenksdysplasie links vorgeschädigte Versicherte ist. Auf diesen vorgeschädigten Versicherten trifft als Trauma der Schenkelhalsbruch. Einzuschätzen ist, in welcher Weise dieser durch die Hüftgelenksdysplasie bereits belastete Versicherte durch die Unfallfolgen weiter geschädigt wird. Einzuschätzen für die gesetzliche Unfallversicherung ist der Verschlimmerungsanteil. Wir haben diesen auf 20% geschätzt.

Anders war die Einschätzung des gleichen Sachverhaltes für die private Unfallversicherung. Wie bereits ausgeführt, ist für diese der Mitwirkungsfaktor ausschlaggebend. Zu schätzen ist die Mitwirkung von Vorzustand und Unfall für den Endzustand. Bei einer Gebrauchsbeeinträchtigung des Beines nach dem Unfall von 3/5 beträgt die Mitwirkung des Vorschadens etwa 80%, die Mitwirkung des Unfalls 20%.

Ad 3: Angesprochen sind alle die Fälle, in denen die Behinderung durch den Vorschaden sich auf die Behinderung durch den Unfallschaden auswirkt, in denen sich also Vor- und Unfallschaden funktionell überschneiden. Dies kann der Fall sein, wenn Vor- und Unfallschaden das gleiche Organ betreffen. Es kann aber auch der Fall sein, wenn verschiedene Organsysteme betroffen sind. In der privaten Unfallversicherung ist dazu in § 10 (4) AUB eine ausdrückliche Regelung, der Abzug des Vorschadens vor Entschädigung, enthalten. Hierzu folgende Abwandlung des zuvor dargestellten Falles:

> Bei Bestehen einer Hüftgelenksdysplasie kommt es unfallbedingt zu einer Kniversteifung auf der gleichen Seite.

In der gesetzlichen Unfallversicherung ergibt sich eine unfallbedingte MdE von 40%. Ohne den Vorschaden, die Hüftdysplasie, würde die Kniegelenksversteifung eine MdE von 30% rechtfertigen. Da aber der durch die Hüftgelenksdysplasie vorbelastete Versicherte durch die Kniegelenksversteifung stärker betroffen wird als ein nicht vorgeschädigter Versicherter, ist der Unfallschaden höher einzuschätzen. In der privaten Unfallversicherung beträgt bei einer Gebrauchsbeeinträchtigung des Beines von insgesamt 3/5 der Anteil des Vorschadens 2/5, der des Unfallschadens also 1/5. Im Gegensatz hierzu der folgende etwas außergewöhnliche Fall:

Eine Frau mit einer durch eine Bechterewsche Erkrankung versteiften Wirbelsäule erleidet unfallbedingt einen Stauchungsbruch des 12. Brustwirbelkörpers.

Eine Verschlimmerung des Vorschadens tritt nicht ein. Vielmehr wirken sich die Folgen des Wirbelbruches durch die unfallfremde Versteifung der Wirbelsäule geringer aus. Bei der Einschätzung für die gesetzliche Unfallversicherung ergibt sich eine MdE von 10%, bei der Einschätzung für die private Unfallversicherung von unter 5%.

Treffen Vor- und Unfallschaden verschiedene Gliedmaßen, z. B. unfallbedingter Verlust der linken Hand bei Unterschenkelamputation rechts als Vorschaden, so wird das Problem nur relevant für die gesetzliche Unfallversicherung. Denn nur die Einschätzung der Minderung der Erwerbsfähigkeit erfaßt den Menschen als Ganzes. Die Fragestellung lautet wiederum, wie wird der unterschenkelamputierte Versicherte, dessen Erwerbsfähigkeit als Orientierungspunkt mit 100% angesetzt wird, durch den Verlust der linken Hand in seiner vor dem Unfall gegebenen Erwerbsfähigkeit behindert. Die MdE läge ohne die Unterschenkelamputation bei 50%, mit diesem Vorschaden liegt sie höher, da die linke Hand als Stütze für einen Unterschenkelamputierten zusätzliche Bedeutung hat. Die MdE liegt also in der Größenordnung zwischen 60 und 80%. Der Ermessensspielraum ist in diesen Fällen, insbesondere aber bei Unfallfolgen an paarigen Organen, verhältnismäßig groß. Die Einschätzung ist schwierig und mehr ein rechtliches als ein medizinisches Problem.

Literatur

1. Krasney OE (1971) Entstehung oder Verschlimmerung eines Anlageleidens durch einen Unfall. Soz Sicherheit 100:104
2. Lauterbach H (1984) Unfallversicherung § 548, Anm 8. Kohlhammer, Stuttgart Berlin Köln Mainz
3. Nehls H (1979) Der Vorschaden. Schriftenreihe Unfallmedizinische Tagungen der Landesverbände der gewerblichen Berufsgenossenschaften, Heft 37:149–154
4. Perret W (1968) Die Bedeutung des Vorzustandes für die Beurteilung der Unfallfolgen in der privaten Unfallversicherung. In: Hefte Unfallheilkd, Heft 94. Springer, Berlin Heidelberg New York, S 120–125
5. Probst J (1974) Der Vorschaden in sozialrechtlicher Sicht. Schriftenreihe des Berufsgenossenschaftlichen Forschungsinstitutes für Traumatol 1:23–25
6. Schönberger A, Mehrtens G, Velentin H (1979) Arbeitsunfall und Berufskrankheit. Schmidt, Berlin. BSG, Bd 21:75ff

Kausalität als Problem bei der Zusammenhangsbegutachtung

H. P. Harrfeldt

Berufsgenossenschaftliche Krankenanstalten Bergmannsheil Bochum, Zentralabteilung für Anaesthesie und Intensivpflege (Chefarzt: Prof. Dr. H.-P. Harrfeldt), D-4630 Bochum 1

Ohne Ursache keine Wirkung. Trotzdem können sich bei Zusammenhangsbegutachtungen Probleme ergeben, speziell medizinisch aufgrund ständig wachsenden Fachwissens und dauernden Erfahrungswandels. Sie sind vermeidbar, wenn bekannt ist, daß Beurteilungsvoraussetzungen bei Privater und Gesetzlicher Unfallversicherung, bei der Beurteilung von Berufskrankheiten sowie im Versorgungs- und Haftpflichtrecht nicht einheitlich sind. Unvollständige medizinische Gutachten können Kausalitätsentscheidungen ebenso erschweren wie versicherungsrechtlich unzutreffend in die Beurteilung eingeflossene Voraussetzungen.

Ein ursächlicher Zusammenhang muß nicht immer mit einer jeden Zweifel ausschließenden, vollkommenen Sicherheit nachgewiesen sein. Es genügt, daß er wahrscheinlich gemacht ist.

Wahrscheinlichkeit entspricht nach I. Kant durch unzureichende Gründe erkannter Wahrheit, deren Erkenntnisse mangelhaft, aber darum nicht trüglich sind.

Ein Ursachenzusammenhang ist dann wahrscheinlich, wenn bei vernünftiger Abwägung aller Umstände, die für den Zusammenhang sprechenden Erwägungen derart überwiegen, daß sich darauf eine richterliche Entscheidung gründen kann.

Ein besonderes Maß an Wahrscheinlichkeit ist nicht erforderlich. Ohne Minderung der Beweisanforderung bedarf es keiner Bekräftigung einfacher Wahrscheinlichkeit. Andererseits reicht die Bewertung „möglicherweise" oder „vielleicht" weder für eine haftungsbegründende noch für eine haftungsausfüllende Kausalitätsbegründung aus.

Gesetzlich sind neben berufsbedingten Erkrankungen, Arbeitsunfälle und gleichgestellte Tatbestände versichert.

Ein Arbeitsunfall kann zur Anerkennung empfohlen werden, wenn ein körperlich schädigendes, zeitlich begrenztes Ereignis mit der versicherten Tätigkeit in Zusammenhang stand oder eine körperliche Schädigung durch ihn als wesentliche Teilursache mitverursacht wurde.

Der Zusammenhang zwischen versicherter Tätigkeit und Unfallereignis einerseits – die haftungsbegründende Kausalität – und zwischen Unfallereignis und Körperschaden andererseits – die haftungsausfüllende Kausalität – müssen nachgewiesen sein.

Für die Beurteilung haftungsausfüllender Kausalität ist der Sachverstand medizinischer Gutachter erforderlich. Sind verschiedene Möglichkeiten gegeben, kommt es darauf an, ob eine von ihnen wahrscheinlich ist. Wird nur eine Möglichkeit für den Kausalzusammenhang angenommen, wird sie dadurch noch nicht in den Rang der Wahrscheinlichkeit gehoben. Zu prüfen ist: Hat ein haftungsausfüllendes Ereignis nachweisbar körperlichen Schaden herbeigeführt oder war es nur eine rechtlich unerhebliche Gelegenheitsursache, die den Körperschaden während versicherter Tätigkeitszeit ausgelöst hat.

Neben Arbeitsunfällen und gleichgestellten Tatbeständen können auch mittelbare Unfallfolgen rechtlich wesentlich verursacht werden. Wenn z. B. ein Versicherter auf notwendigen Wegen während ambulanter Heilverfahren oder berufshelferischer Maßnahmen einen weiteren Unfall erleidet.

Wird ein vorbestehendes Leiden durch eine versicherte Tätigkeit verschlimmert, muß eine wesentliche Teilursache vorliegen, die vorübergehend oder dauernd, einmalig aber auch richtunggebend für den gesamten weiteren Verlauf bestimmend werden kann.

Auch bei Berufskrankheiten muß ein doppelter ursächlicher Zusammenhang nachweisbar sein, hier zwischen der Art der Beschäftigung und dem schädigenden Ereignis einerseits und dem schädigenden Ereignis und der Gesundheitsstörung als Abweichung von körperlicher Unversehrtheit andererseits. Berufskrankheiten spezifisch ist, daß die Schädigung nicht kurzfristig, längstens innerhalb einer Schicht – wie bei einem Arbeitsunfall – eintreten kann, sondern auch noch nach einem rechtlich unbegrenzten Zeitraum. Allein die versicherte Tätigkeit muß die wesentlich mitwirkende Ursache für die Entstehung oder wesentliche Verschlimmerung der Berufskrankheit gewesen sein, gegebenenfalls auch unter Beteiligung anderer, außerberuflicher Ursachen.

Während in der Gesetzlichen Unfallversicherung Kausalitätsfragen im Sinne wesentlicher oder unwesentlicher Beeinträchtigung entschieden werden, ist in der privaten Unfallversicherung ein Zusammenhang mit einer bestimmten Tätigkeit oder Verrichtung nicht erforderlich. Nach den Allgemeinen Unfallversicherungsbedingungen (AUB) liegt ein Unfall vor, wenn der Versicherte durch ein plötzlich von außen auf seinen Körper wirkendes Ereignis unfreiwillig eine Gesundheitsschädigung durch plötzliche Kraftanstrengung, Zerreißung oder Zerrung, aber auch Wundinfektionen erleidet, wobei Ansteckungsstoffe durch einen Unfall im Sinne der AUB in seinen Körper gelangt sein müssen.

Bestimmte Tatbestände fallen nicht unter privaten Unfallversicherungsschutz.

Teilursachen als entschädigungspflichtige Wirkfaktoren im Sinne von Teilkausalität werden in der privaten Unfallversicherung nach vertraglich bestimmten Maßstäben bewertet. Haben bei Unfallfolgen Krankheiten oder Gebrechen mitgewirkt, wird die Leistung anteilmäßig gekürzt, soweit ein vorbestehender unfallunabhängiger Schaden 25% übersteigt. Vorschäden oder Vorzustände im Sinne von Teilkausalität bleiben unberücksichtigt, wenn sie bei dem Ereignis selbst mitgewirkt haben. Sie sind bei neu auftretenden Schäden nicht noch einmal zu entschädigen.

Im Versorgungsrecht müssen besondere Bedingungen zum Erfolgseintritt wesentlich mitgewirkt haben. Anlässe oder Gelegenheitsursachen sind begrifflich keine wesentliche Bedingung. Die Kausalkette darf nicht unterbrochen sein und soll übereinstimmen mit medizinisch-, wissenschaftlicher und ärztlicher Erfahrung. Bei fehlenden Brückensymptomen ist der Zusammenhang besonders zu prüfen, er muß bewiesen und bei fehlenden Belegen glaubhaft begründet sein. Für die Annahme, daß eine Gesundheitsstörung Schädigungsfolge ist, genügt versorgungsrechtlich, daß nach medizinischer Lehrmeinung mehr für als gegen einen ursächlichen Zusammenhang spricht. Arbeitshypothesen, Erklärungsversuche oder Gutachterauffassungen allein sind ungenügend. Zeitlicher Zusammenhang zwischen Gesundheitsstörung und geleistetem Dienst begründen für sich noch nicht die Wahrscheinlichkeit der Kausalität.

Besonderheit im Versorgungsrecht ist die Kannversorgung, die mit ministerieller Zustimmung gewährt werden kann, wenn die geforderte Wahrscheinlichkeit nur deswegen nicht gegeben ist, weil über die Ursache des festgestellten Leidens in der medizinischen Wissenschaft Ungewißheit besteht. Versorgungsbegutachtungen unterliegen der Richtlinienkompetenz jeweils gültiger „Anhaltspunkte für die Gutachtertätigkeit im Versorgungswesen".

Für das gesamte Sozialrecht gilt der Grundsatz, daß als Ursachen und Teilursachen bei Abwägung unterschiedlicher Werte nur die Bedingungen anzusehen sind, die aufgrund besonderer Erfolgsbeziehungen zu dessen Eintritt wesentlich mitgewirkt haben. Die wesentliche Bedingung ist als Kausalitätsnorm fester Bestandteil sozialgerichtlicher Rechtsprechung.

Zur Abklärung von Haftpflichtansprüchen ist zu prüfen, ob Schadenereignis und Körperschaden in ursächlichen Zusammenhang zu bringen sind, bevor juristisch die Schuldfrage diskutiert wird.

Aus negativer oder positiver Bewertung können unterschiedliche Beurteilungen resultieren, aus denen der Jurist seine Kausalitätsentscheidung zu fällen hat. Ist im Haftpflichtfall die Kausalität offensichtlich, liegt die Anerkennung nach der Adäquanztheorie auf der Hand. Bei nicht typischen und nicht alltäglichen Ereignissen und Schäden können nur gutachterliche Erfahrungen und anerkannt wissenschaftliche Erkenntnisse den Schaden adäquat als Bedingung zum Erfolgseintritt bewerten, wenn die Eintrittsmöglichkeit nicht außerhalb jeder Wahrscheinlichkeit liegt, wobei die Adäquanztheorie oder Erfolgstheorie nur Handlungsfolgen als verursacht ansieht, mit deren Eintritt nach allgemein menschlicher Lebenserfahrung vom Standpunkt des kundigen, nachträglich Urteilenden gerechnet werden konnte, während die Äquivalenztheorie oder Bedingungstheorie strafrechtlich eine Handlung dann als Erfolgsursache ansieht, wenn sie nicht hinwegdenkbar ist, ohne daß der Erfolg entfällt, wobei alle Bedingungen gleich gewertet werden – conditio sine qua non.

Der Adäquanztheorie verwandt ist die Theorie der wesentlich mitwirkenden Teilursache im Sozialversicherungsrecht. Hier werden Risikobereiche der Versicherungs- und Versorgungsträger abgegrenzt, wenn die wesentliche Bedingung als Voraussetzung erfüllt ist.

Unterschiedliche Kausalitätsnormen können bei ursächlichen Zusammenhangsbegutachtungen Probleme verursachen, die nur lösbar sind, wenn Gutachter mit den unterschiedlichen Theorien, ihren Spielräumen und Betrachtungsweisen umzugehen gelernt und entsprechende Erfahrungen gemacht haben.

Vorschaden und Kausalität in der privaten und gesetzlichen Unfallversicherung. Die Bewertung des Vorschadens in der Rechtsprechung

M. Kerschbaumer

Bayer. Landessozialgericht München (Präsident: Dr. M. Kerschbaumer), Ludwigstraße 15, D-8000 München 22

Definiert man den Begriff „Vorschaden" im Anschluß an Erlenkämper („Der Vorschaden in sozialrechtlicher Sicht"; Schriftenreihe des Berufsgenossenschaftlichen Forschungsinstitutes für Traumatologie Frankfurt/Main, Heft 1) als eine unfall- bzw. schädigungsunabhängige Gesundheitsstörung, die bei dem Eintritt des jetzigen Unfalles bereits vorgelegen hat, so kann die Bewertung des Vorschadens in der Rechtsprechung zur gesetzlichen Unfallversicherung an drei Beispielen dargestellt werden:

1. Ein 16jähriger Schlosserlehrling erleidet während des Betriebssports beim Spielen mit einem Medizinball einen Unfall. Er zieht sich dabei einen Bruch der rechten Elle zu; weil eine fachgerechte Behandlung nicht rechtzeitig eingesetzt hat, kommt es zu einer Pseudarthrose — Falschgelenkbildung — im körpernahen Drittel der rechten Elle. Zur Unterbindung der dadurch verursachten Wackelbewegungen im Unterarm wird er mit einer ledernen Stützmanschette ausgestattet. Obwohl er sich nach Kräften bemüht, den an ihn gestellten Anforderungen bei der Arbeit gerecht zu werden, muß er seine Absicht, Betriebsschlosser zu werden, aufgeben. Er wechselt unter Fortsetzung seiner Lehre in eine Ausbildung zum Beutelmaschinenführer über, beendet diese Lehre und ist seitdem als Beutelmaschinenführer beschäftigt.

Schon vor dem Unfall war die Gebrauchsfähigkeit des rechten Armes wesentlich eingeschränkt. Der Arm war infolge einer in der Kindheit durchgemachten Osteomyelitis und Wunddiphterie hochgradig verkümmert, nämlich um 11 cm verkürzt und durch Muskelschwund verschmächtigt. Das Ellenbogengelenk stand in starker X-Stellung, der Unterarm war in Mittelstellung versteift. Die rechte Hand war verkleinert und in erheblicher Überstreckstellung fixiert, das Handgelenk in seiner Bewegungsfähigkeit stark eingeschränkt. Schließlich waren die Langfinger in ihrer Streckfähigkeit gehemmt. Trotzdem hatte der Lehrling vor dem Unfall alle ihm übertragenen Arbeiten meist rechtshändig und ohne wesentliche Einschränkung ausgeführt.

Als Unfallfolgen wurden bescheidmäßig festgestellt: Pseudarthrose der rechten Elle sowie Verringerung der Festigkeit im Bereich des an sich schon deformierten rechten Unterarmes und der rechten Hand.

Der 2. Senat des BSG hat dazu im Urteil vom 29. 4. 1964 (BSG E Bd. 21, S. 63) festgestellt, daß bei einem vorbeschädigten Unfallverletzten bei der Feststellung der auf dem Unfall beruhenden MdE von der Erwerbsfähigkeit des Verletzten im Zeitpunkt des Unfalls auszugehen sei, also von seiner unter Berücksichtigung der Vorbeschädigung verbliebenen individuellen Erwerbsfähigkeit. Alsdann sei festzustellen, welcher Teil der vor dem Unfall vorhandenen Erwerbsfähigkeit durch den zu beurteilenden Unfall verlorengegangen ist. Die Pseudarthrose habe den durch die Verkümmerung seines rechten Armes vorgeschädigten Kläger stärker betroffen als einen Gesunden. Der Unfall habe sich auf den schon vorgeschwächten Arm weiter schwächend ausgewirkt. Anders als nach zivilrechtlichen Schadensersatzgrundsätzen sei unter Beachtung des Grundsatzes der abstrakten Schadensbemessung bei der Bewertung der unfallbedingten MdE der Unterschied der auf dem gesamten Gebiet des Erwerbslebens bestehenden Erwerbsmöglichkeiten des Verletzten vor und nach dem Unfall zu berücksichtigen. Dabei seien zwar außerhalb der Person des Verletzten liegende Umstände nicht zu berücksichtigen, besondere Kenntnisse und Fähigkeiten des Verletzten, auch Charaktereigenschaften wie Arbeitswille, Fleiß und Zuverlässigkeit jedoch müßten Berücksichtigung finden.

2. Ein Versicherter erleidet zufolge eines Arbeitsunfalles eine Prellungsverletzung am rechten Auge. Während das linke Auge regelrecht war, fand sich bei dem rechten Auge eine unkorrigierte Sehschärfe von 0,05 Dioptrien. Es wird festgestellt, daß die schlechte Sehschärfe des rechten Auges schon lange bestanden habe; sie sei auf myopische Dehnungsveränderungen bei hochgradiger Myopie (Kurzsichtigkeit) zurückzuführen. Nach Totalablösung der Netzhaut wurde nach einiger Zeit das rechte Auge entfernt. Es wird schließlich ärztlicherseits dargelegt, bei dem Versicherten habe bereits vor dem Arbeitsunfall eine Refraktionsanomalie rechts zu unscharfen Bildern auf der Netzhaut geführt. Das

rechte Auge habe am Sehakt nicht teilnehmen können. Seine Funktion habe bei maximal 0,05 Dioptrien gelegen. Das Trauma habe die Netzhautablösung und schließlich völlige Blindheit des Auges bewirkt; wegen des Vorschadens könne allenfalls eine unfallbedingte Minderung der Erwerbsfähigkeit um 5 v.H. angenommen werden.

Das Hessische Landessozialgericht führt im Urteil vom 28. 3. 1984 („Die Sozialversicherung", Februar 1985, S. 49) dazu aus, nach der Rechtsprechung des BSG und des Senats könne bei einem Verletzten der Umstand, daß seine Erwerbsfähigkeit zum Zeitpunkt des Arbeitsunfalls bereits gemindert war, nicht unbeachtet bleiben. Die bei einer Vorschädigung unter Berücksichtigung der individuellen Erwerbsfähigkeit des Verletzten vorzunehmende Bemessung der verbliebenen Erwerbsfähigkeit führe in der Regel zu einem höheren Grad der durch den Unfall herbeigeführten MdE. Diese Höherbewertung werde deshalb als gerechtfertigt angesehen, weil im allgemeinen ein schon vorgeschädigter Verletzter durch die Auswirkungen eines Unfalls in stärkerem Maße betroffen wird als ein zur Zeit des Unfalls gesund gewesener Versicherter. Die Bedeutung einer Schädigung für die Erwerbsfähigkeit sei aber stets nach den persönlichen Verhältnissen des Verletzten zu bewerten. Eine Vorschädigung rechtfertigt es daher nicht unter allen Umständen, die unfallbedingte MdE mit einem wesentlich höheren Vomhundertsatz einzuschätzen. Das Gericht stimme dem BSG in seiner Rechtsprechung darin zu, daß die gesetzliche Unfallversicherung nur den durch den jeweiligen Arbeitsunfall herbeigeführten Schaden auszugleichen hat. War das Sehvermögen, wie hier, schon nicht unerheblich vorgeschädigt, so konnte die Sehkraft des rechten Auges infolge des Arbeitsunfalls für seine Erwerbsfähigkeit nicht dieselbe Bedeutung haben, wie bei einem unverletzten, normal sehenden Auge. Der Schaden, den der Arbeitsunfall bei einem vorgeschädigten Auge verursacht hat, wird geringer sein als der Verlust des Sehvermögens auf einem gesunden Auge. Allerdings dürfe die MdE nicht ein rechnerisch festgestellt werden. Es sei vielmehr unter Würdigung aller Umstände des Einzelfalls zu prüfen, welche Bedeutung das in seiner Sehfähigkeit geminderte Auge für das Leistungsvermögen und somit für die Erwerbsfähigkeit des Klägers noch gehabt hat und in welchem Maße diese Fähigkeiten durch die Folgen des Arbeitsunfalls eingeschränkt worden sind. Nach der allgemein anerkannten Tabelle der Deutschen Ophthalmologischen Gesellschaft habe der Vorschaden beim Kläger eine MdE um 20 v.H. bedingt. Das bedeutet, daß die nunmerige völlige Erblindung des rechten Auges bzw. die Resektion des Augapfels unter Berücksichtigung des sonst gültigen MdE-Wertes von 25 v.H. nicht zu einem unfallbedingten MdE-Satz über 10 v.H. führen kann.

3. Der Ehemann einer Klägerin ist an einer Silikose in Verbindung mit einer aktiven Lungentuberkulose verstorben. Die Berufsgenossenschaft lehnte den Anspruch der Klägerin auf Hinterbliebenenrente mit der Begründung ab, der Tod ihres Ehemannes sei zwar Folge einer Berufskrankheit, jedoch stehe der Umstand, daß er bereits vor Eintritt der Berufskrankheit völlig erwerbsunfähig gewesen sei, auch der Gewährung einer Hinterbliebenenrente entgegen.

Das Bundessozialgericht (Urteil vom 17. 2. 1972; Sozialrecht A a 10 zu § 589 RVO) hat dazu festgestellt, dem Anspruch auf Witwenrente stünde auch grundsätzlich der Umstand nicht entgegen, daß der verstorbene Ehemann zur Zeit des Eintritts der zum Tode führenden Berufskrankheit bereits aus anderen Gründen dauernd völlig erwerbsunfähig war. Dabei wird zunächst auf die gefestigte Rechtsprechung hingewiesen, wonach aus § 581 Abs. 1 RVO abzuleiten sei, daß ein Verletztenrentenanspruch dann nicht besteht, wenn der Verletzte schon vor dem Arbeitsunfall voll erwerbsunfähig gewesen ist. In diesem

Fall könne eine weitere Minderung der Erwerbsfähigkeit durch einen Arbeitsunfall nicht eintreten. Der Auffassung, daß gleiches auch für den Hinterbliebenenanspruch gelten müsse, könne sich das Gericht jedoch nicht anschließen. Hinterbliebenenleistungen seien eigenständige Leistungen; die wegen einer MdE gewährte Verletztenrente habe Lohnersatzfunktion, die Hinterbliebenenrente dagegen Unterhaltsersatzfunktion. Durch die Witwenrente solle die Witwe für den Fortfall ihres – mutmaßlichen – Unterhaltsanspruchs gegen ihren Ehemann entschädigt werden. Dabei habe der Gesetzgeber bewußt die Rentengewährung weder davon abhängig gemacht, daß die Witwe zu Lebzeiten ihres Ehemannes ihm gegenüber unterhaltsberechtigt gewesen oder gar von ihm tatsächlich unterhalten worden ist, noch davon, daß ihr überhaupt durch seinen Tod ein wirtschaftlicher Nachteil erwachsen ist. Daß die Witwenrente der gesetzlichen Unfallversicherung in diesem Sinne eine grundsätzlich „unbedingte" Rente sei, ergebe sich nicht nur aus dem Wortlaut des Gesetzes und dem Fehlen entsprechender Einschränkungen, sondern auch aus der Regelung des § 590 Abs. 2 RVO über die nach Alter, Berufsfähigkeit und Familienpflichten jeweils unterschiedliche Rentenhöhe. Ein wirtschaftlicher Schaden, der nach den Grundsätzen des Rechts der gesetzlichen Unfallversicherung zu entschädigen sei, werde beim Tod eines Ehemannes vom Gesetz unterstellt. Verbiete es sich daher allgemein, bei unfallbedingten Todesfällen den tatsächlichen Eintritt eines wirtschaftlichen Schadens der Witwe zur Voraussetzung einer Entschädigung zu machen, so wäre es beim Fehlen einer besonderen Vorschrift willkürlich, für die Einschränkung der Entschädigungspflicht gerade den besonderen Fall herauszugreifen, in dem der Verstorbene zur Zeit des Unfalls völlig erwerbsunfähig war. Während bei der Verletztenrente allein auf die MdE des Verletzten abgestellt werde und eine völlig weggefallene Erwerbsfähigkeit eben nicht mehr gemindert werden könne, scheide dieser Gesichtspunkt mit dem Tod des Verletzten völlig aus. Der Tod stelle im System des Gesetzes nicht etwa den höchsten Grad der Erwerbsunfähigkeit des Verletzten selbst dar, sondern einen neuen, völlig andersartigen und besonders geregelten Leistungsfall für die Hinterbliebenen.

Aus dieser, wie mir scheint, signifikanten Rechtsprechung ergeben sich folgende Schlußfolgerungen:

1. Wer bereits vor dem Eintritt des Versicherungsfalles voll erwerbsunfähig war, kann eine Verletztenrente nicht erhalten. Dabei ist zu beachten, daß eine völlige Erwerbsunfähigkeit nur vorliegt, wenn der Verletzte aus gesundheitlichen Gründen unfähig ist, sich unter Ausnutzung der Arbeitsgelegenheiten, die sich nach seinen gesamten Kenntnissen sowie körperlichen und geistigen Fähigkeiten im ganzen Bereich des wirtschaftlichen Lebens bieten, noch einen Erwerb zu verschaffen. Der Annahme dauernder völliger Erwerbsunfähigkeit steht dabei nicht entgegen, daß ein Versicherter in seinem eigenen Betrieb noch eine gewisse Leistung vollbringen kann, da er dabei nicht gezwungen ist, unter den Bedingungen des allgemeinen Arbeitsmarktes regelmäßig tätig zu werden. Der Begriff der völligen Erwerbsunfähigkeit ist hier also nicht gleichbedeutend mit dem der Erwerbsunfähigkeit im Sinne des § 1247 Abs. 2 RVO; es sind an diesen Begriff im Sinne der Unfallversicherung vielmehr strengere Anforderungen zu stellen.

2. Das Vorliegen selbst einer völligen Erwerbsunfähigkeit behindert den Anspruch auf Hinterbliebenenrente nicht. Dieser Grundsatz ist dahingehend zu ergänzen, daß dann, wenn der Unfalltod nur wenig früher eingetreten ist als dieser schicksalsmäßig eingetreten

wäre, kein Anspruch auf Hinterbliebenenrente besteht. Anders, wenn der Tod durch die Folgen des Unfalls um wenigstens ein Jahr beschleunigt worden ist; in diesem Falle ist Hinterbliebenenrente zu gewähren. Dabei kann sich nach einem Urteil des LSG Rheinland-Pfalz vom 15. 7. 1981 (Breithaupt 1982, Seite 119 ff.) die Beweisfrage, ob der Versicherte ohne den erlittenen Unfall wenigstens ein Jahr länger gelebt hätte, nur bei einer Vorschädigung mit sicherer ungünstiger Prognose (z. B. bei voraussehbar tödlichem Krebs) stellen, nicht aber bei einer Vorschädigung mit unsicherer offener Prognose (z. B. bei Disposition zu Herzinfarkt). Hier müsse, so das Gericht, unterschieden werden, zwischen Gesundheitsstörungen, bei denen der Ausgang nach Art und Zeit einigermaßen abzusehen ist und solchen, bei denen der Ausgang in beiden Hinsichten offen ist.

3. Vor dem Unfall bestehende Leiden oder eine Vorschädigung müssen bei der Bewertung der unfallbedingten MdE berücksichtigt werden. Dabei rechtfertigt es eine Vorschädigung nicht unter allen Umständen, die Minderung der unfallbedingten individuellen Erwerbsfähigkeit mit einem wesentlich höheren Vomhundertsatz einzuschätzen. Ist ein Verletzter vorbeschädigt, so ist bei der Feststellung der auf dem Unfall beruhenden MdE von der Erwerbsfähigkeit des Verletzten im Zeitpunkt des Unfalls auszugehen, d. h. von seiner unter Berücksichtigung der Vorbeschädigung verbliebenen individuellen Erwerbsfähigkeit. Alsdann ist festzustellen, welcher Teil der vor dem Unfall vorhandenen Erwerbsfähigkeit durch den zu beurteilenden Unfall verlorengegangen ist. Dabei kann eine vor dem Unfall bereits bestehende MdE bei der Festlegung und für eine Erhöhung des Hundertsatzes der MdE keine Berücksichtigung finden, wenn die Vorerwerbsminderung keine wesentliche Bedeutung für die Unfallfolgen und deren Einfluß auf die Erwerbstätigkeit hatte.

In diesem Zusammenhang erscheint es wichtig darauf hinzuweisen, daß nunmehr durch eine insoweit übereinstimmende höchstrichterliche Rechtsprechung geklärt ist, daß sich die Bewertung der MdE jeder rechnerischen Feststellung entzieht. In zwei Urteilen vom 15. 3. 1979 (9 RVs 7/78 und 9 RVs 16/78) hat der 9. Senat des Bundessozialgerichts dazu ausgeführt, daß die mathematische Darstellung des menschlichen Gesundheits- und Kräftezustandes weder durch das Gesetz vorgeschrieben noch sachgerecht sei. Die Vielfalt individueller Gegebenheiten können nicht mit der Exaktheit von Ziffern oder Prozenten angemessen erfaßt werden. Die Ergebnisse, welche bei den verschiedenen Vorgehensweisen dieser Art, wie der Subtraktions-, Prozentual- oder Bruchteilsmethode herauskämen, hielten einer natürlichen, wirklichkeitsorientierten Kontrolle im allgemeinen nicht stand. Alle Behinderungsmomente seien deshalb in einer Gesamtschau unter Betrachtung ihrer wechselseitigen Beziehung zueinander einzuschätzen und zwar in einer Würdigung, wie sie dem Verfahren des § 287 der Zivilprozeßordnung entspricht.

Damit scheint mir eindeutig geklärt, daß jede rechnerische Darstellung der entschädigungspflichtigen MdE nach Vorschaden unzulässig ist. Dies gilt insbesondere auch für die Anwendung der sog. „Lohmüllerschen Formel", der z. B. durch Erlenkämper (a.a.O.) das Wort geredet worden ist.

Nahezu überflüssig erscheint es angesichts der angeführten Beispiele aus der Rechtsprechung, daß ein Vorschaden bei der Bewertung der unfallbedingten MdE nur dann von Bedeutung sein kann, wenn sich Vorschaden und Unfallschaden gegenseitig beeinflussen. Berühren beide völlig verschiedene Organsysteme, so muß der Grad der unfallbedingten MdE ohne Rücksicht auf den Vorschaden bemessen werden.

Für den Bereich der privaten Unfallversicherung ist zunächst anzumerken, daß nach § 5 der Allgemeinen Unfallversicherungsbedingungen (AUB) vollständig Arbeitsunfähige und Geisteskranke sowie Personen, die von einem schweren Nervenleiden befallen sind, von vornherein nicht als versicherungsfähig angesehen werden. Dabei deckt sich der Begriff der Vollinvalidität in etwa mit dem der Arbeitsunfähigkeit im Sinne der gesetzlichen Unfallversicherung. Als Vollinvalide gilt demnach in diesem Sinne eine Person, bei der eine völlige, dauernde tatsächliche Arbeitsunfähigkeit vorliegt. Allerdings ist Vollinvalide nicht nur, wer auch nicht die geringste Handreichung mehr machen kann; leichte Tätigkeit, Botengänge, Nähen u. ä., was der Verletzte noch verrichten kann, schließt die Annahme einer Vollinvalidität nicht aus. Deshalb ist z. B. durch die Rechtsprechung (Wussow-Pürckhauer AUB Anm. 10 zu § 8 mit entsprechenden Nachweisen) bei einem Handarbeiter schon eine 75%ige Arbeitsbehinderung als volle Invalidität anerkannt worden. Ein trotz Vollinvalidität abgeschlossener Versicherungsvertrag ist unwirksam, gleichgültig, ob ein tatsächlich erfolgter Vertragsabschluß auf einer Unkenntnis der Vertragspartner oder auf einem Verschulden des einen oder anderen Kontrahenten beruht. Wenn der Versicherte schon vor Eintritt des Unfalls durch Krankheit oder Gebrechen in seiner Arbeitsfähigkeit dauernd behindert war oder Körperteile oder Sinnesorgane ganz oder teilweise verloren oder gebrauchsfähig gewesen sind, so wird von der nach dem Unfall vorhandenen Gesamtinvalidität ein Abzug gemacht, der der schon vorher vorhanden gewesenen Invalidität entspricht. Für dessen Bemessung werden die Grundsätze unter § 8 Abschnitt II. — es handelt sich hier um die Bemessung der Invaliditätsgrade — mit der Maßgabe angewandt, daß gegebenenfalls auch ein höherer Grad der Gesamtinvalidität als 100% anzunehmen ist, sofern der Unfall Körperteile oder Sinnesorgane betrifft, die nicht schon vor diesem Unfall beschädigt waren (§ 10 Abs. 4 AUB).

Daraus folgt für den Bereich der privaten Unfallversicherung, daß
1. schwere Vorschäden mit der Folge der Erwerbsunfähigkeit dem Zustandekommen eines Versicherungsvertrages von vornherein entgegenstehen,
2. im übrigen Vorschäden bei der Bemessung des Invaliditätsgrades dergestalt berücksichtigt werden, daß von der nach dem Unfall vorhandenen Gesamtinvalidität der Grad der schon vorher vorhanden gewesenen Invalidität in Abzug gebracht wird.

Bleibt nur noch darauf hinzuweisen, daß es somit zwischen der gesetzlichen und der privaten Unfallversicherung bei der Bewertung von Vorschäden erhebliche Unterschiede gibt, die sowohl das Zustandekommen eines Versicherungsverhältnisses betreffen können, als auch nach dem Eintritt des Versicherungsfalles die Bewertung des Grades der Invalidität bzw. des Grades der Minderung der Erwerbsfähigkeit. Während darüber hinaus die gesetzliche Unfallversicherung eine ausdrückliche Regelung des Vorschadens nicht kennt, ist er bei der privaten Unfallversicherung vertraglich geregelt. Interessant dürfte in diesem Zusammenhang auch sein, daß z. B. die sog. „Gliedertaxe" Vorschäden bereits ausdrücklich erwähnt. Dies gilt für den Verlust eines Auges, wenn das andere Auge bereits vor Eintritt des Versicherungsfalles verloren war (Invaliditätsgrad 70%) und für den gänzlichen Verlust des Gehörs auf einem Ohr, sofern dieses auf dem anderen Ohr bereits vor Eintritt des Versicherungsfalles verloren war (Invaliditätsgrad 45%). Abschließend soll jedoch nicht unerwähnt bleiben, daß auch in der privaten Unfallversicherung außerhalb der Gliedertaxe der Invaliditätsgrad danach bestimmt wird, inwieweit der Versicherte imstande ist, eine Tätigkeit auszuüben, die seinen Kräften und Fähigkeiten entspricht und die ihm unter billiger Berücksichtigung seiner Ausbildung und seines bisherigen Berufes zugemutet werden kann.

IX. Die Bedeutung der medizinischen Dokumentation und der Biostatistik in der Unfallchirurgie

Biostatistik — Ein einführendes Referat

H. Hirsche und H. G. Schmitt

Institut für Med. Informatik und Biomathematik (Direktor: Prof. Dr. med. H. G. Schmitt), Hufelandstraße 55, D-4300 Essen

Biostatistik und Biomathematik sind zwei Kunstworte, die besonders durch die gleichnamigen Vorlesungen bzw. Übungen im Ausbildungsplan der Medizinstudenten mehr und mehr Verbreitung gefunden haben. Um die Teilnahme an diesen Veranstaltungen werden die heutigen Studenten, wie ich weiß, von manchen älteren Kollegen sogar beneidet. Diese haben sich aber ihr ursprüngliches Selbstvertrauen in das eigene Urteilsvermögen durch die Flut von Fachausdrücken der Biomathematik leider gelegentlich auch schmälern lassen.

Dabei sind die Spielregeln der medizinischen Statistik doch weitgehend deckungsgleich mit der Art der Anwendung des gesunden Menschenverstandes — gepaart natürlich mit ausreichender Sachkenntnis.

Drei grundsätzliche Phasen sind im Ablauf jeder statistischen Untersuchung zu beachten, nämlich die

1) Planung des Versuchs;
2) Durchführung + Dokumentation,
3) Auswertung mit der Schlußfolgerung aus den Ergebnissen.

Es ist ein weitverbreiteter und schädlicher Irrtum vieler Anwender, erst die Phase 3 für den Zeitpunkt zu halten, an dem man den Rat des Statistikers einholen sollte. Dies ist verständlich, da erst hier statistische Erfordernisse und schließlich der Einsatz eines Computers mehr oder weniger deutlich in den Vordergrund rücken.

In Wahrheit werden in den Phasen der Planung und Durchführung bereits unverzichtbare Grundlagen für die spätere Anwendung aller sogenannten statistischen Methoden gelegt:

Die Arbeit für den Arzt und den Statistiker muß gemeinsam in der Planungs-Phase beginnen.

Oft beruhen gerade die schlechten Erfahrungen vieler Leute mit angeblich falschen oder wenig aussagekräftigen Statistiken auf der ungenügenden Beachtung dieses Grundsatzes.

Dabei hatte dann meistens nicht die statistische Methodik versagt, sondern die Grundvoraussetzungen für ihren richtigen Einsatz waren von Anfang an eben nur unzureichend erfüllt.

Selbst wer primär nur eine statistische Beschreibung seiner klinischen Verhältnisse anstrebt, sollte dabei folgendes im Auge behalten:

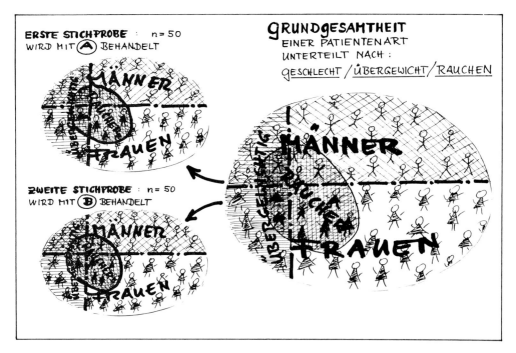

Abb. 1. Nur wenn beide Stichproben 1) strukturgleich zueinander, 2) bis auf Therapie A und B denselben Versuchsbedingungen unterliegen und 3) ein verkleinertes Abbild der Grundgesamtheit darstellen, dann sind eventuelle Unterschiede zwischen den Stichproben nach Behandlung interpretierbar und für die gesamte Patientenart aussagefähig

Jede statistische Beschreibung von *eigenen Ergebnissen* gewinnt ihre Bedeutung erst durch die spätere

— *Übertragbarkeit auf eine Grundpopulation* und die
— *Vergleichbarkeit mit den Ergebnissen anderer.*

Für den statistischen Vergleich lassen sich hierbei drei allgemeine Forderungen aufstellen, nämlich nach

1) Struktur-Gleichheit;
2) Vorgehens- und Beobachtungs-Gleichheit;
3) Repräsentations-Gleichheit;

der jeweils zu vergleichenden Kollektive.

Was man unter diesen drei Begriffen versteht, soll die Abb. 1 zum Ausdruck bringen.

Stellen wir uns vor, es gehe darum, den Unterschied zweier verschiedener Behandlungsmethoden A und B bei einer bestimmten Indikationsgruppe zu prüfen. Wir haben im rechten Teil der Abb. 1 eine bestimmte Patientenart vor uns, die wir durch die Brille verschiedener Störfaktoren betrachten bzw. aufgliedern wollen. Als Störfaktoren können hier bestimmte Merkmale angesehen werden, die bei der Therapie berücksichtigt werden müssen, z. B.

— das Vorliegen von *Übergewicht*,
— ein evtl. vermuteter *Einfluß des Geschlechts* auf den Therapieerfolg,
— die *Rauchgewohnheiten*.

Da jede dieser Eigenschaften sich auch mit den anderen überlappt, erscheint in Abb. 1 die Grundgesamtheit nach der Berücksichtigung von nur drei solcher Faktoren bereits reichlich „bunt". Dasselbe gilt für die beiden Stichproben im linken Teil der Abb. 1, die für die geplante Behandlung mit den beiden Therapien A bzw. B aus der Grundpopulation gezogen wurden.

Die erste Forderung nach Struktur-Gleichheit beider Stichproben kommt bereits graphisch zum Ausdruck. Sie besagt, daß der Ausgangszustand, d. h. alle therapie-relevanten Eigenschaften in beiden Gruppen gleich sein müssen. Nur so lassen sich eventuelle Gruppenunterschiede nach der Behandlung auf die ggfs. verschiedene Wirksamkeit der beiden Therapien zurückzuführen.

Die zweite Forderung nach Vorgehens- und Beobachtungs-Gleichheit betrifft schließlich alle Vorgehensweisen und Begleitumstände, die während der *Behandlung* und bei der *Erhebung der Daten* wirksam werden:

Eine verschieden gründliche oder auch nur etwas anders ausgerichtete Recherche kann jeweils die Unvergleichbarkeit der Resultate trotz Erfüllung der Struktur-Gleichheit beider Stichproben herbeiführen.

Dies gilt insbesondere für subjektive Befragungen wie z. B.

— nach Nebenwirkungen,
— nach Beschwerdegraden u. ä.

Man spricht dann von einem *systematischen Fehler* (einem sog. BIAS), der das Ergebnis einer Frage in bestimmter Richtung von vornherein beeinflußt.

Erfüllt ein Vergleich zweier Stichproben die Forderungen nach *Struktur-Gleichheit* sowie *Vorgehens-* und *Beobachtungs-Gleichheit*, und soll das Ergebnis auch für die Grundgesamtheit der Patienten gelten, so besteht zusätzlich

Die dritte Forderung nach Repräsentations-Gleichheit: Nur wenn die beiden Stichproben, wie Abb. 1 verdeutlicht, jede für sich ein repräsentatives, lediglich verkleinertes Abbild der Grundgesamtheit darstellen, können die Ergebnisse ihres Vergleichs auch auf die Grundgesamtheit schlüssig übertragen werden.

Wir müssen klar erkennen, daß ein so beschriebener Vergleich immer dann *unzulässig oder in seiner Aussagekraft wertlos* wird, sobald auch nur eine der drei oben gestellten Forderungen nicht oder nur unzureichend erfüllt ist.

Ein spezielles statistisches Problem stellt sich in der *Unfallheilkunde* bei der Beschreibung und dem Vergleich von

A) Häufigkeiten
— des *Auftretens bestimmter Unfallarten* und
— der *Durchführung spezieller Operations-Methoden*

und insbesondere von
B) *Erfolgsraten* bei der Anwendung
  – bestimmter *Operationen* oder
  – spezieller *Operationstechniken*.

Die Frage nach der *Erfolgsrate* einer *Operationsart-* oder *Technik* stößt in zweifacher Hinsicht auf Probleme, nämlich
– sowohl bei der Bestimmung einer *klinik-spezifischen* Erfolgsrate
als auch
– bei deren *Vergleich* mit den Ergebnissen anderer Kliniken.

Als ungeeignet erweisen sich dabei zumeist retrospektive Aufarbeitungen von Krankengeschichten, da hier besonders das Kollektiv der Nachuntersuchungen einer Vielzahl unkontrollierbarer Selektionseffekte unterworfen ist.

Sowohl bei retrospektiven als auch prospektiven *Erhebungen* zur Bestimmung von Erfolgsraten besteht als Hauptfehlerquelle meist ein naturgemäß erwarteter

Zusammenhang zwischen dem Erfolg einer Behandlung und
– der Weiterbehandlung des Patienten im Rahmen einer normalen Nachuntersuchung
– dem Einhalten standardisierter Nachuntersuchungszeitpunkte
– der Entfernung zum Klinikort
– dem Schweregrad des Falles
– der vollständigen Dokumentation relevanter Daten.

Das normalerweise zur Nachuntersuchung erscheinende Patientenkollektiv stellt oft eine positive Selektion dar, wenn z. B. Patienten aus der Peripherie des Einzugsgebietes seltener wieder erscheinen: Sie könnten vorzugsweise die schwierigeren Fälle gewesen sein, deren Operationen am betreffenden Wohnort nicht möglich war.

Eine wesentliche Reduktion der genannten Hauptfehlerquellen kann nur erreicht werden

Durch die Planung von prospektiven Studien mit *zum Zeitpunkt der Operation* erfolgter
– fester Zuweisung des Patienten zur Nachuntersuchung
– Festlegung der Nachuntersuchungstermine in bestimmten zeitlichen Abständen
– Standardisierung der Untersuchungsmethoden
– Standardisierung der Dokumentation durch einheitliche Erhebungsbögen.

Nur so kann gewährleistet sein, daß ein Kollektiv der Nachuntersuchten in wesentlichen Eigenschaften strukturgleich mit der Population des tatsächlich operierten Patientenkollektivs bleibt. Dadurch läßt sich eine sonst vorprogrammierte Selektion nach Erfolg oder Mißerfolg in Abhängigkeit von z. B. dem Schweregrad vermeiden.

In vielen Fällen kommt aus organisatorischen oder finanziellen Aspekten keine totale Nachuntersuchung aller Patienten eines bestimmten Zeitraumes in Frage. Es muß dann eine entsprechende

Teilstichprobe durch randomisierte Zuteilung zur Nachuntersuchung

gezogen werden.

Unter Umständen empfiehlt es sich dabei, in sogenannten Blöcken nach dem Schweregrad der Fälle z. B.

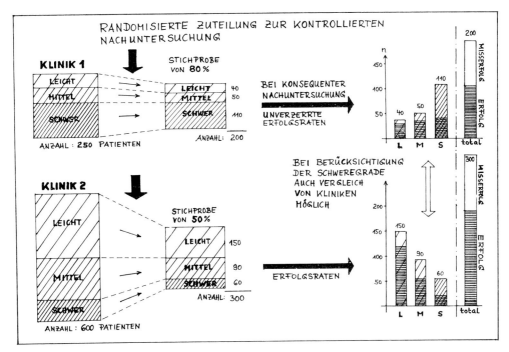

Abb. 2. Aus den Patientenkollektiven zweier Kliniken werden unter Berücksichtigung der Schweregrade leicht/mittel/schwer zwei Stichproben von unterschiedlichen Prozentsätzen randomisiert der systematischen Nachuntersuchung zugewiesen. Sie gewährleisten unverzerrte Schätzung der Erfolgsraten und ihre Vergleichbarkeit

— leicht
— mittel
— schwer

eine *stratifizierte Randomisierung* vorzunehmen.

Die Abb. 2 stellt schematisch diesen Vorgang dar.

Bei strenger *Einhaltung des festgelegten Studienplans*, insbesondere bezüglich der termingerechten Durchführung von Nachuntersuchungen, erlaubt dieses Vorgehen unverzerrte Schätzungen der Erfolgsraten sowohl insgesamt, als auch für die einzelnen Gruppen mit unterschiedlichem Schweregrad.

Auch *Vergleiche zwischen verschiedenen Kliniken* können durchgeführt werden, wenn man die prozentuale Aufteilung ihrer Patientenkollektive nach den Schweregraden kennt und mit verschiedenem Gewicht in die Berechnung einbezieht.

Eine in zunehmendem Maße als positiv bewertete Möglichkeit für das Erreichen genügend großer Fallzahlen bietet sich an

in der Form einer multizentrischen Studie, allerdings unter strikter Beachtung von
— *gleichen Ein-/Ausschluß-Kriterien*
— *Standardisierung der Therapie*
— *einheitlicher Beurteilung, Erfassung und Dokumentation*
— *gemeinsamer* (nicht notwendig „gepoolter"!) *Auswertung und Beschreibung der Ergebnisse*.

Unabhängig von der jeweils vollständigen Beantwortbarkeit der ursprünglichen Haupt-Fragestellung resultiert nicht selten der größte Nutzen solcher gut geplanter Studien aus den zwangsläufig intensiven Gesprächen der einzelnen Zentren miteinander.

Der hierzu erwachsende echte Informationsaustausch im Vergleich zur gelegentlichen Präsentation auf Kongressen, ermöglicht eine sinnvolle Verbesserung und Standardisierung von Therapien und ihrer Bewertung auch zum Vorteil der Patienten.

Zusammenfassend läßt sich danach folgendes feststellen:

Werden die oben besprochenen Grundvoraussetzungen für die Planung und Durchführung einer statistischen Untersuchung gebührend berücksichtigt, so weisen die hier skizzierten Vorschläge einen realisierbaren Weg, um jene Fehler zu vermeiden, die bei den üblicherweise gewonnenen Schätzungen von Erfolgsraten leider immer wieder beklagt werden.

Inwieweit sich aber solche Vorschläge später in der Praxis tatsächlich als erfolgreich und nützlich erweisen, hängt in hohem Maße ab von der *rechtzeitigen* und *intensiven Zusammenarbeit* der Mediziner mit ihren Kollegen aus der Statistik. Nur gemeinsam lassen sich wesentliche Fortschritte bei der Lösung der geschilderten Aufgaben erzielen.

Literatur zur Versuchs-Planung

Billeter EP (1970) Grundlagen der repräsentativen Statistik. Stichprobentheorie und Versuchsplanung. Springer, Wien

GMDS (1976) AG Therapeutische Forschung. Memorandum zur Planung und Durchführung klinischer Therapiestudien, Jesdinsky HJ, Düsseldorf (Hrsg). Schattauer, Stuttgart New York

GMDS (1976) Empfehlungen des Präsidiums: Zusammenstellung von Punkten, die bei Großstudien zu beachten sind

Holzel D, Überla K (1978) Grundsätze der Versuchsplanung. In: Methoden der klinischen Pharmakologie. Urban und Schwarzenberg, München

Horbach L (1967) Die Steigerung des Aussagewertes therapeutischer Vergleichsreihen durch strukturelle Schichtung. Habilitationsschrift Med Fakult d Univ Mainz

Hicks ChR (1980) Grundlagen der experimentellen Versuchsplanung. Reihe: Methoden in der Psychologie, Bd 7. Fachbuchhandlung f. Psychologie GmbH, Frankfurt/M

Jesdinsky HJ (1970) Einführung in die Versuchsplanung. In: Walter E (Hrsg) Statistische Methoden I. Grundlagen der Versuchsplanung. Springer, Berlin Heidelberg New York

Linder A (1952) Planen und Auswerten von Versuchen. Birkhäuser, Basel

Medizinische Dokumentation: Einführungsreferat

W. Giere

Klinikum der Johann-Wolfgang-Goethe-Universität, Zentrum der Medizinischen Informatik, Abt. für Dokumentation und Datenverarbeitung (Direktor: Prof. Dr. W. Giere), Theodor-Stern-Kai 7, D-6000 Frankfurt 70

Medizinische Dokumentation war immer unverzichtbar: Seit Hippokrates machen sich Ärzte Notizen über die Behandlung ihrer Patienten. Der Umfang war freigestellt. Dokumentation diente im Wesentlichen der persönlichen Erinnerung. Seit kurzem hat sich die Situation gewandelt:

1. Die Änderung der ärztlichen Berufsordnung macht in Paragraph 11 die Dokumentation zur Pflicht des Arztes, ausdrücklich nicht nur im Sinne persönlicher Notizen.
2. Die Änderung der Rechtsprechung bis hin zum BGA sieht die Krankengeschichte, sieht die medizinische Dokumentation des Behandlungsfalles, als Teil des Behandlungsvertrages den der Patient mit der Institution schließt. Dies hat weitreichende Konsequenzen, zwingt insbesondere auch deutsche Krankenhäuser wegen des sogenannten „Organisationsverschuldens" dazu, die Krankengeschichte als wichtigen Teil der Behandlung ernst zu nehmen. Die Krankenakte ist nicht Privatsache des Arztes, sondern muß folgerichtig Eigentum des Krankenhauses sein. Es ist abzusehen, daß dies auch in Deutschland zu der Einrichtung zentraler qualitätssichernder Abteilungen führt, wie wir sie aus der USA in Form der sogenannten „Medical Record Departments" kennen.
3. Die Änderung der Bundespflegesatzverordnung verlangt ab 1.1.1986 bindend die Dokumentation der Hauptdiagnose als Teil der Abrechnung. Das Ziel hierbei ist klar: Man möchte dem amerikanischen Vorbild folgend fallbezogene Kosten miteinander vergleichen können. Nebenbei sei die Bemerkung erlaubt, daß die vorgeschriebene International Classification of Diseases ein hierzu absolut ungeeignetes Instrument darstellt. Das von den Berufsgenossenschaftlichen Unfallkliniken seit Jahr und Tag benutzte Verschlüsselungssystem eignet sich hierzu wesentlich besser.

Aus dem Gesagten wird deutlich: Dokumentation dient verschiedenen Zwecken

1. Dokumentation ist Kommunikationsmittel bei der Behandlung
   – zur Information der Kollegen untereinander
   – zur Erinnerung an frühere anamnestische/diagnostische/therapeutische Erhebungen.
2. Dokumentation ist Basis klinischer und klinisch-epidemiologischer Forschung.
3. Dokumentation ist Bestandteil der Kostenbetrachtung und wirtschaftlichen Krankenhausführung.

Es ist ein Irrtum zu glauben, daß die drei unterschiedlichen Zielsetzungen mit derselben Form der Dokumentation zu befriedigen seien. Die drei Dokumentationsformen unterscheiden sich gründlich. Ich möchte dies an einem Informationsmodell verdeutlichen:
Der Patient kommt mit einem Problem zum Arzt. Der Arzt erhebt einen Befund. Der Befund wird in die Krankengeschichte gespeichert. Die Krankengeschichte gibt aktuelle Auskunft, die dem Arzt Behandlung ermöglicht.

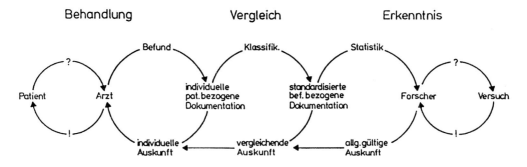

Abb. 1

Aus der Krankengeschichte ergibt sich über die Klassifikation nach Regeln, die sich aus einer vorgegebenen Fragestellung ergeben, ein Register. Das Register ermöglicht vergleichende Auskunft Fall gegen Fall, welche die individuelle Auskunft ergänzt.

Die klassifizierten Daten sind Grundlage der Statistik, des Auszählens und der Wertung. Diese ermöglichen dem Forscher eine Hypothese zu formulieren, die — im Experiment getestet — dem Forscher allgemeingültige Aussagen ermöglicht. Diese Aussagen zu Diagnose, Therapie, Prognose usw. ergänzen die vergleichende und individuelle Information.

Dabei muß deutlich sein: Krankengeschichte und Register unterscheiden sich grundsätzlich. Die Krankengeschichte ist eine Sammlung, individuell bestimmt, getragen von dem Wunsch, den Patienten möglichst genau zu charakterisieren: beobachtend, mitteilend, interessiert an detaillierter Information, offen für Neues, kreativ, am Patienten orientiert, grundsätzlich biographisch lebenslang.

Dagegen ist das Register generalisierend, typisierend, registrierend, einteilend, am Überblick mehr als an der Detailinformation interessiert, kann grundsätzlich nur prädefinierte Klassen enthalten, ist damit grundsätzlich reproduktiv, orientiert am „Fall von" und einer Episode.

Sammeln	Ordnen
individuell	generalisiert
charakterisierend	typisierend
beobachtend	registrierend
kommunikativ (mitteilend)	distributiv (einteilend)
Information	Überblick
offen für Neues	prädefiniert
kreativ	reproduktiv
Patient	Fall von
lebenslang	episodisch

Die Gegensatzpaare verdeutlichen den grundsätzlichen Unterschied.

Ein System, das den Arzt in seiner täglichen Behandlung unterstützt und gleichzeitig den eingangs zitierten unterschiedlichen Anforderungen an Dokumentation gerecht wird, ist das Programmsystem zur „Befunddokumentation und Arztbriefschreibung in Krankenhäusern" (BAIK). Es bietet zur Unterstützung der ärztlichen Routine ein Textverarbeitungssystem. Dieses Textverarbeitungssystem kann für kritische Bereiche mit Nomenklaturkontrolle versehen werden, so daß saubere Weiterverwertbarkeit auch klartextlicher Daten gesichert ist.

Zur Erleichterung der täglichen Routine bietet BAIK ferner die Möglichkeit, Häufiges zu kodieren, d. h. eine Art ärztlicher Stenographie zu entwickeln — „D" für „Druckschmerz im Abdomen", „K" für „Klopfschmerz" usw. Jeder Kode, jede Zahl, jede Beobachtung kann beliebig mit Klartext ergänzt werden. Das System ist damit grundsätzlich immer offen für Neues. Auch diese Klartextergänzungen können selbstverständlich klassifiziert werden.

Berichtschreibung ist möglich im Sinne von Fließtextberichten (Befundberichten, Arztbriefen), die automatisch aus den eingegebenen Daten generiert werden und im Sinne von Tabellen, Graphiken, Übersichten, die aus der Datenbasis zusammengestellt werden können.

Klassifikationssysteme existieren automatisch für Kode und Text und zwar auch für Kode- und Klartextgemische, wobei wie schon erwähnt Kodes für das Häufige und Klartext für das Seltene, atypische Individuelle benutzt werden und halbautomatische, fachkraftgestützte Dialogsysteme z. B. zum Verschlüsseln von Diagnosen.

Auswertungen werden, ich wiederhole noch einmal, sowohl für Kodes als auch für Klartext, sowohl für quantitative als auch für qualitative Daten mehrfach unterstützt: In Dialog kann man recherchieren, sich Untergruppen, Teilkollektive und sogenannte „Schichten" bilden und zur weiteren Bearbeitung merken. Dabei kann man auszählen, Durchschnittswerte bilden usw. In sogenannter Stapelverarbeitung, d. h. über Nacht oder im Hintergrund, kann man „alle Fälle von" auswerten und zu Übersichtslisten zusammenstellen. Dabei ist deskriptive Statistik mit einfacher graphischer Aufbereitung möglich.

Es gibt viele Anwender und viele Anwendungen in BAIK, für den Bereich der Unfallchirurgie besonders wertvoll vielleicht die Beispiele „Durchgangs-Arztbericht", „Vollständige Dokumentation der ambulanten Kassennotfälle" und „Orthopädische Kerndokumentation". Mit diesen Beispielen sind alle eingangs genannten Forderungen an Dokumentation erfüllt: Dokumentation behandlungsunterstützt, Dokumentation als Basis für wissenschaftliche Forschung und Dokumentation zur Abrechnung.

Fassen wir zusammen:

1. Durch Änderungen der gesetzlichen Bestimmungen und unseres medizinischen Umfeldes hat sich die Situation der Dokumentation grundlegend gewandelt.
2. Dokumentation ist unverzichtbar, behandlungsunterstützend (prozeßorientiert), muß mehrfache Klassifizierung ermöglichen entsprechend unterschiedlichen Fragestellungen und muß multifunktional auswertbar sein.

Das System zur „Befunddokumentation und Arztbriefschreibung in Krankenhäusern" (BAIK) ist aus der Praxis für die Praxis entwickelt und in der Praxis bewährt. Es ist verfügbar auf unsersehiedlichen Rechnern, z. B. auch auf einem IBM-Personalcomputer PC AT/02.

Stand der Medizinischen Dokumentation an den Berufsgenossenschaftlichen Unfallkliniken

M. Börner

Berufsgenossenschaftliche Unfallklinik Frankfurt am Main (Direktor: Prof. Dr. H. Contzen), Friedberger Landstraße 430, D-6000 Frankfurt/M. 60

Am 30. September 1966 wurde während der Sitzung der Herren Geschäftsführer der Berufsgenossenschaftlichen Krankenhäuser und Krankenhausvereine in München von Herrn Direktor Daßbach (Hauptgeschäftsführer der Bau-Berufsgenossenschaft Frankfurt am Main) erstmals eine einheitliche Dokumentation der stationär behandelten Patienten in den Berufsgenossenschaftlichen Krankenhäuser gefordert. — Hiermit wurde der Grundstein für eine Basisdokumentation gelegt, die für jeden Patienten personenbezogene und medizinische Daten enthält.

Mit einer zentralisierten Dokumentation sollte die Möglichkeit geschaffen werden, anhand der Krankenblattunterlagen diagnostische Daten zu speichern, therapeutische Maßnahmen festzuhalten sowie frühe und späte Komplikationen aufzudecken und bei Bedarf wiederzugeben.

Nach umfangreichen Vorarbeiten — sowohl von ärztlicher Seite als auch von seiten der EDV — konnte am 1. 7. 1971 mit der Einführung der Medizinischen Dokumentation stationärer behandelter Patienten in folgenden Kliniken begonnen werden:

Berufsgenossenschaftliches Unfallkrankenhaus Hamburg
Beurfsgenossenschaftliche Krankenanstalten „Bergmannsheil Bochum"
Berufsgenossenschaftliche Unfallklinik Duisburg-Buchholz
Berufsgenossenschaftliche Unfallklinik Frankfurt am Main
Berufsgenossenschaftliche Unfallklinik Ludwigshafen
Berufsgenossenschaftliche Unfallklinik Murnau
Ev. Stift St. Martin, Berufsgenossenschaftliche Sonderstation für Schwerunfallverletzte, Koblenz.

Jede dieser Kliniken hat eine Dokumentationsabteilung, bestehend aus einem Dokumentationsarzt und 1 bis 2 Dokumentationsassistentinnen. Die Speicherung der von der medizinischen Dokumentationsassistentin erfaßten personenbezogenen und medizinischen Daten erfolgt in der für die jeweilige Klinik zuständigen EDV-Anlage. Erst dann werden die Bänder in die Zentrale EDV-Abteilung der Bau-Berufsgenossenschaft Frankfurt am Main gesandt. Sie werden für Generalauswertungen genutzt.

Die Programmgestaltung ist jedoch in den einzelnen EDV-Abteilungen unterschiedlich. Die vorliegenden Programme laufen in der Bau-Berufsgenossenschaft Frankfurt am Main auf IBM-Systemen; begonnen wurde 1971 mit dem Modell IBM 360/20 (Bandverarbeitung) und ab 1975 mit IBM 370/125 (Platten- und Bildschirmverarbeitung). Seit 1978 wird dann wegen der erforderlichen Leistungssteigerung das Modell IBM 370/138 eingesetzt.

Datenorganisation

Nach Abschluß der stationären Behandlung wird der Behandlungsfall als Speichereinheit dokumentiert, wobei zwischen personenbezogenen (Ordnungs- und Verwaltungsdaten) sowie medizinischen Daten unterschieden wird.

1. Personenbezogene Daten

Identitätsnummer
Unfalldatum
Behandlungsbeginn, -ende
Wochentag, Unfallzeit
Beginn der Arbeitsunfähigkeit bzw. Arbeitsunfähigkeit
Aufnahme-Nr.
BG-Kenn-Nr. der Behandlungsstätte
BG-Kenn-Nr. des Einweisers
BG-Kenn-Nr. des Kostenträgers
Aktenzeichen des Kostenträgers
Familienstand, Staatsangehörigkeit
Postleitzahl des Wohnortes
Beschäftigung
Tod durch Unfall
Einweisung (Arzt, Klinik)
Einlieferungsart (z. B. Krankenwagen, Hubschrauber, NAW)
Unfallart (z. B. Wegeunfall, häuslicher Unfall).

2. Medizinische Daten

Diagnose
Körperteil + Art der Verletzung
Nebendiagnose (z. B. Diabetes, alter Unfall)
Vorbehandlung
Zustand der Verletzung (offen, geschlossen, alt)
Therapie
Komplikationen allgemein
Komplikationen lokal
Anästhesie
Orthopädische Diagnose
Orthopädische Hilfsmittel

Datenerfassung

Zur Datenerfassung werden in den Kliniken drei Wege beschritten:

1. Dokumentation auf Markierungsbelege
   Diese Daten werden in der Zentralstelle Frankfurt am Main über einen Belegleser umgesetzt.

2. Dokumentation auf Datenerfassungsbelege
Diese Daten sind maschinell lesbar, wobei dieser Datenträger von der zuständigen EDV erstellt wurde.

3. Direkteingabe über den Bildschirm
(Seit 1.1.1984 in der BG-Unfallklinik Frankfurt am Main).

Schlüssel-Handbuch

Für die Dokumentation liegt ein sehr aussagefähiger, detailreicher Verletzungsarten- und Topographie- sowie ein Therapie-Schlüssel vor, wobei bis einschließlich 1976 ein zweistelliger und ab 1977 ein dreistelliger Schlüssel Anwendung findet. Erfoderlich wurde diese Erweiterung, da schnelles Auffinden bestimmter Fragestellungen (z. B. traumatische Hauptdiagnosen, Nebendiagnosen, intra- postoperative oder allgemeine Komplikationen), direkte Vergleiche zwischen Diagnose/Therapie/Komplikationen nur bedingt möglich waren. Durch den dreistelligen Schlüssel ergaben sich somit weitere Möglichkeiten der Differenzierung der angegebenen Informationen:

	zweistelliger Schlüssel	dreistelliger Schlüssel
Zustand der Verletzung/Erkrankung	0– 9	0– 9
Anatomischer Ort	00–99	000–999
Diagnosen	00–99	010–999
Therapien	00–99	000–999
Anästhesie	0– 8	0– 8
Nebendiagnosen	0– 9	00– 99
Komplikationen allg.	0– 9	00– 99
Komplikationen lokal	0– 9	00– 99
Orthop. Hilfsmittel	0–30	01– 40
Berufserkrankungen	01–47	01– 47
Orthop. Diagnoseschlüssel (von Eichler)	fünfstellig	fünfstellig

Ein „Handbuch der Medizinischen Dokumentation" dient zur Unterstützung der praktischen Dokumentation und *einheitlichen* Verschlüsselungen und beinhaltet

1. *Diagnose* = Kombination der Schlüssel verletzter Körperteile und Verletzungsart.

2. *Therapie* = Kombination der Schlüssel Körperteil und Therapie

Änderungen und Ergänzungen werden an die medizinische Dokumentationsabteilung der Berufsgenossenschaftlichen Unfallklinik Frankfurt am Main gemeldet; hier erfolgt nach Rücksprache mit dem Leitenden Dokumentationsarzt die Bearbeitung, Kontrollierung und wenn möglich bzw. erforderlich die Mitaufnahme der Meldungen in das Handbuch, so daß dieses Handbuch im Laufe der Jahre an Umfang erheblich zugenommen hat. Dieses System wird durch regelmäßige Fortbildungsseminare für die Dokumentationsassistentinnen und für die in der Dokumentation verantwortlichen Ärzte weiterentwickelt.

820		Bandapparat des Kniegelenkes, Gelenkkapsel, Synovia
	821	Gelenkkapsel, Synovia, auch periartikulär
	822	Seitenband, laterales, Außenband
	823	Seitenband, mediales, Innenband
	824	Kreuzband, vorderes
	825	Kreuzband, hinteres
	826	HOFFA'scher Fettkörper
	827	Pes anserinus
	828	Gelenkkapsel, laterale, hintere
	829	Gelenkkapsel, mediale, hintere

Abb. 1. Schlüssel: Anatomischer Ort

090		Bänderlockerung des Kniegelenks
	091	Instabilität, Seitenbandlockerung, allgemein (excl. 066 + 056)
	092	Schubladenphänomen, vorderes
	093	Schubladenphänomen, hinteres
	094	Schubladenphänomen, vorderes, hinteres
	095	Bandlockerung, ventro-medial, antero-medial, vordere mediale, Komplexinstabilität
	096	Bandlockerung, posterior-medial, mediale, hintere, Komplexinstabilität
	097	Bandlockerung, antero-lateral, laterale, vordere, Komplexinstabilität
	098	Bandlockerung, posterio-lateral, laterale, hintere, Komplexinstabilität
	099	

Abb. 2. Schlüssel: Art der Verletzung

360 Osteosynthese mit AO-Platten
- 361 Zuggurtungsplatte, Druckplatte
- 362 Neutralisationsplatte, 1/3 Rohrplatte, 1/2 Rohrplatte, Lochplatte
- 363 Abstützplatte, T-Platte
- 364 Doppelplatten
- 365 Adaptation, unstabile (nicht benutzen)
- 366 Winkelplatte (excl. 368), Condylenplatte
- 367 Platte, selbstspannend, DCP-Platte
- 368 Winkelplatte, Schenkelhalsplatte
- 369 Verbundosteosynthese, Platte zusätzlich codieren

Abb. 3. Schlüssel: Therapie

40 Stoffwechsel- und Hormonkrankheiten
- 41 Diabetes mellitus
- 42 Gicht, Hyperurikämie
- 43 Lebererkrankungen
- 44 Übergewicht, Adipositas, Untergewicht, Magersucht
- 45 Nierenleiden, Blasenleiden
- 46 Fettstoffwechselstörung
- 47 Schilddrüsenüberfunktion, -unterfunktion, Thyreotoxikose
- 48 Nebennieren Dysfunktion
- 49 Rheumatismus

Abb. 4. Schlüssel: Nebendiagnose

KPT	VLZ	Diagnose-Begriff
232	976	Brustbein-Schlüsselbeingelenk, Sterno-Clavicular-Gelenk, Exostosen
233	146	Ligamentum acromioclaviculare, Bandzerreißung, Ruptur, Riß
234	701	Schlüsselbein, Clavicula, Drittel, laterales, unteres, Fraktur
234	707	Schlüsselbein, Clavicula, Drittel, laterales, unteres, Trümmerfraktur
235	394	Schlüsselbein, Clavicula, Drittel, mediales, mittleres, Pseudarthrose, straffe
235	701	Schlüsselbein, Clavicula, Drittel, mediales, mittleres, Fraktur
235	707	Schlüsselbein, Clavicula, Drittel, mediales, mittleres, Trümmerbruch
240	010	Schulterblatt, Scapula, Stauchung
240	013	Schulterblatt, Scapula, Zerrung nicht benutzen
240	020	Schulterblatt, Scapula, Prellung
240	285	Schulterblatt, Scapula, Fraktur, offene, 2. Grades, Informationsdiagnose
240	368	Schulterblatt, Scapula, Schußverletzung mit Bruch
240	370	Schulterblatt, Scapula, Fehlstellung, onA
240	396	Schulterblatt, Scapula, Pseudarthrose, erworbene
240	551	Schulterblatt, Scapula, Osteomyelitis, posttraumatische
240	553	Schulterblatt, Scapula, Osteomyelitis, hämatogene

Abb. 5. Handbuch: Diagnosen (anatom. Ort und Art der Verletzung)

KPT	THP	Therapie-Begriff
811	421	Oberschenkelrolle, laterale, Schlittenprothese, Teilarthroplastik
811	427	Oberschenkelrolle, laterale, Fibrinkleber
811	465	Oberschenkelrolle, laterale, Fourage
811	557	Oberschenkelrolle, laterale, transossäre Fixation
811	810	Oberschenkelrolle, laterale, Reposition, blutige
812	221	Oberschenkelrolle, mediale, Knochenresektion, septisch
812	222	Oberschenkelrolle, mediale, Sequestrotomie
812	223	Oberschenkelrolle, mediale, Trepanation
812	226	Oberschenkelrolle, mediale, Knochen-Knorpelabrasio, Glättung
812	227	Oberschenkelrolle, mediale, Exostosenabmeißelung
812	231	Oberschenkelrolle, mediale, Entfernung einer Knochenzyste
812	244	Oberschenkelrolle, mediale, Pridie-Bohrung
812	341	Oberschenkelrolle, mediale, Kirschner-Drahtfixation
812	347	Oberschenkelrolle, mediale, Palmer-Stiftung
812	352	Oberschenkelrolle, mediale, Spongiosaschraube
812	372	Oberschenkelrolle, mediale, Schraubenentfernung
812	373	Oberschenkelrolle, mediale, Kirschner-Drahtentfernung
812	375	Oberschenkelrolle, mediale, Gelenkersatz zum Austausch
812	381	Oberschenkelrolle, mediale, Spongiosa, eigen
812	391	Oberschenkelrolle, mediale, Spongiosa, fremd

Abb. 6. Handbuch: Therapien (anatom. Ort und Behandlungsart)

Auswertungsmöglichkeiten

Der Zugriff auf die Daten unterliegt dem Datenschutz und der Datensicherung und ist durch entsprechende Verfügungen geregelt:

1. Klinikinterne Abfragen

Antragsteller
Dokumentationsarzt
Ärztlicher Direktor

2. Generalauswertung (anonymisiert)

Antragsteller
Ärztlicher Direktor der Klinik
Leiter der Arge Reha
Leitender Dokumentationsarzt
Dokumentationsarzt

3. Generalauswertung (mit personenbezogenen Daten)

Antragsteller
Alle ärztlichen Direktoren
Leiter der Arge Reha
Leitender Dokumentationsarzt
Dokumentationsarzt

Insgesamt wurde in den Berufsgenossenschaftlichen Unfallkliniken in 10 Jahren 1615 klinikinterne und 89 Generalauswertungen vorgenommen, wobei gerade in den letzten Jahren — bei Verbesserung des Schlüssels — eine stets steigende Inanspruchnahme der durch EDV erfaßten Daten zu verzeichnen ist.

Wenn auch diese Art der Basisdokumentation eine direkte wissenschaftliche Auswertung nicht ermöglicht, so ist der Zugriff auf die Originaldokumente nach Fallgruppen geordnet gegeben und liefert somit dem Fragesteller zahlreiche Informationen für Vergleiche und wissenschaftliche Auswertungen.

Seit 1981 besteht zwischen der Medizinischen Dokumentationsabteilung der Berufsgenossenschaftlichen Unfallklinik Frankfurt am Main und der Abteilung für Dokumentation und Datenverarbeitung (Prof. Dr. Giere) der Universität Frankfurt am Main bezüglich der maschinell unterstützten Dokumentation von Patientendaten eine enge Zusammenarbeit.

Mit dem System „BAIK" — „Berufsdokumentation und Arztbriefschreibung in Krankenhäusern" — wurde ein Pilotprojekt in einem Bereich durchgeführt, in dem bisher noch nicht mit maschineller Unterstützung dokumentiert wurde. Angeboten hat sich hier — um auch eine Dokumentation der ambulant behandelten Patienten zu erreichen — der Durchgangsarztbericht.

BAIK besteht aus mehreren Programmen:

1. Dem *Datenerfassungs-* und *-Speicherungs-Programm* (DUSP) (erlaubt die Eingabe sowohl kodierter als auch klartextlicher Inhalte),

2. dem *Dekodierungs- und Text – Ausgabe-Programm* (DUTAP) zur Erzeugung klartextlicher Befundberichte und Arztbriefe aus den mit DUSP gespeicherten Daten,
3. dem *Informations- aufbereitenden – Text – Retrival – orientierten System* (IATROS), das statistische Informationen über die gespeicherten Daten in Form einer deskriptiven Statistik ausgeben kann.

Der Dateneingabeteil kombiniert Textverarbeitungsfunktionen und Dokumentationsfunktionen. Die Textverarbeitungsfunktionen erlauben Korrektur der eingegebenen Texte jederzeit (auch nach Abschluß eines Durchgangsarztberichtes) sowie Schreiben von fortlaufenden Texten; die Positionierung der Texte auf die Felder des Durchgangsarztberichtes wird automatisch vom Ausgabeteil erledigt (Arbeitsersparnis für das Schreibpersonal).

Die *Dokumentationsfunktionen* erlauben

1. Prüfung der eingegebenen Daten:
Die im Durchgangsarztbericht am häufigsten angegebene Prüfungsart ist die Nomenklaturkontrolle. Hierbei wird der eingegebene Text in Worte zerlegt und gegen eine Wortliste geprüft, die im Rechner gespeichert ist (derzeit ca. 13 000 Begriffe).

2. Eingabe von Kodes, gemischtem Klartext:
Jedes eingegebene Feld kann unabhängig vom Datentyp (z. B. Datumsangabe, Kode, numerischer Wert etc.) durch einen Klartextzusatz ergänzt werden. (Besonders wichtig für medizinische Daten wegen der großen Variabilität).

Zur Zeit ist der *Eingabeteil* an die örtliche Organisation der Berufsgenossenschaftlichen Unfallkliniken Frankfurt am Main angepaßt, das heißt:

1. Zweizeilige Datenerfassung (Kopfteil in der Poliklinik, Befundteil im Schreibzimmer) und Zusammenführung der Teile auf einem Formular,
2. keine Organisationsänderung für die Ärzte (nach wie vor Diktat der Befunde auf Band)

Der *Datenausgabeteil* formatiert die eingegebenen Daten und druckt direkt auf das direkte Durchgangsarzt-Formular und dessen Rückseite, falls notwendig. Hierbei werden eingegebene Kodes in Klartext übersetzt (Arbeitsersparnis; fällt beim Durchgangsarztbericht nur wenig ins Gewicht, da dieser hauptsächlich aus Klartext besteht).

Rechercheteil

Der Rechercheteil erlaubt es, Suchanfragen beliebiger Komplexität in Dialog zu formulieren. Zentraler Bestandteil des Rechercheteils ist der „Thesaurus", eine Wortsammlung ähnlich der Wortliste, in der aber zusätzlich Relationen zwischen den Wörtern (z. B. Synonymbeziehungen, hierarchische Beziehungen bezüglich Lokalisation, Ätiologie usw.) eingetragen werden können. Ein Thesaurus ermöglicht z. B. Suchanfragen nach dem Begriff „Speichenbruch" zu starten, wobei gleichzeitig alle Dokumente gefunden werden, in denen „Radiusfraktur" enthalten ist. Voraussetzung ist lediglich, daß im Thesaurus eingetragen ist, daß „Speichenbruch", „Speichenfraktur",,,Radiusbruch" und „Radiusfraktur" Synonyma sind.

```
P-Kommando ausgefuehrt. -RETURN-
KOMMANDO : S #DABKBD&FLUNFVT=Bau&FLUNFVT^F
1551 Dokumente im Ergebnis DABKBD
Suche nach dem Begriff FLUNFVT
5997 Dokumente mit Suchbegriff FLUNFVT
262 Dokumente mit Einschraenkung =Bau.
205 Dokumente insgesamt.
Suche nach dem Begriff FLUNFVT
5997 Dokumente mit Suchbegriff FLUNFVT
801 Dokumente mit Einschraenkung ^F.
197 Dokumente insgesamt.
```

Abb. 7. BAIK-Auswertung: DA-Berichte

```
P-Kommando ausgefuehrt. -RETURN-
KOMMANDO : S #NOTKBD&DI=BANDRUPTUR&DI^FIB
3431 Dokumente im Ergebnis NOTKBD
Suche nach dem Begriff DI
25045 Dokumente mit Suchbegriff DI
172 Dokumente mit Einschraenkung =BANDRUPTUR.
106 Dokumente insgesamt.
Suche nach dem Begriff DI
25045 Dokumente mit Suchbegriff DI
199 Dokumente mit Einschraenkung ^FIB.
102 Dokumente insgesamt.
KOMMANDO : E
```

Abb. 8. BAIK-Auswertung: K-Notfälle

Seit einigen Monaten sind wir in der Berufsgenossenschaftlichen Unfallklinik Frankfurt am Main auch dazu übergegangen, nicht nur die Daten des Durchgangsarztberichtes, sondern auch die ambulanten Kassennotfälle zu erfassen. Es beinhaltet wie BAIK die Befunddokumentation, das Berichtswesen und die statistische Aufbereitung und dient der Rationalisierung im ambulanten Bereich.

Vom 1.1.1985 bis 30.6.1985 sind z. B. 1551 Durchgangsarztberichte mit 10948 Suchbegriffen Diagnosen sowie 3431 Kassennotfälle mit 25045 Suchbegriffen Diagnosen gespeichert, so daß jederzeit entsprechend der Fragestellung mittels Klartextabfragen sowohl Verwaltungsdaten (z. B. §-6-Fälle, stationäre Aufnahme usw.) bzw. medizinische Daten (z. B. offene Frakturen, Pilon-Frakturen usw.) zur Verfügung stehen.

Zusammenfassung

Die Basisdokumentation der Berufsgenossenschaftlichen Unfallkliniken verfügt derzeit über mehr als 250000 Fälle mit über 500000 Diagnosen und nahezu 1000000 Therapien. Dieses Datenmaterial erfordert für die Zukunft ein modernes Datenbanksystem, eine leistungsfähige Abfragungssprache und graphische Darstellungsmöglichkeiten. Das zunehmende Interesse, das z. B. Gesundheitspolitik, Versicherungen, Verbände und Krankenhausbetriebswirte an dokumentierten medizinischen Daten entdecken, zeigt die wachsende Bedeutung. Qualitätssicherung und Qualitätskontrolle setzen eine umfassende medizinische Dokumentation sowie eine explorative Datenanalyse voraus. Die Dokumentationsabteilungen der Berufsgenossenschaftlichen Unfallkliniken haben hierfür jahrelange Vorarbeiten geleistet, in der Hoffnung, daß eine Verbreitung dieser Systeme auf alle zum §-6-Verfahren zugelassenen Kliniken erfolgen wird, wobei BAIK vielleicht in einigen Jahren auch für alle Durchgangsärzte in Frage kommen sollte.

Literatur

Börner M, Soldner E, Hertel J (1982) Anwendung der medizinischen Dokumentation in Klinik und Praxis. Symposiumband BG-Krankenhaus Hamburg
Daßbach A (1985) Aktuelle Fragen der medizinischen Dokumentation und Qualitätssicherung. Berufsgenossenschaft 10:405–411
Fleck D (1982) Medizinische Dokumentation aus der Sicht des EDV-Fachmannes. Symposiumband BG-Krankenhaus Hamburg
Giere W (1983) BAIK — Fragen und Antworten
Volke M, Giere W, Börner M Rechnergestützte Erstellung, Dokumentation und Auswertung des Durchgangsberichtes im BAIK (im Druck)
Volke M, Börner M (1984) Befunddokumentation und Arztbrief-schreibung in Krankenhäusern (BAIK) für berufsgenossenschaftliche Anwendungen — Benutzerhandbuch

Das Risiko der postoperativen Infektion als statistisches Problem in der Unfallchirurgie

H.-D. Strube und W. D. v. Issendorff

Chirurgische Universitätsklinik Mainz, Abteilung für Unfallchirurgie (Direktor: Prof. Dr. G. Ritter), Langenbeckstraße 1, D-6500 Mainz

Im präoperativen Aufklärungsgespräch kommen bei einer beabsichtigten operativen Knochenbruchbehandlung vornehmlich zwei Probleme zur Sprache:
Nämlich einmal Art und Ursache lokaler Komplikationen von der oberflächlichen Wundheilungsstörung bis hin zum tiefen Infekt, ferner die Gefahr einer perioperativen Nerven- und Gefäßverletzung sowie biomechanische Früh- und Spätschäden wie Pseudoarthrose,

Fehlstellung, Metallbruch und Refraktur. Zum anderen interessiert die Häufigkeit solcher Komplikationen, insbesondere die einer Knochen- und Weichteilinfektion.

Diesbezüglich wurden wir seit Standardisierung der Operationsmethoden und Anwendung gleichartiger Implantate in den vergangenen 20 Jahren regelmäßig mit sogenannten „Erfolgsstatistiken" konfrontiert.

Dies sah z. B. in der Anfangsphase der primär noch in die Chir. Univ.-Klinik integrierten Mainzer Unfallchirurgie so aus, daß über einen Zehnjahreszeitraum (1964–1973) alle Osteosynthesen, also auch die seinerzeit in entsprechenden Zentren noch besonders häufigen Hüftendoprothesen zu einer großen Summe von in diesem Fall 8009 Operationen addiert wurden. Dieser Zahl wurde dann bezüglich postoperativer Infekte eine uns heute sicher fragwürdig erscheinende retrospektiv gewonnene Zusammenfassung von wie hier immerhin nur 1,6% „schwerer" Knochen- und 4,8% Weichteilinfektionen gegenübergestellt. Was aber bedeutete der Begriff „schwerer Infekt" und warum die Differenzierung zwischen Knochen und den sie umgebenden und miternährenden Weichteilen?

Eine Antwort mag die sein, mit Zunahme der Osteosynthesen zu demonstrieren, daß die alleinigen Knocheninfekte auch nach 10 Jahren mit 0,5% um circa ein viertel niedriger als die Weichteilinfektionen mit 2,2% lagen, was für die operative Knochenbruchstabilisierung sprach. Hinzu kam aber vor allem der Nachweis, daß die Gesamtzahl der Infekte ohnehin mit zunehmender Erfahrung, anderer Operationstechniken (z. B. offene Wundbehandlung) und Implantate (z. B. Fixateur externe) von insgesamt 11,1% im Jahre 1964 auf 2,7% bis 1972 deutlich reduziert werden konnte.

Schon früh begann man bei den postoperativen Infekten ursächlich zwischen offenen und geschlossenen Brüchen zu unterscheiden. Aufgrund dieser jedoch einzig die lokale Fraktursituation bewertenden Grobunterscheidung haben sich bei den meisten Autoren die Infektraten statistisch zwischen 1,5% bei den geschlossenen und 5–8% bei den offenen Verletzungen eingependelt.

Solche scheinbar gleich hohen Infektraten verschiedener Kliniken miteinander und mit den eigenen Ergebnissen zu vergleichen oder im präoperativen Aufklärungsgespräch anzuführen, ist jedoch problematisch. Denn das dem Patienten aus seinem individuellen Allgemein- und Verletzungszustand sowie seiner speziellen Fraktursituation in einer bestimmten Klinik entstehende Risiko geht eben aus solchen Pauschalstatistiken nicht hervor.

Dieses Problem und insbesondere das zu geringer Fallzahlen bei speziellen Osteosynthesen in einer einzelnen Klinik läßt sich zumindest hinsichtlich postoperativer Infekte aber auch nicht durch sogenannte Sammelstatistiken mehrerer Kliniken lösen. Auch nicht, wenn bestimmte Untersuchungsparameter den dann meist doch wieder unterschiedlich urteilenden Untersuchern vorgegeben und ohnehin überwiegend retrospektiv aus Krankenblattaufzeichnungen entnommen werden. So ergab z. B. die Analyse einer relativ großen Fallzahl von 1591 Marknagelungen (AO) aus drei in ihrer Indikationsstellung und Operationstechnik vergleichbaren Kliniken (Freiburg, Mainz und Tübingen) eine postoperative Infektrate von 1,6% am Ober- und 3,4% am Unterschenkel. Dies sagt aber über die Infektquote der einzelnen Klinik, die z. B. bei den Mainzer Fällen mit 2,3% ebenso wie die anderen Komplikationen um 0,5% geringer war, nicht unbedingt etwas aus.

Auf Krankenblattauswertungen basierenden Studien ist also trotz oder gerade bei großen Fallzahlen mit einer gewissen Skepsis zu begegnen, zumal gerade hier der dokumentierte komplikationslose postoperative Verlauf eine abgelaufene Infektion nicht immer ausschließt. Und umgekehrt kann sich trotz primärer Wundheilung eine Infektion als schleichender oder

Tabelle 1. 251 Malleolar-Frakturen (1978–1984)

Geschlossen	230
Offen (1.–3. gradig)	21
Operativ	227 (90,5%)
Koservativ	34 (9,5%)
Osteosynthesen bei geschlossenen Frakturen	206 Patienten (82%)

Spätinfekt noch nach Monaten oder Jahren manifestieren; ein Problem, daß uns speziell in der Endoprothetik immer wieder Rätsel aufgibt.

Es sind deshalb vorrangig folgende von C. Burri (1978) erhobenen Forderungen für eine „ehrliche und glaubhafte" Infektstatistik zu berücksichtigen:

Nämlich erstens eine „klare Definition des Frühinfektes mit Beschränkung der Beobachtungszeit" und zweitens eine „lückenlose Kontrolle in einer prospektiven Studie".

Retrospektive Aktenauswertungen wie z. B. häufig auch in Dissertationen können nicht selten ungenau sein und zu optimistische Resultate ergeben.

Als Beispiel hierfür die dokumentierten Komplikationen nach Sprunggelenksosteosynthesen der vergangenen 7 Jahre in der Unfallchirurg. Univ. Klinik Mainz (1978–1984). Es handelte sich bei insgesamt 251 Fällen um 21 offene und 230 geschlossene Frakturen. Operiert wurden 227 Patienten. Ausgewertet hinsichtlich postoperativer Komplikationen wurden ausschließlich 206 Operationen bzw. Osteosynthesen bei geschlossenen Brüchen (Tabelle 1). In den Krankenblättern waren als lokale Komplikationen aufgeführt:

Eine Knocheninfektion (Osteomyelitis) und 17 Wundheilungsstörungen; ferner 8 Implantatlockerungen, 4 Fehlstellungen und 8 sonstige Komplikationen wie Thrombose und Embolie, Nervenschäden, schwere Arthrose und M. Sudeck.

Betrachtet man nun den als solchen dokumentierten Knocheninfekt und die Wundheilungsstörungen isoliert, so paßt der eine Osteomyelitisfall problemlos in die Infektquoten bei allen aseptischen Operationen ohne Wundheilungsstörungen vergleichbarer Jahre von durchschnittlich 0,9%.

Wie aber verhält es sich mit den Fällen von Wundheilungsstörungen und was beinhaltet dieser Begriff?

Es sind dies definitionsgemäß Sekundärheilungen (p.s.) bzw. Abweichungen von einer Wundheilung per primam intentionem (p.p.) Sie können entweder primär, also meist schon intraoperativ bakteriell verursacht sein, oder auch primär nicht bakteriell ausgelöst sondern sekundär infiziert sein.

Hierbei heilen oberflächliche Wundheilungsstörungen wie Dehiscenz oder Nekrose der Wundränder z. B. infolge einer unfallbedingten Kontusion oder postoperativ noch vorhandenen Schwellung meist folgenlos ab.

Bei einer pyogenen tiefen Infektion haben wir dagegen die typische Symptomatologie von Rubor, Calor, Tumor und Dolor. Eine solche dann manifeste Infektion kann sich darüber hinaus äußern in einer meist hämatombedingten eitrigen Sekretion, einer Gewebeeinschmelzung mit knöcherner Beteiligung bis hin zur chronischen Fistelung und bedarf somit einer oder mehrerer Revisionen (Abb. 1).

Damit aber müssen solche Fälle dann und deshalb einem echten Infekt zugeordnet werden, wenn man ihn nach R. Schneider (1982) folgendermaßen definiert:

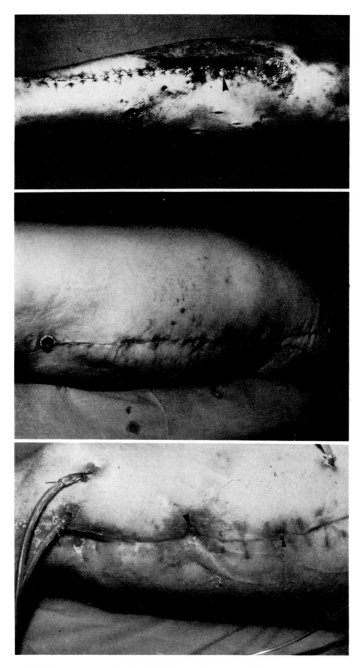

Abb. 1. Einteilung Wundheilungsstörung — Infektion. Oberflächliche Wundnekrose nach Plattenosteosynthese am Unterschenkel (*oben*). Tiefe pyogene Infektion nach Plattenosteosynthese am Oberschenkel (*Mitte*). Chronisch rezidivierender Infekt (Osteomyelitis) mit Fisteln am Oberschenkel (*unten*)

Tabelle 2. Lokale Komplikationen („Infektionen") bei 206 Osteosynthesen am OSG

1. Knocheninfektion (Osteomyelitis)	1 (0,48%)
2. Wundheilungsstörungen	17 (8,1%)
A) Oberflächlich; z. B. Wundranddehiszenz und Nekrose	5 (2,4%)
B) Tief; z. B. eitrige Sekretion, Fistel (subcutane Gewebeeinschmelzung)	12 (5,7%)
Revisionen (bei tiefen Wundheilungsstörungen)	5 (2,4%)

Nämlich „als Ansiedlung und Vermehrung von Keimen mit Auslösung von Abwehr- und Schädigungsreaktionen und dadurch verursachter wesentlicher Verlängerung der Behandlungszeit oder Beeinträchtigung des Operationsresultates".

Somit liegt die Infektrate vorgenannter Studie bei Sprunggelenksosteosynthesen nicht etwa wie in den Krankenblättern dokumentiert bei einem Fall bzw. 0,48% und auch nicht bei 18 Fällen bzw. 8,4%, sondern unter Berücksichtigung von 5 Revisionen bei 12 Fällen mit tiefen Wundheilungsstörungen je nach Beurteilungsmaßstab zwischen 0,48 und 2,4% (Tabelle 2).

Neben der wenn auch schwierigen Definition einer Infektion stellte sich als zweite Forderung für eine glaubhafte verwert- und vergleichbare Statistik die nach einer lückenlosen Dokumentation und somit einer minimalen Dunkelziffer bei den Nachkontrollen in einem begrenzten Zeitabschnitt von mindestens 1 Jahr, oder wenn möglich und zur Erfassung von Spätschäden bis zur Metallentfernung.

Denn aus 50% nachuntersuchten Fällen kann nicht auf das Gesamtkollektiv geschlossen werden, da z. B. Patienten nach einer entsprechenden Komplikation nicht selten die Klinik wechseln. Die Forderung nach einem möglichst geschlossenen Kollektiv schränkt somit zwar den Untersuchungszeitraum ein, andererseits wird dadurch dem Einwand widersprochen, daß auf einen Frühinfekt beschränkte Angaben über Infektionsraten weniger aussagekräftig seien.

Außer der Infektdefinition und der Nachuntersuchung der Patienten müssen in verwertbaren Infektstatistiken zusätzlich noch folgende Angaben berücksichtigt werden (Abb. 2):

Nämlich ein vergleichbares Durchschnittsalter und der Allgemeinzustand der Verletzten, wobei polytraumatisierte und insbesondere (beatmete) Intensivpatienten gesondert zu betrachten sind. Ferner müssen die Verletzungsart (offene oder geschlossene Brüche) und die Lokalisation korrespondieren. Darüber hinaus müssen der Operationszeitpunkt übereinstimmen, also primär notfallmäßig außerhalb der regulären Dienstzeit oder verzögert und geplant im Tagesprogramm und es müssen die Operationsmethoden und Implantate vergleichbar sein. Und schließlich sind auch die Qualifikation der Operateure und die Ausstattung einer Klinik bedeutsam.

Die Infektrate eines einzelnen erfahrenen Operateurs ist anders zu bewerten als die mehrerer nicht so versierter Operateure einer großen Ausbildungsklinik oder diejenige aus einer Abteilung mit eingeschränkten organisatorischen und operativen Möglichkeiten.

Aus der Vielzahl dieser Kriterien ergibt sich einerseits die Problematik der Bewertung, Vergleichbarkeit, Dokumentation und statistischen Erfassung unfallchirurgischer postoperativer Infektionen. Gerade deshalb aber sollten wir andererseits speziell in der operativen Knochenbruchbehandlung wieder mehr die jeder postoperativen Komplikation vorangehen-

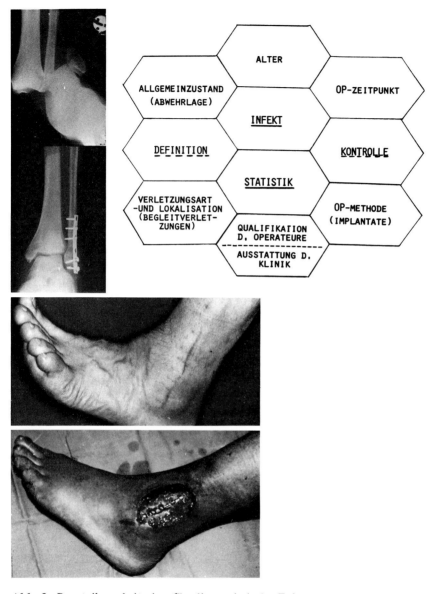

Abb. 2. Beurteilungskriterien für die statistische Erfassung einer postoperativen Infektion (Primärheilung, Sekundärheilung oder tiefe Infektion am Beispiel einer Sprunggelenksosteosynthese)

de Unfallschädigung betonen und sowohl die Patienten als auch uns selbst nicht mit auf großen Fallzahlen beruhenden Fremdstatistiken verunsichern, zumal die unveröffentlichte bescheidene hauseigene Statistik die besseren Ergebnisse aufweisen könnte.

Literatur

Burri C (1978) Infektionen nach offenen Verletzungen (Rundtischgespräch). In: Hefte Unfallheilkunde, Heft 138 (Kongreßbericht 42. Jahrestagung), 206–223
Birrer L (1977) Art, Häufigkeit und Bedeutung der Komplikationen in einem orthopädisch-traumatologischen Krankengut. Orthopädie 6:180–185
Kuner EH (1985) Prävention der postoperativen Infektion in der Unfallchirurgie. Unfallchirurgie 11:174–180
Kuner EH, Schweikert CH, Weller S (1976) Die Marknagelung von Femur und Tibia mit dem AO-Marknagel. Erfahrungen und Resultate bei 1591 Fällen. Unfallchirurgie 2:155–162
Plaue R, Neff G (1973) Zur Infektrate orthopädisch-traumatologischer Operationen. Orthop 111:881–886
Schneider R (1982) Problematik einer Infektstatistik. In: Die Totalendoprothese der Hüfte (Aktuelle Probleme in Chirurgie und Orthopädie). Huber, Bern Stuttgart Wien S 175–176
Schwarz N (1981) Die Wundinfektion in der Unfallchirurgie. Unfallheilkunde 84:246–249
Schweikert CH (1973) Postoperative Knocheninfektion nach Nagelung und Fremdkörperimplantation. Langenbecks Arch Chir (Kongreßbericht 1973) 334:515–520
Strube H-D (1983) Infektionsprophylaxe in der Unfallchirurgie. In: Steuer W (Hrsg) Krankenhaushygiene, 2. Aufl Fischer, Stuttgart New York

Erfahrung mit der Erstellung und dokumentarisch statistischen Auswertung von OP-Berichten mit EDV

G. Helbing, C. Burri und W. Gaus

Klinik für Unfallchirurgie, Hand-, Plastische- und Wiederherstellungschirurgie der Universität Ulm (Direktor: Prof. Dr. C. Burri), Steinhövelstraße 9, D-7900 Ulm

Der Nutzen einer EDV-unterstützten Dokumentation von Operationsdaten bedarf heute keiner Diskussion mehr. Obwohl seit mehr als 15 Jahren die klinische Dokumentation eine eigene Disziplin ist, sind gerade in der Chirurgie trotz einer rasanten Entwicklung der Computertechnik kaum Fortschritte beim Einsatz moderner Dokumentationsmittel zu verzeichnen. Erst seit etwa einem Jahr ist, wie man aus den Kongressprogrammen ersehen kann, ein zunehmendes Interesse an der allgemeinen Dokumentation chirurgischer Daten zu erkennen.

Eine sinnvolle Dokumentation muß sich an den technischen Gegebenheiten orientieren: sie sollte möglichst keinen vermehrten Arbeitsaufwand verursachen und trotzdem die statistische Auswertung erleichtern. Nur verwertbare Information soll gespeichert werden, ein Datenfriedhof nützt niemandem.

Abdomen	ABD	Arthrose idiop.	DGRI	-ektomie	ENTF
Becken	BECK	Arthrose posttr.	DGRP	Ablatio = Amputation	AMP
Brust-Wirbelsäule	BWS	Band-kapselverletzung	BNDV	Abrasio	ABR
Calcaneus	CAL	Degeneration idiop.	DGRI	Arthrodese	ARTH
Ellbogengelenk	EGL	Degeneration posttr.	DGRP	Arthrolyse	ARLY
Finger	FIN	Dysplasie	DYSP	Arthroskopie	AKOP
Hals-Wirbelsäule	HWS	Epiphysenverletzung	EPI	Bandplastik	PLRE
Handgelenk, -wurzel	HDG	Exostose	TU	Bandreinsertion	NAHT
Hüftgelenk	HFGL	Fehlstellung nicht traum	FLSI	C-Faser-Plastik	CFAS
Kniegelenk	KGEL	Fehlstellung posttr.	FLSP	Cerclage	CER
Lenden-Wirbelsäule	LWS	Fraktur geschlossen	FRA	Cortico-spong.Span autol.	COAU
Mittelfuß	MFUS	Fraktur offen	OFRA	Cortico-spong.Span homol.	COHO
Mittelhand	MHD	Gefäßverletzung	GEFV	Drainage	DRAI
Oberarm dist.	OAD	Gelenkfraktur	GFRA	Dynam. Hüftschraube	DHS
Oberarm Mitte	OAM	Gelenkinfekt	GINF	Endernagel	ENA
Oberarm prox.	OAP	Hämatom	HAEM	Entfernung	ENTF
Oberes Sprunggelenk	OSG	Hauterkrankung	HAUT	Fibrinklebung	FIBK
Oberschenkel dist.	OSD	Hautverletzung	HAUT	Fixateur externe	FIX
Oberschenkel Mitte	OSM	Knochenerkrankung	KNE	Freilegung	FRLG
Oberschenkel prox.	OSP	Knocheninfekt	KINF	Isoel. Totalprothese	TEP4
Schenkelhals	SHL	Knorpelerkrankung	KNOV	Kirschner-Draht	KIDR
Schultergelenk	SGL	Knorpelverletzung	KNOV	Kopf / Hals	KOHA
Schultergürtel	SGUR	Kompartment-Syndrom	MSKV	Marknagel	MNA
Talus	TAL	Luxation	LUX	Naht (Band-)	NAHT
Thorax	THOR	Meniskusverletzung	MENV	Neurolyse	FRLG
Unterarm dist.	UAD	Mißbildung	MISS	Offene Mobilisation	ARLY
Unterarm Mitte	UAM	Muskelverletzung	MSKV	Osteotomie	OTOM
Unterarm prox.	UAP	Nervenverletzung	NERV	Plastische Rekonstruktion	PLRE
Unterschenkel dist.	USD	Pseudarthrose	PSEU	Platte (DCP, Rundloch)	PL
Unterschenkel Mitte	USM	Refraktur	RFRA	Prothesen-Wechsel	APRO
Unterschenkel prox.	USP	Sehnenverletzung	SEHV	Reosteosynthese	REOS
Vorfuß	VFUS	Traumatische Amputation	TAMP	Replantation	REPL
		Tumor	TU	Reposition, offene	REPO
		Verkalkung	VERS	Resektion	ENTF
		Verknöcherung	VERS	Retinaculumplastik	PLRE
		Versteifung	VERS	Revision	REV
		Weichteilinfekt	WINF	Schraubenosteosynthese	SOS
		Weichteilschaden	WEI	Sonstige Platte	SPL
		Zyste	TU	Sonstige Prothese	APRO
				Spondylodese dorsal	SPOND
				Spondylodese ventral	SPONV
				Spongiosaplasik homolog	SPHO
				Spongiosaplastik autolog	SPAU
				Spül-Saug-Drainage	DRAI
				SWN	ENA
				Taurolin	TAUR
				Tendolyse	FRLG
				TEP, zem.freier Schaft	TEP3
				Totalprothese zementiert	TEP1
				Totalprothese, RM-Pfanne	TEP2
				Transplantation	TRPL
				Tumor-Prothese	APRO
				Verbund-Osteosynthese	VSYN
				Verriegelungs-Marknagel	VMN
				Winkelplatte	WPL
				Zuggurtung	ZGUR

Abb. 1. Deskriptoren-Liste

Ordnungsprinzip Begriffskombination

Seit 1981 werden sämtliche Operationsberichte der Abteilung für Unfallchirurgie, Hand-, Plastische und Wiederherstellungschirurgie der Universität Ulm EDV-mäßig erfaßt. Das beinhaltet die für die Patientenidentifikation relevanten Daten wie Name, Vorname, Geburts- und OP-Datum. Darüberhinaus werden die Namen des Operateurs und der Assistenten gespeichert. Der Klartext des OP-Berichts selbst wird nicht gespeichert, da die Erfahrung bisher gezeigt hat, daß frei formulierte Texte kaum oder nur mit sehr aufwendigen Rechnerprogrammen ausgewertet werden können. Der beschriebene Sachverhalt wird vielmehr in Form von Deskriptoren bzw. Schlüsselwörtern festgehalten.

Eine Liste verbindlicher Deskriptoren hängt als Plakat über dem Diktiergerät im OP-Trakt (s. Abb. 1), der Operateur diktiert am Ende des OP-Berichtes selbst die Deskriptoren. Das besondere daran ist, daß die Deskriptoren nicht nach dem üblichen Prinzip der Einfachklassifikation, sondern dem Ordnungsprinzip „Begriffskombination" verwendet werden, ein Umcodieren von Klartext-Begriffen in den numerischen Schlüssel einer entsprechenden Datei ist also nicht nötig.

Mit einem verbindlichen Repertoire an Deskriptoren können somit beliebig viele Sachverhalte charakterisiert werden. Der Suchvorgang ist dann vergleichbar mit einer Literaturrecherche, bei der die gesuchten Dokumente ebenfalls über prägnante Schlüsselwörter erfaßt und eingegrenzt werden.

Die Deskriptoren sind in drei Kategorien unterteilt. Mit einem Deskriptor aus der Kategorie „Lokalisation" wird die verletzte oder erkrankte Körperregion definiert, Deskriptoren der Kategorie „Verletzung oder Erkrankung" werden für die Diagnose verwendet. Deskriptoren der dritten Kategorie beschreiben die Therapie. Eine Operation benötigt zur Charakterisierung des Sachverhaltes in der Regel wenigstens 3 Deskriptoren. Die Anzahl der pro Operation benutzten Deskriptoren ist prinzipiell aber nicht beschränkt; sie sollte jedoch aus Gründen der Praktikabilität nicht ins Uferlose gehen.

Wurden bei einem Patienten mehrere Eingriffe vorgenommen, so ist für jeden einzelnen Eingriff ein kompletter Satz Deskriptoren anzufügen. Die Versorgung eines Polytraumatisierten mit den Diagnosen
1. Humerusschaftfraktur mit Radialis-Läsion,
2. Offene intraarticuläre Femurcondylenfraktur und
3. geschlossene Unterschenkelfraktur
    würde mit folgenden Deskriptoren charakterisiert:
1. Oberarmmitte / Fraktur / Nervenschaden / Freilegung / Platte,
2. Oberschenkel distal / offene Fraktur / Gelenkfraktur / sonstige Platte sowie ggf. Spongiosa und
3. Unterschenkelmitte / Fraktur / Marknagel.

Auswertung

In einem menü-gesteuerten Dialog an einem Terminal des Prime-Rechners der Abteilung Klinische Dokumentation kann der Benutzer die gespeicherten Operationen statistisch auswerten. Die Daten jedes Patienten bilden einen Datensatz. Einzelne Merkmale des Datensatzes können als Schlüsselmerkmale abgefragt werden. Für jeden Suchlauf ist der Zeitraum anzugeben.

Die Ausgabe erfolgt in Form von Listen auf dem Bildschirm oder einem anzuwählenden Drucker. Die entsprechende Option umfaßt verschiedene Formate, z. B. eine Auflistung nach Patienten-Kenndaten, OP-Datum, Namen von Operateur und Assistenten oder nach Patienten-Kenndaten, OP-Datum und Deskriptoren. So kann sich z. B. ein Kollege sämtliche Operationen mit Deskriptoren für seinen Katalog ausdrucken lassen. Genauso kann etwa ein Oberarzt seine Lehrassistenzen über das Merkmal „1. Assistent = Name" zusammenstellen.

Am wichtigsten erscheint uns aber die Auswahl nach Deskriptoren. Damit lassen sich z. B. für einen bestimmten Zeitraum sämtliche offenen Oberschenkelfrakturen, die durch einen Marknagel versorgt wurden, erfassen. Die Begriffskombination erlaubt dabei eine logische „und"- bzw. „oder"-Verknüpfung. Vorausgesetzt, daß die Deskriptoren korrekt eingegeben werden, lassen sich bei kritischer Anwendung sehr differenzierte Listen zusammenstellen.

Ein Nachteil ist bis jetzt in der mangelnden Aktualität der verfügbaren Information zu sehen: Die Operationsberichte werden einmal konventionell als Dokument für Krankenakte, Operateur usw. geschrieben. Für die Dokumentation müssen Kopfdaten und Deskriptoren noch einmal extra eingegeben werden.

Dokumentation mit Personal Computer

Durch die Umstellung auf periphere Personalcomputer sind wir dabei die Datenerfassung mit einem eigenen Programm zu vereinfachen: Die OP-Berichte werden anstatt auf einer Schreibmaschine am Bildschirm direkt geschrieben. Der vollständige und ggf. korrigierte OP-Bericht wird mit mehreren Durchschlägen als „hardcopy" für Krankenakte usw. ausgedruckt. Die für die Dokumentation wichtigen Daten, das sind außer dem Klartext praktisch alle, werden auf Diskette gespeichert. Da der Drucker mit einem Pufferspeicher versehen ist, kann während des Ausdrucks bereits der nächste Bericht eingegeben werden. Durch Plausibilitätskontrollen können bereits bei der Eingabe Fehler erkannt und vermieden werden.

Die Bildschirmmaske wurde exakt dem gewohnten OP-Berichtsformular angeglichen, um jede Umstellung der Schreibkräfte zu vermeiden. Sie müssen lediglich das Programm starten und werden dann durch das Menü geleitet. Auch die Drucker-Ausgabe der OP-Berichte entspricht dem gewohnten Format, so daß keinerlei Umgewöhnung auf neue Formulare nötig wird.

Mit Hilfe dieses relativ einfachen Systems zur Dokumentation und statistischen Auswertung von OP-Daten wird u. E. den Ansprüchen an Aktualität, Benutzerfreundlichkeit und Effizienz genügend Rechnung getragen.

Literatur

Bundesministerium für Jugend, Familie und Gesundheit (1979) Internationale Klassifikation der Krankheiten (ICD) 9. Revision. Girardet-Verlag, Wuppertal

Gaus W (1983) Dokumentations- und Ordnungslehre. Springer, Berlin Heidelberg New York Tokyo

Koller S, Wagner G (1975) Handbuch der medizinischen Dokumentation und Datenverarbeitung. Schattauer, Stuttgart New York

Möglichkeiten und Grenzen prospektiver/retrolektiver Beobachtungsstudien

U. Weber[1], R.-H. Bödeker[2] und Th. Zwingers[3]

[1] Orthopädische Klinik und Poliklinik der Universität Gießen (Direktor: Prof. Dr. H. Rettig), Freiligrathstraße 2, D-6300 Gießen
[2] Institut für Med. Informatik der Universität Gießen (Direktor: Prof. J. Dudeck), Heinrich-Buff-Ring 44, D-6300 Gießen
[3] Biometrisches Zentrum für Therapiestudien München (Direktor: Dr. J. Hasfort), Pettenkoferstraße 35, D-8000 München 2

Schwierigkeiten bei der Überführung persönlicher Erfahrungen in eine statistisch abgesicherte Aussage können auf mehreren Ursachen beruhen:

1. Der subjektive Eindruck der persönlichen Erfahrung, ist subjektiv falsch.
2. Der subjektive Eindruck ist objektiv falsch, weil er z. B. aus der Kenntnis über eine spezielle Stichprobe gewonnen wurde.
3. Die technische Handhabung biostatistischer Verfahren ist inkorrekt.
4. Die aus der technisch korrekten Anwendung biostatistischer Methoden abgeleiteten Schlußfolgerungen sind falsch, weil die Stichprobe für die Fragestellung ungeeignet war, d. h. weil die Stichprobe nicht repräsentativ war.

Insbesondere auf den letzten Punkt der erfahrungsgemäß immer wieder zu — scheinbar statistisch abgesicherten — Falschmitteilungen der klinischen Medizin führt, soll anhand von zwei Beispielen eingegangen werden. Dabei handelt es sich zum einen um eine im Auftrag der Deutschen Sektion der AO durchgeführte Studie „Schenkelhalsfraktur im Kindesalter", zum anderen um eine BMFT-Studie „Kniegelenksendoprothetik". Die Ergebnisse beider Studien wurden im Jahr 1985 publiziert.

Generell gesehen gibt es zwei Ansätze, um eine Krankheit bzw. Therapie zu untersuchen: Das Experiment und die Beobachtungsstudie. Das Experiment beinhaltet die planmäßige Veränderung von Faktoren, denen man eine Beeinflussung des Krankheitsprozesses unterstellt. Das Ziel der experimentellen Studie ist die Herausarbeitung von Ursache-Wirkungs-Beziehungen, d. h., z. B. die Ermittlung von Einflußfaktoren.

Ein experimenteller Ansatz ist in vielen Situationen nicht zu verwirklichen. Für eine kontrollierte klinische Studie „Knieendoprothetik" mit dem Zielergebnis 10 Jahre Verweildauer ergibt sich von der Studienplanung über die Patientenrekrutierung, Behandlung, Nachbeobachtung bis zur Schlußauswertung und Publikation eine Laufzeit von 15 und mehr Jahren, ohne daß dabei die Probleme, die durch die notwendigen Stichprobenumfänge entstehen, berücksichtigt wurden.

Um in einem Experiment den Einfluß einer Frühoperation der kindlichen Schenkelhalsfraktur auf die Entstehung einer Hüftkopfnekrose zu untersuchen, würde man durch Randomisation zwei Gruppen bilden. Die zu dieser Untersuchung benötigten Fallzahlen hängen ganz wesentlich von der Differenz der Häufigkeit des Auftretens der Hüftkopfnekrose in beiden Gruppen ab. Erwartet man eine Differenz von 10%, so benötigt man mindestens 300 Probanden in jeder Stichprobe, um diesen Unterschied mit einer Wahrscheinlichkeit von β = 0,8 nachweisen zu können. Bei einer Inzidenz der Schenkelhalsfraktur im Kindesalter von einer Verletzung pro Jahr x 1 Mill. Einwohner ist die Durchführung dieser Studie ein unrealistisches Vorhaben.

Als zweiter Weg steht der einer Beobachtungsstudie zur Verfügung. Dabei gibt es im Prinzip zwei Ansätze. Der eine geht von den Ursachen zum Effekt, der andere den umgekehrten Weg. Ist die Blickrichtung von der Ursache zur Wirkung gerichtet, so nennt man die Studienform prospektiv. Zur weiteren Kennzeichnung eines Studientyps kann die Art der Datensammlung herangezogen werden. Greift man auf vorhandene Daten zurück, so spricht man von einer retrolektiven Untersuchung. Der größte Teil der durchgeführten Studien in der klinischen Medizin sind wie auch die beiden angeführten Beispiele prospektive/retrolektive Studien. Der Vorteil derartiger Beobachtungsstudien liegt auf der Hand: Man kann auf vorhandene Daten zurückgreifen. Daher stehen die notwendigen Informationen relativ schnell zur Verfügung.

Aufgrund der Beobachtungsstudien „Kniegelenksendoprothetik" und „Kindliche Schenkelhalsfrakturen" verfügen wir jetzt über Informationen wie Häufigkeit und Ausmaß postoperativer Bewegungseinschränkung des Kniegelenks für unterschiedliche Prothesenmodelle oder Art und Häufigkeit von Wachstumsstörungen nach Schenkelhalsfrakturen unterschiedlicher Lokalisationen usw.

Welche darüber hinausgehenden Erkenntnisse sind aus prospektiven/retrolektiven Beobachtungsstudien ableitbar? Wie kann insbesondere die Frage nach der Ursache-Wirkungs-Beziehung geklärt werden? Beim Vergleich mehrerer Gruppen bzgl. eines Zielereignisses (Zielvariable), z. B. Lockerung der Knieprothese oder Auftreten einer Hüftkopfnekrose, muß sichergestellt sein, daß die zu vergleichenden Gruppen in den Störfaktoren, d. h. in allen anderen denkbaren, das Zielergebnis zusätzlich beeinflussenden Größen vergleichbar sind. D. h. es muß Strukturgleichheit zwischen den Gruppen bestehen.

Bei Beobachtungsstudien kann diese Strukturgleichheit nur nachträglich und approximativ hergestellt werden. Dies wird durch die Bildung geeigneter Untergruppen erreicht. Derartige Untergruppen sind durch das Auftreten oder Fehlen bestimmter Merkmale (Ausprägungen) definiert. Diese Vorgehensweise führt in vielen Fällen dazu, daß die Stichprobenumfänge in den Gruppen für statistisch abgesicherte Aussagen zu klein werden.

Daher ist es notwendig, auch Untergruppen 1. Ordnung, d. h. Untergruppen, bei denen nur eine bestimmte Einflußgröße konstant gehalten wurde, auf Unterschiede zu prüfen. So läßt sich z. B. bei den kindlichen Schenkelhalsfrakturen zwischen dem Behandlungsergebnis und der Frakturlokalisation eine Abhängigkeit nachweisen. Weil die Frakturlokalisation aber selbstverständlich nicht die einzige Einflußgröße ist, die berücksichtigt werden muß, ist die Schlußfolgerung eines möglichen kausalen Zusammenhangs zwischen der Einflußgröße Frakturlokalisation und der Zielvariablen Hüftkopfnekrose nur dann zulässig, wenn die anderen Störgrößen zumindest ähnlich verteilt sind. Diese Voraussetzung wird bei der Betrachtung und der Interpretation der Ergebnisse klinischer Beobachtungsstudien häufig vergessen. Wegen der Seltenheit des Krankheitsereignisses „Kindliche Schenkelhalsfraktur" und der Vielzahl der Einflußgrößen sollte bereits der Versuch der Interpretation einer Ursache-Wirkungsbeziehung unterlassen werden. Um die Einflußfaktoren bei der Auswertung berücksichtigen zu können, wären weit mehr als 1000 Krankheitsfälle notwendig; erfaßt werden konnten aber nur etwa 150 Fälle. Daher kann z. B. die alle interessierende Frage, ob es für den weiteren Krankheitsverlauf günstig ist, nachts aufzustehen, um innerhalb einer Sechsstundengrenze eine kindliche Schenkelhalsfraktur zu versorgen, auf diesem Wege nicht beantwortet werden.

In der Studie „Knieendoprothetik" sind insgesamt fast 20000 Kniegelenksendoprothesen der Jahre 1970 bis 1981 erfaßt worden. Selbst hier ist aufgrund der Vielzahl der Störfaktoren durch die durchgeführte prospektive/retrolektive Beobachtungsstudie letztendlich die Frage, ob Prothesenmodell A besser ist als Prothesenmodell B, nicht allgemeinverbindlich zu beantworten.

Welche Schlußfolgerungen können aus diesen Ergebnissen gezogen werden:

Prospektive/retrolektive Beobachtungsstudien sind und bleiben Bestandteil der täglichen klinischen Tätigkeit. Sie führen bei geeigneter Hypothesenformulierung zu einer Vielzahl von neuen Informationen, insbesondere zur Berechnung von Incidenzraten und zur Identifizierung von Risikogruppen. Kausalzusammenhänge sind bei kleinen Fallzahlen, z. B. Nachbetrachtungen des Patientengutes einer Klinik, zumeist nicht herzustellen. Bereits Versuche in dieser Richtung sollten unterbleiben, da sie erfahrungsgemäß immer wieder Anlaß zu Fehleinschätzungen geben. Auch bei Beobachtungsstudien mit großen Stichprobenumfängen ist gegenüber einer Interpretation nach Ursache-Wirkungsbeziehungen größte Zurückhaltung angebracht. Für diese Problematik haben Beobachtungsstudien zweifellos eine geringere Aussagekraft als kontrollierte klinische Studien. In vielen Situationen sind sie aber die einzige Möglichkeit, um zu neuen Ergebnissen zu gelangen.

X. Indikation zur Arthrotomie und zum arthroskopisch-operativen Eingriff bei Verletzungen und Schädigungen des Kniegelenkes

Gelenkknorpel (Femurrolle, Tibiakopf, Patella) Arthrotomie

H.-J. Oestern, D. Rogge und W. Kasperczyk

Unfallchirurgische Klinik der Medizinischen Hochschule Hannover (Direktor: Prof. Dr. H. Tscherne), Konstanty Gutschow Straße 8, D-3000 Hannover

In der Behandlung des Knorpelschadens am Kniegelenk sind Arthroskopie und Arthrotomie weniger konkurrierende Eingriffe, als sich ergänzende Maßnahmen.

Diagnostik

Knorpelverletzungen am Kniegelenk stellen häufig ein diagnostisches Problem dar. Entscheidend für die Prognose ist jedoch die frühzeitige Diagnose. Hinweisend sind einmal der Verletzungsmechanismus, weniger das stumpfe oder scharfe Trauma, als vielmehr das indirekte Trauma durch Beugerotation oder Luxationsmechanismen, zum zweiten der Haemarthros und zum dritten, allerdings nur zu einem bestimmten Prozentsatz, der Röntgenbefund [2].

Indikationsstellung

Die Indikationsstellung hängt ab von der Größe der osteochondralen Fragmente, kann aber auch bestimmt werden durch Zusatzverletzungen, wie beispielsweise bei der Patellaluxation.

OP-Technik

Wir verwenden eine laterale Hautincision, weil die Störung der nervalen, vasculären und lympathischen Versorgung von diesem Zugang geringer ist, die Narben kosmetisch günstiger verheilen und insbesondere beim sportlich aktiven Menschen ein Sturz auf das Kniegelenk nicht direkt mit einem Narbenkontakt einhergeht. Zusätzliche Maßnahmen sind von diesem Zugang immer möglich.

Das einzuschlagende Operationsverfahren hängt vom Ausmaß der Verletzung ab, ebenso davon, ob es sich um eine reine Impression, eine Impressionsfraktur, um ein abgeschertes Knorpelfragment, oder eine osteochondrale Fraktur handelt.

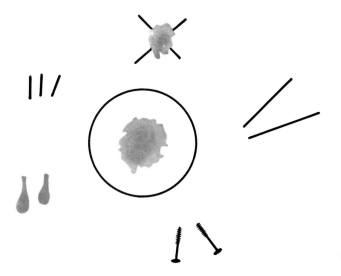

Abb. 1. Möglichkeiten der Behandlung von chondralen und osteo-chondralen Fragmenten. 1. Verwerfung; 2. Spickdrahtosteosynthese; 3. Schraubenosteosynthese; 4. Klebung; 5. Fixierung mit resorbierbaren Stiften

Impression

Handelt es sich um eine reine Impression ohne Verletzung des subchondralen Knochens, werden die Ränder lediglich geglättet, um kantige Niveausprünge zu vermeiden.

Impressionsfraktur

Besteht jedoch eine Impression des subchondralen Knochens, so muß nach den Prinzipien der Gelenkverletzungen vorgegangen werden. Die Impression wird gehoben und der Defekt mit autologer Spongiosa unterfüttert.

Osteo-chondrale und chondrale Fragmente (Abb. 1)

Die *Entfernung des Fragmentes* ist bei den reinen chondralen Verletzungen des Erwachsenen indiziert (Abb. 2).

Eine Revitalisierung dieser Fragmente mit einer festen Verbindung zwischen Knorpel und subchondralem Knochen ist äußerst unwahrscheinlich und führt u. U. zur Bildung eines Dissecates.

Bei Kindern sollte man sich trotz der verminderten Widerstandsfähigkeit zwischen Knorpel und subchondralem Knochen eher für eine Replantation entscheiden.

Die *Spickdrahtosteosynthese* ist bei größeren osteo-chondralen Fragmenten eine gute Methode. Nach genauer Einpassung des Fragmentes erfolgt die Fixierung mit Spickdrähten, die divergierend eingebracht werden müssen. Das gelenknahe Ende wird nietenartig durch einige Hammerschläge verbreitert; nach dem Umbiegen der Drähte extraarticulär, kann so ein leichter Druck auf die Fraktur gebracht werden. Bei der Metallentfernung ist lediglich eine kleine Hautincision notwendig (Abb. 3).

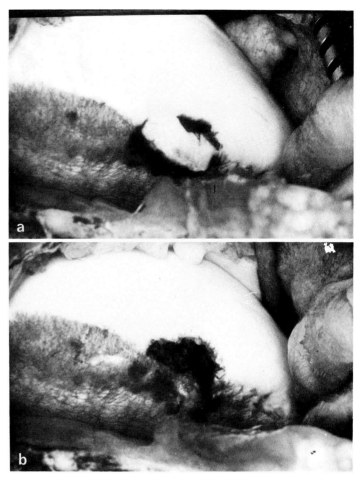

Abb. 2a, b. Kleines chondrales Fragment am lateralen Femurcondylus. Ein derartiges Fragment wird am besten verworfen

Die *Schraubenosteosynthese* hat den Vorteil einer stabilen Fixation. Wichtig ist die Versenkung des Schraubenkopfes auf Höhe des Knorpelniveaus. Der Nachteil dieser Methode liegt in der neuerlichen Arthrotomie zur Entfernung des Materials 8 bis 10 Wochen nach dem Ersteingriff.

Klebung

Als eine weitere Möglichkeit ergibt sich das Kleben mittels Fibrinkleber. Von wesentlicher Bedeutung ist die Beschaffenheit des knöchernen Lagers, es muß einerseits frei von Blutcoagula sein, andererseits sollte keine frische Blutung bestehen. Fügt sich das Fragment fugenlos in das Lager, so ist nach Einbringen von wenigen Tropfen Fibrinkleber und einer leichten Impression nach 3 min eine stabile Fixierung erzielt [1].

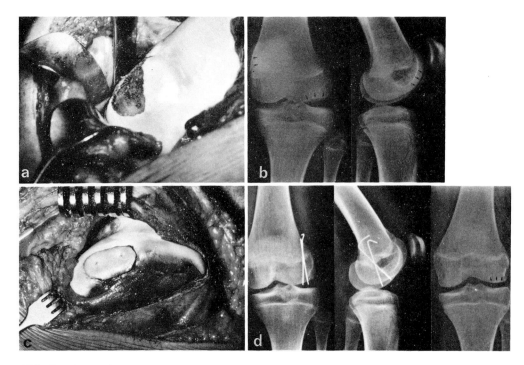

Abb. 3a–d. Großes osteo-chondrales Fragment an der Lateralseite des Femurcondylus. Intraoperativer Befund (**a**), das Rö.-Bild zeigt das Fragment ventromedial bei lateralem Defekt (**b**). Fixierung des Fragmentes mit Hilfe von 2 Kirschner-Drähten. Intraoperativer Befund (**c**). Postoperatives röntgenologisches Ergebnis und Befund nach Materialentfernung (**d**)

Eine weitere Methode zur Stabilisierung sind die kürzlich auf den Markt gekommenen resorbierbaren Stifte.

Diese werden über einen 1,3-mm-Bohrer und ein entsprechendes Instrumentarium eingebracht und ersparen somit völlig die Materialentfernung (Abb. 4).

Zusatzmaßnahmen

Neben der Glättung der Knorpelränder sollte ein Shaving des erweichten Knorpels gleichzeitig durchgeführt werden. Die sogenannten Pridiebohrungen sind nur bei einer schlechten Durchblutung des Lagers notwendig. Dies ist häufig bei frischen Verletzungen nicht der Fall. Eine sehr wichtige Zusatzmaßnahme, die sich aus der Ätiologie der osteo-chondralen Fraktur ergibt, ist die Rekonstruktion des Streckapparates, wobei hier vor allem die proximale Rekonstruktion indiziert ist.

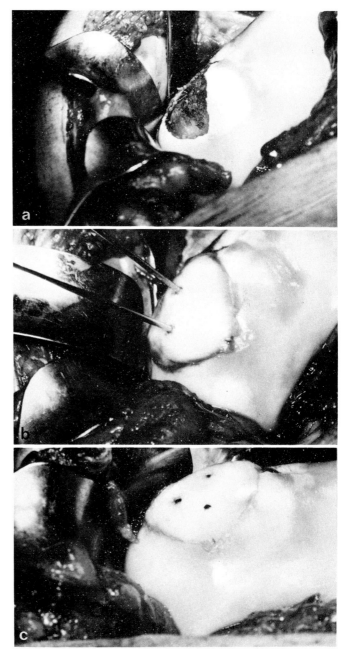

Abb. 4. Osteo-chondrales Fragment am lateralen Femurcondylus. Temporäre Fixierung des Fragmentes mit 2 Spickdrähten und anschließende definitive Versorgung mit resorbierbaren PDS-Stiften

Nachbehandlung

Ein endgültiger Erfolg kann nur mit einer adäquaten Nachbehandlung erzielt werden. Dabei ist jedoch die Immobilisierung möglichst zu vermeiden, da sie im Bereich der Gelenkkapsel zu einer Verlängerung der intracapsulären Transitstrecke und intraarticulär zu einer Verschlechterung der Knorpelernährung führt. Die Forderung für die Nachbehandlung heißt daher, Frühmobilisation ohne Belastung. Die Entlastungsphase beträgt zwischen 6 und 12 Wochen. Leistungssport sollte frühestens 6 Monate nach dem Eingriff erlaubt werden.

Ergebnisse

In der Medizinischen Hochschule Hannover wurden zwischen dem 1. 1. 1972 und dem 30. 6. 1985 insgesamt 125 Knorpelverletzungen bei 102 Patienten behandelt.

Ätiologisch lag 77mal eine Abscherung, 18mal ein Abriß, 19mal eine Kontusion und 11mal eine Impression vor.

Osteochondrale Frakturen wurden 81mal, chondrale in 44 Fällen beobachtet.

Eine Verschraubung erfolgte 4mal, eine Spickdrahtosteosynthese 7mal, die Kombination beider Verfahren wurde 3mal durchgeführt, eine Spickdrahtosteosynthese mit Klebung 3mal, eine alleinige Klebung 1mal und eine Spongiosaunterfütterung ebenfalls einmal.

Schlußfolgerung

Entscheidend für das Endresultat bei der frischen Knorpelverletzung ist neben der frühzeitigen Diagnostik die suffiziente Operation mit stabiler Fixierung, sowie eine adäquate funktionelle Nachbehandlung.

Literatur

1. Gaudernak T, Skorpik G (1984) Klinische Erfahrungen mit dem Fibrinkleber bei der Versorgung von osteochondralen Frakturen. In: Hefte Unfallheilkd, Heft 165, Springer, Berlin Heidelberg New York Tokyo, S 317
2. Hertel P (1984) Diagnostik der Knorpelläsion. In: Hefte Unfallheilkd, Heft 165, Springer, Berlin Heidelberg New York, Tokyo, S 241

Der arthroskopische Eingriff beim Knorpelschaden des Kniegelenks

Th. Tiling

Chirurgische Universitätsklinik Köln-Merheim, Abt. für Unfallchirurgie (Leiter: PD Dr. Th. Tiling), Ostmerheimerstraße 200, D-5000 Köln 91

Risse des hyalinen Knorpels heilen nicht (Cotta und Puhl). Sie werden bis zu 0,5 mm Tiefe durch Faserknorpel aufgefüllt. Gleichzeitig kommt es zu degenerativen Veränderungen mit Zellverarmung und Clusterbildungen. Eine Heilung ad integrum ist daher nicht möglich. Bestenfalls kann ein chondrales oder osteo-chondrales Fragment bei guter Refixation mit einer Spaltbildung im Frakturbereich ausheilen. Die Art und das Ausmaß des operativen Eingriffes muß daher dieser Besonderheit Rechnung tragen. Dies bedeutet, daß einem zu erwartenden Knorpelschaden wie bei der rezidivierenden Patelluxation durch eine Operation vorgebeugt werden sollte. Das Schadensausmaß und die Progredienz kann durch eine Abglättung oder Abrasio verringert und verlangsamt werden oder es wird wenigstens eine symptomatische Besserung durch die Schmerzminderung erreicht. Wenn aber eine Heilung nicht möglich ist, sollte das Ausmaß des Eingriffs adäquat für das zu erwartende Behandlungsergebnis sein.

Die Propagierung einer Änderung einer bewährten Behandlung ist nur gerechtfertigt, wenn ein besseres Ergebnis und/oder ein Vorteil für den Patienten durch die geänderte Behandlung erreicht wird. Geändert werden kann die Indikation, die Art der Operation selbst und die technische Durchführung.

Unbestritten stellt die Arthroskopie die Methode der Wahl in der Diagnostik eines Knorpeltraumas und des degenerativen Knorpelschadens dar. Ob durch die arthroskopische Operation eine Verbesserung des Behandlungsergebnisses gegenüber der Arthrotomie zu erzielen ist, muß zur Zeit verneint werden, da es sich bei der arthroskopischen Operation nicht um eine neue Operationsmethode handelt, sondern sich nur die Technik und Indikation geändert hat.

Die Arthroskopie ermöglicht eine verfeinerte Chirurgie am Gelenk, da durch die verwandte Optik und den elektronischen Bildaufbau über eine Video-Kamera auf dem Fernsehschirm eine erhebliche Bildvergrößerung ohne Verlust von Informationen zustande kommt. Die Instrumente wurden verkleinert, verfeinert und den Gegebenheiten des Kniebinnenraums angepaßt. Für einzelne Operationsschritte wurden spezielle Instrumente wie Elektromesser und motorgetriebene Cutter und Fräsen entwickelt.

Die arthroskopische Operation weist gegenüber der Arthrotomie technisch bedingte Vorteile auf, die sich in einer Verringerung der Belastung des Patienten und einer geringeren Morbidität und geringeren Kosten niederschlagen (W. Klein; K. Schulitz; Dick et al.). Die Indikation zur Operation am Knorpel hat sich durch die Möglichkeit der Erweiterung der diagnostischen zur operativen Arthroskopie geändert (D. Dandy). Kleinere Knorpelschäden werden arthroskopisch angegangen, bei denen sonst keine Arthrotomie aufgrund der Ausdehnung des Eingriffs unterblieben wäre. Bei Patienten mit schwersten degenerativen Gelenkschäden wird die Indikation zur Gelenksrevision großzügiger gestellt wegen des erheblich verringerten Reizzustandes des Knies postoperativ. Durch die Abrasionsarthroplastik nach L. Johnson kann eine Schmerzverbesserung und der Zeitpunkt einer Umstellungsosteotomie und einer prothetischen Teil- oder Ganzversorgung hinausgeschoben werden (Chandler; Friedmann).

Die arthroskopische Operation muß wie jede operative Technik erlernt werden. Der iatrogene Knorpelschaden stellt einen typischen Fehler des Anfängers dar, er ist aber bei entsprechender Anleitung durch den Erfahrenen und Anwendung einer definierten Technik vermeidbar (Glinz). Es muß daher eindrücklich davor gewarnt werden gelegentlich auch einmal ein Kniegelenk zu arthroskopieren, da sonst die Knorpelschäden nicht verringert sondern vermehrt werden. Die Ergußbildung nach einer arthroskopischen Operation ist Folge einer vorbestehenden Synovitis oder des degenerativen Schadens.

Ein Reizerguß infolge des Eingriffs klingt kurzfristig ab. In unserem Krankengut fand sich 3–4 Wochen nach der arthroskopischen Knorpeloperation ein Gelenkserguß noch in 20%. Ein punktionswürdiger Erguß wurde nur in 8% festgestellt.

Am 2. Lehrstuhl für Chirurgie der Universität zu Köln wurden von Januar 1984 bis Juli 1985 353 Operationen bei Schäden des Kniebinnenraums durchgeführt, wobei Frakturen der Patella, der Femurcondyle und des Tibiakopfes ausgeschlossen wurden. Bei 117 Patienten (33%) erfolgte eine Operation am Gelenkknorpel. Diese wurde in 85% arthroskopisch und in 15% per Arthrotomie durchgeführt. Mit zunehmendem Schweregrad des Knorpelschadens stieg die Frequenz der operativen Eingriffe, wobei in der Gruppe der schweren Schäden der Prozentsatz an Arthrotomien von 16 auf 7% sank. Entsprechend der Häufigkeit erfolgte eine Operation bei eigenständigen chondromalacischen Schäden an Condyle, Tibia und Patella 52mal gefolgt von Knorpelschäden im Rahmen der alten Knieinstabilität 25mal, als Zusatzoperation bei der Meniscektomie 19mal und der Patellaluxation 16mal. Am häufigsten wurden Knorpelglättungen durchgeführt gefolgt von der Anlegung eines lateral release und der Abrasionsarthroplastik. Pridiebohrungen führten wir nach Einführung der Arthroplastik nicht mehr durch (Tabelle 1).

Die Operationen am Gelenkknorpel werden unter Wasser durchgeführt, um maschinengetriebene Instrumente benutzen zu können, um elektrisch eine Blutstillung durchzuführen und damit sofort der Knorpel- und Knochendetritus entfernt wird. Dies ist besonders wichtig, da zurückgelassener Detritus zur Synovitis führt. Bei der Knorpelabglättung wird zunächst mit dem Punch- oder dem maschinengetriebenen Cutter der zerschlissene oder

Tabelle 1. Art und Anzahl der arthroskopischen Eingriffe und der per Arthrotomie beim Knorpelschaden des Kniegelenks

Eingriffe	Arthroskopie (n)	Arthrotomie (n)
Knorpelglättung	54	3
Pridiebohrung	5	2
Abrasionsarthroplastik	21	1
Gelenkkörperentfernung	11	2
Knorpelrefixation	0	6
Lateral release	30	8
Patella-Kapselnaht	3	5
Patellektomie	0	1
gesamt	124 (82%)	28 (18%)

fragmentierte Knorpel entfernt. Mit dem Skalpell sollte nur ein Knorpellappen abgeschnitten werden, da das flächenhafte Débridement zur Schädigung von gesundem Gelenkknorpel führt (Dandy). Besteht ein bis auf den Knochen reichender Knorpeldefekt oder reicht die Knorpelschädigung bis zur subchondralen Zone, wird der Defektbereich mit Bohrungen nach Pridie oder in der Technik nach L. Johnson mit einer Abrasionsarthroplastik versorgt. Bei der Abrasionsarthroplastik wird mit der Fräse bei offener Blutsperre soweit die Sklerosezone in die Tiefe eröffnet, bis einzelne Blutpunkte sichtbar werden. Dann kann durch Erhöhung des Kniebinnendrucks die Blutungsneigung gestoppt werden und das gesamte Areal entsprechend der ermittelten Abrasionstiefe abgefräst werden. Das Abradat wird über den Fräser kontinuierlich mit der Spülflüssigkeit abgesaugt. Freie Gelenkkörper werden mit speziellen Faßzangen gegriffen, nachdem sie mit einer Nadel percutan fixiert wurden, damit sie beim Fassen mit der Extraktionszange nicht wegrutschen. Die Extraktion erfolgt wenn möglich anteromedial, da hier der Weichteilmantel am dünnsten ist.

Der lateral release wurde zunächst mit der Schwere und dem sichelförmigen Messer scharf durchgeführt. Heute wird die Durchtrennung des lateralen Retinaculums mit dem Elektromesser wegen der geringeren Nachblutung bevorzugt. Nach Absenkung des Kniebinnendrucks wird punktförmig eine Blutstillung des Spaltungsrandes durchgeführt. Nachblutungen konnten danach nicht mehr beobachtet werden.

Bei der Patellaluxation wird neben dem lateral release die abgerissene mediale Kapsel bei der Erstluxation refixiert. Dies ist arthroskopisch möglich. Nach Abschluß der therapeutischen Arthroskopie führen wir heute jedoch die mediale Kapselrekonstruktion offen durch, da dafür nur eine kleine Incision notwendig ist, die den postoperativen Verlauf nicht beeinträchtigt und die Operation wesentlich vereinfacht. Von Hoffmann wurde eine Knorpelklammer zur Refixation von ausgesprengten chondralen und osteo-chondralen Fragmenten und der Fixation des Dissekats bei der osteochondrosis dissecans angegeben. Wir sind der Meinung, daß frische ausgesprengte Fragmente offen refixiert werden sollten, um eine optimale Einheilung zu gewähren. In vereinzelten Fällen hat Hoffmann jedoch auch bei frischen Knorpelfrakturen eine arthroskopische Fixation mit gutem Erfolg durchgeführt. Bei der Osteochondrosis dissecans wird eine Abrasionsarthroplastik durchgeführt, falls nicht eine offene Knorpelrefixation mit Spongiosaunterfütterung möglich ist.

Bei 65 alten vorderen Kreuzbandrupturen war in 43% der Fälle eine arthroskopische Knorpeloperation insbesondere an der medialen Condyle erforderlich. Bei 83 Meniscus-

Tabelle 2. Vorteile der arthroskopischen Technik bei Operationen eines Knorpelschadens der Kniescheibe

1. Ambulante OP möglich
2. Stationär kürzere Verweildauer
3. Op teilweise in Lokalanästhesie möglich
4. Geringeres Weichteiltrauma
5. Weniger Schmerzen
6. Frühere Funktionsfreiheit
7. Kürzere Arbeitsunfähigkeit
8. Geringere Behandlungskosten
9. Früher belastbar?
10. Weniger Infekte?

operationen wurde in 19% zusätzlich arthroskopisch eine Knorpelabglättung durchgeführt, wobei diese häufiger bei Innenmeniscus- als bei Außenmeniscusschäden erfolgte.

Die Gelenkknorpeloperation kann überwiegend heute arthroskopisch durchgeführt werden. Von Vorteil ist die geringere Belastung und Morbidität für den Patienten. Ob bessere Behandlungsergebnisse erzielt werden können bleibt abzuwarten. Es muß aber dringend davor gewarnt werden, jeden festgestellten Schaden arthroskopisch anzugehen, nur weil dieses möglich erscheint (Tabelle 2).

Literatur

Chandler EJ (1985) Abrasion arthroplasty of the knee. International Arthroscopy Association Meeting, London 1984. Contemp Orthop 11:21–29
Cotta H, Puhl W (1976) Pathophysiologie des Knorpelschadens. In: Hefte Unfallheilkd, Heft 127. Springer, Berlin Heidelberg New York, S 1
Dandy D (1981) Arthroscopic surgery of the knee. Churchill, Livingston Edingburgh London Melbourne New York
Dick B, Glinz W, Henche HR, Ruckstuhl J, Wruhs O, Zollinger H (1978) Komplikationen der Arthroskopie. Arch Orthop Traumat Surg 72:69–73
Friedmann MJ, Berasi CC, Fox JM, Del Pizzo W, Snyder SY, Ferkel R (1984) Preliminary results with abrasion arthroplasty in the knee. Clin Orthop Rel Res 182:200–205
Glinz W (1979) Diagnostische Arthroskopie und arthroskopische Operationen am Kniegelenk. Huber, Bern Stuttgart Wien
Hoffmann F (persönliche Mitteilung)
Johnson LL (1983) Abrasion arthroplasty. Academy of Orthopaedic Surgeons, Anaheim
Klein W, Schulitz KP (1983) Indikation und Ergebnisse des arthroskopischen Patellashaving. In: Kusswetter W, Reichelt A (Hrsg) Der retropatellare Knorpelschaden. Thieme, Stuttgart, S 177–180
Pridie KH (1959) A method of resurfacing osteoarthritic knee joint. J Bone Joint Surg [B] 41:618

Indikation zur Arthrotomie bei Meniscusverletzungen

U. Heitemeyer und U. Ryan

Berufsgenossenschaftliche Unfallklinik Duisburg-Buchholz (Direktor: Professor Dr. G. Hierholzer), Großenbaumer Allee 250, D-4100 Duisburg 28

Einleitung

Die Meniscen sind ein wichtiger Bestandteil in der kompliziert funktionierenden Biomechanik des Kniegelenkes: Sie sind wesentlich bei der Aufnahme und Verteilung von statisch wirksamen Kräften beteiligt, sie haben Bedeutung für die Stabilität des Kniegelenkes und tragen bei zu einem ungestörten Bewegungsablauf im Kniegelenk [8]. Änderungen der anatomischen Meniscuskonfiguration – ob unfallbedingt, degenerativ oder operationstechnisch

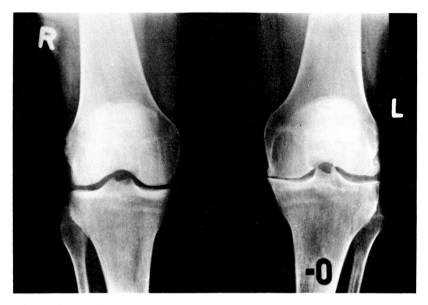

Abb. 1. Mediale Gonarthrose linkes Kniegelenk. 25 Jahre nach Innenmeniscusentfernung

hervorgerufen — nehmen störenden Einfluß auf die Funktionseinheit „Kniegelenk" und können arthrotische Veränderungen vornehmlich des betroffenen Kniegelenkkompartimentes bewirken (Abb. 1). Daraus ergibt sich die Forderung nach einer zweifelsfreien Operationsindikation [4, 9], damit Resektionen intakter Meniscen einerseits und das Belassen geschädigten, die Kniegelenksmechanik störenden Meniscusgewebes andererseits vermieden werden [1].

Indikation zur Arthrotomie

1. Akute Gelenksperre

Diagnostisch keine Schwierigkeiten bereitet die akute Gelenksperre mit Streckhemmung des betroffenen Kniegelenkes [2]. Die Erhebung der Anamnese ergibt eigentlich immer die gleiche Schilderung des Unfallherganges: Eine abrupte, kraftvolle Drehbewegung des Körpers bei feststehendem Unterschenkel. Der unverwechselbare klinische Untersuchungsbefund in Verbindung mit dem charakteristischen Unfallereignis stellt für uns eine eindeutige Operationsindikation dar. Ohne irgendwelche Repositionsversuche führen wir die Arthrotomie durch, um die Gelenkblockierung durch Entfernung des dislocierten Meniscusrisses aufzuheben.

2. Arthrographisch nachgewiesener Meniscusriß

Beim arthrographisch nachgewiesenen Meniscusschaden mit entsprechender klinischer Symptomatik sehen wir eine weitere Indikation zur operativen Eröffnung des Kniegelenkes. Bestehen Diskrepanzen zwischen klinischer Untersuchung und arthrographischem Befund, führen wir eine zusätzlich arthroskopisch-diagnostische Abklärung des betroffenen Kniegelenkes durch [6].

3. Hämarthros und Meniscusschaden

Die Indikation zur Kniegelenksarthrotomie kann sich aus der diagnostischen Abklärung eines Hämarthros ergeben. Jeder blutige Kniegelenkserguß wird an unserer Klinik stationär aufgenommen. Bei eindeutiger klinischer Instabilität wird nach röntgenologischem Ausschluß knöcherner Zusatzverletzungen das betroffene Kniegelenk ohne weitere Zusatzuntersuchungen operativ revidiert. Bei nicht eindeutigem klinischen Untersuchungsbefund erfolgt die diagnostische Abklärung durch die Arthroskopie [3]. Ist ein Meniscusriß Ursache des Hämarthros, wird in der selben Sitzung die chirurgische Therapie über eine Arthrotomie durchgeführt.

4. Restmeniscus

Bestehen nach einer Meniscusoperation rezidivierende Beschwerden am operierten Kniegelenk, und kann diagnostisch der Nachweis eines operationspflichtigen Befundes im voroperierten Meniscusbereich geführt werden, sehen wir eine Indikation zur Rearthrotomie.

5. Meniscusganglion

Bei Vorliegen eines Meniscusganglions mit zusätzlichen Rißschädigungen nehmen wir die notwendige chirurgische Exploration über eine Arthrotomie vor (Abb. 2).

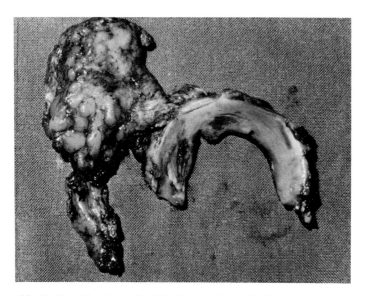

Abb. 2. Ganglion lateraler Meniscus mit zusätzlicher Rißschädigung im Vorderhornbereich

6. Versicherungsrecht und Meniscusschaden

Häufig werden Meniscusrisse von den Patienten ursächlich auf ein nicht adäquates Ereignis während der Arbeitszeit zurückgeführt, woraus sich versicherungsrechtliche Probleme zur Unfallzusammenhangsfrage ergeben können. Die pathologisch-histologische Untersuchung kann den Nachweis einer vorwiegend traumatisch oder degenerativ verursachten Rißbildung erbringen und somit zur gutachterlichen Klärung im nachhinein beitragen. Voraussetzung für eine verwertbare pathologisch-histologische Aussage ist ein übersichtliches Operationspräparat, das über eine offene Meniscusoperation problemlos gewonnen werden kann.

Klinische Befunde

An der Berufsgenossenschaftlichen Unfallklinik Duisburg-Buchholz wurden in den Jahren 1981 bis 1984 861 Arthrotomien zur operativen Meniscusbehandlung durchgeführt, davon 54 Rearthrotomien (Tabelle 1, 2). Anlaß zur Rearthrotomie gaben in 43 Fällen (80%) der fehlgeschlagene primäre Versuch der Refixation eines rißgeschädigten Meniscus sowie in 11 Fällen (20%) unwillentlich nach dem Primäreingriff im Kniegelenk verbliebenes Restmeniscusgewebe. Operationsbedürftige Veränderungen waren am medialen Meniscus häufiger vertreten als am lateralen. Die Tabelle 3 zeigt die Geschlechtsverteilung mit deutlichem Überwiegen der Männer. Das Durchschnittsalter der Männer mit 41 Jahren und be-

Tabelle 1. Anzahl der Meniscusoperationen 1981–1984 (n = 861)

	n	%
Medial	594	69
Lateral	231	27
Beidseitig	36	4

Tabelle 2. Anzahl der Rearthrotomien 1981–1984 (n = 54)

	n	%
Primäre Refixation	43	80
Restmeniscus	11	20

Tabelle 3. Geschlechtsverteilung

	n	%
Männer	612	71
Frauen	249	29

Tabelle 4. Durchschnittsalter

Männer	41 Jahre
Frauen	49 Jahre

Tabelle 5. Ätiologie der Meniscusverletzung. Relative Häufigkeit in %

	Männer	Frauen
Aktiver Sport	21	9
Freizeit	11	39
Arbeitsunfall	11	4
Bergbau	3	0
Kein Unfall	54	48

Tabelle 6. Histopathologie der Meniscen. Degeneration (relative Häufigkeit in %)

	Männer	Frauen
Keine	47	24
Geringgradig	24	21
Mittelgradig	21	27
Schwergradig	8	28

Tabelle 7. Postoperative Komplikationen bei 861 Arthrotomien

	Anzahl der Patienten	
	n	%
Schwellung	223	26
Erguß	95	11
Erguß punktiert	49	5,6
Gelenkinfekt	2	0,2

sonders der Frauen mit 49 Jahren lag relativ hoch (Tabelle 4). In 45% der Fälle konnten präoperativ bestehende degenerative Gelenkveränderungen des betroffenen Kniegelenkes nachgewiesen werden. Die Ätiologie der Meniscusverletzungen ist der Tabelle 5 zu entnehmen. Entsprechend dem hohen Durchschnittsalter konnten bei den Frauen bei der pathologisch-histologischen Untersuchung der Operationspräparate die schwerwiegendsten degenerativen Veränderungen an dem entfernten Meniscusgewebe nachgewiesen werden

(Tabelle 6). Im postoperativen Verlauf mußte in 5,6% der Arthrotomien [6mal nach Rearthrotomie (11%), 43mal nach Primäreingriff (5,3%)] ein Erguß punktiert werden. Zwei Gelenkinfekte (1mal nach Rearthrotomie, 1mal nach Primäreingriff) waren zu beklagen (Tabelle 7).

Diskussion

In der Literatur wird über unbefriedigende Langzeitresultate nach Meniscusoperationen in bis zu 50% der Fälle berichtet [12]. Unsere Nachuntersuchungen in bis zu 4 Jahren nach der Operation ergaben bei 26% der operierten Patienten keine dauernde Beschwerdefreiheit. In 7% der Fälle kam es zu rezidivierenden Gelenkergüssen, wobei die rearthrotomierten Patienten und die hohe Rate der präoperativ bestehenden degenerativen Veränderungen zu berücksichtigen sind. Werden verschiedene klinische Studien vergleichend analysiert, müssen unseres Erachtens folgende 3 Faktoren besondere Beachtung finden:

1. Das Durchschnittsalter der Patienten.
2. Das körperliche Leistungsniveau der Patienten.
3. Die präoperativ bestehenden degenerativen Veränderungen des zu operierenden Kniegelenkes.

Die klinische Praxis zeigt, daß jüngere, sportlich aktive Patienten nach einer Meniscusoperation rascher und mit einem besseren funktionellen Ergebnis rehabilitiert werden können als ältere Patienten mit zusätzlichen degenerativen Kniegelenksveränderungen. Die zahlreichen Veröffentlichungen in den letzten Jahren über arthroskopische Meniscuschirurgie mit generell hervorragenden klinischen Sofortergebnissen lassen den Eindruck entstehen, als sei adäquate Meniscuschirurgie eigentlich nur noch per arthroscopiam praktikabel [5, 7, 10, 12]. Operationstechnische Neuerungen, die dem geforderten Standard bei der klinischen Anwendung gerecht werden, stellen selbstverständlich eine Bereicherung im chirurgischen Therapiespektrum dar. Im Umkehrschluß kann daraus jedoch nicht prinzipiell gefolgert werden, daß bisher bewährte Operationsverfahren durch neue Entwicklungen a priori aufzugeben sind. Die Chirurgie des Bewegungsapparates, insbesondere die der gewichttragenden Gelenke der unteren Extremität, ist nach den erzielten Langzeitergebnissen zu werten. Hier ergeben sich nach bisherigem Wissen in der verfahrenstechnischen Wahl zur Meniscusoperation Arthrotomie − Arthroskopie keine entscheidenden qualitativen Unterschiede in den erzielten klinischen Resultaten. Bei eindeutiger Diagnose eines operationspflichtigen Meniscusschadens sehen wir nach wie vor eine gute Indikation zur Arthrotomie des Kniegelenkes.

Literatur

1. Fahmy NRM, Williams EA, Noble J (1983) Meniscal pathology and osteoarthritis of the knee. J Bone Joint Surg [Br] 65:24−28
2. Gillies H, Seligson D (1979) Precision in the diagnosis of meniscal lesions: A comparison of clinical evaluation, arthrographic, and arthroscopy. J Bone Joint Surg [Am] 61:343−346

3. Glinz W (1979) Diagnostische Arthroskopie und arthroskopische Operationen am Knie. Huber, Bern Stuttgart Wien
4. Goodfellow J (1980) He who hesitates is saved. J Bone Joint Surg [Br] 62:1–2
5. Hamberg P, Gillquist J, Lysholm J (1984) A comparison between arthroscopic meniscectomy and modified open meniscectomy. J Bone Joint Surg [Br] 66:189–192
6. Ireland J, Trickey EL, Stoker DJ (1980) Arthroscopy and arthrographic of the knee. J Bone Joint Surg [Br] 62:3–6
7. Klein W, Schulitz KP (1983) Arthroscopic meniscectomy Technique, problems, complications, and follow-up results. Arch Orthop Trauma Surg 101:231–237
8. Müller W (1982) Das Knie. Springer, Berlin Heidelberg New York
9. Noble J, Erat K (1980) In defence of the meniscus. J Bone Joint Surg [Br] 62:7–11
10. Northmore-Ball MD, Dandy DJ, Jackson RW (1983) Arthroscopic, open partial, and total meniscectomy. J Bone Joint Surg [Br] 65:400–404
11. Tapper EM, Hoover NW (1969) Late results after meniscectomy. J Bone Joint Surg [Am] 51:517–526
12. Tregonming RJA (1983) Closed partial meniscectomy. J Bone Joint Surg [Br] 65: 378–382

Indikation zum arthroskopisch-operativen Eingriff bei Meniscusverletzungen

W. Glinz

Universitätsspital Zürich, Departement Chirurgie, Klinik für Unfallchirurgie (Direktor: Prof. Dr. H. Eberle), CH-8091 Zürich

Die arthroskopische Meniscusresektion ist nicht einfacher als die Operation durch Arthrotomie, sondern schwieriger. Sie ist nicht kürzer, sondern braucht in vielen Fällen mehr Zeit. Es ist keine Operation für jedermann, sondern sie ist auf Operateure mit bereits erheblicher Erfahrung in diagnostischer Arthroskopie beschränkt. Warum also arthroskopische Meniscusoperationen?

A. Vorteile der arthroskopischen Meniscusresektion gegenüber der Arthrotomie

1. Geringe postoperative Morbidität

Die geringe postoperative Morbidität nach arthroskopischer Meniscusresektion ist außerordentlich eindrücklich. Als wir 1977 unsere ersten Meniscektomien vornahmen, wollte der nachbehandelnde Hausarzt in vielen Fällen nicht glauben, daß überhaupt am Meniscus operiert wurde.

Es besteht zunächst einmal die Möglichkeit der *ambulanten Operation*. Praktisch alle unserer bisher ca. 900 arthroskopischen Meniscusresektionen wurden ambulant durchgeführt. Im *Frühverlauf* ist die Mehrheit der Patienten bereits am ersten postoperativen Tag –

Tabelle 1. Schmerzen im Frühverlauf nach arthroskopischer Meniscektomie (328 Pat.; antiphlogistische Therapie)

	1 Tag	3 Tage	1 Woche	2 Wochen
Keine Schmerzen	68%	77%	81%	83%
Wenig Schmerzen	25%	18%	19%	16%
Erhebliche Schmerzen	7%	5%	0	1%

Tabelle 2. Durchschnittliche Arbeitsunfähigkeit nach arthroskopischer Meniscusresektion

Glinz	6,2 Tage
Dandy 1978 [7]	10,5 Tage
Glinz (1980) [11]	6,5 Tage
Chana und Tubbs (1981) [5]	18,8 Tage
Northmore-Ball und Dandy (1982) [22]	8 Tage
Tregonning (1983) [26]	12,9 Tage
Bergström et al. (1984) [2]	9,6 Tage
Hamberg et al. (1984) [13]	10,3 Tage
Klein und Schulitz (1984) [20]	14 Tage
Whipple et al. (1984) [27]	18,3 Tage

allerdings unter Antiphlogistika – weitgehend schmerzfrei; nach 2 Wochen sind es 83% (Tabelle 1).

Die geringe postoperative Morbidität äußert sich auch in der *Arbeitsunfähigkeit*: Bei Meniscusresektion durch Arthrotomie beträgt die durchschnittliche Arbeitsunfähigkeit zwischen $1\frac{1}{2}$ und 3 Monate [5]. In der großen Serie von Smillie von 1963 [24] lag sie bei 90 Tagen. Auch in kontrollierten Serien der neuesten Zeit liegt die Arbeitsunfähigkeit immer noch über 30 Tage [2, 26]. In unserer nachkontrollierten Serie von 240 Patienten nach arthroskopischer Meniscusresektion betrug die durchschnittliche Arbeitsunfähigkeit 6,2 Tage. Dieser geringe Arbeitsausfall, der zusammen mit der ambulanten Operation natürlich zu einer ganz erheblichen Kostenverminderung führt, entspricht den Erfahrungen anderer arthroskopischer Operateure (Tabelle 2). Wir selbst konnten schon 1980 über eine Arbeitsunfähigkeit von 6,5 Tagen berichten [11]. Seither ist also keine wesentliche Reduktion mehr eingetreten, und es ist auch kaum eine wesentliche Verkürzung mehr zu erwarten.

Interessant ist auch, daß in unserer erwähnten Kontrollserie die *weitere Behandlung* wenig aufwendig war: Nur bei 15% der Patienten wurde im weiteren Verlauf eine krankengymnastische Behandlung durchgeführt.

2. Möglichkeit der partiellen Meniscektomie

Man würde meinen, daß diese geringe Belastung durch den arthroskopischen Eingriff der wesentlichste Vorzug der arthroskopischen Operationsmethode sei. Der Hauptvorteil liegt aber wahrscheinlich darin, daß erst die arthroskopische Operation das *Prinzip der partiellen Meniscektomie* wirklich möglich macht. In Einzelfällen kann auch bei offener Operation partiell reseziert werden; eine zuverlässige partielle Resektion im Hinterhornbereich, wo die meisten Verletzungen liegen, ist jedoch auf offenem Weg wegen der ungenügenden Sicht in der Regel nicht möglich.

Kontroll-Arthroskopien nach partieller Meniscektomie zeigen, daß in der Regel der Restmeniscus keilförmig umgewandelt wird. Er gleicht einem normalen Meniscus, ist jedoch entsprechend schmaler.

Die Idee der partiellen Meniscektomie ist nicht neu. Bereits 1909 empfahl Jones, nur den losgelösten oder verletzten Meniscusanteil zu entfernen. King fand in seinen klassischen experimentellen Untersuchungen 1936, daß die degenerativen Veränderungen am Gelenkknorpel um so ausgedehnter waren, je mehr Meniscus entfernt wurde [18]. Weitere experimentelle Untersuchungen, so diejenigen von Dann et al. 1969 [8] und in jüngerer Zeit von Cox et al. [6] haben diese Befunde bestätigt.

Eine Reihe von klinisch vergleichenden Studien ergab bessere Langzeitergebnisse der partiellen Resektion gegenüber einer subtotalen oder totalen Meniscektomie. In der klassischen Kontrolluntersuchung von Tapper und Hoover [25] 10–30 Jahre nach Meniscektomie waren die Ergebnisse der partiellen Resektion bei der Korbhenkelläsion besser. Bauer fand 1971 [1] in 2 vergleichbaren Serien eindeutig bessere Resultate der partiellen Resektion. In der Untersuchung von Jackson und Dandy [15] ergab die partielle Resektion nicht nur eine geringere Morbidität, sondern führte auch in 91% zur Symptomfreiheit, während dies bei der totalen Resektion nur in 65% gelang. McGinty et al. [21] fanden bei der partiellen Resektion alle untersuchten Kriterien besser. Johnson et al. [17] sowie Cargill und Jackson [4] konnten allerdings in ihren Vergleichsserien keinen Unterschied finden. Wie viele andere Autoren ist bereits in der Arthrotomie-Aera auch Böhler sehr für die partielle Meniscektomie eingetreten und hat auch über sehr gute Resultate berichtet [3].

3. Arthroskopie – zuverlässigste diagnostische Methode

Es bleibt noch zu berücksichtigen, daß die Arthroskopie anerkannterweise die zuverlässigste Methode für die Diagnostik der Meniscusverletzungen darstellt; gerade durch sie haben wir ja die Grenzen und die Unzuverlässigkeiten einer klinischen Diagnostik wie auch der Arthrographie kennengelernt. Mit der Arthroskopie ist demnach Diagnostik und Therapie im gleichen Zuge möglich.

Drei gewichtige Gründe sprechen also für das arthroskopische Vorgehen: Die gleichzeitig zuverlässige Diagnostik, die geringe postoperative Morbidität und die Möglichkeit der partiellen Meniscektomie.

B. Resultate

Wirkliche Spätresultate nach arthroskopischer Meniscusoperation liegen naturgemäß noch nicht vor. Die Resultate nach einer mittleren Beobachtungszeit sind jedoch außerordentlich gut. Die Tabelle 4 zeigt die Resultate unserer bereits erwähnten ersten Serie von 240 Patienten, 1 bis 7 Jahre nach arthroskopischer Meniscusresektion (durchschnittliche Beobachtungszeit 3 Jahre). Es wurden dabei die Kriterien nach Tapper und Hoover (Tabelle 3 [25]

Tabelle 3. Kriterien nach Tapper und Hoover

Sehr gut:	Keine Beschwerden
Gut:	Geringe Beschwerden, nur bei schwerer Belastung. Keine Funktionseinschränkung
Befriedigend:	Mäßige Beschwerden bei normaler Belastung, mäßige Funktionseinschränkung. Aktivität mit Ausnahme von belastenden Sportarten nicht eingeschränkt
Schlecht:	Erhebliche Beschwerden und Funktionseinschränkung im täglichen Leben

Tabelle 4. Resultate bei arthroskopischer Meniscusresektion nach 1 bis 7 Jahren (240 Patienten)

Sehr gut	176 (73,3%)
Gut	43 (17,9%)
Befriedigend	16 (6,7%)
Schlecht	5 (2,1%)

angewandt, wobei als sehr gut nur Patienten ohne jegliche Beschwerden und als gut solche mit geringen Beschwerden nur bei schwerer Belastung ohne jegliche Funktionseinschränkung eingestuft wurden. Es ist dabei auch zu berücksichtigen, daß bei einem erheblichen Anteil der Patienten noch intraartikuläre Begleitschäden vorlagen. Sehr gut war das Ergebnis bei 73%, gut bei weiteren 18% der Patienten; die sehr guten und guten Resultate schließen also 91,2% der Patienten ein. Nur bei 5 von 240 Patienten war das Endergebnis schlecht.

Liegen *keine weiteren Begleitschäden* (wesentliche Knorpelschäden oder Bandläsionen) vor, ist der Anteil guter und sehr guter Resultate 92,3%; unsere Resultate sind hier sehr vergleichbar mit denen anderer Autoren (Tabelle 5). Interessanterweise ist in unserer Serie aber auch bei Vorliegen von *Begleitschäden* das Resultat nicht wesentlich schlechter: Ein gutes oder sehr gutes Endergebnis fand sich bei 90,4% der Patienten; andere Autoren haben hier deutlich schlechtere Erfahrungen gemacht.

Für die im weiteren mitgeteilten Resultate sind wieder sämtliche Patienten, also mit Einschluß allfälliger Begleitschäden, berücksichtigt: 92% aller Patienten haben eine volle *Kniegelenksbeweglichkeit*; nur in 7 Fällen wurde keine volle Extension erreicht und bei 15 Patienten fand sich eine Flexionseinschränkung über 15°. Nur 14 Patienten können nach der Operation keinen *Sport* mehr betreiben; 77% sind wieder sportfähig. Die anderen Patienten haben schon vor der Operation keinen Sport betrieben.

Eine *spätere Operation*, meist eine Bandplastik, in einzelnen Fällen aber auch eine Nachresektion am Meniscus, war bei 16 Patienten notwendig. Nur 5 Patienten erhielten eine *Invaliditätsrente* durch die Unfallversicherung zugesprochen.

Tabelle 5. Resultate bei arthroskopischer Meniscusresektion nach 1–7 Jahren (240 Patienten)

	gut und sehr gut
I. Keine Begleitschäden	
Glinz	93,2%
Gillquist und Oretorp (1982) [9]	87%
Northmore-Ball et al. (1982) [22]	90,5%
Löhnert und Raunest (1984) [20]	93%
II. Patienten mit Begleitschäden	
Glinz	90,4%
Gillquist und Oretorp (1982) [9]	71%
Northmore-Ball et al. (1982) [22]	67%
Jackson und Rouse (1982) [16]	80%
Löhnert und Raunest (1984) [21]	89%

C. Gefahren der arthroskopischen Technik

Trotz dieser überzeugenden Resultate muß immer wieder darauf hingewiesen werden, daß arthroskopische Meniscusoperationen *technisch schwierig* sind und dem erfahrenen Arthroskopeur vorbehalten bleiben. Die natürliche Evolution von der diagnostischen Arthroskopie über einfache arthroskopische Operationen wie Gelenkkörperentfernung bis zur Meniscektomie wird nicht ungestraft übergegangen. Im engen Kniegelenk können mit den arthroskopischen Resektionsinstrumenten *schwere Schäden*, vor allem solche am Gelenkknorpel, gesetzt werden. Es ist dabei ein billiger Trost, wenn man darauf hinweist, daß auch bei offener Meniscektomie erhebliche Knorpelschäden gesetzt werden können.

Auf keinen Fall darf man sich – und das gilt selbstverständlich für die gesamte Chirurgie – nicht durch den Wunsch des Patienten, auch nach dieser Wundermethode behandelt zu werden, verleiten lassen, eine Operationsmethode zur Anwendung zu bringen, die man nicht beherrscht, und die man auch wegen ungenügender arthroskopischer Erfahrung gar nicht beherrschen kann. In diesem Sinne gilt noch immer, daß eine atraumatische Meniscektomie durch Arthrotomie einer ungekonnten arthroskopischen Meniscusresektion vorzuziehen ist.

D. Schlußfolgerungen für die Indikation zur arthroskopischen Meniscusoperation

1. Die arthroskopische Meniscusresektion bietet ganz *wesentliche Vorteile* gegenüber der Arthrotomie. Die erreichten *Resultate* sind sehr gut.
2. Die Indikation zur Arthroskopie ist weit zu stellen, da mit dieser Methode ja immer zuerst eine umfassende und zuverlässige *Diagnostik* erfolgt und dabei erst die Indikation zur Resektion gestellt wird.
3. Es gibt keine Meniscusverletzung, die nicht arthroskopisch behandelt werden kann. Es gilt heute nicht mehr, daß nur bestimmte Verletzungsformen arthroskopisch reseziert

werden können. Die Indikation zur arthroskopischen Operation richtet sich also nicht so sehr nach der Art der Verletzung am Meniscus, sondern nach den *technischen Fähigkeiten* und dem *Können* des Arthroskopeurs. *Dies* ist der begrenzende Faktor, und nicht die Art der Verletzung.

4. Die *Meniscusrefixation* ist ebenfalls arthroskopisch möglich. Sie bietet aber – abgesehen von einem erleichterten Vorgehen in gewissen Fällen – keine wesentlichen Vorteile gegenüber der Arthrotomie, da sie nicht wirklich geschlossen durchgeführt werden kann, sondern auf der Außenseite der Gelenkkapsel ebenfalls einer Freilegung bedarf. Die Nachbehandlung ist im wesentlichen dieselbe wie bei Meniscusrefixation durch Arthrotomie; dadurch ist auch die Morbidität nicht wesentlich unterschiedlich. Es sind dabei auch nicht entscheidend andere Ergebnisse zu erwarten.

Literatur

1. Bauer R (1971) Ein Beitrag zur Frage der Total- oder Teilresektion bei traumatischen Meniscusläsionen. Arch Orthop Unfall Chir 69:341
2. Bergström R, Hamberg P, Lysholm J, Gillquist J (1984) Comparison of open and endoscopic meniscectomy. Clin Orthop 184:133
3. Böhler L (1955) Behandlung, Nachbehandlung und Begutachtung von Meniscusverletzungen. Erfahrungen an 1000 operierten Fällen. Langenbecks Arch Klin Chir 282:264
4. Cargil A O'R, Jackson JP (1976) Bucket-handle tear of the medial meniscus. J Bone Joint Surg [Am] 58:248
5. Chana GS, Tubbs N (1981) Early results of arthroscopic surgery of the knee. Injury 13:227
6. Cox JS, Nye Ch, Schaefer W, Woodstein L (1975) The degenerative effects of partial and total resection of the medial meniscus in dogs' knee. Clin Orthop 109:178
7. Dandy DJ (1978) Early results of closed partial meniscectomy. Brit Med J 1:1099
8. Dann P, Haike H, Rosenbauer K (1969) Experimentelle Untersuchungen zur Frage der totalen oder partiellen Meniscusresektion. Arch Orthop Unfallchir 65:209
9. Gillquist J, Oretorp N (1982) Arthroscopic partial meniscectomy. Clin Orthop 167:29
10. Glinz W (1979) Diagnostische Arthroskopie und arthroskopische Operationen am Kniegelenk. Huber, Bern Stuttgart Wien
11. Glinz W (1980) Arthroskopische partielle Meniscektomie. Helv Chir Acta 47:115
12. Glinz W (1984) Diagnostische und operative Arthroskopie bei frischen Knieverletzungen. Helv Chir Acta 51:525
13. Hamberg P, Gillquist J, Lysholm H (1984) A comparison between arthroscopic meniscectomy and modified open meniscectomy. J Bone Joint Surg [Br] 66:189
14. Holder J (1982) Die arthroskopische Operation am Kniegelenk. Akt Traumatol 12:222
15. Jackson RW, Dandy DJ (1976) Partial meniscectomy. J Bone Joint Surg [Br] 58:142
16. Jackson RW, Rouse DW (1982) The results of partial arthroscopic meniscectomy in patients over 40 years of age. J Bone Joint Surg [Br] 64:481
17. Johnson RJ, Kettelkamp DB, Clark W, Verton PL (1974) Factors affecting late results after meniscectomy. J Bone Joint Surg [Am] 56:719
18. King D (1936) The function of semilunar cartilages. J Bone Joint Surg 18:1069
19. Klein W, Schulitz K-P (1983) Arthroscopic meniscectomy. Arch Orthop Trauma Surg 101:231
20. Löhnert J, Raunest J (1984) Die partielle arthroskopische Meniscusresektion. Chirurg 55:474
21. McGinty JB, Geuss LF, Marvin RA (1977) Partial or total meniscectomy. J Bone Joint Surg [Am] 59:763

22. Northmore-Ball MD, Dandy DJ (1982) Long-termin results of arthroscopic partial meniscectomy. Clin Orthop 167:34
23. Northmore-Ball MD, Dandy DJ, Jackson RW (1983) Arthroscopic, open partial, and total meniscectomy. J Bone Joint Surg [Br] 65:400
24. Smillie IS (1963) Injuries of the knee joint, IIIrd ed. Livingstone, Edinburgh
25. Tapper EM, Hoover NW (1969) Late results after meniscectomy. J Bone Joint Surg [Am] 51:517
26. Tregonning JAR (1983) Closed partial meniscectomy. J Bone Joint Surg [Br] 65:378
27. Whipple TL, Caspari RB, Myers JF (1983) Arthroscopic meniscectomy. Clin Orthop 183:105

Indikation zur Arthrotomie bei Verletzungen der Kapsel-Band-Strukturen am Kniegelenk

U. Holz

Katharinenhospital Stuttgart, Abt. für Unfallchirurgie (Direktor: PD Dr. U. Holz), Kriegsbergstraße 60, D-7000 Stuttgart

Systematische Untersuchungen der Biomechanik und Pathophysiologie des Kniegelenks haben die innigen funktionellen Verbindungen zwischen den ligamentären, capsulären und musculären Strukturen aufgedeckt [1, 2, 3, 4]. Diese Strukturen sind nur in ihrer gesamtheitlichen Unversehrtheit den extremen Belastungen gewachsen, die heute im Leistungs- und Breitensport auftreten. Direkte und indirekte Traumen führen selten zur Läsion einzelner Band- und Kapselzüge, sondern meist zu komplexen Kapselbandverletzungen.

In Abhängigkeit von der Intensität der deformierenden Kraft und ihrer Geschwindigkeit, kommt es im kollagenen Fasersystem zur Faserdehnung (Grad I), Teilruptur (Grad II) oder vollständigen Ruptur (Grad III).

Bei der Dehnung ist zwar das kollagene Gefüge verändert, die Ordnung und Kontinuität der Band- und Kapselzüge aber erhalten. Unter der Voraussetzung einer vier- bis sechswöchigen Ruhigstellung — d. h. Vermeidung weiterer Dehnungen der bereits lädierten Strukturen — kommt diese Art der Verletzung ohne Stabilitätsverlust zur völligen Ausheilung. Hierbei sind limitierte Bewegungen im spannungsarmen Sektor zwischen 20 und 70 Grad erlaubt, ja sogar erwünscht.

Ähnliches gilt für die Teilrupturen, bei denen das kollagene Gefüge zwar Lücken aufweist, das Gesamtgefüge in der Kontinuität aber noch erhalten ist.

Dehnung und Teilruptur lassen sich in die Kategorie der Läsionen ohne Verlust der Gelenkstabilität einordnen, wenngleich aufgrund der mikroskopisch und submikroskopisch nachweisbaren Desintegration der kollagenen Fasern durchaus eine Einbuße der Festigkeit vorliegen muß. Dies kann im Einzelfall mit der Zeit klinisch relevant werden, wenn die Teilruptur eine singuläre, wichtige Struktur, wie zum Beispiel das vordere Kreuzband, betrifft.

Eindeutig für die Beurteilung sind vollständige Kapselbandrupturen (Grad III), wo freie Bandenden sich ins Gelenk einschlagen und/oder retrahieren. Ohne Operation muß eine

Defektheilung mit narbiger Lückenfüllung und damit einhergehender Instabilität resultieren. Dies zeigt sich an den relativ häufigen und schwerwiegenden Funktionsstörungen nach nicht richtig erkannten oder vernachlässigten Knieverletzungen. Nur die operative Wiederherstellung der adäquaten Länge der einzelnen Bänder und ihrer Gesamtordnung ermöglicht eine Ausheilung ohne wesentliche Instabilität und Funktionsverlust.

Vollständige Kapselbandrupturen führen je nach ihrer Ausdehnung innherhalb des Gesamtgefüges zur Instabilität in einer Ebene, zu Rotationsinstabilitäten und zu komplexen Formen der Instabilität. Die seitliche Stabilität muß wegen des Bandverlaufs in Außenrotation des Unterschenkels stets in Streckstellung und in 30 Grad Beugung erfolgen. Die Schubladenstabilität wird in Neutralrotation, Außenrotation und Innenrotation geprüft. Auf die Besonderheiten der speziellen Diagnostik einfacher und komplexer Instabilitäten kann hier nicht eingegangen werden. Es sei aber nachdrücklich auf die grundlegende und umfassende Darstellung in der Monographie von W. Müller (1982) hingewiesen.

Das Ausmaß der Instabilität wird in einer Skale zwischen 0 bis 5 mm, besser zwischen 3 und 5 mm als +, zwischen 5 und 10 mm als ++ und über 10 mm als +++ definiert.

In Röntgen-Streßaufnahmen am gestreckten Kniegelenk bedeutet eine Öffnung von 5 mm im Vergleich zur gesunden Seite in der Regel nur eine Verletzung der seitlichen Knorpelbandelemente. Einer Öffnung von 12 bis 15 Grad liegt zumeist eine Mitverletzung des hinteren Kreuzbandes und selbstverständlich der postero-medialen oder postero-lateralen Kapselstrukturen zugrunde.

Die Schubladeninstabilität nach vorn um 8 mm gilt als beweisend für eine vordere Kreuzbandruptur und der zurücksinkende Schienbeinkopf am gebeugten Kniegelenk beweist die hintere Kreuzbandruptur.

Die Indikation zur Arthrotomie und primären Bandrekonstruktion ist gegeben bei allen frischen Verletzungen, wenn klinisch eine Instabilität im Seitenvergleich vorliegt. Die Schmerzhaftigkeit der Verletzung führt oftmals zur musculären Verspannung des Gelenks, so daß die Bandinsuffizienz nicht einfach nachzuweisen ist. Durch eine vorsichtige, einfühlsame Untersuchungstechnik gelingt es aber fast immer, eine vorhandene Insuffizienz festzustellen. Im Einzelfall wird bei entsprechendem Unfallmechanismus und der klinischen Symptomatik, wie lokaler Druckschmerz, Schwellung, Erguß, eine Narkoseuntersuchung notwendig, der sich dann gegebenenfalls unmittelbar die Rekonstruktion des Kapselbandsystems anschließt.

Hinter der medialen Instabilität verbergen sich zunächst unterschiedlich schräg verlaufende, verzweigte oder zickzackförmige Rupturen der tiefen femoro-tibialen Bandverbindungen sowie stets Dehnungen, Teilrupturen oder verschiedenartige Rißformen des eigentlichen Ligamentum collaterale mediale.

Auf der lateralen Seite sind es zunächst Rupturen des Ligamentum collaterale laterale, der Sehne des Musculus popliteus und des Ligamentum arcuatum. Mitbeteiligungen der Kreuzbänder und der aktiven Stabilisatoren, vor allem lateral, verstärken das Maß der Instabilität um sagittale, transversale und vertikale Achsen.

Ein Kniegelenkserguß nach Überstrecktraumen ohne sichere Gelenkinstabilität ist stets verdächtig auf eine vordere Kreuzbandruptur und bedarf zumindest der arthroskopischen Abklärung, gegebenenfalls mit anschließender Rekonstruktion des Bandes. Bei Überstrecktraumen liegen vielfach auch versteckte Überdehnungen oder Teilrupturen der hinteren Strukturen vor; medial am Semimembranosuseck und lateral am Popliteuseck. Die Indikation zur Versorgung der „isolierten Kreuzbandrupturen" wird großzügig beim jungen und sportlichen Patienten und ausnahmsweise beim älteren Patienten gestellt.

Die Arthrotomie erfolgt, je nach Schwerpunkt der Läsion, durch eine mediale oder laterale parapatellare Incision. Um die einzelnen verletzten Strukturen darzustellen, muß unter der oberflächlichen Fascie präpariert werden, um ischämische Hautschäden zu vermeiden. Wegen der Gefahr einer Nekrose sind bei der Versorgung von komplexen Bandverletzungen Hilfs- oder Zweitincisionen anzuraten. Der hintere Zugang, zum Beispiel zur Versorgung hinterer Kreuzbandausrisse, verläuft S-förmig und fordert eine besonders schonende Technik, nicht nur wegen der Gefäße und Nerven der Kniekehle, sondern vor allem auch wegen der Äste der Arteria genicularis media, welche die Kreuzbänder versorgt.

Die Rekonstruktion der medialen, lateralen und posterioren Kapselbandelemente, aber auch die Naht und Plastik der Kreuzbänder, ist nur durch die Arthrotomie und kenntnisreiche Darstellung der einzelnen Strukturen möglich. Auf dem Weg zu den verletzten Elementen sind intakte Bänder und ihre inneren Verbindungen zu den Muskeln zu schonen, weil diese inneren, aktiv-dynamischen Verbindungen [4] in der Funktionskette des Muskelbandsystems wichtig zur Kompensation etwaiger Stabilitätsausfälle sind.

Literatur

1. Castaing J, Burdin Ph, Mougin M (1972) Les conditions de la stabilité passive du genou. Rev Chir Orthop [Suppl] 58:34–48
2. Hughston JC, Andrews JR, Cross MJ, Moschi A (1976) Classification of knee ligament instabilities. Part I the medial compartment and cruciate ligaments. Part II the lateral compartment. J Bone Joint Surg [Am] 58:159–179
3. Menschik A (1974) Mechanik des Kniegelenks Teil 1. Z Orthop 112:481–495. Teil 2 (1975) Z Orthop 113:388–400
4. Müller W (1982) Das Knie. Springer, Berlin Heidelberg New York

Indikation zur Arthroskopie bei Verletzungen der Kapselbandstrukturen am Kniegelenk

K. P. Benedetto und E. Beck

Univ.-Klinik für Unfallchirurgie Innsbruck (Vorstand: Prof. Dr. E. Beck), Anichstraße 35, A-6020 Innsbruck

Bei der Abklärung von Kniegelenksbeschwerden steht noch immer die exakte klinische Untersuchung an erster Stelle, welche bei sorgfältiger Anwendung und genauer Kenntnis der Pathomechanik dieses Gelenkes eine richtige Interpretation des posttraumatischen Zustandsbildes ergibt. Die operative Arthroskopie – insbesondere im Rahmen der Meniscuschirurgie – fand auf Grund der verschiedenen Vorteile gegenüber der Arthrotomie in den letzten zehn Jahren eine zunehmende Verbreitung. Publikationen von Andrews, Klein, Toft, Rehm, Whipple und anderen über den arthroskopischen Kreuzbandersatz weisen auf den zunehmenden Einfluß dieses neuen technischen Verfahrens auch im Rahmen der Bandrekonstruktion hin.

Wir haben dieses Verfahren als diagnostisches und operatives Hilfsmittel in die Rekonstruktion von Kapselbandverletzungen am Kniegelenk eingebaut. Damit haben wir unsere operative Technik und insbesondere die Zugangswege geändert und möchten die Indikationsstellung folgend darstellen.

Indikation zur Arthroskopie

1. Isolierte Ruptur des Kreuzbandes (vorderes oder hinteres)
2. Isolierte, mediale Seitenbandruptur mit Ergußbildung
3. Kreuzbandplastik (vorderes Kreuzband mit vasculär gestieltem Ligamentum patellae – Miniarthrotomie)
4. Veraltete antero-mediale, antero-laterale Instabilität mit Meniscussymptomatik
5. Arthroskopische Kreuzbandersatzplastik (vorderes Kreuzband) mit dem PTFE-Band

Keine Indikation zur Arthroskopie

Im Rahmen von Kapselbandverletzungen sehen wir bei
1. knöchernem Kreuzbandausriß (vorderer oder hinterer). Der frische vordere Kreuzbandausriß stellt eine Indikation zur Arthroskopie dar, wenn eine arthroskopische Refixation der Eminentia intercondylica, in der von Lais und Hertel angegebenen Technik durchgeführt wird.
2. bei frischen Komplexinstabilitäten des Kapselbandapparates.

1. Isolierte Kreuzbandruptur

Die klinische Diagnostik der isolierten vorderen Kreuzbandruptur ist durch die Einführung des Lachmanntestes nach Torg und durch die Beurteilung des Endpunktes wesentlich vereinfacht worden.

Torg gab 1976 mit diesem Test eine Korrelation zwischen präoperativer Diagnose und intraoperativem Befund von 90% an. Donaldson und Warren fanden 1985 bei einer vergleichenden Untersuchung frischer isolierter Kreuzbandrupturen den Lachmanntest in 98% positiv, während der konventionelle Schubladentest in nur 54% richtig positiv ausfiel. Wenn somit auch durch die subtile klinische Untersuchung die richtige Diagnose gestellt werden kann, ergeben sich doch unterschiedliche therapeutische Konsequenzen, abhängig von der Lokalisation der Rupturstelle des vorderen Kreuzbandes.

Wir führen beim femoralen Abriß die transossäre Refixation durch eine Miniarthrotomie, sowie eine zusätzliche extraarticuläre Verstärkungsplastik durch. Eventuell begleitende Meniscusläsionen werden arthroskopisch viel schneller und sicherer diagnostiziert, als bei einer Miniarthrotomie und sind bei ersterer auch einfacher zu resezieren oder zu refixieren.

Intraligamentäre Rupturen oder Bandenden, welche durch Incarceration nach einigen Tagen deutlich abgerundet und verkürzt sind, eignen sich auf Grund ihrer schlechten Prognose nicht für eine primäre Naht. In diesen Fällen führen wir nach präoperativer Vereinbarung mit dem Patienten bei entsprechenden subjektiven Beschwerden eine primäre oder sekundäre Bandplastik durch, jedoch in Abhängigkeit von Alter, Ausmaß der Instabilität,

Art und Intensität der sportlichen Betätigung und der beruflichen Situation. Dies scheint uns hinsichtlich des Operationszeitpunktes ein den individuellen Verhältnissen besser angepaßtes Therapiekonzept.

Ebenso wie die isolierte vordere ist auch die isolierte hintere Kreuzbandruptur klinisch in fast allen Fällen zu diagnostizieren, wenn sie auch manchmal mit einer vorderen Instabilität verwechselt werden kann.

Der Vorteil der arthroskopischen Zusatzabklärung ergibt sich aus der präoperativen Kenntnis der Lokalisation der Ruptur — ob femoral, intraligamentär oder am tibialen Ansatz. So kann der einfachere Zugangsweg — ventral oder dorsal — gewählt werden.

Außerdem sind beim dorsalen Zugang die Menisci schlecht zu beurteilen.

2. Isolierte mediale Seitenbandruptur mit Ergußbildung

Die isolierte Seitenbandruptur, insbesondere medial, ist häufig mit einem geringen Gelenkserguß vergesellschaftet. Die Ursache hierfür ist meist in einem synovialen Einriß, einer basisnahen Meniscusläsion oder seltener in einer osteo-chondralen oder chondralen Fraktur zu finden. Teilrupturen des vorderen Kreuzbandes sind durch den positiven Lachmanntest mit fixem vorderen Anschlag zu diagnostizieren. Jedoch bietet ein in der Anamnese früher stattgehabtes Trauma mit Hämarthros Schwierigkeiten bei der zeitlichen Zuordnung der leichten vorderen Lockerung. Durch die Arthroskopie können diese Fälle genau abgeklärt und einer eventuellen konservativen Therapie zugeführt werden.

3. Kreuzbandplastik mit vasculär gestieltem Ligamentum patellae — Miniarthrotomie

Für den Ersatz des vorderen Kreuzbandes bevorzugen wir das vasculär gestielte Ligamentum patellae.

Als Zugangsweg für diesen intraarticulären Kreuzbandersatz genügt eine Miniarthrotomie, welche ausreichende Übersicht für das Anlegen der Bohrkanäle und das Einziehen des Ligamentum patellae-Transplantates gewährt.

Bei der Miniarthrotomie wird die Patella nicht luxiert und der Vastus medialis nicht desinseriert.

Ein weiterer Vorteil liegt in der geringen Zerstörung der Proprioceptoren. Durch das Intaktbelassen des Recessus suprapatellaris kommt es zu keinen Adhäsionen und Bridenbildungen in diesem Bereich, was in einem schnelleren Erreichen der freien Beweglichkeit — insbesondere der Beugung — seinen Niederschlag findet.

Da die Menisci durch diese Miniarthrotomie nur ungenügend beurteilbar sind, ist im Sinne einer exakten Abklärung des Kniebinnenraumes die arthroskopische Untersuchung notwendig.

4. Veraltete antero-mediale, antero-laterale Instabilität mit Meniscussymptomatik

Nachuntersuchungen von Noyes zu Folge, ist es nur in einem Drittel der Fälle mit vorderer Kreuzbandruptur erforderlich, auf Grund der auftretenden zunehmenden Instabilitätsbeschwerden, einen operativen Eingriff durchzuführen.

Bei unseren eigenen Nachuntersuchungen hinsichtlich Meniscussymptomatik und gleichzeitig vorliegender alter Kreuzbandverletzung, kamen wir zu ähnlichen Ergebnissen.

Bei 72 Patienten, die wegen einer Meniscusläsion arthroskopiert wurden, lag gleichzeitig eine alte vordere Kreuzbandruptur vor.

15 Patienten wiesen einen Lachmann +, 51 Patienten einen Lachmann ++, 6 Patienten einen Lachmann +++ auf. Wegen der disability, mußte im Anschluß an die Meniscektomie jedoch nur in 23 Fällen eine Kreuzbandrekonstruktion durchgeführt werden, bei 2 Patienten erst nach 2 Jahren. Bei 49 Patienten war ein weiterer operativer Eingriff bisher nicht erforderlich. Aus diesem Grunde. sehen wir die Indikation zum Kreuzbandersatz bei Meniscusläsion in Verbindung mit alter vorderer Kreuzbandruptur in Abhängigkeit von

Ausmaß der Instabilität
Alter des Patienten
Art und Intensität der sportlichen Aktivität

In zwei Drittel unseres Kollektivs kam es durch die arthroskopische Meniscusteilresektion allein bei bekannter alter Knieinstabilität zur subjektiven Besserung.

5. Arthroskopischer Kreuzbandersatz mit dem PTFE-Band

Beim Ersatz des vorderen Kreuzbandes durch ein Kunststoffband sehen wir eine gute Möglichkeit zur arthroskopischen Implantation. Die operative Technik ist — Erfahrung im Arthroskopieren und der Kniechirurgie vorausgesetzt — einfach, zeitsparend und für das Kniegelenk gering traumatisierend.

Die grundsätzliche Indikation zur Implantation von alloplastischen Kreuzbandprothesen wird — entsprechend der Empfehlung der Österreichischen Arbeitsgruppe für Kunststoffbänder bei folgenden Problemfällen gestellt.

Bestehende Instabilität nach mehrmaliger erfolgloser Kreuzbandplastik
Generelle Bandlaxizität
Varus- oder Valgusgonarthrose mit zusätzlicher Instabilität
Einseitig amputierte Patienten
Patienten, die aus anderen medizinischen Gründen nicht mit Krücken mobilisiert werden können
Soziale Indikation

Schlußfolgerung

Die arthroskopische Untersuchung bei Bandinstabilität ist nicht erforderlich, um die Diagnose der Bandinstabilität zu stellen. Dies, sowie die Zuordnung der verletzten Strukturen, sollte durch die klinische Untersuchung geschehen. Die Arthroskopie dient durch die über den Zustand des Kniebinnenraumes gewonnene Information der besseren präoperativen Planung. Dadurch ist es möglich den günstigsten operativen Zugang zu wählen, die Arthrotomie möglichst klein zu halten, was geringe Traumatisierung, geringere Störung der Proprioceptoren, durch weniger Adhäsionen zu besserer postoperativer Beweglichkeit und insgesamt zu schnellerer Rehabilitation führt.

Als Nachteil der zusätzlichen Arthroskopie bei gleichzeitiger Kapselbandrekonstruktion mag erstere als mögliche Infektquelle angesehen werden.

Eine Verlängerung der Operationszeit resultiert durch die zusätzliche Arthroskopie nicht, da die Zeitdauer der Arthroskopie von 5—10 min durch die kleineren Incisionen und dadurch durch den schnelleren Wundverschluß ausgeglichen wird.

Freie Vorträge zum Hauptthema X

Die arthroskopische Meniscusoperation – Daten aus 738 Operationen in 4 Jahren

P. Hertel, A. Gerogoulis und E. Lais

Rudolf-Virchow-Krankenhaus, Abt. für Unfallchirurgie (Direktor: Prof. Dr. P. Hertel), Augustenburger Platz 1, D-1000 Berlin 65

Ältere Untersuchungen, zum Beispiel von Böhler [1] und Streli [5] haben bereits den Nachweis der hervorragenden Langzeitergebnisse der partiellen offenen Meniscektomie gebracht. Der fundamentale Streit über die Wertigkeit der partiellen bzw. subtotalen, bzw. totalen Meniscektomie wurde dadurch jedoch nicht entschieden. Im letzten Jahrzehnt wurde die arthroskopische Diagnostik und Therapie der Meniscusläsion an verschiedenen Zentren in der Welt zu einem Standardverfahren entwickelt, welches zumindest dort die Arthrographie und offene Operation komplett verdrängt hat.

Bei der arthroskopischen Meniscusoperation wird vorwiegend eine partielle Meniscektomie durchgeführt.

In der Abteilung Unfallchirurgie des Rudolf-Virchow-Krankenhauses Berlin wurde seit 1981 für die Meniscusoperation die partielle Meniscektomie mit Hilfe der Arthroskopie in steigender Anzahl durchgeführt (Abb. 1). Im Verhältnis etwa 2,5 zu 1 handelte es sich dabei um mediale Meniscen (Tabelle 1). Alle Arthroskopien wurden in Vollnarkose bzw. Leitungsanaesthesie, bei Blutsperre und mit Hilfe eines Beinhalters unter kontinuierlicher Flüssigkeitsspülung vorgenommen. Auf die Blutsperre wurde lediglich bei gefährdeten Patienten verzichtet. Vom transligamentären Zugang wurde mehr und mehr abgegangen, da nur selten noch Halteinstrumente verwendet wurden, um unter Zug zu schneiden. Die Frühkomplikationen sind in Tabelle 2 aufgeführt. Hier ist im wesentlichen eine gewisse Zahl instrumenteller Knorpelläsionen zu nennen, die nicht genau zu quantifizieren ist, da die Knorpelläsionen aus verschiedenen, auch von der offenen Arthrotomie bekannten Gründen ungenau dokumentiert wurden, bzw. nicht entdeckt wurden.

Nervenläsionen traten im wesentlichen durch die Operationszugänge antero-medial und postero-medial aus dem Bereich des Nervus saphenus auf, führten jedoch nicht zu bleibenden Beeinträchtigungen. Die Instumentenfrakturen waren inkomplett, die Teile konnten jeweils problemlos entfernt werden. Viermal schloß sich wegen technischer Schwierigkeiten eine Arthrotomie an. Fünf Rearthroskopien wurden notwendig, eine Thrombose trat zweimal auf. Punktionen während des stationären Auftenthaltes von ca. 3 bis 5 postoperativen Tagen wurden nicht durchgeführt, Infektionen nach reinen arthroskopischen Eingriffen waren nicht zu verzeichnen.

Die postoperative Arbeitsunfähigkeit betrug ca. 3 Wochen (Abb. 2), war jedoch in deutlicher Abhängigkeit von der die Meniscusläsion begleitenden Schädigung des Kniegelenkes,

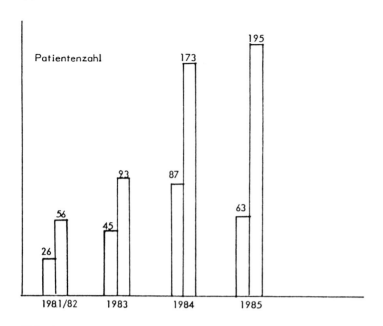

Abb. 1

Tabelle 1. Arthroskpische Meniscusoperation
Okt. 1981 bis Okt. 1985

Lateraler Meniscus	221
Medialer Meniscus	571
	738

Tabelle 2. Arthroskopische Meniscusoperation
Komplikationen (n = 738)

Knorpelschaden	ca. 40
Nervenläsion	4
2x N. saphenus	
2x R. infrapat.	
Instrumentenbruch	2
Arthroskopie + Arthrotomie	4
Rearthroskopie	5
Thrombose	2
Frühpunktion	—
Infektion	—

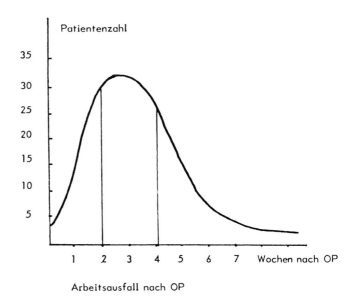

Abb. 2

Tabelle 3. Arthroskopische Meniscusoperation Kontrolle

Klinische Untersuchung	65
Fragebogen	116
Keine Antwort	81
	267

von der persönlichen und versicherungsrechtlichen Einstellung des Patienten und von den Gewohnheiten der hausärztlichen Nachbehandlung abhängig.

Nachkontrolliert wurden 181 Patienten (Tabelle 3), von denen 116 einen Fragebogen beantworteten und 65 Patienten klinisch nachuntersucht wurden. Bei diesen Nachuntersuchungen wurden vier Reoperationen bekannt, zehn Punktionen durch den Hausarzt, eine Thrombose sowie eine blande verlaufende Lungenembolie. Die Nachuntersuchungszeit betrug zwei bis vier Jahre, im Mittel 2,2 Jahre (Tabelle 4 und 5).

Die Ergebnisse waren in insgesamt etwa 85% gut bis sehr gut und in etwa 15% mäßig bis schlecht. Hierbei wurde das in Tabelle 6 dargestellt allgemein anerkannte Bewertungsschema angewendet. Bei der Aufschlüsselung nach Art der Meniscusrisse zeigten die isolierten Lappenrisse und Korbhenkelrisse die besten Ergebnisse, während degenerierte Menisken schlechtere Ergebnisse aufwiesen. Ebenso zeigte sich, daß ein begleitender Knorpelschaden die Ergebnisse ungünstig beeinflußte (Tabelle 7). Eine gewisse Altersabhängigkeit der Ergebnisse wird auch aus Tabelle 8 ersichtlich.

Tabelle 4. Arthroskopische Meniscusoperation
Komplikationen (n = 181)

Reoperation	4
2x ausw. Arthrotomie	
2x Arthroskopie	
Punktion (Hausarzt)	10
Thrombose	1
Embolie	1

Tabelle 5. Arthroskopische Meniscusoperation
Ergebnisse

A	85	47%
B	69	38,1%
C	25	13,8%
D	2	1,1%
	181	100%

Tabelle 6

A	sehr gut	„Gesundes Knie"
B	gut	Keine Beschwerden normalerweise leichte Belastungsbeschwerden leichte Behinderung in der Hocke
C	mäßig	Regelmäßig Belastungsbeschwerden Beugehemmung in der Hocke Behinderung beim Einbeinhüpfen
D	schlecht	Unsicherheit, Schmerzen wiederholte Reizungen Bewegungseinschränkung Quadricepsatrophie

Die hier mitgeteilten Ergebnisse entsprechen weitgehend den Angaben aus der Literatur: Geringe Operationsmorbidität, die teilweise zu ambulanten arthroskopischen Meniscusoperationen führte [2, 3]. Frühaufnahme der beruflichen und sportlichen Aktivität [2, 3, 4]. Hier ist die Variationsbreite jedoch erheblich und von verschiedenen Faktoren, wie der Persönlichkeit des Patienten, Sicherheit des Arbeitsplatzes, Entschädigungsdenken und der Möglichkeit der postoperativen Führung durch den Operateur abhängig. Durchschnittlich ist jedoch eine deutliche Reduzierung der postoperativen Arbeitsunfähigkeit durch die arthroskopische Operation im Vergleich zur offenen Meniscusoperation zu verzeichnen [2, 3]. Dies weist auf wichtige sozialökonomische Gesichtspunkte der arthroskopischen Meniscusoperation hin, die in der Zukunft unseres Gesundheitswesens steigende Beachtung finden werden. Dies gilt um so mehr, als die langfristigen Ergebnisse der offenen

Tabelle 7. Arthroskopische Meniscusoperation (n = 181)
Ergebnisse und Einfluss des Knorpelschadens

	Kein Knorpelschaden				Knorpelschaden (bis II)			
	A	B	C	D	A	B	C	D
Lappenriss	15	14	1	–	2	7	2	–
Korbhenkel	28	9	3	–	4	5	1	–
Radiärriss	10	3	3	–	–	4	–	–
Degeneration	7	10	5	–	2	4	5	–
Deg. + Lapp.	14	11	1	1	3	2	4	1
	74	47	13	1	11	22	12	1
	135				46			
	90% Erfolg (A + B)				72% Erfolg (A + B)			
	85% Erfolg (A + B)							

Tabelle 8. Durchschnittsalter (n = 181)

A	39 Jahre
B	40 Jahre
C	42 Jahre
D	46 Jahre

partiellen Menisektomie bekannt sind [1, 5] und die jetzt allmählich mitgeteilten mittelfristigen Ergebnisse der partiellen arthroskopischen Menisectomie denen der offenen totalen Menisectomie überlegen ist [2, 4].

Die technischen Schwierigkeiten dürfen jedoch nicht unterschätzt werden, arthroskopische Meniscuseingriffe sollten erst nach einer ganzen Anzahl von diagnostischen Eingriffen, jeweils unter Verwendung des Tasthakens, begonnen werden. Es gilt immer noch, daß eine saubere offene Meniscusoperation wesentlich besser als eine rauh ausgeführte arthroskopische Meniscusoperation ist; jedoch dürfen auch die Schwierigkeiten der offenen Meniscusoperation, besonders im Hinterhornbereich bei degenerativ veränderten Menisken, nicht bagatellisiert werden. Wahrscheinlich ist die arthroskopische Operation jedoch unter der Voraussetzung einer vergleichbar guten knorpelschonenden und bänderschonenden Operationstechnik der offenen Operation insofern überlegen, als sie Vorteile der partiellen Menisectomie wegen der besseren Sichtverhältnisse voll ausschöpfen kann.

Literatur

1. Böhler L (1955) Behandlung, Nachbehandlung und Begutachtung von Meniscusverletzungen. Erfahrungen an 1000 operierten Fällen. Langenbecks Arch Klin Chir 282:264
2. Gillquist J, Oretorp N (1982) Arthroscopic partial meniscectomiy. Technique and longterm results. Clin Orthop 167:29
3. Lysholm J, Gillquist J (1981) Endoscopic meniscectomy – a follow up study. Department of Surgery, Linköping University Medical Dissertations No 106, Linköping
4. Northmore-Ball MD, Dandy DJ, Jackson RW (1983) Arthroscopic, open partial, and total meniscectomy. A. comparative study. J Bone Joint Surg 65:400
5. Streli R (1969) Spätergebnisse nach partieller Meniscusresektion bei 82 Fällen (Nachuntersuchung nach 18–25 Jahren). Chirurg 26:97

Operative Arthroskopie beim Hämarthros des Kniegelenks

Th. Tiling, K. Röddecker und J. Klein

Chirurgische Universitätsklinik Köln-Merheim (Direktor: Prof. Dr. H. Troidl), Abt. für Unfallchirurgie (Leiter: PD. Dr. Th. Tiling), Ostmerheimerstraße 200, D-5000 Köln 91

Von 1980 bis Oktober 1985 wurden an der Chirurgischen Universitäts-Klinik Göttingen und der 2. Chirurgischen Universitäts-Klinik Köln-Merheim bei 441 Patienten mit einem Hämarthros eine Arthroskopie durchgeführt. Die Indikation zur Arthroskopie war der unklare Hämarthros, der Hämarthros bei alter Knieinstabilität sowie bei der frischen Knieinstabilität wenn eine Kreuzbandrekonstruktion abgelehnt wurde. Weiterhin wurden alle Patellaluxationen arthroskopiert soweit nicht aufgrund eines großen osteo-chondralen Fragments die Indikation zur Arthrotomie gegeben war.

Hat sich in den letzten Jahren unsere Operationsindikation geändert? Vergleicht man das Göttinger Krankengut von 1980–1983 mit dem Kölner Krankengut 1984 und 1985, so findet sich eine Zunahme der Operationen beim Hämarthros arthroskopisch durchgeführt. Die Analyse des Krankengutes zeigt, daß es sich im Vordergrund stehend um Verletzungen des Kreuzbands handelt gefolgt in der Häufigkeit von der Patellaluxation, der osteo-chondralen Fraktur und dem Meniscusriß, der als isolierte Verletzung selten ist (Tabelle 1). Im Vergleich findet sich kein wesentlicher Unterschied im Krankengut der Jahre 1980–1983 und 1984–1985.

Wodurch ist die vermehrte Operationsfrequenz zu erklären? Bei der vorderen Kreuzbandruptur hat sich die Operationshäufigkeit etwas verringert, wobei es sich im Krankengut der Jahre 1984 und 1985 weniger häufig um frische vordere Kreuzbandrupturen gehandelt hat und damit die Indikation zur Arthrotomie seltener gestellt wurde (Tabelle 2). Bei den arthroskopischen Operationen wurden überwiegend Eingriffe am Meniscus durchgeführt. Die Arthrotomie erfolgte wegen einer primären oder sekundären Kreuzbandrekonstruktion. Die Zunahme der Operationsfrequenz ist überwiegend darauf zurückzuführen, daß von 1980–1983 nur bei 51% der Patellaluxationen eine Operation erfolgte demgegen-

Tabelle 1. Hauptbefund bei 441 Patienten mit einem blutigen Kniegelenkserguß

Hauptbefund	n	%
hintere Kreuzbandruptur	17	3,9
vordere Kreuzbandruptur	220	49,9
Patellaluxation	62	14,1
osteo-, chondrale Fraktur	49	11,1
Synovia-, Kapselruptur	50	11,3
Meniscusriss	25	5,6
nicht zu beurteilen	1	0,2
ohne Befund	17	3,9
Gesamt	441	

Tabelle 2. Anzahl der Operationen per Arthroskopie und Arthrotomie bei 218 frischen und alten vorderen Kreuzbandrupturen

Vordere Kreuzbandruptur (N = 218)	1980–1983		1984–1985	
	n	%	n	%
Keine Operation	67	39	21	44
Operation	103	61	27	56
— per Arthrotomie	—	—	9	33
— arthroskopisch	—	—	18	67

Tabelle 3. Art der arthroskopischen Eingriffe bei 40 Patienten mit einem Hämarthros (Köln 1984–1985)

vorderer Kreuzbandersatz	1
Meniscektomie	11
Meniscusrefixation	23
Lateral release	12
Knorpelexstirpation	8
Knorpelglättung	5
Abrasionsarthroplastik	7
Kapselrefixation parapetellar	2

über aber alle 13 Patellaluxationen der Jahre 1984–1985 operiert wurden, wobei erforderliche Knorpelglättungen und immer ein lateral release in 85% arthroskopisch durchgeführt wurden. Eine Arthrotomie erfolgte nur zweimal zur Refixation eines osteo-chondralen Fragments. Bei den 53 osteo-chondralen und chondralen Frakturen fand sich keine Zunahme der Operationsfrequenz mit nur 28 und 29% operativen Eingriffen. Diese werden jetzt in 75% der Fälle arthroskopisch durchgeführt.

Bei 40 arthroskopischen Operationen im Rahmen eines Hämarthros wurde am häufigsten eine arthroskopische Meniscusrefixation durchgeführt gefolgt von 20 Knorpeleingriffen, wobei es sich um Glättungen und Abrasionsarthroplastiken handelte sowie um Knorpelfragmentexstirpationen. Meniscektomien wurden elfmal beim Hämarthros durchgeführt und einmal erfolgte beim akuten Trauma ausnahmsweise primär der arthroskopische vordere Kreuzbandersatz. Die mediale Kapselrefixation bei der Erstluxation der Patella führten wir zweimal arthroskopisch durch. Diese Technik wurde jedoch wieder aufgegeben, da der Aufwand bei der arthroskopischen Operation zu groß war (Tabelle 3).

Wurde vor 10 Jahren noch der Hämarthros als Kontraindikation zur Arthroskopie angesehen, so hat nicht nur die Operationshäufigkeit beim Hämarthros zugenommen, sondern die notwendige Operation wurde in 3/4 der Fälle arthroskopisch durchgeführt. Eine Indikation zur Arthrotomie sehen wir nur noch in der Kreuzbandrekonstruktion oder Ersatzplastik sowie der Refixation von chondralen und osteo-chondralen Fragmenten.

Die Indikation zur Arthrotomie aufgrund 350 konsekutiver Arthroskopien nach Kniegelenksverletzungen

K. K. Dittel und B. Ullrich

Marienhospital, Chirurgische Abt. (Direktor: Prof. Dr. E. Kraft), Böheimstraße 37, D-7000 Stuttgart 1

Zwischen risikoloser körperlicher Untersuchung, gezielter Anwendung röntgendiagnostischer Maßnahmen und der Probearthrotomie ist die diagnostische Arthroskopie als Mittel der Wahl einzuordnen.

Instrumentarium und Technik der Arthroskopie haben einen Entwicklungsstand erreicht, der dieser diagnostischen Hilfsmethode einen festen Platz als nützliche Ergänzung zur klinischen Untersuchung sichert.

Durch die Dimension der Knie-Gelenkhöhle lassen sich die gelenkbildenden Komponenten größtenteils detailliert überblicken, wodurch klinische wie radiologische Befunde entweder bestätigt, ergänzt oder widerlegt werden.

Sie ermöglicht insbesondere am Kniegelenk sowohl eine Abgrenzung frischer Verletzungsfolgen, als auch die Differenzierung ähnlich erscheinender chronischer Krankheitsbilder. Ihre Indikation liegt nicht allein in ihrer hohen diagnostischen Treffsicherheit begründet, sondern auch in den Grenzen der übrigen diagnostischen Maßnahmen.

Sie kann jedoch keinen Ersatz darstellen für den Mangel an Wissen über die Biomechanik und die pathologische Anatomie des Kniegelenkes. Die Arthroskopie stellt zwar nur einen kleinen operativen Eingriff dar, dieser erfordert jedoch einen hohen Infrastrukturaufwand und sie ist nur *eine* Untersuchungsmethode, diagnostisch und therapeutisch wichtige Informationen zu gewinnen.

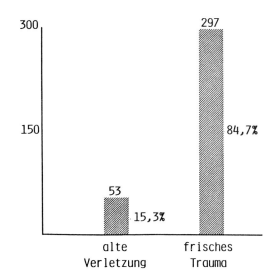

Abb. 1. Verletzungsarten bei 350 Patienten (akute und chronische Krankheitsbilder)

Krankengut

Innerhalb eines 4-Jahres-Zeitraumes (4/81 bis 3/85) wurden an unserer Klinik 350 Arthroskopien bei 220 Männern (62,9%) und 130 Frauen (37,1%) durchgeführt.

Das Durchschnittsalter lag bei 36,5 Jahren, wobei der jüngste Patient 12, der älteste 68 Jahre alt war. Die weiblichen Patienten waren durchschnittlich 5 Jahre älter.

Es handelte sich um 297 akut verletzte Kniegelenke (84,7%) und 53mal (15,3%) um chronische Krankheitsbilder (Abb. 1).

Diagnostik

Alle Arthroskopien erfolgten aus Gründen einer diagnostischen Unsicherheit und in keinem Fall nur zur Absicherung einer überzeugend klaren präoperativen Diagnose. Sie erfolgten aber *auch* in 30 Fällen von gesicherten Komplexinstabilitäten als ergänzende Untersuchungsmethode, zur Abklärung von Begleitverletzungen.

Im Anschluß an den Untersuchungsgang wurde die Arthrotomie bei 246 Patienten (70,3%) angeschlossen, wobei sich in 86 Fällen ein solitärer pathologischer Befund und in 160 Fällen komplexe operationsbedürftige pathologische Befunde ergaben (Abb. 2).

Bei 104 Patienten (29,7%), bei denen keine Arthrotomie erfolgte, fand sich in 37 Fällen (10,6%) ein Normalbefund, in 67 Fällen (19,1%) pathologische Veränderungen, die bei 57 Patienten aus unterschiedlichen Gründen keinen operativen Eingriff rechtfertigten. Abgestuft betrachtet werden muß hier einerseits die fehlende Operationsindikation wegen nicht operationsbedürftiger Befunde, andererseits die einschränkende Einwilligung von 10 Patienten zu einem weitergehenden Eingriff, im Sinne rekonstruktiver bandplastischer Maßnahmen.

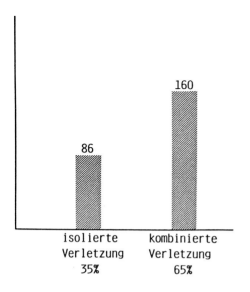

Abb. 2. Operationsbedürftige Befunde (246 Patienten)

Keine Operationsindikation

1. Kein pathologischer Befund.
2. Einschränkende Operationseinwilligung.
3. Pathologische Veränderungen ohne Revisionsindikation.
4. Geringfügige Instabilität bei voller musculärer Kompensierbarkeit.
5. Aufwendige Eingriffe bei älteren Patienten.

Das Gesamtkrankengut aus 350 Patienten wurde retrospektiv ausgewertet und hinsichtlich zwei Gesichtspunkten analysiert:

1. Welche Wertigkeit haben die klinisch-radiologischen Befunde unter Berücksichtigung der arthroskopischen Befundkontrollen.
2. Welche Wertigkeit hat die arthroskopische Befunderhebung unter Berücksichtigung der Ergebnisse bei nachfolgender Arthrotomie.

Intraarticuläre Befunde

Bei 149 Patienten (42,6%) lagen Kapsel-Bandläsionen, bei 225 (64,3%) Meniscusverletzungen und bei 227 (64,9%) Verletzungen der articulierenden Knorpelflächen vor (Abb. 3).

Das vordere Kreuzband war bei 37,7% aller Patienten durch Verletzungsfolgen betroffen. Häufigste Läsionen stellten frische und alte Teilrupturen dar, gefolgt von gleich häufig aufgetretenen frischen Totalrupturen und Elongationen (Tabelle 1).

In 80 Fällen lag eine Collateralbandteilruptur mit einer abnormen Beweglichkeit des Meniscus und in 14 Fällen eine komplette Bandruptur (einschließlich knöcherner Ausrisse) vor. Das mediale Collateralband war dabei zu 2/3 betroffen (Tabelle 2).

Häufigste Verletzungsform der Menisken war die Korbhenkelruptur, gefolgt von Vorderhornläsionen und multiplen Rupturen. 42,3% aller Patienten hatten Läsionen am Innenmeniscus, 24,6% am Außenmeniscus. Kombinationsverletzungen bestanden bei 2,6% der Patienten (9 Fälle) (Tabelle 3).

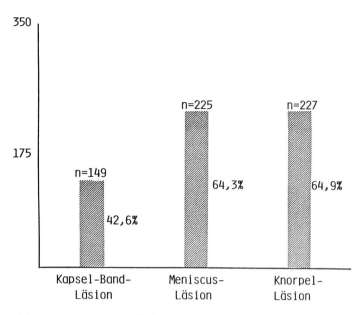

Abb. 3. Verletzungshäufigkeit am Kniegelenk bei 350 Patienten

Tabelle 1. Kreuzbandverletzungen bei 350 Patienten

	Vorderes Kreuzband	Hinteres Kreuzband	
Kein pathologischer Befund	218	342	
Elongation	17	2	19
Frische Teilruptur	51	3	54
Frische Totalruptur	17	1	18
Alte Teilruptur	36	1	38
Totalruptur mit Atrophie	9	–	9
Zustand nach Rekonstruktion	2	–	2
	132	8	140

Knorpelläsionen stellten die häufigsten Einzelverletzungen, wobei sie in einer Häufigkeit von 50% am Femur und an der Patella, und zu 30% an der Tibia zu finden waren. Zum überwiegenden Teil handelte es sich um oberflächliche Knorpelschichtdefekte. 20% der Läsionen lagen als tiefe Defekte oder Destruktionen bis zum Knochen vor. Eingeschlossen hierin sind 67 Patienten (19,1%) mit degenerativen Veränderungen, bei denen 13 alte intraarticuläre Frakturen vorlagen (7 Tibiakopffrakturen, 2 Femurcondylenfrakturen und 4 Patellafrakturen). 74 Patienten (21,1%) hatten eine Plica synovialis. Bei 19 Patienten (5,4%) war bereits früher aus anderen Gründen eine Arthrotomie erfolgt (Tabelle 4).

Tabelle 2. Collateralbandverletzungen bei 350 Patienten

	Mediales Collateralband	Laterales Collateralband	
Kein pathologischer Befund	285	321	
Teilruptur mit abnormer Beweglichkeit des Meniscus	55	25	90
Komplette Ruptur (einschließlich knöcherner Ausrisse)	10	4	14
	65	29	94

Tabelle 3. Meniscusläsionen bei 350 Arthroskopien (Einzelbefunde)

	Medialer Meniscus	Lateraler Meniscus	
Kein pathologischer Befund	202	264	
Vorderhornein- bzw. -abriß	38	19	57
Hinterhornein- bzw. -abriß	20	21	41
Korbhenkelruptur	46	18	64
Querruptur	9	5	14
Multiple Rupturen	31	21	52
Ganglion	4	2	6
	148	86	234

Tabelle 4. Knorpelläsionen bei 350 Arthroskopien (Einzelbefunde)

	Femur	Tibia	Patella	
Kein pathologischer Befund	168	247	175	
Kleiner oberflächlicher Knorpelschichtdefekt	70	51	65	186
Breiter oberflächlicher Knorpelschichtdefekt	25	11	27	63
Kontusions- und Erweichungsherd	31	22	21	74
Tiefer Knorpelschichtdefekt	20	6	18	44
Destruktion bis zum Knochen	21	12	17	50
Freier Gelenkkörper	15	1	27	43
	182	103	175	460

Tabelle 5. Operative resezierende Maßnahmen

	n
Teil-/Meniscektomie	147
Knorpelglättung	143
Plicaresektion	47
Corpus liberum	37
Probeexcision	21
Hoffaresektion	8
Synovektomie	3

Tabelle 6. Operative rekonstruktive Maßnahmen

	n
Kapselbandnaht (Raffung, interligamentär, Reinsertion, Durchzug)	163
Bandplastik (Sehnentransfer, freies Transplantat)	48
Pridie-Bohrung	64
Refixation (Meniscus, Osteochondrosis dissecans)	72
Schlittenprothese	4

Operative Maßnahmen

406 resezierenden operativen Maßnahmen standen 351 rekonstruktirve Maßnahmen gegenüber. Bei den Kapselbandnähten sind alle rekonstruktiven Maßnahmen an Kreuz- und Collateralbändern und an der dorsalen Kapsel zusammengefaßt. Bandplastiken erfolgten durch autologe Transplantate aus Patellar- und Quadricepssehne, bzw. unter Verwendung der Sehnen des Pes anserinus. Flankierende Maßnahmen waren 22x erforderlich (Tabelle 5 und 6).

Hauptindikation zur Arthrotomie stellten 115x Meniscusverletzungen, 85x Kapsel-Bandverletzungen und 43x Knorpelverletzungen dar. In 3 Fällen war eine Plica synovialis wegen Einklemmungen alleinige Indikation.

Bei 67 Patienten, bei denen aus den zuvor erwähnten Gründen trotz arthroskopisch erhobener pathologischer Befunde keine nachfolgende Arthrotomie erfolgte, fanden sich 37x Knorpelläsionen, 31x Kapsel-Bandläsionen und 26x Meniscusläsionen.

Schlußfolgerungen

Während in 32% die präoperative klinische Diagnose bei der Arthroskopie voll bestätigt wurde, war sie bei 29,9% zwar richtig, jedoch unvollständig. Bei 34% war sie falsch, und in 13,1% konnte überhaupt keine verwertbare Diagnose gestellt werden. Somit konnten nur bei 1/3 der Patienten die klinisch erhobenen Befunde nach arthroskopischer Kontrolle umfassend richtig bestätigt werden.

Tabelle 7. Arthroskopische Befunderhebung nach präoperativer klinischer Diagnose (n = 350)

	n	%
Richtig und voll bestätigt	112	32,0
Richtig, jedoch unvollständig	73	20,9
Falsch	119	34,0
Keine klin. Diagnose möglich	46	13,1

Tabelle 8. Wertigkeit der arthroskopischen Diagnostik unter Berücksichtigung nachfolgender Arthrotomien (n = 246)

	n	%
Vollständig richtiger Befund	222	90,2
Unvollständig richtiger Befund	16	6,5
Falscher Befund	8	3,3

Tabelle 9. Befunde am Kniegelenk (n = 350 Patienten)

	n	Klinisch diagnostiziert		Arthroskopisch diagnostiziert	
		n	%	n	%
Meniscusläsion	225	115	51,1	215	95,6
Kapsel-Bandläsion	149	36	24,2	147	98,7
Knorpelläsion	227	81	35,7	215	94,7

Die in 246 Fällen erfolgte Arthrotomie bestätigte bei 90,2% einen korrekt erhobenen arthroskopischen Befund. In 6,5% konnte der Befund zwar ebenfalls bestätigt werden, war jedoch unvollständig. Schließlich wurde in 3,3% die arthroskopische Diagnose als falsch erkannt. Bei den unvollständig richtigen Befunden lagen in 10 Fällen primär nicht diagnostizierte zusätzliche Knorpelläsionen und in 6 Fällen Meniscusverletzungen vor.

Falsch diagnostiziert wurden 4x ein veralteter Korbhenkelabriß, 2x eine vordere Kreuzbandläsion und 2x freie Gelenkkörper (Tabelle 7 und 8).

Der Vergleich zwischen klinischer Diagnose und arthroskopischem Befund einerseits und zwischen arthroskopischem Befund und Ergebnis der Arthrotomie andererseits zeigt eindeutig die Wertigkeit beider Untersuchungsmethoden.

Tabelle 9 zeigt, wie häufig arthroskopisch bestätigte Läsionen bereits klinisch diagnostiziert worden waren. Dies traf auf die Hälfte der Patienten mit Meniscusverletzungen, auf 1/3 mit Knorpelläsionen und auf 1/4 mit Kapsel-Bandverletzungen zu. Bei der arthroskopischen Diagnostik zeigt sich, daß die höchste diagnostische Trefferquote bei den Kapselbandlösionen mit 98,7% zu finden waren (Tabelle 9).

Die Arthroskopie stellt eine unkomplizierte Untersuchungsmethode mit geringer Komplikationsrate und hoher Treffsicherheit dar. Ihr Indikationsbereich wird primär begründet durch die Grenzen der übrigen diagnostischen Maßnahmen. Sie gewährleistet eine exakte Diagnostik sowohl beim alten Kniegelenkstrauma, als auch beim frisch traumatisierten Gelenk. Durch Abgrenzung arthroskopisch diagnostizierbarer Läsionen, die keine operative Behandlungsindikation beinhalten, lassen sich unnötige Arthrotomien vermeiden.

Operative Arthroskopie bei Meniscusverletzungen

W. Seggl, R. Reschauer und J. Passler

Univ.-Klinik für Chirurgie Graz (Vorstand: Prof. Dr. J. Kraft-Kinz), Department für Unfallchirurgie (Leiter: Prof. Dr. R. Szyskowitz), Auenbruggerplatz, A-8010 Graz

Die Diagnose Meniscusverletzung erfolgt an unserer Klinik in der Regel in der Kniesprechstunde. Im Rahmen der während der folgenden Tage durchgeführten Arthroskopie wird nun der Meniscus operativ entfernt.

Der arthroskopische Eingriff wird in Rückenlage und unter Oberschenkelblutsperre in Allgemeinnarkose oder Leitungsanästhesie durchgeführt. Nach Auffüllen des Kniegelenkes mittels Ringerlösung, die medial über den Recessus suprapatellaris zugeführt wird, erfolgt in der Regel das Einführen des Arthroskopes über den lateralen Zugang nach Patel. Dabei wird ca. 1 cm lateral vom distalen Patellapol und 1 cm proximal mit dem Skalpell eine Stichincision gelegt und das Arthroskop mit einer 30° Optik eingebracht. Nun folgt die systematische Inspektion des Kniegelenkes beginnend im Recessus suprapatellaris über den medialen Femurcondyl, den medialen Meniscus und das mediale Kompartiment, die Kontrolle der Kreuzbänder, weiter verlaufend zum lateralen Meniscus, zum lateralen Kompartiment und endet nach der Kontrolle des lateralen Femurcondyl mit der Inspektion der Patella.

Im Anschluß daran wird nun unter Sicht des Arthroskopes die Eintrittspforte zum Einführen des Probehäkchens mit einer langen Nadel bestimmt. Mit Hilfe des Probehäkchens erfolgt nun die genaue Beurteilung des Meniscus und seiner Läsion. Im Anschluß daran wird mittels Triangulationstechnik der verletzte Meniscusanteil partiell reseziert und durch die Hautincision entfernt. Nach erfolgter Resektion wird über den Optikschaft ein Redondrain eingeführt, die Hautincisionen mittels Naht verschlossen und ein Druckverband angelegt.

Der Pat. kann am Abend des OP-Tages vorsichtig mobilisiert werden und in der Regel am 2. postoperativen Tag die Klinik verlassen.

Wir haben an unserer Klinik vom Jahre 1982 bis 1984 409 Arthroskopien (Tabelle 1) durchgeführt und dabei 207 arthroskopische Meniscektomien vorgenommen. Dabei standen 4x mehr mediale Meniscusläsionen, nämlich 166, 41 lateralen Meniscusläsionen gegen-

Tabelle 1. Arthroskopie 1982–1984

Gesamt	409
Diagnostisch	118
Operativ	291
Arthroskopische Meniscektomie	207

Tabelle 2

Meniscusläsion	Medial	Lateral
Akut	71	18
Chronisch	59	14
Degenerativ	36	9

Tabelle 3. Arthroskopischer Befund

Meniscus	Medial	Lateral
Korbhenkeleinriß	57	9
Lappenförmiger Einriß	52	10
Radiärer querer Einriß	33	15
Horizontaler Einriß	7	3
Longitudinaler Einriß	16	1
Scheibenmeniscus	–	1

Tabelle 4

Postoperativer Gelenkerguß	Med.-Ekt.	Lat.-Ekt.
Geringgradiger Gelenkerguß	41	7
Mittelgradiger Gelenkerguß	8	1
Hochgradiger Gelenkerguß	4	–

über. Es waren 165 Männer im Alter zwischen 16 und 78 Jahren und 42 Frauen zwischen 18 und 65 Jahren betroffen.

Anamnestisch lagen 71 akute mediale und 18 laterale, sowie 59 chronische mediale und 14 laterale Meniscusläsionen vor (Tabelle 2). Der arthroskopische Befund ergab bei 57 medialen und 9 lateralen Menisci einen Korbhenkelriß, gefolgt von 52 lappenförmigen Einrissen medial und 10 lappenförmigen lateral. Radiäre-quere Einrisse zeigten sich medial 33 und lateral 15mal (Tabelle 3). Klinisch falsche Diagnosen wurden, wie sich bei der Arthroskopie herausstellte 15x gestellt.

Tabelle 5. Beweglichkeit nach arthr. med. Meniscektomie

Streckhemmung	Keine	Bis 5°	6–10°	11–15°	16–20°	Über 20°
2 Wochen	118	9	24	11	3	1
6 Wochen	144	8	12	2	–	–
3 Monate	160	2	2	2	–	–
Beugehemmung	Keine	121–130°	110–119°	100–109°	Unter 100°	
2 Wochen	79	34	15	11	27	
6 Wochen	129	21	4	6	6	
3 Monate	146	11	4	4	1	

Der Zusatzbefund ergab in 24 Fällen eine Chondropathia patellae, in 7 Fällen eine Knorpelschädigung des Condylus lateralis und in 27 Fällen eine Schädigung des Condylus medialis femoris.

Auf Grund des arthroskopischen Befundes wurde nun die Meniscusresektion durchgeführt, wobei wir beim Korbhenkel zuerst die hintere Randbefestigung durchtrennten und diese mittels Faßzange fixierten. Unter leichtem Zug wurde nun auch die vordere Randbefestigung durchtrennt und der resezierte Meniscusanteil über die Hautincision entfernt.

Bei der Hinterhornresektion wird das Meniscushinterhorn gefaßt, angespannt und der anhaftende Stiel mittels Meniscotom, Schere oder Rosettenmesser durchtrennt. Die Entfernung des resezierten Hinterhornes erfolgt über die etwas erweiterte Einstichstelle.

Bei 15 von den 207 arthroskopischen Mensicektomien, welche von 3 Operateuren ausgeführt wurden, mußten auf Grund technischer Fehler die arthroskopische Meniscektomie durch eine offene weitergeführt werden. Postoperativ kam es zum Auftreten von 3 Thrombophlebitiden, einer Phlebothrombose sowie eines Infektes. Die Krankenhausdauer betrug bei der medialen arthroskopischen Meniscektomie im Durchschnitt 3,6, bei den lateralen 3 Tage.

Die Nachuntersuchung ergab in 53 Fällen (Tabelle 4) nach medialer und in 8 Fällen nach lateraler Meniscektomie einen postoperativen Gelenkerguß, der jedoch im Durchschnitt nach 24 bzw. 15 Tagen abgeklungen war. In 6 Fällen mußte der Gelenkerguß abpunktiert werden; einmal waren 4 Punktionen notwendig bis es zum Abklingen des Ergusses kam.

Voll arbeitsfähig waren unsere Patienten im Durchschnitt nach 2,8 Wochen bei medialer und 3,4 Wochen nach lateraler M.-Ektomie. Diese Zeit wurde ihnen vom chefärztlichen Kontrolldienst unserer Krankenkassen zugestanden, obwohl sie unsererseits schon nach 1,5 Wochen hätten ihre Arbeit aufnehmen können.

Bei den Nachkontrollen, welche wir 2 und 6 Wochen sowie 3 Monate postoperativ durchführten, zeigten bei der medialen M.-Ektomie nach 2 Wochen eine freie Streckung (Tabelle 5); 9 Pat. hatten eine Streckhemmung von 5°, 24 von 6–10°, 11 von 11–15° und 1 Pat. zeigte eine Streckhemmung über 20°. Eine Beugehemmung war bei 34 Pat. von 121–130°, bei 15 Pat. bei 111–120° und bei 27 Pat. unter 100° vorhanden.

Nach 3 Monaten war die Beweglichkeit bis auf je 2 Pat., die eine Streckhemmung von 5 bzw. 6–10° und 11–15° zeigten in der Streckung und bis auf 11 Pat., die eine Beuge-

Tabelle 6. Beweglichkeit nach arthr. lat. Meniscektomie

Streckhemmung	Keine	bis 5°	6–10°	11–15°	16–20°	Über 20°
2 Wochen	32	2	4	1	1	1
6 Wochen	38	2	1	–	–	–
3 Monate	41	–	–	–	–	–
Beugehemmung	Keine	121–120°	111–120°	101–110°	Unter 100°	
2 Wochen	20	8	4	2	1	
6 Wochen	33	6	1	1	–	
3 Monate	37	4	–	–	–	

Tabelle 7. Subjektive Beschwerden n. med. arthr. Meniscektomie

Zeit	Beschwerdefrei	Leicht	Mittel	Stark
2 Wochen	94	51	20	1
6 Wochen	121	32	13	–
3 Monate	138	21	7	–

Subjektive Beschwerden n. lat. arthr. Meniscektomie

Zeit	Beschwerdefrei	Leicht	Mittel	Stark
2 Wochen	25	14	2	–
6 Wochen	33	8	–	–
3 Monate	41	–	–	–

hemmung von 121–130° und je 4 Pat., die eine Beugehemmung von 111–120° und 101–110° aufweisen, in der Beugung frei möglich.

Bei der lateralen arthroskopischen Meniscektomie zeigten 2 Wochen post operativ (Tabelle 6) 2 Pat. eine Streckhemmung von 5°, 4 Pat. eine von 6–10° und je 1 Pat. von 11–15° und 16–20°. Nach 3 Monaten hatten alle Pat. eine normale Streckung im Kniegelenk, die Beugehemmung war zu diesem Zeitpunkt nur mehr bei 4 Pat. im Ausmaß von 121–130° festzustellen.

Subjektiv fühlten sich insgesamt 119 Pat. nach 2 Wochen beschwerdefrei (Tabelle 7) und nach 3 Monaten klagten nur mehr 28 von insgesamt 207 Pat. über leichte bis mittlere Beschwerden.

Auf Grund unserer Ergebnisse sind wir der Meinung, daß die arthroskopische Meniscektomie zu einer wesentlichen Verkürzung des Krankenhausaufenthaltes und der Rehabilitationszeit beiträgt und somit heute die Therapie der Wahl bei Meniscusverletzungen darstellt.

Literatur beim Verfasser

Indikation und Technik der arthroskopischen Meniscusresektion

H. Kehr, M. Sibai und K. Wittkuhn

Chirurgische Klinik Ev. Krankenhaus Lutherhaus Essen-Steele (Chefarzt: Dr. med. H. Kehr), Hellweg 100, D-4300 Essen 14

Die operative Therapie von Meniscusverletzungen am Kniegelenk durch das Arthroskop hat in den letzten Jahren überzeugende Fortschritte gemacht und seither die Durchführung der konventionellen Arthrotomie zahlenmäßig zunehmend eingeschränkt. Waren anfangs nur bestimmte Läsionen – beispielsweise Korbhenkelrupturen – arthroskopischer Therapie zugänglich, so erlaubt der derzeitige Entwicklungsstand der Operationstechnik bei entsprechender instrumenteller Ausrüstung nahezu alle Eingriffe am Meniscus arthroskopisch durchzuführen. So wurden im klinikeigenen Operationsgut der letzten zwei Jahre 95% der Meniscusresektionen auf arthroskopisch-operativem Wege vorgenommen. Wenn immer möglich, wird eine partielle Meniscektomie ausgeführt, wobei in der Regel das Resektionsausmaß durch die Rißbildung selbst bestimmt wird. Operatives Ziel ist immer die vollständige Beseitigung der Meniscusschädigung und damit die definitive Lösung des Problems, wobei gelegentlich auch Mehrfachrißbildungen zu versorgen sind.

Arthroskopische Operationen werden in der eigenen Klinik grundsätzlich unter stationären Bedingungen durchgeführt. In Allgemeinbetäubung bzw. Peridural- oder Spinalanästhesie erfolgt die Lagerung, Desinfektion und Abdeckung des Operationsgebietes wie bei der herkömmlichen Arthrotomie.

Es wird ein Beinhaltegerät in Verbindung mit einer pneumatischen Blutsperre verwendet. Die Gelenkfüllung geschieht mit Ringer-Lösung. Der Einsatz der Video-Technik mit Übertragung des arthroskopischen Bildausschnittes auf einen Monitor befreit den Operateur von der Notwendigkeit, das Arthroskop zu führen und gestattet ihm, beide Hände für operative Manipulationen einzusetzen. Routinemäßig wird der antero-laterale Zugang gewählt, der je nach Situation ggf. durch weitere Stichincisionen erweitert und ergänzt wird.

Von Januar 1984 bis März 1985 wurden in der Abteilung für Unfallchirurgie des Evangelischen Krankenhauses Lutherhaus in Essen-Steele 100 arthroskopische Meniscektomien durchgeführt. Es handelte sich um 63 Männer und 37 Frauen im Alter zwischen 17 und 78 Jahren, das Durchschnittsalter war 41 Jahre.

Die Operationsdauer betrug durchschnittlich 44 Min. In 72 Fällen wurde der Eingriff mit zwei Incisionen als Zugang vorgenommen, 28mal waren drei Incisionen notwendig.

Insgesamt handelte es sich bei 75 Patienten um mediale und bei 14 Patienten um laterale Meniscusläsionen, 11mal waren medialer und lateraler Meniscus kombiniert betroffen.

Im einzelnen war das Schädigungsmuster 31mal durch Korbhenkelriß, 43mal durch Lappen- oder Radiärriß und 36mal durch komplexe degenerative Rißbildung gekennzeichnet. Durch Mehrfachläsionen bedingt liegt gesamthaft die Zahl der Rißbildungen also höher als die Anzahl der Patienten.

Bei Korbhenkelrupturen wurde mit Vorteil die Technik von Dandy [1] angewandt, wobei die dorsale Brücke zuerst durchtrennt wird um Luxationen des Resektates in den dorsalen Recessus zu vermeiden.

Bei Lappenrupturen und Radiärrißen kamen instrumentell verschiedene Winkelscheren sowie Rongeurs und Punches zur Anwendung. Bei Komplexschädigungen des Meniscus – meist bestehend aus Kombinationen verschiedener Rupturtypen – hat sich der Einsatz motorgetriebener Instrumente (intraarticular shaver system) bewährt. Damit läßt sich nach partieller Meniscektomie ein besonders gut ausbalancierter, glatter Resektionsrand erreichen.

Der postoperative stationäre Aufenthalt betrug durchschnittlich 7 Tage. An Komplikationen traten 29mal Ergußbildungen auf, wovon 6 punktionsbedürftig waren. Weitere Komplikationen, insbesondere Infekte, wurden nicht beobachtet. Bleibende Funktionsstörungen des Kniegelenkes sind niemals aufgetreten.

Zusammenfassend lassen sich aus den Erfahrungen mit der partiellen arthroskopischen Meniscektomie folgende Punkte hervorheben:

Es handelt sich um einen zwar kleinen, jedoch technisch anspruchsvollen Eingriff, dessen subtile Technik vom Operateur nur durch häufige Übung erlangt werden kann.

Bei abgekürzter stationärer Verweildauer ist die Reconvalescenz insgesamt kurz, die Komplikationsrate bemerkenswert niedrig.

Literatur

1. Dandy DJ (1982) The bucket handle meniscal tear: a technique detaching the posterior segment first. Orthop Clin North Am 13:369–385
2. Glinz W (1982) Ergebnisse der Arthroskopie des Kniegelenkes Schriftenreihe Unfallmed Tg d Landesverb der gewerbl BG 47:119

Die Miniarthrotomie am Kniegelenk – eine Alternative zur arthroskopischen Meniscuschirurgie

A. Ekkernkamp[1], K. Neumann[1], G. Muhr[1] und A. Fisseler[2]

[1] Chirurgische Universitätsklinik und Poliklinik BG-Krankenanstalten „Bergmannsheil Bochum" (Direktor: Professor Dr. G. Muhr), Hunscheidtstraße 1, D-4630 Bochum
[2] Institut für Pathologie, BG-Krankenanstalten „Bergmannsheil Bochum", Universitätsklinik (Professor Dr. K. M. Müller), Hunscheidtstraße 1, D-4630 Bochum

Die Arthroskopie hat aufgrund ihrer hervorragenden Treffsicherheit, der geringen Gewebetraumatisierung und ihrer niedrigen Komplikationsrate einen festen Platz in der Diagnostik von Kniegelenkläsionen erlangt [4, 8, 9]. Mit ihrer diagnostischen Aussagesicherheit von etwa 95% ist die Gelenkspiegelung auch der Arthrographie überlegen. Am „Bergmannsheil Bochum" haben wir bis 1984 über 2700 diagnostische Arthroskopien am Kniegelenk durchgeführt.

Durch die Möglichkeit zur arthroskopischen Operation ist die Indikation zur Spiegelung deutlich erweitert worden [2, 5, 6]. Die rein diagnostische Arthroskopie war z. B. bei klinisch sicher diagnostizierten Meniscusläsionen oder akut eingeklemmten Menisci vor der ohnehin notwendigen Arthrotomie nicht sinnvoll. Erst die Einführung eines verfeinerten Instrumentariums machte die arthroskopische Meniscuschirurgie möglich.

Die besonderen Vorteile dieses Verfahrens sind bekannt. Im Vordergrund steht sicherlich die geringe Morbidität des Eingriffes mit kurzem stationärem Aufenthalt oder gar der Möglichkeit des ambulanten Operierens sowie die schnelle Rehabilitation und frühzeitige Belastungsfähigkeit der Patienten.

Einigkeit besteht jedoch darüber, daß arthroskopische Operationen technisch äußerst anspruchsvoll sind und eine große Erfahrung des Operateurs auf dem Gebiet der diagnostischen Kniegelenksspiegelung voraussetzen.

Insbesondere korreliert der Zeitaufwand arthroskopischer Operationen mit der Erfahrung des Operateurs.

Mögliche Komplikationen der arthroskopischen Meniscektomie sehen wir in der ungenauen Excision von Gewebeanteilen, dem intraarticulären Instrumentenbruch und der iatrogenen Knorpelschädigung.

Vor dem Hintergrund der Berufskrankheit nach Ziffer 2102 der Berufskrankheitenverordnung und bei der Begutachtung von Zusammenhängen mit einem adäquaten Trauma erlangt die pathologisch-anatomische Untersuchung von operativ gewonnenen Meniscuspräparaten besondere Bedeutung. Durch die fraktionierte Entfernung per Arthroskop gelangen in jüngerer Zeit nur kleine Meniscusteile zur Untersuchung. Im Regelfall sind diese Fragmente aus dem Zusammenhang gelöst und können nur selten rekonstruiert werden [10]. Mehr als 50% der histologischen Befunde arthroskopisch gewonnener Meniscusfragmente sind unzureichend oder können gar nicht mit den klinischen Angaben korreliert werden. Damit hat die morphologische Untersuchung arthroskopisch entfernter Meniscusresektate für die Versicherungsmedizin entscheidend an Wert verloren.

Technik

Seit November 1984 werden im „Bergmannsheil Bochum" Meniscektomien als alternative Verfahrenswahl per Miniarthrotomie durchgeführt. Besteht durch Anamnese, klinischen Befund und Röntgenaufnahme des Kniegelenkes der Verdacht auf eine intraarticuläre Kniegelenksverletzung, so ist die Indikation zur Arthroskopie gegeben. Operiert wird unter streng aseptischen Bedingungen im Operationssaal. Zur Darstellung der Kniebinnenstrukturen füllen wir das Gelenk mit Spüllösung. Mit einer speziellen endoskopischen Videokamera wird der arthroskopische Bildausschnitt auf einen Monitor übertragen.

Der Kniebinnenraum wird sorgfältig inspiziert, zur Meniscusdiagnostik benutzen wir einen separat eingebrachten Tasthaken mit Millimeterskala. Dieser ermöglicht die Beurteilung der Meniscusunterseite und gestattet eine Aussage über die Luxationsneigung sowie Größe des betroffenen Meniscus. Die präzise arthroskopische Diagnose ist die entscheidende Grundlage des operativen Eingriffes. Hieraus leitet sich die Indikation zur subtotalen, totalen oder partiellen Meniscektomie oder zu rekonstruktiven Eingriffen sowie das weitere operationstechnische Vorgehen ab.

Nach arthroskopischer Sicherung der Diagnose wird der betroffene Meniscusanteil mit dem Instrumentarium für die operative Arthroskopie fixiert und über eine Miniarthrotomie, die gewöhnlich nicht länger als 1–1,5 cm ist, excidiert. Durch die Arthrotomie besteht

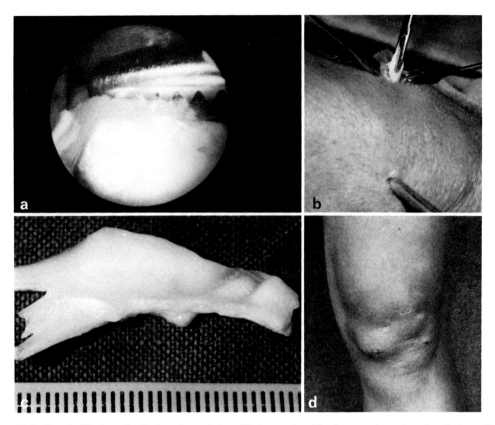

Abb. 1a–d. Nach gründlicher Inspektion Fixieren des Meniscus mit arthroskopischem Instrumentarium (**a**), Excision über eine Miniarthrotomie (**b**). Zusammenhängendes Resektat (**c**), Lokalbefund postoperativ mit Miniarthrotomie und Stichincision (**d**)

die Möglichkeit der Gewinnung größerer zusammenhängender Partikel, die dann dem Pathologen zugeführt werden können (Abb. 1).

Nach partieller oder totaler Meniscektomie erfolgt abschließend erneut eine sorgfältige Inspektion des Kniebinnenraumes. Zum Abschluß jeder Operation wird das Gelenk so lange gespült, bis die Flüssigkeit klar und frei von Gewebspartikeln ist (Abb. 2).

Die Miniarthrotomie und die Stichincisionen werden mit Klammerpflaster oder Rückstichnähten verschlossen, anschließend ein Wattekompressionsverband angelegt.

Ergebnisse

Wir berichten über 42 Meniscektomien per Miniarthrotomie am Kniegelenk, wovon 32 den Innen- und 10 den Außenmeniscus betrafen. Überwiegend wurde der Eingriff in Leitungsanästhesie, in den übrigen Fällen in Vollnarkose durchgeführt. Erfahrungen mit der Lokalanästhesie haben wir nicht.

In allen Fällen wurde eine Blutsperre angelegt.

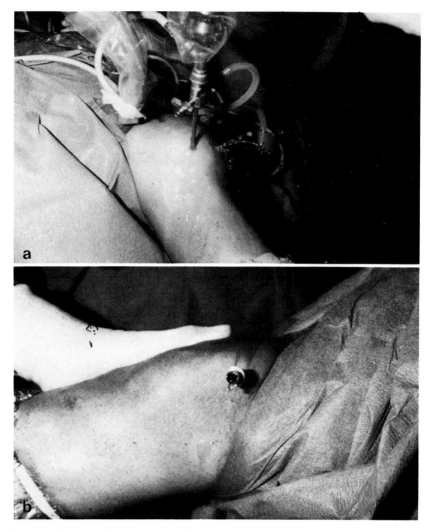

Abb. 2. Gründliches Spülen des Gelenkes, bis die Flüssigkeit klar und frei von Gewebspartikeln ist

Tabelle 1. Arthroskopische Meniscektomien [nach 1, 2, 3, 6, 7]

	Operationszeit
Dandy (1978)	49 Min
Glinz (1979)	45 Min
Fritzsch (1981)	55 Min
Bergström (1983)	55,9 Min
Hamberg (1984)	51,5 Min

Obwohl der Zugangsweg des Arthroskopes je nach klinischem Verdachtsbefund variieren kann, verwenden wir als Basiszugang die antero-laterale Stichincision.

Im Vergleich zur Literatur (Tabelle 1) ist die Operationszeit bei der Miniarthrotomie-Modifikation deutlich kürzer als bei der arthroskopischen Meniscektomie. Sie betrug in unserem Krankengut für den kombinierten Eingriff durchschnittlich 46 min.

Die sich anschließende Physiotherapie, insbesondere das isometrische Auftrainieren der Quadricepsmuskulatur, erfolgte überwiegend ambulant in unserer Nachbehandlungsabteilung. Nach Ablauf der 4. postoperativen Woche hatten 37 der 42 Patienten die Arbeit wieder aufgenommen.

Bei 4 Patienten trat als Komplikation eine intraarticuläre Ergußbildung in der unmittelbar postoperativen Phase auf, in 3 Fällen war eine Punktion notwendig. Weitere Komplikationen konnten nicht beobachtet werden.

Was sind die Vorteile dieses Vorgehens?

Wir fanden sie in der simplen Handhabung, der kurzen Operationszeit und der geringen Morbidität. Damit vereinigt diese Technik die Vorteile von Arthroskopie und Arthrotomie.

Literatur

1. Bergstrom R, Hamberg P, Lysholm J, Gillquist J (1983) Comparison of open and endoscopic meniscectomy. Clin Orthop 184:133–136
2. Dandy J (1978) Early results of closed partial meniscectomy. Brit Med J 1:1099–1101
3. Fritzsch M (1981) Frühergebnisse arthroskopischer Operationen am Kniegelenk. Med Diss Universität Homburg/Saar
4. Gillquist J, Hagberg G (1976) A new modification of the technique of arthroscopy of the knee joint. Acta Chir Scand 143(2):123–130
5. Gillquist J, Hamberg G, Oretorp N (1978) Therapeutic arthroscopy of the knee. Injury 10:128–132
6. Glinz W (1979) Diagnostische Arthroskopie und arthroskopische Operationen am Kniegelenk. Huber, Bern
7. Hamberg P, Gillquist J, Lysholm J (1984) A comparison between arthroscopic meniscectomy and modified open meniscectomy. J Bone Joint Surg [Br] 66:189–192
8. Jackson RW, Dandy DJ (1976) Arthroscopy of the knee. Grüne & Stratton, London
9. Johnson LL (1981) Diagnostic and surgical arthroscopy the knee and other joints. Mosby, London
10. Müller KM, Fisseler A (1985) Begutachtung des Meniscusschadens aus der Sicht des Pathologen. Bericht Unfallmed. Tg. des LV Rheinland-Westfalen der gew. BG (im Druck)

Partielle arthroskopische Meniscektomie bei antero-medialer Knieinstabilität

D. Kohn, P. Lobenhoffer und C. J. Wirth

Klinikum Großhadern, Orthopädische Klinik und Poliklinik der Universität München
(Komm. Direktor: Prof. Dr. C. J. Wirth), Marchioninistraße 15, D-8000 München 70

Die antero-mediale Rotationsinstabilität ist die wohl häufigste Instabilitätsform am Knie überhaupt. Mehr als die Hälfte dieser Patienten weist Meniscusläsionen auf [7]. Der Ersatz des vorderen Kreuzbandes kombiniert mit der Umlenkung eines Tractusstreifens ist unsere derzeitige Standardmethode zur Gelenkrekonstruktion bei veralteter, anteromedialer Knieinstabilität Grad II. Der Meniscus wird falls möglich refixiert, oder sparsam reseziert. Teilweise führen wir jedoch nur eine arthroskopische, partielle Meniscektomie durch und lassen die Bandläsion unversorgt. Diese Indikation wird bei definierten Voraussetzungen gestellt. Die vorliegende Nachuntersuchung soll die Berechtigung des Vorgehens belegen.

Material und Methode

49 Patienten wurden nachuntersucht. Alle hatten präoperativ den klinischen Befund einer veralteten, antero-medialen Knieinstabilität Grad II geboten. Alle hatten Meniscusschäden aufgewiesen. Bei 27 Patienten wurde ausschließlich eine partielle, arthroskopische Meniscektomie durchgeführt. Das Durchschnittsalter in dieser Gruppe war 34 Jahre (20 bis 62 Jahre), der Nachuntersuchungszeitraum betrug 13 Monate. Bei 22 Patienten wurde eine Kapselbandplastik in der genannten Form mit offener, partieller Meniscektomie vorgenommen. In dieser Gruppe war das Durchschnittsalter 26 Jahre (20 bis 44 Jahre), der Nachuntersuchungszeitraum betrug 30 Monate.

Bei im Vordergrund stehender Meniscussymptomatik wurde die Indikation zur alleinigen Meniscektomie bei wenig ausgeprägtem Instabilitätsgefühl, seltenem „Giving-way", geringer sportlicher Ambition und bereits erheblichen degenerativen Veränderungen gestellt. Unter Sicht des Arthroskops wurden 27mal der mediale und 4mal der laterale Meniscus partiell reseziert. In zwei Kniegelenken erfolgte die Meniscektomie gleichzeitig medial und lateral. Einmal haben wir eine Plica synovialis medio-patellaris entfernt.

Ergebnisse

Kniefunktion und Aktivität des Patienten waren die Kriterien unserer Nachuntersuchung. Zur Beurteilung der Funktion verwendeten wir den Lysholm-Score [4]. Diese Bewertungsskala für instabile Kniegelenke beruht auf Befragung und klinischer Untersuchung des Patienten. Ein völlig intaktes Kniegelenk erhält 100 Punkte. Mit zunehmender Funktionseinschränkung reduziert sich der Punktwert (Tabelle 1). Der präoperative Score wurde jeweils mit dem Wert bei der Nachuntersuchung verglichen (Abb. 1). Ausgangs- und Endwert sind bei alleiniger Meniscektomie niedriger als bei zusätzlicher Kapselbandplastik. Für die nur meniscektomierte Gruppe waren die Voraussetzungen schlechter. Der Funktionsgewinn

Tabelle 1. Lysholm-Score zur Bewertung der Funktion instabiler Kniegelenke

Schmerzen	0– 30
Instabilität	0– 30
Schwellung	0– 10
Treppensteigen (Beschwerden)	0– 10
Hocke (Beschwerden)	0– 5
Quadricepsatrophie	0– 5
Stockhilfe	0– 5
Hinken	0– 5
Summe	0–100

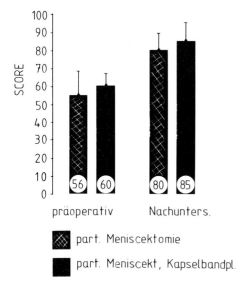

Abb. 1. Vergleich der Punktwerte im Lysholm-Score. Angegeben sind die Mittelwerte. Eingezeichnet wurde die Standardabweichung

ist in den beiden Gruppen vergleichbar, auch wenn durch alleinige Meniscektomie nicht der Zustand wie nach Kapselbandplastik erreicht wird (Tabelle 2).

Zum Vergleich des präoperativen Aktivitätsniveaus mit dem Niveau bei Nachuntersuchung wurden drei Stufen der Aktivität definiert (Abb. 2). Zum Zeitpunkt der Aufnahmeuntersuchung waren acht Patienten der Meniscektomiegruppe, jedoch nur zwei Patienten der Kapselbandplastikgruppe krankgeschrieben. Zwei Patienten übten nach partieller Meniscektomie ihren Beruf als Lagerist bzw. Bauschlosser wieder aus.

Sechs Patienten konnten nach Kapselbandplastik wieder aktiv Sport betreiben. Bei zwei Patienten hatten sich die Beschwerden nach partieller Meniscektomie verstärkt. Hier ist zwischenzeitlich eine Kapselbandplastik erfolgt. Unsicherheit und Einschränkung der sportlichen Leistungsfähigkeit war bei den Patienten der Kapselbandplastikgruppe ein wesentlicher Anlaß sich operieren zu lassen. In der Meniscektomiegruppe waren hauptsächlich Arbeitsunfähigkeit und Schmerzen der Grund. Die partielle Meniscektomie erfor-

Tabelle 2. Punktwerte (Mittelwerte) im Lysholm-Score. Die Unterschiede zwischen prä- und postoperativen Werten sind signifikant ($p < 0{,}01$)

	Präoperativ	Postoperativ	Unterschied
Arthroskopische partielle Meniscektomie	56 (s = 12)	80 (s = 8)	24
Kapselbandplastik, partielle Meniscektomie	60 (s = 5)	85 (s = 8)	25

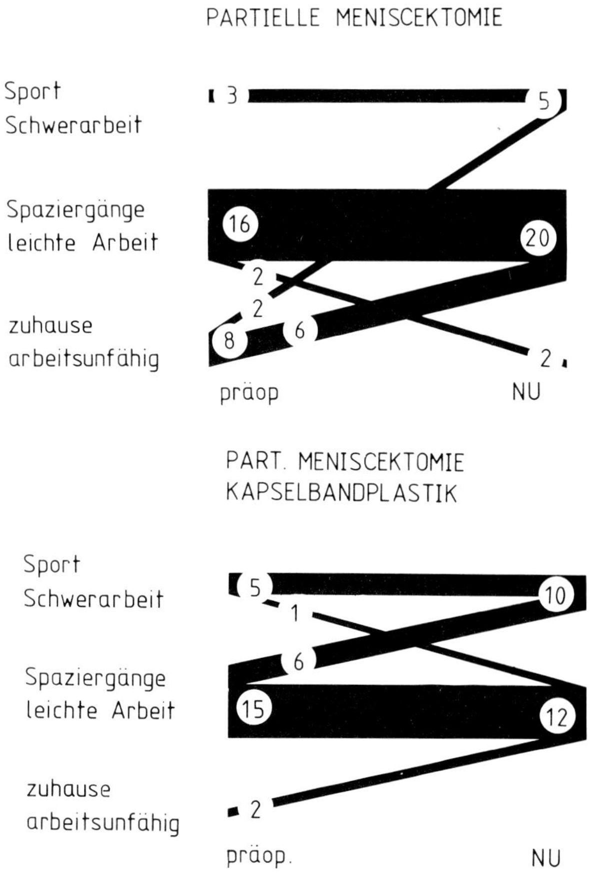

Abb. 2. Aktivitätsniveau präoperativ und bei Nachuntersuchung

derte einen 3tägigen Klinikaufenthalt. Vom Operationszeitpunkt an betrug die Arbeitsunfähigkeit durchschnittlich drei Wochen. Freies Gehen war nach einer Woche möglich. Bei Kapselbandplastik betrug die Aufenthaltsdauer 17 Tage, die Arbeitsunfähigkeit 19 Wochen. Gehen ohne Gehstützen war nach 15 Wochen möglich. Zu ernsthaften Komplikationen im Behandlungsverlauf kam es bei keinem der nachuntersuchten Patienten.

Diskussion

Der klinische Befund einer antero-medialen Rotationsinstabilität beinhaltet nicht in jedem Fall die Notwendigkeit eines kapselbandplastischen Eingriffes [3, 5]. Die alleinige, totale, offene Meniscektomie bei gleichzeitig vorliegender Ruptur des vorderen Kreuzbandes erbringt jedoch nach Literaturangaben schlechte Resultate mit Zunahme der Instabilität und rascher Progredienz der Arthrose [1]. Bei der arthroskopischen, partiellen Meniscektomie bleiben Randleiste und randleistennahe Meniscusanteile erhalten [2]. Eine Vergrößerung der Instabilität ist deshalb nicht zu erwarten. Die partielle, arthroskopische Meniscektomie ist am instabilen Kniegelenk nicht die Methode der Wahl [6]. Sie erbringt jedoch in ausgewählten Fällen nach den vorliegenden Ergebnissen bei geringem Aufwand eine erhebliche Verbesserung der Kniefunktion und kann in manchen Fällen die Arbeitsfähigkeit auch in Berufen mit körperlich schwerer Tätigkeit wieder herstellen. Bei geringer sportlicher Ambition sowie bei bereits bestehenden, degenerativen Gelenkschäden sollte dieses Vorgehen in die therapeutischen Überlegungen einbezogen werden.

Literatur

1. Gudde P, Wagenknecht R (1973) Untersuchungsergebnisse bei 50 Patienten 10–12 Jahre nach der Innenmeniscusoperation bei gleichzeitig vorliegender Ruptur des vorderen Kreuzbandes. Z Orthop 111:369–372
2. Gillquist J, Oretorp N (1982) Arthroscopic partial meniscectomy. Clin Orthop 167:29–33
3. Jokl P, Kaplan N, Stovell P, Keggi K (1984) Non-operative treatment of severe injuries to the medial and anterior cruciate ligaments of the knee. J Bone Joint Surg [Am] 66A: 741–744
4. Lysholm J, Gillquist J (1982) Evaluation of knee ligament surgery results with special emphasis on use of a scoring scale. Am J Sports Med 10:150–153
5. McDaniel WJ, Dameron TB (1980) Untreated ruptures of the anterior cruciate ligament. J Bone Joint Surg [Am] 62A:692–704
6. Paterson FWN, Trickey EL (1983) Meniscectomy for tears of the meniscus combined with rupture of the anterior cruciate ligament. J Bone Joint Surg [Br] 65:388–390
7. Wirth CJ, Jäger M, Kolb M (1984) Die komplexe vordere Knie-Instabilität. Thieme, Stuttgart New York

Technik und Indikation der arthroskopischen Kreuzbandplastik

K. E. Rehm, K. H. Schultheis und H. Ecke

Unfallchirurgische Klinik Justus-Liebig-Universität Gießen (Direktor: Prof. Dr. H. Ecke), Klinikstraße 29, D-6300 Gießen

Der plastische Ersatz des vorderen Kreuzbandes wurde 1981 von 2 unabhängigen Arbeitsgruppen erstmals beschrieben. Dandy [3] berichtete von der arthroskopischen Implantation einer Kohlefaserprothese ohne nähere Angaben zur Technik zu machen. Der geschlossene Ersatz des vorderen Kreuzbandes unter arthroskopischer Kontrolle wurde 1981 mitgeteilt [6] und ein entsprechendes Instrumentarium vorgestellt. Anfänglich als eine Art Zirkuskunststück am Kniegelenk belächelt, entwickelten 1984 mehrere Operateure (Klein [5], Toft [7], Bahuaud [1]) ihre eigenen Modifikationen des arthroskopischen Kreuzbandersatzes. Ein Jahr zuvor hatte Bartlett [2] an 5 Leichenknien die arthroskopische Wiederherstellung des vorderen Kreuzbandes mit einer klinisch nicht praktizierbaren Angelhakenmethode erprobt.

Das Bedürfnis nach einer Rekonstruktion eines isolierten Kreuzbandschadens ist gewachsen durch die zahlreiche Entdeckung dieser Verletzungen seit sich die Arthroskopie des Hämarthros auf breiter Basis durchgesetzt hat. Die unbehandelte Ruptur des vorderen Kreuzbandes endet in einer synovialen Narbe oder einer mechanisch insuffizienten Regeneratbildung. Der Verlust des zentralen Pfeilers kann bei ausreichender musculärer Kompensation und kräftigem Kapselbandapparat evtl. klinisch stumm bleiben, oder aber zur chronischen Irritation des Gelenkes, damit zur Früharthrose oder auch Auslockerung bis dahin unverletzter Strukturen führen. Kollagenes Fasermaterial neigt bei chronischer Überbelastung zu einer Dehnung seines Fasergefüges. Hat dann die Instabilität zur Destruktion der Menisci und der Knorpeloberfläche geführt, ist der günstigste Zeitpunkt für eine Rekonstruktion vergangen. Andererseits versteht der Verletzte schwer, daß eine große Knieoperation lediglich zur Verhinderung dieser möglichen Schäden durchgeführt wird. Hier scheint die arthroskopische Kreuzbandplastik eine vertretbare Indikation zu finden. Extra-articuläre Ersatzoperationen haben enttäuscht, da sie nicht in der Lage waren, die Instabilität dauerhaft zu beseitigen [4].

Indikationen

Der arthroskopische Kreuzbandersatz kann grundsätzlich bei jeder nicht durch Naht rekonstruierbaren Kreuzbandruptur oder beim alten Kreuzbandschaden durchgeführt werden, vorausgesetzt daß es sich um eine im wesentlichen isolierte Verletzung handelt. Dies bedeutet, daß die Instabilität den positiven Lachmann-Test oder Pivot-Shift nicht übersteigt. Liegt eine Rotationsinstabilität mit der Notwendigkeit weiterer Kapselbandrekonstruktionen vor, so scheidet das arthroskopische Vorgehen aus. Die arthroskopische Exploration sollte weitere begleitende Kapselbandverletzungen ausschließen. Liegen Knorpel- oder Meniscusläsionen vor, so müssen diese einer arthroskopischen Operationstechnik zugängig sein. Eine nennenswerte Insuffizienz des vorderen Kreuzbandes findet sich häufig als „Nebenbefund" bei Meniscusläsionen der Hinterhörner. Dies ist eine gute Indikation

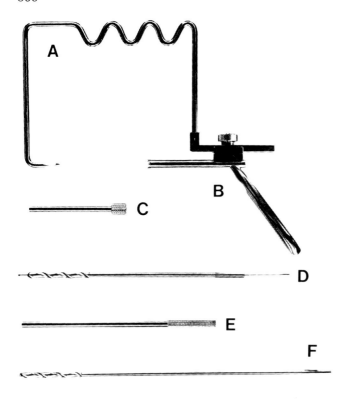

Abb. 1. Instrumentarium. *A*: Bügel des Zielgerätes mit wellenförmiger Ausformung. Damit gelingt die orthograde Einstellung im Strahlengang bei röntgenologischer Kontrolle. *B*: Handgriff des Zielgerätes mit Bohrbuchse. Dieser ist verschieblich und abnehmbar am Zielbügel angebracht. *C*: Zentrierbohrbuchse für 1,9 mm Kirschner-Draht. *D*: Kannelierter Bohrer 7 mm, kurz. *E*: Dünnwandige Schutzhülse. *F*: 6 mm-Öhrbohrer lang

zur arthroskopischen Kreuzbandplastik, wenn die Meniscusläsion arthroskopisch-chirurgisch behandelt werden kann.

Technik

Andere Autoren bevorzugten anfänglich eine Over-the-top-Technik, um die femorale Bohrung zu ersparen und die Probleme der Abknickung des Transplantates am femoralen Ansatz abzuschwächen. In der eigenen Technik wird ein geradliniger Kanal durch Tibia und Femur bevorzugt, wie er inzwischen auch von Gillquist am offenen Gelenk praktiziert wird. Der Vorteil liegt in einer sichereren Lokalisation der femoralen Bohrung, weil Zielbohrungen, mit Kirschner-Drähten und dünnen Bohrern von außen nach innen gebohrt, eine wesentliche Abweichung von der vorgesehenen Achse erfahren können. Dazu wurde ein Instrumentarium konstruiert, welches eine sichere Lokalisation des Zieldrahtes ermöglicht (Abb. 1).

Um sterile Verhältnisse während des gesamten Eingriffs zu gewährleisten ist eine endoskopische Videokette Voraussetzung des Eingriffs. Die Lagerung erfolgt auf einem Beinhalter, welcher eine Beugung des Kniegelenkes über 90 Grad zuläßt. Nach klinischer Überprüfung des Instabilitätsgrades in Narkose ohne Blutleere wird die arthroskopische Exploration des gesamten Gelenkes vorausgesetzt. Am Femur wird eine antero-laterale Längsincision von ca. 6 cm angelegt und aus dieser ein 4–5 cm langer Streifen aus der Fascia lata gewonnen. Nach experimentellen Untersuchungen über die Fixation von Kordeln aus

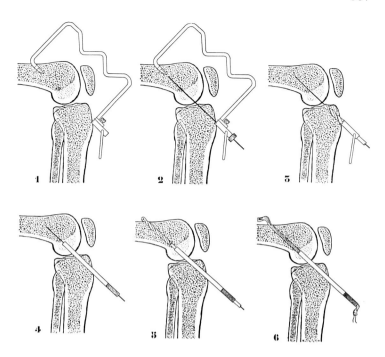

Abb. 2. Die einzelnen Schritte beim arthroskopischen Ersatz des vorderen Kreuzbandes. *1* Anlegen des Zielbohrbügels. Dieser Vorgang kann unter Bildwandlerkontrolle erfolgen. *2* Einbohren des 1,9 mm Zieldrahtes, mit welchem die Achse des Bohrkanals festgelegt wird. Arthroskopische Kontrolle der Lage des Bohrdrahtes. *3* Nach Abnahme des Zielbügels, Aufbohren des tibialen Bohrkanales mit 7 mm. *4* Einschieben der Gewebeschutzhülse bis zum Dach der Intercondylärgrube. *5* Femorale Bohrung mit 6,0-Öhrbohrer. Entfernen des Kirschner-Drahtes, Anknüpfen des Transplantates an das Öhr des Bohrers. *6* Einzug des Transplantates in den Bohrkanal bei liegendem Gewebeschutz. Abschließend Fixation des Transplantates mit Kleinfragmentschrauben und Kunststoffunterlegscheiben

dem Nahtmaterial Polydioxanon (PDS) bevorzugen wir eine Einscheidung des temporären alloplastischen Kraftträgers lediglich im Bereich des freien intraartikulären Anteils und lassen die Kordeln im Bohrkanal im wesentlichen unbedeckt, damit erreichen wir eine sichere knöcherne Fixation des Transplantates unter Spannung im Bohrkanal.

Nach Vorbereitung des Augmentationstransplantates wird die Achse der späteren Kreuzbandplastik mit dem Kirschner-Draht mit dem Zielbügel von außen eingestellt und unter arthroskopischer Sicht eingebohrt. Dazu ist eine Beugung des Kniegelenkes von 90–100 Grad erforderlich. Die tibiale Bohrung beginnt medial neben der Patellarsehne, ca. 2 cm unterhalb des Tibiaplateaus. Die femorale Einbohrung des Kirschner-Drahtes kann durch Veränderung der Beugestellung und Rotation des Unterschenkels in kleinem Umfang korrigiert werden. Ist die Achse fixiert, so wird der Bohrkanal mit kannelierten Bohrern erweitert (Abb. 2). Der Gelenkinnenraum wird mit einer dünnwandigen Bohrhülse abgeschlossen, worauf die femorale Bohrung erfolgen kann. Damit wird verhindert, daß weitere intraartikuläre Strukturen verletzt werden können. Einen ähnlichen Effekt haben oscillierende Bohrer. Nach Abschluß der femoralen Bohrung kann der Führungsdraht entfernt werden. Am Öhr des querdurchbohrten langen Bohrers wird nun das Transplantat

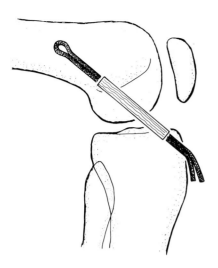

Abb. 3. Schema der Kreuzbandaugmentationsplastik. Das autologe Transplantat umhüllt das synthetische Band im freien intraarticulären Anteil, läßt aber den Verlauf der Bohrkanäle unbedeckt. Auf diese Weise wird eine stabile knöcherne Verankerung der verwandten PDS-Kordel erreicht

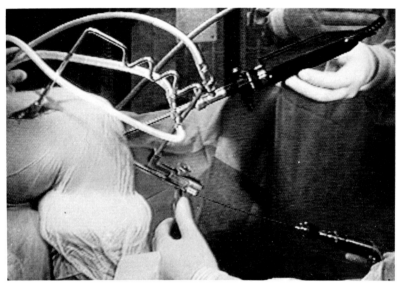

Abb. 4. Arthroskopische Kreuzbandplastik. Einbohren des Zieldrahtes unter arthroskopischer Sicht mit Endovideo-Kamera (Fotoreproduktion aus eigenem Videofilm)

angeknotet und mit vorsichtigen Hin- und Herbewegungen durch Bohrkanal und Hülse in das Gelenk eingezogen. Vor der definitiven Fixation werden Probebewegungen unter arthroskopischer Sicht durchgeführt, um die isometrische Lage des Transplantates sicherzustellen. Anschließend erfolgt die Fixation mit Kleinfragmentschrauben und Kunststoffunterlegscheiben unter Spannung des Transplantates.

Die Technik zum arthroskopischen Kreuzbandersatz ist an kein bestimmtes Transplantat gebunden. Alle übrigen Autoren verwenden synthetische nichtresorbierbare Bänder aus Dacron. Wir bevorzugen eine kombinierte Plastik von autologen mit langsam resorbierbarem alloplastischem Material im Sinne der Kreuzbandaugmentationsplastik.

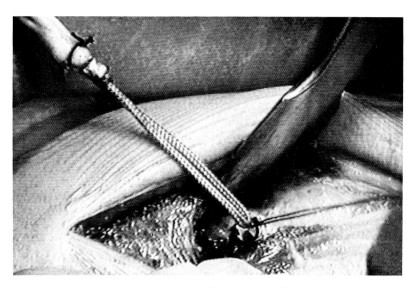

Abb. 5. Einzug des Augmentationstransplantates nach Fixation am Öhrbohrer. (Fotoreproduktion aus eigenem Videofilm)

Zusammenfassung

Der arthroskopische Ersatz des vorderen Kreuzbandes ist technisch möglich und auch als Augmentationsplastik ausführbar. Dazu wird ein einfaches Instrumentarium benötigt, mit welchem ein geradliniger Bohrkanal in Verlängerung der Kreuzbandachse über einen Führungsdraht unter endoskopischer Kontrolle durchgeführt werden kann. Die Bohrkanäle werden mit kannelierten Bohrern erweitert. Die Indikation wird in erster Linie bei veralteten isolierten Kreuzbandrupturen und frischen nicht durch Naht rekonstruierbaren isolierten Kreuzbandrupturen gesehen.

Literatur

1. Bahuaud E, Ferro RM, Richard M, Rebour I (1984) Ligamentoplastie anteriéure du genou sous contrôle arthroscopique. Presse Méd 13:2641
2. Bartlett EC (1983) Arthroscopic repair and augmentation of the anterior cruciate ligament in cadaver knees. Clin Orthop 172:107
3. Dandy DI (1981) Arthroscopic surgery of the knee. Churchill Livingstone, Edinburgh London Melborne New York
4. Jonsson U, Dahlstedt L (1985) Anterior cruciate ligament insufficiency. Treated by combined medial an lateral extra-articular reconstruction. Arch Orthop Trauma Surg 104:94
5. Klein W (1985) Technik des arthroskopisch-chirurgischen Kreuzbandersatzes. In: Hofer H (Hrsg) Fortschritte der Arthroskopie. Enke, Stuttgart
6. Rehm KE (1981) Die geschlossene Kreuzbandplastik. Unfallchirurgie 7:55
7. Toft J (1984) Die arthroskopische vordere Kreuzbandplastik mit Dacron. Therapiewoche 31:13

Die extraarticuläre Aufrichtungsosteosynthese umschriebener Tibiaplateau-Impressionsfrakturen unter arthroskopischer Kontrolle

P. Holzach und P. Matter

Spital Davos/Schweiz, Abt. für Chirurgie (Chefarzt: Prof. Dr. P. Matter),
CH-7270 Davos-Platz

Die Klassifikation der Frakturtypen am Tibiakopf erfolgt einerseits topographisch nach der Frakturlokalisation am medialen, lateralen oder an beiden Tibiaköpfen und andererseits morphologisch nach dem Frakturtyp. Die Klassifikation der AO beinhaltet 4 Frakturtypen, die aber nicht voll umfassend ist, da sie die morphologische, nicht aber die topographische Einteilung voll berücksichtigt. Die neue AO-Klassifikation (nach M. E. Müller) ist bezüglich topographischer und morphologischer Einteilung viel umfassender.

Reine Tibiaplateau-Impressionsfrakturen mit intakter Tibiakopf-Randcorticalis (alte AO-Klassifikation Typ II, neue Klassifikation Typ B2/B3) lokalisieren sich nur im lateralen Tibiakopf. Durch den lateralen Femurcondylus wird das Tibiaplateau stempelartig imprimiert, ohne daß die randständige Corticalis frakturiert und somit das Plateau verbreitert wird.

Nach Angaben verschiedener Autoren (Rasmussen/Burri u. a.) zeigen diese lateralen Stauchungsbrüche in 4–10% einen Band-/Meniscusschaden medial und in ca. 5% eine vordere Kreuzbandläsion.

Diagnostisch imponiert häufig der starke Hämarthros. Radiologisch kann im ap- und Seitenbild die Fraktur leicht übersehen werden, weshalb nebst der ap-Aufnahme in Extension Schrägbilder und vor allem Tomogramme notwendig sind. Die Diskrepanz zwischen dem recht diskreten Röntgenbefund und dem effektiven intraoperativen Situs kann recht groß sein.

Eine Impressionsfraktur sollte nach unserer Ansicht immer rekonstruiert werden, da einerseits eine intraarticuläre Stufenbildung zwangsweise zu weiteren Schäden führt und andererseits auch bei intakten Seiten- und Kreuzbändern ein disharmonischer Bewegungsablauf resultiert und so vor allem die extensionsnahe Stabilität beeinträchtigt, was zwangsweise zu Sekundärschäden führen muß.

Bis anhin wurden die lateralen umschriebenen Impressionsfrakturen wie die übrigen Tibiakopffrakturen durch eine Arthrotomie dargestellt und unter direkter Einsicht anatomisch reponiert. Der Zugang zum Gelenk als erster Operationsschritt erfordert eine Incision des Tractus ilio-tibialis, eine großzügige Capsulotomie und meistens eine anterolaterale Desinsertion des lateralen Meniscus mit Anheben desselben. Die vollständige Gelenkübersicht ist trotz dieser Arthrotomie nicht immer gut möglich, so daß Läsionen wie vor allem die des medialen Meniscushinterhornes und des postero-medialen Kapselecks nicht eingesehen werden können.

Die Arthroskopie bei diesem Frakturtyp löst diese zwei Probleme:

1. erlaubt sie nach Evakuation des Hämarthros eine bessere Diagnostik zum Ausschluß von Begleitverletzungen und

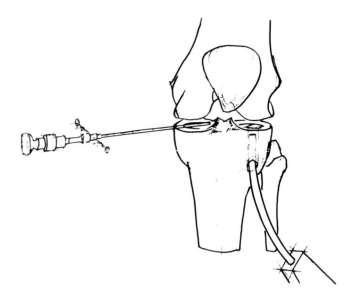

Abb. 1

2. kann man sich die Arthrotomie mit Meniscusdesinsertion ersparen und sich nur mit einer antero-lateralen Stichincision zum Einführen des Tasters oder Elevatoriums begnügen. Gleichzeitig kann eine Meniscektomie oder eine Knorpelabrasio damit verbunden werden.

In praxi führen wir diesen Eingriff in Intubationsnarkose oder Periduralanästhesie durch, die verletzte Extremität wird auf einer Kniestütze in leicht flektierter Stellung des Kniegelenkes gelagert und der Eingriff wird in Blutsperre durchgeführt. Während das erste Team die Spongiosaentnahme aus dem gleichseitigen Trochanter major vornimmt, wird das Kniegelenk von antero-medial, evtl. zusätzlich antero-lateral her unter sterilen Kautelen mit TV-Übertragung durch den zweiten Operateur arthroskopiert (Abb. 1).

Unter arthroskopischer Einsicht des lateralen Tibiaplateaus wird nach Ablösen der Extensorengruppe am lateralen Tibiakopf und Herstellen eines Corticalisfensters ventral der Fibula in den Tibiakondylus die imprimierte Gelenkoberfläche von unten her mit Hilfe eines Spongiosastößels angehoben. Wir bevorzugen eine leichte Überkorrektur von ca. 1 mm. Der dadurch entstehende Hohlraum unter der Gelenkfläche wird mit der Spongiosa aufgefüllt und das Corticalisfenster darüber wieder verschlossen. Eine Zugschraubenosteosynthese nehmen wir nur dann vor, wenn der Tibiakopf einen zusätzlichen Spaltbruch zeigt.

Die Nachbehandlung erfolgt früh-funktionell auf einer Bewegungsschiene, unterstützt durch ein physiotherapeutisches Training mit Vermeiden der vollen Extension und Flexion während der ersten sechs postoperativen Wochen. Nach sechs Wochen darf der Patient bis maximal 15 kg abrollen, nach 12 Wochen zunehmend belasten.

Drei nach dieser Technik operierte Patienten konnten wir über einen Zeitraum von 8 Monaten beobachten:

Patient 1 (Fr. G. L.): 59jährig. Unfallursache: Kollision mit Skifahrer. Deutlicher Hämarthros des Kniegelenkes, diskreter Röntgenbefund in der ap-Aufnahme, im seitlichen Tomo-

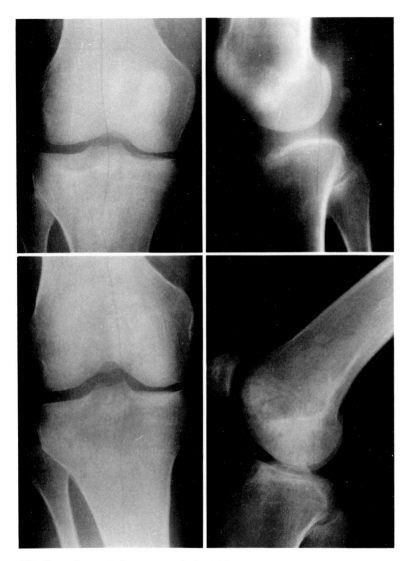

Abb. 2. a präoperativ, b postoperativ (und 7 Monate)

gramm aber gut sichtbare Impressionsfraktur. Problemloser intra- und postoperativer Verlauf. Restitutio ad integrum mit seitengleicher Stabilität, voller Funktion und Beschwerdefreiheit.

Patient 2 (Hr. H. D.): 42jährig. Unfallursache: Selbstunfall beim Alpin-Skilauf. Deutliche Impressionsfraktur des antero-lateralen Tibiaplateaus. Problemloser intra- und postoperativer Verlauf mit noch leichten Restbeschwerden im rechten Kniegelenk bei forciertester Belastung bei guter Stabilität und fehlendem Erguß. Die Fraktur und Spongiosaplastik sind radiologisch vollständig konsolidiert (Abb. 2).

Patient 3 (Fr. B. P.): 37jährig. Unfallursache: Selbstunfall beim Alpin-Skilauf. Die initial vom Hausarzt übersehene laterale Impressionsfraktur des Tibiaplateaus wurde postprimär operiert und wegen Frakturausläufers in den lateralen Condylus mittels zusätzlicher Spongiosazugschraube stabilisiert. Problemloser postoperativer Verlauf. Auch der Spätverlauf war nach Angaben der Patientin unauffällig.

Bei allen drei Patienten waren der mediale Bandapparat und das vordere Kreuzband intakt. Im Gegensatz zu den Angaben der Literatur fanden wir diesen Frakturtyp auch bei biologisch jungen Patienten mit normaler spongiöser Knochenstruktur. Die Operationszeit war nicht länger als bei der nach konventioneller Methode durchgeführten Operation.

Zusammenfassend möchten wir festhalten, daß das kombinierte operative Vorgehen der lateralen Tibiaplateaufraktur mittels extraarticulärer Aufrichtung des imprimierten Plateaus unter arthroskopischer Einsicht gegenüber der konventionellen Operation vorteilhafter sein kann, wegen besserer Übersicht des Kniegelenkes, fehlender Arthrotomie und Desinsertion des lateralen Meniscus und somit nicht gestörter Propriozeptivität des Gelenkes.

Technisch ist dieser Eingriff für den in der Arthroskopie versierten Operateur nicht schwieriger und auch nicht länger dauernd.

Zur Bedeutung der Arthroskopie für Diagnostik und Therapie osteo-chondraler Frakturen im Kniegelenk

H. Stürz und J. Haus

Medizinische Hochschule Hannover, Orthopädische Klinik (Direktor: Prof. Dr. H. J. Refior), Konstanty-Gutschow-Straße 8, D-3000 Hannover 61

Die Arthroskopie verdankt ihre umfangreiche Anwendung nicht nur ihrer technischen Perfektionierung und der zunehmenden Häufigkeit von Kniebinnenverletzungen, sondern auch der visuellen Ausrichtung unseres Zeitalters.

Die Möglichkeit, Gelenkbinnenstrukturen mit dem Auge einsehen und beurteilen zu können, hat die Kenntnis von Traumafolgen und Erkrankungen wesentlich erweitert und die Festlegung therapeutischer Strategien erleichtert.

Dies gilt auch für die osteo-chondralen Frakturen des Kniegelenkes im Kindes- und Erwachsenenalter. Die ossäre und chondrale Strukturschädigung führt zunächst zu einer Kommunikation zwischen Markraum des Knochens und Kniebinnenraum mit der Folge eines lipidtingierten Hämarthros bei der frischen Verletzung. Für die meisten Fälle osteochondraler Frakturen sind Punktionsergebnis und röntgenologischer Frakturnachweis richtungsweisende Diagnostika für weitere Maßnahmen.

Differentialdiagnostisch kommen beim Hämarthros des Kniegelenkes vor allem Meniscusverletzungen, knöcherne Ausrisse des Kreuzbandapparates sowie vordere Kreuzbandrupturen und Rupturen des medialen Halteapparates bei traumatischen Patellaluxationen in Frage.

Durch Röntgenuntersuchung und Gelenkpunktion ist in den meisten Fällen eine eindeutige Diagnose möglich. Dennoch ist heute im Anschluß daran die Arthroskopie als diagnostische und häufig auch therapeutische Methode unverzichtbar. Sie bietet bei dem Verdacht auf das Vorliegen einer osteo-chondralen Fraktur den Vorteil einer eindeutigen Zuordnung der Verletzungslokalisation und des Verletzungsausmaßes.

An der Orthopädischen Klinik der Med. Hochschule Hannover wurden in der Zeit zwischen April 1981 und April 1985 35mal osteo-chondrale Frakturen des Kniegelenkes als Ursache akuter oder rezidivierender Funktionsstörungen arthroskopisch nachgewiesen.

Es handelte sich dabei sowohl um frische als auch um veraltete Verletzungen im Kindes- und Erwachsenenalter. 17mal fand sich ein Hämarthros bei frischen Verletzungen, 18mal bestanden veraltete osteo-chondrale Frakturen, bei denen primär das Ausmaß der bestehenden Knorpelknochenverletzung nicht richtig erkannt worden war. Der Umstand, daß wir mehr veraltete Schäden am Kniegelenk sahen als frische Verletzungen hat eine Ursache darin, daß wir als Orthopädische Klinik nicht über eine Unfallambulanz zur Akutversorgung verfügen.

Während bei den frischen Verletzungen der Defektbereich überwiegend mit Blutcoageln belegt war, so daß erst nach entsprechender Gelenkspülung das tatsächliche Ausmaß des Defektes sichtbar wurde, stellte sich bei den veralteten Verletzungen als typischer Befund eine fibro-cartilaginäre Vernarbung des Defektgrundes dar.

In 5 veralteten Fällen fand sich außerdem eine lokale Synovitis, die einmal die partielle Synovektomie erforderlich machte.

Die arthroskopisch festgestellten Verletzungen wiesen eine unterschiedliche Lokalisation auf, wobei der laterale Femurcondylus sowie die Patellarückfläche am häufigsten betroffen waren.

Anamnestisch konnte in unserem Krankengut in 28 Fällen als Ursache der osteo-chondralen Fraktur eindeutig eine Patellaluxation verantwortlich gemacht werden.

11 Fälle wiesen dabei über die typische blutige Imbibierung im medialen Kapselbereich eine Ruptur des medialen Retinaculums auf.

Mit Hilfe der diagnostischen Arthroskopie konnte in allen Fällen eine individuelle therapeutische Strategie festgelegt werden. Sie bestand in 9 Fällen in der alleinigen Entfernung der Fragmente unter Belassung des vernarbten Defektes. In 10 weiteren Fällen war eine Pridie-Bohrung des Defektgrundes notwendig. 6mal erfolgte diese unter Sicht des Arthroskopes extraarticulär ohne zusätzliche Arthrotomie.

Bei 16 Patienten wurde aufgrund der arthroskopischen Beurteilung der Defektstelle und des Fragmentes eine Refixation mit Fibrinklebung oder mit Kirschner-Draht-Stabilisierung möglich. In 6 Fällen mit Riß des medialen Retinaculums erfolgte die primäre Naht.

Unsere Erfahrungen mit der Arthroskopie bei osteo-chondralen Frakturen des Kniegelenkes bestätigen, daß bei unklarer konventioneller Diagnostik die Arthroskopie im Kindes- und Erwachsenenalter eine wertvolle und nicht mehr wegzudenkende Hilfe darstellt.

Durch die arthroskopische Diagnostik ist es möglich, klare Aussagen über Größe, Konsistenz und Lokalisation des Verletzungsbereiches sowie der Fragmente zu machen.

Die direkte arthroskopische Beurteilung der verletzten Gelenkbereiche erbringt über die Bestimmung der Art des operativen Vorgehens hinaus den Vorteil der verbindlichen Festlegung eines zweckmäßigen Zugangsweges mit möglichst geringer Traumatisierung des Gelenkes.

Nicht zuletzt liegt der Wert der arthroskopischen Diagnostik auch bei der osteo-chondralen Fraktur in der retrospektiven Klärungsmöglichkeit versicherungsrechtlicher Probleme, auf die von verschiedenen Autoren schon wiederholt hingewiesen wurde.

Die Arthroskopie als entscheidende Untersuchungsmethode bei traumatischer Patellaluxation

H. Wolf und H. K. Kaufner

RWTH Aachen, Chirurgische Klinik (Direktor: Prof. Dr. V. Schumpelick), Pauwelsstraße, D-5100 Aachen

Die traumatische Patellaluxation ist insbesondere bei Jugendlichen eine gar nicht so seltene, aber in ihrer Schwere häufig unterschätzte Kniegelenksverletzung. Da die Reposition der luxierten Patella meistens schon am Unfallort spontan oder durch ven Verletzten selbst erfolgt, ist die klinische Symptomatik primär oft gering. Nach Frakturausschluß durch Standard-Rö-Ausnahmen des Kniegelenkes in 2 Ebenen besteht die Weiterbehandlung dann — je nach Temperament des Behandlers — in mehrwöchiger Ruhigstellung im Gipstutor oder in frühzeitigen Bewegungsübungen.

Später auftretende Kniegelenksbeschwerden werden dann fälschlicherweise als unfallunabhängige Präarthrose oder Chondromalacia patellae gedeutet, zumal fast immer eine mehr oder weniger ausgeprägte anlagebedingte Patelladeformität besteht. Dabei wird immer wieder übersehen, daß die erheblichen Druck- und Scherkräfte, die zur Luxation der Patella führen, sehr häufig chondrale oder osteochondrale Impressions- oder Scherfrakturen an der Patellarückfläche und am lateralen Femurcondylus verursachen.

Weil diese Verletzungen bei den Rö-Übersichtsaufnahmen nur selten entdeckt werden, sollte jede traumatische Patellaluxation arthroskopiert werden.

In den letzten 3 Jahren konnten wir an der Abteilung Chirurgie der RWTH Aachen 15 traumatische Patellaluxationen beobachten. 8mal handelte es sich um sichere Erstluxationen, 4mal gaben die Patienten anamnestisch Kniegelenkstraumen an, die eine frühere Luxation vermuten ließen. 3mal waren schon sichere Patellaluxationen vorausgegangen, bei einer Patientin war deshalb bereits eine Korrektur-Operation mit Medialisierung des Patellarsehnenansatzes durchgeführt worden. 13 unserer Patienten waren weiblich im Alter zwischen 8 und 35 Jahren, 2 junge Männer waren 16 bzw. 18 Jahre alt. Nur 3mal mußte die luxierte Patella vom erstbehandelnden Arzt reponiert werden, in allen anderen Fällen war die Reposition spontan oder durch den Verletzten selbst erfolgt.

Bei der klinischen Untersuchung fand sich in 12 Fällen ein nicht immer stark ausgeprägter blutiger Kniegelenkserguß, 6mal mit Fettaugen auf der Punktionsflüssigkeit als Hinweis auf eine Eröffnung des Markraumes. Röntgenologisch ergab sich 5mal der Verdacht auf ein osteo-chondrales Fragment.

Die bei uns routinemäßig innerhalb der ersten 2 Tage nach dem Unfall durchgeführte Arthroskopie zeigte jedoch bei 12 Patienten versorgungswürdige Läsionen der Patellarückfläche bzw. der Femurcondylen, 4mal kombiniert mit einer ausgedehnten Läsion der medialen Gelenkkapsel. In 3 Fällen fanden sich arthroskopisch lediglich minimale Synovialverletzungen am Medialrand der Patella, die keiner weiteren Versorgung bedurften. Bei 4 unserer 15 Patienten ließen sich neben frischen Knorpel-Knochenläsionen auch ältere Veränderungen, vorwiegend im Bereich der Patellagelenkfläche, nachweisen.

Bei der im Anschluß an den positiven Arthroskopie-Befund durchgeführten Arthrotomie mußten 2mal weitgehend zerstörte chondrale Dissekate entfernt werden, in 7 Fällen konnten die losgelösten Fragmente wieder mit Fibrinkleber fixiert werden. Bei 3 großen osteochondralen Fragmenten, 2mal vom lateralen Femurcondylus, 1mal vom medialen Patellarand, führten wir die Fixation mit Kleinfragmentschrauben durch.

Bei 8 Patienten wurden Verletzungen der medialen Retinacula mitversorgt, in 4 Fällen eine Spaltung des lateralen Bandapparates im Sinne eines lateralen release durchgeführt, 2mal kombiniert mit einer Medialisierung des Patellarsehnenansatzes. Postoperativ legten wir den Patienten einen Gipstutor für 4 Wochen an und begannen dann, zunächst für 2 Wochen unbelastet, mit krankengymanstischen Bewegungsübungen.

Zusammenfassend ist zu sagen, daß die traumatische Patellaluxation also eine ernstzunehmende Verletzung darstellt, die besonders wegen der fast obligaten Knorpelschäden einer sorgfältigen Diagnostik und gegebenenfalls Therapie zugeführt werden muß. Hierbei hat sich die Arthroskopie als sichere und aussagekräftige Methode bewährt und sollte bei jedem Verdacht auf eine Patellaluxation eingesetzt werden. Sie vermag Aufschluß zu geben über das Ausmaß oder Fehlen von Mitverletzungen des Gelenkknorpels und ist damit entscheidend für das weitere Vorgehen. Deshalb halten wir lediglich nach arthroskopisch gesichertem Ausschluß einer Verletzung der Kniegelenksflächen bei erstmaliger traumatischer Patellaluxation einen konservativen Behandlungsversuch für gerechtfertigt.

XI. Autologe, homologe und alloplastische Transplantate bei Verletzungen des Kapselbandapparates am Kniegelenk

Autologe und alloplastische Transplantate bei frischen Verletzungen des Kapsel-Band-Apparates am Kniegelenk

D. Wolter und Ch. Eggers

Allgem. Krankenhaus St. Georg, Abteilung für Unfall-, Wiederherstellungs- und Handchirurgie (Prof. Dr. D. Wolter), Lohmühlenstraße 5, D-2000 Hamburg 1

Bei der primären Rekonstruktion verletzter Band- und Kapselstrukturen muß man in besonderem Maße bemüht sein, die ursprüngliche anatomische Form wiederherzustellen. Dies sollte in der Regel ohne plastische Maßnahmen möglich sein. Bei Verletzungen des zentralen Pfeilers und gleichzeitig vorliegender schlechter Bandqualität aufgrund des Alters, einer rheumatischen Erkrankung oder aus anderen Ursachen kann jedoch die Notwendigkeit gegeben sein, bei der primären Rekonstruktion autologe oder alloplastische Transplantate als Leitschiene, als Bandverstärkung oder -ersatz zu verwenden. Dabei sollte man jedoch bedenken, daß der primäre Ersatz ortsständiger Sehnen und Strukturen bei ausbleibendem Erfolg sekundäre Rekonstruktionen erheblich erschwert bzw. unmöglich macht. Dem Anliegen von W. Müller, bei der primären Rekonstruktion von Verletzungen so wenig als nur möglich knienahe Sehnen zu verwenden, muß man daher besondere Beachtung schenken [11].

Bei der Überstreckungsverletzung mit innenrotiertem Kniegelenk findet man intraligamentäre vordere Kreuzbandrupturen, bei denen die Verletzung zu einer erheblichen Zerstörung des Bandes mit Auffaserung der Bandstümpfe geführt hat. In solchen Fällen ist das Ergebnis auch nach möglichst guter Rekonstruktion des Bandes nicht immer befriedigend. In einer derartigen Situation kann eine zusätzliche primäre Verstärkungsplastik sinnvoll sein. Die Verstärkung des Kreuzbandes kann beispielsweise durch einen Teil des Ligamentum patellae, wie von Brückner und Jones angegeben, in der Technik von W. Müller oder Benedetto durchgeführt werden [2, 10]. Zum anderen stehen Sehnen aus dem Bereich der Pes anserinus-Gruppe zur Verfügung, um eine zusätzliche Verstärkung vorzunehmen. Wirth nimmt die Sehne des Musc. semitendinosus oder Musc. gracilis, die von der Tibia aus über einen weiteren Bohrkanal von der femoralen Insertionsstelle aus zum lateralen Epicondylus femoris durchgezogen und am Femur verankert wird. Die beiden Bandstümpfe werden mit ihrem synovialen Überzug auf der Sehne mit Feinadaptationsnähten angeheftet [14].

Keinesfalls sollten — auch bei schwerster Zerstörung — die Kreuzbandenden reseziert werden.

Schultz u. a. konnten 1984 auch in den Kreuzbändern des Menschen Mechanoreceptoren nachweisen [13]. Lierse bestätigte den Befund und fand Nerven sowie Vater-Pacinische Körperchen in der Synovia aber auch im Kreuzband selbst [9].

Die Bedeutung dieses Receptororgans für eine erfolgreiche Rekonstruktion eines verletzten Kreuzbandes kann heute noch nicht ausreichend beurteilt werden. Es sprechen jedoch viele Gründe dafür, daß diese Receptoren eine wichtige Station in der Kette der proprio-rezeptiven Reflexe darstellen und das Kniegelenk vor schädigenden Überanspruchungen bewahren [7, 8].

Schwere Verletzungen des Kreuzbandes führen nicht nur zu einer erheblichen Beeinträchtigung der Sehnen- und Nervenstruktur, sondern in besonderem Maße auch der Gefäßversorgung. Die Notwendigkeit, die Revascularisation durch geeignete Maßnahmen zu unterstützen, wurde schon frühzeitig gesehen. Clancy beim Rhesusaffen und Arnoczky beim Hund konnten zeigen, daß bei Patellarsehnentransplantaten eine Revascularisation innerhalb von 8 Wochen erfolgen kann [1, 4]. Dabei wies Arnoczky auf die besondere Bedeutung des infrapatellaren Fettkörpers für die Revascularisation hin [1]. Müller strebt seit 1974 einen Synoviaüberzug an [10].

Bei der Kombination einer Bandrekonstruktion mit einer zusätzlichen Verstärkungsplastik durch Patellarsehnenanteile oder Strukturen aus dem Pes anserinus kann es Platzprobleme geben. Clancy weist nach, daß bei dem Kreuzbandersatz durch die Patellarsehne im Gegensatz zum anatomischen Verlauf im Bereich des Tibiaplateaus eine Verankerungsstelle mehr medial und ventral und im Bereich des Femurs mehr dorsal und cranial gewählt werden muß [5]. Diese Untersuchung spricht dafür, ganz abgesehen von wichtigen physiologischen Gesichtspunkten, die vorhandenen Kreuzbandanteile zu rekonstruieren und zu belassen.

Primäre Ersatz- und Verstärkungsplastiken des hinteren Kreuzbandes sind auf Einzelfälle beschränkt. Dabei kann eine Verstärkung durch den medialen Meniscus oder den medialen Teil der Sehne des Musc. gastrocnemius erfolgen. Auch eine n. Müller modifizierte Brückner-Jones-Plastik könnte Anwendung finden [10].

Bei schweren Zerreißungen der medialen Kapsel-Band-Strukturen stehen zur Verstärkung Anteile des Pes anserinus sowie des Musc. gastrocnemius zur Verfügung. Ist das tibiale Seitenband beispielsweise durch die Zerreißung so beeinträchtigt, daß eine Verstärkungsplastik sinnvoll erscheint, kann der Musc. sartorius umgelagert und auf das tibiale Seitenband aufgesteppt werden. Für eine Verstärkungsplastik der lateralen Strukturen steht die laterale Gastrocnemius-Sehne zur Verfügung.

Entscheidet man sich bei einer intermediären vorderen Kreuzbandverletzung zur alleinigen Rekonstruktion der Bandstrukturen, so sollten nach unseren Erfahrungen eine bessere Vascularisation durch die Kombination mit einer Synovialappenplastik angestrebt werden. Dieses Transplantat wird aus dem infrapatellaren Fettkörper gewonnen. Der distal gestielte Lappen wird dabei so angelegt, daß eine genügende basale Gefäßversorgung durch den Ramus transversus gegeben ist. Nach proximaler Fixierung durch transossäre Nähte kann eine zusätzliche Adaptation durch Einzelknopfnähte auf das Band selbst erfolgen.

Primäre alloplastische Transplantate

Bleibende Instabilitäten im Bereich des Kniegelenkes haben schon frühzeitig dazu geführt, daß man über eine Verstärkung durch alloplastisches Material nachgedacht hat. Die Anzahl dieser Transplantate ist groß. Die Überlegung, auch bei der frischen Verletzung derartige Materialien anzuwenden, liegt nahe, wenn die Zerstörung erheblich ist und die Kapsel-Band-Strukturen insuffizient erscheinen.

Aus der großen Anzahl der alloplastischen Materialien seien drei exemplarisch dargestellt:
1. ein Kunststoffmaterial, wie Polyester, mit Silikonüberzug, welches vom Gewebe eingescheidet wird,
2. ein Material, wie Kohlenstoffasern, welches aufgrund seiner Struktur die Möglichkeit des verstärkten Gewebseinwachsens zwischen die Fasern beinhaltet,
3. Materialien, die resorbiert werden, wie Polyglactin und Polydioxanon, und nach unterschiedlichen Zeiträumen ihre mechanische Funktion aufgeben [6, 12].

Die meisten vorhandenen Kunststoffbänder sind dadurch charakterisiert, daß sie vom Gewebe eingescheidet werden. Wird ein derartiges Band zur Verstärkung einer primären Bandnaht oder zum primär plastischen Ersatz herangezogen, dann kann dies nach den Vorstellungen von Wirth unter dem Gesichtspunkt geschehen, daß das Kunststoffband eine Sicherungsfunktion bis zur Heilung der Bandnaht einnimmt und anschließend entfernt werden kann. Wirth benutzt hierfür ein mehrfach verstricktes, 3 mm starkes, silikonbeschichtetes Polyesterband. Das Kunststoffband wird lateralseitig am distalen Femurschaft mit einer speziellen Verankerungsscheibe am Knochen befestigt. Das Band wird proximal „over the top" eingebracht und distal über die ventro-mediale Tibiakante gelegt. Die Verankerung erfolgt durch Schrauben. Das Band wird nach 6 Monaten entfernt. Danach übernimmt das Kreuzbandtransplantat alleine die Stabilisierung des Kniegelenkes. Die Integration des Kunststoffbandes ins Gewebe ist hierbei nicht erwünscht [13].

Im Gegensatz zu der ersten Gruppe ist die Integration von Kohlenstoffasern ins Gewebe beabsichtigt. Es erfolgt im günstigen Falle eine Umscheidung der einzelnen Fasern. Die Ursache hierfür liegt in der feineren Faser mit einer Dicke von $7\,\mu$ sowie in ihrer ausgezeichneten Verträglichkeit [14].

Die Nachteile sind in einer Scherempfindlichkeit zu sehen. Die extraarticuläre Verstärkung der Band- und Kapselstrukturen durch Kohlenstoffaser ist im wesentlichen unproblematisch. Bei dem intraarticulären Einsatz muß die Gefahr des Faserbruches aufgrund der Scherempfindlichkeit gesehen und durch entsprechende operativ-technische Maßnahmen kompensiert werden [3].

Polyglactin 910 und Polydioxanon sind bekannte Nahtmaterialien. Es lag daher nahe, sie zur Bandverstärkung heranzuziehen. Da diese Materialien eine bemerkenswerte Festigkeit besitzen, können sie relativ klein dimensioniert werden. Dies stellt insbesondere dann einen Vorteil dar, wenn das Material als reine Verstärkungsplastik, beispielsweise einer Bandnaht, Einsatz findet [6, 12].

Polyglactin 910 oder Vicryl wird schneller als Polydioxanon oder PDS resorbiert. Polyglactin weist jedoch eine größere Steifigkeit auf. Polydioxanon oder PDS dagegen läßt sich primär dehnen, resorbiert jedoch deutlich langsamer als Vicryl. Der höheren Steifigkeit steht beim Polyglactin die schnellere Resorption als potentieller Nachteil gegenüber, auf der anderen Seite findet sich beim Polydioxanon (PDS) als potentieller Nachteil eine relativ große primäre Dehnbarkeit, dafür aber eine verlängerte Resorptionszeit.

Der Gedanke, möglichst frühzeitig zu mobilisieren und damit die Differenzierung des Bindegewebes in collagene Fasern zu beschleunigen, hat eine lange Tradition. Die schwierige Aufgabe, durch eine äußere gelenkige Fixation den Bewegungsablauf im Kniegelenk ungestört vonstatten gehen zu lassen, ist durch die Entwicklung neuer Gelenke und Scharniere besser gelöst worden. Nach wie vor besteht jedoch der Wunsch, die primäre operative Versorgung so durchführen zu können, daß eine aktive Übungsbehandlung ohne äußere Fixation möglich ist. Durch den Einsatz resorbierbarer Materialien scheint sich heute ein Weg anzudeuten, eine derartige fixationsfreie Nachbehandlung auf einer Bewegungsschiene verstärkt durchführen zu konnen.

Beispielsweise kann die Rekonstruktion einer vorderen Kreuzbandverletzung durch das zusätzliche transossäre Einbringen eines resorbierbaren Bandes in den ersten Wochen vor schädlichem Streß geschützt werden. Dies läßt sich gut mit einer Synovialappenplastik kombinieren, welche das rekonstruierte Kreuzband und die Verstärkungsplastik durch Polyglactin oder Polydioxanon einscheidet und so eine raschere Heilung ermöglicht.

Zusammenfassung

Die Indikation zur primären Verstärkungsplastik mit autologem Material sollte sehr eng gestellt werden, um eine spätere rekonstruktive Maßnahme nicht zu erschweren. Wenn sie eingesetzt werden, sollten die zerrissenen Strukturen nicht reseziert, sondern in die Verstärkungs- und Ersatzplastik einbezogen werden, um das Band als Sehnen-, Gefäß- und Nervenorgan zu erhalten. Dabei werden die typischen plastischen Verfahren Anwendung finden, wie sie von den sekundären Rekonstruktionen her bekannt sind.

Eine Verbesserung der Vascularisation läßt sich durch gefäßgestielte Transplantate oder in Form einer basal gestielten Plastik auf dem infrapatellaren Fettkörper erzielen.

Eine Alternative zu der primären autologen Ersatz- oder Verstärkungsplastik stellt der Einsatz alloplastischer Materialien dar, wobei die Materialeigenschaften die jeweilige operative Anwendung vorbestimmen.

Die temporäre Sicherung und Schienung einer Bandrekonstruktion mit der Notwendigkeit, das Transplantat sekundär zu entfernen, stellt einen Weg dar. Die Verstärkung der primären Naht unter dem Gesichtspunkt, daß ein Komposit aus körpereigenem Gewebe mit Fremdmaterial entsteht, kann mit den Kohlenstoffasern als zweite Möglichkeit erreicht werden.

Den dritten Weg eröffnen die resorbierbaren alloplastischen Materialien, die jedoch in ihren mechanischen Eigenschaften oder in ihrem Resorptionsverhalten noch nicht optimiert sind.

Literatur

1. Arnoczky SP, Tarvin GB, Marshall LJ (1982) Anterior cruciate ligament replacement using patellar tendon. J Bone Joint Surg [Am] 64:217–223
2. Benedetto KP (1985) Der Ersatz des vorderen Kreuzbandes mit dem vaskulär gestielten zentralen Drittel des Ligamentum patellae. Teil II: Operationstechnik und Ergebnisse. Unfallchirurg 88:189–197
3. Burri C (1985) Technik des Bandersatzes mit Kohlenstoffasern am Kniegelenk. In: Burri C, Clase L, Helbing G (Hrsg) Bandersatz mit Kohlenstoffasern. Hefte Unfallheilkd, Heft 172. Springer, Berlin Heidelberg New York Tokyo, S 57–105
4. Clancy WG, Narechania RG, Rosenberg TD, Gemeiner JG, Wisnefske DD, Lange TA (1981) Anterior and posterior cruciate ligament reconstruction in rhesus monkeys. J Bone Joint Surg [Am] 63:1270–1284
5. Clancy WG, Nelson DA, Reider B, Narenchania RG (1982) Anterior cruciate ligament reconstruction using one – third of the patellar ligament, augmented by extra-articular tendon transfers. J Bone Joint Surg [Am] 64:352–359

6. Friedrich A, Wolter D, Bisgwa F (1985) Der mediale Knieseitenbandersatz durch Polyglactin 910 beim Foxhund und Kaninchen. Unfallchirurg 88:446–451
7. Grüber J, Wolter D, Igloffstein J (1986) Erste Hinweise für einen Reflexbogen zwischen vorderem Kreuzband und Muskulatur. Diskussionsbeitrag 49. Tagung der deutschen Gesellschaft für Unfallheilkunde, Berlin 1985. Hefte Unfallheilkunde, Heft 181. Springer, Berlin Heidelberg New York
8. Lang J, Wachsmuth W (1972) Bein und Statik. Springer, Berlin Heidelberg New York
9. Lierse W (1985) Die nervale Versorgung des Kreuzbandes. Persönl. Mitteilungen – Anatom. Institut der Universität Hamburg
10. Müller W (1982) Das Knie. Springer, Berlin Heidelberg New York
11. Müller W (1984) Zusammenfassung der Behandlung und Behandlungsergebnisse rekonstruktiver Eingriffe nach alten Bandverletzungen. In: Hefte Unfallheilkd, Heft 167. Springer, Berlin Heidelberg New York, S 390–394
12. Rehm KE, Schultheis KH (1985) Bandersatz mit Polydioxanon (PDS). Unfallchirurgie 11:264–273
13. Schultz RA, Miller DC, Kerr CS, Micheli L (1984) Mechanoreceptors in human cruciate ligaments. J Bone Joint Surg [Am] 66:1072–1076
14. Wirth CJ, Jäger M (1984) Die komplexe vordere Knieinstabilität. Thieme, Stuttgart New York
15. Wolter D, Claes L, Burri C, Neugebauer R (1979) Untersuchungen zur intraossären Verankerung des alloplastischen Bandersatzes mit Kohlenstoffasern beim Schaf. Langenbecks Arch, [Suppl] Forum. Springer, Berlin Heidelberg New York, S 221–224

Autologe Transplantate bei der vorderen komplexen Knie-Instabilität

L. Gotzen

Klinik für Unfallchirurgie der Philipps-Universität Marburg (Direktor: Prof. Dr. L. Gotzen), Baldingerstraße, D-3550 Marburg

Einleitung

Die chronische vordere Instabilität ist die häufigste chronische Knieinstabilität. Sie ist eine Kombination aus antero-medialer und antero-lateraler Rotationsinstabilität. Ihr liegt eine biomechanische Insuffizienz des vorderen Kreuzbandes und in unterschiedlicher Ausprägung der sekundären extraarticulären Stabilisatoren zugrunde.

Wenn nach Verlust des vorderen Kreuzbandes und damit seiner wesentlichen biomechanischen Funktionen für die Gelenkführung und Gelenkstabilität die schwächeren extraarticulären Synergisten durch fortgesetzte Überlastung ebenfalls ihre Führungs- und Stabilisierungsfunktionen weitgehend eingebüßt haben, so liegt das Vollbild der dekompensierten Instabilität vor. Sie geht mit erheblicher funktioneller Beeinträchtigung des Kniegelenkes einher, nicht nur bei sportlicher Betätigung, sondern bereits bei Alltagsbelastungen.

Die funktionellen Störungen äußern sich als Giving-way, bedingt durch Subluxationsvorgänge und Desintegration des Roll-Gleit-Mechanismus. Sekundär kommt es durch die unphysiologische Gelenkmechanik zu Schäden an den übrigen Gelenkstrukturen, insbesondere an den Menisci und an den Knorpelflächen von Patella und Femurcondylen.

Die Indikation zur operativen Intervention ergibt sich somit zwingend aufgrund der Funktionseinschränkungen und der bereits vorhandenen oder zu verhindernden Gelenkschäden. Therapeutisches Ziel ist die Erlangung funktioneller Gelenkstabilität.

Die Komplexität der chronischen vorderen Knieinstabilität in pathomechanischer und pathomorphologischer Hinsicht erfordert auch ein komplexes chirurgisch-rekonstruktives Vorgehen, um das Therapieziel zu erreichen.

Nachdem in der Vergangenheit einerseits der alleinige vordere Kreuzbandersatz, andererseits isoliert vorgenommene extraarticuläre Rekonstruktionen vielfach nicht zu dem angestrebten Therapieziel, dauerhafte Funktionsstabilität, geführt haben, besteht heute weitgehend Übereinstimmung darüber, daß bei starker Beanspruchung des Kniegelenkes, insbesondere auch durch sportliche Betätigung, beide Maßnahmen kombiniert vorgenommen werden müssen (z. B. [4, 20, 25]).

Bei nochmaliger Betonung der großen Bedeutung adäquater statischer und dynamischer extraarticulärer Stabilisation für das Behandlungsergebnis wird in diesem Beitrag schwerpunktsmäßig der autologe vordere Kreuzbandersatz abgehandelt.

Autologer intraarticulärer vorderer Kreuzbandersatz

Die Fragen hinsichtlich Transplantatmaterial und Transplantationstechnik, die den biomechanischen und biologischen Gegebenheiten und Erfordernissen am besten Rechnung tragen, stehen im Brennpunkt des klinischen und wissenschaftlichen Interesses. Sie geben zu einer Flut von Publikationen Anlaß und sind Gegenstand kontroverser Diskussionen.

Im wesentlichen haben drei körpereigene Transplantatmaterialien Bedeutung gewonnen und Eingang in die klinische Praxis gefunden. Es handelt sich um Fascie, Menisci und Sehnen. Die zahlreichen Rekonstruktionsverfahren lassen sich eingruppieren in:
— statische Rekonstruktionen,
— dynamische Rekonstruktionen,
— statisch-dynamische Rekonstruktionen.

Der vordere Kreuzbandersatz mit Fascia lata und Tractus iliotibialis, geht auf Hey Groves [11] zurück, der bereits 1917 sein Rekonstruktionsverfahren beschrieb, bei dem der distal abgelöste Tractus über Bohrkanäle in das Kniegelenk eingezogen wurde.

Als direkter statischer Kreuzbandersatz findet der Tractus iliotibialis kaum mehr Verwendung. Es wurden statisch-dynamische Rekonstruktionsverfahren entwickelt, bei denen der proximal gestielte Tractus mit distal anhängendem Tuberculum Gerdy in der Over the top-Technik in das Gelenk hineingezogen und ventral an der Tibiakante in einem Knochenbett mit einer Schraube fixiert wird. Im Prinzip handelt es sich um einen musculo-fascialen Transfer, wobei als wesentlicher Vorteil der Erhalt der neuro-vasculären Versorgung hervorgehoben wird [13, 21, 24].

Auf Witteck [26] zurückgehend, ist der Meniscus in der Vergangenheit in mehreren operationstechnischen Modifikationen intensiv als Kreuzbandtransplantat verwendet worden. Es wurden neben korbhenkelförmig abgerissenen Menisci auch gesunde transplantiert. Nach den Untersuchungen von Kennedy u. Mitarb. [15] hat ein intakter Meniscus eine nahezu gleichgroße Zugfestigkeit wie das vordere Kreuzband. Tierexperimentell wurde von Collins [5] ein ligamentähnlicher Umbau der Menisci nachgewiesen. In neueren Arbeiten ist bei verbesserter Transplantationstechnik und Durchführung zusätzlicher extraarticulärer Stabilisation über gute Ergebnisse mit dem Meniscustransplantat berichtet worden [7]. Von den Befürwortern der Methode wird hervorgehoben, daß die Ernährung der Menisci physiologischerweise durch die Synovialflüssigkeit erfolgt und daher auch initial seine Vitalität erhalten bleibt.

In Anbetracht der heutigen Kenntnisse über die Bedeutung der Menisci für die Gelenkstabilität und Gelenkphysiologie sowie in Anbetracht der Fortschritte der rekonstruktiven Meniscuschirurgie ist die Verwendung der Menisci zahlenmäßig sicherlich gering. Generell kann man auch weiterhin die Aussage von Max Lange [16] akzeptieren, daß der gesunde Meniscus zu schade, der degenerierte Meniscus nicht gut genug zum vorderen Kreuzbandersatz ist.

Die größte klinische Bedeutung haben Sehnen als Kreuzbandersatz gefunden. Es handelt sich um Sehnen aus der Pes anserinus-Gruppe und um Sehnenstreifen aus dem Streckapparat. Lindemann [17] entwickelte Anfang der 50er Jahre den allgemein bekannten dynamischen Kreuzbandersatz mit der Gracilis- oder Semitendinosussehne.

Auch für den statischen Kreuzbandersatz haben Sehnen der Pes anserinus-Gruppe weite Verbreitung gefunden, im wesentlichen die zugfestere Semitendinosus-Sehne. Vielfach werden die Gracilis- und Semitendinosus-Sehne zusammengenommen, um die Transplantatfestigkeit zu erhöhen. Lipscomb [18] hat 1981 über 84% gute Ergebnisse mit diesem Verfahren berichtet. Puddu [23] sieht in seinem Kreuzbandersatz mit der distal abgelösten und über einen antero-medialen Kanal durch den Tibiakopf in das Gelenk geführte Semitendinosus-Sehne den Vorteil, daß damit die dynamisch stabilisierende Muskelfunktion nicht verloren geht.

Die größte klinische Bedeutung hat der Kreuzbandersatz aus der Patellar-Sehne erlangt, ein Verfahren, das im wesentlichen auf Jones [14] zurückgeht. Es ist in zahlreichen Variationen modifiziert worden.

In der Original-Jones-Technik wird das mittlere Drittel des Ligamentum patellae mit einer Knochenlamelle aus der Patellavorderfläche mobilisiert, bleibt distal gestielt, wird unter dem Fettkörper über die Tibiavorderkante in das Gelenk geführt und in einem Knochenkanal im lateralen Femurcondylus verankert.

Brückner [2] entwickelte den Ersatz mit dem etwas längeren medialen Drittel des Ligamentum patellae, ebenfalls distal gestielt und mit einer Knochenlamelle aus der Patella. Er bemerkt zu seiner Kreuzbandplastik:

Sie stellt technisch keine großen Anforderungen, das Ersatzband ist äußerst belastungsfähig.

Die Knochenlamelle gewährleistet eine schnelle und knöcherne Einheilung.

Eine weitere Modifikation ist von Eriksson [6] 1972 angegeben worden, der die patellare Knochenlamelle mit mehreren Fäden armierte und sie über Bohrkanäle in eine knöcherne Vertiefung im Bereich der physiologischen femoralen Ansatzstelle hineinzog, um eine gleichmäßigere Transplantatspannung zu erhalten.

Frühzeitig wurde erkannt, daß eine zu weit ventrale Plazierung der femoralen Fixation für Mißerfolge anzuschuldigen ist. Die Untersuchungen von Wirth [25] mit verschiedenen Fixationspunkten zeigen eindeutig, daß bei zu weiter ventraler Insertion starke Längenänderungen und Transplantatspannungen auftreten. Nur wenn die anatomisch-korrekte femorale Insertion erreicht wird, besteht eine Transplantatisometrie.

Um die Schwierigkeiten bei der kritischen ossären femoralen Insertion zu umgehen, hat die von McIntosh [19] entwickelte Over the top-Führung weite Verbreitung gefunden.

Tabelle 1. Biomechanische Bedingungen für funktionsgerechten vorderen Kreuzbandersatz

---

- Hohe Transplantatzugfestigkeit
- Anatomisch-korrekte, isometrische Transplantatinsertion
- Stabile Primärverankerung und sichere biologische Fixation
- Adäquate Transplantatspannung, notwendig als funktioneller Stimulus zur morphologischen Adaption
- Effektive Transplantatprotektion in der Einheilungs- und Remodelling-Phase

---

Tabelle 2. Vorteile des vorderen Kreuzbandersatzes mit freiem Knochen-zentr. 1/3 Lig. patellae-Knochen-Transplantat

---

- Einfache Gewinnung des Transplantates
- Keine Beeinträchtigung des Streckapparates
- Keine Opferung anderweitiger Stabilisatoren
- Ausreichende Transplantatlänge
- Hohe Ausgangszugfestigkeit
- Stabile Verankerungsmöglichkeit
- Sichere biologische Fixation durch knöcherne Anheilung
- Rasche Revascularisierung und gute funktionelle Integration
- Verwendbarkeit als primär vascularisiertes Transplantat

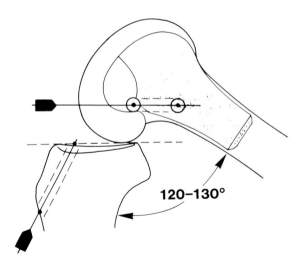

Abb. 1. Lage der Durchzugskanäle beim direkten vorderen Kreuzbandersatz. Über zuvor korrekt, in der Off center placement-Technik eingebrachten Kirschner-Drähte werden mit einer Hohlfräse die Knochenkanäle gebohrt. Für das Einbringen des femoralen Kirschner-Drahtes wird das Kniegelenk 120–130° gebeugt, um exzentrsich dorso-cranial an die femorale Insertionsstelle des vorderen Kreuzbandes zu gelangen

Neuere Untersuchungen haben aber gezeigt, daß die Over the top-Technik ebenfalls zu unphysiologischen Transplantatsspannungen und Längenänderungen führt und damit die Isometrie nicht gewährleistet ist. Hier sind insbesondere die Untersuchungen von Hoogland [12] und Hassenpflug [10] zu nennen, die eindeutig gezeigt haben, daß die Over the top-Technik mit erheblichen Längenänderungen einhergeht.

In Tabelle 1 sind die wichtigsten biomechanischen Bedingungen für einen funktionsgerechten vorderen Kreuzbandersatz zusammengestellt.

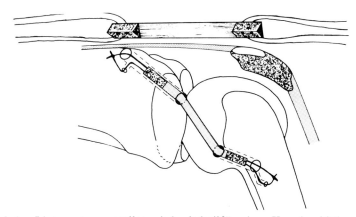

Abb. 2. Das zentrale Drittel des Ligamentum patellae wird mit keilförmigen Knochenblöcken aus der Kniescheibenvorderfläche und Tuberositas tibiae entnommen. Die Knochenblöcke werden mit jeweils zwei Mersilenefäden (Stärke 2) angeschlungen. Die Transplantatverankerung erfolgt mit den Fäden über getrennte Bohrkanäle

Wir bevorzugen ebenfalls den Kreuzbandersatz mit einem freien Knochen-zentr. 1/3 Lig. patellae-Knochen-Transplantat. Es liegen heute gesicherte biomechanische, tierexperimentelle und klinische Erkenntnisse vor, die diese Kreuzbandplastik als derzeit beste Methode erscheinen lassen. Die Vorteile dieser Kreuzbandplastik sind in Tabelle 2 zusammengefaßt.

Wie von Noyes [22] experimentell ermittelt wurde, hat das zentrale Drittel des Ligamentum patellae mit anhängenden Knochenlamellen von allen autologen Ersatzmaterialien die höchste Zugfestigkeit. Sie beträgt etwa 160% der des vorderen Kreuzbandes. Hinzu kommt, daß das Verhältnis Transplantatzugfestigkeit – Transplantatvolumen in einer günstigen Relation stehen, was für die Ernährung und Revascularisierung von Bedeutung ist.

Die Revascularisierung wurde bereits 1974 von Alm [1] untersucht. Weitere grundlegende Untersuchungen liegen von Ginsburgh et al. [8] aus dem Jahre 1980 und insbesondere von Clancy u. Mitarb. [4] aus dem Jahre 1981 vor. Übereinstimmend konnte festgestellt werden, daß nach 8 Wochen eine vollständige Revascularisierung des Transplantates eingetreten ist. Als Hauptursprungsquellen für die Gefäßversorgung konnten die dorsale Synovia, der femorale und tibiale Durchzugskanal und vorhandene Bandstümpfe eruiert werden.

Neben dem Transplantatmaterial ist eine optimale Transplantationstechnik notwendig, um den Behandlungserfolg sicherzustellen.

Der femorale Ansatz des vorderen Kreuzbandes liegt in der Nähe des physiologischen Drehzentrums des Kniegelenkes. Deshalb ist die femorale Insertion besonders kritisch, da Abweichungen von wenigen Millimetern bereits zu einer empfindlichen Störung der Isometriebedingungen führen. Das Unterfangen, eine so komplizierte Struktur wie das vordere Kreuzband mit seinen verschiedenen Bündeln und helixartigem Aufbau zu ersetzen, kann nur gelingen, wenn das Transplantat über den gesamten Bewegungsumfang gleichmäßig bleibt, nicht überdehnt und ausgelockert wird. Im wesentlichen wird mit dem Kreuzbandtransplantat das für die antero-laterale Stabilität wichtige antero-mediale Bündel ersetzt. Der korrekten Lage der Durchzugskanäle kommt daher große Bedeutung zu. Der femorale Durchzugskanal soll exzentrisch am dorso-cranialen Rand des Ansatzareales liegen. Der tibiale Durchzugskanal soll weit genug ventro-medial im Kniegelenk enden (Abb. 1). Clancy [4] nennt diese exzentrische Lage der Durchzugskanäle Off center placement.

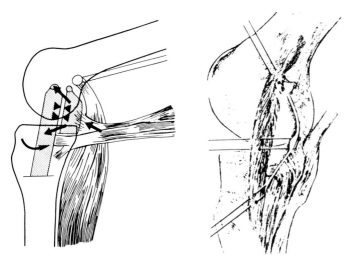

Abb. 3. Mediale extraarticuläre Rekonstruktion mit Straffung des hinteren Schrägbandes und oberflächlichen Seitenbandes

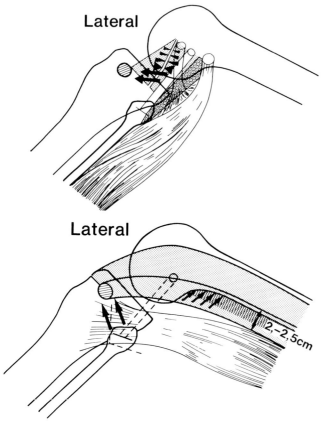

Abb. 4. Laterale extraarticuläre Rekonstruktion mit Straffung des lateralen Kapselbandes, Traktopexie und Transfer der langen Bicepssehne auf das Tuberculum Gerdy

Ergänzende extraarticuläre Rekonstruktion

Eingebettet ist der Kreuzbandersatz in unserer Klinik in einer umfangreichen extraarticulären Stabilisation zur synergistischen Stabilisierungswirkung, wobei vor allem der Traktopexie als effektiver Maßnahme gegen die antero-laterale Schubladenbewegung eine protektive Wirkung für den direkten intraartikulären Ersatz in der Einheilungs- und Remodelling-Phase zukommt. Die extraarticulären Maßnahmen beinhalten medialseitig eine Straffung des hinteren Schrägbandes und medialen Seitenbandes in der Technik nach Hughston, lateralseitig eine Straffung des Kapselbandes, die bereits genannte Traktopexie und einen Bicepssehnentransfer, um dessen dynamische außenrotierende und rückhaltende Funktion zu erhöhen.

Der Vorteil des Knochen-Sehnen-Knochen-Transplantates ist vor allem darin zu sehen, daß über die anhängenden Knochenlamellen eine stabile Transplantatverankerung möglich ist und durch Knochen-Knochen-Heilung eine rasche und sichere biologische Fixation erfolgt (Abb. 2). Zudem eröffnet das Patellatransplantat die Möglichkeit, es als primär vascularisiertes Transplantat gestielt am Hoffaschen Fettkörper einzusetzen.

Literatur

1. Alm A (1973) Survival of part of the patellar tendon transposed for reconstruction of anterior cruciate ligament. Acta Chir Scand 139:443
2. Brückner H (1966) Eine neue Methode der Kreuzbandplastik. Chirurg 37:413
3. Clancy WG, Narechania RG, Rosenberg TD, Gmeiner JG, Wisnefske DD, Lange TA (1981) Anterior and posterior cruciate ligament reconstruction in rhesus monkeys. A histological, microangiographic and biomechanical analysis. J Bone Joint Surg Am J 63:1270
4. Clancy WG, Nelson DA, Reider B, Narechania RG (1982) Reconstruction using one-third of the patella ligament, augmented by extra-articular tendon transfer. J Bone Joint Surg Am J 64:352
5. Collins HR, Hugstone JC, de Haven KE, Bergfeld JA (1974) The meniscus as a cruciate ligament substitute. Sports Med 2:11
6. Eriksson E (1972) Reconstruction of the anterior cruciate ligament. Orthop Clin North Am 7:167
7. Ferkel RD et al (1984) The ACL deficient knee substitute for follow along? Stability measurements of two groups. Orthop Trans 8:357
8. Ginsburgh JH, Whiteside LA, Piper TL (1980) Nutrient pathways in transferred patellar tendon used for anterior cruciate ligament reconstruction. Am J Sports Med 8:15
9. Gotzen L, Breuing KH, Tscherne K (1983) Operationstechnik und Ergebnisse bei chronischer anteromedialer und anterolateraler Rotationsinstabilität. In: Rahmanzadeh R, Faensen M (Hrsg) Bandverletzungen am Schulter-, Knie- und Sprunggelenk. Schnetztor, Konstanz
10. Hassenpflug J, Blauth W. Rose D (1985) Zum Spannungsverhalten von Transplantaten zum Ersatz des vorderen Kreuzbandes. Zugleich ein Beitrag zur Kritik an der „Over-the-top"-Technik. Unfallchirurg 4:151
11. Hey Groves EW (1917) Operation for repair of the crucial ligaments. Lancet 2:674
12. Hoogland T, Hillen B (1984) Intra-articular reconstruction of the anterior cruciate ligament. Clin Orthop 185:197
13. Insall J et al (1981) Bone block iliotibial band transfer for anterior cruciate insufficiency. J Bone Joint Surg [Am] 63:560
14. Jones KG (1963) Reconstruction of the anterior cruciate ligament. A technique using the central onethird of the patellar ligaments. J Bone Joint Surg [Am] 45:925

15. Kennedy JC, Hawkins RJ, Willis RB, Danylchuck KD (1976) Tension studies of human knee ligaments. J Bone Joint Surg [Am] 58:350
16. Lange M (1962) Orthopädisch-chirurgische Operationslehre, 2. Aufl. Bergmann, München
17. Lindemann K (1950) Über den plastischen Ersatz der Kreuzbänder durch gestielte Sehnenverpflanzungen. Z Orthop 79:316
18. Lipscomb AB, Johnston TR, Snyder R (1981) The technique of cruciate ligament reconstruction. Am J Sports Med 9:77
19. McIntosh DL (1974) The anterior cruciate ligament: „over-the-top" repair. J Bone Joint Surg 56:591
20. Müller W (1982) Das Knie. Springer, Berlin Heidelberg New York
21. Nicholas JA, Minkoff J (1978) Iliotibial band transfer through the intercondylar notch for combined anterior instability. Am J Sports Med 6:341
22. Noyes FR, Butler DL, Grood ES, Zernick RF, Hefzy MS (1984) Biomechanical analysis of human ligament grafts used in knee ligament repairs and reconstructions. J Bone Joint Surg [Am] 66:344
23. Puddu G (1980) Method for reconstruction of the anterior cruciate ligament using the semitendinosus tendon. Am J Sports Med 8:402
24. Scott WN, Schosheim PM (1983) Intra-articular transfer of the iliotibial muscle-tendon unit. Clin Orthop 172:97
25. Wirth C, Jäger M, Kolb M (1984) Die komplexe vordere Knie-Instabilität. Thieme, Stuttgart New York
26. Wittek K (1972) Über Verletzungen der Kreuzbänder des Kniegelenkes. Dtsch Z Chir 200:491

Autologe Transplantate bei der hinteren Komplexinstabilität

H. J. Refior

Medizinische Hochschule Hannover, Orthopädische Klinik (Direktor: Prof. Dr. H. J. Refior), Konstanty-Gutschow-Straße 8, D-3000 Hannover 61

Das hintere Kreuzband wird von zahlreichen Autoren als fundamentaler Stabilisator des Kniegelenkes betrachtet (Hughston u. Degenhardt; Wirth, u. a.).

Darüber hinaus wird von Nicolas die Integrität der hinteren Kapsel als weitere wichtige strukturelle Voraussetzung für die Stabilitätskontrolle des Kniegelenkes angesehen.

Jeder Verlust des hinteren Kreuzbandes geht mit einer deutlichen hinteren Schublade einher.

Begleitende Läsionen des Arcuatumkomplexes und der postero-medialen Ecke, bei möglicherweise gleichzeitiger Läsion der hinteren Kapsel, führen zu einer „one-plane-posterior-instability" oder zu einer hinteren Instabilität Grad II (Abb. 1).

Derartige hintere Instabilitäten des Kniegelenkes als Folge hinterer Kreuzbandläsionen gelten im Vergleich zu den vorderen Instabilitäten als weniger häufig (Fleming et al.; Jakob u. Staeubli).

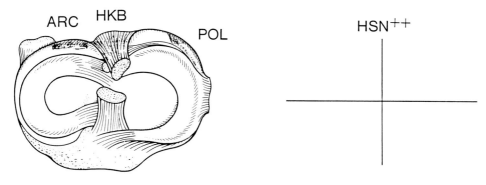

Abb. 1. Die hintere Instabilität Grad II

Es nimmt daher nicht Wunder, daß im Rahmen bandplastischer Maßnahmen der hintere Kreuzbandersatz im Vergleich zum vorderen Kreuzbandersatz wesentlich seltener durchgeführt wird.

Unter 101 kreuzbandplastischen Eingriffen, die zusammen mit Wirth ausgewertet und über die 1976 berichtet wurde, fanden sich lediglich 4 hintere Kreuzbandplastiken.

Ähnliches wird von Hackenbruch und Mitarb. berichtet, die unter 30 nachuntersuchten Kreuzbandplastiken der Jahre 1979 und 1980 lediglich auf 3 Fälle mit einer hinteren Kreuzbandplastik verweisen konnten.

Die chronische hintere Kreuzbandläsion gilt nach Kennedy und Galpin als ein sehr schwieriges Problem.

Hiermit mag die Tatsache gemeint sein, daß die hintere Kreuzbandinsuffizienz für den Betroffenen nicht nur zur Unsicherheit, zu Schmerzen und zur Schwellung führt, sondern, wie tierexperimentell nachgewiesen werden konnte (Davis u. Moskowitz), auch mit signifikanten degenerativen Veränderungen des Kniegelenkes einhergehen kann.

Eine Rekonstruktion ist deshalb angezeigt.

Die Indikation zu diesem Eingriff ergibt sich aus dem Umfang der Instabilität.

Die chronische hintere Kreuzbandinsuffizienz wurde bisher mit einer Vielzahl von rekonstruktiven Verfahren behandelt.

Zweifellos waren es Hey Groves (1920) sowie Edwards (1926), die als erste auf die Rekonstruktion des hinteren Kreuzbandes unter Verwendung der Semitendinosussehne verwiesen.

1956 berichtete Augustine über seine dynamische hintere Kreuzbandplastik unter Verwendung eines proximal gestielten Patelladrittels.

In der Folge wurde der laterale Meniscus, die Popliteussehne sowie ein freies, zentrales Patellasehnendrittel zur plastischen Rekonstruktion bei hinterer Kreuzbandinsuffizienz propagiert.

Der Transfer des sehnigen Anteils des medialen Gastrocnemiuskopfes geht auf Hughston zurück.

Moore und Larson berichteten 1980 erstmals über dieses Verfahren.

Hierbei wird der sehnige Anteil des medialen Gastrocnemiuskopfes von der Knochenunterlage abgelöst und entweder mit oder ohne knöchernen Ansatz durch die hintere Kapsel in den Intercondylärraum hineingezogen. Das angeschlungene proximale Ende wird in einem Bohrkanal auf der lateralen Seite des medialen Femurcondylusses in Höhe des anatomischen Ansatzes des hinteren Kreuzbandes stabil fixiert.

Zusammen mit der hinteren Kreuzbandplastik nach Augustine kann dieses Verfahren als sog. dynamische autologe Rekonstruktion bezeichnet werden.

Während die hintere Kreuzbandplastik nach Augustine in Anbetracht der vorwiegend mit dem Femoropatellargelenk zusammenhängenden Probleme nicht zum Erfolg führen konnte, wird die Transposition des medialen Gastrocnemiuskopfes bei hinterer Kreuzbandinsuffizienz als ein sicheres und effektives, rekonstruktives Verfahren für den hinteren Kreuzbandersatz bezeichnet (Kennedy u. Galpin).

Nicht sehr sinnvoll erscheint die von McCormick et al. propagierte Verwendung der Popliteussehne als Transplantat für den hinteren Kreuzbandersatz, da die Entnahme der Sehne das Ausmaß der Instabilität zusätzlich erhöhen würde.

Dagegen hat die Verwendung der schon angesprochenen Semitendinosussehne, bzw. der Gracilissehne oder beider Sehnen gemeinsam, zahlreiche Anhänger gefunden.

Während von Edwards die distal am Ansatz abgelöste Semitendinosussehne als Ersatz für das hintere Kreuzband herangezogen wird, empfehlen andere Autoren, wie z. B. Fleming u. Mitarb. die Verwendung der distal gestielten Semitendinosussehne für den plastischen hinteren Kreuzbandersatz.

Da meistens über nur geringe Fallzahlen berichtet wird, muß die Beurteilung dieses Verfahrens als erfolgreiche Technik (Fleming et al.) mit Zurückhaltung bewertet werden.

Auch die Verwendung des lateralen Meniscus zum Ersatz des hinteren Kreuzbandes (Lindström) scheint heute in Kenntnis der hohen biomechanischen Wertigkeit der Kniegelenksmenisken und in Kenntnis der Möglichkeit der Refixation bei peripheren Rissen nur noch eine eingeschränkte Indikation zu haben.

Dagegen weist das zentrale Drittel des Ligamentum patellae aufgrund seiner Textur und aufgrund der Möglichkeit der Entnahme mit knöchernen Lamellen, als freies Transplantat für den hinteren Kreuzbandersatz besonders günstige Voraussetzungen auf.

Durch eine stabile Verankerung mit Verblockung des Transplantates in den Bohrkanälen wird im Gegensatz zu anderen Transplantaten eine frühfunktionelle Behandlung ermöglicht. Dies allerdings nur unter der Voraussetzung, daß notwendig werdende, rekonstruktive Kombinationseingriffe dadurch nicht beeinträchtigt werden.

Die Aufzählung der Möglichkeiten zeigt, daß für den hinteren Kreuzbandersatz verbindliche Empfehlungen nicht gegeben werden können.

Unverzichtbare Voraussetzung für jedes Kreuzbandtransplantat sollte allerdings sein anatomischer Verlauf zwischen originalem Ursprung und Ansatz sein.

Für die postoperative Stabilisierung wird von verschiedenen Autoren, basierend auf der Empfehlung von Lipscomb und Wolf (1977), eine temporäre transarticuläre Steinmann-Nagel-Fixation angegeben (Fleming et al.; Ogata).

Von Grammont wurde die patella-tibiale Steinmann-Nagel-Fixation propagiert.

Andere Autoren, wie z. B. Kennedy und Galpin sind der Auffassung, daß eine gute Gipstechnik unter Berücksichtigung der Erhaltung des Tibiakopfes in einer vorderen Position gegenüber den Femurkondylen, als ausreichend angesehen werden kann.

In jedem Fall sollte aber in der postoperativen Mobilisationsphase, aufgrund des noch nicht wieder hergestellten Gleichgewichtes zwischen aktiven und passiven Stabilisatoren, eine äußere Fixation des Kniegelenkes mit orthetischen Maßnahmen durchgeführt werden.

Uns hat sich dazu die Lenox-Hill-Bandage bewährt.

Aufwendige rekonstruktive Maßnahmen bei chronischen hinteren Instabilitäten werden jedoch, auch bei Verwendung autologer Transplantate für den hinteren Kreuzbandersatz, nur dann erfolgreich sein, wenn die postoperative Rehabilitation die hohe Wertigkeit einer voll leistungsfähigen Quadricepsmuskulatur berücksichtigt.

Literatur

1. Augustine RW (1965) The unstable Knee. Am J Surg 92:380
2. Davis W, Moskowitz RW (1973) Degenerative joint changes. Clin Orthop 93:307
3. Edwards AH (1926) Operative repair of cruciate ligaments in cevere trauma of knee. Brit J Surg 13:432
4. Grammont PM Persönliche Mitteilung
5. Hackenbruch W, Henche HR, Kentsch A (1981) Arthroskopische Nachuntersuchungen bei primärer Kreuzbandnaht und Kreuzbandplastik. In: Jäger M, Hackenbroch MH, Refior HJ (Hrsg) Kapselbandläsionen des Kniegelenkes. Thieme, Stuttgart
6. HeyGroves EW (1920) The cruciate ligaments of knee joints. Brit J Surg 7:505
7. Hughston JH, Degenhardt TC (1982) Reconstruction of the posterior cruciate ligament. Clin Orthop 164:59
8. Fleming RE, Blatz DJ, McCarroll JR (1981) Posterior problems in the knee. Am J Sports Med 2:107
9. Jakob RP, Staeubli HU (1981) Das umgekehrte Pivot-Shift-Phänomen – ein neues Zeichen der posterolateralen Knieinstabilität. In: Jäger M, Hackenbroch MH, Refior HJ (Hrsg) Kapselbandläsionen des Kniegelenkes. Thieme, Stuttgart
10. Kennedy JC, Galpin RD (1982) The use of the medial head of the gastrocnemius muscle in the posterior cruciate-deficient knee. Am J Sports Med 2:62
11. Lindström N (1959) Cruciate ligament plastics with meniscus. Acta Orthop Scand 29:150
12. Lipscomb PR, Wolf AW (1977) Temporary internal fixation to facilitate ligamentous repair of the knee. Clin Orthop 123:47
13. McCormick WC et al (1976) Reconstruction of the posterior cruciate ligament. Preliminary report of a new procedure. Clin Orthop 118:30
14. Moore HA, Larson RL (1980) Posterior cruciate ligament injuries – results of early surgical repair. Am J Sports Med 8:68
15. Nicolas AN (1977) Lateral instability of the knee. Orthop Rev 5:33
16. Ogata K (1983) Posterior cruciate reconstruction using iliotibial band. Arch Orthop Traum Surg 101:107
17. Refior HJ, Wirth CJ (1976) Der plastische Ersatz veralteter Kreuzbandrupturen. I. Material, Methoden und Indikation. Z Orthop 114:913
18. Wirth CJ, Refior HJ (1976) Der plastische Ersatz veralteter Kreuzbandrupturen. II. Spätergebnisse. Z Orthop 114:922

Alloplastischer Bandersatz mit Kohlenstoffasern bei komplexer Kapselbandinstabilität des Kniegelenks

G. Helbing, C. Burri und R. Neugebauer

Klinik für Unfallchirurgie, Hand-, Plastische- und Wiederherstellungschirurgie der Universität Ulm (Direktor: Prof. Dr. C. Burri), Steinhövelstraße 9, D-7900 Ulm

Einleitung

Die operative Therapie der chronischen Bandinsuffizienz am Kniegelenk setzt eine exakte Analyse der vorliegenden Instabilität voraus. Die Diagnostik ist anspruchsvoller als bei der frischen Verletzung, bei der zunächst der Nachweis einer Instabilität als Indikation zur Operation genügt; das weitere Vorgehen muß entsprechend der Situation erfolgen.

Bei den chronischen Formen werden
– einfache Instabilitäten,
– Rotationsinstabilitäten mit intaktem hinteren Kreuzband und
– kombinierte oder Komplexinstabilitäten, häufig mit Läsion des hinteren Kreuzbandes
unterschieden: Die Kreuzbänder, insbesondere das hintere Kreuzband sind somit zentrale Strukturen für die Stabilität des Kniegelenks. Unbehandelt kann eine einfache zur Rotations- oder sogar Komplexinstabilität werden.

Ziel der operativen Therapie mit Kohlenstoffasern ist in erster Linie ein Ersatz der *zentralen* Strukturen. Operationstechnisch macht dabei der kombinierte Ersatz von Kreuz- und Collateralbändern keinerlei besondere Mühe, da ein einziges Implantat verwendet wird. Unter dem Gesichtspunkt der Implantat-Verankerung im Knochen bietet sich der kombinierte Bandersatz sogar an.

Die beste Fixation wird dann erzielt, wenn das Implantat langstreckig im Knochen verankert ist. Tests mit verschiedenen Fixationsmöglichkeiten im Tierversuch ergaben z. B. nach 3 Monaten, d. h. lange vor der endgültigen Einheilung, daß nie das Band selbst zerriß, sondern immer aus der Verankerung gezogen wurde. Die höchsten, mit der Festigkeit intakter Collateralbänder vergleichbaren Werte wurden bei transossärer Verankerung gemessen. Das Einklemmen der Bandenden unter Knochenschuppen oder die Befestigung in einem v-förmigen Bohrkanal ergaben deutlich niedrigere Ausreißwerte.

Eine 100%ig anatomische Wiederherstellung ist in Anbetracht der doch außerordentlich komplizierten räumlichen Struktur des Bandapparates durch die Alloplastik allerdings nicht realisierbar. Deshalb sollte immer geprüft werden, ob nicht die Stabilität durch ergänzende Maßnahmen zusätzlich zu verbessern ist.

Biokompatibilität

Kohlenstoffasern sind wegen ihrer mechanischen Eigenschaften wie ihrer biologischen Eignung ein ausgezeichnetes Material für den alloplastischen Bandersatz, wie unsere nunmehr über 7jährige Erfahrung zeigt: Fasern aus graphitischem Kohlenstoff sind völlig inert, da sie ausschließlich aus C-Atomen bestehen, und darin anderen, chemisch inhomogenen Implantaten überlegen. Ihre Reißfestigkeit ist außerordentlich hoch.

Eine Integration der Implantate in die Weichteile mit Einwachsen von Bindegewebe zwischen die Fasern ist Ausdruck der guten Biokompatibilität. Der hohe Anteil an längsgerichteten kollagenen Fasern ist als Antwort auf den funktionellen Reiz von Zugkräften zu werten. Auf REM-Aufnahmen ist die Invasion von Bindegewebe besonders gut zu erkennen.

Das gilt auch für die Verankerung im Knochen: Im Tierversuch sind 3 Monate nach Implantation C-Fasern von neugebildeten Knochen ummauert.

Biomechanik

Ein Strang aus ca. 90000 unidirektionalen C-Fasern ist im Vergleich zu einem natürlichen Band etwa dreimal reißfester, aber weniger elastisch. Die Elastizität des Implantates kann aber dadurch erhöht werden, daß mehrere C-Faserstränge zu einem Schlauch geflochten werden. Ein Bandersatz aus 32 Strängen zu 3000 einzelnen Fasern hat sich dabei als optimal erwiesen. Die einzelne Faser hat einen Durchmesser von 7–8 μm.

Die Beschichtung der Bandprothesen mit Gelatine erhöht zusätzlich die Flexibilität und erleichtert die Handhabung; die Gelatineschicht wird in 4–7 Tagen resorbiert. Implantate werden an den Verankerungen mechanisch am meisten beansprucht; hier wirken Scher- und Torsionskräfte ein. Um die Gefahr des Abscherens an den Knocheneintrittsstellen zu reduzieren, ist der Teil des C-Faserbandes, der später intraarticulär zu liegen kommt, mit lyophilisierter Dura eingescheidet (Abb. 1). Fragmentationen der Bänder mit Imprägnation der Synovialmembran durch C-Faserpartikel werden dadurch vermieden (Abb. 2).

Operationstechnik

Für den Bandersatz mit C-Fasern werden nur wenige Spezialinstrumente benötigt. Unverzichtbar sind Fräsen zum Abrunden der Knochenkanten an den Insertionen der Implantate (Abb. 3).

Der Zugang zum Kniegelenk erfolgt entweder über eine laterale parapatellare Längsincision mit präpatellarer Mobilisation der Haut oder zwei getrennte Schnitte, da die Bandfüh-

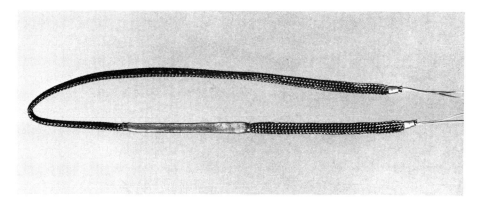

Abb. 1. Kohlenstoffband aus 32 geflochtenen Strängen zu 3000 einzelnen Fasern mit 8 cm langer Einscheidung mit lyophilisierter Dura

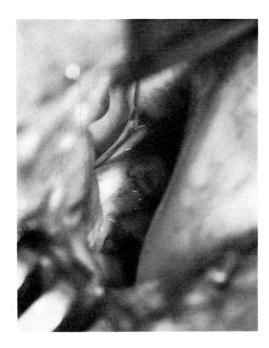

Abb. 2. Voll „synovialisiertes" C-Faserimplantat zum Ersatz des vorderen Kreuzbandes nach einem Jahr

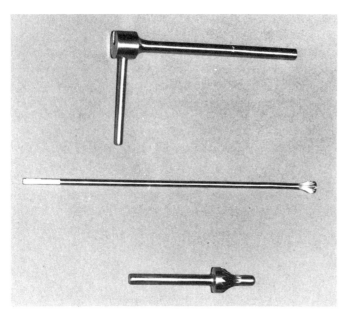

Abb. 3. Exzentrische Spezialfräse mit Führungshülse (oben) bzw. konische Fräse zum Abrunden der Bohrlochkanten

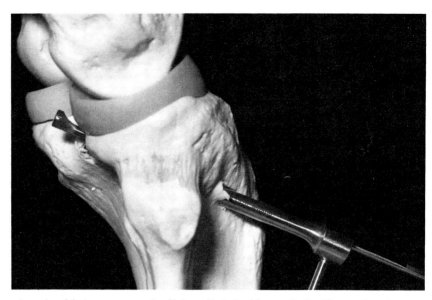

Abb. 4. Abrunden der hinteren, unzugänglichen Bohrlochkante beim Ersatz des hinteren Kreuzbandes am Modell

rung in der Regel einen Zugang von beiden Seiten erfordert. Das weitere operative Vorgehen soll hier am Beispiel einer postero-medialen Komplexinstabilität beschrieben werden:

Zunächst wird mit dem außerordentlich nützlichen Zielgerät nach Strover ein Bohrkanal durch den Tibiakopf zur distalen Insertion des hinteren Kreuzbandes vorbereitet. Durch die Führung im Zielgerät trifft der 6 mm Bohrer das Loch an der Spitze des Instruments. Mit der exzentrischen Spezialfräse in einer Führungshülse rundet man die unzulängliche, hintere Bohrlochkante ab (Abb. 4). Mit der konischen Fräse wird anschließend die vordere Bohrlochkante abgerundet.

Danach wird die innere Führungshülse durch das Gerät in den Knochenkanal geschoben. Der Spezialdraht mit einem Widerhaken wird durch das Loch an der Spitze des Zielgeräts dirigiert und eingehakt (Abb. 5a, b). Am anderen Ende wird der Führungsfaden angeknüpft, an dem das Implantat durch den Tibiakopf und mit Hilfe eines Spezialhakens um die hintere Tibiakante gezogen wird, bis der mit Dura eingescheidete Teil intraartikulär zu liegen kommt. Dabei sollte die eingescheidete Strecke beidseits wenigstens 2 cm in den Knochen hineinreichen.

Dann wird das Band durch eine Bohrung mit abgerundeten Kanten von der vorderen Fossa intercondylica zum Epicondylus medialis geführt. Im weiteren Verlauf wird es zwischen tiefer und oberflächlicher Innenbandschicht zum medialen Tibiakopf im Bereich der Collateralbandinsertion und durch einen dritten Knochenkanal zurück zum lateralen Tibiakopf gezogen. Die beiden überstehenden Enden werden gekreuzt, unter einer Fixationsplatte befestigt und abgeschnitten.

Es empfiehlt sich, die intraartikuläre Bandstrecke nach Möglichkeit mit Resten des ursprünglichen Bandes oder Synoviazotten zu übernähen, um die „Integration" des Implantates zu begünstigen. Die Bohrlochkanten müssen mit Spezialfräsen abgerundet werden, damit es an den Eintrittsstellen in den Knochen nicht zu unnötigen Scherwirkungen kommt. Die

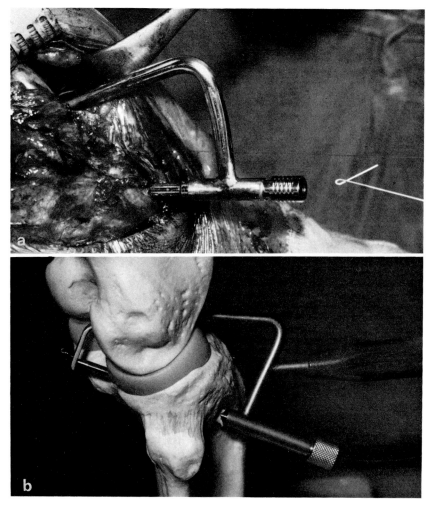

Abb. 5a, b. Zielgerät nach Strover für den Ersatz des hinteren Kreuzbandes in situ (a) und am Modell mit dem eingehakten Spezialdraht (b)

Nichtbeachtung dieser Maßnahme hat bei den ersten Operationen, bei denen überdies nicht eingescheidete Bänder verwendet wurden, mehrfach zu Implantatbrüchen geführt und C-Faserimplantate unnötig in Mißkredit gebracht.

Zusatzmaßnahmen

Durch zusätzliche Maßnahmen läßt sich die Situation meistens weiter verbessern. Dazu gehören reparative Eingriffe an den Menisken, an Knorpel und Knochen sowie an den medio- bzw. latero-dorsalen Kapselbandstrukturen:

Hier soll nur kurz auf die Bedeutung der Menisken für die Stabilität und die Möglichkeit einer Refixation hingewiesen werden. Zu erwägen ist ggf. auch eine achsenkorrigierende

Tibiakopfosteotomie, die ohne Schwierigkeiten mit der Bandplastik kombiniert werden kann. Tractopexie oder Raffung elongierter Kapselbandecken bedeuten wenig Mehraufwand bei gesteigerter Effizienz.

Praktisch alle Formen der Komplexinstabilität können analog versorgt werden. Entscheidend ist dabei die korrekte Lokalisation der Bandansätze, da bereits geringfügige Abweichungen den physiologischen Bewegungsablauf stören würden. Wenn außerdem die erwähnten technischen Details, insbesondere das Abrunden der Kanten, berücksichtigt werden, ist der alloplastische Bandersatz mit C-Fasern ein relativ sicheres Verfahren, um Stabilität zu erzielen.

Nachuntersuchungen an fast hundert operierten Patienten haben in rund 80% ein positives Resultat ergeben. Die Ergebnisse werden unter dem Titel „Klinische Ergebnisse des Kreuzbandersatzes durch umscheidete Kohlenstoffasern" gesondert abgehandelt.

Literatur

1. Burri C, Claes L, Helbing G (Hrsg) (1985) Bandersatz mit Kohlenstoffasern. Springer, Berlin Heidelberg New York Tokyo
2. Jenkins DHR, Forster IW, McKibbin B, Ralis ZA (1977) Induction of tendon and ligament formation by carbon implants. J Bone Joint Surg [Br] 59:53
3. Kenner GH, Brown SD, Pasco WD, Marshall AE, Lovell JE (1975) Biocompatibility and static fatigue behaviour of glassy carbon. J Biomed Mater Res 9:111–120
4. Mohr W (1971) Die Frühreaktion der Peritonealdeckzellen auf intraperitoneal injiziertes Asbest. Verh, Dtsch Ges Path 55:791
5. Wolter D, Burri C, Helbing G, Mohr W, Rüter A (1978) Die Reaktion des Körpers auf implantierte Kohlenstoffmikropartikel. Arch Orthop Traumatol Surg 91:19–29

Materialtechnische Voraussetzungen für den alloplastischen Kniebandersatz (am Beispiel des Trevira-Bandes)

H. Contzen

Berufsgenossenschaftliche Unfallklinik Frankfurt/Main (Direktor: Prof. Dr. H. Contzen), Friedberger Landstraße 430, D-6000 Frankfurt/M.

Nach Bandverletzungen ist der Funktionswert des Kniegelenkes auf Dauer von der Wiederherstellung und Erhaltung der individuellen Länge und Verlaufsrichtung der Bänder – definiert durch deren distale und proximale Insertion – abhängig. Wiederherstellung der Bandkontinuität mit verkürzter Hebellänge bedeutet die Einschränkung des Bewegungsausmaßes, bei Verlängerung des Hebelarmes ist eine entsprechende Instabilität die zwangsläufige Folge.

Die chronische Kniebandinstabilität kann nur durch plastische Maßnahmen behoben werden. Die aus der Literatur ersichtlichen Behandlungsergebnisse mit unterschiedlichen Rekonstruktionsmethoden unter Verwendung autologen, homologen und heterologen Gewebes stimmen anfänglich weitgehend überein, mit größer werdendem zeitlichen Abstand treten aber zunehmend wieder Instabilitäten auf, die durch Änderung der mechanischen Eigenschaften des transplantierten Materials im Körpergewebe unter funktioneller Belastung bedingt sind.

Es lag somit nahe, *alloplastische* Implantate zur Rekonstruktion und/oder Verstärkung belastungsinsuffizienter Kniebänder zu verwenden. Unbelebte Werkstoffe sind unbegrenzt verfügbar und lagerfähig; deren Verwendung macht im Gegensatz zu bevorzugten autologen Strukturen weitere Gewebeentnahmen überflüssig und schließt so auch mögliche zusätzliche Schäden an noch intakten Funktionssystemen aus. Die erklärte Forderung, die vorgegebene Hebellänge der Kniebänder auch auf Dauer zu erhalten, ist aber einmal von den materialtechnischen Eigenschaften des verwendeten Kunststoffes, zum anderen von den gesetzmäßig ablaufenden biologischen Reaktionen auf den Fremdkörper vor allem am Lagergewebe abhängig, wobei wechselseitige Abhängigkeiten zu erwarten und zu beachten sind.

Zum Ersatz in sich beweglicher Gewebestrukturen sind nur *ermüdungsarme* Kunststoffe geeignet, deren Form der funktionellen Belastung entsprechen und eine sichere Verankerung ermöglichen muß. Diese Forderungen werden vornehmlich von textilmäßig hergestellten Bandprothesen erfüllt, deren produktionstechnisch vorgegebene Porosität auch die Immigration von Fibroblasten aus dem Implantatlager zulassen soll.

Entsprechend dem Belastungsmuster eines Kniebandes muß für dessen alloplastische Prothese vor allem eine ausreichende lineare Belastungsfähigkeit bei nur geringer Dehnbarkeit und Torsionsfestigkeit gefordert werden. Deren Größen haben sich naturgemäß am Bedarf zu orientieren und sollten im wesentlichen material- und konstruktionsbedingt und nicht dimensionsabhängig sein. Das gilt insbesondere auch für die Forderung nach *bleibender* nur geringer Dehnbarkeit der Allenthese, von der die bleibende Hebellänge des Bandersatzes, damit dessen Funktionswert auf Dauer abhängig ist. Ein intaktes originäres Knieband ist nur um maximal 5% seiner Länge *reversibel* dehnbar.

Die Belastungsgrößen der Kniebänder sind zwar meßbar aber nur bedingt auf die Anforderungen an eine Allenthese zu übertragen. Der funktionelle Synergismus der originären Kniebänder führt zu einer nicht isoliert bestimmbaren Lastverteilung auf deren Strukturen, die bei Allenthesen natürlich nicht zu erwarten ist; dazu kommen unterschiedliche Hebellasten in Abhängigkeit z. B. von der Körpergröße und von der Winkelstellung des Unterschenkels zum Oberschenkel.

Die *Belastbarkeit* der Bänder selbst ist u. a. alters- und aktivitätsabhängig und wird vor allem von der Qualität der Kittsubstanz (= Proteoglykane) beeinflußt, die die hochorientierten Fibrillen der überwiegend kollagenen Bindegewebsfasern verbindet. Claes hat die aus der Literatur bekannten und selbst gewonnenen Meßdaten über die Belastbarkeit der vier Kniebänder tabellarisch zusammengestellt. Bei den individuell erheblichen Unterschieden genügen jedoch die groben Durchschnittswerte als Anforderungsgrundlage für Band-Allenthesen, die von diesen aus den genannten Gründen in jedem Fall um ein Mehrfaches übererfüllt werden müssen:

Die *Reißfestigkeit* bei linearer Zugbelastung ist im Mittelwert, ausgedrückt in N = Newton (1 N = 0,102 kg — 1 kg = 9,81 N) anzunehmen:
für das hintere Kreuzband mit   940 ± 48 N
für das vordere Kreuzband mit   482 ± 28 N
für das mediale Seitenband mit 654 ± 152 N
für das laterale Seitenband mit 354 ± 139 N

wobei diese Werte im allgemeinen der Reißfestigkeit im knöchernen Insertionsbereich entsprechen.

Somit ist die möglichst solide Verankerung der Knieband-Prothese im knöchernen Insertionsbereich die conditio sine qua non, andererseits ist mit zunehmender Intensität der Bindegewebsneubildung eine konsekutive Narbenschrumpfung obligat, die in der freien Bandstrecke ggf. zu einer Änderung der vorgegebenen Hebellänge führen würde. Es ergibt sich somit die Konsequenz, daß im Insertionsbereich des Kniebandes eine möglichst intensive, im Verlauf der freien Bandstrecke eine möglichst geringe Bindegewebseinsprossung erfolgen sollte. Nach derzeitigem Kenntnisstand ist dieses Problem nur durch optimale Formgebung der Allenthese vor allem auch hinsichtlich Dimensionierung und Porosität zu lösen:

> Grundsätzlich sprießt das reaktive Bindegewebe nur in die *wandständigen* Implantatbereiche ein; ein „Durchwachsen" selbst 0,5 cm dicker, grobporöser Formen ist ausgeschlossen. Wenn die Porengröße (= Maschenweite) und die geringe Dicke einer Allenthese (bis maximal 0,3 cm) das „Durchwachsen" des Bindegewebes, also dessen Vereinigung mit dem von der anderen Prothesenseite einsprießenden Granulationsgewebe zuläßt, so ist sinngemäß eine Capillarversorgung des reaktiven Gewebes von beiden Seiten aus möglich. Der sogenannte Grenzflächeneffekt entfällt, die resultierende Narbe ist dünner, elastischer, weniger schrumpfungsanfällig und vor allem mechanisch höher belastbar. Um im Lagergewebe eine ausreichende bindegewebige Verankerung der Allenthese zu gewährleisten, gilt für diese eine Porengröße von 200–250 Mikron als optimal.

Ein Knieband als statisches Stabilisierungselement nimmt zwar selbst Lasten auf, überträgt diese aber vor allem auf den knöchernen Instertionsbereich. Hier werden somit mechanische Momente (Last, Bewegung) auf das ortsständige, reaktionskräftige Gewebe (Periost, Endost) einwirken, das mit vermehrter Granulationsgewebsbildung reagiert, so den notwendigen, kräftigen Bindegewebsanker auch für die Knieband-Allenthese bildet.

Als praktische Konsequenz aus den geschilderten materialtechnischen Anforderungen und den gesetzmäßig ablaufenden mesenchymalen Reaktionen am Lagergewebe wäre somit von einer, zum alloplastischen Kniebandersatz geeignet erscheinenden Prothese zu fordern, daß diese

> aus einem ermüdungsarmen,
> im Körpermilieu chemisch stabilen,
> textilmäßig zu verarbeitenden
> Kunststoff hergestellt würde,
> der vor allem linear belastbar,
> praktisch nicht dehnbar
> und torsionsfest ist, damit
> eine geringe Dimensionierung zuläßt.

Unter Berücksichtigung der genannten Parameter glauben wir, in einem gewebten Polyesterband aus Polyaethylenterephthalat, das unter dem Markennamen Trevira-Hochfest 730[R 1] eingeführt ist, eine geeignete Knieband-Allenthese gefunden zu haben. Das Material entspricht

---

[1] R = eingetragenes Markenzeichen der Farbwerke Höchst AG

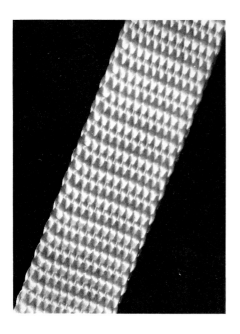

Abb. 1. Kniebandprothese aus gewebtem Polyaethylenterephthalat

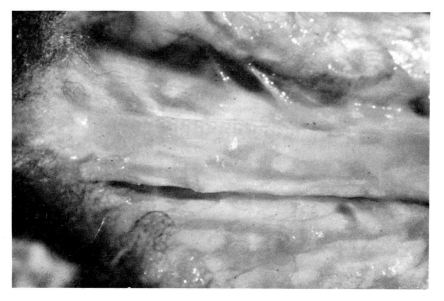

Abb. 2. Kniebandprothese in situ am Schaf-Vorderlauf, Implantationsdauer 170 Tage. Am Bildrand links Insertionsstelle. Erklärung s. Text

der Empfehlung XVII, Polyterephthalsäurediolester des deutschen Bundesgesundheitsamtes (vom 1. 1. 1980) sowie den Anforderungen nach § 177.1630, Polyethylene phthalate polymers, des Code of federal regulations, Food and Drug Administration (FDA/USA) vom 1. 4. 1979.

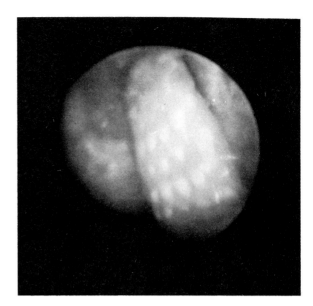

Abb. 3. Arthroskopischer Befund, 6 Monate nach alloplastischem Ersatz des vorderen Kreuzbandes: Bandtextur durch dünne Bindegewebshülle gut erkennbar

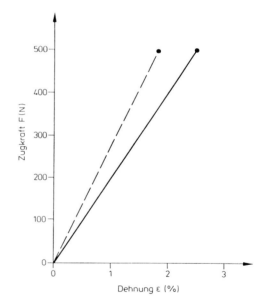

Abb. 4. Zugdehnungs-Diagramm vor Implantation und nach Implantationsdauer von 170 Tagen am Schaf-Vorderlauf unter stetiger dynamischer Belastung. ---- Vor Implantation; ──── nach Implantation

Uns standen solche gewebten Bänder aus Polyethylenterephthalat mit einer Länge von 300 mm, einer Breite von 10 mm und einer Dicke von 1 mm zur Verfügung; diese Bänder sind mit 60 Fäden in Längsrichtung (= Kette) und mit 16 Fäden in Querrichtung (= Schluß) gewebt, wobei ein Faden aus 200 Einzelfilamenten mit durchschnittlichem Durchmesser von 23 Mikron besteht (Abb. 1).[2]

---

[2] Herstellung und Vertrieb Fa. Telos, Med.-technische Geräte GmbH, 6303 Hungen 11/Obbornhofen

Tabelle 1. Meßdaten der Kniebandprothese vor Implantation

Zugdehnung des gewebten Polyesterbandes aus Polyaethylenterephthalat +0,04% Titandioxyd, Typ Trevira-Hochfest 730

Kette 60 Fäden, Schuß 16 Fäden — Breite 10 mm

Dehnung um 1,84%	bei 500 N
Bruchlast	bei 3624 N

nach DIN 51 222, Teil 1

vor der Implantation

Tabelle 2. Meßdaten der Kniebandprothese nach Implantationsdauer von 170 Tagen am Schaf-Vorderlauf unter stetiger dynamischer Belastung

---

Zugdehnung des gewebten Polyesterbandes aus Polyaethylenterephthalat +0,04% Titandioxyd, Typ Trevira-Hochfest 730

Kette 60 Fäden, Schuß 16 Fäden — Breite 10 mm

Dehnung um 2,52%	bei 500 N
Bruchlast	bei 3294 N

nach DIN 51 222, Teil 1

nach 170 Tagen Implantation; Werte gemessen am Explantat

Die optimale Gewebeverträglichkeit dieser gewebten Bänder aus Polyaethylenterephthalat ist aus Abb. 2 erkennbar, die das Band in situ im Tierversuch am Schafvorderlauf nach Implantationsdauer von 170 Tagen unter ständiger dynamischer Belastung zeigt: Hier ist endständig am Insertionsort der derbe Bindegewebsanker zu erkennen, während in der Bandstrecke selbst die nur dünne Bindegewebshülle die Textur durchscheinen läßt. In Abb. 3 ist der arthroskopische Befund 6 Monate nach alloplastischem Ersatz des vorderen Kreuzbandes dargestellt, wobei ebenfalls die Bandtextur unter der dünnen Bindegewebshülle gut erkennbar ist.

Die auch im lebenden Gewebe bleibenden, guten mechanischen Eigenschaften dieser Knieband-Allenthese ergeben sich sowohl aus dem Zugdehnungsdiagramm (Abb. 4) als auch aus den Meßdaten (Tabelle 1 und 2); nach 170 Tagen Implantationsdauer am Schaf-Vorderlauf unter ständiger dynamischer Belastung war bei physiologisch relevanter Zugkraft von 500 N die Dehnung des Bandes lediglich um 1,84% auf 2,52%, also um 0,68% vermehrt, die nur grundsätzlich interessante Bruchlast von 3624 N auf 3294 N, also um 330 N vermindert nachweisbar.

Literatur

1. Burri C, Claes L (1983) Alloplastischer Bandersatz. Aktuelle Probleme in Chirurgie und Orthopädie, Bd. 25. Huber, Bern Stuttgart Wien
2. Contzen H (1962) Materialtechnische Voraussetzungen und biologische Gewebereaktion bei der Implantation von Kunststoffen. Bruns Beitr Klin Chir 104:179

3. Contzen H (1969) Biologische Grundlagen der Alloplastik. In: Gohrband, Gabka, Berndorfer (Hrsg) Handbuch der plastischen Chirurgie, Bd I. de Gruyter, Berlin
4. Contzen H (1970) Unbelebte Hilfsmittel (Allenthesen) in der operativen Medizin. In: Breitner (Hrsg) Chirurgische Operationslehre I; Ergänzung 9. Urban und Schwarzenberg, München Berlin Wien
5. Jäger M, Wirth CJ (1978) Kapselbandlaesionen. Thieme, Stuttgart
6. Mockwitz J, Contzen H (1982) Die Behandlung des veralteten Kniebandschadens mit alloplastischem Material. Unfallchirurgie 8:176
7. Mockwitz J, Contzen H (1984) Alloplastische Korrektur chronischer Kniebandinstabilitäten mit einem Band aus Polyaethylenterephthalat. In: Rettig H (Hrsg) Biomaterialien und Nahtmaterial. Springer, Berlin Heidelberg New York Tokyo, S 213
8. Noyes FR, Torvik PJ, Hyde WB, de Lucas JL (1984) Biomechanics of ligament failure. J Bone Joint Surg [Am] 56:1406

Freie Vorträge zum Hauptthema XI

Schicksal avitaler Bindegewebstransplantate. Tierexperimentelle und histomorphologische Untersuchungen zum Prinzip der sogenannten Einheilung

H.-J. Pesch

(Manuskript nicht eingegangen)

Das biomechanische Anforderungsprofil des vorderen Kreuzbandes für dessen alloplastischen Ersatz mit synthetischen und biologischen Materialien

W. Siebels, R. Ascherl, G. Hölldobler, B. Kobor und G. Blümel

Institut für Experimentelle Chirurgie der Technischen Universität München (Direktor: Prof. Dr. G. Blümel), Ismaninger Straße 22, D-8000 München 80

Kreuzbandersatzkonstruktionen werden mit vielfältigen Materialien und unterschiedlichen Vorstellungen über ihr Verhalten im Körper unternommen. Ausgehend von den autologen Bandplastiken werden diese zur Sicherheit auch mit synthetischen Materialien verstärkt. Die Strategie der temporären Implantate als Leitschiene für körpereigenes Gewebe, das im Laufe der Zeit die Kraftträgerfunktion übernehmen soll, steht den „dauerhaften" Prothesen gegenüber. Konzeptwechsel zwischen diesen beiden Bereichen erschweren die Beurteilung der aktuellen Zielvorstellung. Da alle Materialien intraarticulär von körpereigenem Gewebe überwachsen werden, wird der fortschreitende mechanische Zerfall als gewollte Übergabe der Kraftträgerfunktion an dieses Gewebe dargestellt. Aber auch die Entwicklung vom programmierten Zerfall zur dauerhaften Verbundprothese wird beschritten, was dazu führt, daß Kohlenstoffbänder zu den dauerhaften Implantaten gezählt werden müssen und damit augenblicklich kein uns bekanntes Material in die Gruppe der geplant temporären Prothesen eingeordnet werden kann (Tabelle 1).

Trotz ihrer unterschiedlichen Konzepte erscheint uns ein Vergleich anhand fünf biomechanischer Gesichtspunkte möglich. Wir betrachten dabei Form, Festigkeit, Funktion, Fixation und Fehlertoleranz.

Die Querschnittsabmessungen aller Materialien liegen unterhalb der Grenzen des physiologischen Bandes (Tabelle 2). Die Biegsamkeit und damit die Handhabbarkeit weist größen- und materialbedingt erhebliche Unterschiede auf.

Tabelle 1. Verfügbare Bandersatzmaterialien

Autologe Gewebe	Verstärkungen	Temporäre Prothesen	Dauerhafte Prothesen
Patellarsehnenstreifen	Patellarsehnenstreifen		Glutaraldehydfixierte Kalbssehnen (XENOGRAFT)
Gracilissehne	+ Polypropylen (Kennedy LAD)		Polyethylenterephthalat (DACRON)
Semitendinosus	+ Polydioxanon (PDS)		Polyethyltherephthalat (TREVIRA)
etc.	+ Polyglactin (VICRYL)		Kohlenstoff (LAFIL)
			Polytetrafluorethylen (GORE-TEX)

Chen und Black [1] errechneten alltägliche Kräfte auf das natürliche vordere Kreuzband bis zu etwa 500 N. Aufgrund ungünstiger Belastungsbedingungen sollten Zugfestigkeiten für Bandersatzmaterialien von über 800 N gefordert werden. Claes [2] kommt über die schadensfreie Belastbarkeit des hinteren Kreuzbandes ebenfalls zu der Forderung von 800 N Reißfestigkeit für Kniebandprothesen.

Ein wichtiges Kriterium für die Beurteilung eines Bandersatzwerkstoffes stellen seine Funktionseigenschaften im Gelenk dar. Da das Implantat neben der Stabilisierung auch die Bremsfunktionen gegen Hyperextension und Innenrotation und besonders die Steuerfunktion des vorderen Kreuzbandes für die Kniegelenkskinematik übernehmen soll, bedarf es einer angemessenen Steifigkeit, um Knorpelüberbeanspruchungen zu vermeiden. Noyes und Mitarb. (6) ermittelten an Knochen-Band-Knochen-Präparaten altersabhängige Steifigkeiten von 130–180 N/mm. Dazu im Vergleich die Steifigkeiten isoliert eingespannter Bandersatzmaterialien (Abb. 1). Um davon auf die Steifigkeit in vivo schließen zu können, müssen aber die Einflüsse durch zusätzliches autologes Gewebe, durch das Einwachsen in Knochenkanälen, eventuell einsprossendes Bindegewebe und die Verankerungstechnik berücksichtigt werden.

Hinzu kommt der bisher kaum beachtete Zusammenhang zwischen Steifigkeit und belasteter Länge, der in Abb. 2 dargestellt ist. Dies erschwert einen Vergleich veröffentlichter Steifigkeitsangaben, da die Einspannlänge meist nicht angegeben wird und durch entsprechende Wahl dieser Größe beliebige Steifigkeiten beim selben Material gemessen werden können. Einspannlängen über 200 mm, die diesen Einfluß verringern würden, ergeben für die nach erfolgter Einheilung unter wesentlich geringeren Längen belasteten Materialien wenig aussagekräftige Ergebnisse. Wir wählten deshalb für unseren Vergleich eine Länge von 30 mm.

Im Hinblick auf eine Frühmobilisation muß für die Verankerung des Bandes der gleiche Wert wie für die isolierte Zugfestigkeit nämlich 800 N angestrebt werden. Bereits ein Herausrutschen unter Staple, Zackenkranz oder Knochenschuppe um einige Millimeter läßt das Implantat für die Steuerung der Kinematik nutzlos werden. In Untersuchungen an Schafen erbrachte die isometrische Position eine initiale Höchstbelastbarkeit der Staple-Fixation von weniger als 200 N bei gestielten Patellarsehnenplastiken und etwa 400 N bei

Tabelle 2. Querschnittsmaße

	Dicke	Breite
Querschnittsangaben zum vorderen Kreuzband		
Girgis et al. [4]	—	11 ± 2 mm (7–14 mm); n = 24
Odensten et al. [7]	5 ± 1 mm (4–7 mm)	10 ± 2 mm (7–12 mm); n = 33
Querschnittsmaße von Bandprothesen		
Glutaraldehyd-fixierte Kalbssehnen (XENOGRAFT)	4 mm ±	10 mm
Polyethylenterephthalat (DACRON)	4 mm ±	7 mm (Herstellerangabe: 8 mm)
Polyethylenterephthalat (Trevira)	0,8 mm	9,5 mm
Polytetrafluorethylen (GORE-TEX)	5 mm ±	10 mm
Kohlenstoff (LAFIL)	1 mm ±	6 mm
Polypropylen (Kennedy LAD)	1 mm ±	8 mm
Polydioxanon (PDS) z. B.	0,35 mm ±	12 mm (Herstellerangabe: 10 mm)
Polyglactin (VICRYL) z. B.	0,25 mm	6,5 mm (Herstellerangabe: 7,5 mm)

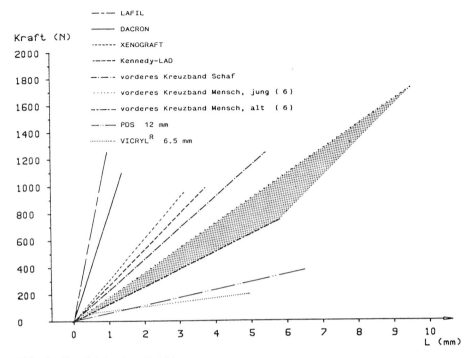

Abb. 1. Vergleich der Reißfestigkeiten und Steifigkeiten einiger isoliert eingespannter Bandersatzmaterialien

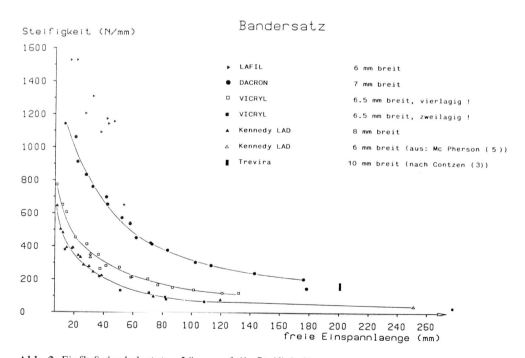

Abb. 2. Einfluß der belasteten Länge auf die Steifigkeit

einem Polyethylenterephthalatband. Nach sechs Monaten ohne Immobilisation war bei den Materialien Polyethylenterephthalat, Kohlenstoff und glutaraldehydfixierte Kalbssehnen zwar ein knöchernes bzw. bindegewebiges Einwachsen der Prothesen in den Bohrkanälen histologisch nachweisbar, die Zugebelastungsversuche führten jedoch bis auf intraarticuläre Abrisse wegen mechanischer Vorschäden stets zum vollständigen Herausrutschen unter der Verankerung bei Werten um 400 N. Patellarsehnenplastiken sowie mit Dicarbonsäure präparierte Kalbssehnen waren ausnahmslos so fest im Knochenkanal eingewachsen, daß das Implantat intraarticulär versagte. Dies verdeutlicht die unserer Meinung nach für die meisten körperfremden Materialien noch nicht befriedigend gelöste Problematik der extraarticulären Fixation.

Besonders möchten wir noch auf die Toleranz gegenüber „Implantationsfehlern" hinweisen. Scharfe Ränder beim Eintritt in Bohrkanäle und Berührpunkte mit Knorpelkanten setzen mit ihrer Sägewirkung die sonst hohen Dauerfestigkeiten dramatisch herab und führen bei allen synthetischen Materialien zu begrenzter Langzeitfunktion. Bei der isometrischen Implantation im Schaf war der laterale Femurcondylus die Problemzone, durch die over the top Technik wurde die Gefahr auf die tibiale Eintrittsstelle verlagert.

Literatur

1. Chen EH, Black J (1980) Materials design analysis of the prosthetic anterior cruciate ligament. J Biomed Mat Res 14:567–586
2. Claes L (1985) Die Beanspruchung des Kniebandapparates. In: Burri C, Claes L, Helbing G (Hrsg) Bandersatz mit Kohlenstoffasern. Springer, Berlin Heidelberg New York Tokyo
3. Contzen H (1983) Mechanische Eigenschaften der Polyester-Prothesen. In: Burri C, Claes L (Hrsg) Alloplastischer Bandersatz. Akt Probl Chir Orthop 25; Huber, Bern
4. Girgis FG, Marshall JL, Al Monajem ARS (1975) The cruciate ligaments of the knee joint. Clin Orthop 106:216–231
5. McPherson GK, Mendenhall HV, Sandford JB (1981) Mechanical properties of polypropylene braid: An augmentation device for anterior cruciate ligament repair. 7th Annual Meeting of the Society for Biomaterials. Troy, New York, p 22
6. Noyes FR, Grood ES (1976) The strength of the anterior cruciate ligament in humans and rhesus monkeys. J Bone Joint Surg [Am] 58:1074–1082
7. Odensten M, Gilquist J (1985) Functional anatomy of the anterior cruciate ligament and a rationale for reconstruction. J Bone Joint Surg [Am] 67:257–262

Ergebnisse verschiedener Operationsverfahren zur Versorgung frischer vorderer Kreuzbandrupturen

M. Blauth und H.-J. Oestern

Medizinische Hochschule Hannover, Unfallchirurgische Klinik (Direktor: Prof. Dr. H. Tscherne), Konstanty-Gutschow-Straße 8, D-3000 Hannover 61

Zur Behandlung frischer vorderer Kreuzbandrupturen werden vom konservativen Vorgehen zum primären Ersatz des Kreuzbandes unterschiedliche Methoden angewandt. Die Wertigkeit der einzelnen Verfahren läßt sich nur durch vergleichende Untersuchungsserien erfassen.

Wir wollen zur Klärung dieser Fragen beitragen und dazu unsere Ergebnisse verschiedener Techniken bei 75 Patienten der Jahre 1979 bis 1982 mitteilen. Das Krankengut teilten wir in 3 Gruppen mit jeweils 25 Patienten ein, um eine gewisse Vergleichbarkeit zu erzielen. Das Verletzungsmuster war in allen 3 Gruppen ähnlich. Neben 6 isolierten Kreuzbandrupturen fanden wir am häufigsten eine antero-mediale Rotationsinstabilität. Läsionen dorsaler Strukturen waren selten zu verzeichnen. Medialer und lateraler Meniscus waren etwa gleich häufig verletzt (Tabelle 1).

In Gruppe I war das vordere Kreuzband vorwiegend intraligamentär rupturiert und wurde reseziert, 23mal führten wir eine extraarticuläre mediale Rekonstruktion nach Hughston durch, darunter je einmal eine Semitendinosus und Semimembranosusversetzung. Eine Traktopexie nach Hughston oder Andrews nahmen wir 10mal vor, 8mal eine zusätzliche Rekonstruktion des lateralen Bandapparates (Tabelle 2).

Tabelle 1. Verletzungsmuster

	Gruppe I (n = 25)	Gruppe II (n = 25)	Gruppe III (n = 25)
VKB isoliert	2	4	0
VKB und medial	16	15	17
VKB, medial und lateral	7	6	8
Dorsal	3	2	3
Med. Meniscus	8	4	7
Lat. Meniscus	7	7	3

Tabelle 2. Gruppe I. Resektion des VKB

Nur Resektion des Kreuzbandes	2/25
Mediale Rekonstruktion	23/25
Tractopexie	10/25
Zusätzlich laterale Rekonstruktion	8/25

Tabelle 3. Gruppe II. Naht des VKB

Zusätzlich Tractopexie	15/25
Zusätzlich mediale Rekonstruktion	21/25

Tabelle 4. Gruppe III. Primärer Ersatz des VKB

Zusätzlich Tractopexie	20/25
Zusätzlich mediale Rekonstruktion	25/25

In Gruppe II war dagegen das Kreuzband immer genäht worden. 15mal fand eine zusätzliche Tractopexie, 21mal eine mediale Rekonstruktion statt (Tabelle 3). Bei 8 intraligamentären Rissen wandten wir die Technik nach Marshall mit transossären Nähten an, bei 17 femoralen Rupturen verfuhren wir entweder transossär und over the top nach Marshall oder nur over the top nach McIntosh.

In Gruppe III sind die Patienten zusammengefaßt, deren vorderes Kreuzband primär ersetzt wurde. Ergänzend führten wir auch hier bei den meisten eine Tractopexie und in allen Fällen eine mediale Rekonstruktion durch (Tabelle 4). Neben 21 intraligamentären Rupturen fanden wir 4 femorale Abrisse. Das Kreuzband war meistens so zerfetzt, daß eine Naht nicht erfolgversprechend erschien. In allen Fällen wurde als Ersatzmaterial ein distal gestieltes Lig. patellae Transplantat verwandt und transossär durch Tibia und lateralen Femurcondylus geführt.

Bei der Nachuntersuchung stützten wir uns auf klinische Methoden. Alle Patienten wurden mindestens zweimal untersucht, wobei wir darauf achteten, daß weder das jeweilige Operationsverfahren noch evtl. Beschwerden dem Untersucher vor der Stabilitätsprüfung bekannt waren.

Das durchschnittliche Alter zum Zeitpunkt der Operation lag in allen Gruppen um das 30. Lebensjahr. Auch der Zeitraum zwischen Unfall und Operation stimmte weitgehend überein. Am häufigsten wurde innerhalb der ersten Woche operiert, etwa ein Drittel der Patienten kam jedoch erst bis zum Ablauf der zweiten Woche zur Operation. Der Nachuntersuchungszeitraum war am längsten in Gruppe I mit durchschnittlich 5 Jahren und 9 Monaten und am kürzesten in Gruppe III mit durchschnittlich 3 Jahren und 2 Monaten.

Betrachten wir jetzt die Stabilitätsverhältnisse: In Streckstellung waren alle Kniegelenke medial und lateral stabil. Die mediale Stabilität in 30 Grad Beugestellung unterschied sich in den 3 Gruppen nur sehr wenig. Jeweils etwa 10 Knie waren seitengleich stabil, während etwa 15 eine Differenz von 1+ aufwiesen.

Dieses Bild änderte sich, wenn man die vordere Schublade in Neutralstellung verglich: Mit 14:3 waren in Gruppe III, es handelt sich um die mit primärem Ersatz versorgten Gelenke, deutlich mehr seitengleichstabil als in Gruppe I, in der lediglich eine extraarticuläre Rekonstruktion durchgeführt worden war. Hier lag erwartungsgemäß in 4/5 der Fälle eine um 1+ vermehrte Schublade vor, ein Befund der nur auf 10 Gelenke der Gruppe III zutraf. Die Gruppe II, in der die genähten Kreuzbandrupturen zusammengefaßt waren, nahm eine Mittelstellung ein.

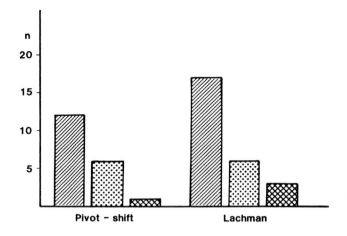

Abb. 1. Pivot-Shift und Lachman

Noch deutlicher wurden diese Unterschiede, wenn man die vordere Schublade in 30 Grad Außenrotation prüfte. Hier war kein Gelenk der Gruppe I seitengleich stabil, während immerhin 15 von 25 in der Gruppe III keinen Unterschied zur Gegenseite aufwiesen. Entsprechend fanden wir bei diesem Test 9 Gelenke der Gruppe I 2+ instabil, was nur von einem der Gruppe III gesagt werden muß. Gruppe II liegt auch hier zwischen I und III. Pivotshift-Test nach Galway und Lachmann-Test bestätigen diese Tendenz und sind mit 12:1 und 17:3 viel häufiger in Gruppe I als in Gruppe III positiv. Bei 6 von 25 Patienten der Gruppe II läßt sich ein positiver Pivotshift und Lachmann auslösen (Abb. 1).

Bei der Beweglichkeitsmessung verwischen diese Unterschiede wieder. Etwa zwei Drittel der Kniegelenke wiesen ein Streckdefizit bis 10 Grad auf, etwas weniger haben ein entsprechendes Beugedefizit. Erfreulich gering ist die Zahl der Patienten mit einer Einschränkung bis 20 Grad.

Bei der Umfangmessung der Oberschenkelmuskulatur schnitt dagegen Gruppe I am besten ab. Dies mag als Erklärung dafür dienen, daß 9 von 25 Patienten der Gruppe I dieselbe Sportart wie vor dem Unfall mit unvermindertem Einsatz betrieben. Dies traf nur auf 6 der Gruppe III zu. In jeder Gruppe konnten 15 Patienten oder 60% ihrem Sport treu bleiben. Die Anzahl derjenigen, die jegliche sportliche Aktivität wegen des operierten Kniegelenkes aufgeben mußten, war in allen Gruppen gering (Abb. 2).

Vergleicht man die Schmerzangaben, fällt die relativ große Anzahl von Patienten mit belastungsabhängigen Schmerzen in Gruppe III auf. Hier wurde auch wesentlich häufiger als in den anderen Gruppen über Wetterfühligkeit geklagt. Ein gelegentliches Unsicherheitsgefühl gaben in allen Gruppen etwa 20% der Patienten an. Die einbeinige Kniebeuge konnten 10 Patienten der Gruppe I voll ausführen. Dies gelang nur 3 Patienten der Gruppe III. Etwa 2/3 der Patienten aller Gruppen waren nur zu einer eingeschränkten einbeinigen Kniebeuge in der Lage.

Als seitengleich schätzten 6 Patienten der Gruppe I und nur 1 Patient der Gruppe III ihr operiertes Kniegelenk ein. Gruppe II nimmt auch hier wieder eine Mittelstellung ein. Zwischen 15 Patienten in Gruppe I und 22 in Gruppe III waren mit dem Zustand ihres Kniegelenkes zufrieden.

Zusammenfassend möchten wir einige Ergebnisse unserer Nachuntersuchung hervorheben: die wichtigsten Ziele der Operation einer Kreuzbandruptur sind Stabilität und

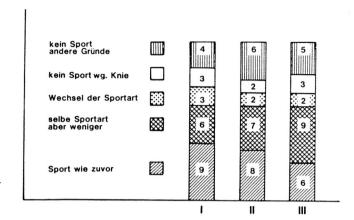

Abb. 2. Sportfähigkeit postoperativ

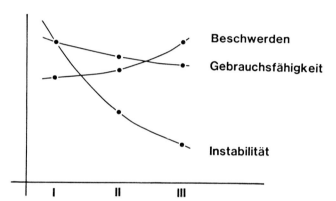

Abb. 3. Stabilität, Gebrauchsfähigkeit und Beschwerden nach einem Punkteschema

Gebrauchsfähigkeit des Kniegelenkes sowie Beschwerdefreiheit des Patienten. Wertet man diese Kriterien nach einem Punkteschema aus, zeigten sich die größten Unterschiede bei der Stabilität. Hier schnitt Gruppe III wesentlich besser als Gruppe I ab, während Gruppe II dazwischen lag. Interessanterweise verhält es sich bei den Beschwerden und der Gebrauchsfähigkeit umgekehrt. Die Unterschiede zwischen den einzelnen Gruppen waren allerdings geringer ausgeprägt (Abb. 3). Auffallend viele Patienten mit nachweisbaren Instabilitätszeichen kamen mit ihrem Kniegelenk sehr gut zurecht. Nicht wenige betrieben beschwerdefrei knieintensive Sportarten wie Fußball oder Rugby.

Kann ein frischer vorderer Kreuzbandriß nicht durch Nähte versorgt werden, geben wir heute trotzdem dem intraarticulären Ersatz mit einem autologen Transplantat den Vorzug. Weiterreichende Schlußfolgerungen wollen wir noch nicht ziehen, bevor die vorliegenden Ergebnisse nicht durch eine erneute Untersuchung nach einem längeren Zeitraum überprüft worden sind.

Die primäre autologe Coriumstreifenplastik bei der frischen femoralen Abrißverletzung des vorderen Kreuzbandes

F. Kleinfeld[1], W. Erdweg[1] und L. Kern[2]

[1] Stadtkrankenhaus Fürth, Chirurg. Klinik II (Chefarzt: Dr. F. Kleinfeld), Jakob-Henle-Straße 1, D-8510 Fürth
[2] Kreiskrankenhaus Deggendorf, Abt. Unfallchirurgie (Chefarzt: Dr. H. F. Haiböck), D-8360 Deggendorf

Verletzungen der passiven Haltestrukturen des Kniegelenkes sind im traumatologischen Alltag sehr häufig. Durch gründliche patho-physiologische Untersuchungen sind diese Verletzungen einem breiten Verständnis zugeführt worden. Durch Verbesserung der Diagnostik, insbesondere durch Einführung der Arthroskopie, werden derartige Verletzungen zuverlässiger diagnostiziert und einer geeigneten Behandlung zugeführt. Eine besondere Problematik stellen seit jeher die Kreuzbandverletzungen dar und hierbei sind es wiederum – nicht zuletzt wegen ihrer Häufigkeit – die femoralen Abrißverletzungen des vorderen Kreuzbandes, auf die ich näher eingehen möchte.

Bis zum Oktober 1985 überblicken wir 335 operativ versorgte Kniebandverletzungen, wovon 240 Fälle alleine auf die letzten 3 Jahre entfallen. Mit 200 Fällen von 335 überwogen die komplexen Verletzungsmuster bei weitem die einfachen. Bei den isolierten Bandverletzungen darf ich besonders auf die des vorderen bzw. hinteren Kreuzbandes hinweisen. Solche Schädigungen haben wir vor Einführung der arthroskopischen Untersuchung selten oder gar nicht gesehen (Tabelle 1).

In 160 dieser Fälle waren Versorgungen des vorderen Kreuzbandes notwendig. Bei 130 wurde eine primäre Verstärkungsplastik mit autologem Corium vorgenommen. Wie allgemein bekannt, ist die Versorgung des vorderen Kreuzbandes durch Naht nicht unproble-

Tabelle 1. Kniebandverletzungen – Übersicht der Fälle (bis Okt. 1985)

	Frisch	Alt
Isolierte Bandverletzungen		
Innenband	66	–
Außenband	5	–
Vorderes Kreuzband	47	10
Hinteres Kreuzband	7	–
Komplexe Verletzungen		
Antero-medial	113	24
Postero-medial	27	3
Antero-lateral	14	–
Postero-lateral	2	2
Kombinierte Schäden	15	–

n Gesamt = 335

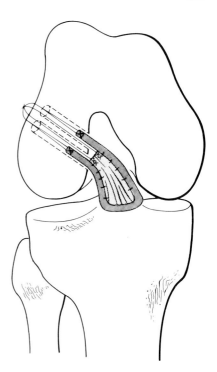

Abb. 1

matisch. Die Ursache hierfür liegt einmal darin, daß die Zerreißungen vielfach so ausgedehnt sind, daß eine eigentliche Naht technisch kaum durchführbar ist. Zum anderen liegen die Mißerfolge in der Blutversorgung begründet, die normalerweise von femoral her erfolgt. — Wir führen an unserer Klinik seit nunmehr rund 7 Jahren bei frischen femoralen Ausrißverletzungen des vorderen Kreuzbandes eine primäre Verstärkungsplastik mit autologem Corium durch. Unser praktisches Vorgehen sei kurz geschildert:

Aus dem Wundrand wird ein 5–6 cm langer und 5 mm breiter Hautstreifen entnommen. Das Subcutangewebe wird abgetragen und das Epithel mit dem quergestellten Skalpell abgekratzt. Das mit Mersilenefäden armierte Gewebsstück wird danach für etwa 5–10 min in einer Kodanlösung gründlich desinfiziert. Wie auf der Skizze dargestellt, wird dieser Streifen basisnah in den gleichfalls mit Fäden armierten Kreuzbandstumpf eingezogen. Das Implantat wird mit dem verletzten Kreuzband mit Einzelknopfnähten aus Vicryl vereinigt. Zusammen mit den Armierungsfäden des Kreuzbandstumpfes werden die Coriumstreifen über zwei transcondyläre Bohrkanäle nach lateral ausgeführt (Abb. 1). Wir erreichen durch dieses Vorgehen eine breite Verankerung am Knochen und können die geometrische breite Verankerung am Knochen der Fossa intercondylica recht gut rekonstruieren.

Wir haben zweimal derartig operierte Patienten nacharthroskopieren können und sahen makroskopisch fast keine Unterschiede gegenüber einem gesunden Kreuzband. Dies fand auch histologisch seine Bestätigung bei 2 anderen Patienten, die 1 bzw. 2 Jahre nach einer derartigen Rekonstruktion mit einem neuerlichen Sportunfall zur Behandlung kamen.

Bei dieser Gelegenheit konnten wir entsprechende Gewebsproben zur mikroskopischen Untersuchung gewinnen.

Tabelle 2. Kniebandverletzungen — Nachuntersuchung Okt. 1985

Davon 71 mit Coriumplastik versorgt:
   20 isol. vord. Kreuzbänder
   41 antero-mediale Instabilitäten
    4 antero-laterale Instabilitäten
    6 kombinierte Schädigungen

n = 102 Patienten

Die Nachbehandlung erfolgt zunächst im geschlossenen Oberschenkelgipsverband. Nach Abheilung der Operationswunde werden kooperative Patienten — auch in Abhängigkeit der anderen Verletzungen des Kniegelenkes — mit Bewegungsschienen bis zur 6. Woche postoperativ versorgt. Danach nehmen wir die Patienten regelmäßig in stationäre Behandlung zur Remobilisierung. Wir haben für diesen Bericht 102 Patienten mit Kniebandverletzungen minimal 1 Jahr post operationem nachuntersucht. Von diesen Patienten waren 71 mit der beschriebenen Coriumstreifenplastik versorgt worden. Diese 71 Patienten setzen sich folgendermaßen zusammen (Tabelle 2):

20 isolierte vordere Kreuzbandverletzungen,
41 antero-mediale Instabilitäten,
 4 antero-laterale Instabilitäten und
 6 kombinierte Schädigungsmuster.

Wir gliederten die Untersuchung auf in einen subjektiven und objektiven Teil. Um die Vergleichbarkeit mit Voruntersuchungen, die wir im Jahr 1979 und 1982 durchgeführt haben, zu gewährleisten, verfuhren wir im gleichen Schema.

Die Patienten wurden aufgefordert, einen ausführlichen Fragekatalog zu beantworten und ihr eigenes Behandlungsergebnis subjektiv einzuordnen.

In der objektiven Beurteilung haben wir uns im wesentlichen nach dem Schema von O'Donoghue leiten lassen.

Wie stellen sich unsere Ergebnisse dar:
Subjektiv zufrieden mit dem erreichten Behandlungsergebnis äußerten sich von 102 Patienten 75, indifferent äußerten sich 13 und als schlecht stuften 14 Patienten ihre Ergebnisse ein. Unter diesen 14 schlechten Ergebnissen fanden sich nur 4 unter 40 Jahren. Die anderen Nachuntersuchten waren deutlich älter. Auffallend war die Wertigkeit der Gefühlsstörungen über dem Kniegelenk, die bei 3 der als schlecht eingestuften Fälle die Ursache für diese Einschätzung gewesen waren. Diese Patienten waren sämtlich vor 1982 operiert worden, als wir noch eine andere Schnittführung als heute gewählt haben (Tabelle 3).

Objektiv fanden wir bei den 102 Patienten in 38 Fällen sehr gute Ergebnisse. Diese Patienten sind als völlig wiederhergestellt anzusehen, bei ihnen ist die volle Sportfähigkeit incl. Leistungssport möglich. 42 Patienten wurden mit gut, 19 als mäßig und 3 als schlecht eingestuft. Unter den mäßigen und schlechten Ergebnissen waren die 6 kombinierten Schädigungen — es handelte sich um Knieluxationen — eingeordnet (Tabelle 4).

Ziehen wir die Patienten mit Coriumplastik heraus, so kommen wir zu 31% sehr guten, 40% guten, 25% mäßigen und 4% schlechten Ergebnissen. Das scheinbar etwas schlechtere

Tabelle 3. Kniebandverletzungen — Nachuntersuchung

Subjektive Ergebnisse:

Zufrieden	75 Patienten
Indifferent	13 Patienten
Schlecht	14 Patienten

n = 102

Tabelle 4. Kniebandverletzungen — Nachuntersuchung

Objektive Ergebnisse:

Sehr gut	38 Patienten
Gut	42 Patienten
Mäßig	19 Patienten
Schlecht	3 Patienten

n = 102

Tabelle 5. Kniebandverletzungen — Nachuntersuchung

Objektive Ergebnisse Corium-Plastik:

Sehr gut	22 Patienten = 31%
Gut	28 Patienten = 40%
Mäßig	18 Patienten = 25%
Schlecht	3 Patienten = 4%

Abschneiden in diesen Fällen hat seine Ursache darin, daß die 6 kombinierten Schädigungen hier auf die kleinere Gesamtzahl mit einem höheren Prozentsatz zum Tragen kommen (Tabelle 5).

Untergliedern wir die nachuntersuchten Patienten in solche, die bis 1979, solche die bis 1982 und solche die bis Ende 1984 operiert worden sind, so haben die Patienten mit guten und sehr guten Ergebnissen deutlich zugenommen.

Während in unserer Gesamtstatistik insgesamt 80% gute und sehr gute Ergebnisse gefunden wurden, so ist dieser Anteil bei den frisch versorgten aus den Jahren 1983 und 1984 auf 85% angestiegen. Auch wenn diese Wertung statistisch nicht signifikant ist, so zeigt doch ihre Tendenz, daß durch die verbesserte Technik und zunehmende Erfahrung in der Versorgung solcher Verletzungen die Gesamtergebnisse zu verbessern sind.

Kniebandverletzungen können frühzeitig rekonstruiert bei Beherrschung der zugegebenermaßen nicht einfachen operativen Technik in ihrer Mehrzahl zu guten Ausheilungsergebnissen gebracht werden. Instabilitäten, chronische Reizzustände und Früharthrosen können vermieden werden und in vielen Fällen ist eine volle Sportfähigkeit wieder zu erreichen.

Die gestielte Synoviallappenplastik aus dem infrapatellaren Fettkörper als unterstützende Maßnahme bei Kreuzbandrekonstruktionen oder -plastiken

D. Wolter, Ch. Jürgens und J. Grüber

Allgem. Krankenhaus St. Georg Hamburg, Abteilung für Unfall-, Wiederherstellungs- und Handchirurgie (Prof. Dr. D. Wolter), Lohmühlenstraße 5, D-2000 Hamburg 1

Schwere Verletzungen des Kreuzbandes führen nicht nur zu einer Zerreißung der Sehnen, sondern auch zu einer Zerstörung der Nerven- und Gefäßstrukturen.

Die nervöse Versorgung der Kapsel- und Bandstrukturen des Kniegelenkes erfolgt hauptsächlich aus Nervenästen, die vom N. tibialis und N. saphenus ausgehen und mit den Vasa poplitea sowie der A. genus medialis und lateralis verlaufen.

Die A. genus media wird häufig von einem Nerven begleitet, der Äste zum hinteren und vorderen Kreuzband abgibt. Sie finden sich in dem subsynovialen Gewebe und als intrafasciculäre Äste. In einzelnen Fällen lassen sich in diesem Bereich Nervenendkörperchen nachweisen [8, 10]. Die Rolle der nervösen Versorgung der Kreuzbandstrukturen kann heute noch nicht ausreichend beurteilt werden. Es gibt jedoch Hinweise dafür, daß eine Regelung des Muskeltonus durch den Spannungszustand des Kreuzbandes erfolgt [6].

Bei Kreuzbandnähten oder bei Kreuzbandplastiken stellt sich die Frage, in welcher Weise eine Vascularisationsverbesserung erfolgen kann. Aufgrund der Gefäßversorgung kann man davon ausgehen, daß der infrapatellare Fettkörper eine gute Vascularisation aufweist [1, 2, 3, 7]. Es lag daher nahe, ihn zur Verbesserung der Revascularisation heranzuziehen und das rekonstruierte oder plastisch ersetzte vordere Kreuzband durch sein gut vascularisiertes Gewebe zu umhüllen.

Operatives Vorgehen

Aus dem infrapatellaren Fettkörper wird ein distal gestielter Lappen gebildet. Die beiden proximalen freien Ecken werden dabei durch Fäden armiert, die transossär geführt werden. Um eine gute Adaptation des Synoviallappens mit dem Kreuzband zu erreichen, kann dieser durch Einzelknopfnähte am Band fixiert werden (Abb. 1).

Die Gefäßversorgung des infrapatellaren Fettkörpers ist so günstig, daß man nach Öffnen der Blutsperre vor Implantation des Lappens immer eine gute Durchblutung beobachten kann. Der Lappen sollte dabei jedoch so angelegt sein, daß er nicht zu dünn ist, um eine ausreichende Gefäßversorgung zu gewährleisten, zum anderen aber auch nicht zu dick, um durch Bewegung des Kniegelenkes geschädigt zu werden. Erfolgt beispielsweise die Refixation eines proximal abgerissenen Kreuzbandes transossär, so können dieselben Kanäle auch für die Synoviallappenplastik benutzt werden. Eine intraoperative Funktionsprüfung der versorgten Bandstrukturen und des Synoviallappentransplantates is empfehlenswert.

In letzter Zeit haben wir diese Kreuzbandversorgung noch zusätzlich durch ein Polyglactin 910-Band (Vicryl) verstärkt. Vorausgegangene tierexperimentelle Untersuchungen hatten gezeigt, daß Polyglactin 910 zur Verstärkung geeignet ist [5].

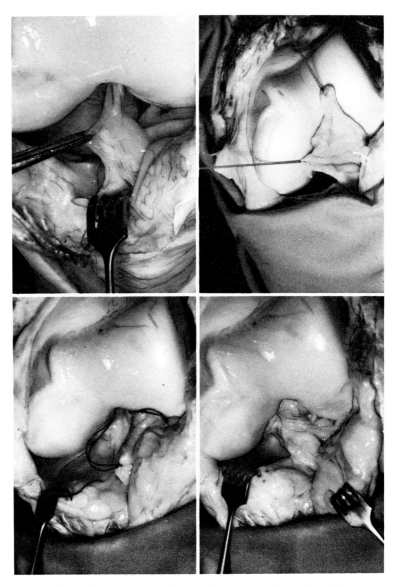

Abb. 1. Darstellung des operativen Vorgehens der Synoviallappenplastik zur Umhüllung des vorderen Kreuzbandes aus dem infrapatellaren Fettkörper. Präparation eines distal gestielten Lappens (li. oben), Armierung der proximalen Lappenecke durch Haltefäden (re. oben), Hindurchziehen der Fäden durch transossäre Kanäle im Bereich des Femurs (li. unten), Umhüllung der vorderen Kreuzbandstrukturen mit dem Synoviallappen durch Anziehen der Fäden und falls notwendig adaptierende Einzelknopfnähte (re. unten)

Tabelle 1. Synoviallappenplastik bei primären und sekundären plastischen Versorgungen der vorderen Kreuzbandruptur oder -insuffizienz

Gesamtzahl	22	13	9
Keine Instabilität	9	6	3
Instabilität Grad I	6	3	3
Instabilität Grad II	3	2	1
Instabilität Grad III	4	2	2
Streckdefizit 0–10°	19	11	8
Streckdefizit 10–20°	3	2	1
Beugedefizit 0–10°	6	4	2
Beugedefizit 10–20°	12	6	6
Beugedefizit über 30°	4	3	1
Muskelminderung/Differenz			
Keine (0,0–0,5 cm)	6	4	2
Mäßig (0,5–1,5 cm)	10	6	4
Erheblich (über 1,5 cm)	6	3	3
Subjektive Beurteilung			
Sehr gut	7	3	4
Gut	8	7	1
Befriedigend	3	1	2
Ausreichend	2	1	1
Ungenügend	2	1	1
Schlecht	0	0	0

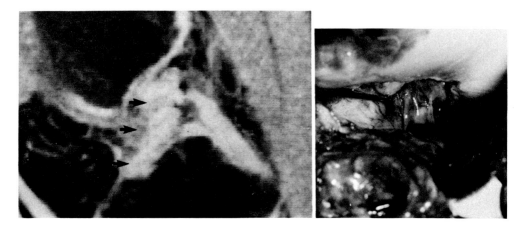

Abb. 2. Kernspin-tomographisches Bild des vorderen Kreuzbandes in der Sagittalebene (*Pfeil*) sowie intraoperatives Bild im Rahmen eines „second look" (re.) nach plastischer Versorgung einer vorderen Kreuzbandinsuffizienz n. Brückner/Jones in Kombination mit Synoviallappenplastik

Ergebnisse

Wir haben seit 1982 einen Teil unserer Patienten mit einer derartigen Synoviallappenplastik im Bereich des vorderen Kreuzbandes versorgt. Das Krankengut ist aufgrund der geringen Fallzahl inhomogen, da wir bei allen Arten der Kreuzbandversorgung dieses Verfahren eingesetzt haben. Erste Ergebnisse sind im folgenden dargestellt. Dabei konnten 22 von 30 Patienten nachuntersucht werden (Tabelle 1). Zwei von 22 Patienten empfanden das Endergebnis als ungenügend. Bei ihnen ließ sich eine Instabilität III. Grades nachweisen. Im Rahmen der Metallentfernung wurde durch Arthroskopie oder Arthrotomie das vordere Kreuzband inspiziert. Es fand sich in der Regel ein gut synovialisiertes und festes Gebilde. Als nichtinvasive diagnostische Methode wurde die Kernspintomographie zur Darstellung der Kreuzbänder in Einzelfällen eingesetzt (Abb. 2).

Zusammenfassung

Aufgrund eigener klinischer Erfahrungen seit 1982 sowie der tierexperimentellen Ergebnisse von Arnoczky scheint die gestielte Synoviallappenplastik aus dem infrapatellaren Fettkörper zur Umhüllung von Kreuzbandnähten oder -plastiken empfehlenswert, da sie die Gefäßversorgung der vorderen Kreuzbandstrukturen zu verbessern scheint.

Literatur

1. Arnoczky SP, Tarvin GB, Marshall JL (1982) Anterior cruciate ligament replacement using patellar tendon. J Bone Joint Surg [Am] 64:217–223
2. Benedetto KP (1985) Der Ersatz des vorderen Kreuzbandes mit dem vasculär gestielten zentralen Drittel des Ligamentum patellae (Teil I: Morphologische Grundlagen). Unfallchirurg 88:182–188
3. Benedetto KP (1985) Der Ersatz des vorderen Kreuzbandes mit dem vasculär gestielten zentralen Drittel des Ligamentum patellae (Teil II: Operationstechnik und Ergebnisse). Unfallchirurg 88:189–197
4. Clancy WG, Narechania RG, Rosenberg TD, Gemeiner JG, Wisnefeske DD, Lange TA (1981) Anterior and posterior cruciate ligament reconstruction in rhesus monkeys. J Bone Joint Surg [Am] 63:1270–1284
5. Friedrich A, Wolter D, Bisgwa F (1985) Der mediale Knieseitenbandersatz durch Polyglactin 910 beim Foxhound und Kaninchen. Unfallchirurg 88:446–451
6. Grüber J, Wolter D, Igloffstein J (1986) Erste Hinweise für einen Reflexbogen zwischen vorderem Kreuzband und Muskulatur. Diskussionsbeitrag – 49. Tagung der Deutschen Gesellschaft für Unfallheilkunde – Berlin 1985. In: Hefte Unfallheilkd, Heft 181. Springer, Berlin Heidelberg New York Tokyo
7. Lang J, Wachsmuth W (1972) Bein und Statik. Springer, Berlin Heidelberg New York
8. Lierse W (1985) Die nervale Versorgung des Kreuzbandes. Persönl. Mitteilungen – Anatom. Institut der Universität Hamburg
9. Müller W (1982) Das Knie. Springer, Berlin Heidelberg New York
10. Schultz RA, Miller DC, Kerr CS, Micheli L (1984) Mechanoreceptors in human cruciate ligaments. J Bone Joint Surg [Am] 66:1072–1076
11. Wirth CJ, Jäger M (1984) Die komplexe vordere Knieinstabilität. Thieme, Stuttgart New York

Ist beim vorderen Kreuzbandersatz das Ligamentum-Patellae-Drittel den Pes-anserinus-Sehnen überlegen?

M. Kolb[1] und C. J. Wirth[2]

[1] Staatl. Orthopädische Klinik München (Komm. Direktor: Prof. Dr. C. J. Wirth), Harlachinger Straße 51, D-8000 München 90
[2] Orthopädische Klinik und Poliklinik Großhadern, Marchioninistraße 15, D-8000 München 70

Für den vorderen Kreuzbandersatz mit autologen Ersatzmaterialien wurden eine Vielzahl von Verfahren angegeben. Da sich aus bekannten biomechanischen Gründen nur das Lig. patellae-Drittel und die Pes anserinus-Sehnen zur Ersatzoperation eignen, haben wir bei gleichartiger OP-Technik die beiden unterschiedlichen Bandmaterialien klinisch nachuntersucht.

Als Technik dient zur Behebung der veralteten antero-medialen Knieinstabilität Grad III die „Five in one"-Methode nach Nicholas [3]. Als vorderer Kreuzbandersatz wurde entweder das freie Patellarsehnendrittel oder die distal gestielten Semitendinosus- und Gracillis-Sehnen verwendet (Abb. 1).

Das freie mittlere Patellarsehnendrittel wird als Knochen-Band-Knochen-Präparat an die anatomischen Insertionsstellen in Bohrkanälen über Armierungsfäden verankert. Die distal

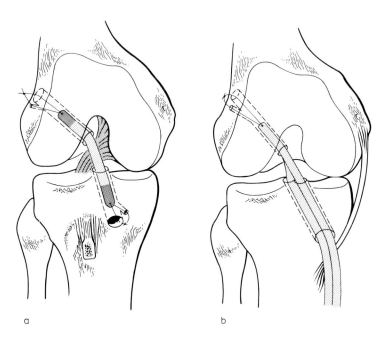

Abb. 1. a Ersatz des vorderen Kreuzbandes durch ein freies Lig.-patellae-Drittel. **b** Ersatz des vorderen Kreuzbandes durch 2 Sehnen des Pes-anserinus, distal gestielt

gestielten Pes-anserinus-Sehnen werden durch einen Bohrkanal im medialen Tibiakopf in das Gelenk eingebracht und proximal die Semitendinosus-Sehne durch einen Bohrkanal und die Gracilis-Sehne in der „over the top"-Technik an die Außenseite des lateralen Femurcondylus durchgezogen und dort gegenseitig vernäht.

Mit dem freien Patellarsehnendrittel wurden zwischen 1976–1979 55 Patienten versorgt, 98% konnten $3^1/_2$ Jahre später nachuntersucht werden.

Von 1977–1979 wurden 43 Patienten mit den distal gestielten Semitendinosus- und Gracilis-Sehnen versorgt. 85% der Patienten kamen durchschnittlich 3 Jahre später zur Nachuntersuchung.

Das Hauptkriterium bei der klinischen Untersuchung des vorderen Kreuzbandersatzes bestand in der Beurteilung im Lachmann- und dem Pivot-shift-Test, wobei der Lachmann-Test am aussagekräftigsten ist, da der Pivot-shift-Test u. a. von der Qualität des medialen Seitenbandes, das als Hypomochlion dient, abhängig ist. Aus ähnlichen Gründen erschienen uns die vorderen Schubladen-Teste zu ungenau und deshalb haben wir sie hier nicht berücksichtigt.

Bei der vergleichenden Untersuchung konnten wir feststellen, daß bei den Ersatzplastiken mit dem freien Patellarsehnendrittel der Lachmann-Test nur in 9% positiv war. Demgegenüber lagen bei den freien Pes-anserinus-Sehnenplastiken 31% positive Testergebnisse vor. Im Pivot-shift-Test verhielten sich beide ähnlich. So waren bei den Patellarsehnendrittelplastiken 7% und bei den Pes-anserinus-Sehnenplastiken 10% positiv.

Verschiedene Gründe hierfür können diskutiert werden. Die umfangreichen Untersuchungen von Noyes und Mitarb. [4] haben ergeben, daß in der Tauglichkeitsbeurteilung der einzelnen Materialien die Maximallast eine entscheidende Rolle spielt. Für das vordere Kreuzband konnte eine mittlere Reißfestigkeit von 1725 +/− 269 N ermittelt werden, die 100% entsprechen. Die Maximallast für das mittlere Patellarsehnendrittel lag bei 2900 +/− 260 N, was 160% entspricht. Die Semitendinosus- und Gracilis-Sehnen kamen mit 1216 +/− 50 N auf 70%, respektive mit 838 +/− 30 N auf 49%. Werden beide Pes-anserinus-Sehnen verwendet, lassen sich zwar 119% erzielen, diese erreichen jedoch bei weitem nicht die Maximallast des mittleren Patellarsehnendrittels. Berücksichtigen wir die Tatsache, daß nach der Implantation die Ersatzplastiken eine Phase der Schwächung erleiden, fallen die Werte für die Maximallast bei den gestielten Sehnen unter 100% und gute Ergebnisse sind gefährdet.

Wenn wir die einzelnen Abschnitte der Transplantate im Knochen und im Gelenk genauer betrachten, können wir im freien intraarticulären Verlauf bei der arthroskopischen Untersuchung folgendes feststellen:

Beide Transplantate sind synovialisiert. Makroskopisch ähnelt die Struktur des Lig. patellae-Drittels dem des vorderen Kreuzbandes, die Pes-anserinus-Sehnen bleiben jedoch unverändert. Möglicherweise sind diese Bandmaterialien aufgrund ihrer Beschaffenheit nicht in der Lage, sich umzustrukturieren, um eine genügende Adaptation an die Belastungsformen, wie sie beim gesunden vorderen Kreuzband vorkommen, zu erreichen.

In den tierexperimentellen Untersuchungen von Chiroff [1]; Kernwein [2]; Spilker [5]; Strande u. a. [6] wurde das Einheilverhalten von Sehnen und Knochen in das umgebende Knochengewebe untersucht. Die Mehrzahl der Autoren konnte feststellen, daß das Sehnengewebe knöchern nicht vollständig durchbaut wird, sondern bindegewebsartig an der Oberflächenschicht mit dem Knochen ihre Verankerung findet. Der Bohrkanal wird zwar enger, bleibt aber als solcher erhalten. Radiologisch ist dieser Vorgang im Persistieren des Bohrkanales noch nach Jahren nachweisbar. Die knöcherne Reaktion wird in der vermehrten Sklerosierung an der Bohrkanal-Sehnenwandung zum Ausdruck gebracht.

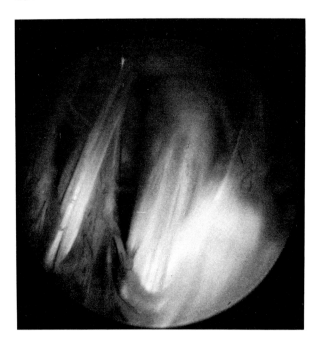

Abb. 2. Arthroskopische Ansicht eines freien mittleren Patellarsehnentransplantates 1$^{1}/_{2}$ Jahre nach Implantation. Hinter den Synovialissträngen zieht das kräftige, klar strukturierte Ersatzband und gleicht dem Bild eines gesunden vorderen Kreuzbandes

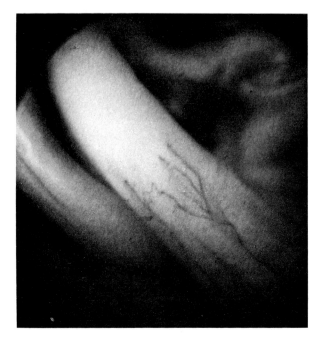

Abb. 3. Arthroskopische Ansicht der distal gestielten Semitendinosus- und Gracilis-Sehnenplastiken 13 Monate nach Implantation. Die von distal her synovialisierten Sehnen liegen makroskopisch unverändert vor

Im Gegensatz dazu konnte bei Sehnen, die mit einem Knochenblock in Verbund sind, eine sichere Einheilung in umgebendes Knochengewebe festgestellt werden. Radiologisch sind dementsprechend keine Bohrkanäle erkennbar.

Zusammenfassend können wir feststellen, daß bei der gezeigten OP-Methode die klinische Nachuntersuchung des vorderen Kreuzbandersatzes mit dem freien Patellarsehnendrittel im Lachmann-Test in 93% der Fälle gute und bei den gestielten Pes-anserinus-Sehnen nur in 69% der Fälle gute Ergebnisse ergab.

Die klinisch dokumentierte Überlegenheit der Patellarsehnendritteltransplantate gegenüber den Pes-anserinus-Sehnenplastiken mag auf verschiedene Ursachen zurückzuführen sein. Zum einen besitzen die Pes-anserinus-Sehnen eine niedrigere Maximallast. Zum anderen konnten wir makroskopisch durch die Arthroskopie feststellen, daß die Pes-anserinus-Sehnen selbst nach 13 Monaten in unveränderter Struktur vorliegen und eine Umwandlungsreaktion gemäß den Belastungsbeanspruchungen eines gesunden vorderen Kreuzbandes vermissen lassen (Abb. 2, 3). Darüber hinaus ist die Einheilung des Knochen-Band-Knochen-Transplantates an den Verankerungspunkten sicher gewährleistet.

Literatur

1. Chiroff RT (1975) Experimental replacement of the anterior cruciate ligament. J Bone Joint Surg [Am] 57:1124–1127
2. Kernwein G, Fahey J, Garrison M (1938) The fate of tendon, fascia and elastic connective tissue transplanted into bone. Annals of Surgery, 285–290
3. Nicholas JA (1973) The five-one reconstruction for anteromedial instability of the knee. J Bone Joint Surg [Am] 55:899–922
4. Noyes FR, Butler DL, Grood ES, Zernicke RF, Hefzy MS (1984) Biomechanical analysis of human ligament grafts used in knee-ligament repairs and reconstructions. J Bone Joint Surg [Am] 66:344–352
5. Spilker G (1974) Das histologische und biomechanische Verhalten autologer und homologer Sehnentransplantate bei transossärer Fixation im Tierexperiment. Handchirurgie 6:87
6. Strande A (1966) Replacement of the anterior cruciate ligament in the dog. J Small Anim Pract 7:351–359

Spätergebnisse chronisch vorderer Kreuzbandinsuffizienzen nach konservativer und operativer Behandlung

K. Neumann, A. Lies und G. Muhr

Chirurgische Universitätsklinik und Poliklinik Berufsgenossenschaftliche Krankenanstalten „Bergmannsheil" Bochum (Direktor: Prof. Dr. G. Muhr), Hunscheidtstraße 1, D-4630 Bochum 1

Die Verletzung des vorderen Kreuzbandes kann entweder zu funktioneller Instabilität mit allen negativen Folgen oder aber – falls Behandlung und Rehabilitation optimal verlaufen sind – zu einem dauerhaft stabilen Gelenk führen. Allerdings macht die komplizierte anatomische Funktionskinematik des vorderen Kreuzbandes eine Standardisierung jeglicher Therapiekonzepte schwierig. Trotz einer großen Anzahl von Literaturbeiträgen in relativ kurzem Zeitraum steht die Behandlung der chronisch vorderen Kreuzbandinsuffizienz weiterhin in der Diskussion. Rekonstruktive Maßnahmen wie auch die konservative Rehabilitation bleiben kontrovers.

Die Risikofaktoren der chronisch vorderen Kreuzbandinsuffizienz mit Entgleisung des Roll-Gleit-Mechanismus sind Reizergüsse, Meniscus- und Knorpelschäden. Larson fand bei Rekonstruktion des vorderen Kreuzbandes in 74% mediale, in 58% laterale und in 41% beiderseitige Meniscusveränderungen. Die Gesamtrate an begleitenden Meniscusläsionen konnte in einer Studie von Lynch auf 42% reduziert werden, falls eine Frührekonstruktion des vorderen Kreuzbandes innerhalb von 2 Jahren vorgenommen wurde. Ebenso konnte nachgewiesen werden, daß der Wasser- und Proteoglykangehalt des Knorpels nach Verlust des vorderen Kreuzbandes ansteigt. Dieser Subluxationsmechanismus begünstigt demnach die Entwicklung einer Arthrose im Kniegelenk, die nach Funk 8% und nach Noyes sogar bis zu 44% bei Verläufen über 5 Jahre beträgt. Ob der Arthroseprozeß durch die Rekonstruktion aufgehalten werden kann, ist bisher noch unbekannt.

In einer ausgiebigen Nachuntersuchungsserie konnte Kennedy nach $3^{1}/_{2}$ Jahren keinen Unterschied zwischen akut operativ versorgten vorderen Kreuzbandrupturen und konservativ behandelten Fällen gleichen Instabilitätsgrades feststellen. Nach 6–7 Jahren traten jedoch in der konservativen Gruppe signifikant vermehrte funktionelle Probleme auf. Bei Feagin sind die Frühergebnisse bis zu 2 Jahren gut, die Spätergebnisse nach 3–5 Jahren schlechter (71% Instabilitätsgefühl, Schwellung, Schmerzen). Immerhin liegt im Literaturvergleich die postoperative Versagerquote am frischen vorderen Kreuzband bei 35% nach 7 Jahren. Die Instabilitätsrate mit begleitender Beschwerdesymptomatik wird in der Literatur zwischen 27% (Chick/Jackson 1979) und 79% (McDaniel/Dameron 1980; Giove 1983) angegeben.

Ob die chronische vordere Kreuzbandinsuffizienz substituiert werden sollte oder nicht, ist jeweils von Fall zu Fall zu entscheiden. Besonders sind hierbei das Alter und der Aktivitätsgrad des Patienten zu berücksichtigen. Bei ausgiebigem Muskeltraining und Einschränkung bestimmter Aktivitäten/Sportarten bedürfen 25% der Patienten mit chronisch vorderer Kreuzbandinsuffizienz keiner Rekonstruktion mehr. Funktionseinbuße ist hier also nicht gleichzusetzen mit Funktionsverlust!

Vergleichbare Studien sind wegen unterschiedlicher Nachuntersuchungsparameter, verschiedener Begleitverletzungen, zu großer Varianz an OP-Techniken, differenten Rehabilitationen, wenigen 5-Jahres-Ergebnissen sowie der geringen statistischen Signifikanz der Fallzahlen nicht durchführbar. Zur Vereinheitlichung wird deshalb seit 1984 im amerikanischen Sprachraum von der Amerikanischen Gesellschaft für orthopädische Chirurgie das numerische System von Noyes empfohlen. Zur Erlangung zusätzlicher objektiver Daten am vorderen Kreuzband erfolgt die universale Messung mit dem KT-1000-Arthrometer (Daniel/Malcom 1982).

Dieses bisher aufwendigste, jedoch äußerst präzise Schema wird nunmehr in unserer Klinik zur Nachuntersuchung benutzt. Zwischen 1977 und 1983 wurden am „Bergmannsheil Bochum" 167 Patienten mit chronisch vorderer Kreuzbandinsuffizienz versorgt, davon 104 operativ und 63 konservativ. Der Nachuntersuchungszeitraum betrug 2–9 Jahre. Vom Gesamtkollektiv konnten 48 mittels Patellarsehnenplastik operierte und 26 konservativ behandelte Patienten kontrolliert werden.

Bei den operierten Patienten lag die durchschnittlich vordere Schublade im Arthrometer-Test (normal − 2,0 mm) bei 2,7 mm, bei den konservativen Patienten bei 4,2 mm. In der operativen Gruppe wiesen 33 (68,75%) ein gutes, 9 (18,75%) ein befriedigendes und 6 (12,50%) ein schlechtes Ergebnis auf. In der konservativen Gruppe waren 2 (7,69%) gut, 14 (53,84%) befriedigend und 10 (38,46%) schlecht. Die Analyse der schlechten konservativen Daten ergab ausnahmslos Meniscusschäden, in 4 Fällen am Außen- und Innenmeniscus gleichzeitig. In 6 Fällen entwickelte sich eine antero-laterale Rotationsinstabilität. Im Vergleich der Ergebnisse fiel auf, daß die Schwellung und Ergußbildung in der konservativen Gruppe viermal so hoch war wie in der operativen Gruppe. Die konservativ behandelten chronischen vorderen Kreuzbandinsuffizienzen hatten in 12 Fällen bis zu 3 erneute Rotationstraumen/Verletzungsrezidive innerhalb eines Jahres. Die Kompensation der chronisch vorderen Kreuzbandinsuffizienz unter konservativen Maßnahmen war in der Regel bis zu 2 Jahren möglich, während dann zunehmende Instabilitätssymptome auftraten. Die schlechten Ergebnisse dieser Gruppe sind 5 Jahre älter nach erstem Trauma.

Die vordere Kreuzband-Ersatzplastik mit dem mittleren $1/3$ der Patellarsehne erfolgte damals ohne gestielten Hoffaschen-Fettkörper oder Knochenverankerung. Der durchschnittliche Zeitraum zwischen Erstverletzung und operativer Rekonstruktion lag bei 15 Monaten. Experimentelle Studien zeigen besonders in der Anfangsphase die erhöhte Vulnerabilität des vascularisierten Patellarsehnentransplantates gegenüber der einfachen Technik. Nach $1 1/2$ Jahren findet sich kein signifikanter Unterschied in der Reißfestigkeit und im Steifigkeitsverhalten zwischen vascularisierter Patellarsehne und distal gestieltem Transplantat. Die Analyse der schlechten Ergebnisse in der rekonstruierten Gruppe ergab, daß diese Patienten infolge zu hoher Rigidität des Transplantates über eine Bewegungseinschränkung mit einem Streck- und Beugedefizit bis zu 10 Grad klagten. Weiterhin traten 3 Ausleierungen und eine Reruptur auf.

Welche Empfehlungen können nun aus unseren Ergebnissen abgeleitet werden:

1. Chronische vordere Kreuzbandinsuffizienz mit geringer Lockerung, intakten sekundären Stabilisatoren und geringen positiven Risikofaktoren neigen bei eingeschränkter Aktivität nicht zur Dekompensation und können konservativ behandelt werden.
2. Bei weit fortgeschrittener Arthrose ist die intraarticuläre Rekonstruktion nicht mehr nützlich, eine extraarticuläre Ersatzplastik (z. B. Tractopexie) ausreichend.
3. Patienten die ein funktionelles Defizit mit einhergehendem Beschwerdebild aufweisen

und nicht bereit sind, ihre berufliche oder sportliche Aktivität zu ändern, sollten kombiniert extra- und intraarticulär operiert werden.
4. Patienten mit täglichem Beschwerdebild und deutlich zunehmender Instabilitätssymptomatik (2–3 Subluxationsereignisse pro Jahr) sollten operativ rekonstruiert werden.
5. Bei Patienten mit totaler oder beidseitiger Menisectomie sowie bei Meniscusnaht ist die Rekonstruktion des vorderen Kreuzbandes gleichzeitig zu empfehlen.

Der Meniscus als Kreuzbandersatz bei chronischer Instabilität

E. Lais und P. Hertel

Rudolf-Virchow-Krankenhaus Berlin, Abt. für Unfallchirurgie (Direktor: Prof. Dr. P. Hertel), Augustenburger Platz 1, D-1000 Berlin 65

Zusammenfassung

Von 1982 bis 1985 wurden bei 43 Patienten beim gleichzeitigen Vorliegen eines Kreuzbandschadens und einer größeren Rißbildung (Korbhenkel) eines Meniscus, wenn eine Refixation unmöglich war, ein Ersatz des Kreuzbandes bzw. ein Aufbau des Kreuzbandes mit Hilfe eines gestielten Meniscusresektates durchgeführt. Die Rekonstruktion des vorderen Kreuzbandes hatte einen zweibündeligen Verlauf zum Ziel. Die Verankerung im Bereich der vorderen Eminenz wurde mit zwei transossär durch den Tibiakopf gelegten kräftigen Vicrylfäden in einer tiefen knöchernen Rinne vorgenommen. Das proximal gespaltene Transplantat wurde einmal transossär durch den lateralen Femurcondylus und einmal over the top geführt, die dazugehörigen Armierungsfäden über eine laterale Knochenbrücke am Femur verknüpft. Ein am hinteren Kreuzband fixierter Rest des vorderen Kreuzbandes wurde zum Teil präpariert und als posterolaterales Bündel verwendet oder diente zur Synovialisierung des Transplantates. Entsprechend der vorliegenden Instabilität wurde medial oder lateral eine Rekonstruktion der peripheren Stabilisatoren vorgenommen. Es konnten bisher 27 Patienten nachuntersucht werden. Die Ergebnisse waren durchaus befriedigend und standen denen der im gleichen Zeitraum durchgeführten gestielten oder freien Patellarsehnenplastiken nicht nach. Bei vier Reeingriffen aus dem Transplantat gewonnenes und untersuchtes Material zeigte einen Umbau in kollagenes Bindegewebe.

Einleitung

Die in der Vergangenheit berichteten Ergebnisse über verschiedene Ersatztechniken des vorderen Kreuzbandes mit Zuhilfenahme des Meniscus waren größtenteils unbefriedigend. Die Ursache dafür mag wohl in einer ungenügenden Wiederherstellung der anatomischen Gegebenheiten liegen. Da zum Teil auch gesunde Meniscen transplantiert wurden, nimmt es nicht Wunder, daß die Methode vernichtend beurteilt, zunächst verlassen wurde. Neuere

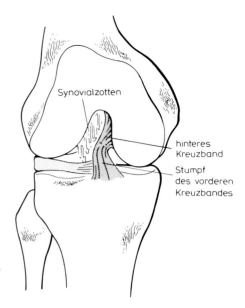

Abb. 1. Häufiger Situs bei chronischer vorderer Instabilität: leere proximale Insertion des LCA, kurzer distaler Stumpf „en nourisson" auf das LCP gewachsen

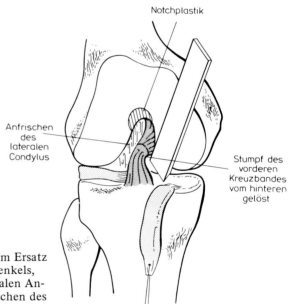

Abb. 2. Präparative Vorbereitungen zum Ersatz des LCA: Dorsales Ablösen des Korbhenkels, Herstellen einer Knochenrinne am distalen Ansatz des LCA, Notchplastik und Anfrischen des lateralen Condylus

experimentelle Untersuchungen lassen jedoch den Meniscus als durchaus geeignetes Ersatzmaterial erscheinen. Die Zerreißfestigkeit des Meniscusgewebes, bedingt durch die reichlich vorhandenen kollagenen Fasern, liegt nach Mathur in jedem Falle höher als die von Paulos für die Ersatzplastik am vorderen Kreuzband geforderten 200 N. Experimentell konnte nachgewiesen werden (O'Donoghue und Rockwood), daß die beim Hund vorgenommenen, am Vorderhorn gestielt verbliebenen Meniscustranspositionen der Nahtver-

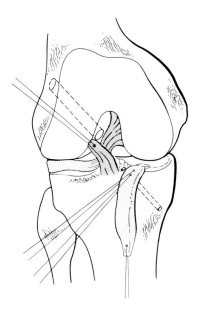

Abb. 3. Situs zur Implantation des LCA Ersatzes vorbereitet: Fixation des Transplantates distal durch transossäre Nähte, proximal over the top und transossär (hier unter Mitverwendung eines kurzen Stumpfes)

sorgung gleichwertig sind. Es kommt nach intraossärer Verankerung femoral innerhalb von 6 Wochen zu einem Umbau, der morphologisch weitgehend einem normalen Kreuzbandansatz entspricht. Nach 6 Monaten zeichnen sich in der Meniscussubstanz Gefäßeinsprossungen und funktionelle Ausrichtung der Kollagenstrukturen ab. Weiter haben experimentelle Untersuchungen ergeben, daß die bei Transplantationen eines Patellarsehnendrittels zunächst das normale Kreuzband übertreffende Reißfestigkeit stark abnimmt (Noyes) und selbst ein Jahr nach Transplantation noch nicht Normalwerte erreicht (Drobny: Tierexperimentelle Studie am Schaf). Insofern scheint das Schicksal des transplantierten Meniscus – wenn es sich um einen Korbhenkel handelt, der bereits in physiologischer Weise per diffusionem ernährt wird, günstiger zu verlaufen. Diese Erkenntnisse und Überlegungen, möglicherweise auch die Tatsache, daß ein bereits sehr bandähnlicher Meniscuskorbhenkel, der sonst verworfen werden müßte, auf den Operateur einen ausgesprochen verführerischen Eindruck macht, waren offenbar die Ursache, daß diese Operationsmethode doch noch häufiger durchgeführt wurde, als aus der Literatur hervorgeht. Erst jüngere Veröffentlichungen empfehlen den Einsatz des Meniscus zur Verstärkung bei intermediären Rupturen oder Plastiken des hinteren Kreuzbandes (Hughston), oder zum Ersatz bzw. Augmentation des vorderen Kreuzbandes unter Beachtung der Isometriebedingungen (Seiler et al.).

R. D. Ferkel et al. berichten über 100 nachuntersuchte Patienten, bei denen das vordere Kreuzband durch einen oder beide Menisken unter Isometriebedingungen ersetzt wurden. Sie sahen zu 78% subjektiv und in 84% objektiv gute Ergebnisse.

Material und Methode

Wir haben zwischen 1982 und 1985 43mal mit Hilfe eines ventral oder dorsal gestielten Korbhenkel- bzw. großen Lappenrisses das vordere bzw. hintere Kreuzband verstärkt oder ersetzt. Beim hinteren Kreuzband, es handelt sich dabei nur um einen Fall, diente der

Meniscus nur zur Verstärkung. Die Methode wurde ausschließlich angewendet, wo eine Refixation des Meniscus nicht sinnvoll erschien. In jedem Falle wurde bei der Verwendung für das vordere Kreuzband der ventral gestielte Meniscusteil in einer tiefen knöchernen Rinne im Bereich der vorderen Eminenz durch transossäre kräftige Vicrylnähte fixiert. Der freie proximale Teil des Transplantates wurde in zwei Portionen geteilt, ein Teil transossär durch den lateralen Condylus und ein zweiter over the top geführt und die Fixationsnähte über eine Knochenbrücke am Femur lateral geknüpft. Die Insertionsstelle an der Innenseite des äußeren Condylus wurde angefrischt und falls erforderlich eine Notchplastik durchgeführt. Ein „en nourisson" am hinteren Kreuzband verklebter Stumpf des vorderen Kreuzbandes konnte 16mal präpariert und als postero-laterales Bündel verwendet werden. Ansonsten diente ein noch vorhandener kurzer distaler Stumpf zur Synovialisierung des Transplantates. 3mal diente der Meniscus lediglich als Verstärkung bei einem nicht mehr ganz frischen intraligamentären Riß des vorderen Kreuzbandes.

In unserem Patientengut fanden sich 30 Männer und 13 Frauen, das Durchschnittsalter lag bei 30 Jahren, wobei der jüngste Patient 16 und der älteste Patient 57 Jahre zählte (Tabelle 1).

Zwischen Unfall und Behandlung lagen 3 Wochen bis zu 15 Jahren. Im Schnitt betrug die Zeit 2 Jahre. Intraoperativ fanden sich bei der Narkoseuntersuchung immer ein positiver Lachman-Test, der Jerk-Test war ebenfalls, bis auf eine Ausnahme beim posteromedialen Schaden, positiv. Vordere bzw. hintere Schublade und seitliche Aufklappbarkeit waren unterschiedlich ausgeprägt. Als Begleitschäden war 10mal der andere Meniscus verletzt, davon konnten 2 refixiert werden, 8mal wurde eine partielle Resektion durchgeführt, 26mal fand sich ein Knorpelschaden im Bereich der Femurcondylen und 25mal sahen wir deutliche Knorpelveränderungen im Bereich des femoro-patellaren Gelenkes (Tabelle 2). Alle Patienten, die zwischen dem Ereignis, das zur Instabilität führte und der Operation kein größeres Intervall als 4 Monate hatten, zeigten praktisch keine Knorpelveränderungen. Hier war lediglich einmal der andere Meniscus verletzt, er konnte refixiert werden. Sämtliche Patienten, bei denen mehr als vier Monate zwischen Unfallereignis und

Tabelle 1. Der Meniscus als Kreuzbandersatz bei chronischer Instabilität (n = 43 (1982–1985))

Altersverteilung:	16–57 Jahre, ϕ 30 Jahre
	30 Männer, 13 Frauen
	20 rechts, 23 links
Zeit zwischen Unfall und Operation: 3 Wochen bis 15 Jahre (ϕ 2 Jahre)	

Tabelle 2. Begleitschäden

Verletzung des anderen Meniscus	10
2 x Refixation	
8 x Resektion	
Knorpelschäden an den Femurcondylen	26
Knorpelschäden im Femoropatellargelenk	25

Tabelle 3. Nachuntersuchungsergebnisse n = 27, ⌀ Zeit 18 Monate (Nach W. Müller)

Sehr gut:	Seitengleiche Stabilität, Beschwerdefreiheit, uneingeschränkte Leistungsfähigkeit	8
Gut:	+ Instabilität, sporadisch auftretende Beschwerden bei starker Belastung, kaum reduzierte Leistungsfähigkeit	13
Mäßig:	Deutliche Verbesserung gegenüber dem Vorzustand. Instabilität zwischen 5 und 10 mm Verschieblichkeit, reduzierte Leistungsfähigkeit gegenüber vor dem 1. Unfall	5
Schlecht:	Keine Verbesserung der Instabilität oder Instabilität +++. Chronische Beschwerden bei wesentlich reduziertem Leistungsvermögen	1

Operation verstrichen waren, hatten mehr oder weniger deutliche Knorpelschäden. Neben der Rekonstruktion des vorderen bzw. hinteren Kreuzbandes wurden 14mal eine posteromediale Kapselplastik nach Hughston durchgeführt, einmal ein Popliteusbypass und einmal wurde ein knöcherner Ausriß der Popliteussehne und des lateralen Collateralbandes osteosynthetisch refixiert. Die Nachuntersuchungen fanden im Schnitt 18 Monate nach der Operation statt. Der längste Zeitraum betrug 3 Jahre, 3mal betrug der Abstand zur Operation weniger als ein Jahr. Es konnten bisher 27 Patienten nachuntersucht werden. Beurteilt und erfragt wurde die Leistungsfähigkeit der Patienten, insbesondere die Möglichkeit sportlicher Betätigung und die Wiederherstellung der Berufsfähigkeit.

Die klinische Untersuchung erfolgte immer durch den gleichen Chirurgen. Die Resultate wurden in Anlehnung an Werner Müller in vier Gruppen eingeteilt (Tabelle 3). Es fanden sich 8mal sehr gute Verhältnisse, 13mal zeigte sich ein gutes Ergebnis, wobei in dieser Gruppe ein Patient, bei dem eine Frührevision wegen des klinischen Verdachtes auf eine Infektion durchgeführt wurde, zu finden ist. 5mal sahen wir ein mäßiges Ergebnis. In dieser Gruppe befinden sich zwei Patienten, die über 40 Jahre alt sind. Einmal fand sich ein schlechtes Ergebnis. Der Patient gab keinerlei Verbesserung zum Vorzustand an, und bei seiner Befragung stellte es sich heraus, daß er während der Gipsnachbehandlung gestürzt war, sich am operierten Knie verletzte, und heftige Beschwerden und eine Schwellung die Folge waren. Eine Indikation zur Revision war damals aber nicht gestellt worden. Eine Patientin wurde nach 6 Monaten rearthroskopiert, da sie in ihrer Beweglichkeit nur ungenügende Fortschritte machte. Nach einer arthroskopisch durchgeführten Arthrolyse besserte sich zwar das Bewegungsausmaß deutlich, aber das Ergebnis blieb insgesamt mäßig. Es handelte sich um eine 50jährige Patientin, bei der bereits zum Operationszeitpunkt ein ubiquitärer zweitgradiger Knorpelschaden festgestellt wurde. Bei dieser Patientin erschien das Transplantat während der Arthroskopie wie ein originales vorderes Kreuzband. Eine während der Arthroskopie entnommene PE ergab straffes kollagenes Bindegewebe. Ein ähnliches Ergebnis zeigten Probeentnahmen aus Meniscustransplantaten, die einmal 9 Monate und einmal ein Jahr vorher transplantiert worden waren. Auch hier fand sich bei der histologischen Untersuchung nur noch kollagenes Bindegewebe keinerlei Reste von Faserknorpel mehr. Andererseits sahen wir bei einem Patienten, der außerhalb voroperiert wurde und bei dem ein Korbhenkel des Innenmeniscus zum Ersatz des vorderen Kreuzbandes durch den medialen Condylus transossär geführt wurde noch 19 Monate nach der Transplantation Reste von Faserknorpelbestandteilen. Bei der Arthroskopie und der anschlie-

Tabelle 4. Scoring scale (Lysholm und Gillquist)

Sehr gut	(98–100 P.)	7
Gut	(85– 97 P.)	16
Mäßig	(61– 84 P.)	4
Schlecht	(< 61 P.)	0

ßenden Arthrotomie fand sich ein etwa 1 cm langer aus dem medialen Condylus heraushängender Stumpf des Transplantates.

Weiterhin wurde eine Auswertung der Ergebnisse in Anlehnung an die von Lysholm und Gillquist angegebene scoring scale durchgeführt (Tabelle 4). Es fanden sich 7mal ein sehr gutes, 15mal ein gutes und 4mal ein mäßiges Ergebnis. Das heißt, diese Methode ließ nur eine weniger differenzierte Beurteilung zu.

Diskussion

Es steht außer Zweifel, daß ein gesunder Meniscus nicht als Ersatz oder Augmentation für ein Kreuzband eingesetzt werden darf. Aber es scheint, daß selbst sicher degenerativ veränderte Korbhenkel- oder große Lappenrisse, die reseziert werden müßten, trotz einer anfangs geringeren Stabilität als transplantierte Patellarsehnenanteile gute Einheilungschancen aufweisen. Das ist wahrscheinlich durch die in physiologischer Weise per diffusionem erfolgten Ernährung zu erklären. Es scheint, wie wir an drei Beispielen zeigen konnten, daß der Faserknorpel sich unter Voraussetzung der Zugbelastung relativ rasch in kollagenes Bindegewebe verwandelt. Voraussetzung dafür ist eine sichere Verankerung des Transplantates unter anatomischer Imitation des Kreuzbandverlaufes. Von gleicher Bedeutung ist eine exakte Diagnostik bei bestehender komplexer Instabilität und deren Beseitigung durch eine suffiziente periphere Rekonstruktion. Unter diesen Voraussetzungen scheinen die Ergebnisse sowie die Vorteile der Operationsmethode unser Vorgehen zu bestätigen.

Literatur

1. Collins HR, Hughston JC, Haven KE de, Bergfeld JA, Ewarts JA (1974) The meniscus as a cruciate ligament substitute. Sports Med 2:11
2. Ferkel RD, Fox JM, Markolf KL, Dorey F, Pizzo del W, Friedman MJ, Snyder SJ, Kasimian D (0000) The center for disorders of the knee. Van Nuys, California. Pers. Mitteilung
3. Hertel P, Schweiberer L (1975) Biomechanik und Pathophysiologie des Kniebandapparates. Unfallheilkunde 125:11
4. Hertel P (1980) Zur funktionellen Anatomie und Pathophysiologie des Kniebandapparates. Unfallheilkunde 83:381
5. Hughston JC, Barret GR (1983) Acute anteromedial rotatory instability. J Bone Joint Surg 65:145
6. Hughston JC, Bowden JA, Andrews JR (1980) Acute tears of the posterior cruciate ligament. J Bone Joint Surg 62:438

7. Hughston JC, Degenhardt FC (1982) Reconstruction of the posterior cruciate ligament. Clin Orthop 164:59
8. Ivey FM, Blazina ME, Fox JM, Pizzo W del (1980) Intraarticular substitution for anterior cruciate insufficiency. Am J Sports Med 8:405
9. Lange M (1962) Orthopädisch-chirurgische Operationslehre, 2. Aufl. Bergmann, München
10. Linström N (1959) Cruciate ligament plastics with meniscus. Acta Orthop Scan 29:150
11. Lysholm J, Gillquist J (1981) The Evaluation of knee ligament surgery with special emphasis to the use of a knee scoring scale. Dissertation Jack Lysholm Linköping
12. Mathur PD, McDonald JR, Ghormley RK (1949) A study of the tensile strength of the menisci of the knee. J Bone Joint Surg 31:650
13. Müller WE (1982) Das Knie. Springer, Berlin Heidelberg New York
14. Noyes FR, Butler DL, Grood ES, Zernicke RF, Hefzy MS (1984) Biomechanical analysis of human ligament grafts used in knee ligament repairs and reconstructions. J Bone Joint Surg 66:244
15. O'Donoghue DH, Rockwood CA (1966) Repair of the anterior cruciate ligament in dogs. J Bone Joint Surg 48:503
16. Paulos LE, Butler DL, Noyes FR, Grood ES (1983) Intraarticular cruciate reconstruction: II. Replacement with vascularized patellar tendon. Clin Orthop 172:78
17. Reichelt A (1977) Klinische und röntgenologische Spätergebnisse nach Kreuzbandersatzplastiken mit dem Meniskus. Arch Orthop Unfallchir 88:37–48
18. Seiler H, Hager D, Kayser M, Flory PJ (1985) Ist der Meniscusersatz am vorderen Kreuzband tatsächlich eine historische Methode? Unfallchirurg 88:315–321
19. Weigert M (1973) Kniebandnaht und Kniebandersatz. Z Orthop 111:364
20. Weigert M, Gronert HJ (1972) Kniebandnaht/Kniebandplastik. Arch Orthop Unfallchir 72:253

Rekonstruktion veralteter Kniebandverletzungen mit textilem Kunststoffband – Erfahrungen und Ergebnisse nach fünfjähriger Anwendung

J. Mockwitz

Berufsgenossenschaftliche Unfallklinik Frankfurt (Direktor: Prof. Dr. med. H. Contzen), Friedberger Landstraße 430, D-6000 Frankfurt/M.

Seit August 1980 findet an der Berufsgenossenschaftlichen Unfallklinik Frankfurt am Main auf der Grundlage materialtechnischer Kenntnisse ein textilmäßig hergestelltes Band aus Polyaethylenterephtalat zur alloplastischen Rekonstruktion veralteter Kniebandverletzungen Anwendung. Die Überlegenheit dieser allogenen „Bandprothese" – im Vergleich zu anderen derzeit auf dem Markt angebotenen Materialien – wurde gestern von Contzen [18] übersichtlich zur Darstellung gebracht.

Nach nunmehr fünfjähriger klinischer Anwendung dieses Bandes, das sich unter dem Namen Trevira hochfest (eingetragenes Warenzeichen der Firma Hoechst AG) seit April 1985 (über die Firma Telos, 6303 Hungen-Obbornhofen) im Handel befindet, ist es meines Erachtens an der Zeit, über Erfahrungen und Ergebnisse an einem größeren Patientenklientel zu berichten.

Kasuistik

Im Zeitraum von August 1980 bis Oktober 1985 kam bei insgesamt 85 Patienten mit zum Teil mehrfach voroperierten chronischen Kniebandinstabilitäten das textile Band aus Polyaethylenterephtalat als alloplastischer Ersatz zur Anwendung; 24mal bei chronischen Rotationsinstabilitäten und 61mal zum isolierten Ersatz nicht mehr vorhandener Kreuzbandstrukturen.

Das durchschnittliche Alter betrug 28,4 Jahre, der Jüngste war 17, der Älteste 59 Jahre alt. 63 Personen waren männlichen und 22 weiblichen Geschlechtes. Das rechte Knie war 45mal, das linke 40mal betroffen.

Über die detaillierte Aufschlüsselung hinsichtlich Entstehungsmechanismen/Schadenseinwirkung, Kombination der Rotationsinstabilität, Beteiligung anderer Strukturen etc. wurde bereits kürzlich ausführlich berichtet [16, 17].

Indikation

Die Indikation zur Verwendung von Trevira als alloplastischer Ersatz chronischer Kniebandinstabilitäten stellen wir auch heute noch sehr eng, da die Ergebnisse (die Seitenbandstabilität betreffend) nicht optimal sein können [17]. Auch haben wir die anfangs propagierte Anwendung der sogenannten „Einbandtechnik" beim kombinierten alloplastischen Ersatz wieder verlassen [17].

In Kenntnis der Tatsache dagegen, daß ein wie und womit auch immer durchgeführter plastischer Ersatz eines Kreuzbandes mit autologem Gewebe nicht den gewünschten Erfolg auf Dauer aufweisen kann, führen wir bei Vorliegen einer chronischen isolierten Kreuzbandinsuffizienz auch primär – ohne den ergebnislosen Versuch einer autologen Ersatzoperation abzuwarten – einen alloplastischen Ersatz mit Trevira durch. Bei Vorliegen einer frischen Ruptur sehen wir jedoch nach wie vor die gleichzeitige Implantation einer „Bandprothese" – sozusagen als Verstärkung der Kreuzbandinsertion (-naht) – als *nicht indiziert* an.

Auf die in praxi wichtige technische Anwendung des Allotransplantates als Kniebandersatz einzugehen, erlaubt die mir zur Verfügung stehende Zeit hier nicht, es darf auf entsprechende Einzelveröffentlichungen verwiesen werden [10, 16, 17].

Erfahrungen

Nach nunmehr über funfjähriger Anwendung des Trevirabandes bei bisher 85 Patienten – alle operativ behandelten Patienten wurden regelmäßig nachuntersucht – ist es angezeigt, die gewonnenen Erfahrungen zusammengefaßt wiederzugeben:
1. Die ideale Indikation zur Anwendung des Trevirabandes stellt die isolierte veraltete Kreuzbandruptur, insbesondere die isolierte chronische Insuffizienz des vorderen Kreuzbandes, dar.

   Da der flächige proximale und distale Ansatz der Kreuzbandstruktur durch eine „Bandprothese" naturgemäß nicht imitiert werden kann, muß intraoperativ das statische Zentrum des ehemaligen flächigen Ansatzes anatomisch korrekt positioniert werden.

   Die Berücksichtigung der propagierten Verankerungs- und Implantationstechnik ist Voraussetzung für die dauerhafte funktionelle Stabilität.

2. Die Indikation zum alloplastischen Seitenbandersatz mit Trevira ist nur bedingt zu stellen. Streng genommen — sozusagen als Ultima ratio — nur dann, wenn bei Vorliegen einer kombinierten chronischen Rotationsinstabilität der betroffene Patient lediglich vor der Wahl steht: Anlegen eines Schienenhülsenapparates oder Arthrodese.
Die dafür anfangs empfohlene sogenannte „Einbandtechnik" (nur ein Verankerungspunkt beim kombinierten alloplastischen Kniebandersatz) haben wir inzwischen zugunsten der isolierten Verankerung in diesen Fällen verlassen.
3. Kontraindiziert ist die Anwendung des Trevirabandes zum alloplastischen Ersatz bei chronischen Kniebandinstabilitäten und

posttraumatischer Osteomyelitis (am gleichen Bein, insbesondere kniegelenksnah),
ausgeprägter Gonarthrose,
starker Osteoporose,
vorbestehender Gelenkeinsteifung (insbesondere stärkerer Streckhemmung),
vorbestehender Muskelverschmächtigung der Oberschenkelmuskulatur von mehr als 3 cm,
Alter des zu operierenden Patienten nicht unter 17 Jahre, möglichst nicht über 55 Jahre).

Ergebnisse

Im Zeitraum von August 1980 bis Oktober 1985 sind an der BG-Unfallklinik Frankfurt am Main insgesamt 85 Patienten mit chronischen Kniebandinstabilitäten einer operativen Rekonstruktion mit dem alloplastischen Band aus Trevira unterzogen worden. Dieses Band kam 24mal bei chronischen Rotationsinstabilitäten und 61mal bei Vorliegen einer isolierten chronischen Kreuzbandinsuffizienz zur Anwendung.

Die — mehrfach wiederholte — klinische Nachuntersuchung erfolgte frühestens 6 Monate nach erfolgter Implantation. Bisher konnten insgesamt 60 Patienten nachuntersucht werden.

Als Kriterien für den erreichten Erfolg nach operativer Korrektur galten im wesentlichen die Aufklappbarkeit der Seitenbandstruktur und die Beurteilung der Auslösung des Schubladenphänomens. Das relativ selten klinisch eindeutig präoperativ nachzuweisende PIVOT-SHIFT-Phänomen sowie der positive LACHMANN-Test waren postoperativ in keinem Fall mehr vorhanden. Ferner wurden die Beweglichkeit und der Zustand der Muskulatur beurteilt, wobei eine endgradige Beugebehinderung als weniger behindernd angesehen wurde als eine Streckhemmung. Weniger von Bedeutung war der vorhandene Grad der Arthrose.

Für jeden Patienten wurde ein vom Autor entwickeltes, 7 Seiten umfassendes EDV-gerechtes Protokoll angelegt.

Die Untersuchungen ergaben, daß eine völlige Seitenbandstabilität nach alloplastischem Ersatz der Seitenbänder (überwiegend medial durchgeführt) nur bei vorhandener endgradiger Verriegelung des Kniegelenkes zu erreichen ist, bei leichter Beugung naturgemäß immer eine Seitenbandaufklappbarkeit besteht, welche jedoch immerhin bei 60% der nachuntersuchten Patienten muskulär voll kompensiert wurde, somit in jedem Fall eine eindeutige Verbesserung der präoperativen Situation darstellte.

Beim alloplastischen isolierten Ersatz der Kreuzbandstrukturen bestand dagegen — wie nicht anders zu erwarten — in über 90% der Fälle keine Seitenbandinstabilität, soweit sie nicht durch eine vorbestehende Auslockerung der dorsalen Kapselschale erklärbar war.

Die Überlegenheit der isolierten Verankerung bei kombiniertem Bandersatz wurde bewiesen, da in diesen Fällen weder klinisch noch röntgenologisch ein Schubladenphänomen ausgelöst werden konnte. Beim alleinigen Kreuzbandersatz wurde diesbezüglich in 77,5% eine völlige Stabilität, in 17,5% eine nur geringe — lediglich röntgenologisch beweisbare — Instabilität nachgewiesen.

Eine zum Zeitpunkt des operativen Eingriffes bereits bestehende Einschränkung der Beweglichkeit bestand auch postoperativ nach wie vor (auf Dauer), konnte also nicht beeinflußt werden. Als nicht nachteilig beurteilt wurde eine — teilweise auch vorbestehende — postoperativ verbleibende, funktionell nicht behindernde endgradige Beugebehinderung bei gleichzeitigem Vorliegen stabiler Bandverhältnisse (35% nach Korrektur chronischer Rotationsinstabilitäten, zu 45% nach Korrektur isolierter Kreuzbandinsuffizienzen). 55% aller Patienten waren völlig frei beweglich.

Zum Zeitpunkt der operativen Korrektur bestehende Muskelverschmächtigungen verstärkten sich in der postoperativen Phase erfahrungsgemäß und konnten auch durch intensives Trainingsprogramm meist nicht mehr gänzlich behoben werden. Also erscheint es vordringlich, die Muskelverschmächtigung vor der geplanten operativen Korrektur aufzutrainieren.

Der Grad der Arthrose wurde durch den operativen Eingriff nicht richtunggebend beeinflußt.

Die objektive Gesamtbeurteilung — resultierend aus den 5 angegebenen Bewertungskriterien — belegt die ideale Indikation zur Anwendung des Trevirabandes zum alloplastischen Ersatz der veralteten isolierten Kreuzbandruptur: 57,5% „sehr gute", 27,5% „gute" und nur 15% „befriedigende" (10%) bzw. „mäßige" (5%) Resultate.

Die Ergebnisse nach alloplastischer Rekonstruktion der chronischen Rotationsinstabilität können so gut nicht sein. Dies liegt einzig und allein an der Tatsache, daß durch Ersatz eines Seitenbandes nur bei endgradiger Verriegelung des Kniegelenkes Stabilität zu erwarten ist. Dies spiegelt sich naturgemäß in der Gesamtbeurteilung wieder. Nur in 25% der nachuntersuchten Fälle konnte das Ergebnis mit „sehr gut", in 50% immerhin mit „gut", in 15% mit „befriedigend" und in 5% mit „mäßig" eingeschätzt werden, nur in 5% mit „schlecht".

Zusammenfassung

Wenn sich auch die Probleme der chronischen Kniebandinstabilität nicht völlig beseitigen lassen werden, so stellt die Möglichkeit einer alloplastischen Rekonstruktion doch eine erhebliche Verbesserung der Behandlungsmöglichkeit dar.

Nach fünfjähriger klinischer Anwendung eines Bandes aus Polyaethylenterephtalat (Trevira hochfest) ergibt sich, daß insbesondere bei veralteter isolierter Kreuzbandruptur die Verwendung des Trevirabandes eine ideale Indikation darstellt. Mit keinem anderen — derzeit verwendeten — Kunststoff bzw. heterologen Material kann weder kurzfristig noch insbesondere längerfristig ein derart günstiges Ergebnis — insbesondere hinsichtlich dauerhaft funktioneller Stabilität — erwartet werden.

Literatur

1. Contzen H (1962) Materialtechnische Voraussetzung und biologische Gewebereaktion bei der Implantation von Kunststoffen. Bruns Beitr Klin Chir 204:179–190

2. Contzen H (1963) Die lokale Gewebereaktion auf implantierte Kunststoffe in Abhängigkeit von deren Form. Langenbecks Arch Klin Chir 304:922–926
3. Contzen H (1965) Kunststoffimplantate als Gewebeersatz. Umschau 65:33
4. Contzen H (1983) Mechanical properties of polyester protheses – Alloplastic ligament replacement. Akt Probl Chir Orthop 26:38
5. Contzen H (1984) Die Korrektur veralteter Kniebandverletzungen mit textilem Kunststoffband. In: Hefte Unfallheilkd, Heft 167. Springer, Berlin Heidelberg New York Tokyo, S 360–362
6. Contzen M (1983) Experimentelle Untersuchungen zur Rekonstruktion isolierter Bandstrukturen durch alloplastisches Material. Inauguraldiss. J. W.-Goethe-Universität Frankfurt
7. Menschik A (1974) Mechanik des Kniegelenkes, I. Teil. Z Orthop 112:481–495
8. Menschik A (1975) Mechnaik des Kniegelenkes, II. Teil. Z Orthop 113:388–400
9. Mockwitz J (1983) Die alloplastische Korrektur der chronischen Kniebandstabilität mit Polyaethylenterephtalat. Akt Probl Chir Orthop 25:118–123
10. Mockwitz J (1984) Alloplastische Korrektur chronischer Kniebandinstabilitäten mit einem Band aus Polyaethylenterephtalat – Indikation, Operationstechnik und Ergebnisse. In: Rettig HM (Hrsg) Biomaterialien und Nahtmaterial. Springer, Berlin Heidelberg New York Tokyo, S 213–220
11. Mockwitz J Die operative Behandlung der chronischen Kniegelenkinstabilität mit textilem Material (in Druck)
12. Mockwitz J, Börner M (1985) Die operative Behandlung der chronischen Kniebandinstabilität unter Verwendung eines textilen Materials. In: Rodewald G (Hrsg) Kongreßband zur 134. Tagung der Vereinigung Nordwestdeutscher Chirurgen vom 6.–8. 12. 1984 in Hamburg. Hansisches Verlagskontor H. Scheffler, Lübeck
13. Mockwitz J, Contzen H (1982) Die Behandlung des veralteten Kniebandschadens mit alloplastischem Material. Unfallchirurgie 8:176–179
14. Mockwitz J, Contzen H (1983) Alloplastic correction of chronic knee ligament instability with polyethylenterephtalate. Akt Probl Chir Orthop 26:110–115
15. Skoff H (1985) Verletzung des vorderen Kreuzbandes: Ein offenes Kapitel (übersetzt von T. Drobny). Orthopädie 14:64–68
16. Mockwitz J (1985) Der alloplastische Ersatz der veralteten isolierten Kreuzbandruptur – Technik und Ergebnisse. Unfallchirurgie 11:295–301
17. Mockwitz J (1985) Die alloplastische Rekonstruktion des Kniebandapparates bei chronischen Rotationsinstabilitäten – Technik und Ergebnisse. Unfallchirurgie 11:289–294
18. Contzen H (1986) Materialtechnische Voraussetzungen für den alloplastischen Kniebandersatz (am Beispiel des Trevirabandes). 49. Jahrestagung Dtsch. Ges. f. Unfallheilk. e. V., 13.–16. Nov. 1985 in Berlin. In: Heft Unfallheilkd, Heft 181. Springer, Berlin Heidelberg New York Tokyo

Klinische Ergebnisse des Kreuzbandersatzes durch umscheidete Kohlenstoffasern

H. Kiefer, C. Burri, R. Neugebauer, M. Köhler und M. Seling

Klinik für Unfallchirurgie, Hand-, plastische- und Wiederherstellungschirurgie der Universität Ulm (Direktor: Prof. Dr. C. Burri), Steinhövelstraße 9, D-7900 Ulm

Indikation und spezielle Technik des Bandersatzes durch Kohlenstoffaserbänder wurden weiter oben sowie an anderer Stelle berichtet [1]. Es wird daher hier speziell auf die klinischen Ergebnisse der Kreuzbandplastiken eingegangen. Material und operative Technik waren in den letzten Jahren einer Weiterentwicklung unterworfen, die eine deutliche Verbesserung und teilweise auch entscheidende Vereinfachung bewirkt hat.

Krankengut

In den Jahren 1979 bis 1983 unterzogen sich 112 Patienten einer Bandersatzoperation am chronisch instabilen Kniegelenk. Von diesen konnten 96 Patienten, d. h. über 85%, nachuntersucht werden. Die Kontrolle fand zwischen 9 und 65 Monaten nach durchschnittlich 27,1 Monaten post operationem statt. Das Durchschnittsalter der 76 Männer und 20 Frauen lag zum Operationszeitpunkt bei 30,5 Jahren. Insgesamt wurden 153 Bänder, davon 99 Kreuzbänder ersetzt.

Für den intraartikulär zu liegen kommenden C-Bandbereich wurde in der Hälfte der Fälle eine autologe Fascia lata Umscheidung, in der anderen Hälfte eine solche aus homologer lyophilisierter Dura gewählt (Tabelle 1).

Operative Maßnahmen

Ein isolierter Kreuzbandersatz kam je neunmal für das vordere und hintere Kreuzband zur Anwendung, wobei zahlenmäßig beim vorderen Kreuzband die Fascien- und beim hinteren die Duraumscheidung überwog (Tabelle 2).

Tabelle 1. Krankengut

Patienten	112
Nachuntersucht	96
Davon männlich	76
weiblich	20
Alter	30,5 (17–58 Jahre)
Ersetzte Bänder	153
Davon Kreuzbänder	99
Nachuntersuchungszeitp.	27,1 (9–65 Monate)

Tabelle 2. Isolierter Kreuzbandersatz

	Fascie	Dura	Gesamt
VKB	8	1	9
HKB	2	7	9
Gesamt	10	8	18 (18,6%)

Tabelle 3. Kombination VKB

		Fascie	Dura	Gesamt
Mit	MSB	24	15	39
	LSB	4	1	5
	Intra. Valg.	4	4	8
	Intra. Valg. + MSB	2	6	8
	Intra. Valg. + LSB	1	–	1
	HKB + LSB	–	2	2
	HKB + MSB + LSB	–	1	1
Total Kombination		35	29	64

Tabelle 4. Kombination HKB

		Fascie	Dura	Gesamt
Mit	MSB	2	4	6
	LSB	1	1	2
	Intra. Valg.	–	2	2
	Intra. Valg. + MSB	3	–	3
	MSB + LSB	1	–	1
	VKB + LSB	–	2	2
	VKB + MSB + LSB	–	1	1
Total Kombination		7	10	17

Eine Rotations- oder Komplexinstabilität erforderte demgegenüber in 71% der Fälle eine kombinierte Operation. Über die durchgeführten Mehrfachbandplastiken beim Ersatz des vorderen Kreuzbandes mit medialem Seitenband, lateralem Seitenband, hinterem Kreuzband und intraligamentärer Tibiakopfvalgisationsosteotomie gibt Tabelle 3 Auskunft. Ein Doppelbandersatz war hierbei in 53, ein Dreifachbandersatz in 2 und ein Vierfachbandersatz in einem Fall notwendig. Eine intraligamentäre Tibiakopfvalgisationsosteotomie kam bei medialer Gonarthrose oder Genu varum bei gleichzeitiger medialer Instabilitätskomponente zur Anwendung.

Tabelle 5. Lokale postop. Komplikationen

Hämatom	9
Davon ausgeräumt	4
Infekt	1

Tabelle 6. Subjektive Beurteilung
(O'Donoghue modif. n. Jäger u. Wirth)

1. Stört das operierte Kniegelenk?
2. Wie gut ist das operierte Kniegelenk? (12 Kriterien)
3. Sind sie völlig zufrieden?
4. Beeinträchtigung beim Sport?

Tabelle 7. Subjektive Beurteilung

Sehr gut/gut	46%	75%
Befriedigend	29%	
Mäßig	17%	25%
Schlecht	8%	

Die entsprechenden Kombinationen beim Ersatz des hinteren Kreuzbandes sind in Tabelle 4 aufgeschlüsselt.

Lokale postoperative Komplikationen waren selten (Tabelle 5). Von 9 Hämatomen mußten 4 ausgeräumt werden. Ein Infekt mit Kniegelenksempyem heilte nach Implantatentfernung und Spüldrainage aus. Zwei tiefe Beinvenenthrombosen konnten konservativ beherrscht werden.

Ergebnisse

Für die subjektive Beurteilung diente ein von Jäger und Wirth [3] modifiziertes Schema nach O'Donoghue, welches die Fragen nach der subjektiven Akzeptanz durch den Patienten und der differenzierten Leistungs- und Sportfähigkeit des Kniegelenkes beinhaltet (Tabelle 6).

46% der Patienten beurteilen ihr Ergebnis als sehr gut oder gut, 29% als befriedigend. Demgegenüber wurde von 17% das Resultat als mäßig und von 8% als schlecht bezeichnet (Tabelle 7).

Neben der subjektiven Beurteilung durch den Patienten waren vor allem die objektiv erzielte Stabilität, der erreichte Bewegungsumfang und die noch vorhandene Muskelminderung sowie das objektive Ergebnis nach den ebenfalls von Jäger und Wirth modifizierten Kriterien von O'Donoghue [3] Maßstab bei der Nachuntersuchung (Tabelle 8).

Seitengleiche Stabilität fand sich in 18%, eine geringfügige Instabilität lag in 53%, eine mäßige in 25% und eine starke in 4% vor (Tabelle 9).

Tabelle 8. Objektive Beurteilung (O'Donoghue modif. n. Jäger u. Wirth)

Schubladen	Seitl. Instabil.	Beweg.-einschr.	Muskelminderung	Note
∅	∅	∅	∅	Sehr gut
+	+	Endgradig	< 1 cm	Gut
++	++	Mittelgradig	< 3 cm	Befriedigend/mäßig
+++	+++	Stark	> 3 cm	Schlecht

Tabelle 9. Objektive Stabilität

Seitengleich	18%
Geringe Instabilität	53%
Mäßige Instabilität	25%
Starke Instabilität	4%

Tabelle 10. Bewegungsumfang

Voll	70%
Endgradig eingeschränkt	24%
Mittelgradig eingeschränkt	4%
Stark eingeschränkt	2%

Tabelle 11. Objektive Beurteilung

Sehr gut/gut	61%	86%
Befriedigend	25%	
Mäßig	8%	14%
Schlecht	6%	

Noch günstiger stellte sich der erreichte Bewegungsumfang dar (Tabelle 10). In 94% wurde eine volle oder lediglich endgradig eingeschränkte Beweglichkeit gemessen. Eine mittelgradige Bewegungseinschränkung war bei 4%, eine starke bei 2% im nachuntersuchten Krankengut zu verzeichnen.

Die objektiv erhobenen Befunde nach den Kriterien von O'Donoghue in der Modifikation von Jäger und Wirth ergaben in 61% ein gutes bis sehr gutes, in 25% ein befriedigendes Ergebnis. Damit weisen 86% der Patienten ein befriedigendes bis sehr gutes und 14% ein mäßiges oder schlechtes Ergebnis auf (Tabelle 11).

Diskussion

Anläßlich der operativen Entfernung des kunstbandfixierenden Krallenplättchens wurde bei Zustimmung des Patienten der Kniebinnenraum durch eine Arthroskopie oder Knierevision beurteilt. Bei den guten Ergebnissen fand sich ein gut synovialisiertes rundes Kreuzband, welches sich bei intraoperativer Schubladenauslösung gut anspannte. Die Versager mit schlechtem Stabilitätsgewinn zeigten meist eine an einer Knochenaustrittsstelle abgescherte Bandprothese. Hierzu kam es in der Anfangszeit der Anwendung von Kohlenstoffaserbändern, als der intraoperativen Abrundung der Knochenkanten zu wenig Rechnung getragen wurde. Sie sind somit mit einer fehlerhaften operativen Technik erklärt.

Das subjektiv geringgradig schlechter eingestufte Spätresultat als der objektiv ermittelte Befund ist dadurch zu erklären, daß die Beurteilungskriterien von O'Donoghue den Schmerz nicht, die Beweglichkeit jedoch stark bewerten. Gute Beweglichkeit hat Vorrang vor einer absoluten Stabilität, wenn diese mit einem Streckdefizit erkauft wird. Komplikationen sind selten, bzw. meist beherrschbar, sie können nicht spezifisch den Kohlenstoffasern angelastet werden.

Mit einem umscheideten Kohlenstoffaserband steht eine Bandprothese zur Verfügung, die eine sehr gute Biokompatibilität besitzt. Die biologische Fixation im knöchernen Bohrkanal erfolgt zuverlässig. Richtige Indikation, gute operative Technik und eine entsprechende Nachbehandlung sind jedoch Voraussetzungen für den Erfolg.

Literatur

1. Burri C, Claes L, Helbing G (1985) Bandersatz mit Kohlenstoffasern. Hefte Unfallheilkd, Heft 172. Springer, Berlin Heidelberg New York Tokyo
2. Burri C, Claes L (1983) Alloplastischer Bandersatz. Aktuelle Probleme in Chirurgie und Orthopädie, 25. Huber, Bern Stuttgart Wien
3. Jäger M, Wirth CJ (1978) Kapselbandläsionen. Thieme, Stuttgart

Allogene Verstärkungsplastik bei autologer Ersatzplastik des vorderen Kreuzbandes

R. Schabus[1], O. Kwasny[1], M. Wagner[1] und H. Plenk[2]

[1] I. Univ.-Klinik für Unfallchirurgie, Wien (Vorstand: Prof. Dr. E. B. Trojan), Alser Straße 4, A-1030 Wien
[2] Histologisch-Embryologisches Institut der Univ. Wien (Vorstand: Prof. Dr. H. Schwarzacher), Schwarz-Spanierstraße 17, A-1090 Wien

Einleitung

Die Verwendung eines Teiles des Ligamentum patellae als mechanisch kräftigster autologer Ersatz des vorderen Kreuzbandes wird von mehreren Autoren empfohlen.

An der I. Univ.-Klinik für Unfallchirurgie Wien führen wir eine modifizierte Form der Methode nach Clancy durch: dabei wird das zentrale Drittel des Ligamentum patellae gestielt am Hoffaschen Fettkörper mit seinen knöchernen Ansätzen als Ersatz des vorderen Kreuzbandes verwendet. Die Vorteile dieser Methode sind:
— ein adäquates Knochen-Band-Knochen-Transplantat genügender Länge mit knöchernen Einheilungsmöglichkeiten und ausreichender Festigkeit.
— die Erhaltung der Synovialisierung und Gefäßversorgung des Transplantates und somit die — zumindest theoretische — Möglichkeit einer rascheren Revascularisierung.

In Anlehnung an Kennedy verwenden wir zusätzlich zum autologen Transplantat eine alloplastische Verstärkung, und zwar ein 8 mm breites geflochtenes Polypropylenband (Kennedy-LAD/3 M) (Abb. 1). Das Kombinationstransplantat, bestehend aus dem autologen Ligamentum-patellae-Drittel und der alloplastischen Verstärkung, ermöglicht eine stabile Bandverankerung. Weiter stellt diese „innere Schienung" des Kniegelenkes einen Schutz vor Überdehnung des autologen Transplantates in der Einheilungsphase dar und ermöglicht somit eine frühfunktionelle Nachbehandlung mit der limitierbaren Bewegungsschiene anstelle wochenlanger Gipsimmobilisation.

Patientengut, Indikation, Operationsmethode, Nachbehandlung

Seit Juni 1983 haben wir insgesamt 30 Patienten (2 akute und 28 chronische ventrale Instabilitäten), bei denen meist eine kombinierte anterolaterale und anteromediale Rotationsinstabilität 2. bis 3. Grades vorlag, mit diesem Kombinationstransplantat operativ

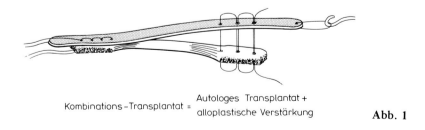

Abb. 1
Kombinations-Transplantat = Autologes Transplantat + alloplastische Verstärkung

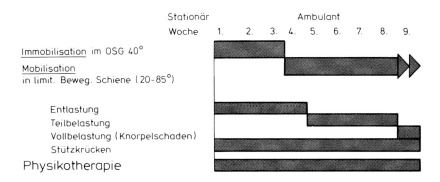

Abb. 2. Nachbehandlung postoperativ

versorgt. Die Verletzungen lagen bei den chronischen Instabilitäten 1 Monat bis 10 Jahre zurück. Es waren 22 männliche und 8 weibliche Patienten mit einem Durchschnittsalter von 28 Jahren (16 bis 41 a). Ein Drittel der Patienten wiesen Voroperationen am vorderen Kreuzband und am Meniscus auf.

Ein exaktes Ausmeißeln und Entfernen der Osteophyten in der Fossa intercondylaris ist wichtig, damit das Transplantat in Streckstellung des Kniegelenkes genügend Platz hat. Zusätzlich wird routinemäßig als Schutz gegen die anterolaterale Subluxation des Schienbeinkopfes eine Tractopexie durchgeführt.

Als Zusatzeingriffe führten wir 11mal eine mediale und 4mal eine laterale Teilmeniscektomie durch; 2mal konnte der mediale Meniscus genäht werden; 9mal wurde wegen Knorpelschäden eine Knorpelglättung bzw. Pridie-Bohrung durchgeführt.

Die durchschnittliche stationäre Aufenthaltsdauer betrug 5 Tage.

Unmittelbar postoperativ wurde das Knie in einer gespaltenen Kniehülse in 40°-Beugestellung und anschließend in einer zirkulären Gipshülse für 2–3 Wochen ruhiggestellt. Während des stationären Aufenthaltes wird das Knie zwischen 30°–60° mit geführten Bewegungen mobilisiert. Danach erfolgte die weitere Behandlung in der limitierbaren Bewegungsschiene bis 8 Wochen nach der Operation. Der Bewegungsumfang dieser limitierbaren Bewegungsschiene wurde wöchentlich erweitert, so daß am Ende der 8. Woche ein Bewegungsumfang von 0-10-85 gegeben war (Abb. 2).

In den ersten 8 Wochen waren die Patienten mit zwei Unterarmstützbrücken mobilisiert; Teilbelastung wurde erlaubt. Schon während dieser Zeit erfolgte eine intensive ambulante Physiotherapie, welche dann über mehrere Monate fortgesetzt wurde.

Ergebnisse

Wir wollen an dieser Stelle über die Nachuntersuchungsergebnisse der ersten 25 konsekutiv operierten Patienten berichten.

Diese 25 Patienten wurden 9–28 Monate nach der Operation (im Durchschnitt nach 15 Monaten) einer klinischen Nachuntersuchung unterzogen.

Tabelle 1. Nachuntersuchung n = 25. Stabilität

Lachman				Pivot-Shift			
0	+	++	+++	0	+	++	+++
10	15	–	–	25	–	–	–

KT-1000: mms 30°					
0 mm	1 mm	2 mm	3 mm	4 mm	5 mm
8	7	7	2	1	–

Stabilität

Bei 10 Patienten fand sich ein stabiles Kniegelenk mit negativem Lachmann-Test bei 15 mit maximal + Lachmann-Test mit hartem Anschlag und negativem Pivotshift-Phänomen.

Einer dieser Patienten mußte vor 9 Monaten wegen einer Restinstabilität von ++ Lachmann mit positivem Pivotshift-Phänomen reoperiert werden. Das Polypropylenband war aufgesplittert, so daß es entfernt werden mußte. Das Patellasehnentransplantat war von guter Konsistenz, aber zu lang. Es wurde nach Ausmeißelung aus dem tibialen Bohrkanal nachgespannt und nach distal versetzt. Bei der Nachuntersuchung war das Kniegelenk stabil.

Um die Festigkeit des vorderen Kreuzbandes zu überprüfen, wurden alle operierten Kniegelenke mit dem KT-1000 gemessen und mit der gesunden Seite verglichen. Bei 8 Patienten war die maximale manuell auslösbare ventrale Schublade bei 30° ohne Unterschied zur nicht operierten Seite. Jeweils sieben hatten eine Differenz von 1 mm bzw. 2 mm, bei zwei Patienten betrug sie 3 mm und bei einem Patienten 4 mm (Tabelle 1).

Beweglichkeit

15 der 25 Patienten bewegten das Kniegelenk seitengleich; 9 hatten ein Streckdefizit von maximal 5° bis 10°. Ein Patient ist durch das Streckdefizit von 15° in seinem stehend auszuübenden Beruf behindert. Die Beugung war bei 1 Patienten nur bis 110° möglich.

Subjektiv waren 22 Patienten zufrieden und gaben eine deutliche Besserung der funktionellen Belastbarkeit des Kniegelenkes an.

Zwei Patienten, die schon präoperativ einen Knorpelschaden des lateralen Femurcondylus hatten, haben nach Belastung Beschwerden durch ihre Arthrose (Abb. 3).

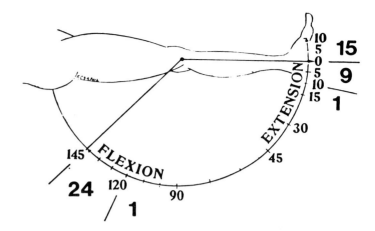

Abb. 3. Nachuntersuchung n = 25. Beweglichkeit

Schlußfolgerung und Zusammenfassung

Obwohl der Nachuntersuchungszeitraum für die endgültige Beurteilung zu kurz ist, sind die vorläufigen Ergebnisse sehr zufriedenstellend.

Gegenüber den theoretischen Nachteilen eines alloplastischen Bandes wie
— mögliche Materialermüdung und
— Stress-over-protection (over-stress-shield)
sind folgende Vorteile eines autologen Bandersatzes mit alloplastischer Verstärkung hervorzuheben:
— innere Schienung des Gelenkes
— „stabile" Verankerung des Bandes
— keine sekundäre Überdehnung des Bandes
— Möglichkeit zur frühfunktionellen Nachbehandlung.

Literatur

1. Clancy WG (1983) Anterior cruciate ligament functional instability. Clin Orthop Relat 172:102
2. Feagin JA, Blake WP (1983) Postoperative evaluation and result recording in the anterior cruciate ligament reconstructed knee. Clin Orthop Relat Res 172:143
3. Kennedy JC (1983) Application of prosthetics to anterior cruciate ligament reconstruction and repair. Clin Orthop Relat Res 172:125
4. McPherson GK, Mendenhall HV, Gibbson DF, Plenk H, Rottmann W, Sanford JB, Kennedy JC, Roth JH (1985) Experimental mechanical and histologic evaluation of the Kennedy ligament augmentation device. Clin Orthop Relat Res 196:186
5. Noyes FR, Butler DL, Paulos LE, Grood ES (1985) Intra-articular cruciate reconstruction. I: Perspectives on graft strength, vascularization, and immediate motion after replacement. Clin Orthop Relat Res 196:71
6. Paulos LE, Butler DL, Noyes FR, Grood ES (1983) Intra-articular cruciate reconstruction. II: Replacement with cascularized patellar tendon. Clin Orthop Relat Res 172:78

XII. Der Gesichtspunkt der Funktion in der Knochenbruchbehandlung

Die Bedeutung der Funktion im Rahmen der Knochenbruchbehandlung

G. Muhr

Chirurgische Universitätsklinik und Poliklinik der Berufsgenossenschaftlichen Krankenanstalten „Bergmannsheil" Bochum (Direktor: Prof. Dr. G. Muhr), Hunscheidtstraße 1, D-4630 Bochum

Stabilität, Durchblutung und Fragmentkontakt gelten als wesentliche Kriterien zur Knochenbruchheilung. Von diesen drei Faktoren wird der Stabilität eine besondere Position zugeschrieben, da man in ihr die Grundvoraussetzung für die Knochenbruchheilung sieht.

Analysiert man jedoch Biomechanik und Pathophysiologie der Knochenbruchheilung, so kommt man zu überraschenden Erkenntnissen.

Zur Frakturheilung sind weder die Reposition noch die Retention notwendig. Auch ohne Ruhigstellung kommt es unter steigender Funktion der zunächst schmerzgelähmten Gliedmaße zur zunehmenden Verfestigung und Knochenbruchheilung. Entsprechend der Funktion und der dominierenden Muskelzugrichtungen stellt sich die Achse ein. Sicher sind weder ein Rucksack-Verband oder ein Rippengürtel eine ausreichende Ruhigstellung, dennoch kommt es sowohl beim Schlüsselbein – als auch beim Rippenbruch – ohne Störung zur Frakturheilung, ebenso wie bei Oberarmschaftbrüchen und praktisch allen Schaftfrakturen.

Eingerichtet wird also nur, um Achsenfehler und Verkürzungen zu vermeiden, nicht aber um die Heilung zu fördern.

Welchen nachweisbaren Einfluß hat nun die Funktion auf die Knochenphysiologie?

Der Knochen besteht aus Zellen und Grundsubstanz, diese aus Kollagenfasern und Calciumsalzen. Wie in vielen anderen Geweben laufen auch am Skelett Umbauvorgänge ab. So werden beim Erwachsenen im Laufe des Lebens etwa 2/3 des Knochens umgebaut und das darin enthaltene Hydroxylapatit als Calcium dem Austausch zugeführt.

Nimmt man die Gesamtmenge des Knochencalciums mit 1500 g an, so werden täglich etwa 1/8 g davon ausgetauscht, festgestellt nach Untersuchungen mit Isotopen. Dieser ausgeprägte Stoffwechsel wird durch die Skelettfunktion beeinflußt. Ist die Funktion gestört, so kommt es auch zu Veränderungen des Calciumstoffwechsels, die Folge ist eine generalisierte oder lokale Osteoporose.

Aus klinischen Untersuchungen bei bettlägerigen, inaktiven Patienten mit korrekter Ernährung ist bekannt, daß diese in etwa $1^1/_2$ Monaten ca. 1–2% des gesamten Knochencalciums verlieren. Das macht bei einem Körpergewicht von 70 kg ungefähr 12–24 g aus.

Identische Vorgänge spielen sich bei Astronauten ab, die längere Zeit außerhalb der Erdgravitation ohne Schwerkraft leben.

Bei der Osteoporose verliert man also nicht allein Calcium aus dem Knochen, sondern der Knochen wird auch umgebaut. Damit bedeutet Osteoporose immer einen Verlust an Knochensubstanz.

Ruhe und Bewegungsarmut sind daher wichtige Faktoren für Osteoporose und Verminderung des Regenerationsvermögen am Knochen. Umgekehrt kann das Funktionstraining den Knochenstoffwechsel und das Heilungsvermögen entscheidend beeinflussen.

Tierexperimente, bei denen nach Setzen experimenteller Nervenläsionen die corticalen Veränderungen untersucht wurden, zeigen einen deutlichen Zusammenhang zwischen Funktionsverlust und Knochenveränderungen. Es kommt hier zu einem hochsignifikanten Verlust an Knochenquantität, nicht aber an Knochenqualität. Diese Veränderungen sind allein Folge der fehlenden Muskelaktivität.

Wie wirkt sich nun die Funktion auf die Extremitätendurchblutung aus?

Jeder arbeitende Muskel zieht arterielles Blut an und preßt bei der Kontraktur venöses aus. Ruht der Muskel längere Zeit, wird der Blutzufluß geringer und es kommt zur venösen Stase mit der Gefahr von Thrombosen. Aktiviert man die Muskelfunktion wieder, so wirkt sich der Pumpmechanismus günstig auf den Kreislauf der Extremität aus. Während der Muskelkontraktionen steigt der Gewebedruck an, der venöse Rückfluß wird beschleunigt. Bei der Erschlaffung tritt vermehrt arterielles Blut durch die Capillaren zu den Venen über. Die Folge ist eine vermehrte Durchblutung in den Weichteilen und im Knochengewebe. Bestimmte Stoffwechselprodukte, wie z. B. die Milchsäure, haben eine lokale, gefäßdilatierende Wirkung, die Reservegefäße der Muskulatur werden eröffnet, eine vermehrte Durchblutung garantiert.

Experimentelle Untersuchungen haben bestätigt, daß eine minutenlange starke Kontraktion der Vorderarmmuskulatur oder eine 3-Minuten lange starke Kontraktion des Musculus gastrocnemius beim Hund eine 3–4fache Steigerung der arteriellen Durchblutungsmenge in den betroffenen Gliedmaßen zur Folge hat. Nach experimenteller Durchtrennung des Musculus gastrocnemius entsteht zunächst eine Stauung, später eine Osteoporose, die nach Wiedererlangung der Muskelkraft verschwindet.

Wie beeinflußt nun die Funktion die Knochenbruchheilung?

Die Bedeutung der Durchblutung für die Knochenneubildung ist längst bekannt. Das Blut transportiert nutritive Substanzen und Stoffwechselprodukte zur und von der Frakturstelle. Unter ausreichender Durchblutung werden mehr Fibrocyten zu Osteoblasten umgewandelt, die Kalkeinlagerung wird ermöglicht und neuer Knochen kann entstehen.

Unmittelbar nach einer Fraktur erweitern sich die Gefäße, es kommt zu einer venösen Stase, der proximale Extremitätenbereich wird hyperämisch. Nach vorübergehendem Absinken der Durchblutung im distalen Fragment, nimmt diese langsam wieder zu, und zwar im Verhältnis der Intaktheit umgebender Weichteile.

Der Zusammenhang zwischen Weichteildurchblutung und corticaler Heilung ist bekannt. Holden konnte tierexperimentell nachweisen, daß die periostale Heilung wesentlich von den umgebenden Weichteilen, vor allem der Muskulatur abhängt. Sind diese ischämisch, verzögert sich die Revascularisation erheblich und es kommt damit zur verzögerten Knochenbruchheilung.

Ebenfalls im Tierexperiment konnte nachgewiesen werden, daß unter der Funktion eine deutliche Zunahme der Capillarzahl, der Osteoblasten- und -klastentätigkeit sowie der Callusbildung eintritt. Die biologische Maschinerie zur Callusbildung zeigt eine deutlich erhöhte Aktivität. Die Callusbildung ist damit qualitativ und quantitativ deutlich besser, als im Vergleich zur immobilisierten Frakturzone.

Die Anwendung der Mikroangiographie bei experimentellen Frakturen hat gezeigt, daß im Frühstadium der Frakturheilung die Tiergruppe mit funktioneller Therapie im Vergleich zum Kollektiv mit Immobilisation eine vermehrte Gefäßneubildung, eine raschere Resorption des Hämatoms und eine verstärkte peri- und endostale Ossifikation aufweist.

Wie beeinflußt dieses Wissen unseren heutigen Standard der Knochenbruchbehandlung?

Die operative Knochenbruchbehandlung hat die anatomische Reposition der Fragmente zum Ziel. Durch interne Osteosynthesen an der Fraktur kommt es jedoch sicher zur lokalen Durchblutungsstörung und damit zu einer Verzögerung der Heilungsmechanismen. Da jedoch auch durch Stabilität der Fragmentenden frühzeitig der volle Funktionsumfang der Extremität wiederkehrt, kann dieser Nachteil ausgeglichen werden. Keineswegs ist jedoch die Heilungszeit des Knochenbruches verkürzt.

Unter konventioneller Immobilisation sind in der Regel auch im gut sitzenden Gipsverband Minibewegungen der Gelenke und der Fragmente möglich, die Muskulatur wird dabei aktiviert. Wiedmer und Mitarb. konnten nachweisen, daß Frakturen im Gipsverband nur relativ ruhiggestellt sind. Die Fragmente pendeln sozusagen um eine physiologische Achse, Valgus-/Varusausschläge von 2–8° und Rotationsbewegungen bis zu 10° sind möglich.

Niemals darf jedoch, was leider häufig geschieht, der Patient so lange vor der Beanspruchung seiner verletzten Extremität gewarnt werden, bis radiologisch ein Callus auftritt. Schonung und Entlastung führen sicher zur verzögerten Bruchheilung.

Was bedeutet dies in der Klinik?

Besteht die Möglichkeit der funktionellen Knochenbruchbehandlung, so wird nur in der initialen Phase der Schmerzhaftigkeit immobilisiert und so früh wie möglich die Funktion des traumatisierten Extremitätabschnittes in Gang gebracht, zunächst durch geführte, später durch aktive Bewegungsübungen.

Wird durch Verbände immobilisiert, muß im Verband die Muskelaktivität durch isometrisches Training forciert werden. Zudem sind auch im gut sitzenden Gips oder Gipsersatz nach kurzer Zeit Minibewegungen möglich, die der Funktionssteigerung und damit der Callusbildung förderlich sind. Die ruhiggestellte Extremität muß immer bis an die Schmerzgrenze beansprucht werden, was an der unteren Extremität frühzeitige Belastung bedeutet.

Von Osteosynthesen wissen wir, daß die rigide Fixation der Fragmente die vorher geschilderten Prozesse deutlich reduziert. Die Callusbildung geschieht hier nicht auf periostalem Wege, sondern durch direkte Ossifikation im Haversschen System, was jedoch in Abhängigkeit von der lokalen Durchblutung häufig verzögert abläuft. Da der Vorteil der internen Osteosynthese die frühzeitige Schmerzarmut ist, muß gerade bei diesen Patienten ein frühes aktives Funktionstraining begonnen werden, um durch Restaurierung und Steigerung der Weichteildurchblutung die biologischen Nachteile der inneren Fixation auszugleichen.

Aus dieser Analyse der Pathophysiologie des Bruchheilungsmechanismus läßt sich eindeutig ableiten, daß die Immobilisierung über die posttraumatische Schmerzhaftigkeit hinaus eigentlich unnatürlich ist. Frühzeitige Funktion fördert dagegen nicht nur die lokalen Heilungsvorgänge, sondern bedeutet eigentlich Aktivität und Leben und ist damit im weitesten Sinne von vitalem Interesse.

Literatur

1. Böhler L (1957) Die Technik der Knochenbruchheilung. Mandrich, Wien
2. Gillespie J (1954) The nature of the bone changes associated with nerve injuries and disuse. J Bone Joint Surg [Br] 36:464
3. Holden CEA (1972) The role of blood supply of soft tissue in the healing of diaphyseal fractures. J Bone Joint Surg [Am] 54:993
4. Krösl W, Chao-Lai Meng A (1982) Die konservative chinesische Frakturenbehandlung. In: Otte P, Schlegel KF (Hrsg) Bücherei des Orthopäden, Bd 31. Enke, Stuttgart
5. Sarmiento A, Latta LL (1981) Closed functional treatment of fractures. Springer, New York Berlin Heidelberg

Bewegung und Belastung, ihr Einfluß auf die Entstehung posttraumatischer Gelenkschäden

H. Cotta und F. U. Niethard

Orthopädische Klinik und Poliklinik der Universität Heidelberg (Direktor: Prof. Dr. med. H. Cotta), Schlierbacher Landstraße 200a, D-6900 Heidelberg

Bewegung und zugleich Belastung sind die beiden Hauptfunktionen, die ein Gelenk übernehmen muß. Nach einem Trauma sind daher Wiederherstellung der Bewegungs- und Belastungsfähigkeit das Ziel jeder Behandlung.

Das Gelenk bildet eine *morphologisch-funktionelle Einheit*. Jede morphologische Läsion kann zur Funktionsstörung und damit zum Gelenkschaden führen und umgekehrt.

Bei den *Formstörungen eines Gelenkes* handelt es sich um intraartikuläre Frakturen, Knorpelläsionen und Kapselbandläsionen. Demgegenüber stehen *Funktionsstörungen* eines Gelenkes, bedingt durch Ernährungsstörungen, gestörte Bewegungsfähigkeit und gestörte Belastungsfähigkeit.

Die *Bewegung* hat in der Gelenkphysiologie des traumatisch geschädigten Gelenkes eine entscheidende Bedeutung, vor allem im Hinblick auf die Ernährung des Knorpels.

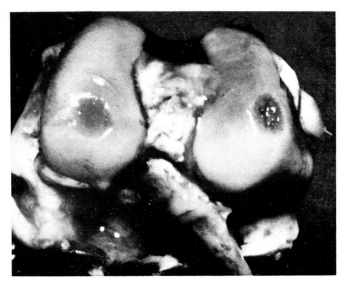

Abb. 1. Femurcondylen eines Kaninchens nach 4 Wochen Immobilisation

Untersuchungen von Görtler zeigten, daß die Kapseldurchblutung in Abhängigkeit von der Gelenkstellung gedrosselt bzw. gesteigert werden kann. Die Capillardurchblutung der Kapsel und die Erhaltung des dynamischen Stoffwechselgleichgewichtes zwischen Kapsel, Synovialflüssigkeit und Knorpel, auch *synoviale Trift* genannt, sind unabdingbare Voraussetzungen für die Ernährung der dem Gelenkcavum zugewandten Knorpelschicht. Die dem Knochen zugewandte Knorpelschicht wird entsprechend durch die *subchondrale Trift* ernährt.

Neben der Bewegung steht in der Gelenkphysiologie die *Belastung* ebenfalls in engem Zusammenhang mit der Ernährung des Gelenkknorpels. Die *Wechseldruckbelastung* des Knorpels ist hierbei entscheidend für die Diffusion der Nährstoffe aus dem Synovialraum in den Knorpel. Außerdem gewährleistet die *Hyaluronsäure* bei Kompression eine Grenzflächenschmierung.

Experimentelle Arbeiten von Steinbrück und Dustmann aus unserer Klinik erbrachten interessante Aufschlüsse zur Pathophysiologie der Bewegung. Bei einer Gruppe Kaninchen wurden die Kniegelenke 4 Wochen im Gips immobilisiert. Bei einer zweiten Gruppe wurden die Kniegelenke nach 4 Wochen Immobilisation für weitere 6 Wochen mobilisiert. An den Femurcondylen der Kaninchen zeigten sich nach 4 Wochen Immobilisation am medialen Femurcondylus Druckzonen, am lateralen Condylus Nekrosen (Abb. 1).

In der Gruppe, die 4 Wochen immobilisiert und anschließend 6 Wochen mobilisiert war, zeigte sich der Knorpel fast vollständig regeneriert, die Knorpelnekrosen waren nicht mehr sichtbar (Abb. 2).

Daß eine zu *frühe Bewegung* einen *Gelenkschaden* einleiten bzw. vergrößern kann, verdeutlicht der Fall einer Patellatrümmerfraktur (Abb. 3). Durch Stufenbildung der Retropatellarfläche entstanden im Patellagleitlager deutliche Schliffspuren im Knorpel (Abb. 4).

Der *Zeitpunkt des Beginns der Bewegungstherapie* nach einem posttraumatischen Gelenkschaden sollte immer an den verletzten Strukturen, am verbleibenden Defekt, an der

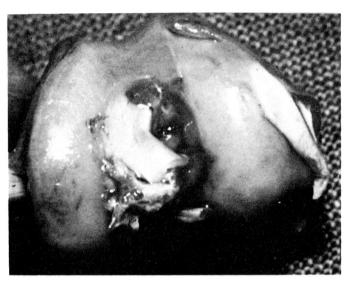

Abb. 2. Femurcondylen eines Kaninchens nach 4 Wochen Immobilisation und 6 Wochen Mobilisation

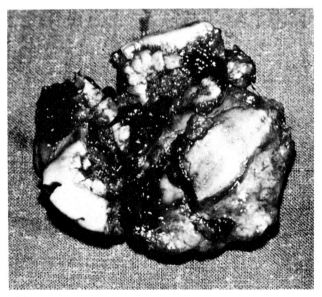

Abb. 3. Patellatrümmerfraktur

Stabilität und an der Reparationsfähigkeit der geschädigten Strukturen orientiert werden. Die *reparative Potenz* ist in hohem Maße vom Alter des Betroffenen abhängig. Arbeiten aus unserer Klinik haben gezeigt, daß eine Reparationsfähigkeit des geschädigten Knorpels beim alten Menschen nur in unzureichendem Maße zu erwarten ist. Es ist höchstens mit einem bindegewebigen Ersatz zu rechnen. Beim wachsenden Individuum kann dagegen noch eine ausreichende Knorpelheilung erfolgen.

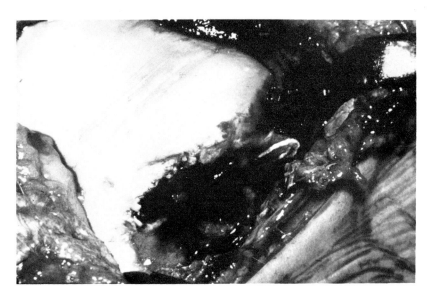

Abb. 4. Patellagleitlager mit Schliffspuren

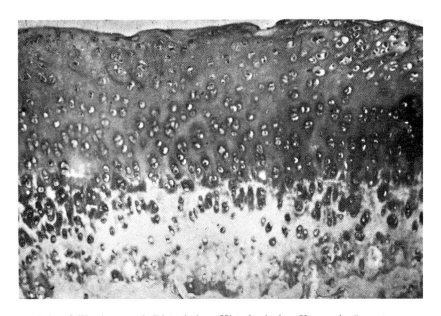

Abb. 5. Femurcondylen 8 Wochen nach Distraktion. Histologisches Knorpelpräparat

Auch Salter hat in seiner 1975 erschienenen Arbeit „The effect of continous passiv motion an the healing of articular cartilage" darauf hingewiesen, daß der *Immobilisationsschaden* am ruhiggestellten Kniegelenk vorprogrammiert ist. Daraus ergibt sich als therapeutisches Ziel eine *frühestmögliche dosierte Bewegung*. Hervorragende Möglichkeiten der dosierten Bewegung am Patienten bietet heute die automatische Bewegungsschiene.

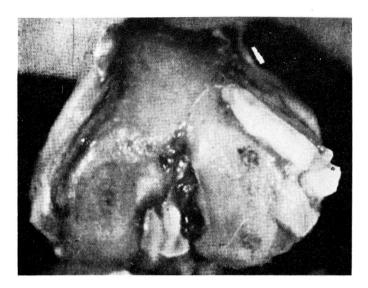

Abb. 6. Femurcondylen nach Kompression

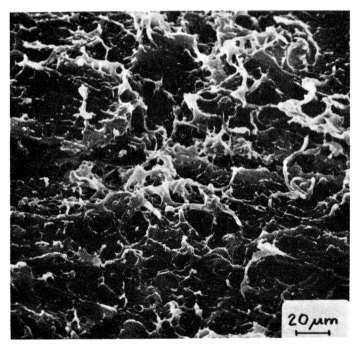

Abb. 7. Femurcondylen nach Kompression und Immobilisation. Rasterelektronenmikroskopisches Bild der aufgebrochenen Knorpelfläche

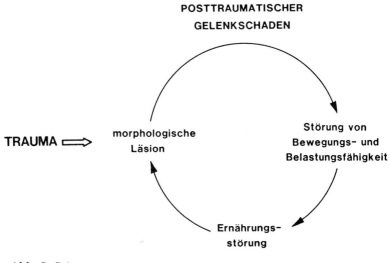

Abb. 8. Schema

Untersuchungen zur pathologischen Auswirkung der Belastung wurden unter anderem von Salter, Refior und Hackenbroch durchgeführt.

Die histologischen Knorpeluntersuchungen nach 8 Wochen Distraktion zeigten deutliche Defekte in der Tangentialfaserschicht mit eröffneten Lacunen, Zellschrumpfungen und Nekrosen (Abb. 5). Eine derartige Knorpelschädigung ist zum Beispiel nach Extensionsbehandlung eines Gelenkes denkbar.

In ähnlicher Weise reagiert der Knorpel auf *Kompression*. Salter konnte an den Femurcondylen von Kaninchen nach 14tägiger Kompression deutliche Knorpelläsionen nachweisen (Abb. 6). In ähnlicher Weise zeigten Refior und Hackenbroch an Femurcondylen von Kaninchen nach Kompression und Immobilisation im rasterelektronenmikroskopischen Bild eine aufgebrochene Knorpeloberfläche mit bizarren Erhebungen und Höhlenbildungen (Abb. 7).

Bei der Beurteilung der *Belastbarkeit eines traumatisierten Gelenkes* ist der Ausgangsbefund von entscheidender Bedeutung. Im Vordergrund steht wieder die Frage nach den verletzten Strukturen, nach dem Defekt, nach der Stabilität und der Reparationsfähigkeit. Während über die Reparations- und Belastungsfähigkeit des Knochens nach Frakturen klare Vorstellungen bestehen, so daß Bewegungs- und Belastungsfähigkeit entsprechend angepaßt werden können, gibt es verwertbare Vorstellungen über die *Reparationsfähigkeit von Knorpel und Kapselbandstrukturen* bisher noch nicht. Über die *Knorpelheilung* — wie die Auffüllung der Knorpelfläche mit Bindegewebe nach Pridiebohrung — bestehen gewisse Vorstellungen. Über die dosierte Belastbarkeit des Knorpels ist jedoch wenig bekannt. Hier bestehen noch Lücken, die durch weitere Grundlagenforschungen zu schließen sind.

Die traumatisch bedingte morphologische Läsion hat zwangsweise eine Störung der Bewegungs- und Belastungsfähigkeit zur Folge. Die hierdurch bedingten Ernährungsstörungen des Gelenkes führen über die Knorpelläsion zur weiteren morphologischen Läsion und damit zum irreversiblen posttraumatischen Gelenkschaden.

Im Schema (Abb. 8) soll verdeutlicht werden, daß die *Wiederherstellung der Form ebenso wichtig ist wie die der Funktion*. Die Wiederherstellung der morphologischen Läsion allein genügt nicht, um den pathologischen Gelenkschaden zu verhindern.

Es stellt sich dabei die wichtige Frage nach der *Priorität der Wiederherstellung* der Form oder der Funktion des Gelenkes. Hier werden noch einige wichtige Fragestellungen zu bearbeiten sein.

Die Frühfunktion als wirksames Mittel zur Prävention posttraumatischer Komplikationen

U. Pfister

Städtisches Klinikum Karlsruhe, Abt. für Unfallchirurgie (Direktor: PD Dr. U. Pfister), Moltkestraße 14, D-7500 Karlsruhe

„In der Behandlung von Knochenbrüchen bringt jede länger dauernde Ruhigstellung gewisse Schädigungen mit sich, und zwar Störungen der nervösen Versorgung, Störungen des Blutumlaufes und damit Schwund der Muskeln, Verminderung des Kalksalzgehaltes der Knochen, Schwellung und Schrumpfung der Weichteile und dadurch Versteifung der Gelenke.

Ohne entsprechende äußere Ruhigstellung wird das kranke Glied ruhig gehalten. Der Blutzu- und -abfluß ist dadurch stark verlangsamt. Es tritt eine Blutstauung, das ist eine passive Hyperämie, ein und im Anschluß daran kommt es zum Austritt von Flüssigkeit in die Gewebe mit Umwandlung derselben in Bindegewebe.

Wenn man das verletzte Glied ruhigstellt, verschwindet die passive Hyperämie und es kommt zu einem gewissen Grade von Blutarmut, zu einer beginnenden Ischämie ... Wenn man aber die durch zweckmäßige Ruhigstellung erzielte Schmerzfreiheit dazu benützt, das verletzte Glied und den ganzen Körper ausgiebig selbsttätig bewegen zu lassen, entsteht eine aktive Hyperämie, denn jeder arbeitende Muskel zieht arterielles Blut an und preßt venöses Blut aus. Wenn der Muskel längere Zeit ruht, kommt es zur Stauung des venösen Blutes und der übrigen Säfte."

Damit ist das einleitende Zitat von Böhler zu Ende und ich konnte mir diese Einleitung leicht machen, weil man besser die lokale Fraktursituation und die lokal resultierenden Störungen wie auch das Prinzip ihrer Behandlung kaum schildern kann.

Frakturhämatom, Stase, Ödem, zunehmende arterielle Kompression, Logensyndrom, Minderdurchblutung, Fibroblasten-Wucherungen, lokale, direkt fortgeleitete oder hämodynamisch verursachte Thrombosen der Venen bis in die großen Venenstämme und schließlich die Lungenembolie sind die Schlagworte und sie deuten auch an, wie sich die anfänglich lokal begrenzte Schädigung auf den ganzen Körper ausdehnen und zur vitalen Gefährdung werden kann.

Beim polytraumatisierten, beim bewußtlosen, beim sedierten Patienten sind diese Gesichtspunkte noch ausgeprägter, starker Blutverlust und Schock durch das Trauma verschlechtern die Situation, Immobilisation und einsetzende Hypostase tangieren vor allem auch Lungen- und Nierenfunktion und führen schließlich zum multiplen Organversagen.

Wo ist in dieser Kette von Komplikationen die Möglichkeit einer Beeinflussung durch frühe funktionelle Behandlung zu sehen?

Lokal sind folgende Mechanismen zu erwarten:

1. Anregung der Zirkulation durch vermehrtes arterielles Angebot und Steigerung des venösen und lymphatischen Abflusses (Resorption von Hämatomen, Abtransport von Abbauprodukten, Verringerung des Ödems).
2. Lösung schmerzbedingter Spasmen des Gefäßsystems und der Muskulatur.
3. Aufbau normaler Muskelspannung.
4. Vermeiden einer Verklebung der Gleitschichten der Muskulatur.
5. Verhinderung von Verklebungen in den Gelenken und Verbesserung der Knorpelernährung.

Die funktionelle Behandlung führt also lokal zu einer Verbesserung und Normalisierung der Weichteiltrophik. Sie verhindert bei richtiger Durchführung Verlötungsprozesse der Muskulatur und Einsteifungen der Gelenke und sie verhilft nicht zuletzt durch die Minderung der Schmerzen und den sichtbaren Wiedergewinn der Funktion zu einer für den Patienten psychologisch wichtigen Normalisierung.

Allgemein betrachtet zielt aber die frühfunktionelle Behandlung vor allem bei Verletzungen der unteren Extremität, bei Schwerverletzten, bei bewußtlosen Patienten weit über diese lokale Wirkung hinaus.

Die größte Gefahr droht diesen Patienten nach Behebung eines eventuellen Schockzustandes von einer Verminderung des venösen Rückflusses und von Komplikationen der Atemorgane. Unter diesem Aspekt gewinnt jede Maßnahme die eine bessere Mobilisierung des Patienten ermöglicht, besondere Bedeutung. Die übungsstabile Versorgung der Frakturen beim polytraumatisierten Patienten zieht daraus ihre Berechtigung. Aber auch die reine Umlagerung gehört hier bereits zur frühfunktionellen Behandlung ebenso wie die Atemtherapie, die mit Übungen der Brustkorbbewegungen und Beeinflussung des Atemrhythmus eine Verbesserung der Ventilation und der Kreislaufsituation herbeiführt.

Nach Untersuchungen von Mühe reduziert allein Bettruhe vom 2. Tag an den venösen Rückstrom in der unteren Extremität um 10%. Bewegungen der unteren Extremitäten bei Übungsstabilität aber auch Beübung der nicht betroffenen Gliedmaßen verbessern, letztere durch konsensuelle Mechanismen, die Kreislaufsituation entscheidend. Sie führen zur Hyperämie, Stoffwechselsteigerung und zur Beschleunigung des venösen und lymphatischen Rückstroms in den betroffenen Gliedmaßen und im ganzen Körper. Aus der zitierten Veröffentlichung von Mühe geht hervor, wie gravierend auch schon relativ bescheidene funktionelle Maßnahmen die venöse Strömungsgeschwindigkeit in der unteren Extremität beeinflussen. Nicht zu unterschätzen ist dabei die Rolle des lymphatischen Systems, das vor allem den Abtransport großmolukularer Substanzen vermittelt.

Dabei muß betont werden, daß sich die frühfunktionelle Behandlung nicht nur auf aktive Bewegungsübungen beschränken kann. Gerade beim nicht aktiv übenden Patienten ist die funktionelle Behandlung in geführter passiver Weise besonders wichtig.

Bereits 1889 haben Braune und Müller die These aufgestellt, daß Hüft-, Knie-, Sprung- und Zehengelenke sich als die vier großen Saugherzen der unteren Extremität bezeichnen lassen, sofern durch Bewegung Änderungen in den Spannungsverhältnissen der Fascien gesetzt werden.

Diese These ist in der Zwischenzeit durch Flowmessungen bestätigt, vor allem aber auf die aktive Betätigung der sog. „Muskelpumpe" zurückgeführt worden. Bollinger und Staubesand weisen jedoch darauf hin, daß selbst passive Bewegungen deutlich verbesserte Rückstromwerte erzielen lassen. Eine Tabelle von Schlicht demonstriert die Zunahme der Strömungsgeschwindigkeit in der Vena iliaca externa bei passiver Einwirkung auf die untere Extremität. Staubesand betont dabei besonders die Wirkung auf die sog. Sprunggelenkspumpe. Bei jeder Hebung und Senkung des Fußes geraten die epi-, intra- und subfascialen Venen der Knöchelregion sowie des Fußes zwischen den kollagenen Faserbündeln der Fascien und des Bandapparates unter Druck, zwischen den Skeletteilen und den im Winkel zwischen Unterschenkel und Fuß über sie hinwegziehenden Sehnen der Strecker und des Tricps surae aber auch unter eine „lüftende" Entspannung.

Kompression und Lüftung der Venen beim Durchbewegen und Abrollen des Fußes führen alternierend eine Strömungsbeschleunigung herbei. Beim Abrollen wird das Blut aus den Venenplexus der Fußsohle in die oberflächlichen Venen gepreßt, die nachfolgende Bewegung im Sprunggelenk fördert das Blut weiter nach proximal. Über die Pumpe der Wadenmuskulatur gelangt das Blut in das Saugsystem der Kniekehle und wird von dort aus weiter nach proximal geführt.

Diese Wirkung ist beim liegenden Patienten deutlich besser als beim stehenden Patienten, ein Hinweis darauf, daß die funktionelle krankengymnastische Behandlung nicht zu dem Zeitpunkt beendet sein kann, wenn der Patient aufsteht.

Es ergibt sich allein am Beispiel der Sprunggelenksbewegung, daß die aktive Betätigung, aber auch ein passives Durchbewegen beim, aus welchen Gründen auch immer, nicht kooperativen Patienten bereits eine deutliche Verbesserung des venösen Rückstromes erzielen läßt. Dieser Mechanismus erklärt auch, warum wir bei mobilen Patienten trotz einer zwar übungs-, aber nicht belastungsstabilen Osteosynthese an der unteren Extremität darauf drängen, daß der Patient zwar ohne Belastung und an Krücken geht, daß er aber den Fuß aufsetzt und den Abrollvorgang im Sprung- und Kniegelenk durchführt.

Diese Betätigung ist also ein einfaches, aber wirkungsvolles Mittel zur Thromboseprophylaxe. Das Hüpfen auf einem Bein ist ganz sicher unphysiologisch und ineffektiv.

Im vorliegenden Referat kann nicht auf die Wirkung der frühfunktionellen Behandlung im Bezug auf die Knochenbruchheilung an sich sowie auf ihre Auswirkungen auf die musculäre und articuläre Situation eingegangen werden, da diese Gesichtspunkte in den vorausgegangenen Referaten behandelt worden sind. Es ist heute unbestritten, daß die Frühfunktion in der konservativen wie operativen Behandlung der traumatisierten Patienten ein wesentlicher Faktor ist. Die schönste anatomische Wiederherstellung einer Fraktur nützt nichts, wenn sie nicht durch eine sachgemäße krankengymnastische Mitbehandlung und Weiterbehandlung auch zu einem funktionell befriedigenden Ergebnis für den Patienten führt.

Man kann den Wert der Frühfunktion und Mobilisation kaum isoliert mit exakten Zahlen belegen, da die moderne Behandlung ja auch andere Maßnahmen physikalischer, medikamentöser und technischer Art mit einbezieht um die Komplikationen zu senken. Ich möchte aber zum Abschluß eine Statistik zeigen, die zumindest Hinweise für die Effektivität einer solchen Behandlung geben und die Berechtigung frühfunktioneller Maßnahmen im Therapieschema des traumatisierten Patienten untermauern kann (Tabelle 1 u. 2).

Tabelle 1. Per- und subtrochantere Fraktur

Konservative Behandlung		
Mortalität	20–30%	(Ender 1970)
	29,6%	(Haasch 1959)
	34,4%	(Remè 1974)
Liegedauer	ϕ 100	Tage

Tabelle 2. Per- und subtrochantere Fraktur

Operative und frühfunktionelle Behandlung	
1. 7. 1984 bis 30. 6. 1985	83 Patienten
Mortalität	14,5%
Liegedauer	21 Tage

Leider zeigen Beispiele aus der Praxis und auch die Tendenz der Kostenträger, gerade auf dem Gebiet der krankengymnastischen Übungsbehandlung vor allem auch im ambulanten Bereich eine Eindämmung zu erreichen, daß der Wert der funktionellen Behandlung offensichtlich nicht überall erkannt wird.

Dies über 50 Jahre nachdem Böhler sie als ein wesentliches Prinzip der Behandlung des traumatisierten Patienten definiert hat.

Literatur

1. Bollinger A, Staubesand J (1980) Die Sprunggelenkspumpe, ein Lehrfilm. Bad Godesberg Zürich Freiburg
2. Böhler L (1962) Die Technik der Knochenbruchbehandlung. Maudrich
3. Braune W, Müller P (1889) Die Venen des Fußes und Unterschenkels. In: W. Braune (Hrsg) Das Venensystem des menschlichen Körpers. Veit, Leipzig
4. Staubesand J (1980) Sprunggelenkspumpe und Thromboseprophylaxe. Med Welt 31:1813
5. Staubesand J (0000) Die Bedeutung der Sprunggelenkspumpe für die Thromboseprophylaxe. In: Ergebnisse der Angiologie, Bd 25. Schattauer, Stuttgart New York
6. Mühe E (1978) Zitiert aus Schlegel KF: Die krankengymnastische, physikalische und beschäftigungstherapeutische Begleitbehandlung von Verletzungen in der Frühphase. In: Hefte Unfallheilkd, Heft 138. Springer, Berlin Heidelberg New York, S 232

Grenzen und Gefahren einer funktionellen Therapie

B. Claudi

(Manuskript nicht eingegangen)

Der Gesichtspunkt der Funktion in der Knochenbruchbehandlung. Durchführung, Dosierung und Kontrolle der Bewegungstherapie

M. List

Staatl. Berufsfachschule für Krankengymnastik der Universität München (Direktor: Prof. Dr. H. Drexel), Marchioninistraße 15, D-8000 München 70

Am Beispiel der krankengymnastischen Behandlung der Sprunggelenksfraktur werde ich versuchen, das Thema zu verdeutlichen. Worauf beruht die differenzierte krankengymnastische Behandlung nach Frakturen, im besonderen nach Gelenkfrakturen?

Biomechanische Kenntnisse über die Gelenkfunktion sind unabdingbare Voraussetzung für die funktionelle krankengymnastische Behandlung.

Seit langem ist die Bedeutung der Syndesmose, der lateralen Collateralbänder und des Ligamentum deltoideum für die Stabilität des oberen Sprunggelenkes bekannt. Nach Weber lastet ein Druck von 20–40 kg auf der 2–6 cm breiten Syndesmose während des Gehens. Cailliet beschrieb die Horizontaleinstellung der Syndesmosenzügel bei Dorsalextension (Abb. 1). Diese Horizontaleinstellung entsteht durch die geringe Bewegung der Fibula nach cranial. Der Talus liegt mit seiner vorne 25% breiteren Rolle schlüssig in der Malleolengabel. Er dreht sich – zusammen mit der Fibula – leicht nach innen. Dadurch sind die Gelenkflächen für die Belastungsübernahme optimal eingestellt. Bei Plantarflexion kommt es zu einer Außenrotation von Talus und Fibula. Die Fibula erfährt eine Verschiebung nach caudal, die Syndesmosenzügel werden nach unten außen eingestellt. Das Ergebnis ist wiederum eine optimale Kongruenz im oberen Sprunggelenk. Im Augenblick der Fersenablösung spielen diese Bewegungen eine entscheidende Rolle.

Die lateralen Collateralbänder bleiben bei allen Gelenkbewegungen straff. Das Ligamentum deltoideum jedoch liegt exzentrisch zur Bewegungsachse, der hintere Zügel wird bei Dorsalextension straff, der vordere bei Plantarflexion. Kliniker wie Willenegger haben auf funktionelle Folgeschäden von nicht anatomisch wiederhergestellten Sprunggelenksverletzungen hingewiesen. Er beschrieb, daß eine 2 mm breite Gabellockerung bereits zu einem 30%igen Verlust des Gelenkflächenkontaktes führt. Die auf das obere Sprunggelenk wirkenden Belastungsdrucke von ca. 200–300 kg verursachen einen raschen Knorpelabrieb auf der gewichttragenden Gelenkfläche.

Die möglichst exakte anatomische Stellung von Talus und Malleolengabel sowie ein intakter Bandapparat können bei Sprunggelenksverletzungen nur auf operativem Wege erreicht werden. Die krankengymnastische Behandlung beginnt bei stabilen Osteosynthesen nach Entfernung der Redondrainagen (Tabelle 1). Zuerst erfolgt *die Befunderhebung:*

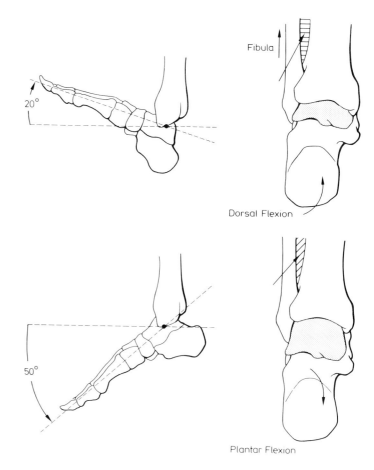

Abb. 1. Horizontaleinstellung der Syndesmodenzügel nach Cailliet

Tabelle 1. Osteosynthese und Krankengymnastik

Osteosynthese	Krankengymnastik postop. Phase
Stabil ohne Bandverletzung	Aktiv, nach Redonentfernung SK in 1. Woche → 4 Woche
Unstabil	Gips
Mit Bandnaht	Gips
Mit Syndesmosenbeteiligung (Stellschraube)	Aktiv → Nullstellung Keine Pro/Sup., keine Belastung bis Stellschraube ↗

Tabelle 2. Aufbau krankengymnastischer Handlungsweisen

- Befund sammeln
- Interpretieren
- Auswählen
- Zuordnen
- Behandlung durchführen

Tabelle 3. Symptome

1. Postoperatives Ödem
2. Schmerzen
3. Bewegungseinschränkung
4. Schwäche: Fußheber
   M. Triceps surae

1. *Beurteilt werden:*
   - die Haut, vor allem im Operationsbereich
   - die Schwellung
   - die Stellung des Fußes
   - im Röntgenbild: die Konsolidierung, die Knochenzeichnung und die Gelenkstellung, dabei sollte die Angabe von Nissel beachtet werden, daß der horizontale Gelenkspalt und der mediale Gelenkspalt ein Verhältnis von 5:3 aufweist.
2. *Gemessen werden:*
   - das aktive Bewegungsausmaß in Entlastung
   - der Umfang
3. *Geprüft werden:*
   - die Muskulatur auf Testwert 3
   - das Endgefühl in der aktuellen endgradigen Stellung
   - die lokale Temperatur
4. Fragen an den Arzt betreffen die Stabilität der Osteosynthese nach Bandnaht und Syndesmosenverletzung.
   Der Patient wird gefragt nach Schmerzen, ihrer Art und Lokalisation, insbesondere später auch nach Belastungsschmerzen und Unsicherheitsgefühlen beim Gehen.
   Die Befunderhebung wird erweitert bei Belastungsbeginn und nachfolgender Belastungssteigerung in der Situation: Stehen, Gehen, Laufen und Treppensteigen. Die gesammelten Befunde werden ausgewertet und mögliche krankengymnastische Maßnahmen ausgewählt. Im Folgenden werde ich den zu erwartenden Befunden krankengymnastische Maßnahmen zuordnen (Tabelle 2). Es handelt sich dabei um stabile Osteosynthesen mit und ohne Syndesmosenbeteiligung nicht aber um Collateralbandverletzungen (Tabelle 3).

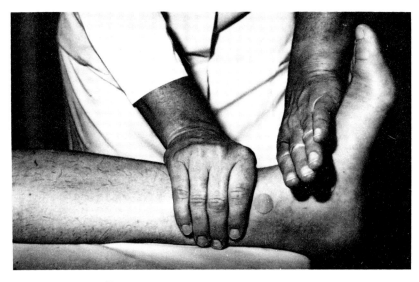

Abb. 2. Aktives Üben gegen Führungskontakt

Zu 1. und 2.:
Ödeme und Schmerzen lassen sich durch Langzeitanwendung in Form von Coolpacks unter Auslassung des Operationsbereiches günstig beeinflussen. Außerdem wird der Patient angehalten, seine Zehen möglichst oft zu bewegen. Der Fuß soll in Richtung Dorsal- und Plantarflexion geübt werden. In manchen Kliniken wird der Fuß in Nullstellung in eine dorsale Schiene gelegt. Dies erfolgt meist nur bis zur Wundheilung.

Zu 3.:
Die eingeschränkte Beweglichkeit zeigt in der Regel ein weich elastisches Endgefühl am Bewegungsende. Üben von Endstellung-Halten gegen Führungskontakt ist die geeignete Technik. Es können alle effektiven Verstärkungsmuster vom anderen Bein oder den Armen ausgenutzt werden. Kontraktionshilfen können notwendig werden, z. B. kommen Stretch, Eisreiben, Muskelabheben und Sehnenrollen in Frage.

In der postoperativen Zeit halte ich mobilisierende Techniken für überflüssig. Wiederholtes aktives Üben ist effektiver (Abb. 2). Selbstverständlich halten wir den Patienten zum Selbstüben an. Dosierung, Auswahl der Übungen und Techniken richten sich auch nach dem Operationsergebnis und der Verordnung.

Bei liegender Stellschraube darf das Sprunggelenk nicht über die Nullstellung hinaus dorsalflektiert werden, da die Bewegung des lateralen Malleolus starr fixiert wurde. Auch eine endgradige dynamische Supinations- Pronationsbewegung ist kontraindiziert. Gehen mit Sohlenkontakt ist bei gesicherter Übungsstabilität möglich, jedoch darf keinesfalls mehr als 7 kg Sohlenkontakt erfolgen. Die Stellschraube blockiert die Fibulabewegungen nach innen und cranial.

Sorgfältig zu beachten ist auch das Gleichgewicht zwischen Teilbelastbarkeit und entsprechender Muskelkraft (Tabelle 4).

Soll Sohlenkontakt durchgeführt werden, muß die das Gelenk stabilisierende Muskulatur die Teststufe 3 erreicht haben. Bei 20–30 kg Belastung sollte angepaßter Widerstand

Tabelle 4. Verhältnis zwischen Muskelfunktion und Belastbarkeit

↓	Testwert 3 Gelenk mindestens Nullstellung Reizlose Wunde	Sohlenkontakt
↑	Testwert −4 Gelenk < Nullstellung	−20 kg
↓	Testwert 4− Gelenk < Nullstellung	20 kg + 10/15 kg wöchentlich <
↑	Testwert 5 Ausdauer gut Gelenk frei Keine Schmerzen Keine Ausweichbewegungen	volles Gewicht

in endgradiger Position gehalten werden. Bei Vollbelastung muß volle Muskelkraft gegen Körpergewicht auf Ausdauer vorhanden sein.

Besteht ein Mißverhältnis zwischen Muskelkraft und Belastung, wehrt sich der Körper über Anlagerung von Kalk in der Kapsel oder Sehne, Kapsel oder Sehnenscheiden entzünden sich, oder die Fraktur rutscht ab. Warnzeichen sind Schmerzen und Entzündungszeichen über der Bruchstelle.

Stufenweise Belastungssteigerung ist eine unumgängliche Forderung!

Ist von ärztlicher Seite Sohlenkontakt und aktives, freies Bewegen erlaubt, können Ausdauer und Geschicklichkeit geschult werden. Mit dem Muskeltraining kann begonnen werden, wenn die Fraktur konsolidiert ist.

Bei bestehender Teilbelastungsstabilität wird gegen angepaßten Widerstand geübt. Dann sollte auch gegen die Körperschwere z. B. auf Waagen bei entsprechend vorgegebener Belastung stabilisiert werden. In der Spätphase werden Kraft, Ausdauer und Schnelligkeit geübt. Bei der Gehschulung wird immer wieder die Spontanbelastung überprüft.

Ausweichbewegungen weisen auf ein Mißverhältnis zwischen der Belastbarkeit in der dynamischen Bewegung und der Muskelfunktion hin. Der Patient soll dann erneut seine Belastungsstufe kontrollieren.

Korrektur durch Bewußtmachen der Fehler kann über Auftrag und Handkontakt am Becken erfolgen. Lässiges „Spazierengehen" erfüllt nicht die Kriterien einer Gehschulung.

Aus organisatorischen Gründen werden oft Patienten zu vorschnellem Belasten gezwungen. Ich warne vor falsch dosierter Gehschulung: die Ergebnisse sind schlecht, die Gelenkfunktion wird in der Regelzeit von 4−6 Wochen nicht erreicht. Spätschäden werden beobachtet, Korrekturoperationen werden nötig, die Patienten sind länger arbeitsunfähig.

Wir setzen als Richtwert für die stabile Osteosynthese ohne Bandverletzung folgende Zeitwerte an:

Sohlenkontakt von der ersten Woche bis zur 4. Woche, dann eine Woche lang 10−15 kg Belastung und weiterhin wöchentliche Steigerung um 10−15 kg.

Die Zunahme der Gelenkbeweglichkeit und der Muskelkraft sind unabdingbare Voraussetzung für die Belastungssteigerung.

Kontrolle

Kontrollfunktion übernehmen Arzt, Krankengymnast und Patient. Der Arzt kontrolliert die Wund- und Knochenheilung, die Kontrolle der Funktionsverbesserung oder -verschlechterung überträgt er dem Krankengymnasten. Dieser ist verpflichtet, seine Befunderhebungen wiederholt zu überprüfen und systematisch zu protokollieren. Der Krankengymnast beschäftigt sich im Frühstadium täglich mindestens eine halbe Stunde mit dem Patienten. Die tägliche Fragestellung sollte deshalb sein: „Kommt meine Behandlung an?" Wenn ja wird sie weiterhin angewendet, wenn nein, muß die Situation neu überdacht und eine Alternative angeboten werden.

Kontrollen durch den Arzt sind selbstverständlich, sie werden allerdings im ambulanten Bereich oft von Ärzten durchgeführt, die nicht an der Operation beteiligt waren. Darin kann eine Fehlerquelle liegen. Sinnvoll ist eine gemeinsame ambulante Sprechstunde, in der dem Krankengymnasten Gelegenheit gegeben wird, die gemeinsamen Patienten vorzustellen und Neuverordnungen direkt aufzunehmen.

Nicht übersehen möchte ich die Selbstkontrolle des Patienten. Der Patient muß in erster Linie selbst seine Übungsform und Belastungseinstellung kontrollieren und einüben. Ein nicht kooperativer Patient, der den Anweisungen des Arztes und des Krankengymnasten nicht folgt, wird die Behandlung scheitern lassen.

Zusammenfassung

Die Kenntnis biomechanischer Gegebenheiten ist Grundlage einer gezielten krankengymnastischen Behandlung. Die Belastbarkeit eines Gelenkes oder einer Fraktur richtet sich nach der Tragfähigkeit des Knochens, der Festigkeit von Kapsel, Sehnen und Bändern, ebenso aber auch nach Muskelkraft, Ausdauer und Schnelligkeit.

Krankengymnastische Behandlungen sind effektiv, wenn sie Funktionsbefunden zugeordnet sind. Wiederholtes Überprüfen der Wirksamkeit eigener Behandlungsmaßnahmen ist ebenso notwendig wie der Dialog mit dem behandelnden Arzt.

Eine Belastungssteigerung darf nur vorgenommen werden, wenn sich Muskelkraft, Beweglichkeit und Ausdauer der Leistungsanforderung angepaßt haben.

Literatur

1. Cailliet R (1972) Foot and ankle pain. Cavis Co, Philadelphia, pp 117–125
2. Jäger M, Wirth CJ (1978) Kapselbandläsionen. Thieme, Stuttgart
3. List M (1980) Systematische Befunderhebung des kontrakten Gelenkes am Beispiel von Sprunggelenksfrakturen. Krankengynmnastik 32:327
4. Weber BG (1972) Verletzungen des oberen Sprunggelenkes, 2. Aufl. Huber, Bern
5. Weber BG (1974) Die Osteosynthesen epiphysennaher Frakturen einschließlich der Korrektureingriffe im Sprunggelenkbereich. Aktuel Traumatol 4:109
6. Weller S u a (1977) Ergebnisse nach Korrektureingriffen am oberen Sprunggelenk. Unfallheilkunde 80:213

Gezielte Funktionsabläufe im Rahmen der ergotherapeutischen Begleit- und Nachbehandlung*

U. Schmid-Carlshausen

Berufsgenossenschaftliches Unfallkrankenhaus Hamburg (Direktor: Dr. W. Zimmer), Abt. für Ergotherapie, Bergedorfer Straße 10, D-2050 Hamburg 80

Die optimale Gebrauchsfähigkeit von Muskeln und Gelenken nach einer verheilten Verletzung ist erst dann gewährleistet, wenn der Patient seine wiedergewonnenen Fähigkeiten in natürlicher Weise wieder im täglichen Leben einsetzt. Ziel der Ergotherapie ist es, dies durch Gebrauchsübungen zu erreichen.

Im Folgenden möchte ich Ihnen an vier Patientenbeispielen Funktionsabläufe zeigen, wie sie in der Behandlung vorkommen:

1. Erster Fall: Eine 49jährige Diätassistentin erlitt bei einem Sturz eine Unterarmfraktur links, die in guter Stellung ausheilte. Es entwickelte sich jedoch ein dystrophisches Syndrom, und sie kam 6 Monate nach dem Unfall mit starken, schmerzhaften Bewegungseinschränkungen in den Fingern, der Hand, des Ellenbogen- und des Schultergelenkes zu uns. Den Arm trug sie vorsichtig vor sich her und benutzte ihn nicht. Der Faustschluß war inkomplett mit einem Fingerkuppen-Hohlhandabstand von 8–9 cm und einem Streckdefizit von 30–40 Grad. Das Übungsprogramm in der Ergotherapie sah folgendermaßen aus:

2. Die Patientin macht eine kleine Flechtarbeit am Tisch. Der Arm ist in einem Helfarm mit Gewichten unterstützt, damit sie lernt, die Schulter in abduzierter Stellung zu bewegen, ohne den ganzen Schultergürtel hochzuziehen und sich dabei zu verspannen. Geübt wird der Spitzgriff, das Strecken der Finger, die Pro- und Supination im Unterarm, die Abduktion und Rotation im Schultergelenk; alles mit wenig Kraft und als kombinierte Benwegungsabläufe.

3. Bei der Herstellung eines größeren Gegenstandes wird durch größeres Bewegungsausmaß und stärkeres Material mehr Kraft und mehr Abduktion im Schultergelenk erforderlich, jetzt ohne Unterstützung durch den Helfarm (Abb. 1).

4. Eine andere Übung ist das Weben am hochgehängten Webrahmen. Der Arm wird hier noch durch den Helfarm unterstützt (Abb. 2).

5. Im weiteren Verlauf wird diese bilaterale Arbeit, die wenig Ausweichbewegungen der Schultergelenke zuläßt, ohne Helfarm ausgeübt. Diese Arbeitsstellung fördert die Entstauung der Arme.

---

* Aus Platzgründen konnten nur zehn Dias abgedruckt werden

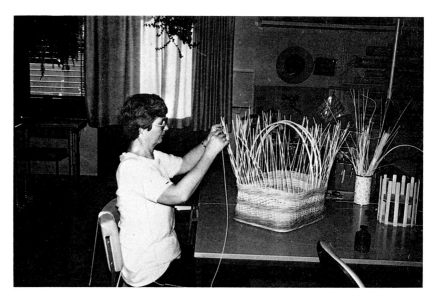

Abb. 1. Großer Korb ohne Helfarm

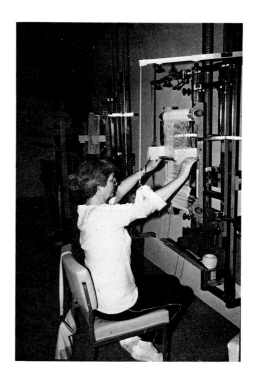

Abb. 2. Hochweben mit Helfarm

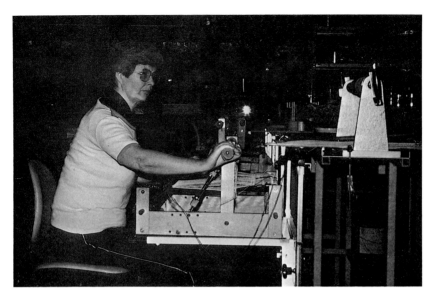

Abb. 3. Weben — Dorsalextension

6. Nachdem der Schwellzustand zurückgegangen ist, wird an einem anderen Webstuhl hier mit der Übung der Dorsalextension im Handgelenk und des Faustschlusses begonnen, zunächst mit leichtem, dann mit schwerem Widerstand. Im Verlauf dieser Webarbeit muß ein runder Griff festgehalten werden und nach hinten und vorne gedreht werden. Die Griffe können in unterschiedlichen Größen gewählt werden. Die Oberfläche der Griffe kann verschiedenartig gestaltet werden, um den sensiblen Gegebenheiten Rechnung tragen zu können (Abb. 3).

7. Hier sieht man die Palmarflexion, die zur Änderung des Faches beim Weben gegen Widerstand ausgeführt wird. Beim Durchziehen des Webschiffchens, Herausziehen des Fadens und beim Heranziehen des Webkammes wird der Spitzgriff und Grobgriff von Fingern und Hand angewandt sowie die Bewegung in den Ellenbogengelenken. Während des gesamten Arbeitsablaufes muß das Schultergelenk durch die Position des Gerätes abwechselnd im Sinne von Anteversion, Abduktion und Retroversion bewegt werden.

8. Die durch die Übung erreichte aktive Beweglichkeit bleibt nach der Behandlung noch nicht bestehen. Deshalb wird von der Ergotherapeutin ein Faustquengel angepaßt, der zeitweise getragen, das Übungsergebnis sichern helfen soll. Dazu wird eine kleine Schiene aus einem thermoplastischen Material zur Unterstützung des Handgelenkes in der Funktionsstellung angelegt, die bis zur proximalen Hohlhandfalte reicht. Darüber werden dann weiche, elastische Züge gezogen und mit Klettverschluß befestigt.

9. Die Schiene wird nur am Tage zu behandlungsfreien Zeiten getragen, wenn die Verträglichkeit ausreichend kontrolliert und der Zug entsprechend dosiert werden kann (Abb. 4).

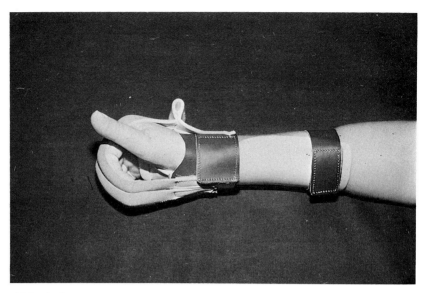

Abb. 4. Quengelschiene geschlossen

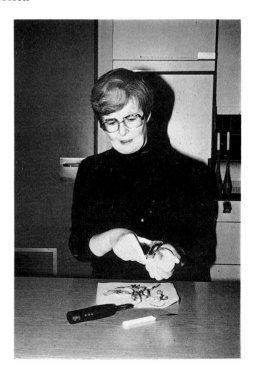

Abb. 5. Kartoffelschälen

10. In der Übungsküche beginnt die Patientin wieder die Alltagstätigkeiten durchzuführen, die für sie wichtig sind. Sie ist Linkshänderin und möchte mit der betroffenen Hand das Kartoffelschälmesser halten. Verschiedene Messer werden ausprobiert und ggfs. adaptiert (Abb. 5).

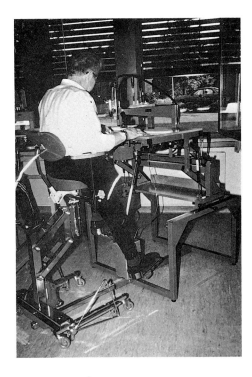

Abb. 6. Fahrradsäge – Strecken

11. Haushaltstraining hier beim Abgießen eines Kochtopfes.

12. Nach fünf Monaten intensiver Behandlung, in der Ergotherapie anfänglich 45 min, dann zweimal täglich 45 min, ist im Schultergelenk eine ausreichende Funktion mit nur endgradiger Einschränkung erreicht worden. Es gelingt nun, mit der verletzten Hand einen Eimer von einem Hochschrank zu nehmen.

13. Zweiter Fall: Eine operativ versorgte und verheilte mediale Schienbeinkopffraktur mit proximaler Schienbeinlängsfraktur links und antero-medialer und lateraler Kniegelenksinstabilität. Es handelt sich um einen 56jährigen Betonbauer, der von der Leiter fiel. Der Patient kam nach einem mißglückten Arbeitsversuch acht Monate nach dem Unfall zur Weiterbehandlung. Das Kniegelenk war frei beweglich, jedoch traten bei Mehrbelastung Beschwerden auf.

14. Der Patient übt hier an der Fahrradsäge mit dosiertem Widerstand und langsamer zeitlicher Steigerung, um die Muskulatur des ganzen Beines zu kräftigen. Das Bewegungsausmaß wird auf 0-0-100 Grad eingerichtet. Der Patient macht Sägearbeiten aus Sperrholz (Abb. 6).

15. Ohne die volle Körperbelastung hat er keine Beschwerden. Ziel ist es, die Instabilität des Kniegelenkes durch vermehrten Muskelumfang weitgehendst zu kompensieren. Der Patient wird bei dieser Übung angehalten, sich auf die verminderte Belastbarkeit seines Kniegelenkes einzustellen und sich entsprechend zu verhalten.

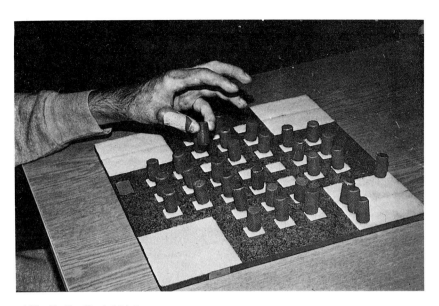

Abb. 7. Greifspiel klein

16. Dritter Fall: Replantation des Daumens nach einer Kreissägenverletzung der rechten Hand mit subtotaler Amputation des Daumens in Grundgliedhöhe mit Erhaltung einer ulnaren Weichteilbrücke. Der Patient ist Kraftfahrer – das Be- und Entladen gehört zu seiner Arbeit. Die Hand des Patienten mußte nach weiteren Eingriffen zur Anlage eines Cross-Armlappens lange ruhig gestellt werden.

17. Hier benutzt er seinen Daumen als Gegengriff erstmalig nach drei Monaten. Es besteht noch ein kleiner Hautdefekt. Ziel der Übung mit diesem Greifspiel ist die Abhärtung der empfindlichen Daumenkuppe und der Spitzgriff zu allen Langfingern zur Mobilisation des Daumens (Abb. 7).

18. Der Widerstand ist bei diesem Greifspiel mit größeren Steinen erhöht durch breitere Haftung des Klettverschlußmaterials, ein kräftiger Spitzgriff wird gefordert.

19. Der Patient soll ohne Augenkontrolle in einer Schale mit Reiskörnern verschiedene Gegenstände ertasten. Das Ziel ist der verständnisvolle Umgang mit der verminderten Sensibilität (Abb. 8).

20. Der Patient hatte sich in der Zeit der Ruhigstellung des Daumens aushilfsweise den Scherengriff zwischen 2. und 3. Finger angewöhnt. Da er noch öfter in diese Gewohnheit zurückfällt, bekommt er eine kleine Mitnehmerschlaufe um den 2. und 3. Finger, die er außerhalb der Therapiezeit als Erinnerungsstütze trägt, damit er sich die Benutzung des Daumens wieder angewöhnt.

21. Bei einer Flechtarbeit übt der Patient den spontanen Spitzgriff mit Daumen und Zeigefinger. Dabei mußte er immer wieder darauf hingewiesen werden, daß er den Daumen

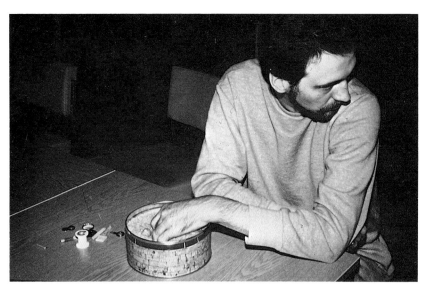

Abb. 8. Reisschale

und nicht nur die Langfinger benutzt. Bei der Flechtarbeit kommt die Benutzung von Werkzeugen vor wie Schere, Schmirgelklotz, Ahle, Seitenschneider und Zollstock.

22. Bei der Metallarbeit handelt es sich hier schon um ein Belastungstraining. $3^1/_2$ Monate nach der Operation geht es um Kraft und Ausdauer. Der Patient belastet jetzt eine Stunde. Er hat keine Schmerzen. Ein Selbsthilfetraining brauchte nicht durchgeführt zu werden, da der Patient spontan wieder mit der rechten Hand schreiben konnte und auch das Schneiden mit dem Messer keine Mühe machte (Abb. 9).

23. *Vierter Fall:* Erstgradig offene Unterschenkelschaftfraktur und Innenknöchelfraktur rechts. Es handelt sich um einen 17jährigen jungen Mann, der im zweiten Lehrjahr in der Ausbildung zum Landmaschinenbauer ist. Auf dem Wege zur Arbeit hatte er einen Mopedunfall. Zwei Monate nach seinem Unfall hat er noch belastungsabhängige Schmerzen. Das Bewegungsausmaß im oberen Sprunggelenk ist 0-0-20 Grad.

24. An einer mechanischen Pedalsäge übt der Patient die Bewegung im oberen Sprunggelenk und die Unterschenkelmuskulatur ohne die Belastung durch das volle Körpergewicht. Ziel der Behandlung ist vor allem auch die durchblutungsfördernde Wirkung dieser fließenden Bewegung. Der Winkel der zu erreichenden Dorsalextension und das Bewegungsausmaß können für den Patienten individuell eingestellt werden. Mit den wechselweise rechts und links ausgeführten Pedalbewegungen wird die Laubsäge in Bewegung gehalten. Der Patient muß die gleichmäßige Bewegung beibehalten, um entsprechende Sägearbeiten durchführen zu können (Abb. 10).

In der beschriebenen Weise kann eine Vielzahl von Tätigkeiten zur Übung von Funktionsabläufen genutzt werden.

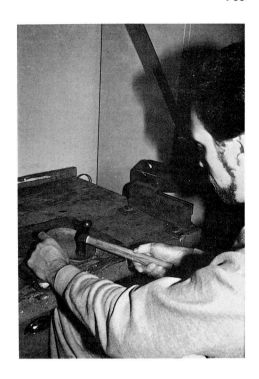

Abb. 9. Metallarbeit

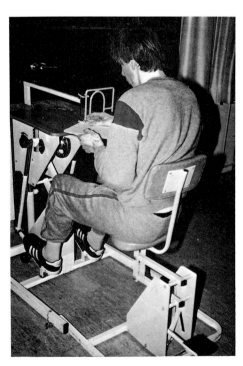

Abb. 10. Dorsal-Plantar-Säge

Freie Vorträge zum Hauptthema XII

Indikation zur funktionellen Knochenbruchbehandlung mit Kunststoffhülsen

A. Ekkernkamp und Ch. Josten

Chirurgische Universitätsklinik und Poliklinik der BG-Krankenanstalten „Bergmannsheil Bochum" (Direktor: Professor Dr. G. Muhr), Hunscheidtstraße 1, D-4630 Bochum

Lorenz Böhler versuchte, die Wiederherstellung der Knochenkontinuität nach Fraktur sowie die Beweglichkeit in den betroffenen Gelenken durch seine kategorische Forderung „Einrichten/Ruhigstellen/Üben" zu erreichen.

Mit Eintritt verbesserter Operationsmöglichkeiten wurde mehr und mehr die konservative Therapie verlassen. Doch trotz verfeinerter und standardisierter Operationstechniken einschließlich des Instrumentariums ist das operative Vorgehen nicht problemlos geblieben, insbesondere droht das Gespenst der Knocheninfektion.

Die konservative Behandlung hingegen erfordert die lange Immobilisation der Extremität und führt dadurch bedingt zu Muskel- und Weichteilatrophie, Blutzirkulationsstörungen, Gelenkeinsteifung und langer Hospitalisationsdauer.

Aus diesem Dualismus hat sich die Revitalisierung einer Behandlungsform entwickelt, die die Vorteile der rein konservativen Behandlung beibehält unter weitestgehender Vermeidung der Nachteile:

Die funktionelle Knochenbruchbehandlung.

Ihre Wiederbelebung ist hauptsächlich den grundlegenden Arbeiten von Dehne [2], Sarmiento und Latta [10] zu verdanken.

Zugrunde liegt die Überlegung, daß nicht nur die Ruhigstellung für die benachbarten Gelenke und Weichteile schädlich ist, sondern im Gegenteil die Muskelaktivität eine bessere Stabilität erbringt, die Durchblutung fördert und das Wundödem vermindert.

Oberarm

Besonders der frische Oberarmschaftbruch eignet sich für dieses Vorgehen. Treten bei der konservativ funktionellen Behandlung in etwa 0,6% der Fälle Pseudarthrosen auf, so steigt dieser Prozentsatz beim operativen Vorgehen auf 7,4%, also auf das 12fache an [8, 13]. In einer Sammelstudie der deutschen AO finden sich Infektionen ohne Operation bei geschlossener Oberarmschaftfraktur in keinem, nach einem operativen Eingriff jedoch in 9,5% der Fälle. Dabei entsteht in 4,9% sogar eine Osteitis [11].

Nach primärer Reposition stellen wir die Fraktur für ca. 10 Tage im Desault-Verband ruhig. Nur noch in Ausnahmefällen und bei Kindern wird im Desault- oder Oberarm-U-

Tabelle 1. Indikation zur Operation Oberarmschaftbruch

Absolut:	Defektbrüche, Diastase, Gefäßverletzung, Frakturen mit schwerem Weichteiltrauma, sekundärer Nervenschaden, Pseudarthrosen
Relativ:	Primärer Nervenschaden, Serienbrüche, distale Schrägbrüche

Gips die Behandlung zu Ende geführt. Nach Abklingen der ersten Schmerzen und Schwellung wird am sitzenden Patienten eine Kunststoffhülse angelegt. Diese Manschette erlaubt die freie Schulter- und Ellenbogenbeweglichkeit. Die Patienten werden ermutigt, unmittelbar nach Anlegen des Braces mit isometrischen Muskelübungen am Ober- und Unterarm sowie Pendelbewegungen im Schultergelenk zu beginnen. Während der Manschettenbehandlung wird diese wöchentlich entfernt, die Haut gereinigt und gefettet, unter der Hülse ein neuer Trikotschlauch angelegt.

Im „Bergmannsheil Bochum" haben wir von 1982 bis 1984 38 Patienten mit Oberarmschaftbrüchen funktionell im Brace behandelt. 36mal kam es zur knöchernen Ausheilung und zum guten funktionellen Resultat. In 2 Fällen bildeten sich wegen Weichteilinterponates Falschgelenke, so daß die sekundäre Plattenosteosynthese notwendig wurde. Die besonderen Vorzüge der funktionellen Behandlung dürfen nicht zur Ausschließlichkeit führen. Das operative Vorgehen hat in gewissen Fällen seine Berechtigung. Eine klare Indikationsstellung ist zu fordern [1, 4, 13] (Tabelle 1).

Immer wieder wird als weitere Indikation zum operativen Vorgehen die Oberarmfraktur des polytraumatisierten oder intensivpflichtigen Patienten genannt. Wir haben in letzter Zeit auch in diesen Fällen von der operativen Versorgung abgesehen und uns für die funktionelle Behandlung entschieden.

So war bei einem 50jährigen Patienten mit Bogenbruch des 1. Halswirbels, Schenkelhalsfraktur rechts und Oberarmquerbruch links die frühzeitige Mobilisation nur durch die Kombination von Halofixateur, Osteosynthese (DHS) und funktioneller Oberarmbruchbehandlung mit Kunststoffhülse möglich (Abb. 1).

Auch Serienbrüche der oberen Extremität bedürfen nicht immer der operativen Behandlung. Bei Oberarmschaftbruch und ipsilateraler Radiusfraktur loco classico war die gemeinsame Anwendung von Kunststoffhülse und Baycast-Verband für den Patienten angenehm und führte zu einem guten Resultat (Abb. 2).

Unterarm

Im Bereich des Unterarmes hat sich weitgehend die plattenosteosynthetische Versorgung der beiden Parallelknochen durchgesetzt. Auch für die Fraktur eines der beiden Unterarmknochen wird das operative Vorgehen empfohlen. Neuere Untersuchungen haben jedoch gezeigt, daß im Falle der isolierten Ellenfraktur dieses Postulat nicht uneingeschränkt gültig sein kann [3]. Auch hier — wie im Oberarm — hat der umgebende Weichteilmantel eine große Bedeutung. Die Fraktur wird durch die Muskulatur und zusätzlich durch die stabilisierende Membrana interossea geschient.

Pathologisch anatomische Studien ergaben, daß bei einer radiologisch sichtbaren Dislokation der Fragmente der distalen Elle von weniger als halber Schaftbreite die Membrana

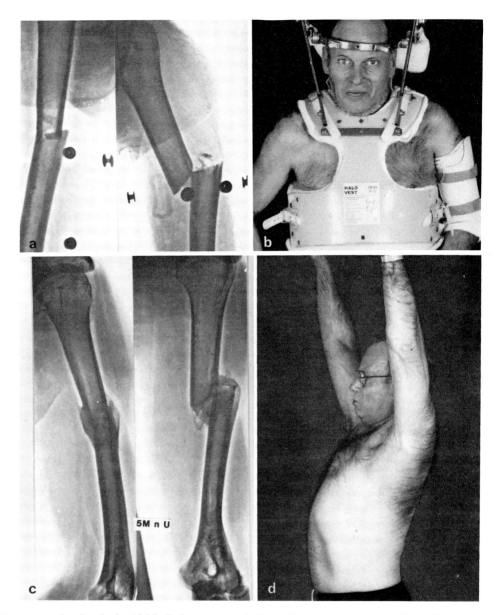

Abb. 1a–d. B. G., 5. 2. 1935, Polytrauma mit Bogenbruch des 1. Halswirbels, Oberarmschaftbruch links, Schulterprellung rechts, Schenkelhalsfraktur rechts. Unfallbild (**a**) und Kombination von Halofixateur und Kunststoffhülse (**b**). Radiologisches (**c**) und funktionelles (**d**) Resultat 5 Monate nach dem Unfall, Der Bewegungsausschlag im linken Schultergelenk ist größer als im rechten

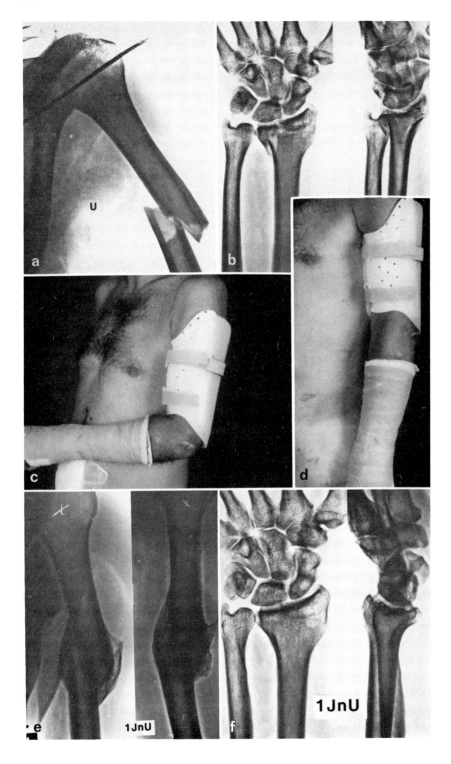

Tabelle 2. Kontra-Indikationen zum funktionellen Vorgehen

– instabile Frakturen
– offene Brüche
– neurogene Schäden
– fehlende Kooperation des Patienten

interossea weitgehend intakt ist und sich das Periost ebenfalls nur wenig rupturiert zeigt. Für diese stabilen isolierten Ellenschaftbrüche eignet sich die Brace-Behandlung. Wir haben mit diesem Vorgehen begonnen und bisher keine Probleme gehabt.

Am Unfalltag wird die Fraktur im gespaltenen Oberarmgips ruhiggestellt. Erst nach Rückgang der Schwellung – etwa nach 3–4 Tagen – legen wir die Kunststoffhülse an. Unmittelbar danach beginnt der Patient mit isometrischem Training und aktiven Bewegungsübungen. Die Vollbelastung wird gemäß radiologischer Kontrolle, durchschnittlich nach 4–5 Wochen gestattet.

Unterschenkel

Den Hauptanwendungsbereich der funktionellen Knochenbruchbehandlung an der unteren Extremität stellt die geschlossene Unterschenkelfraktur dar. Hier gewinnen zusätzlich zur guten Funktion der Gelenke statische Gesichtspunkte und die Beachtung der Achsen an Bedeutung, was an den oberen Gliedmaßen vernachlässigt werden kann. Die Brace-Behandlung ist hier als Weiterentwicklung des Sarmiento-Gipses zu verstehen, bei dem die Druckkräfte unter Umgehung der Fraktur auf die Tibiacondylen übertragen werden.

Die Unterschenkelfrakturen werden in konventioneller Weise primär reponiert und in Extension bzw. im gespaltenen Oberschenkelgipsverband ruhiggestellt. Wöchentliche Röntgenkontrolle sind unverzichtbar und erlauben eine frühzeitige Korrektur. Nach Abbinden der Fragmente und 3wöchiger Extensionsbehandlung wird am sitzenden Patienten und freihängendem Bein der Brace-Verband angelegt. Der Patient kann sofort mit 2 Unterarmgehstützen bis zur Schmerzgrenze belasten. Die Auswertung der ersten 54 im Brace behandelten Unterschenkelfrakturen ist ermutigend [6] (Tabelle 3).

Bei erhaltener Fibula ist auf eine relative Wadenbeinverlängerung zu achten. Hierbei kann es zu Schmerzen im Sprunggelenk sowie zu einer Fehlstellung im Varussinne kommen.

◂ **Abb. 2a–f.** W. W., 12. 6. 1939, Mehrfachverletzung mit Oberarmschaftbruch links, Radiusfraktur loco classico links mit Gelenkbeteiligung, Verdacht auf stumpfes Bauchtrauma. Unfallbild (**a, b**), gemeinsame Anwendung von Kunststoffhülse und ipsilateralem Baycast nach Spickdrahtosteosynthese. Die Peritoneallavage war negativ (**c, d**). Das röntgenologische Resultat 1 Jahr nach dem Unfall (**e, f**) bei freier Funktion aller Gelenke des linken Armes

Tabelle 3. Unterschenkelfraktur

	Anzahl	konservativ in %	Pseudarthrose (%)
Nicoll, Mainfield (1964)	705	95	5
Jahna, Wien (1973)	1009	100	0,2
Lugger, Innsbruck (1974)	1159	66	
Sarmiento, Los Angeles (1981)	733	100 Brace	
Siebert, Frankfurt (1983)	235	44	12
Bergmannsheil Bochum (1985)	1125	51	6
	54	Brace	3,7

Zusammenfassung

Die funktionelle Knochenbruchbehandlung mit Kunststoffhülsen führt zu einer schonenden und schnellen Reintregation der Patienten in ihr gewohntes Milieu mit durchweg guten Ergebnissen. Es entfällt die Remobilisierung nach Frakturheilung, die Behandlungsdauer wird damit erheblich verkürzt. Entscheidend für den Erfolg sind die richtige Indikationsstellung, engmaschige Kontrollen in der Anfangsphase sowie die Kooperationsbereitschaft des Patienten. Unter den zahlreichen von Sarmiento angegebenen Indikationen hat sich im „Bergmannsheil Bochum" die Brace-Behandlung der Oberarmschaftbrüche, der isolierten Ellenfrakturen und der geschlossenen Unterschenkelfrakturen bewährt.

Letztlich wichtig erscheint uns die Möglichkeit der ambulanten Behandlung, was auch für die kostentragenden Versicherungen und Berufsgenossenschaften von Bedeutung ist.

Literatur

1. Bandi W (1964) Indikation und Technik der Osteosynthese am Humerus. Helv Chir Acta 31:89
2. Dehne E et al (1961) Nonoperative treatment of the fractured tibia by immediate weight – bearing. J Trauma 1:514
3. Dymond JWD (1984) The Treatment of isolated fractures of the distal ulna. J Bone Joint Surg 66B:408–410
4. Ekkernkamp A, Muhr G (1985) Indikation und Technik der funktionellen Knochenbruchbehandlung Ober- und Unterarm. Unfallmed. Tg. des Landesverbandes der gewerblichen GEW. BG in Düsseldorf, 27./28. 4. 1985. (Hrsg Hauptverband der gew. BG, Bonn, im Druck)
5. Jahna H, Wittich J (1985) Konservative Methoden der Frakturbehandlung. Urban und Schwarzenberg
6. Josten Ch (1985) Indikation und Technik der funktionellen Knochenbruchbehandlung Ober- und Unterschenkel. Unfallmed. Tg. des Landesverbandes der gewerblichen GEW-BG in Düsseldorf 27./28. 4. 1985. (Hrsg Hauptverband der gew. BG Bonn, im Druck)
7. Lugger LJ (1974) Die Infektionshäufigkeit des geschlossenen Unterschenkelbruches an der Chirurgischen Universitätsklinik Insbruck. In: Rehn J, Schweiberer L (Hrsg) Hefte zur Unfallheilkunde, Heft 119, 9. Tagung der Österreichischen Gesellschaft für Unfallchirurgie. Springer, Berlin Heidelberg New York

8. Muhr G, Tscherne H, Zech G (1973) Konservative oder operative Behandlung der Oberarmschaftbrüche. Monatsschr Unfallheilkunde 76:128–137
9. Nicoll EA (1964) Fractures of the tibial shaft. A survey of 705 cases. J Bone Joint Surg 46B:373–387
10. Sarmiento A, Latta LL (1981) Closed functional treatment of fractures. Springer, Berlin Heidelberg New York
11. Schweiberer L, Poeplau P, Gräber S (1977) Plattenosteosynthese bei Oberarmfrakturen – Sammelstudie der Deutschen Sektion der AO – International. Unfallheilkunde 80:231–235
12. Siebert HR, Ebersberger M, Pannike A (1983) Ergebnisse der konservativen Behandlung von Unterschenkelfrakturen. Langenbecks Arch Chir 361:785
13. Tscherne H (1972) Primäre Behandlung der Oberarmschaftfrakturen. Langenbecks Arch Klin Chir 332:379–388

Funktionelle Therapie von Humerusschaftfrakturen

G. Specht

Chirurgische Abteilung (Chefarzt: Prof. Dr. med G. Specht), Städt. Auguste-Viktoria-Krankenhaus, Rubensstraße 125, D-1000 Berlin 41

Seit 22 Jahren wird von uns die primär funktionelle Behandlung der Oberarmschaftfrakturen mit Erfolg durchgeführt. Eine operative Therapie halten wir nur bei zweit- und drittgradig offenen Frakturen, bei Schußverletzungen mit primärer Radialisparese sowie bei solchen Mehrfachverletzten für indiziert, die zu aktiver Mitarbeit nicht in der Lage sind.

Ohne aktive Repositionsmanöver legen wir im Sitzen bei entspanntem Arm für 2 bis 4 Tage einen Desault-Verband an. In der nachfolgenden Zeit bis zum Festwerden wird der Vorderarm in einer Schlinge getragen. Der Oberarm wird nur für die Nacht mit elastischen Binden am Körper fixiert.

(Während ein Kurzfilm den vollständigen Behandlungsablauf zeigt, wird mit Diapositiven auf die wichtigsten Übungen skizzenartig hingewiesen.) Tabelle 1 zeigt, daß wir alle vorkom-

Tabelle 1. Frakturformen (n = 360)

Querbrüche	69
Schrägbrüche	87
Spiralbrüche	76
Biegungsbrüche	59
Stückbrüche	29
Trümmerbrüche	41
	361[a]

[a] 1 Verletzter hatte Schaftfrakturen beidseits

Tabelle 2. Komplikationen (n = 360)

Mehrfachverletzungen	59 (= 16,4%)
Offene Frakturen	11 (= 3,0%)
Radialisparesen	23 (= 6,4%)
Verzögerte Heilung (>8 Wo.)	10 (= 2,8%)
Pseudarthrosen	5 (= 1,4%)
Achsenfehler (Rö >10°)	38 (= 10,6%)

Tabelle 3. Radialisparesen (n = 360)

Komplett	15
Inkomplett	5
nur sensibel	3
	23

menden Frakturformen so behandelt haben. Röntgenbilder weisen aus, daß diese Frakturen in allen Höhen des Oberarmschaftes lagen. Wie in Tabelle 2 erkennbar, behandelten wir auch eine Reihe von Mehrfachverletzten auf diese Weise.

Bei den 11 offenen Frakturen handelte es sich 3mal um zweitgradig, 8mal um erstgradig offene Brüche. Die 5 Pseudarthrosen fielen bis auf 1 in die Anfangszeit, in der wahrscheinlich fälschlicherweise auch gelegentlich Rotationsbewegungen durchgeführt wurden. Diese müssen vermieden werden, bis man spürt, daß der Arm fest wird. Alle 23 primären Radialisparesen (Tabelle 3) wurden bei geschlossenen Schaftbrüchen registriert. Die Behandlung wird wie bei anderen Frakturen durchgeführt. Die Parese war bei allen 23 Patienten nach 4 bis 7 Monaten vollständig rückgebildet. Wir glauben daher, daß man die Indikation zur Operation bei primärer Radialisparese bei geschlossenen Oberarmschaftbrüchen nicht mehr als absolut bezeichnen kann.

Bei entsprechender Hilfe zu Hause kann die Behandlung durchaus ambulant durchgeführt werden. Die meisten Patienten von uns waren alleinstehend und älter, so daß ohnehin die stationäre Therapie unumgänglich war. Durchschnittlich sind die Frakturen nach 6 Wochen fest, bei Arbeitsunfällen betrug die Arbeitsunfähigkeitszeit im Durchschnitt $8^{1}/_{2}$ Wochen. Meistens lag dann die MdE schon unter 10%, bei wenigen Patienten für 3 Monate bei 20%.

Die funktionelle Behandlung von Humerusschaftfrakturen mit der Sarmiento-Manschette unter Einbeziehung der distalen Frakturen

W. Wasmer[1] und O. Wörsdörfer[2]

[1] Staatl. Orthopädische Klinik München (Komm. Leiter: Prof. Dr. O. J. Wirth), Harlachinger Straße 51, D-8000 München 90
[2] Klinik für Unfallchirurgie (Direktor: Prof. Dr. med. C. Burri) der Universität Ulm, Steinhövelstraße 9, D-7900 Ulm

Einführung

Die funktionelle Behandlung mit der Kunststoffmanschette nach Sarmiento [3] ist inzwischen ein anerkanntes Verfahren zur Behandlung fast aller Formen von Humerusschaftfrakturen. Sarmiento berichtet von über 500 abgeschlossenen Behandlungen mit nur einer Pseudarthrose [4]. Auch in der deutschsprachigen Literatur wird über größere Serien berichtet [1, 5].

Methodik

Die Behandlung erfolgt in zwei Phasen: zunächst wird, soweit erforderlich, die Fraktur reponiert und eine Oberarmgipsschiene angelegt, mit der der Patient bereits Pendelübungen im Schultergelenk durchführen kann. Nach Abschwellen der Weichteile erfolgt in der 2. Phase, etwa 5 bis 10 Tage nach dem Trauma, die Versorgung mit der Sarmiento-Manschette und in der Regel zusätzlich mit Cuff and Collar für zwei Wochen. Damit wird der Ellbogen bei locker hängender Schulter in Rechtwinkelstellung gehalten. Aus der Schlinge werden zuerst passive und dann aktive Übungen im Ellbogengelenk sowie Pendelübungen der Schulter durchgeführt. Lediglich Außenrotationsbewegungen sind noch zwei Wochen zu vermeiden. Nach der 3. Woche werden die Patienten angehalten, den Arm zunehmend frei zu bewegen, damit bis zum Abschluß der knöchernen Konsolidierung die Anschlußgelenke möglichst frei beweglich sind [5].

Indikation und Patientengut

Mit wachsender Erfahrung wurde die Indikation zur funktionellen Behandlung der Oberarmschaftbrüche zunehmend weiter gestellt. Eine Stabilisierung mit Plattenosteosynthese führen wir nur noch bei Ausnahmeindikationen durch wie bei Gelenkbeteiligung, zweit- und drittgradig offenen Frakturen, pathologischen Frakturen, Serienfrakturen der gleichen Extremität, bei Gefäßverletzungen und bedingt bei Nervenläsionen, da bei primären Radialisparesen in den allermeisten Fällen nur eine Kontusion vorliegt und mit einer Restitution unter konservativer Therapie zu rechnen ist [2, 3].

Von 56 konsekutiven Oberarmschaftbrüchen wurden sechs vor allem in der Anfangszeit operiert. Eine alkoholbedingt unzuverlässige Patientin mit 2-Etagenfraktur des Humerus haben wir unlängst in der 8. Woche operiert, da sich bei fest gewordener proximaler Frak-

Tabelle 1. Lokalisation der behandelten Humerusschaftfrakturen

Proximales Drittel	7
Übergang vom proximalen zum mittleren Drittel	12
Mittleres Drittel	16
Übergang vom mittleren zum distalen Drittel	4
Distales Drittel	10

Tabelle 2. Achsabweichung (Grad), Rotationsfehler (Grad) und Verkürzung (cm) bei abgeschlossener Behandlung (n = 49). Anteil der distalen Frakturen in Klammern (n = 10)

0°– 5°	19 (0)	0°– 5°	20 (1)	0 cm	35 (5)
5°–10°	17 (2)	0°– 5°	18 (4)	1 cm	8 (3)
10°–15°	10 (6)	5°–10°	7 (3)	1,5 cm	4 (2)
15°–20°	3 (2)	10°–15°	4 (2)	2,5 cm	2 (0)

tur nach Stürzen und selbständigem Ablegen der Manschette keine Konsolidierung der distalen Fraktur zeigte. Unter den 49 abgeschlossenen Fällen bei 47 Patienten zwischen 6 und 84 Jahren (Durchschnittsalter 42,6 J.) fanden sich drei zusätzliche nicht dislocierte proximale Oberarmfrakturen, 8 polytraumatisierte Patienten und drei Patienten mit primärer Nervenläsion. Es wurden alle Frakturformen behandelt. Neben den Spiral- (n = 11) und Biegungsbrüchen (n = 6) stellen auch die Querfrakturen (n = 12) und kurzen Schrägfrakturen (n = 7) eine gute Indikation dar, ebenso die Mehrfragmentbrüche (n = 13). Am häufigsten betroffen war das mittlere Schaftdrittel. 4 Frakturen waren am Übergang vom mittleren zum distalen Drittel lokalisiert. Die behandelten 10 distalen Frakturen stellten 20,4% aller Fälle dar (Tabelle 1). Die Dauer der knöchernen Konsolidierung betrug zwischen 6 und 14 Wochen, die durchschnittliche gesamte Behandlungsdauer betrug 8,1 Wochen.

Ergebnisse und Diskussion

In etwa 2/3 der mit der Manschette behandelten Fälle kam es zu Achsabweichungen in der Sagittalebene, seltener in der Frontalebene. Rotationsfehler von 5–15 Grad traten in 11 Fällen auf, die 6 Verkürzungen über 1 cm betrafen ausschließlich polytraumatisierte Patienten (Tabelle 2). Die distalen Frakturen wiesen entsprechend ihrem Anteil überdurchschnittlich oft Fehlstellungen auf. Jedoch sind Fehlstellungen und Verkürzungen bis zu einem gewissen Maß am Oberarm unbedeutend. Arthrosen in den Anschlußgelenken sind an der unbelasteten Extremität nicht zu erwarten, die Funktion war in allen beobachteten Fällen gut (Abb. 1).

Bei Abschluß der Behandlung war die Beweglichkeit in den Anschlußgelenken bei knapp 3/4 der Patienten frei oder weitgehend frei. Bei 10 Patienten war auch eine subjektiv erkennbare Bewegungseinschränkung vorhanden, Schürzen- und Nackengriff aber noch möglich (Tabelle 3). Bei zwei älteren Patienten war nach der knöchernen Konsolidierung

Tabelle 3. Funktionelles Resultat bei Abschluß der funktionellen Behandlung von Humerusschaftfrakturen (n = 49). Anteil der distalen Frakturen in Klammern (n = 10)

I	Sehr gut	Seitengleiche freie Beweglichkeit der Anschlußgelenke, Keine Beschwerden	18 (2)
II	Gut	Endgradig meßbare Bewegungseinschränkung ohne funktionelle Einbuße. Keine oder minimale Beschwerden oder subjektive Behinderung	18 (4)
III	Befriedigend	Gesamtbewegungseinschränkung unter 45° im Schultergelenk, unter 20° im Ellbogen. Schürzen- und Nackengriff möglich. Nur gelegentliche Beschwerden	11 (4)
IV	Schlecht	Starke Bewegungseinschränkung (Schulter bis Horizontale, Ellbogen bis 30° Gesamtbewegungseinschränkung). Belastungsschmerz	2 (0)

eine deutliche Bewegungsminderung noch vorhanden. Eine sekundäre Mobilisation von Schulter und Ellbogen war nie erforderlich. Alle drei Nervenläsionen bildeten sich zurück. Als ernste Komplikation ist inzwischen eine Pseudarthrose bei einer 84jährigen adipösen Patientin zu verzeichnen. Allerdings kam sie erst nach einer Vorbehandlung von 7 Wochen im Thoraxabduktionsgips zu uns. Bei der funktionellen Behandlung erfolgt die Heilung fast stets mit einem großen periostalen Callus. Damit dies eintritt ist nach Untersuchungen von Sarmiento und Latta [3] mit der Funktion innerhalb der ersten 6 Wochen zu beginnen. Wird die funktionelle Behandlung hinausgezögert, ist die Stimulierung der Heilung nicht so offensichtlich und eine verzögerte Konsolidierung oder Pseudarthrosenbildung wird wahrscheinlicher. Ansonsten wurden außer einer leichten Dermatitis in 7 und passageren Schwellungen bei zu enger Manschette in 5 Fällen keine Komplikationen beobachtet.

Die Heilungszeit der 10 distalen Frakturen war gegenüber den proximaleren Frakturen nicht verlängert und betrug im längsten Fall 11 Wochen. Ausmaß und Häufigkeit von Achsenfehlstellungen sind bei Frakturen im distalen Drittel größer, aber oft durch aktive Bewegung im Wechsel mit Hängenlassen des Armes oder durch äußere Manipulationen korrigierbar. Von den Achsabweichungen über 10 Grad betrafen 8, von den Rotationsfehlern über 5 Grad 4 Frakturlokalisationen im distalen Drittel (Tabelle 2). Das funktionelle Resultat der distalen Frakturen war in 6 Fällen gut oder sehr gut, in 4 Fällen befriedigend (nach den Kriterien in Tabelle 3).

Die funktionelle Behandlung mit der Sarmiento-Manschette ist eine einfache und sichere Methode für Humerusschaftfrakturen jeglicher Lokalisation. Die Behandlung ist für den Patienten komfortabel und läßt ihm einen angenehmen Bewegungsspielraum. Fast immer wird schon während der kurzen Heilungszeit eine weitgehend freie Funktion ohne notwendige weitere Nachbehandlung erreicht, so daß die funktionelle Behandlung mit der Manschette die überlegene Methode zur Behandlung von Oberarmschaftfrakturen darstellt.

Zusammenfassung

Die funktionelle Behandlung von Humerusschaftfrakturen mit der Manschette nach Sarmiento ermöglicht eine einfache und sichere Behandlung mit gutem funktionellem Resul-

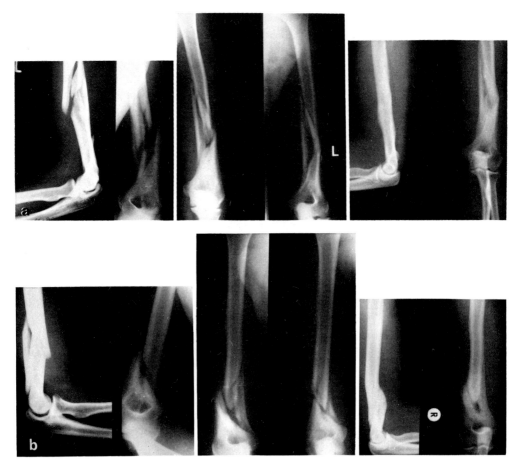

Abb. 1a–d. Doppelseitige distale Humerusschaftfraktur bei einem 28jährigen Drachenflieger. Distale Fraktur links (**a**) und rechts (**b**) mit dem jeweiligen röntgenologischen Verlauf: Unfallbild, Kontrolle nach 4 Wochen in der Manschette und Ergebnis nach 4,5 Monaten

tat. Nur bei Ausnahmeindikationen ist eine osteosynthetische Stabilisierung notwendig. Von 56 konsekutiven Oberarmschaftbrüchen wurden 49 funktionell behandelt. Die durchschnittliche Heilungszeit betrug 8,1 Wochen. Es fand sich als wesentliche Komplikation eine Pseudarthrose bei einer 84jährigen Patientin, bei der die funktionelle Behandlung erst nach 7 Wochen und damit wahrscheinlich zu spät einsetzte. Bei Frakturlokalisationen im distalen Drittel war die Konsolidierungszeit nicht verlängert. Achsabweichungen und Rotationsfehler traten hier etwas häufiger auf als im Gesamtdurchschnitt aller behandelten Fälle. Das funktionelle und kosmetische Resultat war dadurch aber nicht beeinträchtigt.

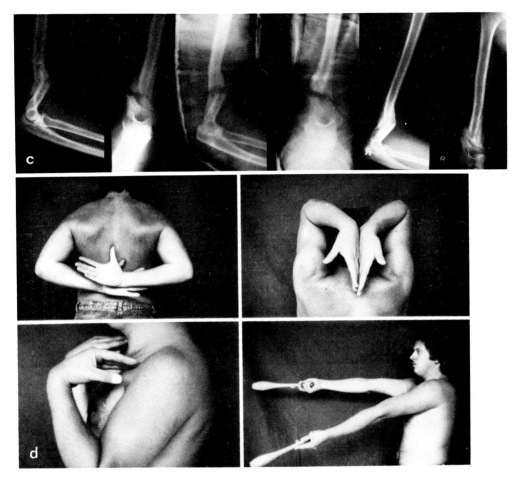

Abb. 1. c Nach 7 Monaten erneute distale Fraktur rechts nach Absturz beim Klettern im Gebirge: Unfallbild, Zunahme der Fragmentdiastase aufgrund des Hämatoms im Gips und Ergebnis nach 4 Monaten. Funktionelles Resultat (**d**)

Literatur

1. Lehmann A (1982) Die funktionelle Behandlung von Humerusschaftfrakturen nach Sarmiento. Schweiz Z Sportmed 30:53
2. Mumenthaler M, Schliack H (1982) Läsionen peripherer Nerven, 4. Aufl. Thieme, Stuttgart New York
3. Sarmiento A, Latta L (1981) Closed functional treatment of fractures. Springer, Berlin Heidelberg New York
4. Sarmiento A, Tarr R, Sew Hoy A, Racette W (1983) The evolution and current status of functional fracture bracing. A scientific Exhibit (Booth 8009), 50th Annual Meeting of the American Academy of Orthopaedic Surgery. Anaheim, California
5. Wasmer G, Wörsdörfer O (1984) Funktionelle Behandlung von Oberarmschaftbrüchen mit der Sarmiento-Manschette. Unfallheilkunde 87:309

Behandlung von Weber A (Typ A) ohne Gips mit Vollbelastung im „TAPE"-Verband

J. W. J. L. Stapert und C. R. van den Hoogenband

Allgemeine Chirurgie, Unfallchirurgische Abteilung St. Annadal Krankenhaus (Chefarzt: Prof. Dr. J. M. Greep), Postfach 1918, NL-6201 Bx Maastricht

Bei den Frakturen des oberen Sprunggelenkes stellen die isolierten Weber- A- und Rißfrakturen des lateralen malleolus die einfachste Art der Malleolarfrakturen dar.

Im allgemeinen wird von den meisten Autoren als Behandlung 4 bis 8 Wochen Gipsverband vorgeschrieben. Die Überlegung, derartige Knöchelbrüche frühzeitig funktionell und mit voller Belastung zu behandeln, entstand während einer prospektiven Studie bezüglich der lateralen Bandläsionen des Sprunggelenkes nach Inversionsverletzungen. 1979 wurde in Maastricht eine prospektive randomisierte Studie begonnen, in der die Operation mit Gipsimmobilisation und die Frühmobilisation mit der Coumans-Bandage verglichen wurde. Von 921 Patienten mit akutem Inversionstrauma sind 264 Patienten für weitere Untersuchungen 5 bis 7 Tage nach dem Unfall ausgewählt worden. Nach einer Arthrographie wurden diese 264 Patienten, 150 mit einer nachgewiesenen lateralen Bandläsion, in 3 Behandlungsgruppen aufgeteilt.

Gruppe A. Die Patienten wurden stationär behandelt und einen Tag nach dem Unfall operiert, wobei die lateralen Bänder wiederhergestellt wurden.

Nachbehandlung: Für eine Woche wurde eine dorsale Gipsschiene und anschließend für 5 Wochen ein Unterschenkelgehgipsverband angelegt. Nach Entfernung des Gipsverbandes folgte für 2 Wochen Physiotherapie.

Gruppe B. Diese Patienten erhielten für 6 Wochen einen Gehgipsverband und anschließend für 2 Wochen Physiotherapie.

Gruppe C. Die Patienten aus der Gruppe C bekamen bis zum Abklingen des akuten Fraktursyndroms für 5 bis 7 Tage eine dorsale Gipsschiene in 90 Grad und danach 3mal 2 Wochen Coumans-Bandagen mit voller Belastung. Anschließend an diese Behandlung wurde keine Physiotherapie vorgeschrieben. Nach 9, 12, 14 Wochen, 1 Jahr und 5 Jahren wurden die Patienten nachuntersucht. In den bandagierten Gruppen gab es kaum Schwellungen (Abb. 1), die Patienten waren schneller imstande, Treppen zu steigen (Abb. 2) und Sport zu treiben (Abb. 3). Die Ergebnisse dieser Vergleichsstudie bezüglich dieser 3 Behandlungsverfahren zeigen den großen Vorteil einer Frühmobilisation mit der Coumans-Bandage, vor allem die Kurzzeitergebnisse im Sinne von Früharbeits- und Sportfähigkeit. Beachtlich ist die relativ geringe Zahl von Beschwerden bei diesem Verfahren.

Was spricht für eine Bandagentherapie bei Verletzungen des Sprunggelenkes?
Die Stabilität des oberen Sprunggelenkes ist abhängig von 3 Bestandteilen.
Zuerst ist das Skelett, die anatomische Beschaffenheit des oberen Sprunggelenkes, verantwortlich für die komplexen Bewegungen in diesem Gelenk, wobei nicht nur Dorso- und Plantarflexionen möglich sind, sondern auch Rotationsbewegungen ablaufen. Bei Plantar-

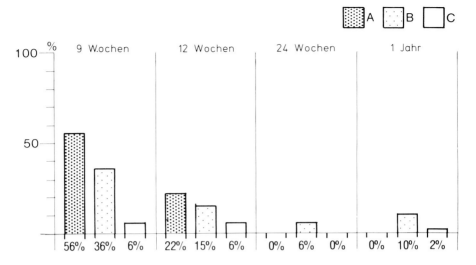

Abb. 1. Schwellung des Sprunggelenkes

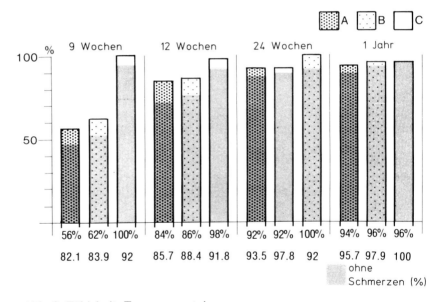

Abb. 2. Fähigkeit, Treppen zu steigen

flexion entsteht eine Rotation im Sinne der Außenrotation, die Dorsalrotation bedingt eine Talus- und Fibulainnenrotation. Insgesamt sichert das Skelett die Innenschienung des Gliedes. Der zweite stabilisierende Bestandteil wird durch die Ligamente dargestellt. Der Talus wird in der Sprunggelenkskapsel durch einen Kapselbandapparat geführt. Die konzentrische Anordnung des Lig. Deltoideum sichert den vollen Halt des Talus durch den Innnenknöchel. Der laterale Bandapparat läßt durch seine breite ausgefächerte Anordnung eine beweglichere Führung durch den Außenknöchel zu. Bei Plantarflexion wird die ligamantäre Führung

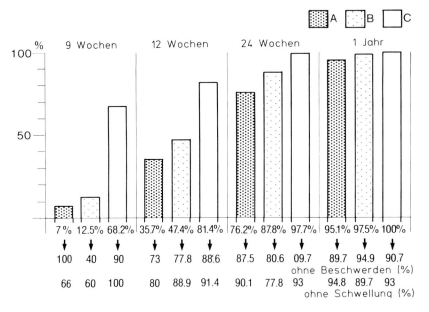

Abb. 3. Wiederaufnahme von sportlichen Aktivitäten (Resultate korrigiert für Sportler)

hauptsächlich durch die collateralen Bänder gesichert. Die Mittelstellung des oberen Sprunggelenkes wird durch den dorsomedialen Kapselbandapparat in dorsaler Flexion stabilisiert. Mit Ausnahme der hinteren Syndesmose sind fast alle Bänder des oberen Sprunggelenkes an der Gelenkstabilisierung beteiligt, insbesondere das Lig. Calcaneo-fibulare zusammen mit der vorderen Syndesmose und der pars tibio-calcanearis des Deltabandes. Der dritte stabilisierende Faktor ist die musculäre Führung. Hierbei sind alle 10 langen Muskeln des Fußes, die das obere sowie das untere Sprunggelenk überbrücken, beteiligt. Die Anordnung dieser einzelnen Muskeln vor oder hinter der Flexionsachse des oberen Sprunggelenkes macht ihre Funktion als Fußhebel oder Fußsenker sofort klar. Die Anordnung lateral bzw. medial der Fußgelenkachse zeigt jedoch zusätzliche Funktionen auf, die hauptsächlich das untere Sprunggelenk betreffen: Supination, Pronation, Adduktion und Abduktion. Die Muskelgruppen sind die dynamischen Stabilisatoren des oberen Sprunggelenkes und wirken hemmend auf exzentrisch am oberen Sprunggelenk angreifende Kräfte, wie Schub, Scherung, Rotation und Vorwärtsknickung. Der M. tibialis posterior ist auf diese Weise aufgrund seines Ursprunges an Fibula- und Tibiaschaft in der Lage, die Malleolengabel aktiv zusammenzupressen. Unserer Ansicht nach ist bei einem Patienten die gut koordinierte Muskelkraft des Unterschenkels ein Mechanismus, der gesteuert von dem Propriorezeptor, den Stabilitätsverlust infolge einer Bandverletzung gut ausgleichen kann. Bei der Therapie lateraler Bandverletzungen des oberen Sprunggelenkes ist also die Erhaltung guter Muskelfunktionen und Koordination das wichtigste.

Nach der pathologisch-anatomischen Klassifikation von Lauge Hansen zerreißt bei einem Sturz eine Supinations-Adduktionsbewegung das Außenband oder den Außenknöchel. Die Syndesmosis bleibt funktionsfähig. Der Unfallmechanismus der lateralen Bandverletzung und der isolierten Außenknöchelfraktur ist also derselbe. Aufgrund unserer guten Ergebnisse mit den Coumans-Verbänden haben wir seit 1980 nicht dislocierte Weber-

A- und Abrißfrakturen des lateralen Malleolus mittels einer solchen Bandagentherapie behandelt. Aus einer Serie von 854 Patienten (1980–1984) mit Außenknöchelfrakturen sind 75 Patienten mit nicht dislocierten oder Abrißfrakturen mit dieser früh-funktionellen Therapie behandelt worden. Das Alter betrug im Durchschnitt 38 Jahre, das Therapieschema bestand aus 4 bis 7 Tagen Ruhestellung in 90 Grad Gipsschiene, anschließend 3mal 2 Wochen Bandage mit voller Belastung.

34 Abrißfrakturen, 35 Weber- A-Frakturen ohne Dislokation und 6 Weber- A-Frakturen mit minimaler Dislokation wurden nach diesem Schema behandelt. Röntgenkontrollen wurden 1, 3 und 5 Wochen nach dem Trauma vorgenommen. Nachdem der Patient weiterhin keine Beschwerden hatte, wurde auf weitere Aufnahmen verzichtet. Nach Abschluß der Behandlung hatten alle Patienten eine 100%ige Funktion, es gab keine sekundären Dislokationen, nur ein Patient hatte mäßige Beschwerden, ein Patient zeigte auf dem Röntgenbild eine Pseudarthrose, war aber völlig beschwerdefrei und spielte Volleyball. An neuen Verletzungen wurde 1,5 Jahre nach der Fraktur bei einem Patienten eine Pseudarthrose festgestellt.

Ein Patient mit einer doppelseitigen oberen Sprunggelenksverletzung entwickelte trotz dieser funktionellen Therapie einseitig das Bild einer Sudeck-Distrophie und wurde 19 Wochen physiotherapeutisch behandelt. Nach dieser Therapie war er völlig beschwerdefrei. 75 Patienten haben diese funktionelle Therapie angefangen und bei 12 Patienten gab es Schwierigkeiten mit dem Gehen unter voller Belastung. Die Coumans-Bandage wurde durch einen Unterschenkelgehgips während 4 Wochen ohne nachteilige Folgen ausgetauscht.

Schlußfolgerung

Die Ergebnisse der Behandlung bei dieser Patientengruppe zeigen, daß diese Therapie für manche Patienten eine wesentliche Vereinfachung der Behandlung von lateralen Malleolarfrakturen bedeutet.

Literatur

1. Wirth CJ (1977) Biomechanik und Pathomechanik des oberen Sprunggelenkes. In: Hefte Unfallheilkd, Heft 131. Springer, Berlin Heidelberg New York
2. Lange Hansen H (1942) Ankelbrud. Munksgaard, Kopenhagen
3. Weber BG (1972) Die Verletzungen des oberen Sprunggelenkes. Huber, Bern Stuttgart
4. Böhler L (1957) Die Technik der Knochenbruchbehandlung. Mandrich, Wien
5. Moppes van FI, Hoogenband van den CR (1982) Diagnostic and therapeutic aspects of inversion trauma of the ankle joint. Thesis, Maastricht
6. Prins JG (1978) Diagnosis and treatment of injury to the lateral ligaments of the ankle. Acta Chir Scand (Suppl) 486
7. Reuwer JHM, Straaten van Th J (1984) Evaluation of operative treatment of 193 ankle fractures. Neth J Surgery 36/4:98–102
8. Reckling FW, Macnamara GR, Desmet AA (1981) Problems in the diagnosis and treatment of ankle injuries. J Trauma 21:943
9. Yablon IG, Heller FG, Shouse L (1977) The key role of the lateral malleolus in displaced fractures of the ankle. J Bone Joint Surg 59-A:169
10. Heim U (1982) Indikation und Technik der Stabilisierung des hinteren Kantendreiecks nach Volkmann bei Malleolarfrakturen. Unfallheilkunde 85:388
11. Heim U (1983) Malleolarfrakturen. Unfallheilkunde 86:248

Besondere Gesichtspunkte der funktionellen Wirbelbruchbehandlung

F. Jostkleigrewe, E. Ludolph

Berufsgenossenschaftliche Unfallklinik Duisburg-Buchholz (Direktor: Prof. Dr. G. Hierholzer), Großenbanker Allee 250, D-4100 Duisburg 28

Die frühzeitige Wiedererlangung einer belastbaren und beweglichen Wirbelsäule ist das Ziel der Wirbelbruchbehandlung. Zur angemessenen Therapie hat sich die Einteilung in stabile und instabile Frakturen bewährt [4].

Bei primär stabilen Verletzungen ist eine Dislokation der Fragmente, sowie eine nennenswerte Zunahme der Deformierung unwahrscheinlich.

Neben der isolierten Bandscheibenverletzung gehören in diese Gruppe die isolierten und kombinierten Brüche des Wirbelbogens, der Gelenkdorne und Querfortsätze ohne Bandscheibenbeteiligung, der isolierte Wirbelkörperbruch ohne Bandscheibenbeteiligung, sowie Kompressionsbrüche mit Beteiligung der Bandscheibe, sofern die Keilwirbelbildung nicht mehr als ca. 15° beträgt.

Bei primär instabilen Verletzungen besteht aufgrund des Festigkeitsverlustes im Verletzungsbereich immer die Gefahr einer Zunahme der Fragmentdislokation und Deformierung oder – wie White es formuliert hat: Bei Instabilität handelt es sich um das Unvermögen der Wirbelsäule, unter physiologischer Belastung die Beziehung einzelner Wirbelkörper zueinander so zu erhalten, daß keine neurologischen Störungen oder stark schmerzhaften Fehlstellungen auftreten [7].

Es handelt sich um die reinen Luxationen und Subluxationen, die fast ausschließlich nur an der Halswirbelsäule vorkommen, sowie um die verschiedenen Formen der Verrenkungsbrüche.

Der Übergang zur Instabilität erfolgt nicht abrupt. Als bedingt stabile Verletzungen sind die nur wenig dislocierten Berstungs-, Spalt- und Stückbrüche des Wirbelkörpers anzusehen, sofern die dorsalen Anteile des Bewegungssegments intakt bleiben. Hier gibt die Computertomographie oft zusätzliche entscheidende Hinweise [6].

Für die Verletzung der HWS mit der überwiegend primär disko-ligamentären Instabilität und der nach konservativer Behandlung häufigen Spätinstabilität gibt es inzwischen einen klaren operativen Standard. Bei risikoarmer Operationstechnik und geringer Infektionsgefahr wird nahezu immer Übungsstabilität frühzeitig erreicht. Um optimale Bewegungsfunktion zu erreichen, werden nur soviele Bewegungssegmente, wie nötig, fusioniert [3].

Im Bereich der BWS und LWS handelt es sich überwiegend um stabile Frakturen (85–90%). Dies sind leichte Verletzungen. Da, wenn keine Osteoporose vorliegt, die rein ossäre Tragfähigkeit eines verletzten Wirbelkörpers mit fortschreitender Kompression zunimmt, kommt es beim klassischen Kompressionsbruch durch axiale Belastung zu keiner weiteren Deformierung und dadurch bedingten Änderung der Stabilität [5].

Hier ist die frühfunktionelle Behandlung – Muskeltraining und Frühmobilisation nach nur wenigen Tagen Bettruhe bis zum Abklingen der akuten Schmerzen – die Therapie der Wahl. Wir legen großen Wert auf die aktive Muskelkräftigung im Rahmen der Krankengymnastik und der Übungen im Bewegungsbad. Die überwiegende Zahl der Wirbelkörperfrakturen im BWS/LWS-Bereich sind, da stabile Frakturen, wie bereits hervorgehoben,

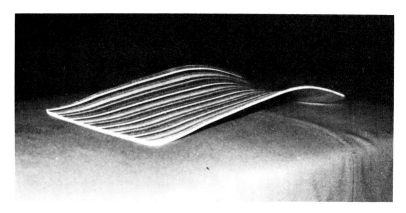

Abb. 1. Kifa-Mulde

leichte Verletzungen. Die frühfunktionelle Behandlung hilft, das Stigma der Rückenverletzungen mit der im Hintergrund immer mitschwingenden Gefahr der Rückenmarksläsion bei Arzt und Verletzten nicht entstehen zu lassen bzw. dem entgegenzuwirken. Die erhöhte Persistenz subjektiver Beschwerden steigt mit der Bedeutung, die diesen Frakturen beigemessen wird. So werden Rückenbeschwerden bei Verletzten nach Arbeitsunfällen mit möglicher Rentengewährung viermal häufiger geklagt als bei nicht Versicherten [2]. Aus diesem Grund wird bei uns auch kein 3-Punkte-Mieder zur Sicherung der Krafteinwirkung ausschließlich in axialer Richtung und zur Senkung des intradiskalen Druckes verwendet, wie es manche Kliniken bei Lokalisation der Verletzung im thoracolumbalen Übergang (Th10–L2) empfehlen, was aus rein biomechanischen Gründen übergangsweise 3–4 Monate zu vertreten wäre [1]. Ein nicht unwesentlicher Faktor der Frühmobilisation ist auch die kurze Hospitalisationsdauer von nur 8–14 Tagen. Neben der wirtschaftlichen Einsparung wirkt auch sie positiv auf die psychische Bewertung der Verletzung.

Immer drängen wir übergewichtige Verletzte zur Gewichtsabnahme. Beim entspannten aufrechten Stand liegt der Schwerpunkt *in* der Wirbelsäule. Es sind keine balancierenden Muskelanspannungen nötig. Bei Adipösen wandert der Schwerpunkt jedoch vor die Wirbelsäule, so daß die dorsalen Muskelgruppen ständig aktiviert sind. Sind schon beim Wirbelsäulengesunden hier auf Dauer Beschwerden zu erwarten, so gilt dies verstärkt nach Verletzungen der Wirbelsäule.

Die bedingt stabilen und instabilen Wirbelfrakturen werden, soweit nicht der operativen Behandlung zugeführt, solange entlastet – zumeist 4–5 Wochen – bis aus der primär instabilen eine stabile Situation geworden ist.

Bei der flachen Lagerung auf harter Unterlage hat sich uns zur leichten Lordosierung bei Frakturen im thoraco-lumbalen Übergang die Kifa-Mulde bewährt (Abb. 1, 2). Dieses einfache Lagerungsbrett ist wenig bekannt, jedoch leistungsfähig, wie die Aufrichtung und Reposition der Fraktur auf dem Dia nur nach Lagerung auf der Kifa-Mulde erkennen läßt. Nach 1–2 Tagen Eingewöhnung wird es auch subjektiv zumeist als sehr hilfreich empfunden. Nach anfänglicher Atemgymnastik und isometrischen Anspannungsübungen der Extremitätenmuskulatur zur Kreislaufaktivierung beginnen wir nach 3–5 Tagen mit der Wirbelgymnastik zunächst in Rückenlage, nach 8 Tagen auch in Bauchlage. Nach 3 Wochen mobilisieren wir im Bewegungsbad, nach 5–6 Wochen ist die primär instabile Situa-

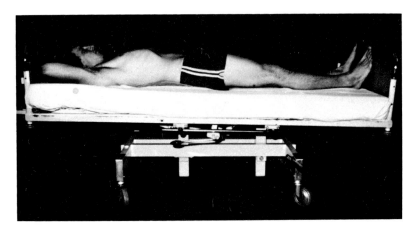

Abb. 2. Lagerung auf der Kifa-Mulde

tion zumeist belastungsfähig. Zu Beginn der Belastungsphase hat sich uns die Wirbelsäulenextensionsbandage nach Krämer zur Erzielung eine aufrechten Haltung sehr bewährt.

Im Bereich der BWS und LWS hat die weitere Verbesserung der operativen Verfahren, insbesondere der Fixateur interne, auch in unserer Klinik zu einer Ausweitung der Operationsindikation geführt. Nicht zuletzt ermöglicht auch bei primär instabilen oder bedingt instabilen Frakturen die operative Behandlung die frühzeitige funktionelle Übungsbehandlung und Mobilisation.

Zusammenfassend bleibt festzustellen:
Bei der überwiegenden Zahl der Wirbelfrakturen handelt es sich um stabile Frakturen. Hier ist die frühfunktionelle Behandlung die Therapie der Wahl. Sie hilft mit, bei den Verletzten das Stigma einer schweren Rückenverletzung nicht entstehen zu lassen.

Zur anhaltenden Muskelkräftigung empfehlen wir den Verletzten auch über die unmittelbare Behandlungsphase hinaus regelmäßiges Schwimmen als bestes Training der Rückenmuskulatur.

Zur Entlastung der Wirbelsäule ist Gewichtsreduktion auf das Normalmaß unbedingt erforderlich.

Ein 3-Punkte-Korsett wird in unserem Behandlungsplan bewußt nicht berücksichtigt.

Werden bedingt instabile oder instabile Frakturen konservativ behandelt, so hat sich uns die einfache Kifa-Mulde zur Lagerung und die Wirbelsäulenextensionsbandage zu Beginn der Mobilisation sehr bewährt.

Literatur

1. Kuner EH, Kern H, Schlickewei W (1980) Zur funktionellen Behandlung von Wirbelfrakturen am thoracolumbalen Übergang mit dem Drei-Punkte-Korsett in Verletzungen der Wirbeläsule. In: Hefte Unfallheilkd, Heft 149. Springer, Berlin Heidelberg New York, S 153–160
2. Ludolph E (1984) Die Rentenneurose – Mitverantwortung des Arztes. Med Sach 80, No 1:16–17

3. Ludolph E, Kurze V, Hierholzer G (1985) Therapie der Frakturen und Luxationsfrakturen im Bereich der Halswirbelsäule. Vortrag Jubiläumskongreß Neurochir. Klinik Duisburg, 5.–7. 9. 1985 Duisburg
4. Nicoll EA (1949) Fractures of the dorso-lumbar spine. J Bone Joint Surg 31B:376
5. Plaue R (1972) Das Frakturverhalten von Brust- und Lendenwirbelkörpern. Z Orthop 110:159–166, 357–362, 582–585
6. Treisch J (1983) Computertomographische Diagnostik von Wirbelsäulenverletzungen. Fortschr Röntgenstrahlen 138:588–591
7. White AA, Panjabi MM (1978) Clinical biomechanics of the spine. J B Lippincott Company, Philadelphia Toronto

Die Funktion der Brust- und Lendenwirbelsäule – wird sie in der operativen Wirbelfrakturbehandlung ausreichend berücksichtigt?

W. Dick, E. Morscher und G. A. Zäch

Orthopädische Universitätsklinik (Direktor: Prof. Dr. med. E. Morscher), Römergasse 8, CH-4005 Basel

Die Beweglichkeit der normalen Brust- und Lendenwirbelsäule nach Winkelgraden ist für alle Segmente bekannt. Louis [3] hat beispielsweise die globalen Bewegungsumfänge folgendermaßen zusammengestellt:

An der Brustwirbelsäule Flexion-Extension total 50 Grad, Rotation total 70 Grad (2mal 35 Grad), Seitneigung total 40 Grad (2mal 20 Grad); an der Lendenwirbelsäule Flexion-Extension total 83 Grad, Rotation total 16 Grad (2mal 8 Grad), Seitneigung total 40 Grad (2mal 20 Grad).

Die praktische Auswirkung jedoch, die der Ausfall eines Teiles dieser Beweglichkeit auf die Gesamtfunktion in vivo hat, ist uns weit weniger geläufig. Dies rührt daher, daß solche Funktionsausfälle von Patienten ohne Lähmungen anderweitig kompensiert werden, so daß sie nicht so sehr ins Auge springen. So wird noch heute häufig ein geringer Finger-Boden-Abstand als Beweis für eine gute Funktion angeführt – dabei wissen wir ja, daß auch ein Patient, dessen ganze Brust- und Lendenwirbelsäule wegen schwerer Skoliose versteift wurde, bei guter Dehnung der Ischiocruralmuskulatur ohne weiteres mit den Fingern den Boden berühren kann. Trotzdem ist dieser Ausfall störend, weil er zur Veränderung der Gleichgewichtsreaktionen, zur Hüftüberstreckung und zu Veränderungen des Gangbildes führt, besonders wenn die normale Lendenlordose vermindert ist, wie aus den Ganglaboratorien berichtet wird [2].

Die verbreitetsten operativen Verfahren zur Behandlung schwerer Wirbelbrüche führen jedoch zu einer Blockade von 4 bis 6 Bewegungssegmenten, und zwar systembedingt auch bei optimalem Verlauf wegen ihrer biomechanischen Wirkungsweise: alle Implantate, die nach dem Prinzip der Mehrpunktbiegung arbeiten, sind auf zwei räumlich getrennte Knochenabstützpunkte an der Wirbelsäule angewiesen. Bei Patienten mit kompletten oder inkompletten Querschnittslähmungen werden mangels Kompensationsmöglichkeiten Einschränkungen in der funktionellen Leistungsfähigkeit der Wirbelsäule viel schneller sichtbar. Es mehren sich in den Rehabilitationszentren die Beobachtungen, daß Paraplegiker mit langstreckigen Fixationen der Wirbelsäule zwar schneller mobilisiert werden können, aber in ihrem Schlußresultat hinsichtlich wiedererlangter Selbständigkeit nicht in allen Punkten konservativ behandelten Patienten mit erhaltener Beweglichkeit der Wirbelsäule gleichkommen. Dies hat mit zur Polarisierung zwischen Unfallchirurgie und Rehabilitationsmedizin beigetragen.

Worin besteht die Beeinträchtigung nun im einzelnen? Auf den folgenden Bildern sehen Sie jeweils rechts einen Patienten mit herkömmlichem Langstreckenimplantat und Blockade von 4 bis 6 Bewegungssegmenten, links einen Patienten mit Kurzstreckenfixation von höchstens zwei Segmenten.

Punkt 1: Wenn die Sitzbalance nicht gut ist, kann ein Paraplegiker seinen Fuß nicht durch Aufheben und Heranziehen des Beines mit den Armen erreichen, sondern er muß sich im Langsitz nach vorne neigen, um mit der Hand an die Zehen zu kommen. Wenn für diese Bewegung die Flexion der Lendenwirbelsäule ausfällt, so muß er wie ein Taschenmesser in den Hüftgelenken zusammenklappen, in denen nicht selten das Bewegungsausmaß nicht ausreicht, oder die dabei überbelastet werden.

Punkt 2: Um aus dem Rollstuhl Gegenstände vom Boden aufheben zu können, ist eine ausgedehnte Beweglichkeit der Wirbelsäule erforderlich, und zwar sowohl Rotation, Seitneigen und Kyphosierung.

Punkt 3: Beim Sturztraining vom Boden ohne fremde Hilfe wieder in den Rollstuhl zu kommen, ist mit steifer Lendenwirbelsäule oder einem Korsett fast nicht möglich. Nach einem Sturz nach hinten kann der Patient mit Langstreckenfixation schon erst gar nicht mit seiner Hand bis zur Fußraste greifen und seinen Schwerpunkt genügend nach vorne bringen, daß er sich mit der andern Hand hochdrücken könnte. Er ist auf Hilfe angewiesen. Auch nach freiem Fall auf den Boden schafft nur der Patient mit Kurzstreckenfixation das Wiedererklettern des Rollstuhles, indem er seine auseinanderfallenden Beine mit den Zähnen an den Hosenbeinen festhält, was dem herkömmlich fixierten Patienten nicht möglich ist.

Punkt 4: Beim Stehtraining ist ein vorverschobener Körperschwerpunkt, d. h. ein vorgeschobenes Becken und eine kräftige Lendenlordose notwendig, um sozusagen in der überstreckten Hüftgelenkskapsel zu stehen. Dem Patienten mit iatrogener Aufhebung der Lendenlordose ist dies nicht möglich.

Punkt 5: Um beim Gehtraining mit Schienen die Beine nach vorne bringen zu können, muß über eine diagnonale Verkürzung der schrägen Bauchmuskulatur das Becken entsprechend bewegt und rotiert werden, was bei steifer Wirbelsäule ebenfalls erschwert ist.

Punkt 6: Bei paraarticulären Ossifikationen im Hüftbereich, die nicht so selten sind, kann die Sitzfähigkeit von der Beweglichkeit der Lendenwirbelsäule abhängen. Die Resektion der paraarticulären Ossifikationen kann ja erst nach ihrer Ausreifung erfolgen und führt nicht immer zu solch erfreulichem Ergebnis wie hier. Wird nicht genügend Hüftbewegung erreicht, kann der Patient nicht richtig sitzen.

Punkt 7: Selbst an der oberen Brustwirbelsäule macht sich bei Paraplegikern eine Langstreckenversteifung funktionell bemerkbar, weil die für die Balance beim Abheben der stützenden Arme notwendige Einstellung der Rückenform behindert ist. Diese beiden Patientinnen haben eine Läsion Th 4, die rechte ist mit einem langen Harrington-Distraktionsstab behandelt. Sie ist im freien Sitz viel unsicherer.

Nachdem heute in der operativen Wirbelbruchbehandlung mit dem „Fixateur externe" von Magerl [4], mit dem „Fixateur interne" [1], mit dorsalen Kurzplattenmontagen und für bestimmte Bruchformen mit dem kurzen Harrington-Kompressorium verläßliche Verfahren zur Verfügung stehen, die Fixation nur auf die unmittelbaren Nachbarwirbel eines Bruches zu beschränken, also höchstens zwei Bewegungssegmente zu versteifen, halten wir Langstreckenimplantate mit Mehrpunktabstützung bei der operativen Behandlung von Brust- und Lendenwirbelfrakturen im Regelfall nicht mehr für angebracht.

Literatur

1. Dick W (1984) Innere Fixation von Brust- und Lendenwirbelfrakturen. Huber, Bern Stuttgart Toronto
2. Hasday CA, Passoff TL, Perry J (1983) Gait abnormalities arising from iatrogenic loss of lumbar lordosis secondary to Harrington instrumentation in lumbar fractures. Spine 8:501–511
3. Louis R (1982) Chirurgie du rachis. Anatomie chirurgicale et voies d'abord. Springer, Berlin Heidelberg New York
4. Magerl F (1982) External skeletal fixation of the lower thoracic and the lumbar spine. In: Uthhoff HK (ed) Current concepts of external fixation of fractures. Springer, Berlin Heidelberg New York

Die Wertigkeit von Instabilität und posttraumatischem Achsenknick für die Wirbelsäulenfunktion

H. Bilow

Berufsgenossenschaftliche Unfallklinik (Direktor: Prof. Dr. med. S. Weller), D-7400 Tübingen

„Achsenknick" und „Instabilität" erhalten im Gutachten zumeist unbewußt eine Vehikelfunktion zugewiesen, mittels derer die Bewertung von Unfallfolgezuständen zu einer negativeren Einschätzung kommen muß. Der kritische Betrachter des Röntgenbildes indes, wird sich fragen, ob der dargestellte Knick in der Wirbelsäule lediglich ein röntgenologischer Befund zu bleiben hat oder ob der Knickbildung gar Bedeutung in der statischen und dynamischen Wirbelsäulenfunktion zukommt.

Index nach Beck	ohne Neurologie (N=30)	mit Neurologie (N=21)
1	–	–
0,9	16,7%	–
0,8	13,3%	–
0,7	23,3%	14,2%
0,6	26,7%	42,9%
0,5	20,0%	42,9%

Abb. 1. Häufigkeitsverteilung zunehmender Formveränderungen der Wirbelkörper (Beckscher Index) (n = 51)

Während die Böhlersche Schule eine Aufrichtung verformter Wirbelkörper ab einem Achsenknick von 10° empfiehlt, setzt sich seitens der Verfechter einer operativen Aufrichtung, wie Kinzl oder Dolanc zunehmend die Ansicht durch, daß erst bei einer Kyphosierung von 20–30° eine Korrektur durchgeführt werden sollte, insbesondere, wenn die Läsionen in den beweglichen Abständen der Wirbelsäule, wie HWS, untere BWS und LWS, lokalisiert sind. Die Untersuchungen von Kummer verdeutlichen die Kompensationsmechanismen bei asymmetrischer Beanspruchung: Bei verstärker kyphotischer Einstellung mit Vorverlagerung des Körpergewichtes erfolgt reflektorisch zur Einstellung des Gleichgewichtes eine erhöhte musculäre Spannung, die aber gleichzeitig die mechanische Belastung wieder in den Mittelpunkt des Gallertkernes der Bandscheibe einstrahlen läßt. Groh konnte 1967 nachweisen, daß bei fehlender Muskel- und Bändersicherung der Wirbelsäule im Augenblick ihrer Belastung sich die maximalen Druckbelastungen im Cervicalbereich um das 7fache, im thorakalen Bereich um das 5fache und im lumbalen Bereich um das 2,3fache vergrößern. Auch dies verdeutlicht wiederum die biomechanisch wesentliche Wirkung der Muskulatur als Zuggurtung.

Für die objektive Beurteilung von Formveränderungen verletzter Wirbelkörper eignet sich nach unseren Erfahrungen am zuverlässigsten die Messung und Angabe des Beckschen Index, d. h. die Angabe des Verhältnisses von Wirbelkörpervorder- zur -hinterkante. Eine Verringerung der vorderen Wirbelkörperhöhe gegenüber der hinteren auf die Hälfte und darunter – das entspricht einem Beckschen Index von 0,5 und kleiner sowie einer Achsenknickung der Wirbelsäule von 20–25° – führt nach McNab zu einer Inkongruenz in den entsprechenden kleinen Wirbelgelenken mit nachfolgender Spondylarthrose. Derartige deutliche Formveränderungen machen in den Untersuchungen von Katthagen und Rehn 18% ihrer nachuntersuchten Wirbelfrakturen aus. In unserer Klinik wurden innerhalb von 10 Jahren 198 Wirbelkörperfrakturen der Halswirbelsäule und 150 der Lendenwirbelsäule behandelt. Zur Nachuntersuchung kamen 55 Verletzungen der Halswirbelsäule und 51 der Lendenwirbelsäule. In diesem Untersuchungsgut zeigte sich ein Beckscher Index von 0,5 und kleiner bei 20% der Verletzungen ohne Querschnittlähmung und bei 43% mit Querschnittlähmungen. Auffällig ist ferner, daß in der Altersgruppe der über 40jährigen nahezu 80% erhebliche keilförmige Deformierungen zeigten. Das entspricht den Ergebnissen von Plaue, daß die Bruchgrenze nach dem 40. Lebensjahr bereits um mehr als 75% reduziert ist. Damit relativieren sich die Ergebnisse von Schiestel, der allein zunehmende Keilform und ansteigenden Prozentsatz festzustellender allgemeiner Spondylose in Zusammenhang

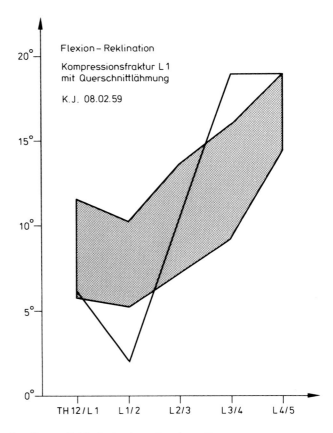

Abb. 2. Graphische Darstellung der Beweglichkeit in den einzelnen Bewegungssegmenten eines 22jährigen Mannes $4^1/_2$ Jahre nach der Kompressionsfraktur L1 mit einem BECKschen Index von 0,5. Die Beweglichkeit ist im Segment L1/2 vermindert. Die Beweglichkeitskurve überschreitet jedoch in den Nachbarsegmenten den Normbereich (schraffierte Fläche), so daß die Gesamtbeweglichkeit erhalten bleibt

Ausheilungsergebnis	Grad der Behinderung
Achsenknick ╱ funktionell nicht bedeutsam	<10%
Achsenknick ╲ funktionell bedeutsam	10-20%
Ausheilung ╱ stabil	<10% 20-30%
Ausheilung ╲ instabil	10-20%

Abb. 3. Bewertung von Wirbelverletzungen

brachte. Wir konnten im Rahmen unserer funktionellen Nachuntersuchung bis zu 15 Jahre nach dem Unfallereignis keine andere Beeinträchtigung der Kompensationsfähigkeit feststellen als das Alter. Dies mögen exemplarisch zwei Fälle verdeutlichen:

Bei dem 22jährigen Mann mit Fraktur L1 blieb die Gesamtbeweglichkeit erhalten, da die Bewegungseinschränkung im verletzten Segment durch benachbarte Hypermobilität kompensiert wurde. Dagegen sinkt die Gesamtbeweglichkeit bei dem 45jährigen Mann mit Fraktur L1 um den Betrag, den die Bewegungseinschränkung im verletzten Bewegungssegment ausmacht. Im übrigen fehlen degenerative Veränderungen bei beiden. Dies zeigt doch, daß die Kompensationsmöglichkeiten ausreichen, wenn es in beiden Fällen gelingt, die musculäre Einstellung zu trainieren und nicht nur zu massieren.

Der von Erdmann geforderte, den Achsenknick in seiner Funktion wertende Ausdruck „statisch wirksam" ist aber erst dann gerechtfertigt, wenn alle Kompensationsmöglichkeiten erschöpft sind. Dies kann bei jugendlichen, gut kompensationsfähigen Wirbelsäulen bei 20–25° Achsenknickung entstehen und bei wenig kompensationsfähigen Wirbelsäulen bereits bei 10–15° erreicht sein.

Der Begriff „Stabilität" beinhaltet die primär traumatische Instabilität ebenso wie die instabile Ausheilung. Nach Louis weisen Verletzungen der ossären Pfeiler eine gute Heilungsprognose auf, während Verletzungen disco-ligamentärer Strukturen der vertikalen Pfeiler nur schlecht konsolidieren. Dies zeigt sich klinisch in lokalisierten Bewegungsschmerzen, lokalisierten Translationsschmerzen bei Druck auf die Dornfortsätze und zusätzlich einer lokalisierten musculären Verspannung. Röntgenologisch pflegt der Randwulst innerhalb des ersten halben Jahres den Zwischenwirbelraum vollständig zu überbrücken. Bleibt jedoch nach dieser Zeit in diesem Randwulst ein Spalt, so zeugt dies von einer verbliebenen Instabilität, die durch Funktionsaufnahmen besser entlarvt werden kann.

Zusammenfassend ergibt sich für die Beurteilung von Wirbelsäulenverletzungen, daß nicht einfach 10° Achsenknick auch 10% MdE bedeuten, sondern daß lediglich statisch wirksame Achsenabweichungen oder Instabilitäten eine Minderung der Erwerbsfähigkeit von jeweils 20% verursachen. Beide zusammen ergeben auf Dauer höchstens 30%.

Literatur

Beck E (1971) Röntgenologische Meßmethoden bei Wirbelbrüchen. In: Hefte Unfallheilkd, Heft 108. Springer, Berlin Heidelberg New York

Dolanc B (1980) Operative Behandlung bei Frakturen Th11–L5. In: Hefte Unfallheilkd, Heft 149. Springer, Berlin Heidelberg New York, S 169–181

Erdmann H (1977) Begutachtung der Wirbelbrüche aus chirurgischer Sicht. Unfallchirurg 3:70–72

Erdmann H (1978) Die Kriterien für die Einschätzung der Minderung der Erwerbsfähigkeit nach Wirbelsäulenverletzungen. Schriftenreihe Unfallmed. Tagungen, Heft 36:281–292

Groh H et al (1967) Die statische Belastung der Wirbelsäule durch die Sagittalkrümmungen. Int Z Angew Physiol 24:129–149

Güntz E (1955) Gedanken zur Begutachtung von Wirbelsäulenschäden nach orthop. Gesichtspunkten. Arch Orthop Unfallchir 47:558–572

Katthagen B-D, Rehn J (1980) Formveränderungen von Wirbelfrakturen im Röntgenbild unter frühfunktioneller Therapie. In: Hefte Unfallheilkd, Heft 149. Springer, Berlin Heidelberg New York, S 139–146

Kinzl L (1980) Operative Therapie der thorakalen Wirbelfrakturen. In: Hefte Unfallheilkd, Heft 149. Springer, Berlin Heidelberg New York, S 161–169
Kummer B (1961) Statik und Dynamik des menschlichen Körpers. In: Handbuch der ges. Arbeitsmedizin. Urban und Schwarzenberg, Berlin
Louis R (1977) Les théories de l'instabilité. Rev Chir Orthop 63:423–425
McNab J (1977) Backache. Williams and Wilkins, Baltimore
Nicoll EA (1962) Fractures and dislocations of the spine. In: Modern trends in orthopaedics. Butterworth, London
Schiestel H (1971) Spätschäden der Wirbelsäule nach traumatischer Gibbusbildung. In: Hefte Unfallheilkd, Heft 108. Springer, Berlin Heidelberg New York, S 87ff
Trojan E (1972) Langfristige Ergebnisse von 200 Wirbelbrüchen der Brust- und Lendenwirbelsäule ohne Lähmung. Z Unfallmed Berufskrankh 65:122
Weller S (1971) Posttraumatische Achsenabweichungen der Wirbelsäule. Akt Traumatol 1:143–144

Indikation zur funktionellen Behandlung der knöchernen Verletzung des Beckenringes

M. Roesgen und D. Albrecht

Berufsgenossenschaftliche Unfallklinik Duisburg-Buchholz (Direktor: Prof. Dr. med. G. Hierholzer), Großenbaumer Allee 250, D-4100 Duisburg 28

Die funktionelle Therapie der Beckenringverletzung ist Adjuvans der kausalen konservativen oder operativen Behandlung. Diese hat zur Aufgabe, die Anatomie nach einer Ringzerstörung wiederherzustellen, um die Voraussetzungen zur Funktionsaufnahme zu schaffen.

Der Beckenring ist das Fundament des Rumpfes, auf dem die Körperhaltung gründet. Bei seiner Zerstörung haben wir stabile und instabile Ringverletzungen zu unterscheiden. Als stabil werden die Verletzungen definiert, bei denen lediglich vordere Beckenringanteile zerstört sind:

— Symphysenruptur,
— Schambeinast-, Sitzbeinfraktur
  — einseitig
  — doppelseitig unverschoben.

Instabil sind alle jene Ringverletzungen, bei denen der dorsale, hinter dem Acetabulum gelegene Pfeiler des Beckenringes und das Kreuzbein betroffen sind:

— Iliosacralfugensprengung,
— Kreuzbeinfraktur,
— Darmbeinfraktur.

Eine inkomplette instabile Situation liegt vor, wenn neben einer vorderen Ringzerstörung eine partielle Ruptur der Iliosacralfuge vorliegt.

Ziel der Therapie einer Ringzerstörung ist es, die Stabilität des Beckens wiederherzustellen und damit die funktionelle Behandlung zu ermöglichen. Funktionell läßt sich nicht die Beckenverletzung selbst behandeln, da sie sich dem direkten Zugriff entzieht. Funktionell werden vielmehr die auf dem Fundament Beckenring verankerten Körperpartien – die Wirbelsäule und die unteren Extremitäten – behandelt. Gleichzeitig mit der Wiederherstellung der Tragfähigkeit des Beckens durch konservative oder operative Maßnahmen kann mit dem Training der dorsalen und ventralen kinematischen Ketten die Körperhaltung in ihren Variationen wieder aufgebaut werden.

An der Berufsgenossenschaftlichen Unfallklinik Duisburg-Buchholz wurden in den Jahren 1978 bis 6/1985 insgesamt 512 Patienten mit Beckenverletzungen, davon 354 mit Beckenringverletzungen, behandelt. 230 Patienten wiesen eine Acetabulumfraktur auf. Kombinationen beider Verletzungen zeigten 72 Patienten, davon 42 Patienten eine Acetabulumfraktur mit vorderer Beckenringzerstörung und 30 Patienten eine Acetabulumfraktur mit hinterer Beckenringzerstörung. Die vordere Beckenringfraktur sahen wir 240mal isoliert, die zusätzliche hintere Beckenringverletzung 114mal.

Entsprechend der Entstehung der Beckenverletzung als Ausdruck einer erheblichen Gewalteinwirkung auf den Körper ist sie zunächst eine Begleitverletzung des Polytraumatisierten. In diesem Zusammenhang stellt sie eine Nebenverletzung anderer, bedrohlicher Organverletzungen dar. Dieser Wertigkeit entsprechend wird vorrangig eine konservative Behandlung eingeleitet. Sie wird bei allen stabilen Ringverletzungen als konservative Behandlung zu Ende geführt. Die konservative Behandlung kann auch bei knöchernen hinteren Ringzerstörungen des Instabilitätsgrades III nach Poigenfürst ausreichend sein, sofern keine schwere Beckendeformierung vorliegt, da eine ausgiebige Callusbildung zu frühzeitiger knöcherner Konsolidierung führt.

Als konservative Therapie kommen Bettruhe, die Beckenschwebe nach Rauchfuss, eine zusätzliche Femurcondylenextension bei Cranialverschiebung einer Beckenhälfte sowie begleitend die funktionelle Übungsbehandlung zur Anwendung.

Die Bettruhe allein genügt beim stabilen vorderen Beckenringbruch und ist nur bis zum Abklingen der posttraumatischen Schmerzen, der Weichteilschwellung und der Hämatombildung einzuhalten. Sofort kann mit Muskelanspannungsübungen der Ober- und Unterschenkel, Bewegungsübungen aller Gelenke der unteren Extremitäten einschließlich der Hüftgelenke und einer intensiven Wirbelgymnastik begonnen werden. Die Anspannung des Musculus erector trunci in Rücken- und Bauchlage wird trainiert, ebenso die Bauchwand- und Brustmuskulatur. Die Mobilisation geschieht über den Gehwagen mit Teilbelastung des Beines auf der verletzten Beckenseite, nach wenigen Tagen ist die Benutzung der Unterarmgehstützen möglich. Im Schwimmbad werden Grätschübungen der Beine und

Belastungstraining nach konservativer und operativer Therapie
---
Muskelanspannungübungen
Aktive und geführte Bewegungsübungen
Schwimmen
Gehwagen ohne Belastung der verletzten Seite
Gehwagen mit Teilentlastung der verletzten Seite
Unterarmgehstützen mit Teilentlastung bis zu Vollbelastung

Zeitablauf des Belastungstrainings

Sofort:	Muskelanspannung, Bewegungsübungen
2 Wochen:	Gehwagen ohne Belastung, Schwimmen
4 Wochen:	Gehwagen mit Teilbelastung
6 Wochen:	Steigerung der Teilbelastung, Übergang zur Vollbelastung

Streckung der Rückenmuskulatur in Bauchschwimmlage durchgeführt. Beim Mattenturnen lassen sich einzelne Muskelgruppen gezielt beüben.

Bei der inkomplett instabilen Beckenringfraktur — erst recht bei der instabilen Beckenringverletzung — ist über die Muskelanspannungsübungen und geführten Bewegungsübungen der Symphyse und der Iliosacralgelenke die operative Fixation. Hiermit ist zumindest durch konservative oder operative Behandlungsmaßnahmen anatomische Form und funktionelle Festigkeit des Beckenringes vorrangig wieder hergestellt werden. Hier hat sich das Einhängen der Verletzungen in die Rauchfusssche Beckenschwebe bewährt, die zumindest bis zur endgültigen Versorgung die Reposition und Retention dislocierter Beckenanteile einhält. Wir verwenden einen breiten Ledergurt, der das Becken von der unteren Thoraxapertur bis über die Trochanteren einfaßt und dessen Spannung durch sich überkreuzende, an zwei Längsstangen aufgehängte Lederriemen eingestellt werden kann.

Dislocierte irreponible Beckenringfrakturen erfordern ebenso wie die Fugenzerstörungen der Symphyse und der Iliosacralgelenke die operative Fixation. Hiermit ist zumindest eine Übungsstabilität der Beckenringverletzung zu erzielen, die die funktionelle Weiterbehandlung wie beim stabilen Beckenringbruch gestattet. Lediglich die Entlastung des Beines auf der verletzten Beckenseite muß längere Zeit eingehalten werden. Die ligamentären Verletzungen sind deshalb an eine längere Entlastung gebunden, weil die Fugen nicht nur auf Druck und Zug beansprucht werden, sondern auch Scherkräfte aufzufangen haben. Die sichere, belastungsstabile Vernarbung muß deshalb abgewartet werden.

Nach vorangegangener operativer Therapie ermöglicht es die funktionelle Nachbehandlung, das Operationsergebnis zu sichern, wie sie bei konservativer Therapie die Wiedererlangung der Körperhaltung ermöglicht.

Literatur

1. Dahmen G, Korn U, Weichel K (1979) Spätkomplikationen nach Luxationen und Frakturen im Beckenbereich. Arch Orthop Traumat Surg 94:11
2. Koepke H, Landsberger A (1979) Das Muskelspiel des Menschen. Gustav Fischer, Stuttgart New York
3. Müller-Färber J, Müller KH (1984) Die verschiedenen Formen der instabilen Beckenringverletzung und ihre Behandlung. Unfallheilkunde 87:441–455
4. Poigenfürst J (1979) Beckenringbrüche und ihre Behandlung. Unfallheilkunde 82:309
5. Rehn J, Hierholzer G (1970) Die Beckenbrüche unter besonderer Berücksichtigung der Begleitverletzungen. Monatsschr Unfallheilkunde 73:53
6. Völkel W (1983) Operative Maßnahmen und Ergebnisse bei Verletzungen des knöchernen Beckenringes. Unfallchirurgie 9:197

Lagerung und funktionelle Bewegungsbehandlung nach operativer Knochenbruchbehandlung

D. Höntzsch und S. Weller

Berufsgenossenschaftliche Unfallklinik (Direktor: Prof. Dr. med. S. Weller), D-7400 Tübingen

Die operative Knochenbruchbehandlung endet nicht mit der Operation. Genau so wichtig ist die Begleit- und Nachbehandlung.

Die Lagerung und Bewegungsbehandlung ist eine ärztliche Aufgabe.

Gleichrangige ärztliche Aufgaben:

Indikationsstellung
Operation
Begleit- und Nachbehandlung

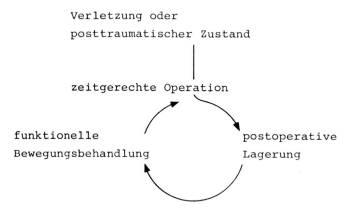

Lagerung:
Der Operateur verläßt den Patienten erst, wenn dieser korrekt gelagert ist.

Aufgaben der Lagerung:
1. Korrekte Stellung der Gelenke;
2. Einstellung der funktionellen Strukturen;
3. Schutz vor Fehlstellung (z. B. Spitzfuß oder Supinationsfuß?;
4. Begünstigung der postoperativen Heilungsvorgänge;
5. Schmerzlinderung (z. B. bequeme Ruhigstellung);
6. Schutz vor Lagerungsschäden (z. B. Peronaeusparese);
7. Wegbereitung für die funktionelle Bewegungsbehandlung.

Dazu 2 Beispiele:
Bei Versorgungen am Unterschenkel und Sprunggelenk legen wir postoperativ einen Unterschenkelgips an, der am 2. Tag geschaltet wird, oder gleich eine seitlich hochreichende und

gut führende Schiene (z. B. bei Behandlung mit Fixateur externe). Das Sprunggelenk wird dadurch in den Behandlungspausen in korrekter Stellung gehalten, einem rasch eintretenden Spitz- und Supinationsfuß wird vorgebeugt.

Mit Fortschreiten der Heilung und Mobilisation wird die Hochlagerung stufenweise abgebaut. Zur funktionellen Behandlung wird der Unterschenkel aus der Schiene herausgenommen.

Nach Versorgung von Oberschenkelfrakturen orientiert sich die Lagerung an der Lokalisation der Fraktur: Die proximale Oberschenkelfraktur wird in Streckstellung, die distal oder in Schaftmitte gelegene Fraktur wird in Beugestellung von Knie- und Hüftgelenk ruhiggestellt.

Durch Hochlagern werden die ersten reparativen Vorgänge gefördert. Zudem sollte das Fußende bei Versorgungen an den unteren Extremitäten immer etwas hochgestellt sein, um dem venösen Abfluß bis über die Beckenetage hinaus ein hydrostatisches Gefälle zu geben.

Durch die Lagerung müssen Druckschäden sicher verhindert werden.

Nach der ersten Heilungsphase sollte die anfänglich eingestellte Position geändert werden.

Lagerung und Umlagerung sind Wegbereiter für die funktionelle Bewegungsbehandlung.

Bewegungsbehandlung:
Zur funktionellen Bewegungsbehandlung gehören:

   I. *aktive Übungen*   a) mit Krankengymnastik   isometrisch
                                                                                           isotonisch
                                   b) selbständig   isokinetisch
  II. *Geh- und Bewegungsschule*
III. *Bewegungsschienen*   a) nicht angetriebene
                                        b) elektrisch angetriebene
IV. *Bewegungsbäder*
 V. *Beschäftigungstherapie*
VI. *Aufklärung und Motivation des Patienten*

Für die funktionelle Bewegungsbehandlung ist es wichtig, die zu befürchtende Fehlstellung und Kontraktur zu kennen und dieser gezielt entgegenzuwirken.

   Nicht jedes Defizit ist jedoch für die Rehabilitation gleich störend. So sind 10 Grad Streckhemmung im Kniegelenk gravierender als eine graduell stärkere Beugehemmung oder z. B. 10 Grad Streckhemmung im Ellenbogen.

Hauptgefahren gelenknaher Frakturen:

Hüftgelenk:	Beugekontraktur
Kniegelenk:	Streckhemmung
Sprunggelenk:	Spitz- und Supinationsfuß
Schultergelenk:	Abduktionshemmung
	Außenrotationshemmung
Ellbogengelenk:	Streckhemmung
	Supinationsdefizit
Handgelenk:	Einschränkung der Fingerbeweglichkeit

Aktive Übungen:
An erster und wichtigster Stelle steht die aktive krankengymnastische Übungsbehandlung. Am Operationstag und intensiv ab Folgetag werden alle Gelenke der betroffenen Extremität isometrisch angespannt und aktiv bewegt. Zunächst liegt der Patient, später wird zunehmend im Sitzen geübt.

Neben dem Übungsprogramm mit der Krankengymnastin muß der Patient motiviert und angeleitet werden, die Übungen immer wieder selbständig während des ganzen Tages durchzuführen.

Komplexe Bewegungsmuster des ganzen Körpers ergänzen das Programm wertvoll. Beispielhaft hierfür steht die proprioceptive neuromusculäre Förderung (PNF) und Stemmführungen nach Brunkow. Hierdurch werden die Innervationsmuster gefördert und Gegenspannungen abgebaut.

All dies sollte schmerzfrei oder schmerzarm, aber mit Anstrengung durchgeführt werden.

Geh- und Bewegungsschule:
Fortgesetzt wird dies durch die Gehschule. Richtiges Gehen mit Stöcken und Entlastung oder Teilbelastung muß gelernt werden. Entlasten heißt nicht, das Bein in die Luft halten und vor sich hertragen.

Entlasten heißt: Abrollen des Fußes mit Bodenkontakt.

Und früh sollte mit Teilbelastung begonnen werden. Dies ist ein heilender physiologischer Reiz, der Knochen, Muskulatur und Gefäßversorgung zugute kommt und es ist auch die beste Dystrophieprophylaxe. Gleiches gilt für die Bewegungsschule an der oberen Extremität.

Bewegungsschienen:
Wir verwenden nicht angetriebene und elektrisch bewegte Schienen.

Die nicht angetriebenen Modelle haben für die Streckung eine Federspannung, deren Einsatzpunkt und Stärke reguliert werden kann. Zur Bewegung ist der aktive Einsatz notwendig und erwünscht. Es kann selbständig über längere Zeiträume geübt werden.

Passive Bewegung vermitteln die angetriebenen Schienen. Über die langsame Laufgeschwindigkeit schleicht sich das Bewegungsmuster kontinuierlich ein und Gegenspannungen werden vermieden, als Continous Passive Motion (CPM) von R. B. Alter, 1980 untersucht und beschrieben. Vorteilhaft wenden wir die Schienen bei Verletzungen des Kniegelenkes oder kniegelenksnahen Brüchen an. In ausgesuchten Fällen arbeiten wir auch mit temporärer periduraler Analgesie (PDA) bei liegendem Periduralkatheter.

Auch am Ellenbogen haben sich angetriebene Schienen bewährt, nicht dagegen beim Sprunggelenk.

Bewegungsbäder und Beschäftigungstherapie:
Besonders leistungsfähig zur funktionellen Begleit- und Nachbehandlung sind Bewegungsbäder und Beschäftigungstherapie.

Im Wasser sind durch Abnahme des Eigengewichtes und durch geschwindigkeitsabhängigen Widerstand isokinetische Bewegungen möglich. Aktive Bewegung ohne Gegenspannung, dies wird im Bad in hohem Maße gefördert.

Aufklärung und Motivation des Patienten:
Ganz wichtig ist die Aufklärung und Motivation des Patienten. Er muß über das Behandlungsziel und die Maßnahmen durch Gespräche mit dem Arzt unterrichtet werden.

Dieses Gesamtkonzept erfordert motivierte und geschulte Mitarbeiter.

Die richtige Lagerung und erfolgreiche funktionelle Bewegungsbehandlung ist aber vor allem eine ärztliche Aufgabe, die angeordnet, koordiniert und überwacht werden muß.

Bewegen oder Belasten nach Plattenosteosynthese nach einer Unterschenkelfraktur?

E. L. F. B. Raaymakers

Orthopädische Universitätsklinik Amsterdam (Direktor: Prof. Dr. med. R. Marti)

Einleitung

Abgesehen davon, daß die konservative Schule immer mehr oder weniger zu tolerierende Konzessionen an das anatomische Resultat macht, geht es bei der konservativen und operativen Frakturbehandlung v. a. um die Vermeidung von Muskelatrophie, Gelenksteife und Knochenatrophie. Diese drei posttraumatischen Erscheinungen sind als Frakturkrankheit bekannt.

In der AO-Methode ist die Übungsstabilität das wichtigste Mittel, um Muskelatrophie und Gelenksteife zu vermeiden.

Während des Krankenhausaufenthaltes, überwacht von Ärzten und Pflegepersonal, werden die meisten Patienten zu Übungen bereit sein.

Wenn aber nach der Entlassung die tägliche Kontrolle und die physiotherapeutische Begleitung beendet sind, fehlt vielen Patienten die Selbstdisziplin, um die Übungen konsequent weiter durchzuführen. Die Frage ist also:

Wird die Übungsstabilität vom durchschnittlichen Patienten genutzt? Oder: Wie funktionell ist die sog. funktionelle Nachbehandlung bei operierten Unterschenkelfrakturen?

Es ist natürlich für den Patienten sehr bequem, wenn die Extremität ohne Gips bleibt, z. B. beim Baden, jedoch ist das Gehen nur mit 2 Krücken möglich, was sicher unbequem ist und außerdem Arbeit nur im Sitzen ermöglicht.

Das normale Gehen wird verlernt, das obere Sprunggelenk des gesunden Beines wird kaum bewegt und Schulterbeschwerden durch Überbelastung sind nicht selten.

Van der Straaten [1] hat mit photographischen und elektromyographischen Analysen des Gehens gezeigt, daß das Kniegelenk beim Gehen, fast immer gebogen bleibt und daß beim Gehen mit einer Geschwindigkeit unter 4 km/h der Quadriceps femoris und mehr noch der Vastus medialis kaum aktiv sind.

Dieser Effekt ist in dem entlasteten Gang noch stärker. Über die dritte Komponente der Frakturkrankheit – die Knochenatrophie – finden wir eine Aussage von Rüedi und Allgöwer [2]:

„Unter völliger Entlastung erfolgt bekanntlich eine sehr rasche Decalcifizierung des intakten Knochens (Astronauten!). Es ist deshalb äußerst wichtig, möglichst rasch nach der

Osteosynthese eine physiologische „Teil"belastung wieder auf den Knochen einwirken zu lassen (Abrollen des Fußes)."

Es ist aber unwahrscheinlich, daß Teilbelastung im Sinne des Abrollens des Fußes als Prophylaxe gegen Knochenatrophie genügt.

Dazu kommt ein mehr gefühlsmäßiges Argument.

Vor tausenden von Jahren haben wir uns entschlossen, aufrecht zu gehen und uns damit von den übrigen Vierfüßern zu unterscheiden.

Seitdem ist der Arm v. a. eine *bewegende*, das Bein eine *belastete* Extremität.

Eine rein funktionelle Nachbehandlung ist der Logik entsprechend bei der oberen Extremität durchzuführen, welche komplizierte und feine Bewegungen ausführen muß.

Dagegen soll das Bein kräftig und belastbar sein.

Am liebsten würden wir also unsere Patienten mit operierten Unterschenkelfrakturen voll belasten lassen.

Der axiale Druck wäre für eine Plattenosteosynthese, welche sowieso mit 100 kp oder mehr komprimiert ist, gut zu ertragen. Den Biegungs- und Torsionskräften aber ist eine derartige Montage nicht gewachsen ohne den Schutz eines Gehgipses oder Brace.

Bei der Nachbehandlung von unseren operierten Knöchelfrakturen im Gehgips war uns aufgefallen, wie gut die Funktion des oberen Sprunggelenkes unmittelbar nach Abnahme des Gipses war, vorausgesetzt, daß in der funktionellen Zwischenperiode die Beweglichkeit fast wiederhergestellt und das Bein in Gips voll belastet wurde.

Lorenz Böhler [3] hat schon darauf hingewiesen, wie ein besseres funktionelles Resultat zu erreichen war:

„... die Bruchstücke zuerst genau einzurichten und sie dann mit Hilfe des Gipsverbandes bis zum Festwerden in guter Stellung zu erhalten und gleichzeitig durch Gebrauch des Beines, also durch fleißiges Gehen, den Schwund der Muskeln und Knochen, die Versteifung der Gelenke und die Störungen des Blutumlaufes zu vermeiden."

Die Erklärung für seine Befunde liegt in den geringen Bewegungen, welche trotz Immobilisierung von Gelenken in Gips möglich bleiben.

Der heilsame Effekt der belasteten Immobilisierung wird noch besser, wenn die stabil fixierte Fraktur nach einer funktionellen Zwischenperiode in Gips belastet wird.

Durch die praktisch volle axiale Belastung ist die Knochenatrophie minimal.

Die Patienten sind froh, ohne Krücken gehen zu können und sie sind durch den Gips weitgehend gegen traumatische Refrakturen geschützt.

Methode und Material

Aufgrund der obengenannten Überlegungen haben wir ab 1975 alle Plattenosteosynthesen von Unterschenkelschaftfrakturen in der chirurgischen Klinik des Academisch Medicinisch Centrum Amsterdam in Gehgips nachbehandelt.

Das heißt, nach Abnahme der Wundheilungsschiene am 5. postoperativen Tag folgte die funktionelle Zwischenperiode.

Am 10. bis 12. Tag wurde für 10 Wochen ein Unterschenkelgehgips angelegt.

Bestand ein Corticalisdefekt mit oder ohne Spongiosaplastik, dann wurde für 6 Wochen ein Oberschenkelgips angelegt und für weitere 4 Wochen ein Unterschenkelgehgips.

In der orthopädischen Klinik (Direktor: Prof. Dr. med. R. K. Marti) unseres Krankenhauses wurde das alte Regime der funktionellen Nachbehandlung fortgesetzt.

Tabelle 1. Weichteile und Frakturtyp

	Funktionell	Gehgips
	offen Gruppe I: 8	offen Gruppe I: 11
A1	12	22
A2	11	10
A3	5	5
B1	6	9
B2	11	7
B3	6	6
C1	0	4
C2	3	4
C3	1	0

Zwischen 1975 und 1983 haben die beiden Kliniken insgesamt 138 frische Unterschenkelfrakturen mit einer Plattenosteosynthese versorgt; bei Patienten übrigens, welche keine Verletzungen an den beiden unteren Extremitäten hatten.

Weil wir in unserem Krankenhaus die Frakturpatienten alternierend in der chirurgischen und orthopägischen Klinik hospitalisieren, entstanden 2 unausgewählte Gruppen von 76 bzw. 62 Patienten.

Vom Frakturtyp (AO-Klassifizierung) und Weichteilschäden her sind die Gruppen vergleichbar (Tabelle 1).

Auch die Operationsindikation und Technik sind in den beiden Kliniken grundsätzlich gleich.

Resultate

122mal war die Frakturheilung ungestört; einmal mußte eine Refraktur durch einen Sturz während des Krankenhausaufenthalts reoperiert werden.

In der kleineren funktionellen Gruppe (62) war 7mal (11%) eine Reosteosynthese wegen verzögerter Heilung notwendig.

3mal (4%) war ein derartiger sekundärer Eingriff in der Gipsgruppe (76) indiziert.

Bei 2 weiteren Patienten mußte in dieser Gruppe durch Metallentfernung und eine Fibulaosteotomie Frakturheilung erreicht werden.

Die 16 Patienten mit Refrakturen und gestörten Frakturheilungen werden weiter nicht berücksichtigt.

— Gipsfrei belastet haben die Patienten in der Gipsgruppe eine Woche schneller als in der funktionellen Gruppe (Tabelle 2).
— Die durchschnittliche Arbeitsunfähigkeitsdauer war in der Gipsgruppe 5 Wochen kürzer (Tabelle 2), vor allem, weil Gehen ohne Krücken dies ermöglichte.

Die finanziellen Konsequenzen für Europa sind uns nicht bekannt.

Sarmiento [4] hat für die Vereinigten Staaten berechnet, daß man eine Einsparung von 10 Milliarden Dollar erreichen würde, wenn jeder Kranke einen Tag früher seine Arbeit wieder aufnehmen würde.

Tabelle 2

	Funktionell	Gehgips
Gipsfreie Vollbelastung	8–22 W D 14 W	12–20 W D 13 W
Arbeitsfähigkeit	2–58 W D 23 W	4–53 W D 18 W
Dystrophie	3x	2x

Tabelle 3

Beweglichkeit	F (54)	G (68)
Knie (4 Monate)	3 x 75%	ungestört
OSG (4 Monate)	10 x 75% 3 x 50%	7 x 75% 2 x 50% 1 x < 50%
OSG (1 Jahr)	1 x 75%	2 x 75% 1 x 50%

Tabelle 4. Sportliche Betätigung bei der Jahreskontrolle

	F	G
Vor Unfall kein Sport	22	33
noch nicht	10	11
weniger	6	1
wie vorher	16	23

- Die Dystrophiefrequenz war nicht verschieden.
- Die Beweglichkeit des Kniegelenkes und des oberen Sprunggelenkes ist in beiden Gruppen nicht wesentlich verschieden, jedenfalls in der Gipsgruppe nicht ungünstiger.
  Auch bei Messungen des Quadricepsumfanges während der Viermonatskontrolle wurden keine Unterschiede gefunden.
- Die Überprüfung der Sportfähigkeit (Tabelle 4) zeigt bei der Jahreskontrolle in der Gipsgruppe ein etwas günstigeres Resultat.

Nach unseren Untersuchungen hatte sich herausgestellt, daß anschließend an eine funktionelle Zwischenperiode die belastete Immobilisierung operierter Unterschenkelfrakturen das Resultat nicht ungünstig beeinflußt.

Das funktionelle Resultat kann mit der Beweglichkeit nach einer funktionellen Nachbehandlung konkurrieren.

Die Arbeitsunfähigkeit war bedeutend kürzer und die Frequenz der Sekundäreingriffe niedriger.

Außerdem wird das Gehen ohne Krücken von allen Patienten vorgezogen.

Das alles untersützte unsere Überlegungen, daß die obere Extremität bewegt und die untere belastet werden muß, und daß damit die Vorteile der operativen und der konservativen Behandlung kombiniert werden können.

Literatur

1. Van der Straaten J (1972) De activiteit van de spieren rond het kniegewricht tijdens het lpen op een trottoir roulant. Thesis, Rotterdam
2. Rüedi Th, Allgöwer M (1975) Richtlinien der Schweizerischen AO für die Nachbehandlung operativ versorgter Frakturen. AO-Bulleting
3. Böhler L (1937) Die Technik der Knochenbruchbehandlung. Maudrich, Wien
4. Sarmiento A, Latta L (1981) Closed functional treatment of fractures. Springer, Berlin Heidelberg New York

Indikation und Kontraindikation für die Anwendung motorgetriebener Bewegungsschienen

G. Lob und O. Wörsdörfer

Klinik für Unfallchirurgie (Direktor: Prof. Dr. med. C. Burri) der Universität Ulm, Steinhövelstraße 9, D-7900 Ulm

Das Ziel der Behandlung von Unfallverletzten ist es, den Patienten ohne bleibende Funktionseinschränkungen möglichst frühzeitig wiederherzustellen. Das Ergebnis einer exakten chirurgischen Behandlung ist nur dann gut, wenn eine ebenso exakte krankengymnastische Nachbehandlung erfolgt.

Eine verletzte Extremität sollte nur solange ruhiggestellt werden, wie es für die Heilung unbedingt notwendig ist. Für den Stoffwechsel des hyalinen Gelenkknorpels ist eine langdauernde Ruhigstellung von Nachteil. Verschiedene Autorengruppen [12, 13, 14] konnten zeigen, daß der Substrataustausch lebender Knorpelzellen vom Durchwalkvorgang, also der Bewegung abhängt. Salter [14] belegte in ausführlichen experimentellen Untersuchungen, daß nach der Verletzung von hyalinem Knorpel nur dann ein funktionstüchtiger Ersatz erfolgt, wenn die Gelenke einer gleichmäßigen passiven Bewegung ausgesetzt sind. Die geringsten reparativen Vorgänge fanden sich in Salters Untersuchungen bei Dauerruhigstellung der Gelenke.

Die kontrollierte aktive und passive Bewegungstherapie durch die Krankengymnastik kann durch den Einsatz von motorbetriebenen Bewegungsschienen gut ergänzt werden. Die notwendige Schmerzfreiheit ist durch eine gezielte Gabe von Analgetika und insbesondere durch die Katheterperiduralanästhesie zu erreichen.

Tabelle 1. Motorbewegungsschiene

Indikation	
– Gelenksteife	Arthrolyse offen / geschlossen
– Gelenkinfekt	Spül-Saugdrainage / Synovektomie
– Gelenkfraktur	Osteosynthese
– Fraktur	
– Bandrekonstruktion	
– Weichteilverletzung	

Indikation

Die wesentlichen Vorteile der postoperativen schmerzfreien passiven Bewegungstherapie sind:
1. Postoperative Verklebungen der Gleitschichten werden verhindert.
2. Der Stoffwechsel der Zellen des hyalinen Gelenkknorpels wird gefördert.
3. Das Schrumpfen von Gelenkkapsel, Bändern, Sehnen und Muskulatur ist geringer.
4. Die Muskeldurchblutung wird gefördert.

Die passive postoperative Bewegungstherapie ist daher sinnvoll für die Wiedererlangung von Gelenkbeweglichkeit, bzw. für den Erhalt der Beweglichkeit nach Trauma und Operation (Tabelle 1).

Die wesentlichen Indikationen für eine schmerzfreie postoperative Bewegungstherapie sind:
— offene oder geschlossene Arthrolyse,
— Synovektomie oder Spül-Saugdrainage bei Gelenkinfekten,
— stabil versorgte Gelenkfrakturen,
— Gelenkkapsel- und Bandrekonstruktionen,
— ausgedehnte Haut/Muskelverletzungen.

Derzeit sind motorbetriebene Bewegungsschienen für das Kniegelenk, das Ellenbogengelenk und das Schultergelenk erhältlich.

Die motorbetriebene Bewegungsschiene für das Kniegelenk (KINETEC) erlaubt eine passive Beugung und Streckung im Hüftgelenk, Kniegelenk und Sprunggelenken.

Die motorbetriebene Bewegungsschiene für das Ellbogengelenk (KINETEC) erlaubt eine passive Streckung bei aktiver Supination und Pronation im Ellbogengelenk und Unterarm.

Die motorbetriebene Bewegungsschiene für das Schultergelenk (KINETEC) ermöglicht die passiven Bewegungen entweder einzeln oder in Kombination: Abduktion, Abduktion und Außenrotation, Elevation. Gleichzeitig ist eine aktive Außen- und Innenrotation im Schultergelenk einstellbar.

Behandlungstechnik

1. Schmerzausschaltung

Für die passive Bewertungstherapie nach Bandplastiken, Arthrolysen und Infektionen des Kniegelenkes hat sich die Katheter-Periduralanästhesie gut bewährt [3, 11, 15]. Der Operateur legt zusammen mit dem Anästhesisten fest, ob eine Katheter-Periduralanästhesie möglich ist. Die Durchführung der Periduralanästhesie liegt beim Anästhesisten. Die Operation kann unter Periduralanästhesie durchgeführt werden. Wichtig ist, daß sofort nach der Operation die Extremität auf der Bewegungsschiene gelagert wird und daß noch im Aufwachraum mit passiven Bewegungsübungen begonnen wird [1, 4, 9, 10, 11].

Eine Katheteranästhesie zur Mobilisation des Ellbogengelenkes ist möglich, im allgemeinen jedoch nicht notwendig. Die Patienten erhalten bei der ersten Mobilisation postoperativ ein Analgeticum. In den nächsten Tagen ist die Mobilisation meistens ohne weitere Medikation möglich.

Für die Schultermobilisation wurde bisher keine Dauerschmerzausschaltung durchgeführt.

2. Kniegelenk

Nach Arthrolysen bei posttraumatischen Kniegelenksteifen kann der intraoperativ gewonnene Bewegungsausschlag nur erhalten werden, wenn postoperativ eine intensive Krankengymnastische Beübung erfolgt [1, 2, 5, 7]. Die funktionellen Ergebnisse nach Infektion des Kniegelenkes hängen von der frühzeitigen Erkennung und Behandlung des Infektes sowie von der möglichst bald einsetzenden Bewegungstherapie ab [4, 8].

Auch zur Nachbehandlung von Bandplastiken am Kniegelenk wird die motorbetriebene Bewegungsschiene eingesetzt. Der Vorteil dieser Bewegungstherapie ist die exakte Einstellbarkeit des Bewegungsausmaßes, so daß z. B. eine Beugung/Streckung von 20–60° nicht überschritten wird.

3. Ellbogengelenk

Die Anwendung der motorbetriebenen Bewegungsschiene für das Ellbogengelenk hat sich nach Arthrolysen und Gelenkinfektionen gut bewährt. Ein besonderer Anwendungsbereich ist die frühzeitige Mobilisation nach operativer Versorgung von Gelenkfrakturen.

In der ersten postoperativen Woche sollte z. B. bei stabil versorgten distalen intraartikulären Humerusfrakturen mit der kontrollierten krankengymnastischen Beübung begonnen werden. Gleichzeitig kann die Krankengymnastin dem Patienten die motorbetriebene Bewegungsschiene erklären und mit ihm erste Übungen durchführen. Neben der passiven Streckung und Beugung im Ellbogengelenk können Supination und Pronation aktiv geübt werden (Abb. 1, 2).

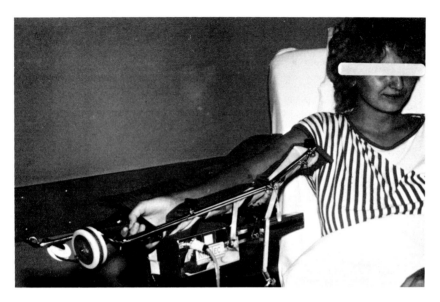

Abb. 1. Motorbetriebene Bewegungsschiene für das Ellbogengelenk. Passive Beugung und Streckung. Aktive Supination und Pronation

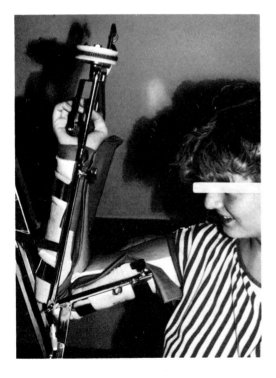

Abb. 2. S. Legende zu Abb. 1

4. Schultergelenk

Die motorbetriebene Bewegungsschiene für das Schultergelenk erlaubt eine passive Abduktion zwischen 30 und 150°, eine passive Elevation in der Frontalebene, eine passive Abduktion mit Außenrotation, sowie eine aktive Außen- und Innenrotation.

Die Schiene hat sich in der Behandlung nach Gelenkinfektionen und Arthrolysen bei posttraumatischen Einsteifungen bewährt. Auch nach Humeruskopffrakturen, Scapulafrakturen sowie Kapsel/Bandverletzungen ist die Anwendung möglich.

Komplikationen

Bei der frühzeitigen postoperativen Mobilisation können Hämatome entstehen. Saugdrainagen müssen daher mehrere Tage belassen werden. Ihre Durchgängigkeit muß täglich geprüft werden und wenn nötig, durch Anspülen wiederhergestellt werden. Die Drainagen behindern im allgemeinen eine passive Bewegung nicht.

Größere Hämatome, die nicht abgesaugt werden können, müssen operativ ausgeräumt werden. Insbesondere zu Beginn der Therapie auf der motorbetriebenen Bewegungsschiene müssen mehrfach täglich Wundkontrollen durchgeführt werden. Wundrandnekrosen können durch zu starke Spannung bei der Bewegung entstehen. Sie müssen rechtzeitig erkannt werden, und es muß entschieden werden, ob für einige Tage die Bewegungstherapie eingeschränkt oder abgesetzt werden muß.

Bei der passiven Gelenkmobilisation nach Gelenkinfekten kann es zu einem Reinfekt kommen. Auch hier gilt, daß dieser rechtzeitig erkannt und entsprechend angegangen werden muß.

Nach Osteosynthesen sollte der Operateur selbst die Indikation zu Krankengymnastik und passiver Bewegungstherapie stellen. Der Operateur kennt am besten die Stabilität „seiner" Osteosynthesen. Er kann die Bewegungsausmaße festlegen.

Bei Schmerzausschaltung durch Katheter-Periduralanästhesie muß der Patient sehr sorgfältig gelagert werden. Der Patient kann keinen Hinweis: „Brennen an der Ferse" geben. Beide Fersen, Innen- und Außenknöchelregion, Fibulaköpfchen (Peronaeus!) und Sacralregion sind mehrfach am Tag zu kontrollieren und der Patient durch vorsichtiges Umlagern vor Druckschäden zu bewahren.

Die Gefahren bei der Nachbehandlung mit der motorbetriebenen Bewegungsschiene sind gering, wenn diese Therapie unter strenger ärztlicher Kontrolle erfolgt.

Zusammenfassung

Die passive Mobilisation von Gelenken durch motorbetriebene Bewegungsschienen ist von mehreren Autoren beschrieben worden [1, 4, 5, 6, 9, 10, 11, 15].

Diese Therapie hat sich bei strenger Indikation gut bewährt, so daß das Anwendungsfeld erweitert wurde. Neben der Bewegungsbehandlung nach Arthrolyse und Gelenkinfekt hat sich diese Therapie auch zur Nachbehandlung nach Gelenkfrakturen, Frakturen langer Röhrenknochen, nach Bandrekonstruktionen und der Versorgung ausgedehnter Weichteilverletzungen bewährt.

Bei sorgfältiger ärztlicher Überwachung der postoperativen passiven Bewegungstherapie können Komplikationen wie Hämatome, Hautdehiscenzen, Instabilität und Lagerungsschäden weitgehend vermieden werden.

Die Kontraindikationen ergeben sich aus der Kenntnis der Komplikationen.

Die postoperative Nachbehandlung wird vom Arzt festgelegt und von der Krankengymnastin durchgeführt. Die motorbetriebene Bewegungsschiene ersetzt in keinem Fall die aktive krankengymnastische Behandlung.

Literatur

1. Blauth W (1981) Zur operativen Mobilisation versteifter Kniegelenke. In: Hefte Unfallheilkd, Heft 153. Springer, Berlin Heidelberg New York, S 429–441
2. Burri C, Helbing G, Spier W (1975) Nachbehandlung nach Kniebandverletzungen. In: Hefte Unfallheilkd, Heft 125. Springer, Berlin Heidelberg New York, S 35–41
3. Dogliotti AM (1931) Die neue Methode der regionären Anästhesie. „Die peridurale segmentäre Anästhesie". Zbl Chir 58:3141–4145
4. Giebel G, Muhr G, Tscherne H (1981) Die Frühsynovektomie beim Kniegelenksempyem zur Vermeidung der Gelenksteife. In: Hefte Unfallheilkd, Heft 153. Springer, Berlin Heidelberg Ney Work, S 446–448
5. Hierholzer G, Skuginna A (1982) Die posttraumatische Kniestrecksteife. Unfallchirurgie 8:328–333 (Nr. 5)
6. Jäger M, Wirth CJ (1981) Die Arthrolyse und Arthroplastik des Ellenbogen- und Kniegelenks. Huber, Bern Stuttgart Wien
7. Judet R, Judet J, Lord G (1959) Résultats du traitement des raideurs du genou par arthrolyse et désinsertion du quadriceps fémoral. Mem Acad Chir 24, 25:645–654
8. Lob G, Burri C (1983) Gelenkverletzungen und posttraumatische Infektionen. Therapiewoche 33:5734–5755
9. Lob G, Burri C, Wörsdörfer O (1985) Die Kniegelenksmobilisation bei posttraumatischer Kniegelenkssteife – Behandlung und Ergebnisse. In: Pfeifer G (Hrsg). „ Die Ästhetik von Form und Funktion in der Plastischen und Wiederherstellungschirurgie. Springer, Berlin Heidelberg New York Tokyo
10. Lob G Die Motorbewegungsschiene: Indikation und Behandlungstechnik. Unfallmedizinische Tagung des Landesverbandes Bayern der Gewerblichen Berufsgenossenschaften, 11./12. Mai 1984, Veitshöchheim (im Druck)
11. Mayer Th (1984) Arthrolyse des Kniegelenkes und postoperative Frühmobilisation mittels Katheter-Periduralanästehsie auf einer elektrischen Bewegungsschiene. Dissertation, Ulm
12. Puhl W, Cotta H (1976) Pathophysiologie des Knorpelschadens. In: Hefte Unfallheilkd, Heft 127. Springer, Berlin Heidelberg Ney Work, S 1–23
13. Refior HJ, Hackenbroch MH (1976) Die Reaktion des hyalinen Gelenkknorpels unter Druck, Immobilisation und Distraktion. In: Hefte Unfallheilkd, Heft 127. Springer, Berlin Heidelberg New York, S 23–36
14. Salter RB, Simmonds DF, Malcolm BW, Rumble EJ, Macmichael D, Clements ND (1980) The biological effect of continuous passive motion on the healing of full-thickness defects in articular cartilage. J Bone Joint Surg 62A/No 8:1232–1251
15. Ulrich Chr, Burri C, Wörsdörfer O (1985) Postoperative Kniegelenksmobilisation in Katheterperiduralanästhesie nach Arthrolysen des Kniegelenks. Akt Traumatol 15: 47–51

Zusammenfassung der Diskussion

Die seit Jahren erkennbare Tendenz, Oberarmschaftbrüche von wenigen Ausnahmen abgesehen konservativ und dabei so früh wie möglich funktionell zu behandeln, fand übereinstimmenden Zuspruch. Unterschiedlich früh wird die Sarmiento-Manschette angelegt, meist erst nach 8 bis 10 bis 15 Tagen, vorher sei die funktionelle Weiterbehandlung mit Manschette noch zu schmerzhaft. Wesentlich weiter geht die primär funktionelle Behandlung (Specht), bei der lediglich im Liegen eine elastische Bandage zur Fixierung des Armes am Körper angelegt wird, ansonsten ab 2. bis 4. Tag bereits alle Gelenke der oberen Extremität nach Schema beübt werden. Der extendierende „Repositionsgriff" verhindere dabei die Schmerzen.

Ähnlich könne mit isolierten, nicht mehr als um halbe Schaftbreite verschobenen Ulnafrakturen des mittleren und distalen Drittels verfahren werden.

Die Diskussion über die Weber-A-Frakturen wurde erweitert auf die Außenbandrupturen, bei denen von vielen Kollegen nach operativer Versorgung die Nachbehandlung mit dem Schuh nach Dr. Spring betrieben wird. Erfahrungen mit der aus Maastricht vorgetragenen Methode hatte niemand.

Über die primär funktionelle Therapie der stabilen Wirbelfrakturen gab es keine wesentliche Meinungsverschiedenheiten. Bei stabilen Brüchen eines Wirbels wird meist in den ersten Tagen schon Gymnastik auch außerhalb des Bettes durchgeführt. Dem Achsenknick (bei Jugendlichen sogar bis etwa 20°) wurde wegen der guten Kompensationsmöglichkeiten von mehreren Kollegen keine besondere Rolle zugesprochen, weswegen Repositionen z. B. im Durchgang kaum noch durchgeführt würden.

Von den stabilisierenden operativen Verfahren, die möglichst rasch ebenfalls eine funktionelle Weiterbehandlung erlauben, wurde besonders der kurzstreckige Fixateur interne behandelt. Er habe eine besondere Bedeutung für die Querschnittsgelähmten, die auf eine gute Beweglichkeit der übrigen Wirbelsäule angewiesen sind, um sich später selbst helfen zu können.

Beckenbrüche wurden nur vor dem Acetabulumbereich funktionell behandelt, da diese auch bei Belastung nicht zur Instabilität führen.

Über funktionsgerechte Lagerungen nach Osteosynthesen gab es keine widersprüchliche Diskussion, dagegen wurde die Gipsnachbehandlung der Amsterdamer Gruppe von mehreren Kollegen kritisiert, da mit der Fixierung der Sprunggelenke, ggf. auch des Kniegelenkes ein wesentliches Element der AO-Behandlung preisgegeben werde. Muskelminderungen unter dieser Behandlung wurden auch von den Autoren selbst beobachtet.

XIII. Rekonstruktion des Weichteilmantels an der Hand – Konventionelle Methoden im Vergleich zur mikrochirurgischen Technik

Wundbehandlung und primäre Wundversorgung

F. Eitel und A. Betz

Chirurgische Klinik Innenstadt und Chirurgische Poliklinik der Universität München (Direktor: Prof. Dr. L. Schweiberer), Nußbaumstraße 20, D-8000 München 2

Für die Versorgung des Weichteilmantels der Hand gilt im Allgemeinen daß so schnell wie möglich und definitiv eine geschlossene Hautdecke wiederhergestellt wird. Insofern ist der primäre Wundverschluß das häufigste Vorgehen.

Dies gilt besonders für einfache Verletzungen wie Schnittwunden mit Durchtrennung nur einer tiefer liegenden Struktur. Hier ist das Vorgehen standardisiert (Tabelle 1). Die Wunde wird mechanisch gereinigt, schichtgerecht adaptiert und durch Primärnaht versorgt. Bei großen und vollständig debridierbaren Hautdefekten wird eine primäre Autoplastik durchgeführt.

Der primäre Wundverschluß bei Handverletzungen wird heute nicht mehr in dem Maße wie etwa noch in den 60iger Jahren – vor Einführung mikrochirurgischer Techniken – durch die Komplexität der Verletzung verhindert. Zwei andere Faktoren jedoch lassen den primä-

Tabelle 1. Richtlinien der Wundbehandlung bei Handverletzungen

---

Wundbehandlung
- Sorgfältige Antisepsis
- Möglichst Vermeidung von Fremdkörperinokulation
  (Handschuhpuder, nicht resorbierbare Materialien)
- Gewebeschonende Operationstechnik:
  Schichtgerechte Präparation,
  Vermeidung von Ischämie,
  Feine Instrumente, Instrumentelle
  Technik, Atraumatische Nahttechnik,
  Spannungsfreie Nähte
- Sorgfältige Blutstillung:
  Vermeidung von Massenligaturen,
  Punktkoagulation,
  Verwendung von resorbierbarem Material,
  ggf. Saugdrainage für 24 h
- Vermeidung von Austrocknung
  Irrigation mit Ringer-Lösung

Tabelle 2. Beeinflussung der Dringlichkeit der Versorgung durch bei der Wundinspektion zu gewinnende Faktoren.

Beurteilung von Wunden
- Lokalisation
- Art der Wunde (Wundbrand, -tiefe, -taschen)
- Alter　　　　　　　　　　　　　　　　　　} Dringlichkeit der Versorgung
- Kontamination
- Begleitverletzungen

ren Wundverschluß nach wie vor als Risiko erscheinen: Zum einen ist er bei Kontamination kontraindiziert, und zwar in Abhängigkeit von der Virulenz der Keime und dem Zeitpunkt der Versorgung (12-h-Grenze). Zum anderen sind bei ausgedehnten und komplexen Handverletzungen (Beteiligung mehrerer, tiefer liegender anatomischer Strukturen, Defekte) meistens hochspezialisierte, mikrochirurgische Verfahren erforderlich. Die routinemäßig einsetzbare, mikrochirurgische Technik stellt einen großartigen Fortschritt für die autoplastische Versorgung von Gewebsverlusten oder -zerstörungen im Bereich der funktionell so komplexen Hand dar. Die unabdingbar ständige Übung dieser komplizerten Technik ist aus organisatorischen Gründen aber nicht an jedem Ort möglich und bleibt deshalb den chirurgischen Zentren vorbehalten. In diesem Falle wird der Patient dann in einer vertretbaren Zeitspanne einem entsprechend eingerichteten Zentrum zuzuführen sein. Ist dies nicht möglich, so können als Alternative die Verfahren der aufgeschobenen Primärversorgung herangezogen werden. Die Dringlichkeit der Versorgung durch definitiven Wundverschluß unter Einsatz mikrochirurgischer Technik wurde außerdem durch andere Faktoren, die bei der ersten Wundinspektion feststellbar sind (Tabelle 2) – wie beispielsweise Alter und Kooperationsfähigkeit des Patienten – beeinflußt.

Es sei nochmals betont: Auch bei Komplexverletzungen wie schweren Quetschungen des Weichteilmantels mit Verletzung mehrerer tiefgelegener Strukturen ist der primäre Wundverschluß die Methode der Wahl. Er ist aber gerade bei diesen schweren Verletzungen trotz der erweiterten technischen Möglichkeiten (Mikrochirurgie) risikobelastet. Vor allem ist bei diesen Verletzungstypen primär nur schwer zu beurteilen, welche der geschädigten devitalen Gewebsteile avital werden, welche wieder an die Mikrozirkulation angeschlossen werden bzw. welche eine ausreichende Restdurchblutung besitzen. Insofern ist das Ausmaß des erforderlichen, chirurgischen Débridements in diesen Fällen schwer abschätzbar. Hinzu kommt, daß funktionell wichtige Strukturen vom Débridement verschont werden sollten – und was ist im Bereich der Hand nicht funktionell wichtig in Bezug auf die Restitutio ad integrum? Das Argument, daß an der Hand ein großzügiges Débridement ausführbar sei, weil die geopferten Strukturen mit Hilfe moderner plastischer Maßnahmen (mikrochirurgisch gestielte, freie Transplantate) ersetzbar seien, sollte kritisch gesehen werden. Die heute vorliegenden Spätergebnisse beispielsweise der Replantationen zeigen, daß auch die mikrochirurgische Technik funktionelle Einbußen nicht verhindern kann.

Wenngleich die Primärversorgung die Methode der Wahl ist, so zeigen die genannten Gründe doch, daß das aufgeschobene Vorgehen bei schwerer Kontamination (z. B. landwirtschaftliche Verletzungen) und Komplexverletzungen mit ausgedehnter Devitalisierung (z. B. Stanzverletzungen oder Verbrennungen) seinen Platz hat. Es kommt also darauf an, die aufgeschobene Versorgung in ihrem begrenzten Indikationsbereich adäquat einzusetzen und sie

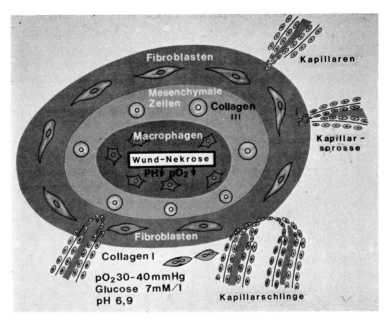

Abb. 1. Schema der räumlichen Beziehung der zellulären Komponenten im Ablauf der posttraumatischen Gewebsreparation

nicht — wie dies geschehen ist — als Methode der Wahl in jedem Fall der komplexen Verletzungen anzusehen.

Bei der aufgeschobenen Versorgung wird nicht die von Friedrich inaugurierte totale Wundausschneidung und die primäre Naht durchgeführt, sondern es wird nur sichtbar avitales Gewebe débridiert, wie es von Bergmann, Lexer und Bürkle de la Camp angegeben wurde. Die Wunde wird dann offen gelassen, und es wird in einer engen Zeitspanne die Demarkierung des devitalen Gewebes bzw. seine Erholung abgewartet. Die Dringlichkeit der Versorgung durch Naht, also des definitiven Wundverschlusses, ist damit aufgeschoben, wie von Iselin vorgeschlagen. Nach einem in seiner Vollständigkeit unsicheren chirurgischen Débridement eine freie oder gestielte autologe Plastik vorzunehmen, ist nicht nur risikoreich für die Einheilung des wertvollen plastischen Materials, sondern bringt vor allem in Bezug auf die funktionelle Wiederherstellung nicht das erwartete Ergebnis. Denn die verbleibenden Nekrosen führen letztendlich zur Fibrose und damit zur Funktionsstörung.

Die Fibrosierung kann nur dann hintangehalten werden, wenn es nicht zur vermehrten Granulationsgewebsbildung kommt, die immer in Gefolge persistierender Infekte oder großer Nekroseareale auftritt. Der pathogenetische Ablauf gestaltet sich hierbei wie folgt: Nekrotisches Gewebe aktiviert die Makrophagen. Sie phagocytieren die avitalen Bereiche. In ihrer räumlichen und zeitlichen Entwicklung stehen sie genau zwischen dem nekrotischen Wundfeld und dem zur Reparation bereiten, umgebenden Weichteillager (Abb. 1). Ihnen kommt demnach nicht nur insofern eine Schlüsselrolle zu, als sie das Wundfeld durch Phagocytose aufräumen, also ein *Makrodébridement* ausführen, sondern ihre Bedeutung liegt auch darin, daß sie durch Freisetzung von Mediatoren proliferative Signalwirkungen auf das umgebende reparationsfähige Weichteillager ausüben. Angiogenese und Fibroplastenproliferation werden von den Makrophagen getriggert. Je höher der Aktivitätsgrad, bedingt durch die Nekrose, des phagocytierenden Zellsystems ist, desto mehr Mediatoren werden freigesetzt. Umso mehr wird konsekutiv die Gefäßneubildung und Bindegewebsbildung angeregt. Die proliferationsfördernden Faktoren (Entzündungsmediatoren, Mitogene) persistieren und übersteigen die Konzentration der hemmenden Faktoren (Chalone). Es entsteht eine vermehrte Fibroplastenbildung und erhöhte Matrixsynthese, woraus letztendlich die Fibrosierung resultiert. Klinisch bleibt in diesen Fällen des unvollständigen *Makrodébridements* und des nicht komplettierbaren Mikrodébridements die Wunde über die Zeit von 2 bis 4 Tagen nach der Verletzung hinaus ödematös, vom Stoffwechsel her gesehen also katabol. Die anabol proliferative Fibroplasten- und Angiogenesephase tritt am Ende der ersten Woche dann verstärkt und verlängert ein. Es kommt zur verstärkten Narbenbildung, unter Umständen mit der klinischen Konsequenz der Fibrose der Gleitlager und fibrösen Einsteifung der Gelenke. Vor diesem pathogenetischen Hintergrund versucht der Chirurg im Rahmen der aufgeschobenen Primärversorgung, dem Mikrodébridement der Phagocythen nachzuhelfen, indem er — unter Umständen in mehreren Schritten — avitale Areale exzidiert, verglichen mit der Phagocytentätigkeit also ein Makrodébridement ausführt. Das Makrodébridement muß aber zeitlich so abgestimmt werden, daß eine definitiv verschließbare Wunde noch vor dem Einsetzen der Granulationsphase geschaffen ist, also im allgemeinen vor dem Ende der ersten posttraumatischen Woche.

Bleibt nun im Rahmen der aufgeschobenen Primärversorgung die Wunde offen, so stellt sich die Frage nach der temporären Wundabdeckung. Denn die Wunde hat Verbindung zur Umwelt, verliert Feuchtigkeit und Wärme durch Verdunstung und ist den Umweltkeimen, also der Sekundärkontamination, ausgesetzt. Es stellt sich also die Forderung nach einer milieubewahrenden, temporären Wunddeckung. Hierzu sind zahlreiche Methoden angegeben worden. Ohne Anspruch auf Vollständigkeit der Darstellung aller Modifikationen werden im Folgenden einige prinzipielle Möglichkeiten besprochen.

Die einfachste ist der sterile Gazeverband. Da er oft mit dem fibrinreichen Wundgrund verklebt, werden fetthaltige Tüllgitter dazwischen gelegt. Diese Verbandsanordnung verhindert weder die Austrocknung, noch die sekundäre Kontamination der Wunde. Es gilt als sicher, daß Austrocknung die Migration der Zellen in das Wundfeld, also chemotaktische Prozesse, behindert und die Proliferationsrate senkt.

Eine weitere Möglichkeit stellt die Deckung mit allogenen (homologen) oder xenogenen (heterologen), präparativ veränderten Hauttransplantaten dar (Tabelle 3). Sie haben nicht die Nachteile der konventionellen Gazeverbände, sie schaffen ein optimales Wundmilieu, sind aber aufwendig herzustellen und damit teuer, und machen gelegentlich immunologische Probleme.

Aus diesen Gründen wurde und wird nach einer technisch herstellbaren Kunsthaut gesucht (Tabelle 4). Es stehen verschiedene Materialien auf Kunststoffbasis zur Verfügung. Sie erfüllen im allgemeinen die an sie gestellten wundphysiologischen Forderungen (Tabelle 5). Saugfähigkeit für Sekrete, proliferationsfördernde Oberflächenstruktur, Verformbarkeit und eine gewisse Luftdurchlässigkeit. Sie haben nur einen Nachteil: Sie werden häufig nicht streng indiziert eingesetzt. Mit anderen Worten: Im Bereich der Hand werden sie leicht zu lange belassen. Sie sind nicht der Eigenhaut äquivalent. In dem Moment, wo die Wundheilung in ihre granulierend proliferative Phase tritt, ist die Zeit für den definitiven Hautverschluß durch plastische Maßnahmen gekommen. Schon am 2. bis 3. posttraumatischen Tag, spätestens aber vor Ablauf der ersten posttraumatischen Woche, zeigt sich unter infektfreien Bedingungen, welche Gewebsareale unrettbar devitalisiert sind und makrodébridiert werden müssen. Nach weiteren 2 bis 3 Tagen geht die Wundheilung — ein infektfreies, vita-

Tabelle 3. Vor- und Nachteile des temporären Hautersatzes durch allogene und xenogene Hauttransplantate

---

Vorteile homologer und heterologer Hauttransplantate

1. Wundreinigende Wirkung
2. Schutz vor sekundärer bakterieller Kontamination
3. Eindämmung des Austritts von Plasma
4. Neubildung eines gut vascularisierten Granulationsgewebes

Nachteile homologer und heterologer Haut

— Begrenzte Haltbarkeit
— Aufwendige Beschaffung (großer personeller und finanzieller Aufwand)
— Eine nur kurze Verweildauer bedingt durch immunologische Probleme
  → Häufiges Wechseln
— Krankheitsübertragung (z. B. Hepatitis)

Tabelle 4. Hautersatzpräparate

Beispiele von Präparaten zum temporären Hautersatz

1. Coldex:	Polyvenylalkohol-Formalschaum	
2. Opsite-Folie:	Polyurethan, welches eine Beschichtung mit Polyvenyl-Ätherkleber aufweist	
3. Epigard:	Polyurethanweichschaum mit Teflonschicht auf der wundabgewandten Seite	
4. SYS PUR-DERN:	Ebenfalls Polyurethanschaum mit stärkerer Verdichtung der wundabgewandten Seite	

Tabelle 5. Anforderungen an Materialien zum temporären Hautersatz

---

Physikalisch wichtige Parameter temporärer Hautersatzmaterialien

— Exsudataufnahmevermögen
— Oberflächenstruktur der wundzugewandten Seite (Porengröße)
— Plastizität
— Luftdurchlässigkeit (→ Ventilation der Wunde)

---

les Wundfeld vorausgesetzt — in ihr anaboles Stadium. Dann hat die Kunsthaut ihren Dienst getan. Solange also das Makrodébridement angezeigt ist, solange besteht eine gute Indikation für die temporäre Kunsthautdeckung (Tabelle 6).

Global gesehen ist es das Ziel der Wundbehandlung, das phagocytäre Mikrodébridement und die von ihm ausgehenden proliferativen Signalwirkungen derart zu unterstützen, daß ein adäquates Wundmilieu gewährleistet bleibt oder wiederhergestellt wird. Dies geschieht am besten mit vitalem biologischem Material. Ist die Autoplastik aber aus den genannten Gründen nicht angezeigt, so kann im Rahmen der aufgeschobenen Primärversorgung das Wundmilieu durch Hautersatzstoffe optimiert werden.

Tabelle 6. Allgemeine Indikationsliste für den temporären Hautersatz

---
Indikationen

1. Verbrennung 2. und 3. Grades
2. Offene Frakturen mit Weichteilschaden
3. Traumatische Haut- und Weichteildefekte
4. Interimdeckung der Hautdefekte in der Tumorchirurgie
5. Ulcera verschiedenster Genese
6. Schutz freiliegender Knochen, Sehnen und Gelenke (auch bei Spongiosaplastik)
7. Amputationen

Zusammenfassung

Indikationen und Grenzen des primären Wundverschlusses bei Handverletzungen werden aufgezeigt. Vor dem Hintergrund der Pathogenese der Fibrosierung werden auch die Grenzen der aufgeschobenen Primärversorgung besprochen. Die Bedingungen für die Anwendung temporärer Hautersatzmaterialien im Rahmen der aufgeschobenen Primärversorgung werden dargestellt.

Literatur

Tubiana R (1985) The hand. WB Saunders, Philadelphia London Toronto

Indikation und Ergebnisse der Spalthaut- und Vollhaut-Transplantationen

K.-A. Brandt

Berufsgenossenschaftliche Unfallklinik Duisburg-Buchholz (Direktor: Prof. Dr. G. Hierholzer), Großenbaumer Allee 250, D-4100 Duisburg 28

Das freie Hauttransplantat ist an der Hand die häufigste, einfachste und bei richtiger Indikation und Operationstechnik auch die sicherste Defektdeckung, bei der außerdem in vielen Fällen später wieder mit einer Schutzsensibilität gerechnet werden darf. Es ist immer dann indiziert, wenn es sich lediglich um einen oberflächlichen Gewebsverlust handelt, auf einen Ersatz des verlorengegangenen Subcutangewebes bzw. subcutaner Strukturen verzichtet werden kann und der Wundgrund ausreichend vascularisiert ist. Kontraindikationen sind daher im allgemeinen freiliegender Knochen, entblößte Sehnen und offene Gelenke, die eine gestielte oder freie Hautlappenplastik erfordern.

Immer sollte das Hauttransplantat so dick als irgend möglich gewählt werden, um die verlorengegangene Oberfläche bestmöglich zu ersetzen, wobei allerdings die Frage, ob Vollhaut, dicke oder dünne Spalthaut verwendet werden kann, von der Ernährungsfähigkeit des Wundbettes abhängt. Dicke Spalthaut und Vollhaut setzen aseptische und gute Durchblutungsverhältnisse für ihre Einheilung voraus, während dünne Spalthaut an das Transplantatlager die geringsten Ansprüche stellt und auch auf infizerten Wundflächen anwächst. Transplantatverluste sind fast immer darauf zurückzuführen, daß diese Abhängigkeit der Transplantatqualität vom Wundgrund nicht genügend beachtet wird oder gar kein transplantationsfähiges Lager vorliegt.

Für die Primärversorgung frischer, oberflächlicher und nur wenig kontaminierter Defektverletzungen findet im allgemeinen eine mitteldicke Spalthaut Verwendung, nachdem zunächst alle devitalisierten Gewebsanteile reseziert wurden, damit die frei verpflanzte Haut sowohl zum Wundrand wie auch zum Wundgrund an gesundes Gewebe grenzt. Nach sorgfältiger Blutstillung wird die Haut unter möglichst physiologischer Spannung exakt in den Defekt eingenäht. Zusätzlich kann man einer Serom- bzw. Hämatombildung durch Stichelung der Transplantate vorbeugen, oder falls eine befriedigende Blutstillung einmal nicht erreichbar ist, das Transplantat in Blutsperre einnähen und diese erst nach Anlegen des immer notwendigen Druckverbandes wieder öffnen.

Ein gleiches Vorgehen ist bei umschriebenen drittgradigen Handverbrennungen angezeigt, wenn die Excision der Nekrosen, wie es das anzustrebende Ziel ist, primär, d. h. in den ersten ein bis zwei Tagen erfolgt, weil man sich dann alle Vorteile der zu diesem Zeitpunkt noch nahezu aseptischen Wundverhältnisse zu Nutze macht. Die vollständige Entfernung des nekrotischen Gewebes ergibt sich aus dem makroskopischen Aussehen und einer frischen Blutung des gesamten Wundgrundes nach Öffnen der Blutsperre. Auch hier wird die Spalthaut eingenäht und nach einem gut gepolsterten komprimierenden Verband durch Gipsschiene ruhiggestellt.

Die Entnahmestelle von Verschiebe- und Schwenklappenplastiken werden ebenfalls primär, und da es sich bei ihnen um aseptische und gut durchblutete Wunden handelt, mit dicker Spalthaut verschlossen, die außerdem durch einen Überknüpfverband die notwendige Kompression zum Wundgrund erhält, um nicht durch einen zirkulären Druckverband die Durchblutung der Lappenplastik zu gefährden.

Ist eine Verletzung grundsätzlich zur Deckung mit einem Spalthauttransplantat geeignet, stellen jedoch zum Zeitpunkt der Erstversorgung eine ausgedehnte Schwellung der Extremität mit Hämatom- und Ödemsekretion oder nicht sicher zu beseitigenden Wundverschmutzung und Nekrosen das Anheilen des Transplantates zu diesem Zeitpunkt in Frage, so decken wir die Wundfläche nach sorgfältiger Nekrektomie zunächst temporär mit einem synthetischen Hautersatz ab, der regelmäßig gewechselt wird und führen die Spalthauttransplantation früh sekundär durch, sobald ein geeignetes Wundbett vorliegt.

Infizierte Wundflächen bedürfen oft vor einer Transplantation einer entsprechenden Vorbereitung. Restnekrosen müssen reseziert werden, es darf keine starke auf eine wesentliche Infektion hinweisende Wundsekretion mehr vorliegen und alle überschießenden Granulationen sind abzutragen, da sich aus diesen sonst später unter dem Transplantat dicke, fibrotische, die Funktion erheblich beeinträchtigende Narben entwickeln würden. Zum sicheren Wundschluß wird man in diesen Fällen meist eine dünnere Spalthaut wählen, die nicht oder nur mit wenigen Nähten fixiert werden muß. Diese Spalthaut gestattet auch die in der Verbrennungsbehandlung häufig bevorzugte verbandslose Transplantation, wobei ein Ankleben der Transplantate mit Fibrinkleber nützlich sein kann.

In der rekonstruktiven Chirurgie werden dagegen unter den eingangs erwähnten Indikationsvoraussetzungen üblicherweise dicke Spalthaut- oder Vollhauttransplantate verwendet, letztere insbesondere bei hohlhandseitigen Korrekturen wegen der vermehrten Belastung und an der kindlichen Hand wegen des noch bestehenden Wachstums. Dabei ist man bei Lösung von Kontrakturen immer wieder über die Größe der entstehenden Defekte erstaunt. Gravierende Unterschiede bestehen jedoch sicherlich zwischen Vollhaut und dicker Spalthaut nicht, wie beispielsweise diese ungehinderte Fingerentwicklung des heute 11jährigen Kindes zeigt, bei dem im Alter von $1^{1}/_{2}$ Jahren eine Syndactylie der Finger 3, 4 und 4, 5 getrennt und in die Defekte mit dicker Spalthaut eingenäht wurde. Von ausschlaggebender Bedeutung für den Erfolg und die Erreichung einer freien, ungehinderten Funktion ist aber die Gestaltung des randständigen Wundverlaufes, und damit komme ich zu den operationstechnischen Gesichtspunkten bei der freien Hauttransplantation, nachdem bisher im wesentlichen auf die notwendige Differenzierung hinsichtlich ihrer Qualität eingegangen wurde. Die Wundränder müssen in jedem Fall so verlaufen, daß sie nicht durch hier später einsetzende Narbenschrumpfung zu Bewegungsbehinderungen und insbesondere Beugekontrakturen führen. Dies gelingt erfahrungsgemäß am besten durch eine winkelförmige Schnittführung, wie sie auch zur Beseitigung von Syndactylien verwandt wird.

Bei Narbenausschneidungen muß an den Fingerseitenflächen häufig mit dieser zickzackförmigen Excision sogar über die Mediolaterallinien hinausgegangen werden, und man sollte sich auch nicht scheuen, eventuell kleine, unversehrte Hautareale diesem unbedingt zu erreichenden Wundverlauf zu opfern, wenn die Unterbrechung eines geraden Wundrandes, beispielsweise durch eine halbe Z-Plastik, nicht suffizient genug ist. Ebenso müssen in den Zwischenfingerfalten die Incisionen und Transplantate spitzwinklig bis zur Gegenseite verlaufen, will man eine erneute Kontraktur in der ersten Zwischenfingerfalte oder Schwimmhautfaltenbildungen vermeiden. In ähnlicher Weise läßt sich gelegentlich eine größere Wundfläche durch 2 halbe Z-Plastiken brückenartig unterbrechen und so ein günstigerer Wundverlauf erzielen. Auch kann es erforderlich sein, Fingergelenke, die längere Zeit infolge Narbenkontrakturen in maximaler Beugestellung gestanden haben, für zwei bis drei Wochen durch Kirschner-Drähte in Streckstellung zu fixieren, wenn diese nach Beseitigung der kontrakten Narbe durch einen Gipsverband allein nicht sicher gewährleistet ist.

Selbstverständlich ist die vollständige Entfernung des gesamten Narbengewebes erforderlich, um eine gänzliche Entspannung der angrenzenden, unverletzten Hautbereiche und ein narbenfreies Transplantatlager zu erhalten. Diese Excision in Oberarmblutleere sollte mit größter Sorgfalt genau an der Grenze zwischen Narbe und unversehrtem Subcutangewebe erfolgen. Die Erhaltung des subcutanen Venengeflechtes über dem Handrücken ist dabei nicht nur für den venösen Rückfluß wichtig, sondern die Hand erhält dadurch auch später wieder ein natürliches Aussehen.

Neben diesen klaren Indikationen für eine freie Hauttransplantation gibt es verständlicherweise auch Grenzfälle beziehungsweise Situationen, in denen man sich gegen eine eher indizierte Lappenplastik und für einen Kompromiß zu Gunsten eines freien Hauttransplantates entscheiden muß — so beispielsweise bei dieser Patientin wegen einer fortgeschrittenen Gravidität. Neben dem großen Weichteilverlust mit offenem Defektbruch des Daumensattelgelenkes, einer Eröffnung des Handgelenkes mit Absprengung des Griffelfortsatzes der Speiche lagen eine teilweise Defektzerreißung nahezu der gesamten Fingerstreckmuskulatur und tiefe Schürfungen der beugeseitigen Unterarmhaut vor. Lediglich das weit eröffnete Daumensattelgelenk wurde mit einer kleinen Schwenklappenplastik vom Daumenballen gedeckt. Das Handgelenk konnte mit Resten des Kapselbandapparates und der Handrückenfascie verschlossen werden. Die durchtrennte Unterarmmuskulatur wurde soweit als möglich adaptiert und nach Erreichung eines adäquaten Wundgrundes durch temporären Kunsthautverschluß der Defekt sekundär mit Spalthaut zur Abheilung gebracht. Trotz der damit erwartungsgemäß verbundenen partiellen Sehnen- und Muskeladhärenz ist das bisher erreichte funktionelle Ergebnis zufriedenstellend.

Ebenso stellen Haut-Weichteilverluste mit freiliegenden Sehnen oder Sehnendurchtrennungen über dem Handrücken nicht eine absolute Indikation für ein Stiellappentransplantat dar, sondern wenn es gelingt, die Sehne bzw. Sehnennaht unter intaktem Subcutangewebe sozusagen zu verstecken, so kann der Wundschluß darüber durchaus mit Spalthaut erfolgen.

Abschließend noch einige Wort zu den sogenannten Spenderstellen und zur Nachbehandlung. Vollhauttransplantate werden, um sie in möglichst physiologischer Spannung einnähen zu können, nach einem Muster entsprechend der Defektgröße — üblicherweise aus der Leiste — entnommen und die Entnahmestelle primär verschlossen, so daß hier eine mehr oder weniger strichförmige Narbe entsteht. Zur Spalthautgewinnung dienen im allgemeinen die Oberschenkel. Man sollte aber auch an die nach dicker Hautentnahme häufig entstehenden hypertrophen Narben denken und deswegen gegebenenfalls lieber das Gesäß benutzen oder die Entnahmestelle selbst mit einem dünnen Transplantat decken, das sich durch Fibrinklebung gut fixieren läßt.

Das erzielte Operationsergebnis muß in jedem Fall durch eine richtige und konsequente Nachbehandlung gesichert werden. Neben einer krankengymnastischen Übungsbehandlung und Langzeitkontrollen hat sich die äußere Druckanwendung durch Kompressionshandschuhe bewährt, die randständigen Narbenhypertrophien vorbeugt und eine schnellere Narbenauflockerung und Elastizität der Transplantate herbeiführt. Besonders bei beugeseitigen Transplantationen kommen außerdem häufig individuelle Lagerungsschienen in Streckstellung der Finger zur Anwendung, die vorwiegend nachts über längere Zeit getragen werden sollten, um Rezidivkontrakturen sicher vorzubeugen.

Das freie Hauttransplantat wird zur Defektdeckung immer seinen Stellenwert behalten, es müssen jedoch die richtige Indikation, eine dem Wundgrund angepaßte Transplantatqualität und entsprechende operationstechnische Gesichtspunkte zur Erreichung des bestmöglichen Ergebnisses Berücksichtigung finden.

Der Stellenwert regionaler Lappenplastiken

R. Reill

(Manuskript nicht eingegangen)

Resensibilisierung von Fingerkuppen

U. Lanz

Chirurgische Universitätsklinik Würzburg (Direktor: Prof. Dr. E. Kern), Josef-Schneider-Straße 2, D-8700 Würzburg

Ohne Sensibilität sind die Finger trotz ausreichender Weichteildeckung nur ein blindes Werkzeug. Der Tastsinn ist verloren gegangen, Trophische Störungen und nicht heilende Ulcera mit sekundären Infekten können den Zustand verschlimmern. Die verlorene Sensibilität wenigstens an den funktionell wichtigen Seiten der Finger wiederherzustellen gehört deshalb zu den vordringlichen Aufgaben der Versorgung.

Wo geometrisch möglich, werden größere Defekte an den Fingerkuppen am problemlosesten mit lokalen Verschiebelappen gedeckt, welche bei richtiger Technik eine normale oder nahezu normale Sensibilität ergeben. An erster Stelle sei hier die V-Y-Plastik nach Tranquilli-Leali genannt. Der Anwendungsbereich lokaler Verschiebelappen wurde durch technische Verbesserungen erweitert, z. B. dadurch, das Läppchen neurovaculär gestielt zu heben, um ihm eine größere Mobilität zu verleihen. Eine Sonderform stellt der doppelt gestielte Vorschublappen dar.

Keinesfalls sollte das Thenarläppchen in Vergessenheit geraten. Richtig angewendet bringt es eine Kuppendeckung, die in Qualität und Farbe der ursprünglichen Fingerkuppe sehr nahe kommt. Trotz fehlenden Nervenanschlusses regeneriert die Sensibilität in diesen Thenarläppchen sehr gut. In einer größeren Serie von 150 Patienten konnten Melone und Mitarbeiter eine Zwei-Punkte-Diskriminierung von durchschnittlich 7 mm nachweisen, etwa dem Doppelten wie an einer normalen Fingerkuppe. Beugekontrakturen der Mittelgelenke lassen sich bei richtigem Entwurf des Läppchens fast immer vermeiden.

Das heterodigitale Läppchen bringt eine Hautdeckung, die sich schon deutlich von der ursprünglichen Fingerkuppenhaut unterscheidet, jedoch funktionell durchaus noch brauchbar ist. Schutzsensibilität ist die Regel, in einigen Fällen ist auch eine Zwei-Punkte-Diskriminierung nachzuweisen. Durch einen Anschluß des dorsalen Fingernerven an den Empfängerfinger, wie von Berger und Meisl und von Cohen und Cronin vorgeschlagen, kann die Sensibilität weiter gebessert werden.

Die genannten Verfahren sind relativ einfach und können von jedem Chirurgen mit entsprechender Liebe zum Detail erlernt werden. Anders ist dies bei dem neurovaculär gestielten Insellappen, Littlers Fortführung der Idee von Hilgenfeldt der gestielten Fingerauswechselung. Mit dieser Methode kann auch in vollständig asensible Finger Sensibilität verpflanzt werden. In der Zeit vor der mikrovaculären Chirurgie waren solche Insellappen die einzige Möglichkeit, außer der Sensibilität auch den arteriellen Zufluß schwer verletzter Finger zu verbessern. Als Spenderregion kommt vor allem die Ulnarseite des Mittelfingers oder die Radialseite des Ringfingers in Frage. Auch die Verwendung der einander zugewandten Seiten des Ring- und Kleinfingers zur Resensibilisierung von Daumen und Ziegefinger wurde vorgeschlagen. Die Nachteile der Insellappen sind bekannt. Zu nennen wäre hier insbesondere die Schwierigkeit, sensible Impulse in die Empfängerregion zu lokalisieren und nicht in die Spenderregion. Auch können dem Patienten Parästhesien durch kleinste Neurome im Randgebiet des Lappens zu schaffen machen.

Die Verwendung eines Insellappens von der Dorso-Radialseite des Zeigefingers gibt zwar eine weniger gute Sensibilität als der palmare Insellappen, bringt jedoch auch weniger Probleme mit der Lokalisation der Empfindung und mit Neuromen.

Mit den Möglichkeiten der mikrovasculären Technik ist die Häufigkeit der neurovaskulär gestielten Insellappen geringer geworden. Sie stellen jedoch noch immer eine gute und sichere Möglichkeit zur Resensibilisierung von Fingerstümpfen dann dar, wenn fortgeschrittenes Alter eine freie Gewebsverpflanzung verbieten.

Der freie übertragbare Großzehenpulpalappen mit Gefäß- und Nervenanschluß hat die Möglichkeiten der Resensibilisierung von Fingerkuppen entscheidend bereichert. Dieser Lappen ist sehr vielseitig und kann speziellen Bedürfnissen gut angepaßt werden. Arteriell wird er entweder mit der plantaren oder der dorso-lateralen Großzehenarterie, einer dorsalen Vene und den plantaren und den dorsalen Nerven angeschlossen. Zudem ist er relativ sicher, zumindest solange es sich um gefäßgesunde Patienten handelt.

Bei ausgedehnten Hautdefekten kann die ganze erste Zwischenzehenfalte mit einem Teil der Fußrückenhaut im Sinne eines Dorsalis-pedis-Lappens verwendet werden. Bei einem Patienten mit einer Avulsion der Haut von der Hohlhand und vom Daumen war der Defekt in der Hohlhand zusätzlich mit einem Radialis gestielten Unterarminsellappen gedeckt worden. Das Ergebnis war eine gut ausgekleidete I. Kommissur und eine Zwei-Punkte-Diskriminierung von 15 mm am Daumen. Die Spenderregion machte keine Probleme.

Sofern der Patient es wünscht, kann auch ein Teil des Großzehennagels mitverpflanzt werden, wobei allerdings der laterale Nagelfalz ein ästhetisches Problem bleibt. In Sonderfällen kann zusätzlich zu einem Teil des Nagelbettes auch der unterfütterte Knochen mitverpflanzt werden. Bei derartig kleinen distalen Zehenabschnitten bereitet der venöse Abfluß Schwierigkeiten. Ein so kleines Transplantat kann jedoch auch mit dem arteriellen Anschluß allein überleben.

Wie gut die Sensibilität in Radialis-gestielten Unterarminsellappen sein kann, bleibt noch abzuklären. Diese Lappen werden ja um 180 Grad gedreht, sodaß der Nervenanschluß durch lange Interponate von distal her erfolgen muß. Detaillierte Berichte müssen abgewartet werden, bevor dieser Lappen allgemein empfohlen werden kann.

Der vielseitig verwendbare Großzehenpulpalappen in Kombination mit Teilen des Dorsalis-pedis-Lappen stellt eine wertvolle Bereicherung unserer technischen Möglichkeiten zur Resensibilisierung von Fingerkuppen dar. Er vermeidet die Nachteile der heterodigitalen Insellappen. Zwar ist sein operativer Aufwand etwas größer und durch die Notwendigkeit von Gefäßanastomosen auch etwas risikoreicher. Bei einer entprechenden Patientenauswahl dürfen diese Risiken jedoch erträglich sein. Wir haben in unserem Krankengut von 9 Patienten nur einmal einen Pulpalappen verloren und zwar durch eine falsche Indikation. Von den übrigen 8 Patienten erreichten 7 eine Zwei-Punkte-Diskriminierung von 10–15 mm, nur einmal war lediglich Schutzsensibilität vorhanden. Für ältere Patienten mit Gefäßveränderungen und eingeschränkter Nervenregenerationskraft bleibt der Insellappen eine gute Möglichkeit.

Literatur

Berger A, Meisl G (1975) Innervated skin grafts and flaps for restoration of sensation to anesthetic areas. Chir Plast 3:33

Cohen BE, Cronin ED (1982) An innervated cross-finger flap for fingertip reconstruction. J Hand Surg 72/5:688–697

Hilgenfeldt O (1950) Operativer Daumenersatz und Beseitigung von Greifstörungen bei Fingerverlusten. Enke, Stuttgart
Littler JW (1952) Subtotal reconstruction of the thumb. Plast Reconstr Surg 10:215
Melone CP, Beasley RW, Carsten JH (1982) Jr: The thenar flap – an analysis of its use in 150 cases. J Hand Surg 7(3):291–297
Tranquilli-Leali E (1935) Laval Med I:186

Indikation und Ergebnisse des gestielten neurovasculären Unterarmlappens

W. Stock und K. Wolf

Chirurgische Klinik Innenstadt und Chirurgische Poliklinik der Universität München (Direktor: Prof. Dr. L. Schweiberer), Nußbaumstraße 20, D-8000 München 2

Geschichte des Unterarmlappens

Yang Guofan beschrieb im Jahre 1978 erstmals den klassischen „Chinesischen Radialislappen" und berichtete von über 60 Fällen. Vaubel (1975) verwandte in Europa bereits eine ähnliche Methode, wobei er eine Fistel konstruierte, ähnlich dem Cimino-Shunt, zwischen Arteria radialis und einer Unterarmvene. Ein paar Tage später ließ sich das Hautareal, das durch den Gefäßstiel versorgt war, heben und schwenken.

Prinzip

Ein Hautlappen, bestehend aus Haut, der Arteria radialis, Hautvenen, Hautnerven und lockerem Fettgewebe wird bei arterieller Stromumkehr an der Arteria radialis auf Höhe des Handgelenkes gestielt und zur Haut- und Weichteilplastik an der Hand verwendet. Der venöse Abfluß erfolgt entweder über die Begleitvenen oder über eine Anastomose zwischen einer Unterarmvene und einer brauchbaren Vene an der Hand. Die Sensibilität im Lappen erreicht man über eine Mikronervenanastomose zwischen einem sensiblen Unterarmnerven und einem passenden Nerven der Hand. Zur postoperativen Thromboseprophylaxe wurde routinemäßig für die Dauer von fünf Tagen Dextran 40 verabreicht und in den darauffolgenden Wochen erhielten die Patienten Thrombocytenaggregationshemmer (Acetylsalicylsäure und Dipyridamol).

Anatomie

Die Arteria brachialis zweigt sich einige Querfinger unterhalb des Ellenbogengelenkes in die Arteria radialis und die Arteria ulnaris auf. Der arterielle Blutfluß wird durch die Arteria radialis gewährleistet, die einen Durchmesser von circa zwei bis drei Millimetern aufweist. Sie verläuft oberflächlich der Ansatzsehne des Musculus pronator teres in die Speichenstraße zwischen den Musculi brachioradialis und flexor carpi radialis. Die Arterie gibt neben den Ästen zur Unterarmbeuge- und Streckmuskulatur zahlreiche kleine Äste ab, welche die Unterarmfascie durchdringen und über ein epifasciales und subcutanes Gefäßnetz die Haut versorgen. Injektionspräparate an der Leiche zeigen, daß das Versorgungsgebiet der Arteria radialis die gesamte Haut der Volarseite des Unterarms und etwa die radiale Hälfte der Streckseite miteinbezieht. Der venöse Abfluß erfolgt größtenteils über die großen Unterarmvenen und weniger über die Venae commitantes.

Auf der Palmarseite des Radialislappens existieren drei Hautnerven: der Nervus cutaneus antebrachii, der Ramus anterior des Nervus antebrachii medialis und der Ramus ulnaris des Nervus antebrachii medialis.

Indikation

Die Indikation für den neurovasculären Radialislappen ist abhängig von der Gefäßsituation am Unterarm und an der betroffenen Hand. Deshalb wird eine präoperative Untersuchung mit dem Allen-Test, der Angiographie oder der DSA gefordert, um Gefäßverletzungen und anatomische Normvarianten zu erfassen. Der neurovasculäre Radialislappen eignet sich zur Primärversorgung bei großflächigen Gewebedefekten an der Hand mit freiliegenden wichtigen Strukturen, z. B. nach Ablederungsverletzungen. Sekundär können großflächige Narbenkontrakturen oder instabile Narbengebiete gedeckt werden. Gleichzeitig ist es möglich, einen vascularisierten Knochenspan aus dem Radius zu entnehmen zur Rekonstruktion von Knochendefekten.

Patientengut und Methodik

Bei 10 Patienten mit einem gestielten neurovasculären Radialislappen wurde eine Nachuntersuchung durchgeführt und sowohl das Spender- als auch das Empfängergebiet berücksichtigt. Bei der Beurteilung der Durchblutung interessierte vor allem die Blutversorgung der Hand, die bei der Gruppe mit Rekonstruktion der arteriellen Blutbahn durch ein Veneninterponat und zusätzlich durch die Arteria ulnaris gesichert war. In der Gruppe ohne Rekonstruktion erfolgte die Versorgung nur durch die Arteria ulnaris. Zur Beurteilung eigneten sich subjektive Parameter wie z. B. die Kälteempfindlichkeit, die Beschwerdefreiheit bzw. Claudicatio-Symptomatik, als auch objektive Parameter wie die Elektrothermographie. Die Beurteilung der Durchblutung im Empfängergebiet wurde durchgeführt anhand des tastbaren Pulses, der Claudicatio-Symptomatik. Farbe, Behaarung und Niveau bildeten die Parameter der Ästhetik im Spender- als auch im Empfängergebiet. Auf funktionelle Einbuße und Sensibilitätsstörungen wurde ebenfalls geachtet.

Ergebnisse und Diskussion

Die einzigen klinischen Symptome von Minderdurchblutung im Spendergebiet bzw. an der Hand waren Angaben über vermehrte Kälteempfindlichkeit bei drei Patienten. Bei fünf der insgesamt zehn Patienten war ein Ersatz der Arteria radialis durch ein Hautveneninterponat

— durch einen Ast der Vena cephalica oder der Vena basilica — vom ipsilateralen Unterarm vorgenommen worden. Klinisch waren die Patienten beider Gruppen mehrheitlich beschwerdefrei, wie es sich bei den Patienten mit Interponat noch ausgeprägter darstellte. Thermographisch waren die Patienten ohne Veneninterponat benachteiligt, wobei drei dieser Patienten Durchblutungsstörungen zeigten.

Neben der fehlenden Sensibilität im Spendergebiet konnten funktionelle Einbußen nur bei einem Patienten im Sinne einer Bewegungseinschränkung der Beugemuskulatur beobachtet werden. Über Hypersensibilität klagte ebenfalls nur ein Patient.

Die Ästhetik im Spendergebiet ist bei sechs Patienten von starker optischer Auffälligkeit, durch Farbe und Narbenbildung, geprägt; trotzdem beurteilen nur drei Patienten das Ergebnis als ästhetisch unbefriedigend. Obwohl eine funktionelle Beeinträchtigung — vor allem der Beugemuskulatur — außerordentlich selten beobachtet wird, ist der Hebedefekt der größte Nachteil des gestielten neurovasculären Unterarmlappens. Im Empfängergebiet war das ästhetische Ergebnis vor allem bezüglich der farblichen Anpassung insgesamt mehr als zufriedenstellend und wurde von den Patienten auch subjektiv so empfunden. Eine brauchbare Größe ist gewährleistet und die Hautfarbe sowie die Dicke des Radialislappens disponieren ihn für die Haut- und Weichteilgewebsdeckung bei traumatischen Läsionen der Hand. Da die Technik der Radialislappen-Transposition eine relativ einfache und sichere Operationsmethode darstellt, war nur selten eine Revision notwendig. Die durchschnittliche Operationszeit lag bei circa vier Stunden. Generell läßt sich sagen, daß der Radialis-Lappen im Vergleich zum Leistenlappen eine empfehlenswerte Alternative darstellt und zu guten Ergebnissen führt.

Zusammenfassung

Der Radialislappen eignet sich hervorragend zur Deckung von Gewebedefekten in ästhetisch und funktionell anspruchsvollen Bereichen und bietet zahlreiche Variationen auf dem Gebiet des gemischten Gewebetransfers. Die Nachuntersuchung hat ergeben, daß der gestielte neurovasculäre Insellappen in stark beanspruchten Arealen gut einheilt. Die Einheilungsquote hat sich deutlich in den letzten Jahren gebessert, da die operativen Erfahrungen zunahmen und die Indikationen streng gestellt wurden. Die Nachteile des Radialislappens liegen in der großen Narbe im Spendergebiet des Unterarmes und in den Durchblutungsstörungen bei fehlendem Veneninterponat.

Literatur

Stock W, Mühlbauer W, Biemer E (1981) Der neurovasculäre Unterarminsellappen. Z Plast Chir, Bd V, Heft 3:158–165
Stock W, Mühlbauer W, Biemer E (1983) Stromumkehr beim Unterarmlappen. Handchir 15 [Suppl]:45–48
Vaubel WE (1975) Medikation und Technik des arterialisierten Lappens zur Deckung großer Defekte im Handbereich. Hefte Unfallheilkd, Heft 126. Springer, Berlin Heidelberg New York, S 381–384
Yang Guofan (1981) Die freie Hauttransplantation vom Unterarm. Nat Med J China 61: 139–141

Rekonstruktion des Weichteilmantels an der Hand — Kritische Stellungnahme zur freien Gewebetransplantation

E. Biemer

Chirurgische Klinik und Poliklinik (Direktor: Prof. Dr. J. R. Siewert) des Klinikums rechts der Isar, Abteilung für Plastische und Wiederherstellungschirurgie (Komm. Vorstand: Prof. Dr. E. Biemer), Ismaninger Straße 22, D-8000 München 80

Die freie Gewebetransplantation hat gerade bei der Handrekonstruktion bereits einen festen Stellenwert bezogen. Teilweise hat sie herkömmliche Techniken verdrängt, wie etwa die Fernstiellappenplastik, da sie die wochenlange Gelenkfixierung und den damit verbundenen langen Klinikaufenthalt vermeidet. Andererseits hat sie neue Möglichkeiten der Rekontruktion eröffnet.

Indikationen zur Weichteilrekonstruktion an der Hand durch freie Gewebetransplantation bestehen:
1. Grundsätzlich wenn eine Lappenplastik erforderlich ist und regionale Lappen nicht zur Anwendung kommen können.
2. Bei Deckung in verschiedenen Ebenen, die meist mit gestielten Lappenplastiken nicht möglich sind.
3. Notwendigkeit einer Resensibilisierung.
4. Gleichzeitige Rekonstruktion zusätzlicher Strukturen, wie Knochen, Sehnen, etc.

Eine Einschränkung erfährt dies durch den distal neurovasculär gestielten Unterarmlappen, wie im vorherigen Referat ausgeführt.

Eine absolute Indikation sehen wir heute, wenn gleichzeitig weitere funktionelle Gewebe rekonstruiert werden müssen. Dies kann dann in einer Operation — häufig bereits als definitive Erstversorgung — durch die Gewebetransplantation von sog. kombinierten Transplantaten erfolgen.

Auswahl des Transplantats und Technik

Dank der schnellen Entwicklung der Gewebetransplantation in den 10 Jahren seit Bestehen dieser Technik, steht uns eine sehr große Auswahl von verschiedenen Spendebezirken am Körper zur Verfügung.

Zur reinen Weichteilrekonstruktion stehen uns prinzipiell alle anatomisch definierten Lappen zur Verfügung. Durch die speziellen Anforderungen für die Handrekonstruktion sind aber einige besonders geeignet.

Gefordert werden:
1. Konstantheit des Gefäßstieles.
2. Dünne Subcutis.
3. Variable Größe.
4. Vorhandensein eines sensiblen Nerven.

Tabelle 1. Freie Gewebetransplantation zur oberen Extremität

		Zahl	Einheilung
Dorsis-pedis-Lappen	Interdigital Pulpa Wrap around	20	20
Leistenlappen		1	ϕ
Unterarmlappen		2	2
Latissimuslappen		2	2
II. Zehe		47	44
Zwei-Zehen-en-bloc		8	8
II. Metatarsale		3	3
Fibula		2	2
M. Gracilis		3	2
Kombinierte Transplantate (Metatarsale, Sehne, Gelenke)		8	8
		96	91

Aus diesem Grunde sind besonders geeignet:
1. Der Dorsalis-pedis-Lappen
   a) als Interdigitallappen
   b) als Pulpalappen
2. der Unterarmlappen.

Der Scapula- oder Deltoideuslappen sowie die myocutanen Lappen haben nur selten ihren Einsatz bei ganz bestimmten Indikationen.

Bei der Bildung eines sog. kombinierten Transplantates hat sich der Spendebezirk Fuß besonders bewährt. Einmal wegen seines kräftigen, relativ konstanten arteriellen Gefäßsystemes — Arteria dorsalis pedis, Arteria metatarsalia I und Digitalarterien —, den Nerven — oberflächlicher und tiefer Ast des Nervus fibularis — und der kräftigen Venen.

Ferner spielt die anatomische Ähnlichkeit zwischen Fuß und Hand eine große Rolle. Deshalb können hier gut weitere Gewebe, wie Sehnen, Knochen, Gelenke, Nägel oder sogar ganze Zehen gehoben und komplexere Defekte an der Hand aufgebaut werden.

Bei der freien Gewebetransplantation operieren wir grundsätzlich in zwei Teams, da hiermit die anfänglich lange Operationszeit auf zwei bis vier Stunden reduziert wird (Tabelle 1).

Gleichzeitig wird der Defekt vorbereitet und die entsprechenden Anschlußstrukturen, wie Gefäße und Nerven etc., dargestellt. Ein wichtiges Anschlußgebiet ist die Tabatieregion. Hier sind die Arteria radialis, die Vena cephalica und die Äste des Nervus radialis leicht aufzufinden. Der arterielle Anschluß erfolgt dann meist als End-zu-Seit-Anastomose.

Der Hebedefekt am Fuß ist je nach Gewebeentnahme unterschiedlich. Die notwendige Deckung des Fußrückens durch Spalthaut kann gelegentlich vorübergehend zu Problemen führen. Wie Nachuntersuchungen zeigen, besteht aber eine wirkliche Morbidität nur bei der Entnahme bei sog. Zwei-Zehen-en-bloc-Transplantaten, also wenn die 2. und 3. Zehe entfernt wird. Hier muß für 6 bis 8 Wochen ein Unterschenkelgehgips getragen werden. Ferner sollte für ca 2 Jahre das Quergewölbe des Fußes mit einer speziellen Einlage unterstützt werden.

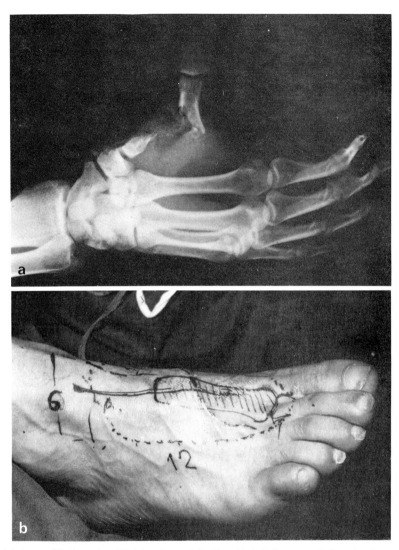

Abb. 1a–d. Kombinierter Verlust des Weichteilmantels der Abduktions- und Strecksehne des I. Metacarpale durch Abquetschung (**a**). Rekonstruktion durch ein kombiniertes Fußrückentransplantat, bestehend aus Fußrückenlappen, 2 Strecksehnen und dem II. Metatarsale (**b**)

Beispiele:

Lassen Sie mich die Indikationen und Ergebnisse an einigen typischen Beispielen verdeutlichen.

1. Ein Arbeiter hatte durch Quetschung großflächig den Hautmantel über dem I. Metatarsale verloren. Durch Bildung eines kombinierten Fußrückentransplantates, bestehend aus Fußrückenlappen, langer Strecksehne der 2. Zehe und kurzer Strecksehne der großen Zehe sowie des II. Metatarsale wurden alle Strukturen in einer Operation rekonstruiert. 18 Tage nach dem Unfall konnte der Patient das Haus wieder verlassen (Abb. 1a–d).

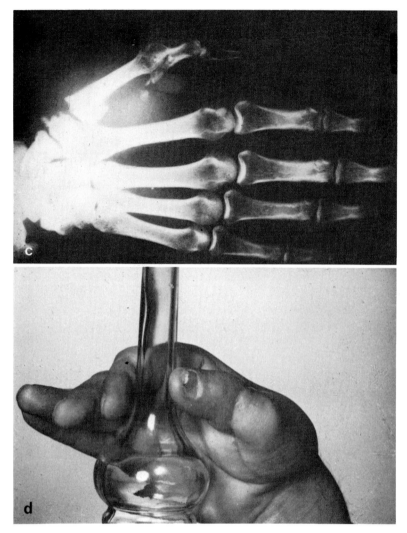

Abb. 1c, d. Knöcherne Ausheilung nach 8 Wochen mit gutem Gesamtendresultat

2. Ein Drucker hatte sich die gesamte Weichteilhülle einschließlich des Nagels am Endglied des Zeigefingers abgerissen. Einer Verkürzung des Fingers stimmte der Patient nicht zu, da er bei der Drucklegung diesen Finger benötigte. Die Versorgung erfolgte im Sinne der Wrap-around-Technik mit einem Transplantat bestehend aus der gesamten Weichteilhülle der 2. Zehe einschließlich des Nagelkompartementes. Der Hebedefekt an der 2. Zehe wurde mit Spalthaut versorgt (Abb. 2a–c).

3. Ein 19jähriger junger Bergsteiger hatte durch Erfrierungen alle 4 Langfinger der rechten Hand eingebüßt. Der Stumpf über den Metatarsalköpfen bestand aus einer instabilen Narbe. Die Deckung erfolgte mit gleichzeitigem funktionellem Wiederaufbau der Hand durch 2 mal 2-Zehen-Transplantation in Verbindung mit einem entsprechenden Fußrückenlappen (Abb. 3a–c).

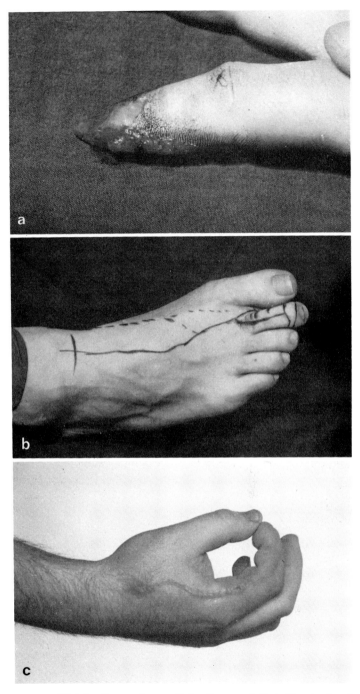

Abb. 2a–c. Verlust des gesamten Weichteilmantels am Zeigefingerendglied. Ersatz durch den Weichteilmantel der II. Zehe mit Nagelkompartement. Dadurch funktionell und ästhetisch gute Wiederherstellung des Zeigefingerendglieds

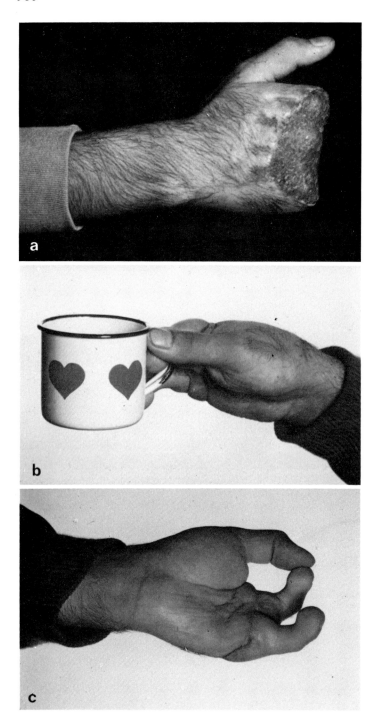

Abb. 3a–c. Verlust aller Langfinger der rechten Hand durch Erfrierung. Deckung der instabilen Narbe unter gleichzeitiger Rekonstruktion zweier Langfinger durch 2mal Zwei-Zehen-Transplantation

Diskussion

Die anfängliche Skepsis gegenüber der Technik der freien Gewebetransplantation muß heute aufgegeben werden. Sie beruhte auf der Schwierigkeit der Mikrogefäßchirurgie, ihres anfänglich erhöhten Risikos und den häufig sehr langen Operationszeiten über 10 h. Durch die Standardisierung der Technik, Vertrautheit mit der Anatomie des peripheren Gefäßsystems und der rationellen II-Team-Operation sind diese „Nachteile" beseitigt. In unserem Krankengut zeigt sich auch die große Sicherheit dieser Technik. Bei 96 Gewebetransplantationen an die obere Extremität hatten wir eine Einheilungsrate von 95%. Eine Einschränkung der Anwendung ergab sich durch die Einführung des distal gestielten Unterarmlappens in den letzten 4 Jahren. Auch hier lassen sich kombinierte Transplantate unter Einschluß von Sehnen oder Knochen (Span des Radius) bilden und komplexere Rekonstruktionen durchführen. Voraussetzung ist aber immer die funktionelle Intaktheit des arteriellen Hohlhandbogens.

Die heutige großzügige Anwendung der freien Gewebetransplantation bei der Handrekonstruktion sollte aber nicht die herkömmlichen Behandlungsmethoden vergessen lassen. Sie haben, wenn sie indiziert und möglich sind, immer Vorrang. Die Anwendung der Mikrogefäßchirurgie hat die Ausrüstung in der Handchirurgie neu ergänzt und erweitert. Voraussetzung ist die Beherrschung der Operation unter dem Mikroskop. Hier bedarf es noch einiger Anstrengungen, diese zu verbreiten.

Literatur

Biemer E, Duspiva W (1980) Rekonstruktive Mikrogefäßchirurgie. Springer, Heidelberg Berlin New York

Biemer E, Stock W, Herndl E, Duspiva W (1980) Reconstruction of the hand by free tissue transfer. Int J Microsurg 2:159

Biemer E (1981) Daumenersatz durch Transplantation der II. Zehe. Handchir 13:31

Biemer E (1982) Daumenrekonstruktion. In: Hefte Unfallheilkd, Heft 158. Springer, Berlin Heidelberg New York, S 428

Biemer E, Stock W, Duspiva W (1984) Rekonstruktion der Hand durch freie Gewebetransplantation vom Fuß. In: Hefte Unfallheilkd, Heft 164. Springer, Berlin Heidelberg New York, S 578

Serafin D, Buncke HJ (1979) Microsurgical composite tissue transplantation. Mosby Co, St. Louis

XIV. Zielsetzung und Möglichkeiten der Berufshilfe

Zusammenarbeit zwischen Arzt, Unfallversicherungsträger und Betrieb bei der Rehabilitation

J. Schork

Süddeutsche Eisen- und Stahl-Berufsgenossenschaft Mannheim (Geschäftsführer: Dr. jur. J. Schork), Dudenstraße 50, D-6800 Mannheim

Es ist ein gutes und dankenswertes Bemühen, über die Berufliche Rehabilitation auch auf einer vorwiegend unfallmedizinischen Tagung zu sprechen.

In einer Zeit wirtschaftlicher Schwierigkeiten und hoher Arbeitslosigkeit bedarf die dauerhafte Wiedereingliederung Behinderter, insbesondere die Wiedereingliederung der Schwerstbehinderten des ganzen Engagements aller Beteiligten. In noch stärkerem Maße als bisher ist heute gefordert: Ideenreichtum, Flexibilität und vor allem eine enge nahtlose Zusammenarbeit zwischen Arzt, Kostenträger und Betrieb.

Mit dem anerkannten berufsgenossenschaftlichen Heilverfahren, den frühen Kontakten des Berufshelfers zum Verletzten am Krankenbett, praktiziert die gesetzliche Unfallversicherung seit Jahrzehnten ein bewährtes Instrumentarium medizinischer und beruflicher Rehabilitation.

Vor allem beim Sammelbesuchsverfahren im Krankenhaus kann vor Ort bereits in der medizinischen Phase vom Berufshelfer im Gespräch mit dem behandelnden Arzt und dem Unfallverletzten abgeklärt werden, welche ersten Schritte für die spätere berufliche Wiedereingliederung zu beschreiben sind.

Ergibt der sich abzeichnende Unfallfolgezustand erste Hinweise, daß die bis vor dem Unfall geleistete Berufsarbeit nicht mehr oder nicht mehr in der gleichen Art und Weise wird erbracht werden können, ist zum Arbeitgeber, zum Betriebsarzt, zum direkten Dienstvorgesetzten vom Berufshelfer Kontakt aufzunehmen. Dort ist zu klären, welche Möglichkeiten im Betrieb für eine – möglichst gleichartige oder gleichwertige – Weiterbeschäftigung gegeben sind, mit oder ohne persönliche – wenn notwendig auch – technische Hilfe.

Diese skizzierte Zusammenarbeit hat sich bewährt. Die Auswertungen der berufsfördernden Rehabilitationsmaßnahmen in der gesetzlichen Unfallversicherung belegen, daß über 80% der Unfallverletzten, bei denen Behinderungen verbleiben, durch diese vorbildliche Rehabilitationsarbeit in das Arbeitsleben wieder eingegliedert werden: Der größte Teil durch direkte *betriebliche* Maßnahmen zur Erhaltung oder Erlangung eines Arbeitsplatzes. Dabei sind die bestehenden vielfältigen berufsgenossenschaftlichen Kontakte zu den Betrieben hilfreich – vor allem auch über die Beratungs- und Betreuungstätigkeit des Technischen Aufsichtsdienstes.

Aber auch bei den außerbetrieblichen Umschulungsmaßnahmen können die Berufsgenossenschaften auf eine Wiedereingliederungsquote von 84% verweisen.

Diese Daten unterstreichen den hohen Stellenwert qualitativer rehabilitativer Arbeit der Berufsgenossenschaften. Diese Ergebnisse übertreffen seit Jahren die Erfolgsbilanz aller übrigen Sozialversicherungsträger. Sie dürfen auch an dieser Stelle bei aller Bescheidenheit lobend erwähnt werden.

Dennoch dürfen wir alle uns bei diesen Ergebnissen nicht ausruhen: In der Vergangenheit zeigte sich, daß ein Teil der in das Arbeitsleben wieder integrierten Umschüler, deren berufliche Neuorientierung in Berufsförderungswerken erfolgte, nicht im Umschulungsberuf beschäftigt wurde. Problematisch ist ferner heute noch stets die Eingliederung unfallbehinderter Hilfs- und Gastarbeiter, die Weiterbeschäftigung Behinderter in Mittel- und Kleinbetrieben und vor allem die Eingliederung der Schwerstbehinderten.

In Zeiten wirtschaftlicher Restriktion darf es seitens aller, die für die berufliche Rehabilitation verantwortlich sind, keine Fehlleistungen geben, damit das Ziel einer dauerhaften Wiedereingliederung der Behinderten erreicht wird. Die Frage muß deshalb selbst bei dem nachweisbaren Erfolg beruflicher Rehabilitation gestattet sein, ob unsere derzeitigen Arbeitsmethoden noch verfeinert werden können, um auch diese Problemfälle noch effizienter zu lösen.

Die Schnittstelle berufshelferischen Handelns ist dort angesiedelt, wo darüber entschieden wird, ob und in welcher Weise die Folgen der Unfallverletzung/Berufskrankheit eine Berufsarbeit zulassen. Der behandelnde Arzt, meist der Durchgangsarzt, bei Berufskrankheiten der Facharzt, entscheidet über die Fortdauer der Arbeitsunfähigkeit und über den Eintritt der Arbeitsfähigkeit. Er trifft diese Entscheidung nach der gültigen Rechtsdefinition stets unter Bezugnahme auf die vor Eintritt des Unfalles bzw. der Erkrankung ausgeübte Berufstätigkeit.

Er trifft diese Entscheidungen aber meistens – und ich bitte meine Dammen und Herren Ärzte an dieser Stelle ausdrücklich um Nachsicht für die hier notwendige Feststellung – *ohne Kenntnis* der Einzelanforderungen am Arbeitsplatz. Dem Arzt, dem Chirurgen, Orthopäden, Internisten, Hausarzt ist deshalb kein direkter Vorwurf zu machen. Die Kenntnis der Arbeitswelt mit ihrer differenzierten Ausprägung gehört nicht zu seinem Metier. Sie kam auch in seinem Medizinstudium nicht vor. Sie wurde nicht angeboten, nicht vermittelt.

Hier ist der Berufshelfer, der „qualifizierte Steuermann" der beruflichen Rehabilitation, gefordert. Er kennt in der Regel die Fälle, in denen nach Art der Verletzung mit bleibenden Unfallfolgen zu rechnen ist. Er wird daher in diesen Fällen frühzeitig Kontakt zum behandelnden Arzt und zum Betrieb aufnehmen. Jedoch es muß an dieser Stelle schon gesagt werden, daß der Berufshelfer nicht in jedem Falle den Mangel einer fehlerhaften ärztlichen Entscheidung in Bezug zur Arbeitswelt wird ausgleichen können.

Um die Auswirkungen der Unfallverletzung beurteilen zu können, haben die Berufsgenossenschaften (mir bekannt im Landesverband der gewerblichen Berufsgenossenschaften Süddeutschlands) einen Fragebogen entwickelt, der spätestens drei Monate nach Erkrankungsbeginn an den früheren Arbeitgeber versandt wird, um nach einem Grobraster Arbeitsanforderungen und die Möglichkeit einer Weiterbeschäftigung zu erkunden. Auch der Name des Betriebsarztes wird erfragt.

Leider sind die Rückantworten hierauf nicht immer verwertbar; teilweise kommen sie nicht an. Dieses berufsgenossenschaftliche Bemühen reicht somit nicht aus.

Diese frühe Kontaktaufnahme zum Betrieb gibt aber meistens erste Informationen über die künftigen *Beschäftigungs- oder Nichtbeschäftigungsmöglichkeiten*. Sie wird in schwerwiegenden Berufshilfsfällen in aller Regel ergänzt durch den persönlichen Besuch des Berufshelfers im Betrieb.

Nach Leitnummer 19 des Ärzteabkommens ist auch der behandelnde Arzt gehalten, dem Träger der gesetzlichen Unfallversicherung möglichst frühzeitig einen Hinweis zu geben, wenn die Einleitung von Maßnahmen der Arbeits- und Berufsförderung notwendig erscheint. Doch diesem Erfordernis wird heute leider noch immer nicht von allen Ärzten Rechnung getragen, so wichtig und notwendig diese erste ärztliche Information auch ist. Sie setzt wiederum eine gewisse Grundkenntnis über die Arbeitswelt, den Arbeitsablauf des Unfallverletzten/Berufserkrankten voraus. Ohne sie ist die *richtige Weichenstellung* für eine sich nahtlos an die medizinische Rehabilitation anschließende berufliche Rehabilitation nicht möglich. Sie allein kann aber nur zur dauerhaften Wiedereingliederung führen.

Wenn der Berufshelfer der Berufsgenossenschaft, die „findige, kreative wie vielseitige Lenkungs- und Steuerungskraft", auch in den meisten Berufshilfefällen zur richtigen Weichenstellung beiträgt und die berufshelferische Entscheidung auch in der Verantwortung des Kostenträgers, der zuständigen Berufsgenossenschaft liegt, sollte es in der heutigen Zeit dennoch selbstverständlich sein, daß im Entscheidungszeitpunkt die individuelle Befähigungsmöglichkeit und die individuelle Arbeitsplatzanforderung des Unfallverletzten/Berufserkrankten genauestens bekannt sind. Es sollten m. E. die hier bestehenden Schwachstellen überwunden werden. In einer Zeit, in der die Arbeitmediziner in der Arbeitswelt ihren festen Platz haben, sollte bei verbleibenden Unfallfolgen keine Entscheidung mehr über den Eintritt der Arbeitsfähigkeit oder die Fortdauer der Arbeitsunfähigkeit getroffen werden, ohne daß der hierüber entscheidende Arzt Kenntnis über die Arbeitsplatzanforderungen hat und genauestens das individuelle Befähigungsprofil des Unfallverletzten/Berufserkrankten kennt.

Diese Forderung gilt noch dringlicher im Entscheidungsspektrum der beruflichen Rehabilitation. Dem behandelnden Arzt müßte das notwendige Wissen der betrieblichen Verhältnisse vermittelt werden, sofern er sich dieses nicht selbst beschaffen kann. Zumindest sollte er in jedem Fall verbleibender Behinderung unaufgefordert und detailliert in einer eindeutigen Diktion mitteilen, welche persönlichen Funktionseinbußen für das Arbeitsleben zurückbleiben.

Der Betriebsarzt müßte die Belastungen und Anforderungen vonseiten des Arbeitsplatzes beschreiben und mitteilen.

Es dürften in keinem einzigen Falle mehr diese beiden wichtigen Entscheidungskriterien im Zeitpunkt der berufshelferischen Weichenstellung fehlen oder nur in ungenauen Umrissen bekannt sein. Dann würden die Entscheidungen nicht nur sicherer sein, sondern es gelänge dann auch die eingangs genannten Problemfälle besser und wirksamer zu lösen. Für alle Beteiligten würde es klarer erkennbar sein, an welchem Arbeitsplatz behinderte Hilfs- oder Gastarbeiter wirksame Arbeit leisten können. Die Entscheidung über die Unterbringung der Schwerstbehinderten und der ehemals in Klein- und Mittelbetrieben Beschäftigten würden erleichtert. Die Durchführung vorbeugender Maßnahmen im Rahmen des § 3 BeKV ließen sich besser entscheiden. Auch die richtige Auswahl des künftigen Umschulungsberufs würde gefördert.

Zusammenfassend darf die Schlußfolge gezogen werden, daß das Verfahren und die Zusammenarbeit in der medizinischen- und beruflichen Rehabilitation sich voll bewährt haben, daß der Informationsaustausch zwischen behandelnden Ärzten, Leistungsträgern, Betriebsärzten, Arbeitsverwaltung und Rehabilitationseinrichtungen noch ausbaufähig ist und ein Ausbau empfohlen wird. Die sozialmedizinischen Beurteilungen sind derzeitig noch nicht genügend aussagekräftig. Sie entbehren zu oft noch der notwendigen Exaktheit.

Wenn unser gemeinsames Ziel der dauerhaften Wiedereingliederung möglichst *aller* Unfallbehinderten und Berufserkrankten wahr werden soll, sollten wir uns überlegen, wie unsere bisherige Zusammenarbeit noch weiter modifiziert werden kann.

Für eine Entwicklung in der Zukunft könnte ich mir vorstellen, daß an dem Entscheidungsprozeß für die richtige Weichenstellung grundsätzlich ein Arbeitsmediziner oder ein Arbeitstherapeut und technischer Berater beteiligt werden.

Erste Maßnahmen zur Einleitung der Berufshilfe aus ärztlicher Sicht

H. Bilow

Berufsgenossenschaftliche Unfallklinik Tübingen (Direktor: Prof. Dr. S. Weller), Abt. für Querschnittsgelähmte (Ltd. Arzt: Dr. H. Bilow), D-7400 Tübingen

Feierabend. Der junge motorradbegeisterte Friedrich Braun läßt sich auf dem Heimweg den erfrischenden Wind um die Nase pfeifen. Plötzlich schießt aus der entgegenkommenden Autoschlange ein PKW auf die Gegenfahrbahn. Friedrich Braun wird erfaßt. Ein Schmerz ist ihm nicht erinnerlich, als er im Krankenhaus erwacht. Jetzt tut ihm der Oberschenkel weh. Suchend tasten seine Finger über das Hüftgelenk abwärts, ertasten Verbände... und fassen ins Leere: das Bein fehlt. Oberschenkelamputiert. Verzweiflung macht sich breit, drückt. Er fragt und bekommt bestätigt. Die Schwester lächelt mitleidig; der Arzt verbindet geschäftig. Fragen bleiben offen. Die Wunde heilt reizlos. Nie wieder skilaufen, handballspielen, tanzen. Die Berufswünsche begraben. Kann man mit nur einem Bein überhaupt leben? Krüppel! So stürmen die Gedanken. Friedrich Braun wird entlassen. Entlassen ins Nichts. Entlassen mit einem Rezept für ein Holzbein. Draußen empfängt ihn Mißverstandnis und Mitleid. Was soll man mit so einem machen? Der Freundeskreis schmilzt, die Isolation droht. Der Schreinermeister Würmle, sein Chef, erscheint mit 2 Flaschen Wein und macht ihm klar, das Geschäft gehe so gut und er brauche die Stelle. Nochmals Entlassung ins Nichts.

Dieser Fall soll uns die Situation eines Menschen nach dem Unfall verdeutlichen: Der körperliche Schaden verursacht ganz vordergründig eine Behinderung, die durch psychische Ängste und Nöte zur Funktionslosigkeit gesteigert wird. Das bedeutet für unsere Arbeit in der Rehabilitation eine Ausweitung des Aufgabenbereichs über das rein kurativ-medizinische hinaus. Es gilt in der Rehabilitation Aufgaben auf den verschiedensten Gebieten mit unterschiedlicher Ausdrucksweise oder Sprache zu bewältigen. Obwohl alle Beteiligten auf ein Ziel hin arbeiten, werden Prioritäten oft verschieden gesehen, eben so wie sie der fachliche Blickwinkel darstellt. Der bei uns allgemein gebräuchliche Oberbegriff „Behinderung" erfaßt — wie eingangs gezeigt — sowohl die körperliche, wie auch die geistige Schädigung. Dieser Oberbegriff beinhaltet aber noch mehr, nämlich die daraus zu erwerbenden und auch entstehenden Nachteile. So wurde eine weitere inhaltliche Aufgliederung notwendig:

1. Unter Schädigung (impairment) ist jede Abweichung von der Norm zu verstehen, die sich in einer fehlerhaften Struktur, Organisation oder Entwicklung des Ganzen oder einer seiner Anlagen, Systeme, Organe, Glieder oder von Teilen hiervon auswirkt. Gemeint ist also der Organschaden.
2. Die eigentliche Behinderung (disability) erfaßt jede Beeinträchtigung, die das geschädigte Individuum erfährt, wenn man es mit einem nicht geschädigten Individuum des gleichen Alters, Geschlechts und gleichem kulturellem Hintergrund vergleicht.
3. Daraus entsteht oft die Benachteiligung (handicap) als ungünstige Situation, die ein bestimmter Mensch infolge der Schädigung oder Behinderung in den ihm adäquaten psycho-sozialen, körperlichen, beruflichen und gesellschaftlichen Aktivitäten erfährt.

Aufgrund des logisch-strukturellen Zusammenhanges zwischen den Begriffen „Schädigung", „Behinderung" und „Benachteiligung" erscheint es konsequent, in der Rehabilitation auf die Verminderung oder gar Beseitigung einer Behinderung oder Benachteiligung bei einer bestehenden Schädigung hinzuwirken, z. B. durch Kompensation, durch Ausgleich von lebenswichtigen Funktionen, durch technische Hilfsmittel aller Art, durch Werkzeuge im weitesten Sinne.

Daraus wird deutlich, daß mit unseren ärztlichen Rehabilitationsmaßnahmen nicht nur eine funktionelle Behinderung auszugleichen ist, sondern daß die Hilfsmittelversorgung, die Berufshilfe und die Wohnungsfürsorge einer bestimmten *behinderten Person* dienen. Wie die psychologischen Untersuchungen an Körperbehinderten während der letzten Jahre gezeigt haben, verlangt die ärztliche Einleitung und Überwachung von notwendigen Rehabilitationsmaßnahmen aber auch die Kenntnis der psychischen Situation eines Patienten nach dem Unfall. Wichtig erscheint zunächst die Erkenntnis, daß die verschiedenen Arten von Körperbehinderung nicht direkt mit Veränderungen von Persönlichkeitsmerkmalen verbunden sind. Dies bedeutet allerdings auch nicht, daß der Eintritt einer Behinderung in der Regel ohne psychische Schwierigkeiten bewältigt werden kann. Die Ursachen für das Auftreten psychischer Probleme sind mannigfaltig. Bereits eingangs wurde über die Ängst und Nöte des jungen Friedrich Braun berichtet, der nicht mehr wußte, wie sein Lebensweg weitergeht, dem einfach alle Zukunftsperspektiven fehlten.

Neben der verletzungsspezifischen Behandlung ist es unsere Aufgabe, den Patienten von diesen Ängsten und Nöten zu befreien und ihm bei der Bewältigung der veränderten Lebenssituation zu helfen. Sie alle werden schon gemerkt haben, daß die Patienten sehr unterschiedlich auf ihre Behinderung reagieren. Dies liegt nicht allein an der Persönlichkeit des Einzelnen, sondern für gewöhnlich durchläuft der Verletzte bei der Bewältigung seines Schicksals verschiedene Phasen, die sich nach Schuchardt aus der Analyse von ca. 60 Biographien von Behinderten herauskristallisieren ließen:

Im Eingangsstadium besteht beim Verletzten eine *Ungewißheit*. Er fragt: Was ist eigentlich los? Es folgt nach der ärztlichen Information zwar eine Gewißheit, die jedoch stets mit der Frage angezweifelt wird „ja aber das kann doch nicht sein".

Das Durchgangsstadium ist gekennzeichnet von ungesteuerten *Gefühlsausbrüchen*. Kennzeichnend sind Aggressionen mit der Frage „warum gerade ich?" oder unbeherrschten Forderungen „wenn ..., dann muß aber?" Die oft lautstark geltend gemachten Forderungen weichen schließlich einer Depression mit der Frage „wozu ..., alles ist sinnlos!"

Dieses Stadium II der ungesteuerten Gefühlsausbrüche wird oft zur Klippe, an der ein Geschädigter hängenzubleiben droht. In diesem Stadium haben die Therapeuten die größten Schwierigkeiten. Unabhängig von der Schwere der Schädigung sind Depressionen und depressive Verstimmungen die schwerste Gefahr für das Erreichen des Zielstadiums: das Akzeptieren und Umgehen mit der Schädigung, die mögliche Kompensation der Behinderung.

Die Bewältigung schließlich endet mit dem Zielstadium, in dem der Verletzte sein Schicksal selbst zu *steuern* beginnt. Zunächst wird die veränderte Situation akzeptiert. Es werden die notwendigen Aktivitäten eingeleitet.

Die Ergebnisse von Untersuchungen etwa des Österreichers Heider oder des Engländers Vernon, in denen Versuchspersonen systematisch in völlig reizarmer Umgebung aushalten mußten (Dämmerlicht, Geräuschdämpfung, bequemes Liegen ohne physische Aktivität usw.), zeigten bereits, daß durch Reizentzug, durch Isolation, durch Entzug von Kommunikation, durch fehlende Möglichkeiten der Aktivität schwere psychische Störungen hervorgerufen werden können, wie z. B. Halluzinationen, Depressionen u. ä. Zum Wohlbefinden des Menschen gehört in einem hohen Maße die Zufuhr von Sinnesreizen und der Vollzug aller Arten von Aktivitäten. Es muß sich daher sehr negativ auf einen Verletzten auswirken, wenn er infolge seiner körperlichen Behinderung über Monate ohne berufliche Anforderung oder ohne sonstige Möglichkeit zu Aktivitäten zu Hause eingesperrt bleibt.

Diese Zusammenhänge und Wechselwirkungen zwischen Wohlbefinden und Zufuhr von Reizen mit der Ausübung von Aktivitäten werden deswegen so ausführlich geschildert, weil dadurch der Teufelskreis deutlich wird, wenn ein behinderter Mensch infolge fehlender Betätigungsmöglichkeiten einen psychischen Schaden erleidet und als Folge davon wiederum Aktivitäten gar nicht ausüben kann. Es leitet in einen Circulus vitiosus über, der nicht nur in einem menschlichen Desaster endet, sondern auch eine mächtige Kostenlawine nach sich zieht.

Die ärztliche Information des Patienten über seine Verletzung, die daraus entstandene Behinderung und schließlich auch über die zu erwartende Benachteiligung im privaten und beruflichen Leben sollte so bald erfolgen, als es der Verletzte aufnehmen kann. Erfahrungsgemäß wird die belastende Offenbarung der Behinderung und ihrer Folgen allzugern verdrängt und macht ärztlicherseits immer wieder Aufklärung notwendig. Ebenfalls frühzeitig schalten wir die Berufshilfe ein. Es reicht nicht aus, dem Berufshelfer allein eine Diagnose übermitteln zu lassen. Daraus kann er einen möglichen Einsatz oder die Belastbarkeit des Behinderten im Berufsleben nur selten entnehmen. Dies vermag am ehesten der Arzt abzuschätzen, der damit dem Berufshelfer eine Grundlage für die weitere Planung schafft.

Die Einleitung von Berufsbildungsmaßnahmen verlangt zunächst die Kenntnis von Neigungen und Eignung des Behinderten. Zur Vermeidung unnötiger Wartezeiten nach Abschluß der medizinischen Behandlung leiten wir die psychologischen Untersuchungen durch das zuständige Arbeitsamt ein, sobald der Patient dem etwa 3stündigen Test körperlich gewachsen ist. Die entdeckten Eignungen und die daraus resultierenden möglichen Umschulungswege müssen unbedingt mit dem Patienten selbst besprochen werden. Informationsmaterial über die möglichen Berufe und ihren Ausbildungsgang in Form von Broschüren oder Video-Bändern erleichtern die Entscheidung für den Patienten. Die zügige Abwicklung der Maßnahmen zur Berufsfindung noch während des stationären Aufenthalts in der Klinik erlaubt in den weitaus meisten Fällen schon bald eine weitgehend endgültige Planung und Terminierung für den weiteren beruflichen Werdegang des Behinderten.

Mahnend muß immer wieder daraufhingewiesen werden, daß wir zwar dem Patienten unser medizinisches Wissen angedeihen lassen, daß wir ihm unsere Erfahrungen übermitteln und daß die Kostenträger finanzielle Unterstützung gewähren. Der Behinderte wird behandelt, er wird rehabilitiert und er wird umgeschult. Der Behinderte selbst lebt jedoch nicht am besten, wenn man ihm alle Sorgen abnimmt. So kann es nicht Aufgabe aller an der Rehabilitation Beteiligter sein, auf Dauer für den Behinderten zu handeln. Er wird zunächst geführt, soll aber dann den eigenen Weg selbst bestimmen. Zeigt man dem Patienten die neuen Wege und entwickelt mit ihm Zukunftsperspektiven, dann fühlt er sich nicht mehr allein gelassen und wird sich von selbst vom patiens zum agens wandeln, der mit neuen Wünschen erfüllt und ein Zufkunftsbild vor Augen die Rehabilitationsmaßnahmen weiter aktiv mitgestaltet. Das bedeutet aber, die weiteren notwendigen Maßnahmen auch sofort einzuleiten und nicht durch Verschleppung die frisch aufkeimende Motivation wieder einzuschläfern.

Erste Maßnahmen zur Einleitung der Berufshilfe aus berufsgennossenschaftlicher Sicht

M. Benz

Berufsgenossenschaft Nahrungsmittel und Gaststätten (Leitender Verwaltungsdirektor Dr. jur. M. Benz), Hansbergstraße 28, D-4600 Dortmund 1

1. Begriff der Berufshilfe, Rechtsanspruch auf Berufshilfe

Die Berufshilfe (berufliche Rehabilitation) ist darauf gerichtet, daß der Verletzte „mit allen geeigneten Mitteln" (vgl. § 556 Abs. 1 Nr. 2 RVO) nach seiner Leistungsfähigkeit und unter Berücksichtigung seiner Eignung, Neigung und bisherigen Tätigkeit möglichst auf Dauer beruflich eingegliedert wird.

Ein Rechtsanspruch auf Berufshilfe ist gegeben, wenn folgende Voraussetzungen erfüllt sind:
a) Der Rehabilitand gehört zum Kreis der in der gesetzlichen Unfallversicherung versicherten Personen.
b) Es liegt ein Versicherungsfall (Arbeitsunfall oder Berufskrankheit) oder ein Fall des § 3 Abs. 1 der Berufskrankheiten-Verordnung vor.
c) Maßnahmen der Heilbehandlung reichen zur Rehabilitation nicht aus.
d) Art und Schwere der Folgen des Arbeitsunfalles oder der Berufskrankheit erfordern eine berufliche Rehabilitationsmaßnahme.
e) Der Rehabilitand hat seine Zustimmung zur Berufshilfe gegeben.

Von der Frage, ob der Rechtsanspruch auf Berufshilfe *dem Grunde nach besteht,* ist die Entscheidung über die *einzelne Maßnahme* zu unterscheiden. Hinsichtlich der nach den Umständen des Einzelfalls in Frage kommenden Berufshilfemaßnahmen hat der Unfallversicherungsträger einen Ermessensspielraum.

Die Heilbehandlung oder medizinische Rehabilitation hat den Vorrang, auch wenn es zeitlich so sein kann, daß die Einleitung erster Maßnahmen der Berufshilfe (insbesondere eine umfassende Beratung des Verletzten über die Leistungen der gesetzlichen Unfallversicherung und die Möglichkeiten der Berufshilfe) bereits am Krankenbett erfolgt (Grundsatz der nahtlosen Rehabilitation). Der Berufshelfer der Berufsgenossenschaft wird bei dem Besuch im Krankenhaus auch die Gelegenheit ergreifen, mit dem behandelnden Arzt zu erörtern, ob eine Rückkehr des Verletzten in seine vor dem Unfall ausgeübte Tätigkeit ohne Komplikationen zu erwarten ist oder ob Maßnahmen der Berufshilfe angezeigt sind.

Die (medizinische oder berufliche) Rehabilitation hat den Vorrang vor der Rentengewährung. D. h.: Renten wegen Minderung der Erwerbsfähigkeit kommen erst in Betracht, wenn zuvor Maßnahmen der Rehabilitation durchgeführt worden sind oder wenn — insbesondere wegen der Art oder Schwere der Behinderung — ein Erfolg solcher Maßnahmen nicht zu erwarten ist.

Fragen der beruflichen Rehabilitation aus Anlaß einer Berufskrankheit oder einer drohenden Erkrankung werden im folgenden nicht behandelt.

2. Die Durchführung der Berufshilfe

2.1. Der Berufshelfer

Der Berufshelfer, der mit der Berufshilfe betraute Sachbearbeiter, ist die maßgebende Person auf seiten der Berufsgenossenschaft. Er berät den Verletzten nicht nur über alle mit dem Arbeitsunfall und der Berufshilfe zusammenhängenden Probleme und Fragen. Der Berufshelfer führt auch die Verhandlungen mit den Arbeitsämtern, deren Mitwirkung bei der Berufshilfe gesetzlich vorgeschrieben ist, mit Unternehmern, Ärzten, Berufsförderungswerken etc., kurz allen Personen, Stellen oder Behörden, deren Beteiligung oder Konsultation im Rahmen der beruflichen Rehabilitation notwendig oder nützlich erscheint.

2.2. Anwendungsfälle der Berufshilfe

2.2.1. Weiterbeschäftigung im alten Betrieb

Das Nahziel der Berufshilfe ist die Sicherung und Erhaltung des früheren Arbeitsplatzes. Dabei soll ein wirtschaftlicher oder sozialer Abstieg vermieden werden. Ergeben sich für den Berufshelfer aus der Unfallanzeige, dem D-Bericht, dem Bericht aus dem Sammelbesuchsverfahren, dem Arztbericht, dem Gutachten oder durch Hinweise sonstiger Stellen Anhaltspunkte dafür, daß die Erhaltung oder Erlangung eines Arbeitsplatzes im Betrieb auf Schwierigkeiten stößt, wird der Berufshelfer sofort Aktivitäten ergreifen müssen, um die Weiterbeschäftigung zu sichern. Gemäß § 1543c RVO sind die Mitgliedsbetriebe verpflichtet, ihre Berufsgenossenschaft bei der Durchführung der Berufshilfe zu unterstützen. Bei Schwierigkeiten hinsichtlich der Weiterbeschäftigung wird der Berufshelfer vor Ort klären, welche Hindernisse bestehen. Diese können sein: Art und Schwere der Unfallfolgen, Alter des Versicherten, Struktur des Betriebes. Gegebenenfalls wird überprüft, ob durch innerbetriebliche Maßnahmen wie eine technische Änderung am alten Arbeitsplatz, Umsetzung auf einen anderen Arbeitsplatz, Schaffung eines neuen Arbeitsplatzes oder durch eine betriebliche Belastungserprobung die Weiter- bzw. Wiederbeschäftigung des Versicherten erreicht werden kann.

In den aufgezählten Fällen hat die Berufsgenossenschaft finanzielle Hilfen in unterschiedlicher Art und Höhe zu gewähren wie z. B. Eingliederungshilfe, Kostenübernahme für Arbeitshilfen, anteilige Kostenübernahme für Aufwendungen der Arbeitsplatzbeschaffung.

2.2.2. Beschäftigung in einem neuen Betrieb durch Eingliederungs- oder Arbeitshilfen

Eine Weiterbeschäftigung im alten Betrieb kann nicht in jedem Fall erreicht werden. Signalisiert ein Fremdbetrieb die Einstellungsbereitschaft, wird der Berufshelfer unverzüglich Kontakt aufnehmen und Hilfen in der vorgenannten Form anbieten. Auch hier muß ggf. der Arbeitsmediziner oder der Technische Aufsichtsdienst gehört werden. Das Arbeitsamt ist einzuschalten.

2.2.3. Beschäftigung in einem neuen Betrieb durch Anpassung, Fortbildung, Ausbildung oder Umschulung

Scheitert sowohl eine Weiterbeschäftigung im alten Betrieb als auch eine Unterbringung in einem neuen Unternehmen, ist zu prüfen, ob durch weitergehende Maßnahmen der Berufshilfe die berufliche Rehabilitation zu erreichen ist. Sie kann ermöglicht werden durch eine berufliche Anpassung, eine berufliche Fortbildung, eine berufliche Ausbildung oder eine berufliche Umschulung.

Bei der beruflichen Anpassung prüft der Berufshelfer mit dem Berater des Arbeitsamtes, ob dem Versicherten durch die Art seiner letzten Tätigkeit frühere berufliche Kenntnisse verloren gingen, die durch Teilnahme an Kursen oder Lehrgängen vervollständigt werden müssen, um danach in dem erlernten Beruf arbeiten zu können.

Die berufliche Fortbildung baut auf einem bereits ausgeübten Beruf auf. Hierbei wird ermittelt, ob bei dem Verletzten durch einen schulischen Besuch die Berufsausübung in einer anderen, z. B. leitenden oder aufsichtsführenden Tätigkeit, ermöglicht werden kann.

Die berufliche Ausbildung wird Versicherten bewilligt, die vor dem Unfall noch keinen Beruf ausübten und deren Eingliederung auf dem allgemeinen Arbeitsmarkt aufgrund der Unfallfolgen nicht möglich ist. In diesen Fällen untersucht der Berufshelfer in Zusammenarbeit mit dem Arbeitsamt, ob bei dem Betreffenden die Eignung und Neigung für die gewünschte Berufsausbildung besteht. Stellungnahmen des psychologischen und des arbeitsmedizinischen Dienstes werden für die Entscheidung eingeholt. Die Frage der Zweckmäßigkeit der Durchführung der Ausbildung aus arbeitsmarktpolitischer Sicht spielt eine entscheidende Rolle.

Eine Umschulung in einen anderen Beruf wird Versicherten gewährt, die aufgrund der Schwere der Verletzung den erlernten Beruf nicht mehr verrichten können. Die Umschulung wird in Berufsförderungswerken oder in zur Ausbildung berechtigten Unternehmen durchgeführt. Es handelt sich um Vollausbildungen. Die Dauer der Maßnahme darf grundsätzlich 24 Monate nicht überschreiten.

2.2.4. Gründung oder Erhaltung einer selbständigen Existenz

Als Maßnahme der Berufshilfe kommen auch Hilfen zur Gründung oder Erhaltung einer selbständigen Existenz in Frage. Die Berufsgenossenschaft kann für die Gründung bzw. Erhaltung einer selbständigen Existenz eine Rentenkapitalisierung, ein Darlehen und/oder einen angemessenen verlorenen Zuschuß gewähren.

2.3. Vorbereitende Maßnahmen

Vor der Einleitung von berufshelferischen Maßnahmen bedarf es in nicht wenigen Fällen der Durchführung einer Berufsfindung und Arbeitserprobung. Sie wird in der Regel auf Veranlassung der Berufsgenossenschaft in einem Berufsförderungswerk durchgeführt und dient dazu, Anhaltspunkte für berufliche Umschulungsmöglichkeiten zu gewinnen.

Zu den notwendigen Erstmaßnahmen der Berufshilfe kann auch die Durchführung einer Berufsvorbereitung und die einer Vorförderung gehören.

Bestehen Bedenken, ob ein Verletzter wegen der Schwere der Verletzung oder im Hinblick auf seine Persönlichkeitsstruktur den Anforderungen einer qualifizierten Ausbildung gewachsen ist, bietet sich eine Berufsvorbereitung in Spezialeinrichtungen an. Hiermit soll erreicht werden, daß Versicherte ohne Leistungsdruck und ohne zu große körperliche Anstrengung mit den Aufgaben des neuen Berufes vertraut gemacht werden.

Zur Auffrischung verloren gegangener schulischer Kenntnisse muß häufiger eine Vorförderung der Umschulung vorgeschaltet werden. Hiermit soll dem Betreffenden der Einstieg in die sich anschließende neue Berufsausbildung erleichtert werden.

2.4. Berufliche Rehabilitation bei Schwerstbehinderten

Besondere Probleme sind im Rahmen der Berufshilfe bei Querschnittsgelähmten, Blinden, Schädel-Hirn-Verletzten zu lösen. In diesen Fällen sind in der Regel zur beruflichen oder auch sozialen Wiedereingliederung des Verletzten zusätzliche Hilfen erforderlich, z. B. die Gewährung von Haushaltshilfe, Wohnungshilfe, Kraftfahrzeughilfe, Arbeitshilfen und sonstigen Hilfen zur Ausgestaltung des Arbeitsplatzes.

2.5. Sonderfälle

2.5.1. Unfälle von Schülern und Kindern

Zu den Besonderheiten der Berufshilfe zählen Kinder und Schüler, also Versicherte, die bisher noch keinen Beruf ausübten. Bei dem Kindergartenkind ist das Primärziel, die Schulfähigkeit zu erlangen. Bei dem Schulkind sind die Rehabilitationsbemühungen darauf gerichtet, den Besuch einer den verbliebenen Fähigkeiten entsprechenden Schule oder Sonderschule mit Schulabschluß zu ermöglichen. Der Berufshelfer wird mit den in Frage kommenden Stellen zunächst überprüfen, ob diese Ziele zu erreichen sind durch: heilpädagogische Maßnahmen, Sonderunterricht während der stationären Krankenhausbehandlung, Übernahme der Fahrt- und Transportkosten zur Schule nach der Krankenhausentlassung oder Unterbringung des Schülers in besonderen Schuleinrichtungen.

Ist das Kind oder der Schüler nach der Schulausbildung nicht in der Lage, wegen der Unfallfolgen einen Beruf auf dem allgemeinen Arbeitsmarkt zu erlernen, kommt also eine Ausbildung nur in einer entsprechenden Einrichtung (z. B. Berufsförderungswerk) in Frage, muß der Unfallversicherungsträger auch die berufliche Rehabilitation gewähren.

2.5.2. Werkstatt für Behinderte

Zeichnet sich während der medizinischen Rehabilitation ab, daß Behinderte wegen der Art und Schwere der Verletzung nicht, noch nicht oder noch nicht wieder eine Tätigkeit auf dem allgemeinen Arbeitsmarkt auszuüben in der Lage sind, wird der Berufshelfer mit einer Werkstatt für Behinderte Verbindung aufnehmen, um einen Arbeitsplatz oder die Gelegenheit zur Ausübung einer entsprechenden Tätigkeit zu erreichen. Das Ziel ist, dem Versicherten die Rückkehr in das Arbeitsleben oder eine behindertengerechte Beschäftigung im Werkstattbereich zu ermöglichen.

Belastungserprobung und Arbeitstherapie in Theorie und Praxis

G. Meiser

Süddeutsche Eisen- und Stahl-Berufsgenossenschaft Saarbrücken (Geschäftsführer: Dr. jur. G. Meiser), Koßmannstraße 48–52, D-6600 Saarbrücken 6

1. Einleitung

Nach § 557 RVO in der Fassung des Rehabilitationsangleichungsgesetzes umfaßt die berufsgenossenschaftliche Heilbehandlung ausdrücklich auch Belastungserprobung und Arbeitstherapie.

Obwohl die Belastungserprobung seit über 11 Jahren im Katalog der Heilbehandlungsmaßnahmen enthalten ist, wird von ihr in der berufsgenossenschaftlichen Praxis – und wahrscheinlich auch in der kassenärztlichen Praxis – immer noch verhältnismäßig wenig Gebrauch gemacht. Nach der Rehabilitationsstatistik des Hauptverbandes der gewerblichen Berufsgenossenschaften wurde 1984 bei 48 516 Versicherten die stationäre Behandlung abgeschlossen. Im gleichen Jahr wurden aber nur insgesamt 825 Belastungserprobungen durchgeführt; ihr Anteil an der Gesamtzahl der stationären Behandlungsmaßnahmen belief sich also auf rd. 1,7%.

Als besondere Therapieform verdient die Belastungserprobung aber sowohl bei den Ärzten als auch bei den Trägern der Unfallversicherung größere Beachtung. In der Rehabilitationskette steht sie im Grenzbereich zwischen medizinischer und beruflicher Rehabilitation. Sie ist, der Akutbehandlung folgend, noch eine Maßnahme der Heilbehandlung, greift aber in den Bereich der beruflichen Rehabilitation über. Als Heilbehandlungsmaßnahme wird sie noch während der Arbeitsunfähigkeit vorgenommen. Gerade in Problemfällen ist sie geeignet, das verbliebene Leistungsvermögen des Verletzten unter betrieblichen Bedingungen festzustellen und den Verletzten stufenweise an die volle Arbeitsfähigkeit heranzuführen. Insofern trägt sie dazu bei, die bei der Beurteilung der Arbeitsfähigkeit oftmals auftretenden Schwierigkeiten zu überwinden. Der Begriff der Arbeitsfähigkeit ist ja bekanntlich an dem „Alles oder nichts-Prinzip" orientiert. Kann der Verletzte seine frühere oder eine vergleichbare Tätigkeit wieder ausüben, ist er arbeitsfähig; kann er seine frühere oder eine vergleichbare Tätigkeit nur stundenweise, wenn auch mit weiter steigender Tendenz wieder ausüben, ist er arbeitsunfähig. Eine Teilarbeitsfähigkeit kennt das geltende Recht nicht.

Wegen ihrer Zielsetzung, den Verletzten stufenweise wieder an seinen bisherigen Arbeitsplatz heranzuführen und ihm damit seinen Arbeitsplatz zu erhalten, ist die Belastungserprobung auch sozialpolitisch, besonders bei der heutigen Arbeitsmarktsituation, von nicht zu unterschätzender Bedeutung.

Über die bei der Durchführung der Belastungserprobung auftretenden Rechtsfragen hat sich inzwischen eine in Grundsätzen niedergelegte gefestigte berufsgenossenschaftliche Auffassung gebildet.

2. Begriffsdefinition

Die betriebliche Belastungserprobung und die mit ihr verbundene Arbeitstherapie dienen der Klärung und Beurteilung der Frage, ob und in welchem Umfang der Verletzte der Dauerbelastung an seinem bisherigen oder einem vergleichbaren Arbeitsplatz wieder gewachsen ist. Durch diese Maßnahme soll der Verletzte im Rahmen produktiver Arbeit schrittweise, d. h. mit zeitlich ansteigender Belastung und mit langsam größer werdender Arbeitsverantwortung an die volle physische und/oder psychische Belastbarkeit im Arbeitsleben herangeführt werden. Es handelt sich um eine Therapieform, durch die der nahtlose Übergang von der Untätigkeitsphase in die Phase der bisherigen oder einer ähnlichen Tätigkeit auch in Problemfällen gewährleistet und damit die Arbeitsentwöhnung verhindert werden kann. Die betriebliche Belastungserprobung ist nach ihrer Art und Dauer auf eine bestimmte Zeit anzulegen, kann aber wiederholt werden. Sie ist begrifflich abzugrenzen von der nicht arbeitsplatzspezifischen Arbeits- und Beschäftigungstherapie, die noch in der Klinik oder in der Praxis stattfinden und von der Berufsfindung und Arbeitserprobung, die in den Bereich der beruflichen Rehabilitation fallen und dazu dienen, eine *andere* geeignete Tätigkeit für den Verletzten zu finden.

3. Indikationen

Die Einleitung und Durchführung der betrieblichen Belastungserprobung bieten sich in allen Bereichen der Medizin an, insbesondere in der Chirurgie, der Orthopädie, der Psychiatrie, der Neurologie und der Inneren Medizin.

Die betriebliche Belastungserprobung ist dann einzuleiten, wenn Zweifel bestehen, ob der Versicherte aufgrund der Verletzungsfolgen seine bisherige oder eine ähnlich geartete Tätigkeit wieder ausüben oder auf Dauer ausüben kann.

In der weitaus überwiegenden Zahl der Fälle endet die Heilbehandlung mit einem eindeutigen und deshalb nicht schwer zu beurteilenden positiven Ergebnis: Der Verletzte kann seine Tätigkeit wieder fortsetzen. So können Dank des bewährten berufsgenossenschaftlichen Heilverfahrens selbst die Verletzten und Erkrankten, die erstmals mit einer Rente entschädigt werden müssen, die also schwerverletzt oder -erkrankt waren, zu rd. 75% ohne berufliche Förderung wieder ihre Arbeit aufnehmen. Daneben gibt es die kleine Gruppe schwerer und schwerster Unfälle, bei denen meistens schon zu Beginn der Behandlung ebenso eindeutig zu erkennen ist, daß der Verletzte in seinen bisherigen Arbeitsbereich nicht mehr eingegliedert werden kann. Es bleibt aber eine nicht geringe Zahl von Fällen, in denen die Beurteilung der Arbeitsfähigkeit problematisch ist. Trotz seiner Sachkompetenz ist der behandelnde Arzt in diesen Problemfällen um seine Aufgabe, als Halbrichter über die Arbeits- und Erwerbsfähigkeit des Verletzten zu urteilen — wie es Viktor von Weizsäcker einmal formulierte — nicht zu beneiden. Der behandelnde Arzt wäre einfach überfordert, wollte man von ihm erwarten, daß er in unserer hochdifferenzierten Arbeitswelt die Verhältnisse an allen oder doch den meisten Arbeitsplätzen kennt. Erklärt er den Verletzten zu früh als arbeitsfähig, besteht die Gefahr, daß dieser den Belastungen an seinem Arbeitsplatz noch nicht voll gewachsen ist und seine Arbeitsstelle verliert. Wird der Eintritt der Arbeitsfähigkeit zu lange hinausgezögert, kann es zur Arbeitsentwöhnung kommen. In dieser Situation ist die Belastungserprobung im vertrauten Arbeitsmilieu die geeignete Behandlungsmaßnahme.

4. Einleitung und Durchführung

Immer mehr muß der Arzt mit Kollegen anderer Fachrichtungen, aber auch mit anderen Heilberufen und sozialen Nachberufen zusammenarbeiten. Auch die Einleitung und Durchführung der betrieblichen Belastungserprobung ist eine solche nur gemeinschaftlich zu lösende Aufgabe, die der engen und vertrauensvollen Zusammenarbeit bedarf zwischen
— dem behandelnden Arzt,
— dem Versicherten,
— dem Arbeitgeber einschließlich dem Betriebsarzt, der Fachkraft für Arbeitssicherheit, dem Schwerbehindertenvertrauensmann und dem Betriebs- bzw. Personalrat und
— dem Träger der gesetzlichen Unfallversicherung.

In diesem Kreis der Beteiligten hat der behandelnde Arzt eine Schlüsselstellung, weil von ihm grundsätzlich die Initiative zur Einleitung der Belastungserprobung ausgehen muß. Seine Aufgabe ist es, unter Berücksichtigung der Verletzungsfolgen und in Abstimmung mit dem Arbeitgeber und Betriebsarzt die einzelnen Belastungsschritte festzulegen und gemeinsam mit Arbeitgeber und Betriebsarzt die verschiedenen Belastungsphasen zu überwachen. Zur Ermittlung der Belastungsgrenze müssen biologische Parameter, wie Puls- und Blutdruckwerte, EKG usw. gemessen werden. Die Leistungsfähigkeit kann mit standardisierten Arbeitsproben, besser noch mit tatsächlicher Arbeitsbelastung am bisherigen Arbeitsplatz überprüft werden. Da die Arbeitsplatzanforderungen dem behandelnden Arzt oft nicht oder nicht ausreichend bekannt sind, sollte er grundsätzlich ein Anforderungsprofil beiziehen und ihm ein selbstaufzustellendes Fähigkeitsprofil gegenüberstellen. Hier sei insbesondere auf das Ertomis Dokumentationssystem verwiesen, das es möglich macht, die Fähigkeiten des Behinderten und die Anforderungen an einem bestimmten Arbeitsplatz mit je 64 Merkmalen zu erfassen, zu bewerten und einander gegenüberzustellen. Dieses System ist damit für die Belastungserprobung eine wertvolle Entscheidungshilfe. Die Zusammenarbeit mit mehreren anderen Beteiligten ist für den behandelnden Arzt sehr arbeitsaufwendig und macht die Belastungserprobung zu einer anspruchsvollen Rehabilitationsmaßnahme.

Als gemeinschaftliche Behandlungsmaßnahme muß die Belastungserprobung, soll sie Aussicht auf Erfolg haben, koordiniert werden. Koordinationsstelle kann nur der Träger der Unfallversicherung sein. Er hat vor allem Beginn und Ende der Maßnahme zwischen dem behandelnden Arzt, dem Verletzten und dem Arbeitgeber abzustimmen. Außerdem hat er mit den anderen Beteiligten zu prüfen, ob unter Berücksichtigung der Verletzungsfolgen und der Anforderungen am Arbeitsplatz überhaupt eine Belastungserprobung in Frage kommen kann.

Die Belastungserprobung *endet* mit dem Tage
— an dem die Arbeitsunfähigkeit wegfällt,
— an dem zu übersehen ist, daß der Verletzte eine andere geeignete Berufs- oder Erwerbstätigkeit wieder ausüben kann,
— an dem das bestehende Arbeitsverhältnis endet.

Sie ist *abzubrechen*, wenn zu übersehen ist, daß der Verletzte mit Maßnahmen zur medizinischen Rehabilitation allein nicht wieder in das Arbeitsleben eingegliedert werden kann.

Der Arbeitgeber hat aufgrund seiner sozialethischen Verantwortlichkeit und seiner arbeitsrechtlichen Fürsorgepflicht, auch wegen seiner gesetzlichen Pflicht, den Träger der Unfallversicherung bei der Durchführung seiner Aufgaben zu unterstützen, bei der Belastungserprobung mitzuwirken.

Die Mitwirkungspflicht des Verletzten ergibt sich aus seiner eigenen Interessenlage, aber auch aus dem Gesetz, § 63 SGB I. Von der Mitwirkung und aktiven Mitarbeit des Verletzten hängt der Erfolg der Belastungserprobung in besonderem Maße ab.

5. Ergänzende Leistungen und Unfallversicherungsschutz

Trotz seiner teilweisen Eingliederung in den Arbeitsprozeß ist der Verletzte während der Belastungserprobung weiterhin arbeitsunfähig; eine teilweise Arbeitsfähigkeit gibt es nicht. Der Verletzte hat daher grundsätzlich keinen Anspruch auf Arbeitsentgelt. Er erhält Übergangsgeld, soweit er Arbeitsentgelt nicht erhält.

Der Träger der Unfallversicherung übernimmt außerdem die Beiträge zur Sozialversicherung im gesetzlich vorgesehenen Rahmen. Entstehen dem Verletzten durch die Teilnahme an der Belastungserprobung Reisekosten, so werden ihm diese im gesetzlich vorgesehenen Rahmen erstattet. Während der Durchführung der Belastungserprobung und auf den hierzu notwendigen Wegen steht der Verletzte unter dem Schutz der gesetzlichen Unfallversicherung. Ein im Zusammenhang mit der Belastungserprobung erlittener Unfall gilt als Folge des Arbeitsunfalles, der diese Maßnahme zur medizinischen Rehabilitation erforderlich machte.

6. Die Belastungserprobung in der berufsgenossenschaftlichen Praxis

Zunächst die wichtigsten Zahlen.

Nach der Rehabilitationsstatistik der gewerblichen Berufsgenossenschaften wurde 1983 in 44232 Fällen die stationäre Behandlung abgeschlossen. Erfaßt sind nur stationäre Behandlungen ab 14 Tagen. Im gleichen Jahr wurden 581 Belastungserprobungen beendet; die Belastungserprobungen machen also nur 1,3% der stationären Behandlungen aus. 1984 erhöhten sich die stationären Behandlungen auf 48516 und die Belastungserprobungen auf 825 Fälle. Der Anteil der Belastungserprobungen an den stationären Behandlungen stieg also auf 1,7%. Trotz ihres geringen Anteils an den medizinischen Reha-Maßnahmen ist die Belastungserprobung im Einzelfall für die Wiedereingliederung des Behinderten von großer Bedeutung (Tabelle 1).

Untergliedert nach *Verletzungsarten* liegt der Schwerpunkt der Belastungserprobungen mit über 50% eindeutig bei den geschlossenen Knochenbrüchen. Dann folgen die Zerreißun-

Tabelle 1. Medizinische Rehabilitationsmaßnahmen 1983 und 1984. Verteilung nach Art der Maßnahmen

Jahr	Stationäre Behandlung	Belastungserprobung	
		Anzahl	%
1983	44232	581	1,3
1984	48516	825	1,7

Tabelle 2. Belastungserprobung 1983 und 1984. Verteilung nach Verletzungsarten

	1983		1984	
	Anzahl	%	Anzahl	%
Commotio	13	2,2	10	1,2
Contusio	73	12,6	92	11,2
Distorsion	7	1,2	6	0,7
Luxation	8	1,4	10	1,2
Zerreißung	104	17,9	143	17,3
Geschl. Knochenbruch	308	53,0	447	54,2
Offener Knochenbruch	58	10,0	101	12,2
Verbrennung usw.	9	1,5	12	1,5
Sonstige Verletzung	1	0,2	4	0,5
Summe	581	100,0	825	100,0

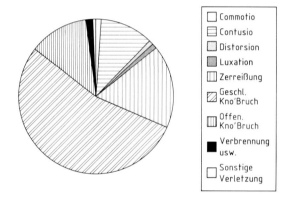

Abb. 1. Belastungserprobungen 1984. Art der Verletzung

gen mit einem Anteil von über 17%, die offenen Knochenbrüche mit rund 12% und die Kontusionen ebenfalls mit knapp 12% (Tabelle 2; Abb. 1).

Bei der *Dauer* der Belastungserprobungen hat sich als Hauptschwerpunkt der Zeitraum zwischen 3 und 6 Wochen herausgebildet. Eine zweite deutlich erkennbare Spitze liegt im Bereich von über 8 Wochen bis zu 3 Monaten. Rund 80% aller Belastungserprobungen werden innerhalb eines Vierteljahres beendet. Danach wird die Maßnahme offenbar nur noch in Einzelfällen fortgeführt (Tabelle 3; Abb. 2).

Die *Ergebnisse* der Belastungserprobung sind eindeutig positiv. 1984 konnten über 60% der Verletzten unmittelbar nach Beendigung der Belastungserprobung wieder eine Tätigkeit aufnehmen. Bei 20% der Verletzten mußte sich der Erprobung vor der Eingliederung noch eine berufsfördernde Maßnahme, meistens wohl die Gewährung einer Eingliederungshilfe, und bei 14% der Verletzten noch eine weitere medizinische Maßnahme anschließen. Das bedeutet, daß in 94% der grundsätzlich schwierig gelagerten Fälle die Belastungserprobungen

Tabelle 3. Belastungserprobungen 1983 und 1984. Verteilung nach der *Dauer* der Maßnahme

Dauer der Maßnahme	1983		1984	
	Anzahl	%	Anzahl	%
bis unter 2 Wochen	26	4,5	29	3,5
2 bis 3 Wochen	45	7,7	79	9,6
über 3 bis 4 Wochen	73	12,6	93	11,3
über 4 bis 5 Wochen	73	12,6	103	12,5
über 5 bis 6 Wochen	51	8,8	95	11,5
über 6 bis 7 Wochen	42	7,2	53	6,4
über 7 bis 8 Wochen	37	6,4	44	5,3
über 8 Wochen bis 3 Monate	99	17,0	152	18,4
über 3 bis 4 Monate	43	7,4	51	6,2
über 4 bis 5 Monate	13	2,2	22	2,7
über 5 bis 6 Monate	8	1,4	13	1,6
über 6 bis 9 Monate	14	2,4	11	1,3
über 9 Monate bis 1 Jahr	3	0,5	4	0,5
über 1 bis 2 Jahre	3	0,5	4	0,5
über 2 Jahre	1	0,2	1	0,1
nicht bestimmbar	50	8,6	71	8,6
Summe	581	100,0	825	100,0

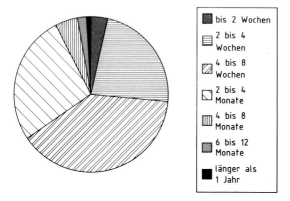

Abb. 2. Dauer der Belastungserprobung

Tabelle 4. Belastungserprobungen 1984. *Ergebnis* der Rehabilitationsmaßnahmen

Ergebnis der Rehabilitationsmaßnahme		Anzahl	Anteil in %
00	Eingliederung bzw. Fortsetzung oder Aufnahme einer Tätigkeit erreicht	498	60,4
10	Fortsetzung oder Aufnahme einer Tätigkeit nach Abschluß d. berufsförd. Maßnahme möglich	2	0,2
20	Eingliederung nach (weiteren) medizinischen Maßnahmen möglich	117	14,2
30	Eingliederung nach (weiteren) berufsfördernden Maßnahmen möglich	168	20,4
41	Eingliederung nach (weiteren) sonstigen sozialen Maßnahmen möglich	1	0,1
51	Eingliederung wegen Unfallfolgen nicht möglich	21	2,5
52	Eingliederung wegen anderer Gesundheitsstörrungen nicht möglich	4	0,5
60	Fortsetzung oder Aufnahme einer Tätigkeit mangels Arbeitsplatzes nicht möglich	5	0,6
70	Eingliederung im Berichtsjahr wegen vorzeitigen Abbruchs der Maßnahme nicht möglich	2	0,2
80	Eingliederung im Berichtsjahr aus sonstigen Gründen nicht erreicht	7	0,8
Summe		825	100,0

zur Eingliederung des Verletzten führten. Nur 2,5% der Verletzten konnten nach der Belastungserprobung wegen Unfallfolgen nicht wieder eingegliedert werden (Tabelle 4).

Zur Veranschaulichung sollen drei typische Einzelfälle herausgegriffen werden.

Fall 1: Unfall vom 4. 4. 1984.
Beruf des Verletzten: Monteur.
Alter des Verletzten zur Zeit des Unfalles: 46 Jahre.
Verletzung: Fersenbeinbrüche beiderseits.

Verletzungsfolgen:
Knöchern fest verheilte Fersenbeinbrüche. Im linken Fußgelenk besteht eine erhebliche, im rechten Fußgelenk eine geringe Bewegungseinschränkung.
Arbeitsunfähigkeit: vom 4. 4. 1984 bis 31. 10. 1984.
MdE: 35 v.H. bei Festsetzung der vorläufigen Rente.

Gründe der Belastungserprobung:
Wegen der Gebrauchseinschränkung beider Füße im Hinblick auf die Tätigkeit als Monteur, die mit dauerndem Gehen, Stehen und Steigen verbunden ist, bestanden Zweifel, ob diese Tätigkeit dem Verletzten noch möglich war. Der Verletzte legte selbst großen Wert darauf,

wieder auf Montage gehen zu können. Der behandelnde Arzt regte deshalb eine Belastungserprobung an. Mit der Firmenleitung wurde eine zunächst halbtätige Arbeitsaufnahme vereinbart.

Dauer der Belastungserprobung:
Die vom behandelnden Arzt überwachte Belastungserprobung dauerte vom 3. 9. 1984 bis 31. 10. 1984 (= 2 Monate).
Der Verletzte erhielt während der Maßnahme Verletztengeld unter Anrechnung des gezahlten Arbeitsentgelts.

Ergebnis der Belastungserprobung:
Nach anfänglich deutlichen Schwierigkeiten zeigte sich, daß der Verletzte ab 1. 11. 1984 seine frühere Tätigkeit als Monteur wieder vollschichtig aufnehmen konnte.

Fall 2: Unfall vom 10. 11. 1981.
Beruf des Verletzten: Schlosser.
Alter des Verletzten zur Zeit des Unfalles: 45 Jahre.
Verletzung: Schwere Sägeverletzung der linken Hand.

Verletzungsfolgen:
Absetzung des linken Ringfingers im Mittelgelenk, Minderung des Kalksalzgehaltes der linken Hand, erhebliche Bewegungseinschränkung der Finger 1 und 3 links, Durchblutungsstörungen der linken Hand, Minderung der groben Kraft und der Gebrauchsfähigkeit der linken Hand.
Arbeitsunfähigkeit: vom 10. 11. 1981 bis 2. 8. 1982.
MdE: 30 v.H. bei Festsetzung der vorläufigen Rente.

Gründe der Belastungserprobung:
Wegen der erheblichen Gebrauchsminderung der linken Hand bestanden Zweifel, ob der Verletzte seine frühere Tätigkeit in der Schlosserei, die kräftiges Zupacken und dauernde Belastung der linken Hand erforderte, wieder würde aufnehmen können. Der seit 1949 im Unternehmen beschäftigte Verletzte legte selbst größten Wert darauf, wieder in die gewohnte Umgebung zurückzukehren. Der behandelnde Arzt der BG-Klinik regte deshalb eine Belastungserprobung an. Nach Rücksprache mit der Werkleitung, der Sicherheitsfachkraft und dem Betriebsrat erfolgte eine zunächst halbtätige Arbeitsaufnahme.

Dauer der Belastungserprobung:
Die vom D-Arzt überwachte Belastungserprobung dauerte vom 3. 5. 1982 bis 2. 8. 1982 (= 3 Monate). Während der ersten 4 Wochen arbeitete der Verletzte täglich 4 h, anschließend täglich 6 h.
Während der Maßnahme erhielt der Verletzte weiterhin Verletztengeld unter Anrechnung des erzielten Lohnes.

Ergebnis der Belastungserprobung:
Gegen Ende der Erprobungszeit wurde deutlich, daß der Verletzte seinen früheren Arbeitsplatz wieder einnehmen und wieder vollschichtig arbeiten konnte. Eine Beschäftigung im Akkord war allerdings nicht mehr möglich.

Fall 3: Wegeunfall vom 2. 5. 1983.
Beruf des Verletzten: Arbeiter im Stahlwerk.
Alter des Verletzten zur Zeit des Unfalles: 47 Jahre.
Verletzung: Contusio cerebri, HWS-Distorsion.

Verletzungsfolgen:
Postcontusionelles Durchgangssyndrom nach Kopfverletzung im Sinne vegetativer Störungen mit Schwindel, erhöhter Schweißneigung und Blutdruckanstieg bei leichter bis mittelschwerer Belastung und Einschränkung der Konzentrations- und Merkfähigkeit in Verbindung mit einer depressiven Stimmungslage. Leichte Koordinierungsstörungen. Bewegungseinschränkung der Halswirbelsäule nach Halswirbelsäulenstauchung.
Arbeitsunfähigkeit: vom 2. 5. 1983 bis 30. 11. 1984.
MdE: 40% bei Festsetzung der Dauerrente.

Gründe der Belastungserprobung:
Da die Tätigkeit im Stahlwerk mit großer Hitze und erheblichem Lärm sowie mit Wechselschichten verbunden ist, schied eine Rückkehr an den ehemaligen Arbeitsplatz aus. Die Ärzte des Rehabilitationskrankenhauses schlugen daher eine Belastungserprobung an einem geschützten Arbeitsplatz vor. Nach Abstimmung mit der Unternehmensleitung, dem Werksarzt und dem Betriebsrat wurde eine zunächst auf 4 h täglich begrenzte Arbeitszeit in der Buchbinderei des Betriebes vereinbart.

Dauer der Belastungserprobung:
Die vom Werksarzt überwachte Belastungserprobung an dem anderen neuen Arbeitsplatz dauerte 8 Monate, von Anfang April bis Ende November 1984. Eine Steigerung der täglichen Arbeitszeit über 4 Stunden hinaus war nach werksärztlicher Beurteilung nicht möglich. Es erwies sich, daß der Verletzte auf vorerst nicht absehbare Zeit nur beschränkt an dem neuen Arbeitsplatz einsatzfähig war.

Während der Maßnahme erhielt der Verletzte weiterhin Verletztengeld.

Ergebnis der Belastungserprobung:
Ab Dezember 1984 wurde der Verletzte unter Fortsetzung seines Arbeitsverhältnisses in der Buchbinderei des Unternehmens weiterbeschäftigt.

7. Zusammenfassung

Durch die betriebliche Belastungserprobung und die mit ihr verbundene Arbeitstherapie soll geklärt werden, ob und in welchem Umfang der Unfallverletzte der Belastung an seinem bisherigen oder einem vergleichbaren Arbeitsplatz wieder gewachsen ist. Ziel dieser Wiederherstellungsbehandlung ist die schrittweise anzustrebende Dauerbelastbarkeit des Verletzten. Es handelt sich um eine Therapieform, die den nahtlosen Übergang von der Untätigkeitsphase in die Tätigkeitsphase auch in Problemfällen gewährleistet und eine Arbeitsentwöhnung verhindert. Die Belastungserprobung bietet sich in allen Bereichen der Medizin an. Die Initiative zu ihrer Einleitung liegt grundsätzlich beim behandelnden Arzt. Ihre Durchführung erfordert aber gemeinschaftliches Handeln des Verletzten, des Arztes, des Arbeitgebers und des Unfallversicherungsträgers. Die Belastungserprobung ist auf eine bestimmte Zeit anzulegen; sie kann mehrere Monate betragen. Ihr Erfolg hängt entscheidend mit davon ab, ob und inwieweit der Verletzte diese ärztliche Behandlungsmaßnahme unterstützt. Während der Belastungserprobung ist der Verletzte weiterhin arbeitsunfähig und erhält Übergangsgeld.

Betriebsärztliche Aufgaben bei der Rehabilitation Unfallverletzter

D. Ruks

Mannesmannröhren-Werke AG, Hauptabteilung für Arbeitsgestaltung (Leiterin: Dr. med. D. Ruks), Postfach 1104, D-4000 Düsseldorf 1

Jeder Arbeitnehmer, der auf dem Weg von oder zur Arbeit oder bei der Arbeit verunglückt, hat Anspruch auf Hilfe durch die gesetzlichen Unfallversicherungen.

Über Leben und Tod entscheiden oft wenige Minuten. Deshalb kommt der Erstversorgung im Betrieb eine entscheidende Bedeutung zu. Gute Rehabilitationsergebnisse und eine gute berufliche Rehabilitation hängen nicht zuletzt von der bestmöglichen Erstversorgung ab. Diese Aufgabe hat bei den größeren Unternehmen der Arbeitsmediziner zu übernehmen, denn das Arbeitssicherheitsgesetz vom 12. 12. 1973 schreibt vor, daß alle Erste-Hilfe-Maßnahmen zu den Aufgaben des Arbeitsmediziners gehören und ebenso in § 3 des gleichen Gesetzes steht, daß die Betriebsärzte für alle Fragen der Eingliederung und Wiedereingliederung Behinderter in den Arbeitsprozeß zuständig sind.

In größeren Unternehmen stehen für die Erstversorgung Sanitäter, gut ausgerüstete Unfallstationen und Rettungsfahrzeuge zur Verfügung.

Im Anschluß an die Erstversorgung liegt die unfallmedizinische Behandlung der Verletzten in den Händer der D- bzw. Krankenhausärzte und die Aufgabe des vorwiegend präventivmedizinisch tätigen Arbeitsmediziners liegt darin, möglichst schon in dieser Phase Kontakte zu den behandelnden Ärzten aufzunehmen und den Mitarbeiter in dieser Phase beratend zu begleiten.

Betriebsärztliche Betreuung während der D-Arzt-Behandlung

Während meiner 10jährigen Tätigkeit im Betrieb habe ich bereits unsere verunglückten Mitarbeiter auf der Intensivstation besucht und war immer wieder beeindruckt, wie wichtig diese Kontaktaufnahme mit einem Arzt, den sie seit Jahren kennen, für die Mitarbeiter war. Es war für mich anfangs eine neue Erfahrung, daß selbst zu Zeiten, als noch um das Überleben der Patienten gerungen wurde, für diese die Frage nach der Weiterbeschäftigung und dem Arbeitsplatz eine große Bedeutung hatte und sie wesentlich beruhigter waren, wenn ich ihnen versicherte, daß die Firma sie auf jeden Fall weiterbeschäftigen würde und daß wir Ärzte ab sofort uns zusammen mit den Klinikärzten darum bemühten, zunächst einmal eine bestmögliche Wiederherstellung der Gesundheit zu erreichen.

Die Erfahrung hat gezeigt, daß der Betriebsarzt große Hilfen leisten kann, indem er von Anfang an das Interesse des Verletzten auf den Wiedereinsatz im Betrieb lenkt und erst gar nicht zuläßt, daß die Gedanken sich mit Rentenzahlung oder der Frühinvalidität beschäftigen. Dieses Ziel wird jedoch nur erreicht, wenn von Anfang an offen über die möglichen gesundheitlichen Einschränkungen gesprochen wird, aber gleichzeitig konkrete Vorschläge für reale betriebliche Einsatzmöglichkeiten für seinen Betrieb, den der Verletzte kennt, unterbreitet werden. Gerade in dieser Phase ist eine gute und frühzeitige Zusammenarbeit zwischen den verschiedenen Fachabteilungen notwendig.

Wiedereingliederung am alten Arbeitsplatz

Der berufliche und medizinische Rehabilitationsplan sollte zusammen mit dem Betriebsarzt und dem Berufshelfer der BG'en erfolgen.

Dabei ist zunächst zu klären, ob der Mitarbeiter an seinem alten Arbeitsplatz verbleiben kann. Ohne genaue Betriebskenntnis ist der D-Arzt hier meistens überfordert. Oft kann der Mitarbeiter am Arbeitsplatz verbleiben, wenn organisatorische oder technische Veränderungen durchgeführt werden. Für derartige Maßnahmen benötigt der Betrieb jedoch Zeit, und die Aufgabe des Betriebsarztes ist es, bei Kenntnis der individuellen Einschränkung des Unfallverletzten Vorschläge für eine Arbeitsplatzveränderung zu machen, die eine optimale Wiedereingliederung des Verletzten ermöglichen.

Für die Realisierung der technischen Veränderungen stehen dem Betriebsarzt in großen Unternehmen Fachleute für Arbeitsgestaltung zur Verfügung.

Nicht immer sind die theoretisch erarbeiteten Vorschläge ausreichend und die Praxis zeigt dann, daß weitere Veränderungen am Arbeitsplatz erforderlich sind.

Als eine sehr wirksame Maßnahme hat sich die betriebliche Belastungsprobe Unfallverletzter in zweifacher Hinsicht bewährt, nämlich sowohl für Veränderungen am Arbeitsplatz als auch für intensive medizinische Rehabilitationsmaßnahmen nach dem Grundsatz Hilfen zur Selbsthilfe anzubieten. Der Erfolg aller Maßnahmen steht und fällt mit der positiven Motivation aller Beteiligten und hängt jedoch besonders von der Motivation des Unfallverletzten selbst ab.

In unserem Unternehmen stehen uns für die Betreuung von Unfallverletzten bei der beruflichen Wiedereingliederung Sozialarbeiter zur Verfügung, die die Mitarbeiter während dieser Zeit intensiv betreuen und die Kontakte zum Betrieb und dem Betriebsarzt herstellen, sodaß Schwierigkeiten in jeglicher Hinsicht sofort aufgegriffen und bearbeitet werden. Außerdem können auch in den betriebsärztlichen Einrichtungen nebenher physikalische Behandlungen und Übungen durchgeführt werden, die die berufliche Wiedereingliederung erleichtern.

Wiedereingliederung am neuen Arbeitsplatz

In einer Reihe von Fällen ergibt die Beurteilung der gesundheitlichen Einschränkungen, daß die alte Tätigkeit nicht — oder für eine Interimszeit nicht — wieder aufgenommen werden kann.

In Zusammenarbeit mit dem Betrieb — besonders auch unter Einschaltung der Personalabteilung und der Betriebsräte — muß dann ein neuer Arbeitseinsatz gefunden werden. Da-

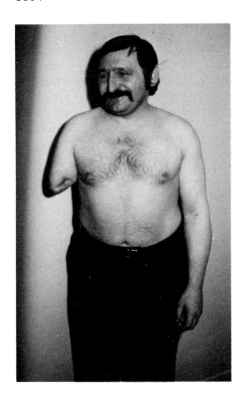

Abb. 1. Amputation des rechten Oberarms nach Verletzung durch eine Anschlagrolle

bei ist abzuklären, ob dafür Umschulungsmaßnahmen notwendig sind. Wenn ja, ob diese im eigenen Betrieb oder über Berufsförderungseinrichtungen der Unfallversicherungsträger durchgeführt werden müssen.

An Hand von Beispielen der letzten Zeit — und dies sind Beispiele von vielen — möchte ich exemplarisch darstellen, daß bei Unfallverletzten eine nahtlose berufliche Wiedereingliederung trotz deutlicher organischer Einschränkungen ohne Verdiensteinbußen auch bei den augenblicklichen schwierigen struktuellen Veränderungen innerhalb der Eisen- und Stahlindustrie mit noch andauerndem Personalabbau möglich ist.

Beispiel 1:
In einer Pressereiadjustage von MRW verunglückte im Oktober auf der Spätschicht ein 39jähriger Adjustagearbeiter, der erst vor einem halben Jahr als ungelernter Arbeiter dort seine Tätigkeit aufgenommen hatte. Er wurde als Schleifer an einer Schleifmaschine eingesetzt.

Zu seinen Aufgaben gehört es, unter Zuhilfenahme flurbedienter Krane, die er selbst steuerte, die Maschinen mit Rohren zu belegen, den Schleifvorgang einzuleiten und zu überwachen.

Zu seinen Aufgaben gehörte es auch, die Maschine am Ende der Schicht zu reinigen, was nur bei stillstehender Maschine erfolgen darf. Die entsprechenden Unterweisungen waren sorgfältig erfolgt und zudem schriftlich festgelegt.

Am 9. Oktober versuchte der Mitarbeiter jedoch um 21.00 Uhr, an der noch laufenden Maschine mit einem Handfeger Schleifspäne unterhalb der rotierenden Rohre zu entfernen.

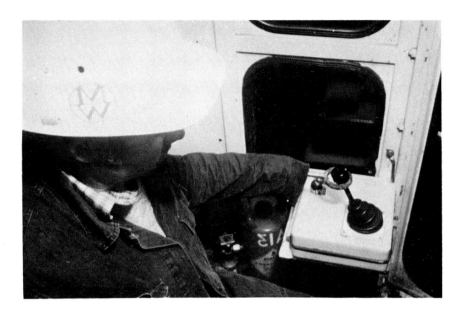

Abb. 2

Der Arbeitsvorgang wäre nach 30 min beendet gewesen. Der rechte Arm des Mitarbeiters wurde dabei von einer Anschlagrolle erfaßt und so schwer verletzt, daß der rechte Oberarm amputiert werden mußte (Abb. 1).

Der Kontakt zum Verletzten wurde direkt nach dem Unfall über den Betriebsarzt hergestellt und bereits nach 6 Wochen wurde im Werk eine Arbeitsgruppe gebildet, die aus dem Arzt, dem Berufshelfer und einem Technischen Aufsichtsbeamten der Berufsgenossenschaft, betrieblichen Führungskräften, wozu auch ein Arbeitsgestalter gehörte, sowie Betriebsräten und dem Schwerbehindertenvertrauensmann bestand. Die Berufsanamnese zeigte, daß der Verletzte im Umgang mit flurbedienten Kranen vertraut war. Die gemeinsame Beratung, in die der Verletzte kontinuierlich einbezogen wurde, wobei besonders die Betriebsräte eine große Hilfe, nicht nur zum Verletzten, sondern auch im Kontakt zu den zukünfigen Kollegen darstellten, ergab, den Mitarbeiter als Kranführer auf einem Brückenkran einzusetzen.

Dabei ergaben sich folgende Aufgaben:

1. Die arbeitsmedizinische Untersuchung des Verletzten mit dem Ziel, die Kongruenz zwischen dem Anforderungsprofil für Kranführer mit dem Eignungsprofil zu überprüfen.
2. Die Planung arbeitsgestalterischer Maßnahmen am Arbeitsplatz und damit verbunden die Gestaltung notwendiger Arbeitshilfen.
3. Die Ausbildung des Verletzten zum Kranführer.
4. Die gezielte Rehabilitation des Verletzten.

Die arbeitsmedizinische Untersuchung ergab die Deckungsgleichheit zwischen Anforderungs- und Eignungsprofil; der Rehabilitant war mit den vorgenommenen technischen Veränderungen an dem Kranfahrerarbeitsplatz Brückenkran ohne Einschränkungen als Kranfahrer einsetzbar. Abbildung 2 zeigt einen Blick in den Steuerstand des Kranes. Durch die

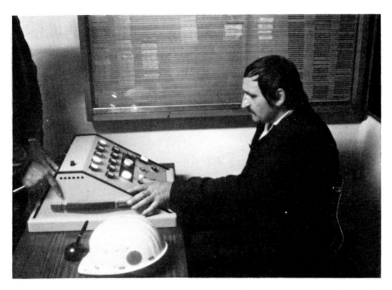

Abb. 3. Theoretische Unterweisung bei der Umschulung zum Kranführer

rechte Steuereinheit wird normalerweise die Längstfahrt und die Katzfahrt des Kranes geschaltet. Dazu sind Schaltbewegungen nach vorn, zurück, nach rechts und nach links erforderlich. Durch die linke Steuereinheit wird das Hubwerk und das Drehwerk der Krane bewegt.

Für den Einsatz des rechts Oberarmamputierten wurde die Funktion Längstfahrt von der rechten Steuereinheit in die linke verlegt. Durch die Schaltvorgänge nach vorn und zurück wird rechts nur noch die Katzfahrt gesteuert. Solche Schaltvorgänge können durch den Einsatz einer Arbeitshilfe vom Oberarmamputierten ohne Schwierigkeit und ohne die Gefahr von Fehlschaltungen ausgeführt werden. Durch einen Schlüsselschalter können die Steuereinheiten auf „Normalbetrieb" und auf die Bedienung durch den Oberarmamputierten geschaltet werden. Die gesamten Umbaukosten betrugen ca. DM 15 000,–.

Die theoretische und praktische Ausbildung zum Kranführer erfolgte in der unternehmenseigenen Kranführerschule. Abbildung 3 zeigt einen Ausschnitt aus der theoretischen Unterweisung.

Der rehabilitierte Mitarbeiter war zum Zeitpunkt des Unfalles ein gutes halbes Jahr Mitarbeiter unseres Unternehmens. Seine Kontakte zu anderen waren noch nicht ausreichend gefestigt. Alle beschriebenen Maßnahmen wurden unter Einbezug der zukünftigen Mitarbeiter des Verletzten verwirklicht, dies gilt besonders für Vorarbeiter und Anschläger.

Mit dem Einsatz als Kranführer war für den Verletzten eine Verbesserung seines betrieblichen Status' verbunden. Dies wirkt auf ihn motivierend und erleichtert die Rehabilitation wesentlich.

Im August des nächsten Jahres nahm der Rehabilitant seine Arbeit auf dem Brückenkran auf. Er fährt den Kran bis heute. Die Integration in die Arbeitsgruppe ist voll gelungen.

Das zweite Beispiel zeigt einen negativen Verlauf:
Ein 27jähriger Stahlbauschlosser verunglückt am 2. 11. 1984 bei Flämmarbeiten.

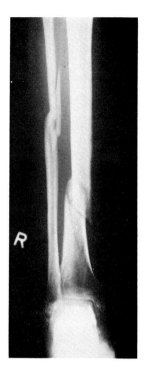 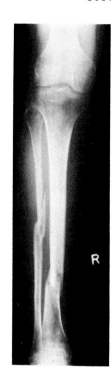

Abb. 4 (links), Abb. 5 (rechts). Röntgenologische Verlaufskontrollen nach Unterschenkelfraktur rechts

Er bleibt mit der Schutzkleidung an einer Eisenbramme hängen, verdreht sich das Bein, es kommt zur Dislokatio mit Fraktur von Tibia und Fibula (Abb. 4). Zunächst erfolgt die Reposition in der Klinik und eine 4wöchige stationäre konservative Gipsbehandlung in der Klinik (Abb. 5). Dann wegen verzögerter Heilung mit Entkalkung des Knochens weitere 4 Monate Gipsbehandlung zu Hause. Nach weiteren 4 Wochen zu Hause mit Übungen ohne Anleitung keine Zunahme der Beweglichkeit oder der atrophischen Muskulatur.

Der Mitarbeiter wird arbeitsunfähig geschrieben. Er kommt Anfang Oktober 1985 auf Krücken zum Dienst, der Arbeitsversuch scheitert. Das Bein schwillt nach Belastung deutlich an (Abb. 6). Der Betriebsarzt, der erst zu diesem Zeitpunkt Kenntnis von dem ungünstigen Heilungsverlauf nimmt und keine D-Arzt-Berichte erhalten hat, veranlaßt mit Hilfe des Berufshelfers der Hütten- und Walzwerks-Berufsgenossenschaft ab 15. Oktober 1985 eine Rehabilitationsbehandlung in der Rhein-Ruhr-Klinik.

Das dritte Beispiel betrifft einen Unfall aus dem Jahre 1984, der in diesem Jahr beruflich voll integriert werden konnte.

In den Rohrziehereien unseres Unternehmens werden Rohre kalt verformt. Dazu werden Ziehmaschinen eingesetzt, durch die in einem Ziehvorgang gleichzeitig 3 Rohre bearbeitet werden. Die Rohre werden zu den Ziehstangen gefahren und dort vom Zieher auf die Ziehstangen eingefädelt. Sind die Rohre eingefädelt, so erfolgt das Aufschieben der Rohre auf die Ziehstangen durch einen Schnellgang des Pushers.

Der Unfall ereignete sich im September 1984. Bei diesem Vorgang brach ein Rohr aus der Pusherbahn aus und traf den Zieher, obwohl er in einem Bereich stand, der durch ein Schutzschild gesichert war. Das Rohr drang dem Zieher unterhalb des linken Oberarms

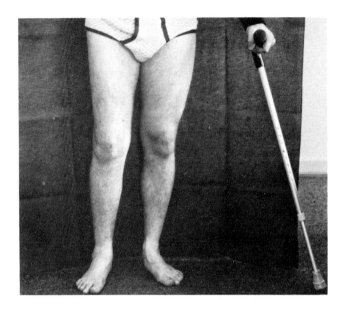

Abb. 6. Zustand bei Wiederaufnahme der Arbeit

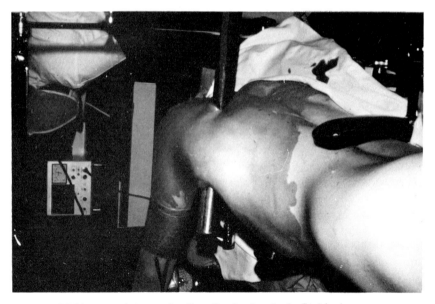

Abb. 7. Pfählungsverletzung des Brustkorbs durch ein Stahlrohr

schräg von hinten durch den Brustkorb. Am Unfallort wurde das Rohr zweimal durchtrennt und der Verletzte befreit.

Abbildung 7 zeigt die äußeren Verletzungen in Operationsbereitschaft.

Das Röntgenbild zeigt die Schwere der Verletzungen, nämlich offene linksseitige Thoraxphälungsverletzung mit Rippenserienstückfrakturen. Lungenverletzungen mit Pneumo- und Hämatothorax (Abb. 8).

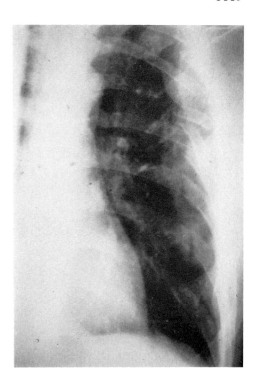

Abb. 8

Das nächste Röntgenbild zeigt das sehr gute Ergebnis der unfallmedizinischen Behandlung: Vollständige Abheilung, knöchern konsolidiert mit Schwartenbildung, Lunge unauffällig und infolge intensiver Rehabilitationsmaßnahmen wie Bewegungs- und Atemübungen ohne nennenswerte Lungen- oder Herz-Kreislaufeinschränkungen (Abb. 9). Die Kontakte von den Städtischen Kliniken zur Firma wurden über die Betriebsärztin frühzeitig aufgenommen um eine berufliche Wiedereingliederung in die Wege zu leiten.

Nach einer Arbeitsunfähigkeit von 5 Monaten machte der Verletzte erste Arbeitsversuche im Sinne einer Belastungserprobung. Die Überprüfung des Eignungsprofils ergab, daß er als Zieher wegen der zum Teil körperlichen Arbeit und noch vorhandener Beschwerden bei Belastungen des linken Schultergelenkes und der linken Thoraxhälfte nicht mehr einsetzbar ist. Es bot sich an, Rehabilitationsversuche in der alten Umgebung des Verletzten als Kontrolleur in der Rohrzieherei durchzuführen. Diese Versuche wurden von internen Fachleuten einschließlich der Betriebsärztin und dem Berufshelfer der Maschinen- und Kleineisenindustrie-Berufsgenossenschaft begleitet. Arbeiten, die vorher verschiedene Mitarbeiter ausführten, wurden durch Umorganisation zusammengefaßt und unter Einbezug der Datenverarbeitung optimiert.

Zu seinen Arbeiten gehörte es:

- Arbeitspapiere der Zieher zu überprüfen
- Abmessungen gezogener Rohre zu kontrollieren (Abb. 10) und er
- arbeitete im Rahmen dieser Tätigkeit auch mit der Datenverarbeitung zusammen.

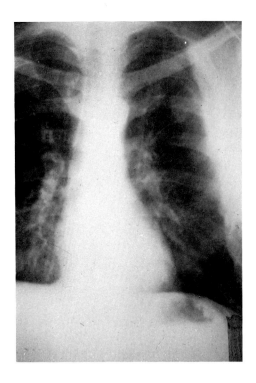

Abb. 9. Ausheilungsbild nach Abschluß der Rehabilitationsmaßnahmen

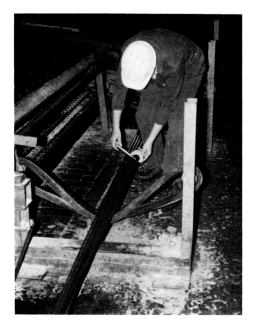

Abb. 10. Während der Arbeit bei der Abmessung gezogener Rohre

Mit dieser Tätigkeit verbunden ist auch die Kontrolle und Lagerhaltung von Ziehwerkzeugen.

Die Rehabilitation des Verletzten ist das Ergebnis guter Zusammenarbeit zwischen Klinik, Berufsgenossenschaft und Betrieb ohne zusätzliche Kosten für Umschulung oder Geräte, da diese Maßnahmen für einen langjährigen Mitarbeiter kostenlos von der Firma und ihren Fachleuten übernommen wurden.

Heute ist der Verletzte als Kontrolleur beruflich voll integriert, erhielt einen abwechslungsreichen und damit interessanten Arbeitsplatz und ist selbst mit der neuen Tätigkeit vollauf zufrieden.

Folgende Schlußfolgerungen sind zu ziehen:

1. Der erste Schritt zu einer möglichst vollständigen Rehabilitation Unfallverletzter in medizinischer, sozialer und beruflicher Hinsicht ist eine gut funktionierende Rettungskette im Betrieb.
2. Frühzeitige Kontaktaufnahme durch die Betriebsärzte zu den D-Ärzten, um so früh wie möglich neben dem medizinischen auch einen berufsbezogenen Reha-Plan zu erstellen.
3. Realisierung des beruflichen Reha-Planes durch enge Teamarbeit von Betrieb, Berufshelfer und Technischen Aufsichtsbeamten der Berufsgenossenschaft unter Nutzung der Belastungserprobung und ständigen Einbezugs des Verletzten selbst.
Hierbei kommen
a) betriebliche;
b) außerbetriebliche Umschulungsmaßnahmen
in Frage und/oder
c) Veränderungen am alten Arbeitsplatz oder Bereitstellung eines neuen Arbeitsplatzes, der oft ebenfalls umgestaltet werden muß, wobei zusätzliche Kosten hierfür durch die Versicherungsträger übernommen werden.

Die reibungslose Zusammenarbeit der Versicherungsträger untereinander bei der Rehabilitation Verletzter ist durch das Rehabilitations- und Ausgleichsgesetz und das X. Buch der Sozialgesetzgebung sichergestellt.

Das Zusammenwirken mit dem Betrieb über den Betriebsarzt ist nicht gesetzlich geregelt und heute oftmals, da der Betriebsarzt bisher keine D-Arztberichte bekommt, noch dem Zufall überlassen.

Die Zusammenarbeit funktioniert am besten bei den Berufsgenossenschaftlichen Unfallkliniken, hat jedoch große Lücken in der Zusammenarbeit mit D-Ärzten und kleineren oder weiter vom Betrieb entfernten Krankenhäusern.

Auch hier eine nahtlose Verbindung D-ärztlicher Versorgung zum Betriebsarzt zur Bewältigung der uns allen gestellten Aufgabe, nämlich der bestmöglichen Rehabilitation Unfallverletzter, zu erzielen, dazu sind wir alle aufgerufen. Die bisherige Vorgehensweise zeigt, daß für D-Ärzte und Betriebsärzte hier noch Betätigungsfelder zum Wohle Unfallverletzter viel intensiver genützt werden sollten.

Der polytraumatisierte Patient – Pflegerische Maßnahmen

Pflegerische Sofortmaßnahmen nach der Aufnahme von Schwerverletzten

H. Breyer

Klinikum Steglitz der Freien Universität Berlin, Abt. für Unfall- und Wiederherstellungschirurgie (Direktor: Prof. Dr. R. Ramanzadeh), Hindenburgdamm 30, D-1000 Berlin

Die Behandlung Schwerverletzter erfordert neben räumlichen und personellen Voraussetzungen vor allem *Organisation, Übung* und *zielgerichtetes Handeln.* Bei einem Polytrauma handelt es sich immer um gleichzeitig entstandene Verletzungen mehrerer Körperregionen, wobei wenigstens eine Verletzung oder die Kombination mehrerer Verletzungen lebensbedrohlich ist.

Dieser Bedrohung des Lebens und der Abwehr von Verletzungsspätfolgen kann nur durch *klinische Routine* begegnet werden, die *Planung* und *Vorbereitung* voraussetzt.

Die primäre Bedrohung polytraumatisierter Patienten sehen wir heute in einem komplizierten Schockgeschehen, das häufig von einem primären oder sekundären Atemversagen begleitet wird. Das bedeutet, daß eine intensivmedizinische Behandlung solcher Patienten eigentlich schon am Unfallort einsetzen muß. Mit Hilfe gut ausgebauter Rettungssysteme der Luft- und Bodenrettung ist dies in vielen Regionen bereits möglich. Wir sehen aber selbst in einer Großstadt wie Berlin immer noch erhebliche Mängel, z. B. im Notarztwagensystem.

So werden meistens erst beim Eintreffen des Schwerverletzten in der Klinik Reanimationsmaßnahmen erfolgen, bzw. die am Unfallort begonnenen Maßnahmen fortgesetzt und intensiviert werden müssen.

Die Organisation der Behandlung in der Klinik ist primär eine *ärztliche* Aufgabe. Der problemlose Ablauf kann aber nur gewährleistet sein, wenn alle an der Behandlung Beteiligten zielstrebig in *eine* Richtung arbeiten und ineffektive Hektik vermieden wird.

Die Behandlung polytraumatisierter Patienten wird aus praktischen Gründen in Phasen eingeteilt:
1. Reanimationsphase
2. Erste Operationsphase
3. Erste Stabilisierungsphase
4. Zweite Operationsphase
5. Zweite Stabilisierungsphase
6. Dritte Operationsphase
7. Erholungsphase

Die Behandlungsmaßnahmen bis zur ersten Stabilisierungsphase erfolgen fast immer – abhängig allerdings von der Einrichtung und Ausstattung eines Krankenhauses – in der Aufnahme.

Um die vielfältigen pflegerischen Aufgaben zu erläutern, sollen deshalb diese ersten drei Phasen näher betrachtet werden.

1. In der Reanimationsphase müssen eine für das Überleben des Patienten ausreichende Sauerstoffversorgung sichergestellt und akut lebensbedrohliche Verletzungen erkannt werden. Diagnostik und Therapie greifen ineinander, wobei Intubation und Beatmung, gegebenenfalls auch externe Herzmassage an erster Stelle stehen. Parallel hierzu verläuft ein EKG-Monitoring, die Schaffung ausreichender venöser Zugänge und die erste dringende Labordiagnostik.

2. Die erste Operationsphase dient der Versorgung akut lebensbedrohlicher Verletzungen, unter die z. B. das epidurale Hämatom, die Herzbeuteltamponade und *massive* intraabdominelle Blutungen fallen. In der Vorbereitung zur Operation wird die Diagnostik fortgesetzt und vor allem intraoperativ eine weitere Behandlung und Korrektur des Volumenmangels erfolgen müssen.

3. Die erste Stabilisierungsphase kann sich direkt an die Reanimationsphase anschließen, wenn keine Sofortoperation erforderlich ist. Diese Phase dient der Stabilisierung der wichtigen Organ- und Systemfunktionen und der möglichst raschen Schaffung der Voraussetzungen für die zweite Operationsphase.

In der ersten Stabilisierungsphase wird die Diagnostik der Verletzungsfolgen nun gezielt durch Röntgenuntersuchungen, gegebenenfalls auch durch Spezialuntersuchungen, fortgesetzt. Je nach der Dringlichkeit der anstehenden operativen Versorgung von Verletzungen, wird die gesamte erste Stabilisierungsphase zunächst im Reanimationsraum stattfinden und bei erreichter Transportfähigkeit im Narkoseeinleitungsraum des Operationstraktes fortgesetzt werden.

4. Die zweite operative Phase dient nunmehr der operativen Behandlung von Verletzungen, die im Augenblick nicht akut lebensbedrohlich sind, die jedoch lebensbedrohliche Komplikationen oder den Verlust von Organen oder Gliedmaßen nach sich ziehen können, z. B. offene Frakturen und perforierende Augenverletzungen.

Betrachten wir nun die Aufgaben der Pflegepersonen in den ersten drei Phasen, so sehen wir, daß mit der Ankunft eines polytraumatisierten Patienten, der nicht selten ohne Ankündigung eintrifft, parallel zu *Notmaßnahmen* vorher festgelegte organisatorische Abläufe beginnen müssen: das *Bereitstellen* der erforderlichen Hilfsmittel, das *Durchführen* bestimmter diagnostischer und therapeutischer Eingriffe und die *Assistenz* bei ärztlichen Handlungen (Tabelle 1 bis 3).

Nicht übersehen werden darf, daß Unfallhergang, Unfallort und die Situation des Patienten am Unfallort sowie Personalien ermittelt und dokumentiert werden müssen, ebenso wie die angelaufenen Reanimationsmaßnahmen und weiteren therapeutischen Handlungen.

Der Ablauf der Behandlung eines Polytraumatisierten wird umso reibungsloser vor sich gehen, je gründlicher die vorherige *Planung* und *Vorbereitung* für den Notfall erfolgte (Abb. 1). Übersichtliche Unterbringung der Hilfsmittel in Griffnähe und gute Beschriftung sind nur einige Prinzipien, die hierbei beachtet werden müssen. Sie sind viel bedeutsamer als „optimale" Räumlichkeiten und aufwendige Apparaturen. Das Wort *Ordnung* mag heute bei vielen Menschen unbeliebt sein. Im Reanimationsraum sind *Ordnung* und *Disziplin* aber Grundvoraussetzungen, um eine rasche und effektive Behandlung der polytraumatisierten Patienten zu gewährleisten, für die jeder Zeitverlust eine Erhöhung der Lebensgefahr bedeutet.

Tabelle 1. Notmaßnahmen

Atemwege freimachen
Absaugen
Guedel-Tubus
Masken-Beatmung

Kleidung entfernen
(Thorax, obere Extr.)

EKG-Elektroden anlegen
Monitor anschließen

ggf. externe Herzmassage

Tabelle 2. Bereitstellen

Absaugkatheter
Beatmungs-/Absauggerät
Intubationsbesteck

EKG-Elektroden
Monitor/Defibrillator

Verweilkanülen
Blutersatzlösung
Venenkatheter (Set)
Versandröhrchen/Labor
Dauerkatheter (Set)
Thoraxdrainage (Set)
Saugsystem
Peritoneallavage (Set)
Wundversorgung (Set)

Tabelle 3. Assistieren/Durchführen

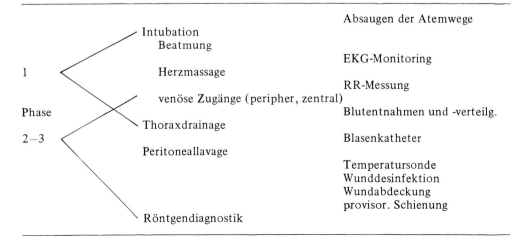

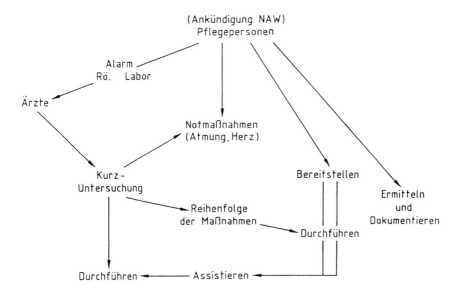

Abb. 1. Ablauf der Behandlung in der Reanimationsphase

Besondere Lagerungsmaßnahmen, einschließlich der Erstversorgung von Frakturen

B. Kaltwasser

Berufsgenossenschaftliche Unfallklinik Duisburg-Buchholz (Direktor: Prof. Dr. G. Hierholzer), Großenbaumer Allee 250, D-4100 Duisburg 28

Es besteht kein Zweifel, daß die Sicherstellung der vitalen Funktionen Atmung und Kreislauf Vorrang vor jeder anderen Maßnahme haben muß und diese zielgerichtet in einer Kooperation zwischen allen beteiligten Fachbegieten getroffen wird.

Läßt der Allgemeinzustand, z. B. bei im Vordergrund stehender Höhlenverletzung, eine operative Versorgung der Verletzungen des Bewegungsapparates nicht zu, so ist die befristete konservative Behandlung auch im Rahmen der operativen Maßnahmen bei Mehrfachverletzungen durch Gips-Schienenfixierung, Lagerung sowie einer Extension so kunstgerecht durchzuführen, daß sie – falls erforderlich – ohne Schäden für den Patienten als konservative Behandlung zu Ende geführt werden kann.

Die fachgerechte Lagerung von Patienten erfordert neben umfassenden Kenntnissen oftmals ein hohes Maß an Variationsmöglichkeit.

Schon bei der Durchführung der Grundpflege, z. B. Ganzkörperwaschung (Verbesserung der Mikrozirkulation) ergeben sich durch Mehrfachverletzungen und die damit verbunde-

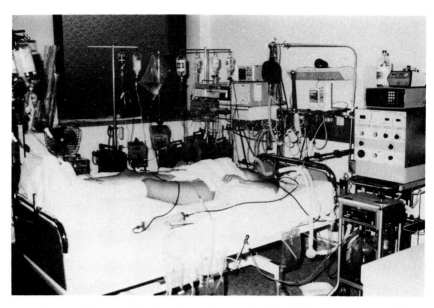
Abb. 1. Lagerung eines polytraumatisierten Patienten in der Stabilisierungsphase auf Moltopren-Schaumstoffplatten sowie Schienenhochlagerung in einer Intensivpflegeeinheit

nen unterschiedlichen Lagerungsmaßnahmen der Extremitäten oder z. B. eines instabilen Beckens durch Beckenfraktur sowie bei einem schlechten Allgemeinzustand durch die Unbeweglichkeit besondere Aspekte. Es muß hier häufig auf den turnusmäßigen Lagewechsel verzichtet werden.

Um nun evtl. entstehenden Lagerungsschäden, z. B. Druckulcera im Bereich der Steiß- und Kreuzbeingegend bei der Rückenlagerung prophylaktisch entgegenzuwirken, bietet sich z. B. eine Lagerung auf Moltopren-Schaumstoffplatten an.

Um diese Stellen zu entlasten, wird in beide 5 cm starken Platten ein elipsenförmiges bis rundes Loch mit einem Durchmesser von etwa 20–30 cm geschnitten, der Auflagedruck wird auf die Umgebung verteilt und die Lordosierung der Lendenwirbelsäule bleibt erhalten.

Die Lagerung der oberen Extremitäten sollte auf Kissen oder Schaumstoffkeilen zur Entlastung des Ellenbogengelenkes wechselweise in gestreckter und gebeugter Stellung sowie die Lagerung des Handgelenkes in Funktionsstellung erfolgen.

Zur vorübergehenden konservativen Frakturbehandlung hat die Extensionslagerung in der Stabilisierungsphase des Polytraumas bei allen dislocierten Frakturen ihren Stellenwert behalten. Erhebliche Lagerungsschwierigkeiten bereiten alle Frakturen, besonders beim motorisch unruhigen Patienten. Bedroht durch die ständige Fragmentbewegung sind nicht nur die benachbarten Gefäße und Nerven, sondern es entstehen durch die Mikrobewegungen Blutungen, Schmerz und Schockvertiefung.

Durch den Zug werden Verkürzungen vermieden, Achsenknicke und Drehfehler können durch Änderung der Zugrichtung weitgehend korrigiert werden.

Bei bestehender Kontraindikation für eine operative Behandlung der Frakturen des Trochantermassivs, der Hüftgelenkspfanne, des Femurschaftes setzt die Extension im supracondylären Bereich oder an der Tuberositas tibiae an, bei den Unterschenkelfrakturen dagegen am Fersenbein.

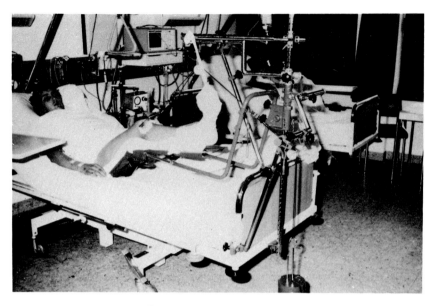

Abb. 2. Giebel-Tscherne-Schiene bei einer Oberschenkel-Extension, die am Fußende des Bettes freischwebend am Lochstabgerätesystem befestigt ist. Ihre vielseitige Einstellungsmöglichkeit sichert die Ruhigstellung der Extremität und bietet eine einfache und sichere Handhabung. Der Fuß sollte in der physiologischen Außendrehstellung von $10°-15°$ gelagert sein

Nach den heutigen Richtlinien sollte ausschließlich der Steinmann-Nagel unter sterilen Operationsbedingungen durch den Knochen eingebohrt und am Spannbügel fixiert werden.

Beim polytraumatisierten Patienten erfolgt die Frakturbehandlung bis zur Stabilisierungsphase und Operationsentscheidung nach den Richtlinien der konservativen Therapie. Falls erforderlich, wird eine Reposition unter Bildwandlerkontrolle vorgenommen.

Das Anlegen einer 12—14fach gelegten, 15 cm breiten Gips-U-Longette, in Funktionsstellung, unter Einschluß einer Gipssohle, die mit einer feuchten Mullbinde umwickelt wird, sollte aus Gründen der evtl. auftretenden Schwellneigungen und Zirkulationsstörungen die richtige Wahl der Gipstechnik sein.

Eine strenge Überwachung des primär angelegten Gipsverbandes bezüglich der peripheren Durchblutung, der Sensibilität (soweit prüfbar) sowie evtl. Drucknekrosen erscheint hier dringend erforderlich.

Durch die ständige technische Weiterentwicklung werden uns zur Extensionslagerung verschiedene Hochlagerungsschienen angeboten. Voraussetzung bei der Anwendung aller Schienen ist eine gezielte Polsterung der Auflageflächen, um evtl. Lagerungsschäden, z. B. Peonaeusparesen zu vermeiden.

Bei der Behandlung der Oberschenkelschaftfrakturen bei Kindern von 2—8 Jahren bietet sich — auch im Zusammenhang eines Polytraumas — die Extension nach Weber an.

Die Lagerung erfolgt hier auf einem speziellen Extensionstisch (in Höhe verstellbar). Hüft- und Kniegelenk um $90°$ gebeugt, Oberschenkel um je $20°$ gespreizt, Unterschenkel in Parallelstellung auf Schaumstoffschienen unter Einschluß der Spitzfußprophylaxe fixiert.

Die Extensionen wurden beiderseits mit Hilfe von Steinmann-Nägeln suprocondylär angelegt; in Ausnahmefällen am unverletzten Bein durch einen Heftpflasterstreckverband.

Beide Beine werden an der Querstange des Extensionstisches so fixiert, daß sich das Gesäß gering von der Unterlage hebt und somit ein schwebender Effekt entsteht. Drehfehler sowie vermehrte Innen- und Außenrotationsfehlstellungen sind bei dieser Extensionsmethodik zu erkennen und zu korrigieren.

Zur Extensionslagerung mit einem Extensionsbügel oder einer gut gepolsterten Ledermanschette bei der Schenkelhalsfraktur bietet sich das mit Schaumstoff gepolsterte (80 cm lange, 25 cm breite) Schleifbett an. Bei der Flachlagerung des zu schienenden Beines sollte auf eine ausreichende Unterpolsterung im Bereich des Kniegelenkes sowie der Achillessehne geachtet werden.

Die Extension und die dazugehörende Lagerung nach Crutchfield ist in der Therapie von Frakturen der Halswirbelsäule nach cervico-spinalen Traumen die primär angewandte Methode. Als Indikation gelten hier Luxationen, Kompressionsfrakturen der Wirbelkörper, Bogenfrakturen mit Dornfortsatz-Abbruch, um eine Reposition sowie Ruhigstellung zu erreichen.

Beim Anlegen der Crutchfield-Klammer wird beiderseits am seitlichen Scheitelbeinanteil die Tabular-Externa jeweils angebohrt, die Crutchfield-Klammer mit den seitlichen Dornen eingesetzt und komprimiert.

Bei festsitzender Crutchfield-Klammer kann eine Extensionsgewichtsbelastung bis zu 8 kg vorgenommen werden.

Die Lagerung des Kopfes erfolgt auf einem Schaumstoffkissen mit einem ausgeschnittenen Loch zur Druckentlastung des Hinterhauptes.

Die erforderliche Lordosierung der Halswirbelsäule ist bei dieser Lagerung gegeben.

Die Extensionsaufbauten mit dem Lochstabgerät sind am Kopfteil des Bettes aufgerüstet. Bei der Pflege des Patienten ist ein exaktes Drehen zur jeweiligen Seitenlage unter Extension mit Hilfe von 4 Pflegepersonen möglich.

Bei dem Lagerungsverfahren auf der Kifa-Mulde handelt es sich um eine Therapie bei Wirbelkörperfrakturen im Bereich der Lendenwirbel und der unteren Brustwirbelsäule ohne Querschnittslähmung.

Die Einleitung einer frühfunktionellen Therapie ist bei dieser Lagerung angezeigt.

Die Kifa-Mulde ist eine aus Sperrholz mit einem Stoffüberzug und einer 2 cm starken Schaumstoffpolsterung versehene anatomisch geformte Stützschale (Lendenlordosierung), die die Wirbelsäule im Liegen in der richtigen Position hält und auf diese Weise bewirkt, daß auftretende Schmerzen in den ersten Tagen des Unfallgeschehens gemildert werden. Eine gezielte Pflege sowie Neubettung ist durch vorsichtige Seitenlagerung möglich.

Bei der präoperativen Therapie der Beckenringfrakturen sowie Symphysensprengung, verbunden mit einer Dislokation zur Seite, bietet sich als Lagerungsmaßnahme — sofern nicht eine operative Behandlung angezeigt ist — die Beckenschwebe in Form einer Ledermanschettenextension an.

Der Patient liegt mit gestreckten Hüftgelenken auf einer 2 cm starken Schaumstoffpolsterung, in einer etwa 70 cm breiten Ledermanschette.

Die seitlich hochgeführten Lederzügel überkreuzen sich zum Lochstabgerät und sind durch einen Bajonettverschluß fixiert. Durch die mehrfach überkreuzten Aufhängungen kann ein mehr oder weniger schwebender Effekt entstehen und somit die angestrebte Reposition der Beckenfrakturen erreicht werden.

Die postoperative Lagerung bei Osteosynthese-Maßnahmen, unter Einschluß der Ruhigstellung durch Gips-Longuetten, erfolgt z. B. zur Vermeidung einer Spitzfußstellung oder zur Vermeidung von Funktionsfehlstellungen auf einer Schultz-Schiene (am Lochstabgerät mit Hilfe eines Schienenhalters höhenverstellbar fixiert).

Für die weitere Ruhigstellung nach einer operativen Stabilisierung mittels Fixateur externe bei einer 3.-gradigen offenen Fraktur mit großflächigen Weichteildefekten am Unterschenkel ist eine Hochlagerung auf einer aufgepolsterten Schaumstoffschiene angezeigt. In Ausnahmefällen ist das Hochhängen des Unterschenkels am Fixateur zum Lochstabgerät möglich.

Zusammenfassung

1. Läßt der Allgemeinzustand eine operative Versorgung der Verletzungen des Bewegungsapparates nicht zu, so sind die fachgerechten Lagerungsmaßnahmen von besonderer Bedeutung und beinhalten die Beherrschung einer Vielfalt von Anwendungsmöglichkeiten.
2. Bei den erforderlichen Lagerungstechniken unter Einschluß der Gips-Schienenfixierung ist auf eine ausreichende Polsterung zu achten, um zusätzliche Schädigungen des Patienten durch evtl. entstandene Decubital-Ulcera oder Nervenschädigungen zu vermeiden.

Auch hier gilt der Grundsatz „vorbeugen ist besser als heilen".

Pflegerische Maßnahmen in der Wachstation und Intensivpflegeabteilung

D. Windels-Buhr

Klinikum Steglitz der Freien Universität Berlin, Intensivstation der Chirurg. Universitätsklinik, Hindenburgdamm 30, D-1000 Berlin 45

Der polytraumatisierte Patient wird in der Regel nach der 1. Operationsphase auf die Wach- oder Intensivstation verlegt.

Für die weitere Stabilisierung der Vitalfunktionen ist eine differenzierte Überwachung unbedingt notwendig. In dieser Akutphase darf die Pflege jedoch nicht soweit zurückstehen, daß der Patient Schaden erleidet!

Im ersten Teil des Referates werde ich auf die Überwachungsaufgaben eingehen.

Je nach Schweregrad und Ausmaß der Verletzungen des Patienten sollen folgende Parameter kontinuierlich über Monitor bzw. in kurzen Abständen manuell gemessen und dokumentiert werden:

1. Herzfrequenz

2. Blutdruck
— dieser muß für eine ausreichende Nierenperfusion einen mittleren Druck von mind. 70 mmHg aufweisen.

3. Respiration
— soll beim spontanatmenden Patienten unter 35 Atemzüge/min liegen. Der klinische Zustand des Patienten ist dabei zu berücksichtigen.

4. Körpertemperatur
— ist durch die genauere rektale Messung zu ermitteln. Bei Fieber ist nach vegetativer Blockade die physikalische Kühlung der Anwendung von Antipyretica vorzuziehen.

5. Zentraler Venendruck

6. Ebenso ist stündlich die Mikrozirkulation zu prüfen. Eine Zentralisation des Kreislaufs muß durch entsprechende Medikamente und/oder Volumensubstitution aufgehoben werden.

7. Der neurologische Status ist bei Patienten mit Schädel-Hirn-Trauma halbstündlich bis stündlich wie folgt zu kontrollieren:
Ansprechbarkeit, Schmerzreaktion, Hustenreflex, Pupillenweite und Lichtreaktion, ferner Beweglichkeit der Extremitäten, des Kopfes und der Muskeltonus.

Eine einseitig dilatierte lichtstarre (und entrundete) Pupille weist auf zunehmenden intracraniellen Druck durch Blutung oder Hirnödem hin. Oft findet sich gleichzeitig eine Zu- oder Abnahme des Muskeltonus der anderen Körperhälfte (Halbseitensymptomatik). Hier sind *sofort* therapeutische Maßnahmen einzuleiten!

Beidseits dilatierte, lichtstarre Pupillen können durch Atropingabe, schwere Intoxikationen, Hypoxie oder Hirntod bedingt sein.

Nach der Akutphase von ca. 3 Tagen ist der Abstand der Kontrollen entsprechend dem Zustand des Patienten zu modifizieren. Der neurologische Status sollte auch bei polytraumatisierten Patienten ohne bei Aufnahme diagnostiziertes Schädel-Hirn-Trauma mindestens 1 × je Schicht kontrolliert werden, um sich *langsam* anbahnende Veränderungen rechtzeitig zu bemerken.

8. Kontrolle der Einfuhr
— umfaßt die enterale, parenterale Ernährung und die Volumensubstitution.
— bei auftretenden Zuckerverwertungsstörungen ist der Blutzucker 1–2stündlich zu prüfen, sonst 1× je Schicht.
— bei cardial vorgeschädigten Patienten ist jede Volumensubstitution unter Venendruckkontrolle durchzuführen.

9. *Überwachung der Ausfuhr:*
   - die Urinproduktion soll mindestens 1 ml/kg KG/h betragen; keine Glucosurie!
     In den ersten Tagen ist meistens ein transurethraler oder suprapubischer Blasenkatheter erforderlich.
   - Magenrückfluß wird bei liegender Magensonde 3stündlich auf Menge, Aussehen und pH-Wert geprüft.
     Ein saurer pH unter 3,5 muß zur Ulcusprophylaxe gepuffert werden.
   - Drainagenverluste sind stündlich bis 2stündlich in Menge und Aussehen zu kontrollieren.

10. *Spezielle Überwachung:*
    - bei Beatmung
      Effektivität der Beatmung durch klinische Untersuchung wie Aussehen des Patienten, Thoraxexcursionen, und durch Blutgasanalysen;
      laufende Kontrolle der eingestellten Beatmungsparameter am Respirator.
    - bei Intracranieller Drucksonde
      Hirndruckverhalten bei Ruhe und Bewegung des Patienten.
    - bei Pulmonaliskatheter
      Pulmonalarteriendruck und kontinuierlich die Pulmonalisdruck*kurve*, um frühzeitig eine eventuelle Wedgeposition des Katheters zu diagnostizieren.
    - bei spontaner arterio-venöser Hämofiltration
      Regulierung des stündlichen Ultrafiltrates nach ärztlicher Anordnung und Kreislaufsituation des Patienten.

Zur Pflege

Bei allen pflegerischen Maßnahmen müssen der klinische Zustand des Patienten, seine physische und psychische Belastbarkeit berücksichtigt werden. Für eine ausreichende systemische oder lokale Analgesie ist zu sorgen. Das Betten und Lagern von Schwerstverletzten wird mit dem zuständigen Arzt besprochen; zum Teil ist seine Anwesenheit oder Mithilfe erforderlich.

Körperpflege und Dekubitusprophylaxen sind besonders für bewegungseingeschränkte Patienten von großer Bedeutung. Regelmäßig müssen alle für Drucknekrosen prädisponierten Körperstellen inspiziert werden. Wenn die Verletzungen des Patienten es zulassen, lagern wir ihn 2–3stündlich als beste Decubitus- und auch Pneumonieprophylaxe.

Patienten mit instabilen Wirbelfrakturen, Beckenfrakturen und mit Extensionen dürfen nur angehoben und nicht gedreht werden. Das Anheben soll 3stündlich zur Druckentlastung durchgeführt werden.

Alle Punktionsstellen von Kathetern und Drains müssen täglich bis 2tägig auf Entzündungssymptome inspiziert und dann neu steril verbunden werden.

Thoraxdrainagen
Sie sollten mit einem sterilen, geschlossenem System (Pleurevac etc.) abgeleitet werden. Durch öfteres „Melken" sind sie durchgängig zu halten. Zu beachten sind besonders die oft engen Verbindungsstücke.

Blasenkatheter
Sie sind mit einem sterilen geschlossenen Urindrainagesystem abzuleiten. Diskonnektionen und Abklemmen (bis auf Ausnahmen) sind wegen Gefahr einer aufsteigenden Infektion zu vermeiden.

Magensonde
Die Lage ist vor jeder Sondierung, mindestens jedoch 1x je Schicht zu kontrollieren. Lagern und Absaugen des Patienten können eine Dislokation der Sonde nach sich ziehen.

Augenpflege ist insbesondere zur Prophylaxe von Hornhautulcera bei sedierten Patienten mit oft unvollständigem Lidschluß dringend notwendig.

Mundpflege sollte aus hygienischen Gründen und als die beste Soorprophylaxe mindestens 3stündlich durchgeführt werden.

Der spontanatmende Patient ist zu regelmäßiger Atemgymnastik zu aktivieren; eventuell ist eine Hilfestellung notwendig.
    Nicht jeder Patient mit Thoraxtrauma wird primär beatmet. So müssen Symptome, die auf eine drohende pulmonale Dekompensation nach Lungenkontusion hinweisen, rechtzeitig erkannt werden.

Die Pflege des Beatmungspatienten
Der Nasotrachealtubus muß regelmäßig neu fixiert werden, um durch Lageveränderung Drucknekrosen am Naseneingang vorzubeugen; bei Tracheostoma ist ein Verbandswechsel in kurzen Abständen erforderlich.
    Endotracheales Absaugen ist nach guter Präoxigenierung und unter sterilen Bedingungen in weniger als 15 s durchzuführen. Anschließend Blähen der Lunge zur Atelektasenprophylaxe.
    Eine Sedierung des Beatmungspatienten sollte nur soweit wie notwendig erfolgen, d. h. der Patient muß jederzeit erweckbar sein, Ausnahmen: kontrollierte Hyperventilation und Inversed Ratio Ventilation.
    Bei instabilen Wirbelsäulenverletzungen besteht immer die Gefahr einer Querschnittslähmung, der Verschlechterung eines inkompletten Querschnitts oder eines spinalen Schocks.
    Bei Querschnittsgelähmten Patienten ist ein Blasenkatheter kontraindiziert. Intermittierend soll der Patient steril katheterisiert werden. Auf regelmäßiges Abführen ist ebenfalls zu achten.
    Bei Patienten mit Frakturen sind sorgfältig alle Verbände zu überwachen, um Durchblutungsstörungen und Lähmungen durch zu eng sitzende Verbände bzw. Aufliegen von Extremitäten an exponierten Stellen vorzubeugen. Ein Kompartment-Syndrom ist durch laufende Kontrolle von Puls, Farbe, Sensibilität und Spontanbewegungen der Extremitäten zu erkennen. Offene Frakturen werden mit einem sterilen Verband versehen.
    Bei Patienten mit stumpfem Bauchtrauma ist der Bauchumfang, das Abdomen auf Abwehrspannung und Peristaltik regelmäßig zu prüfen.
    Von der Überwachung und Pflege des Patienten läßt sich die psychische Unterstützung nicht trennen:

- ehrliche Aufklärung des Patienten über reversible – und so weit absehbar – irreversible Schäden,
- Erklären aller pflegerischen, diagnostischen und therapeutischen Maßnahmen,
- Integrieren der Angehörigen in die Pflege.

Zusammenfassung

Die verschiedenartigen Verletzungen und Komplikationsmöglichkeiten des polytraumatisierten Patienten erfordern eine differenzierte personelle und apparative Überwachung und zur Prävention von Sekundärschäden eine sorgfältige und angepaßte Pflege.

Dieses sind wichtige Faktoren auf dem Weg zu unserem Ziel, die bestmögliche Wiederherstellung des Patienten zu erreichen.

Richtlinien bei akuten Zwischenfällen, Maßnahmen zur Reanimation

A. Roßkothen

St.-Joseph-Hospital, Uerdingen, Abt. für Anästhesie und Intensivmedizin (Chefarzt: Dr. H. Schmitz), Kurfürstenstraße 69, D-4150 Krefeld 11

Lebensbedrohliche Zustände wie Herz- bzw. Kreislauf- und Atemstillstand schaffen eine dringliche Krisensituation. Sanitäts- und berufsmäßiges Rettungspersonal müssen in der sofortigen Erkennung und Behandlung dieser Zustände laufend geschult werden. Die Grundprinzipien der Reanimation sind unter Krankenhaus- oder Geländebedingungen die gleichen, ganz egal ob es sich um Ertrinken, Erdrosseln, Ersticken, CO-Vergiftung, elektrischen Schlag, Barbituratintoxikation, Vergiftung mit Insekticiden, Herzinfarkt oder einen Polytraumatisierten handelt.

Sie alle müssen deshalb mit den medizinischen und organisatorischen Problemen der Wiederbelebung so vertraut sein und sie ein Leben lang im Gedächtnis behalten, daß akut lebensbedrohlich erkrankte Menschen tatsächlich eine bessere Chance haben als bisher, diesen Zustand zu überleben. Bei der Reanimation handelt es sich nicht um die Wiedererweckung von Toten, sondern um Maßnahmen zur Unterstützung oder zeitweise künstlichen Ersatz der erloschenen Lebensfunktionen.

Wiederbelebung bedeutet cardio-pulmonale und cerebrale Reanimation!

Zielpunkt der cardio-pulmonalen Reanimation ist letztlich allein die Wiederbelebung des Gehirns. Es kommt nicht nur darauf an, den Hirntod zu verhüten, sondern auch dauerhafte Hirnschäden zu vermeiden. Die cerebrale Reanimation steht nicht nur im Zentrum der cardio-pulmonalen Reanimation während des Kreislaufstillstandes, sondern sie muß auch für die Nachbehandlung des primär reanimierten Patienten zielgebend sein.

Das Konzept der cardio-pulmonalen Reanimation ist zu einem Konzept der „cardio-pulmonal-cerebralen" Reanimation zu erweitern. Hauptfaktoren für die Vermeidung von Hirnschäden sind rascher Beginn der Wiederbelebungsmaßnahmen (d. h. kurze Anoxiedauer), exakte Technik (Herzkompression und Beatmung) und sofortige reichliche O_2-Zufuhr und endo-tracheale Intubation in jedem Fall.

Eine totale Kreislaufblockade führt bereits nach rund „4" s zu Veränderungen in der Hirnrinde mit Symptomen wie Schwindel, Unruhe etc., nach „10" s zu Lähmungen und das Bewußtsein schwindet. Nach ca. 20 s Beginn generalisierter Krämpfe. Atemstillstand tritt nach mehreren Zügen der Schnappatmung nach ca. 40–60 s ein. Nach weiteren 3–5 min werden die Pupillen weit und lichtstarr. Irreversibler Hirntod folgt und ist vom Erlöschen des Cornealreflexes begleitet. Innerhalb der ersten 3 min sind die meisten Zellen noch reanimierbar. Nach ca. 7 min ist die Gesamtreanimation noch möglich, jedoch ist bereits mit größeren Zellverlusten zu rechnen.

Die Tatsache macht verständlich, warum die cerebrale Perfusion und Sauerstoffversorgung oberste Zielsetzung bei allen Wiederbelebungsmaßnahmen sind. Deswegen ist nach einer erfolgreichen Wiederbelebung auch immer die Frage inwieweit die Großhirnfunktion eine Dauerschädigung erfahren hat, von zentraler Bedeutung, während tiefergelegene zentrale Regulationsmechanismen für Atmung, Kreislauf und Temperatur ohne weiteres ihre Funktion voll aufgenommen haben können.

Ein ABC der Wiederbelebung dient seit ca. 20 Jahren als Gedächtnisstütze für die zweckmäßige Reihenfolge.

Für die ersten Maßnahmen zur symptomatischen Behandlung ist folgende Reihenfolge sinnvoll:

A) Bei Bewußtlosigkeit Kopf überstrecken – Atemwege freimachen mittels Absaugung oder Stieltupfer.
B) Bei Atemstillstand 3–5malige Atemspende, dann Carotispuls fühlen. Wenn Puls vorhanden weiter beatmen mit einer Frequenz von 12/min (Kinder 30).
C) Wenn kein Puls tastbar – sofort äußere Herzkompression.

Das absolut wichtigste und entscheidende Kriterium für einen Herzstillstand ist der fehlende Carotispuls.

Medikamentöse Therapie während der cardio-pulmonalen Reanimation:

1. Bei der cardio-pulmonalen Reanimation ist das *Adrenalin* das Mittel der Wahl, um die Herzaktionen anzuregen.
   Wenn kein zentralvenöser Katheter liegt wird um keine Zeit zu verlieren 1–2 mg Adrenalin verdünnt in 10 ml Aqua dest nach der Intubation durch den endotrachealen Katheter in die Trachea appliziert. Die intracardiale Applikation von Medikamenten ist wegen der auftretenden Komplikationen nicht mehr zu empfehlen.
2. Das *Alupent* ist nicht so günstig, weil es die peripheren Gefäße erweitert und deshalb die Blutversorgung von Gehirn und Herz geringer ist als bei Adrenalin und sollte nicht mehr verabfolgt werden.
3. *Calcium*$^{++}$ wurde in der Vergangenheit unter der Vorstellung kontraktionsfördernder Wirkung verabreicht. Eine derartige Wirkung wurde jedoch nie nachgewiesen. Dagegen belegen viele Veröffentlichungen die Gefahren der Ca^{++}-Accumulation im Myocard und Gehirn. In kontrollierten experimentellen Untersuchungen trat bei über 30% irreversibles Kammerflimmern auf. Die postischaemische Minderperfusion des Gehirns wurde verstärkt.

4. Während der cardio-pulmonalen Reanimation wird durch die Gabe von *Na HCO₃* sehr häufig eine Alkalose erzeugt. Diese kann zu schwerer Hyperosmolalität, zu einer verminderten Sauerstoffverfügbarkeit im Gewebe und zu einem abnehmenden Herzzeitvolumen führen. Mit ansteigendem pH-Wert, also mit dem Auftreten einer Alkalose, verringert sich die Chance, nach einer Reanimation zu überleben, ganz erheblich.
Die kritische Grenze liegt etwa bei einem pH von 7,60.

Bei einer cardio-pulmonalen Reanimation wird dem Patienten häufig eine bestimmte Menge NaHCO₃ infundiert, um eine evtl. vorhandene metabolische Acidose auszugleichen. Diese Therapie mit NaHCO₃ wird in der Regel blind, d. h. ohne Vorliegen eines arteriellen pH-Wertes durchgeführt. Das Ausmaß des pH-Abfalles wird durch die Hypoxaemie und dem damit verbundenen anaeroben Stoffwechsel mit gesteigerter Lactatproduktion bestimmt.

Der pH-Abfall allein ruft jedoch selten eine gefährliche Situation hervor. Vielmehr gefährden die Hypoxaemie und die gestörte periphere Zirkulation den Patienten. Dies gilt jedenfalls für pH-Werte bis 7,15.

Durch die Gabe von NaHCO₃ wird jedoch nicht nur der Säure-Basen-Haushalt beeinflußt, sondern auch die Serumosmolalität bis 350 mmol/l und mehr (normal 270–300 mmol/l), was die Überlebensrate nach Reanimation von 65–70% auf 20–15% schlagartig abfallen läßt. Denn eine Alkalose ist viel schädlicher für das Herz als eine leichte Acidose.

Eine Blindpufferung mit NaHCO₃ sollte bei einer Reanimation sehr vorsichtig durchgeführt werden und ein exakter Ausgleich muß einer BGA vorbehalten sein. Man sollte in den ersten 10–15 min 1 mval/kg/KG infundieren, das sind etwa 70 ml einer 8,4%-Lösung. Nach weiteren 10–15 min jeweils immer die Hälfte der vorausgegangenen Dosis (35–40 ml).

Zusammenfassend ist die heutige derzeitige Empfehlung, daß zu den obligaten Medikamenten in der Reanimation lediglich noch das Adrenalin und das NaHCO₃ gehören.

Vorbereitung des Patienten für operative Eingriffe

S. Reckhaus

Chirurgische Klinik und Poliklinik der Berufsgenossenschaftlichen Krankenanstalten „Bergmannsheil" Bochum (Direktor: Prof. Dr. G. Muhr), Hunscheidtstraße 1, D-4630 Bochum 1

In meinem Beitrag zum Thema „Präoperative Vorbereitung des polytraumatisierten Patienten" möchte ich die auf der Intensivstation unseres Hauses gebräuchlichen Maßnahmen schildern.

Ein mehrfach verletzter Patient wird in unsere Klinik in die Notfallaufnahme eingeliefert. Gleichzeitig mit der Versorgung des Patienten mit großlumigen Zugängen und, falls nötig, der Einleitung einer Beatmungstherapie werden auch erste diagnostische Maßnahmen eingeleitet, erste Laborwerte, Blutgruppe und Kreuzblut werden abgenommen.

Bei massiven intraabdominellen, intrathorakalen Blutungen oder bei einem epiduralen Hämatom kommt der Patient sofort in die OP-Abteilung. Dort werden seine akut lebensbedrohenden Verletzungen sofort versorgt. In dieser Situation wird die präoperative Vorbereitung durch das Pflegepersonal der Notfallaufnahme auf ein Minimum beschränkt:

— gröbste Säuberung des Patienten von Schmutz
— Rasur des entsprechenden OP-Gebietes
— Kreuzen und Bereitstellen genügender Blutkonserven der entsprechenden Blutgruppe

Nach dieser Akut-Operation kommt der Patient zu uns auf die Intensivstation. Diese Phase dient der Stabilisierung oder Verbesserung der wichtigsten Organfunktionen, welche eine Voraussetzung zur operativen Versorgung weiterer Verletzungen sind. Nun beginnt also schon eine weitgefaßte präoperative Vorbereitung. Eine permanente Überwachung von Puls, Blutdruck, Temperatur, ZVD und Ausscheidung sind wichtig.

Ebenfalls werden Verbände oder liegende Drainagen wegen der Blutungsgefahr genauestens überwacht. Die Beatmungstherapie wird über die eingestellten Atmungsparameter und die arteriellen Blutgase genau kontrolliert und gegebenenfalls beeinflußt. Der Säure-Basen-Haushalt und der Elektrolythaushalt wird nach Anordnung des Arztes regelmäßig kontrolliert und bei Bedarf medikamentös reguliert.

HB, HT und der Gerinnungsstatus werden ebenfalls regelmäßig kontrolliert, um eine Nachblutung oder eine Gerinnungsstörung sofort zu bemerken und rechtzeitig eingreifen zu können. Sobald der Zustand des Patienten es erlaubt, kommt er zur weiteren Versorgung der Verletzungen, die unversorgt zu schweren Schädigungen oder zu Verlusten von Gliedmaßen oder Organen führen können, in den OP.

Jetzt sind folgende Vorbereitungen vonnöten:

— Aufklärung und Einwilligung des Patienten bzw. der Angehörigen,
— gründliche Säuberung des gesamten Patienten,
— Enthaarung mit einer Enthaarungscreme entsprechend dem Operationsgebiet,
— aktuelle Laborwerte als Ausgangswerte,
— Bereitstellung genügender Blutkonserven oder Frischblut der entsprechenden Blutgruppe,
— genaue Fixierung von Zugängen, suprapubischer Blasenfistel, eventuell vorhandener Thoraxdrainagen, Tubus und Magensonde, damit bei der Umlagerung des Patienten auf dem OP-Tisch nichts verrutschen oder gar entfernt werden kann,
— Prämedikation nach Anordnung des Anästhesisten,
— Vorbereitung aller Dinge, die zum Transport des Patienten erforderlich sind (z. B. transportables Beatmungsgerät).

Ruft die Anästhesieabteilung dann den Patienten ab, verläßt der Patient die Station ohne Schmuck, Nagellack und Prothesen, aber mit Überwachungsbogen, Röntgenbildern, Narkoseprotokoll und Einwilligungsschein in sauberem und stabilen Zustand.

Falls die Umlagerung auf den OP-Tisch sehr schmerzhaft für den Patienten ist, wird ihm vorher ein schmerzstillendes Medikament gegeben. Eventuell wird die Narkose auch im Bett eingeleitet. Eine sachgemäße, schonende und den Verletzungen entsprechende Umlagerung (z. B. bei Halswirbelsäulenverletzungen) ist selbstverständlich.

Kommt der Patient dann wieder auf die Station zurück, und sind noch weitere funktionserhaltende oder wiederherstellende Operationen nötig, beginnt wiederum die weitgefaßte OP-Vorbereitung mit der Aufnahme.

Gute Grundpflege zur Erhaltung der Hautfunktion und Vermeidung von Infekten oder Druckstellen ist oberstes Gebot. Infektionen jeder Art, eben auch die im Krankenhaus erworbenen, tragen nicht zur Verbesserung des Zustandes des Patienten bei und können eine weitere operative Versorgung bis auf unbestimmte Zeit verzögern.

Der krankengymnastischen Betreuung kommt jetzt besondere Bedeutung zu. Kontrakturen müssen vermieden werden, Bewegungsabläufe geübt und einer völligen Muskelerschlaffung muß vorgebeugt werden.

Das Pneumonierisiko ist bei allen Polytraumen sehr hoch. Intubierte beatmete Patienten werden regelmäßig abgesaugt, wenn möglich mit Lagerungswechsel zur Lungendrainage. Der Tubus wird mehrmals täglich kurz entblockt, um einerseits das Sekret, welches sich zwischen Tubus und Block gesammelt hat, abzusaugen und andererseits Druckstellen vorzubeugen.

Bei nicht beatmeten Patienten ist eine Atemgymnastik mit Inhalationsgeräten, Giebelrohr und Vibrationsmassage nötig. Eine ausreichende Schmerzbekämpfung, besonders bei Patienten mit Thoraxtraumen, wird zur Erlangung oder Erhaltung einer normalen Atemfunktion erforderlich.

Nun möchte ich zum Schluß noch etwas zu der psychischen Betreuung von schwerstverletzten Patienten sagen.

In der ersten OP-Phase, der Akut-Operation, rückt sie natürlich völlig in den Hintergrund. Aber bereits bei der ersten Stabilisierungsphase gewinnt sie große Bedeutung.

Wir sind bemüht, für den Patienten eine Atmosphäre zu schaffen, in der er seine Angst und eigene Bedürfnisse auch äußern kann. Dies ist oft schon möglich durch eine kontinuierliche Betreuung durch möglichst wenig wechselnde Pflegepersonen (über mehrere Tage gesehen).

Voraussetzung für eine solche Atmosphäre ist aber auch, daß der Patient aufgeklärt wird über alles, was mit ihm geschieht, und er so möglichst aktiv an seinem Heilungsprozeß teilnehmen kann.

Psychische Betreuung und Zuwendung zum Patienten ist in Zeit nicht meßbar. Ich gehe deshalb davon aus, daß die „Deutsche Krankenhaus-Gesellschaft" diesen Faktor in ihren errechneten Anhaltszahlen einfach vergessen hat. Sonst sind diese niedrigen Zahlen nicht zu erklären.

Jetzt möchte ich nur noch sagen, daß der polytraumatisierte Patient nicht als interessantes und herausforderndes medizinisches und pflegerisches Objekt betrachtet werden sollte, sondern als Mensch mit schwersten Verletzungen und daraus resultierenden besonderen körperlichen und seelischen Bedürfnissen.

Hygienische Maßnahmen bei der Pflege von Schwerstverletzten

W. Worm

Leitender Krankenpfleger (PDL) bei den Kliniken der Stadt Wuppertal, Klinikum Barmen, Heusnerstraße 40, D-5600 Wuppertal 2

Bei der Vorbereitung auf dieses Thema fielen mir spontan mehrere Bereiche aus der Intensivpflege ein, die hier besprochen werden könnten; jedoch würde eine Behandlung aller dieser Gebiete den zeitlichen Rahmen sprengen.

Ich möchte mich daher auf fünf Themenbereiche beschränken, die in den Intensivpflegebereich hineinreichen und besondere hygienische Maßnahmen erfordern.
1. Händedesinfektion,
2. Verweilkatheter oder Blasenkatheter, Urindrainagesystem,
3. Venenkatheter,
4. Atemwege und Mundpflege,
5. Verbandsvisite.

Möglichkeiten eines gezielten Infektionskontrollprogramms in der Klinik sind vorwiegend Harnwegsinfektionen, Atemwegsinfektionen und Wundinfektionen, aber auch die Sepsis dürfen wir in diesem Bereich nicht vergessen.

Gegen welche im Krankenhaus erworbenen Infektionen muß man gezielt vorgehen?

Bei den im Krankenhaus erworbenen Infektionen führen die Harnwegsinfektionen mit 40%, die Wundinfektionen mit 25%, die Atemwegsinfektionen mit 16% und die Sepsis mit 3,5% an und umfassen zusammen 84,5% (Tabelle 1).

Tabelle 1. Entstehung, Bekämpfung und Verhütung von krankenhauserworbenen Infektionen

Möglichkeiten eines gezielten Infektionskontrollprogramms in der Klinik (vorwiegend gegen Harnwegsinfektionen, Atemwegsinfektionen, Wundinfektionen, Sepsis)

Gegen welche krankenhauserworbenen Infektionen muß man gezielt vorgehen? (Gesamtzahl der Krankenhausinfektionen = 100%)

Harnwegsinfektion	40,0%
Wundinfektion	25,0%
Atemwegsinfektion	16,0%
Sepsis	3,5%
Infektion der Hauf und Subcutis	4,6%
Infektion der weiblichen Genitale	2,8%
Infektion im HNO-Bereich	2,5%
Cardiovasculäre Infektion	1,3%
Zentralnervensystem-Infektion	0,3%
Gastrointestinalinfektion	2,2%

5–8% aller Krankenhauspatienten erkranken an nosokominalen, d. h. krankenhauserworbenen Infektionen (Daschner)

Gerade der schwerstverletzte Patient ist aufgrund seiner schlechten Abwehrfunktionen besonders gefährdet und muß durch gezielte hygienische Maßnahmen vor zusätzlichen Infektionen geschützt werden.

1. Händedesinfektion

Bei Krankenpflegepersonal und Ärzten geht die Hauptgefahr für die Übertragung von Keimen jeglicher Art von den Händen aus.

Hände kommen während der täglichen Arbeit im Krankenhaus ständig mit Patienten, mit deren Wäsche, Betten, infektiösem Material in Berührung.

Hier liegt die häufigste Ursache der Kreuzinfektion, denn überall dort, wo kontaminierte Hände hinfassen, werden die Keime wie ein unsichtbarer Stempelabdruck hinterlassen.

Wir sollten uns alle merken: „Erst desinfizieren – dann reinigen".

Hände müssen nach jedem Kontakt mit dem Patienten oder kontaminiertem Material desinfiziert werden.

2. Verweilkatheter oder Blasenkatheter, Urindrainagesysteme

Die wichtigsten Maßnahmen zur Verhütung und Bekämpfung von krankenhauserworbenen Harnwegsinfektionen sind (s. Tabelle 2):

Dauer- oder Verweilkatheter sollten nur gelegt werden, wenn dieses nicht zu vermeiden ist. Bequemlichkeit für Ärzte, Pfleger, Schwestern ist keine Indikation für einen Blasenverweilkatheter.

Blasenverweilkatheter sollten immer dann unbedingt entfernt werden, wenn sie nicht mehr benötigt werden. Blasenverweilkatheter sollten nur von gut geschulten Fachkräften gelegt werden. Der Zeitpunkt des Katheterlegens sollte unbedingt in dem Pflege- bzw. Verlaufsprotokoll dokumentiert werden.

Jeder Blasenkatheter sollte nur unter sterilen Kautelen gelegt werden. Sterile Handschuhe, sterile Tupfer, ein gutes Schleimhautdesinfektionsmittel, z. B. PV-Jodpräparate, ein steril einmalverpacktes Katheterglleitmittel, ein steril verpackter Blasenkatheter von entsprechender Größe sowie Auffangschale und Tücher sind die Voraussetzung (s. Abb. 1).

Ein steriles, geschlossenes Urindrainagesystem ist eine absolute Notwendigkeit. Entsprechende Systeme sind ja heute genügend auf dem Markt. Die Verbindung zwischen Blasen- und Verweilkatheter und dem Drainagesystem sollte nicht auseinandergenommen werden, es sei denn, wenn ein akut verstopfter Katheter durchgespült werden muß. Wenn dieses geschlossene Urindrainagesystem geöffnet werden muß, soll dies unter strengen sterilen Kautelen erfolgen.

Der Urinauffangbeutel darf nie über das Blasenniveau angehoben werden, um einen Rückfluß eventuell kontaminierten Urins in die Blase zu vermeiden. Ein geschlossenes Urindrainagesystem, welches durch unsachgemäße Technik kontaminiert wurde, bei dem die Verbindung zwischen Blasenkatheter und Drainagesystem unterbrochen wurde, verklebt oder sonst nicht mehr voll funktionsfähig ist, muß durch ein neues ersetzt werden.

Ein Verweilkatheter sollte nicht länger als 14 Tage liegen. Ein routinemäßiger Wechsel des Katheters und des Drainagesystems ist nur dann unbedingt notwendig, wenn der Kathe-

Tabelle 2. Schema zur Datenerfassung in der Krankenhausinfektionskontrolle (Daschner)
— Für unser Haus etwas umgestellt —

Patient (Name)........................	Station/Abt. ....
Geb.-Datum	m/w
Diagnose/Verletzungsart: ....
....

Datum:

Kultur: Ort .... Ergebnis ....
                                     Antibiotika von .... bis ....

_____
_____
_____

Temperatur:
Chirurgischer Eingriff: ....   Datum: ....
Röntgen und Ergebnisse: ....   Datum: ....

Katheterisierung am: Klinische Symptome:
                                          Erreger:

Dauerkatheter	von	bis	....
Drainage	von	bis	....
Infusionstherapie	von	bis	....
Metallkanüle	von	bis	....
Plastikvenenkatheter	von	bis	....
Venaesectio	von	bis	....
Parenteral total	von	bis	....
Beatmung	von	bis	....
Intubation	von	bis	....
Inhalationstherapie	von	bis	....
Tracheotomie	von	bis	....

Verbandswechsel erfolgt am: 1. ....
                                      2. ....
                                      3. ....
                                      4. ....

ter obstruiert ist, das System kontaminiert ist oder sich am Katheter innen oder außen nicht entfernbare Konkremente gebildet haben.

Das Personal ist ständig in der Pflege des Drainagesystems zu schulen und auch zu überwachen sowie zu kontrollieren. Um Kreuzinfektionen zwischen Patienten mit Verweilkatheter und Urindrainage zu verhindern, ist die getrennte Unterbringung von Patienten mit infizierten bzw. nichtinfizierten Drainagesystemen notwendig.

Die suprapubische Harnableitung ist dem Blasenverweilkatheter vorzuziehen. Das ist eine Möglichkeit, die Gefahr der Harnwegsinfektion zu vermindern!

Auf routinemäßige lokalantibiotische Blasenspülung sollte heutzutage auch verzichtet werden.

Merken wir uns gut:

Beim Katheterisieren ist immer die Gefahr einer Infektion der Harnwege vorhanden. Gründe hierfür sind die Keime, die sich in dem unteren Teil der Urethra befinden oder

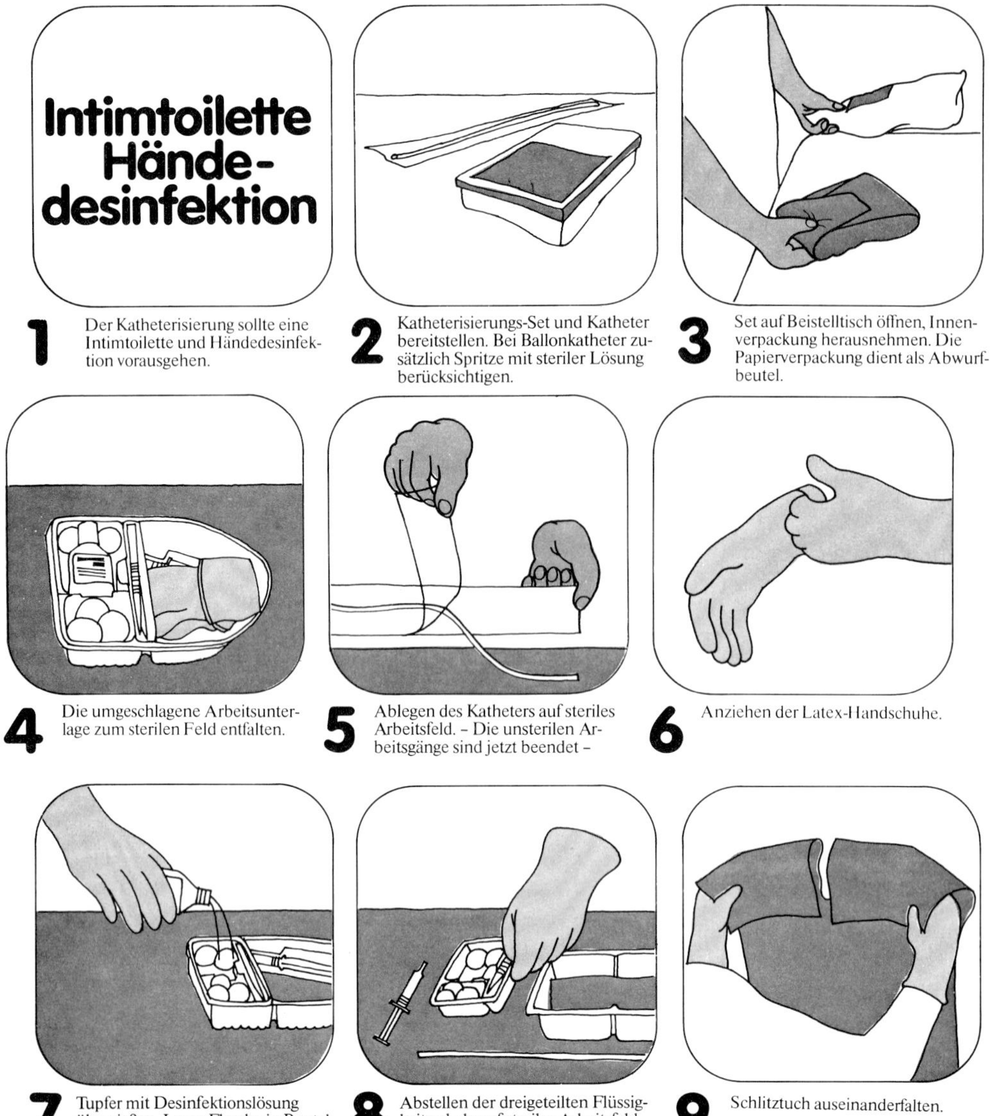
Intimtoilette Hände-desinfektion
1 Der Katheterisierung sollte eine Intimtoilette und Händedesinfektion vorausgehen.
2 Katheterisierungs-Set und Katheter bereitstellen. Bei Ballonkatheter zusätzlich Spritze mit steriler Lösung berücksichtigen.
3 Set auf Beistelltisch öffnen, Innenverpackung herausnehmen. Die Papierverpackung dient als Abwurfbeutel.
4 Die umgeschlagene Arbeitsunterlage zum sterilen Feld entfalten.
5 Ablegen des Katheters auf steriles Arbeitsfeld. – Die unsterilen Arbeitsgänge sind jetzt beendet –
6 Anziehen der Latex-Handschuhe.
7 Tupfer mit Desinfektionslösung übergießen. Leere Flasche in Beutel abwerfen.
8 Abstellen der dreigeteilten Flüssigkeitsschale auf steriles Arbeitsfeld. Gleitmittel-Spritze herausnehmen, instillationsbereit ablegen.
9 Schlitztuch auseinanderfalten.

Abb. 1. Gebrauchsanweisung zur Intimtoilette – Händedesinfektion. Prospekt zum Einmal-Katheter-Set (Mölnlycke)

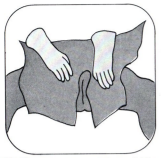

10 Bei weiblichen Patienten Schlitztuch so plazieren, daß die beiden Enden auf den Innenseiten der Oberschenkel liegen.

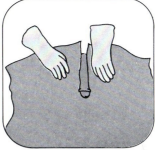

11 Bei männlichen Patienten wird das Schlitztuch wie dargestellt auf den Patienten gelegt.

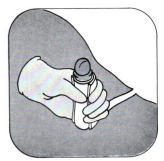

12 Mullkompressen nehmen und damit Penis fassen bzw. Labien spreizen. Handgriff beibehalten.

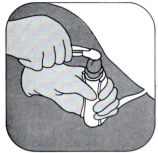

13 Mit der Pinzette aus der Flüssigkeitsschale Mulltupfer entnehmen und damit desinfizieren.

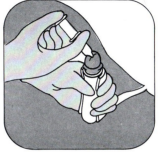

14 Instillieren des Gleitmittels. Einwirkzeit abwarten.

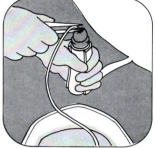

15 Urin-Auffangschale auf das Schlitztuch abstellen und dann den Katheter mit der zweiten Pinzette einführen.

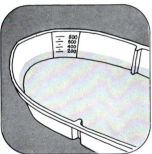

16 Urinmenge kann an der Meßskala der Auffangschale abgelesen werden. Bei Restharnbestimmung Meßzylinder verwenden.

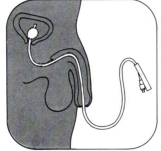

17 Wurde ein Ballonkatheter gelegt, zur Fixierung Ballon entsprechend dem Volumen aufpumpen und Katheter auf den Blasengrund zurückziehen.

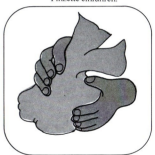

18 Das gebrauchte Material in flüssigkeitsundurchlässige Arbeitsunterlage einschlagen und abtransportieren.

Keime des Personals und der Umgebung. Bei der Katheterisierung besteht immer das Risiko, diese Keime in die Harnwege einzuführen. Deshalb sollte eine Katheterisierung unter ähnlichen hygienischen Normen wie ein operativer Eingriff durchgeführt werden.

Venenkatheter und Versorgung

Voraussetzung für richtigen Umgang mit venösen Zugängen — es ist zu beachten:
a) sorgfältige Händedesinfektion,
b) Arbeiten mit sterilen Handschuhen und Schutzkitteln,
c) gründliche Hautdesinfektion,
d) Verwendung von Einmalmaterialien wie Kanülen, Spritzen, Infusionssystemen,
e) Vermeiden jeder unnötigen Manipulation am gesamten System,
f) Funktionsverlaufskontrolle und Dokumentation.

Um Verletzungen der Venenwände zu vermeiden, sollte nicht mehr mit Metallkanülen gearbeitet werden. Für venöse Zugänge gilt das Gleiche wie bereits für die Blasenverweilkatheter gefordert.

„Nicht länger als unbedingt nötig"

Bei guter Pflege können zentrale Venenkatheter länger als sieben Tage verbleiben. Obligatorisch sollte es sein, nach Entfernung des ZVK die Katheterspitze zur bakteriologischen Untersuchung zu geben.

Täglich muß steriler Verbandwechsel mit Inspektion der Einstichstelle erfolgen. Medikamente, wenn möglich, nicht zur Infusion zumischen, sondern im Bypass verabreichen. Blutabnahme nicht aus dem venösen Infusionszugang.

Es wird noch diskutiert, ob Bakterienfilter die Häufigkeit von Thrombophlebitis und Sepsis vermindern.

Infusionslösungen, denen Medikamente oder andere Lösungen zugemischt werden, sind alle 12 h spätestens zu wechseln. Infusionen, denen andere Lösungen, vor allem Aminosäuren, Vitamine oder Albumin beigemischt wurden, sollten ebenfalls nicht länger als 12 h im Kühlschrank bei + 4 °C gelagert werden. Kurz gesagt, es ist auf Lagerfähigkeit der Infusionslösung zu achten.

Ich darf noch einmal kurz zusammenfassen:

Fachliche Pflege beinhaltet folgende Punkte:
a) Blutabnahme nicht aus dem Venenkatheter,
b) Infusionslösung kontrollieren,
c) Sekret aus der Kathetereinstichstelle beobachten,
d) Verbandswechsel täglich oder transparenten Verband von 3M Tegaderm bis zu acht Tagen.

Ein Venenkatheter muß entfernt werden bei:
a) Rötung an der Einstichstelle,
b) Austritt von Flüssigkeiten aus der Einstichstelle,
c) Verstopfung des Katheters und
d) bei unklarem Fieber.

Beachte:
Das tägliche Risiko einer Venenkathetersepsis bei peripheren und zentralen Venenkathetern beträgt ca. 0,5–0,1%, d. h. nach fünf Tagen Verweildauer eines zentralen oder peripheren Venenkatheters liegt die Sepsisrate bei ca. 2,5%.

Das Risiko einer Harnwegsinfektion bei Blasenkathetern steigt täglich um etwa 3–5%, d. h. nach etwa 10 Tagen sind bis zu 50% aller Patienten mit Blasenverweilkatheter infiziert.

4. Atemwegspflege, Überwachung und Mundpflege

Eine der wichtigsten Maßnahmen, um intubierte und tracheotomierte Patienten vor Atemwegsinfektionen zu schützen, ist das sachgemäße Absaugen des Trachealbronchialsystems. Nach Möglichkeit immer mit zwei Personen absaugen. Hände waschen bzw. Händedesinfektion. Verwendung von sterilen Einmalabsaugkathetern und zwei sterilen Handschuhen. Wenn der Absaugkatheter beim Einführen auf Widerstand stößt, einen Zentimeter zurückziehen. Unter drehenden Bewegungen den Katheter zurückziehen, wobei durch häufiges Öffnen und Schließen des Y-Stückes ein intermittierender Sog herzustellen ist. Nicht länger als 15 s absaugen, gleichzeitig Kreislaufkontrolle.

Oft ist es notwendig, zur Sekretverflüssigung die Kanülen oder den Tubus anzuspülen, z. B. mit steriler Kochsalzlösung. Die Flüssigkeit zum Anspülen sollte nur Ampullen entnommen werden, da Stechfläschchen schon nach kurzer Zeit kontaminiert sein können.

Für jedes Anspülen des Tubus oder der Trachealkanüle ist eine neue Spritze zu verwenden, die unmittelbar vor dem Absaugen gerichtet wird. Niemals ein und denselben Katheter mehrmals einführen.

Ein Tracheostoma sollte täglich gereinigt und desinfiziert werden.

Folgende Punkte sollten wir uns merken bei der Verwendung von Inhalations-Beatmungsgeräten:

Tägliche Desinfektion oder Sterilisation von Verneblertöpfchen, tägliche Desinfektion mit Wechsel des gesamten Schlauchsystems. Am günstigsten wäre es natürlich, wenn wieder Einwegmaterial und nur steriles Wasser zur Vernebelung oder Anfeuchtung verwendet würde. Nicht benutzte Geräte stets trocken und vor Staub geschützt lagern. Tägliche Wischdesinfektion der Oberflächen von Beatmungsgeräten, vor allem Armaturenknöpfe, usw.

Absaugung heute nur noch in einem geschlossenen Absaug-System mit Überlaufsicherung – Receptal – von der Vakuumanlage.

Noch ein Wort zur Mundpflege:
Wir sollten auch an die tägliche Mundpflege bei diesen Schwerstkranken denken. Wann ist dies besonders wichtig?

a) Bewußtlose und intubierte Patienten,
b) Frischoperierte,
c) bei hungernden und durstenden Patienten,
d) bei alten, abwehrgeschwächten Personen sowie Kindern.

Die Zeichen mangelnder Mundpflege sind:
a) Borkenbildung und Austrocknung,
b) Soor.

5. Verbandsvisite

Ein komplikationsloser Wundheilverlauf hängt u. a. im Wesentlichen von einer sorgfältig durchgeführten Wundversorgung im Stationsbereich ab. Ein Verbandwechsel sollte nach Möglichkeit ebenfalls von zwei Personen unter strikten Kautelen durchgeführt werden.
Verbandswagen mit
— ausreichend großer Arbeits- und Abstellfläche,
— getrennten Abwurfbehältern für Instrumente und Verbandsmaterial.

Beim Verbandswechsel ist folgende Reihenfolge einzuhalten:
Grundsätzlich: Erst alle aseptischen Wunden verbinden, dann die bereits kontaminierten, septischen Wunden.
Beispiel: Erst Osteosynthese, dann Betriebs- und Straßenunfälle mit starker Verkeimung.
Zu dem hier angesprochenen Thema „Hygienische Maßnahmen bei der Pflege von schwerstverletzten Patienten" gibt es mit Sicherheit noch eine Fülle von Anmerkungen und Ergänzungen. Ich möchte an dieser Stelle einfach noch einmal an unser aller Verantwortung gegenüber den uns anvertrauten Patienten, vor allem den Schwerstkranken, erinnern.

Maßnahmen zur Verhütung und Bekämpfung von krankenhauserworbenen Infektionen
— „Prioritätenliste" — (nach Daschner)

— Händewaschen
— Motivation und Disziplin aller Personen im Krankenhaus (Der Chef geht mit dem besten Beispiel voran)
— Verbesserung pflegerischer Techniken (Infusionstherapie, Beatmungstherapie, Blasenkatheter, Verbandwechsel usw.)
— Einsatz von speziell geschultem Personal (z. B. Hygienefachschwestern/-pfleger) zur gezielten Infektionsprophylaxe
— Sichere und sinnvolle Desinfektions- bzw. Sterilisationsverfahren
— Möglichkeiten der Isolierung
— Ausgewogene Patienten-Personal-Relation
— Sorgfältige Indikation für Antibiotikatherapie und vor allem -prophylaxe

Um diese Probleme in den Griff zu bekommen, ist sicherlich erhebliche Mehrarbeit notwendig. Aber noch wesentlicher erscheint es, daß ein Verständnis für Hygiene entsteht und systematisch Hygienemaßnahmen ergriffen werden.

Wir können es uns heute nicht mehr leisten, hinter Erkenntnissen und Maßnahmen der Hygiene von Ignatz Semmelweis zurückzustehen. Wir haben auf dem Gebiet der Medizin so große Fortschritte gemacht, daß wir als modernes Krankenhauspersonal, egal ob Pflegekräfte oder Ärzte, nicht durch fehlerhafte Hygiene unseren Patienten gefährden dürfen.

Alle technischen Hilfsmittel zu einer einwandfreien Hygiene muß uns der Krankenhausträger bereitstellen. Wir sind verantwortlich für unsere persönliche körperliche Hygiene und dafür, daß wir die bereitgestellten Hilfsmittel wirksam einsetzen. Denn hygieneverantwortlich sind nicht nur einige wenige, sondern das gesamte Personal eines Krankenhauses.

Lassen Sie mich zum Schluß noch einen Appell an Sie alle richten. Ärzte und Pflegekräfte sollten sich gegenseitig bei ihren Maßnahmen auf der Station bei der Pflege von Schwerstverletzten in guter Form beobachten und sachlich kritisieren. Vielleicht kann so die Keimverschleppung noch weiter verringert werden.

Ich möchte mit einem Eugen-Roth-Zitat enden. Es trägt die Überschrift: *Hygiene*

Der bösen Taten gutes Ende,
man wäscht in Unschuld sich die Hände.
Der wahre Weise bleibt da skeptisch:
auch Unschuld ist nicht antiseptisch.

Literatur

1. Daschner F (1980) Infektionskontrolle in Klinik und Praxis, 2. Aufl. Witzstock, Baden-Baden
2. Worm M (1983) Die sachgerechte Desinfektion und Aufbereitung von intensivmedizinischem Instrumentarium. In: Infektionsprobleme in der Intensivtherapie (F. Henschel, 5. Bremer Kolloquium, Mai 1983). W. Zuckschwerdt-Verlag, München

Der polytraumatisierte Patient — Krankengymnastische Behandlung

Krankengymnastische Therapie nach Polytraumen mit Thoraxverletzungen

I. Herrmann

Chirurgische Universitätsklinik Tübingen (Direktor: Prof Dr. L. Koslowski)

Krankengymnastische Therapie nach Polytraumen mit Thoraxverletzungen

Jeder 5. Verkehrsverletzte erleidet mehr oder weniger schwere Verletzungen des Thorax.
Jeder 20. stirbt an dieser Verletzung.
Die Schwere der Thoraxverletzung reicht von der Thoraxprellung bis hin zum schweren Trauma mit Behinderung der Lungenventilation.

Thoraxkontusion
Hierbei sind die Komplikationen einer vermehrten Sekretbildung i. d. Alveolen, infolge des interstitiellen Oedems gegeben. Oft treten Gasaustauschstörungen durch Behinderung der Lungenventilation auf, was zur Atelektasebildung und durch Superinfektion zur Pneumonie führen kann (Tabelle 1).

Geschlossene Thoraxverletzungen
Bei dieser Art von Verletzung kann es zu einem Hämatothorax und Pneumothorax kommen, sowie auch zur Lungenatelektase und Pleuraerguß (Tabelle 1).

Tabelle 1

Thoraxkontusion
- sekundenanhaltende Apnoe mit reflektorischer Störung im Vagus- und Sympathikusbereich
- Innere Quetschung der Lunge mit Parenchymzerreißung mit nachfolgendem Ödem oder Blutung

Geschlossene Thoraxverletzungen
Rippenfrakturen, Rippenserienfrakturen (5–10 häufig), Rippenstückfrakturen
Komplikationen: Hämatothorax
                  Pneumothorax
                  Lungenatelektase
                  Pleuraerguß

Tabelle 2

Offene Thoraxverletzungen
direkte Gewalteinwirkung von außen im Sinne einer Stich-, Schuß-, Schnitt-, Perforations-,
und Pfählungsverletzung

Komplikationen:	Ventilpneumothorax
	Spannungspneumothorax
	Hämatopneumothorax

Der instabile Thorax
Stückbrüche der Rippen in schwerster Form
Rippserienfrakturen beidseits vorderer und hinterer Typ
Rippenserienfrakturen mit Sternumfraktur

Tabelle 3. Primäre Operationsindikation bei stumpfen Thoraxverletzungen

Massiv anhaltende Blutung	Trachea- und Bronchusruptur
Akute Herztamponade	Zwerchfellruptur
Aortenruptur	Oesophagusruptur
Ruptur supraaortaler Arterien	Stabilisierung bei instabilem Thorax

Der instabile Thorax
Durch die Instabilität des Thorax, erfolgt die paradoxe Atembewegung sowie die Ausbildung von Pendelluft (Tabelle 2).

Offene Thoraxverletzungen
Verletzungen, bei denen Luft in den Pleuraspalt eindringt, entsteht ein Pneumothorax. Kommt es zur Blutung im Pleuraspalt, spricht man von einem Hämatopneumothorax.

In manchen Fällen kommt es bei der Verletzung des Lungengewebes zur Ausbildung eines ventilartigen Mechanismus. Es handelt sich dann um einen Ventilpneumothorax (Tabelle 2).

Die Symptome der Thoraxverletzungen sind folgende:
Atemabhängige Schmerzen, verstärkt beim Husten und Niesen,
Einschränkung der Atembewegung ein- oder beidseitig,
paradoxe Inspiration der betroffenen Seite,
Vitalkapazität herabgesetzt,
verminderte alveoläre Ventilation,
Gasaustauschstörung,
infolge flacher Atmung und unzureichendes Abhusten ist der Abtransport des Alveolarsekrets nicht gewährleistet (Tabelle 3).

Tabelle 4. Negative Begebenheiten bei beatmeten Patienten

- Unfähigkeit, wirksam abzuhusten
- Abtransport des alveolären Sekrets ist nicht gewährleistet
- Fehlen des Mechanismus normal tief zu seufzen
- Liegender Tubus reizt die Schleimhaut
- Neigung zur Austrocknung des Sekrets und Infektionsneigung aufgrund der Umgehung der oberen Atemwege
- Elastizitätsverlust des Thorax durch lange Beatmungszeit
- Psyche Patient – Maschine

Krankengymnastische Maßnahmen zur Prophylaxe und Therapie

Zunächst ist eine ausführliche Information über den derzeitigen Zustand von Herz, Kreislauf und Lunge erforderlich, sowie über die Art und Größe der Thoraxverletzung.

Form und Intensität der Maßnahmen muß mit dem Arzt jeden Tag neu abgesprochen werden.

Da bei den meisten Thoraxverletzten eine erhebliche respiratorische Insuffizienz besteht, werden die Patienten beatmet.

Jedoch weist eine maschinelle Beatmung auch negative Punkte auf (Tabelle 4).

Negative Begebenheiten bei beatmeten Patienten (zur Tabelle 4)

Der Hustenstoß ist ungenügend, da Glottisschluß und plötzliche Öffnung beim intubierten Patient nicht entsprechend funktionieren können.

Abtransport des Alveolarsekrets ist nicht genügend gewährleistet, da das Flimmerepithel größtenteils ausgeschaltet ist.

Durch passives Heben und Senken der Rippen ist die Muskelaktivität ausgeschaltet, es findet eine verminderte Durchblutung statt, das Gewebe wird verbacken. Psyche Patient – Maschine, je wacher ein Patient, je unangenehmer ist für ihn die Beatmung und umso geringer die Einsicht. Dies kann beeinflußt werden durch Sedierung oder Analgesie, jedoch wichtiger ist es für den Patienten, mit gezielter Information, öfters und teilnahmsvoll aufgeklärt zu werden und ihn zur Mitarbeit zu gewinnen.

Krankengymnastische Behandlungsmöglichkeiten bei beatmeten Patienten

Zur Lagerung des Patienten (Abb. 1)
In flacher Rückenlage ist die funktionelle Residualkapazität vermindert und respiratorische Komplikationen können eher auftreten.

Deshalb soll der beatmete Patient immer wieder aufgesetzt werden. Die Wirbelsäule soll dabei gestreckt sein.

Eine Veränderung der Ventilation wird erreicht, durch Lösen von Thoraxspannungen über Packegriffe, Durchziehungen der Intercostalräume mit Eis.

Lagerungswechsel über Aufsitzen oder auch über die Seitlage sofern möglich.

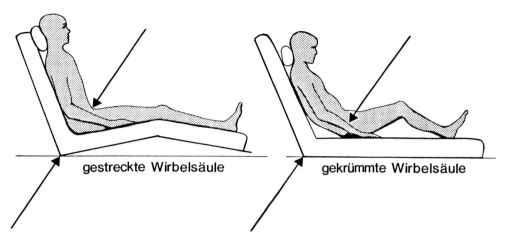

Abb. 1. Lagerung des Patienten für die krankengymnastische Behandlung

Tabelle 5. Krankengymnastische Behandlungsmöglichkeiten bei beatmeten Patienten:

Ziele	Krankengymnastische Maßnahmen
Veränderung der Ventilation	Lösen von Thoraxspannungen durch Massagegriffe Umlagerungen
Sekretlösung durch Sekretdrainage	Vibrationen, Erschütterungen in der Ausatemphase Drainagenlagerung Absaugen
Verbesserung des Ventilations-Perfusions-Verhältnisses	Sekretbeseitigung, Lagewechsel
Erhalten der Thoraxelastizität	Kompressionen und Erschütterungen in der Ausatemphase

Wichtig: Die Behandlung muß sich dem Rhythmus des Atemgerätes anpassen!

Eine Lockerung des Bronchialsekrets erfolgt über Vibrationen mit oder ohne Druck, mit anschließendem Absaugen des Sekrets.

Die Erhaltung der Thoraxelastizität unterstütze ich über Armbewegungen und Armdehnlagerungen, um eine spätere Spontanatmung zu erleichtern.

Um Muskeln und Gelenkkontrakturen entgegenzuwirken, ist eine gute Lagerung der Gelenke in Ruhestellung wichtig. Vorsichtiges, ruhiges Führen der Bewegung, helfen dem Patienten, evtl. eigene Aktivitäten einzusetzen.

Bei relaxierten Patienten endgradige Bewegungen vermeiden, da physiologischer Gelenkschutz fehlt (Tabelle 5).

Tritt eine Besserung der cardio-pulmonalen Situation ein, so darf der Patient von der Maschine abtrainert werden. Dies bedeutet für den Patienten mehr Eigenaktivität. Zunächst ist es ratsam, eine Frist von 1 h einzuhalten, um dem Pat. die Möglichkeit zu geben, sich der neuen Atemsituation anzupassen.

Tabelle 6. Hilfen zum Abtrainieren von Atemgerät

Ziel	Krankengymnastische Maßnahmen
Der Patient soll Vertrauen in eigene Leistung gewinnen	Hilfe durch günstige Voraussetzungen: vorherige gründliche Bronchialtoilette Wahl der Ausgangsstellung Führen der Atembewegung Ansage der Atemrichtung
ausreichende Ventilation, zunehmende Belastung	Langsamer Aufbau von Forderungen zur Eigenaktivität Erlernen von Hustentechniken

Krankengymnastische Hilfen zum Abtrainieren vom Atemgerät

Soll der Patient Vertrauen in eigene Leistung gewinnen, so geschieht dies über eine gründliche Aufklärung zu seiner neuen Situation.

Vorheriges Absaugen des Sekrets und eine atemerleichternde Ausgangsstellung begünstigen die Belüftung.

Durch Kontakt der Hände des Behandlers oder durch eigenen Handkontakt kann dem Patienten geholfen werden, seine Atembewegung wahrzunehmen.

Wichtig ist auch ein langsames ruhiges Ansagen der Atemrichtung.

Das Erlernen vom Husten erfolgt über die Aufforderung zum schnellen Ausatmen mit Fixation des Bustkorbes. Ein zunehmender Aufbau der Eigenaktivität muß immer im Bereich der möglichen Leistung des Patienten liegen.

Durch den erforderlichen Kontakt mit den Patienten kann die Krankengymnastin nicht nur eine technische, sondern auch eine menschliche Hilfe sein.

Langsame Forderungen an seine Leistung helfen dem Patienten, durch eigene Aktivität zur Gesundung beizutragen (Tabelle 6).

Die krankengymnastische Behandlung eines polytraumatisierten Patienten vom Unfalltag bis zur Verlegung auf eine chirurgische Allgemein-Station

U. Küstner, U. Tabaschus und S. Müller

Berufsgenossenschaftliche Unfallklinik Duisburg-Buchholz (Direktor: Professor Dr. G. Hierholzer), Großenbaumer Allee 250, D-4100 Duisburg 28

Im folgenden werden die Gesichtspunkte der krankengymnastischen Behandlung eines polytraumatisierten Patienten beschrieben. Sie bezieht sich auf den Zeitraum von der Einlieferung auf die Intensivstation bis zur Verlegung auf eine chirurgische Allgemein-Station.

Neben der ärztlichen Versorgung und den pflegerischen Maßnahmen ist die Krankengymnastik wichtiger Bestandteil der gesamten Therapie.

Es darf jedoch nie vergessen werden, daß sich der Patient auf der Intensivstation in einer Ausnahmesituation befindet. Häufig ist es ihm schwer oder unmöglich, Kontakt mit seiner Umwelt aufzunehmen. Auch Besuche von Angehörigen sind nur beschränkt möglich und so bleibt wenig Zeit für Trost und Zuspruch.

Nach medizinischer Erstversorgung und verletzungsbezogener Information durch den Arzt beginnt die Nachbehandlung. Sie erfolgt in der Regel zweimal täglich. Die Behandlung wird unter Berücksichtigung folgender Gesichtspunkte aufgestellt:

1. Pneumonieprophylaxe,
2. Thromboseprophylaxe,
3. Decubitusprophylaxe,
4. Kontrakturprophylaxe,
5. Verhütung von Inaktivitätsatrophien.

Die krankengymnastische Betreuung einer Intensivstation stellt hohe Anforderungen an die Krankengymnastin oder den Krankengymnasten, da die zu behandelnden Patienten in der überwiegenden Zahl der Fälle intubiert sind und nicht aktiv an einem Behandlungsprogramm teilnehmen können. Aber gerade der intubierte und relaxierte Intensivpatient ist durch die vorübergehende, medizinisch notwendige Ausschaltung seiner Spontanaktivitäten besonders gefährdet. Deshalb müssen gerade beim beatmeten Patienten unsere krankengymnastischen Maßnahmen besonders sorgfältig und regelmäßig — auch an Sonn- und Feiertagen — angewendet werden.

Pneumonieprophylaxe

Auch wenn der Patient an ein Beatmungsgerät angeschlossen ist, sollten unterstützende Maßnahmen durchgeführt werden. Hierzu gehören leichte Vibrationen, Ausstreichungen der Intercostalräume, um einem Sekretstau vorzubeugen.

Thromboseprophylaxe

Passive Bewegungsübungen, die die vorliegenden Verletzungen berücksichtigen und entsprechend angepaßt sein müssen, fördern den venösen Rückstrom und unterstützen die medikamentöse Therapie.

Decubitusprophylaxe und Kontrakturprophylaxe

Sie besteht in einer sorgfältigen, ständig zu überprüfenden Lagerung, möglichst in Funktionsstellung der Gelenke und unter Berücksichtigung der Verletzungen. Um Druckgeschwüre zu vermeiden, wird die Schaumstoffmatratze an besonders anfälligen Körperabschnitten ausgeschnitten. Vorsichtig geführte Bewegungen sind bei übungsstabilen Osteosynthesen angezeigt, nach entsprechender Absprache mit dem verantwortlichen Operateur.

Die Behandlung des nicht beatmeten, ansprechbaren Patienten ist leichter, da die Notwendigkeit der krankengymnastischen Betreuung und das durchzuführende Übungsprogramm dem Patienten erklärt werden kann. Das Erlebnis, aktiv sein Kranksein beeinflussen zu können, bedeutet eine nicht zu unterschätzende Motivation des Patienten mit positiven Rückwirkungen auf das krankengymnastische Behandlungsergebnis.

Pneumonieprophylaxe

Sie ist ausgerichtet auf eine gezielte, aktive, intensive Atemtherapie. Vorsichtige Klopfungen und Reizgriffe zur Sekretlösung geben dem Patienten Atemerleichterung. Diese Techniken können durch Infusionssysteme erschwert werden, ebenso ist auf den Monitor zu achten. Er zeigt an, wie der Patient reagiert. Gegebenenfalls wird die Behandlung unterbrochen und dem Patienten eine Ruhepause zugestanden.

Durch Handkontakt als Richtungshilfe soll der Patient lernen, sein Atemvolumen zu vergrößern und seine costo-abdominale Atemmuskelkoordination zu verbessern. Erreicht wird hiermit ein Entfalten minderbelüfteter Alveolarbezirke und eine Vergrößerung der basalen Pleurablattbewegung. Ausatmen – z. B. auf Zischlaute – setzt die Atemfrequenz herab.

Dehnlagerungen – soweit es die Verletzungen zulassen – verbessern die Thoraxdehnbarkeit.

Vibrationen, Klatschungen und Klopfungen des Thorax ventral, lateral und dorsal dienen zur Reinigung der Bronchien und zur Förderung des Sekrettransportes.

Vibrationen gekoppelt mit manueller Thoraxkompression lösen während der Ausatmung in Verbindung mit phonischen Lauten eine Hustenprovokation aus.

Die Anwendung von Atemhilfsgeräten, wie z. B. Giebelrohr, Mini-Bird und Assistor, haben sich in unserer Klinik bewährt, wobei eine verstärkte Wirkung durch Zugabe von sekretlösenden Medikamenten erzielt werden kann. Mit diesen Geräten kann der Patient, soweit es die Verletzungen zulassen, selbständig seine Atemtherapie durchführen.

Thromboseprophylaxe

Wird der Patient zunehmend belastbarer, werden die oben genannten Übungen zur Thromboseprophylaxe gesteigert. Dies bezieht sich sowohl auf die Intensität als auch auf den Zeitraum der Behandlung. Als Kreislauftraining dient auch das zeitliche Schrägstellen des Bettes. Hierzu werden die Beine bis zur Leiste gewickelt oder Kompressionsstrümpfe angezogen.

Der Patient wird aufgefordert, isometrische Anspannungsübungen bzw. aktive Bewegungsübungen der nicht verletzten Extremität durchzuführen. Soweit es die Verletzungen zulassen, sollten alle Gelenke aktiv oder assistiv bewegt werden.

Decubitusprophylaxe und Kontrakturprophylaxe

Ist der Patient voll orientiert, kann davon ausgegangen werden, daß er seine Lage, soweit möglich, selbständig verändert und sich im Bett bewegt. Wir beginnen mit leichten Kräftigungsübungen. Die operativ versorgten Verletzungen sind funktionell gelagert, aktive Bewegungsübungen werden mit unserer Hilfe durchgeführt.

Die krankengymnastische Behandlung ist unverzichtbarer Bestandteil der medizinischen Wiederherstellung eines Intensivpatienten.

Bei konsequenter, sorgfältiger und regelmäßiger Anwendung krankengymnastischer Betreuung kann schwerwiegenden Folgeschäden, wie Thrombose, Pneumonie, Decubitus und Gelenkkontrakturen vorgebeugt werden.

Die lückenlose krankengymnastische Betreuung des Intensivpatienten vom Unfalltag an trägt dazu bei — nach Verlegung auf eine chirurgische Allgemein-Station — die Rehabilitation des Patienten lückenlos weiterzuführen.

Zusammenfassung

Es wird über die krankengymnastische Behandlung eines polytraumatisierten Verletzten auf der Intensivstation berichtet. Insbesondere wird auf die Pneumonieprophylaxe, Thromboseprophylaxe, Decubitusprophylaxe und Kontrakturprophylaxe eingegangen und an einzelnen Fällen demonstriert.

Der besondere Gesichtspunkt der Schädelhirnverletzung

G. Bätzner

Chirurgische Universitätsklinik Tübingen (Direktor: Prof. Dr. L. Koslowski), Calwer Straße 7, D-7400 Tübingen

Über 50% der polytraumatisierten Patienten haben eine Schädelhirnverletzung erlitten. Bei mittelschwerer und schwerer SHV ist es meist dieses Trauma, das die krankengymnastische Behandlung erschwert. Oft stehen wir sehr hilflos vor Patienten mit Strecksynergismen, sog. „durchbewegen" ist nicht möglich. Auch unsere Techniken zur Unterstützung der Atmung scheinen uns dann sehr mangelhaft.

Dankenswerterweise werden in Bad Ragaz Kurse zur Behandlung hirntraumatisierter Patienten durchgeführt. Mit Hilfe dieses Konzepts, ergänzt durch die Zusammenarbeit mit den Ärzten in der Klinik und unsere eigenen Erfahrungen mit den Patienten, hoffen wir nun, auf dem richtigen Weg zu sein, um negative Folgezustände für die Patienten zu vermeiden, wie sie z. B. bei diesem Patienten zu sehen sind.

> Ein 19jähriger Patient, etwa 12 Wochen nach seinem Unfall. Neben einer schweren SHV erlitt er ein stumpfes Thoraxtrauma mit Lungenkontusion, eine Tibiakopffraktur re. und eine Oberschenkelfraktur li. Nach Eintreffen des Notarztes am Unfallort mußte er reanimiert werden.
> Die massive Streckhaltung der Beine und die Beugehaltung der Arme machen Bewegungen fast unmöglich. Die Hände und Füße sind sehr kontrakt.

Tabelle 1. Verhüten von Kontrakturen

---
durch gelenkschonendes Bewegen

durch reflexhemmendes Bewegen:
    Einbeziehen des ganzen Körpers
    Umlagerungen
    Bewegungsanbahnung von proximal nach distal
    Umkehr von Punktum fixum und Punktum mobile

Werden schwer geschädigte Patienten in der Frühphase ihrer Behandlung beatmet, meist mit Sedierung, oft auch unter Relaxierung, können wir gut arbeiten. Alle Maßnahmen zur Atemtherapie können ausgeführt werden, um drohenden Komplikationen von Seiten der Lunge entgegenzuwirken. Zudem können die Patienten umgelagert werden, auch wenn eine Oberkörperhochlagerung aus Gründen des Hirnödems erforderlich ist. Eine gut abgestützte Seitlage in gleichzeitiger Hochlagerung — im Wechsel zur Rückenlage — ist wünschenswert. Auch Aufsetzen im Bett ist möglich. Vorbedingung dafür ist, daß keine anderen Verletzungen dies unmöglich machen. Gleichzeitig wirkt Umlagern der Entstehung von Decubitalgeschwüren entgegen.

In der Phase der Sedierung und Relaxierung führen wir gelenkschonende Bewegungen durch, d. h. wir versuchen die Gelenke, die ohne den natürlichen Schutz der Muskulatur sind, nicht endgradig in ihrem passiven Halteapparat zu bewegen. Wir nutzen durch komplexe Bewegungsmuster die einschränkende Wirkung von Muskelketten auf die Bewegungsmöglichkeit und wir versuchen dabei ständig einen leichten Zug zu halten. Ein anschließendes Lagern in den Ruhestellungen der Gelenke oder auch in wechselnden Gelenkstellungen ist leicht möglich (Tabelle 1).

Treten nach Absetzen der relaxierenden Medikamente Muskeltonussteigerungen auf im Sinne von Streck- und Beugesynergismen, so ist eine totale Unterbrechung dieser Haltungsmuster erforderlich, um ausreichende Gelenkbeweglichkeit zu erhalten.

Aufrollen vom Oberkörper her, um anschließend reflexhemmend von proximal Kopf, Schultern, Arme und Hände zu bewegen,

und vom Becken her, um Hüftgelenke, Kniegelenke und Füße ausreichend bewegen zu können.

Oft ist es nötig, eine reflexhemmende Ausgangsstellung weiterhin zu halten, um z. B. ausreichendes Bewegen in einem bestimmten Gelenk bzw. einer bestimmten Extremität zu erreichen.

Auch der starre Rumpf und die Wirbelsäule müssen in die Auflösung des Haltungsmusters einbezogen werden, und dadurch — und mit weiteren unterstützenden Techniken — kann die Atmung besser aktiviert werden.

Die Rückenlage ist wohl die häufigste Lage der Patienten, doch sie verstärkt oft die primitiven Haltungsmuster. Jede Umlagerung wirkt sich vorteilhaft auf das Nachlassen der Streck- und Beugesynergismen aus. Seitlagerung ist oft durchführbar und für die Patienten tolerabel. Neigt der Patient zu starker Streckspastik, so muß die Seitlage in relativ starker Beugehaltung versucht werden. Der Kopf wird in leichte Flexion gelagert, das untere Schulterblatt nach vorn gezogen, der obere Arm sollte nach Möglichkeit auch vorgelagert werden, beide Beine in Flexion, Abduktion und Außenrotation, mit Kissen zwischen den Kniegelenken (Tabelle 2).

Tabelle 2. Abbau der primitiven tonischen Haltungsmuster

---
durch Umlagerung:
  Seitlage, Bauchlage, Sitz
durch Reizausschaltung/Schmerzausschaltung:
  Stabile Osteosynthese
  Ruhigstellung im Gipsverband

Wichtig ist auch die Bauchlage. Ein kurzes Einnehmen der Bauchlage ist oft früher durchführbar als wir erwarten. Wir dürfen die Patienten dabei zunächst nicht liegen lassen und müssen Atmung und Kreislauf – wie bei allen von uns durchgeführten Maßnahmen – gut im Auge behalten. Auf entsprechende freie Lage der Atemwege – Tracheostoma – muß geachtet werden.

Alle Umlagerungen sind gleichzeitig ein gutes Kreislauf- und Atemtraining. Um alle Umlagerungen durchführen zu können, ist es günstig, wenn alle Frakturen übungsstabil – wenn möglich belastungsstabil – versorgt werden. Auch um nicht durch ständig wiederkehrende Schmerzreize die unerwünschten Massensynergismen zu fördern.

Schwierig zu behandeln bleiben oft die Füße. Nicht alle Füße lassen sich nach entsprechender Vorbereitung gut bewegen. Vorteilhaft ist die Bewegung von proximal nach distal, das Kniegelenk über dem aufgestellten Fuß, auch über die Bettkante und durch verstärkte Kniebeugung über die Bettkante.

Kann eine gute Dorsalextension mit Eversion nicht mehr erreicht werden, so läßt ein zirkulärer Gipsverband in einer leicht zu erreichenden Stellung und mit guter Polsterung die Streckaktivität abklingen. Umgipsen, zunächst nach 1 bis 2 Tagen, dann in längeren Abständen, wobei keine Plantarflexion zugelassen wird, bis die gewünschte Stellung erreicht wird und gehalten werden kann.

Auch frühes Belasten hilft zur Spitzfußprophylaxe, hier im Bild noch mit Zuhilfenahme von Gipshülsen zur Unterbrechung eines totalen Streckmusters durch Unterbinden der Überstreckung im Kniegelenk und mit zusätzlicher Unterstützung der Dorsalextension der Zehen.

Zirkuläre Gipsverbände setzen wir mit Erfolg auch bei schmerzhaften Ellenbogenkontrakturen ein. Auch dieser junge Patient erhielt einen Gips, um den schmerzhaften linken Ellenbogen ruhig zu stellen. Damit konnte er zunächst wieder mit Schulter und Hand des betroffenen Armes mitüben, auch stützen. Er empfand die Schmerzberuhigung durch die Ruhigstellung als sehr angenehm. Wir fertigten dann einen Scharniergips an, so daß Üben in beide Bewegungsrichtungen des Ellenbogens, auch unter Eisanwendung, wieder möglich war. Die aktive Handöffnung wurde leichter erreicht.

Aufsetzen aus der Seitlage mit Stimulation zur Kopfkontrolle und des Stützens der Arme, Üben von Gleichgewichtsverlagerungen im Sitz, um Gleichgewichtsreaktionen anzubahnen, Übernahme der Stützfunktion von Armen und Beinen zur Tonusregulation mit Aktivität sind Übungsmöglichkeiten, die auch schon in sehr frühem Stadium durchgeführt werden können und durchgeführt werden sollten (Tabelle 3).

Die Übergänge von der Bewußlosigkeit zur „Wachheit" sind fließend. Um den Patienten zu helfen, sich zu orientieren, lassen wir sie zunächst, – nach Auflösung der Bewegungssynergismen – ihren eigenen Körper spüren. Spüren des Rumpfes, beider Hände und der Beine und Füße, möglichst im eigenen Gesichtsfeld. Dabei zeigen sich oft die ersten Aktivi-

Tabelle 3. Anbahnen von Kopfkontrolle, Gleichgewichtsreaktionen und Stützreaktionen

---

durch Umlagerungen: Sitz und Stand

durch Gewichtsübernahme:
    Schulen von Bewegungsübergängen
    Sitz, Stand

Tabelle 4. Orientierungshilfen

Intensive Zuwendung und Ansprache
Gleichmäßige, angepaßte Forderungen
Körperwahrnehmendes Bewegen
Wahrnehmen des Gesichts
Frühes Schlucken und Essen
Aktive Ausgangsstellungen (Sitz, Stand)

---

täten, z. B. eine kleine gezielte Handbewegung, ein Greifen oder plötzliches Mitklopfen auf dem Thorax, oder auch ein kurzer wahrnehmender Blick zu den Händen (Tabelle 4).

Zur besseren Orientierung gehört auch die Wahrnehmung des Gesichts und des oralen Traktes. Der Gesichtsausdruck und die Beherrschung der Mimik sind sehr wichtig für die Patienten, es sollte sehr früh mit der Behandlung des Gesichts und des Oraltraktes begonnen werden. Ist der Hustenreflex vorhanden, kann relativ früh mit den ersten Eßversuchen begonnen werden.

Der Übergang zum Erlangen des Bewußtseins schafft für die meisten Patienten Probleme. Durch Amnesie, Minderung der Merkfähigkeit und Konzentrationsmangel können sie sich ihre Situation nicht erklären und finden sich nicht zurecht. Gleichzeitige Forderungen und immer wieder bewußtes Betonen der Wahrnehmung können ihnen helfen, ihren Zustand zu akzeptieren und aktiv weiter mitzuarbeiten. In ihrem eigenen Interesse dürfen wir die Patienten nicht in dem Zustand lassen, den sie in dieser Phase gern einnehmen, z. B. inaktiv im Bett liegen und sich mit Musik berieseln lassen.

Forderungen an sie werden dann leicht mit Aggressionen beantwortet. Wir müssen versuchen, diese an sich aktive Handlung in eine sinnvolle Handlung umzusetzen und dem Patienten die Notwendigkeit einsichtig machen, um für die Patienten Selbständigkeit und Rückkehr in ihre alte Lebenssituation zu erreichen.

Besonders intensive Zuwendung und Aktivierung brauchen die Patienten, die in der Aufwachphase durch die Desorientierung, das Nichtverstehen des momentanen Zustandes, in einen stuporösen Zustand fallen. Insbesondere bei Kindern ist diese Reaktion häufig, sie gleiten in den sog. „Dornröschenschlaf". In diesen Stadien können die Angehörigen für die Patienten eine sehr große Hilfe sein. Sie werden nach Möglichkeit zur Mitbetreuung herangezogen. Wie sich eine positive Mitarbeit der Angehörigen, hier der Eltern, auswirkt, sieht man sehr gut bei diesem Jungen, der nach schwerer SHV mit Tetraparese, später Hemiparese mit erhöhtem Strecktonus in beiden Beinen, Facialisparese bds. und Unterschenkelfraktur links in den 3 Monaten seiner Behandlung bei uns im Hause bis zu seiner Einlieferung in ein Rehabilitationszentrum nie den Mut verlor, und, auch wenn es ihm oft schwer fiel, immer wieder positiv mitarbeitete.

Indikation und Technik der Übungsbehandlung bei Patienten mit Querschnittlähmung

R. Gleich von Münster

Berufsgenossenschaftliche Unfallklinik Tübingen (Direktor: Prof. Dr. S. Weller), Krankengymnastikschule, Rosenauerweg 95, D-7400 Tübingen

Mein Kurzreferat möche ich in drei Abschnitte aufteilen, die sich durch Fragestellungen ergeben.
1. Was versteht man unter dem Sammelbegriff „Polytraumatisierter, querschnittgelähmter Patient"?
2. Welche Komplikationen können durch das Polytrauma entstehen und müssen bei der krankengymnastischen Behandlung beachtet werden?
3. Was sind die Schwerpunkte der krankengymnastischen Behandlung eines polytraumatisierten querschnittgelähmten Patienten in der Frühphase, Übergangsphase und Spätphase der Rehabilitation?

Zu 1: Der polytraumatisierte Patient hat neben seiner Querschnittlähmung noch zusätzliche Verletzungen. So sind oftmals Frakturen im Bereich der Rippen, der Extremitäten und des Schädels mit den Folgen eines Schädelhirntraumas zu finden.

Aber auch Zerreißungen von Milz, Leber und Gefäßen bedeuten eine Mehrfachverletzung, die als erhebliche Komplikation für den Patienten beachtet werden muß.

Zu 2: Als Komplikation muß bei Thoraxverletzungen die erhöhte Ateminsuffizienz berücksichtigt werden.

Frakturen der Extremitäten bedeuten eine gesteigerte Thrombose- und Emboliegefahr.

Schädelfrakturen verhindern das Anlegen der Crutchfieldklammer, deren entlastender Zug bei der konservativen Versorgung der HWS-Frakturen notwendig wäre.

Die Dysbalance der Muskulatur durch innervierte Agonisten und nur gering innervierte Antagonisten führt zu erhöhter Kontrakturneigung in den Gelenken.

Der schlechte Allgemeinzustand des insgesamt geschwächten Patienten verstärkt den Befund.

Unter Umständen ist der Patient nur vermindert ansprechbar und kann sich kaum aktiv an den Maßnahmen beteiligen.

Zu 3: Anfangs stehen vor allem die Vitalfunktionen im Vordergrund.

Da ist als wichtigster Gesichtspunkt die *Atemtherapie* zu nennen.

Frau Hermann hat diesen Gesichtspunkt deutlich und eindrucksvoll dargestellt.

Zusätzlich muß bedacht werden, daß der polytraumatisierte, vom Halsmark aus querschnittgelähmte Patient keine innervierte Intercostal- und Bauchmuskulatur besitzt.

So muß der Thorax passiv über den Einsatz von zwei Krankengymnasten komprimiert und die Atmung dadurch unterstützt werden. Das geschieht mehrmals am Tage, unter behutsamer Rücksichtnahme auf vorhandene Rippenfrakturen und Bauchschnitte.

Umlagerungen sind nicht möglich, da die Frakturstelle im Bereich der Wirbelsäule ruhig gehalten werden muß. Durch die operativ versorgten Frakturen der Extremitäten, ist deren Stabilität gewährleistet.

Unter leichtem Zug auf das proximale Gelenk können sie in den erlaubten Freiheitsgraden bewegt werden. Der Gefahr der *Thrombose und der Gelenkkontraktur* wird dadurch begegnet.

Das sonst übliche Ausstreichen der unteren Extremität in der Frühphase muß unterbleiben, da unbedingt an die Emboliegefahr gedacht werden muß.

Kurzfristige Eisanwendungen fördern die Durchblutung und vermindern die Ödem- wie Hämatombildung.

Zur *Decubitus- und Kontrakturverhütung* wird der querschnittgelähmte Patient grundsätzlich auf Spezial-Schaumstoffkissen gelagert. Es ist dabei zu berücksichtigen, daß er uns über seine Lagerung, seine Lage, keine Rückmeldung geben kann, da ihm häufig die Sensibilität durch die Querschnittlähmung fehlt. Die Gelenke liegen in Nullstellung. Eine Entlastung aller prominenten Knochenanteile, unter Berücksichtigung der funktionellen Erfordernisse, wird angestrebt.

Bei Frakturen der Extremitäten und deren operativer Versorgung ist darauf zu achten, daß der venöse Rückfluß durch Hochlagerung unterstützt wird. Durch die fehlende Muskelaktivität kann es zu erheblichen Stauungen kommen. Das Ausmaß der Hochlagerung wird allerdings begrenzt durch die Höhe der Wirbelfraktur.

Besondere Sorgfalt wird der Lagerung der Schultergelenke entgegengebracht.

Die Schultern werden von dorsal unterlagert, um ein Überdehnen der Muskulatur zu vermeiden.

Zur *Aktivierung des Kreislaufs* wie zur Verhinderung von Decubitus wird der Patient im Drehbett im festgelegten Stundenrhythmus gedreht, d. h. er gelangt ohne Verschiebungsgefahr der Fraktur von der Rückenlage in die Bauchlage und umgekehrt.

Da bei den Halsmarkläsionen unterhalb von C5/6 mit dem Ausfall der gesamten Handmuskulatur zu rechnen ist, muß der Hand besondere Beachtung gelten.

Die Funktionshand wird über die Dorsalextension im Handgelenk erarbeitet.

Es verkürzen sich die Handgelenks- und Fingerflexoren und die Hand schließt sich.

Bei Nachlassen der Dorsalextension öffnen sich die Finger und der Patient kann Gegenstände in die Greifzange zwischen Daumen und Zeigefinger nehmen.

Damit die Funktionshand erhalten bleibt, wird die Hand über den Funktionshandschuh eingestellt.

Unerläßlich ist es, dem Patienten Sinn und Zweck aller genannten Maßnahmen zu erklären, um so sein Verständnis und seine Mithilfe zu fördern.

Die Schulung der innervierten oder teilinnervierten Muskulatur schließt sich als nächster Gesichtspunkt an.

Als Technik bietet sich PNF an. Der Einsatz von Muskelketten unterstützt reduzierte Muskelanspannungen und fördert weiterlaufende musculäre Aktivitäten.

Das Bewegungsausmaß wird dem Zustand des Patienten angepaßt und ist in der Frühphase eher kleiner zu halten um Bewegungen in der Wirbelsäule zu vermeiden.

So darf bei einer Fraktur in den cranialen Wirbelsäulenabschnitten die Flexion im Schultergelenk in den ersten Wochen nicht über 90 Grad ausgeführt werden.

Das fehlende Lage- und Bewegungsempfinden soll über den Sichtkontakt mit Hilfe eines Spiegels verbessert werden. Der Patient soll seine Bewegungen mitdenken.

Stemmübungen nach Brunkow sind eine Technik, die angepaßt an den Patienten, den Einsatz der Muskulatur im Sinne der Stabilisation wie des Wahrnehmens seines Körpers schulen kann.

Das Variieren der PNF-Technik über Anspannen und Entspannen, leichte richtungweisende Widerstände am proximalen Hebel, wirken schulend auf die Empfindung der Bewegung wie auf die Belastbarkeit der Muskulatur.

Eine Voraussetzung für die effiziente Arbeit mit dem Patienten ist das geschulte Wissen in der funktionellen Anatomie des Krankengymnasten.

All die geschilderten Gesichtspunkte und beispielhaft angeführten Maßnahmen betreffen die Frühphase.

Und es ist wohl richtig erkannt, wenn ich behaupte, daß die Frühphase die sensibelste Phase im Rehabilitationsablauf ist.

Wenige, mit Bewußtsein auf den Zustand des Patienten angepaßte Forderungen bringen mehr, als gut gemeinte, aber überfordernde Aktionen.

Verläßt der Patient die Intensivstation oder das beobachtete Einzelzimmer und wird auf der Querschnittgelähmtenstation mit anderen Patienten, die seinem Krankheitsbild ähnlich sind, konfrontiert, dann muß ihm genügend Zeit gelassen werden, um sich mit der neuen Situation auseinanderzusetzen und sich in dieselbe einzufinden.

Arzt, Pflegepersonal, Psychologe, Beschäftigungstherapeut und Krankengymnast stehen dem Patienten zur Seite. Ganz wichtig ist die Begleitung aus der Familie oder von Freundesseite.

Darf der Patient erstmals sein Bett verlassen, sei es über die Bauchfahrerliege oder über den Rollstuhl, so ist das ein gravierendes Erlebnis.

Im Therapierahmen nennen wir das die Übergangs- oder beginnende Spätphase.

Da der Patient jetzt kreislaufmäßig enorm belastet ist, wird über das wechselseitige Stehen und Liegen auf dem Stehbrett oder dem Stehen und Sitzen aus dem Rollstuhl im Gehbarren der Kreislauf trainiert.

Auf der Behandlungsmatte wird zuerst in Rückenlage stabilisierend und danach kontrolliert mobilisierend mit dem Rumpf und den Extremitäten gearbeitet.

Das Drehen des Patienten muß langsam en bloc und unter Umständen mit zwei Personen erfolgen.

Aus der Bauchlage wird der Unterarmstütz zur Stabilisation des Schulterblattes über die Muskulatur wie der Vierfüßlerstand zur Rumpfbalance gewählt.

Der Übergang von den stabilisierenden zu den mobilisierenden Übungen hängt wesentlich von der Beherrschung der einzelnen Positionen durch den Patienten ab.

In der sich anschließenden Spätphase, wenn der Patient im Rollstuhl sitzen darf, folgen verstärktes Oberkörpertraining
Sitzbalance
Bewegungsübergänge
Steh- und Gehtraining wie Stehbalance
Rollstuhltraining
Schlingentischarbeit
Sport und Schwimmen.

Langsam nimmt der Patient am Ganztagsprogramm der Rehabilitation tcil

Durch die täglich mehrmalige Therapie hat der Krankengymnast Voraussetzungen, einen zwischenmenschlichen Kontakt mit dem Patienten aufzubauen, der die Behandlung günstig beeinflußt werden kann.

Andererseits muß aber auch genauso darauf geachtet werden, daß im weiteren Therapieverlauf der Patient seiner Situation entsprechend zunehmend selbständiger wird und lernt auch außerhalb des therapeutischen Teams Kontakte wahrzunehmen. Da der polytraumatisierte Patient sich sehr bemühen wird, seinen zeitlichen Mehraufwand durch zusätzliches Engagement auszugleichen, könnte es den Anschein erwecken, er unterscheide sich kaum vom „alleinig" querschnittgelähmten Patienten auf der Station.

Hier möchte ich den behandelnden Krankengymnasten eindringlich darauf aufmerksam machen, daß er sich stets der Situation des polytraumatisierten querschnittgelähmten Patienten bewußt bleiben muß. Es darf der Patient nicht überfordert werden.

Ich meine, daß er durch die physischen Anstrengungen kaum dazu gekommen ist, die psychische Auseinandersetzung mit dem Geschehen in sich aufzunehmen.

Unter Umständen könnte es zu einem physischen Leistungsabfall durch die psychische Überbelastung kommen.

Aus der praktischen Erfahrung ziehe ich den Schluß, daß der polytraumatisierte querschnittgelähmte Patient mit viel Geduld und Einfühlungsvermögen, bewußter Kenntnis des Therapeuten um den Einsatz von Techniken und Hilfsmitteln und der Beachtung der empfindlichen Situation, mit verlängertem Zeitaufwand, in die ihm mögliche Selbständigkeit versetzt werden kann.

Bedeutung der krankengymnastischen Behandlung nach Amputationen der unteren Extremität

M. Kunick und M. Gutbier

Berufsgenossenschaftliche Unfallklinik Ludwigshafen (Direktor: Dr. W. Arens), Ludwig-Guttmann-Straße 13, D-6700 Ludwigshafen/Rh.

In einer Zusammenfassung werde ich einige generell wichtige Richtlinien und allgemeine Grundsätze der krankengymnastischen Behandlung nach Amputationen der unteren Extremität aufzeichnen.

Jeder Amputierte bedarf einer individuellen Behandlung, die nur durch die optimale Teamarbeit von Patient, Arzt, Pflegepersonal, Beschäftigungstherapeut, Krankengymnast und Orthopädiemechaniker gewährleistet werden kann.

Die krankengymnastische Behandlung sollte, wenn möglich, schon präoperativ einsetzen, um den Patienten auf die nachfolgende Situation vorzubereiten.

In den ersten postoperativen Tagen werden die Maßnahmen zur Pneumonie- und Thromboseprophylaxe, d. h. Atemgymnastik und dynamische Bewegungsübungen der nicht ruhiggestellten Extremitäten durchgeführt.

Zur Resorptionsförderung sollte der Stumpf in der Frühphase ohne Hüftflexion hochgelagert werden, d. h. bei hochgestelltem Bettende wird der Patient in Hüftstreckung ohne Rotation und Abduktion gelagert.

Damit wird Kontrakturen entgegengewirkt, die die anschließenden Rehabilitationsmaßnahmen sonst sehr verzögern würden. Bei Unterschenkelamputationen muß bei der Lagerung besonders auf die Knieextension geachtet werden.

Bei schlechtem Allgemeinzustand, bei Polytraumen und bei verzögerter Wundheilung sind Hüftflexions-, -abduktions- und -außenrotationskontrakturen besonders beim Oberschenkelamputierten nicht immer zu vermeiden.

Der schnell zur Verkürzung neigende Iliopsoas gibt auch Fasern in die vordere Hüftgelenkskapsel ab, die diese auch mit verkürzen. Der Tensor fasciae latae wird mit dem noch vorhandenen Teil des Tractus iliotibialis in Abduktion kontrakt und die Hüftgelenkskapsel und die Glutaeen stellen sich auf das in Außenrotation und Abduktion liegende Bein ein. Darum wird der Patient, wenn es der Allgemeinzustand erlaubt, bereits in der Frühphase zu einem häufigen eigenständigen Lagewechsel angehalten.

Um die Kontraktionsfähigkeit der im Ansatz veränderten Muskulatur zu erhalten, lassen wir den Patienten statische Übungen gegen Handkontakt, sowie dynamische Muskelarbeit ausführen.

Mit Entspannungstechniken für die kontrakturgefährdete Muskulatur — das sind der Iliopsoas und die Glutaeen — sowie Kräftigungsübungen für deren Antagonisten, die ischiocurale Muskelgruppe und die Adductoren, wird für ein Muskelgleichgewicht gesorgt.

Die Kräftigung der oberen Extremitäten zur Verbesserung der Stützkraft und das Training des anderen Beines mit PNF-Pattern werden zur kontralateralen Spannung am amputierten Bein ausgenutzt.

Das Phantomgefühl, d. h. das Empfinden für den amputierten Körperteil, wird in die krankengymnastische Übungsbehandlung integriert. Die Patienten haben oft eine Vorstellung des nicht mehr vorhandenen Beines und können dort auch Bewegungen durchführen.

Dieses Gefühl wird durch die sogenannten Phantomübungen forciert, d. h. der Patient lernt den nicht vorhandenen Fuß und das Knie parallel zum anderen Bein zu bewegen. Beim Auftreten von Phantomschmerzen, die sich beispielsweise als „heftige Krämpfe der Zehen" oder „wie in die Zange genommen" äußern, kann durch so eine Bewegung des „Phantoms" Erleichterung verspürt werden.

Solange der Ursprung der Phantomschmerzen noch nicht geklärt ist und immer wieder die psychische Komponente und ein Zusammenhang mit der Durchblutung des Stumpfgewebes diskutiert wird, haben diese Übungen, die von mancher Seite nur belächelt werden, meiner Meinung nach ihre Berechtigung, zumal viele Patienten, die von Anfang an damit vertraut wurden, eine regelmäßige Schmerzlinderung und Krampflösung bestätigen.

Erlaubt es der Allgemeinzustand des Patienten, steht dieser bereits am 1. Tag postoperativ mit Gehwagen oder Unterarmstützen auf.

Womit eine weitere Maßnahme zur Kontrakturverhütung stattfindet.

Nach dem Fädenziehen wird der Stumpf in Achtertouren mit feuchten und breiten elastischen Binden fest gewickelt, um eine konische Form des Stumpfes zu erreichen.

Wir ziehen die Wickeltechnik dem Kompressionsstrumpf vor, der die Weichteile eher nach proximal schiebt, als das Stumpfende zu umpolstern.

Dieser Kompressionsverband reicht über das proximale Gelenk hinaus und sollte in der prothesenfreien Zeit weiterhin angelegt werden, denn erst nach ca. einem Jahr wird der Stumpf seine endgültige Form erreicht haben.

Parallel hierzu beginnt auch die sogenannte Stumpfabhärtung, die als Durchblutungsmaßnahme unerläßlich ist.

Stumpfhaut und Narbe sind den ständigen Umschluß und Druck der Prothese nicht gewöhnt, eine vermehrte Schweißabsonderung tritt auf und das kann zu Reizungen, Ekzemen und Druckstellen führen.

Wir beginnen die Abhärtung mit kalten Waschungen, Eisabreibungen (Vorsicht bei Gefäßerkrankungen) und gehen über zum Abfrottieren und Bürsten nach distal, Massagegriffen und Einreibungen, aber bitte keine fettigen Cremes und kein Puder verwenden.

Zur Narbenabhärtung tragen wir auf die geschlossene Narbe eine 1%-Argentum-Nitricum-Lösung auf, verbunden mit langsam steigender UV-Bestrahlung.

Dem Gegenteil, d. h. also dem Mangel an Elastizität oder gar der Verbackung der Narbe mit dem darunter liegendem Gewebe, beugen wir durch das Einmassieren einer Salbe und mit Griffen aus der Bindegewebsmassage vor.

Im Normalfall reicht aber die intensive aktive Muskelkontraktion des Stumpfes aus, solche Verwachsungen zu vermeiden.

Nach abgeschlossener Wundheilung setzt auch ein vermehrtes Training des Stumpfes auf Kraft und Beweglichkeit ein. Unser momentanes Ziel ist eine gute Gleichgewichtsreaktion und eine weitgehende Selbständigkeit auch ohne Prothese. Der Patient beginnt nun mit Oberkörpertraining, Schwimmen, Rollstuhlsport und Gangschulung.

Das Anpassen der Prothese verlangt vom Orthopädiemechaniker in jedem einzelnen Fall ein Kunstwerk und vom Patienten die Bereitschaft, durch eine harte Schule zu gehen.

Zunächst lernt der Patient den Umgang mit der Prothese, d. h. An- und Ausziehen, Belastung in der Standbeinphase und die koordinierte Führung der Prothese in der Spielbeinphase.

Die Gangschulung beginnt im Barren, die Steigerung verläuft über das Gehen am Barren mit einer Unterarmstütze, Gehen mit zwei Unterarmstützen im Dreipunktegang, Gehen mit zwei Unterarmstützen im Vierpunktegang und Zweipunktegang, Gehen mit dem Handstock. Zum Training gehört selbstverständlich das Treppensteigen, Gehen auf unebenen Gelände, an der Schrägen, das Hinfallen und Aufstehen und ganz besonders der Gebrauch der Prothese bei Alltagsbewegungen.

Als mögliche Fehler zeigen sich breitbeiniges Gehen, seitliche Rumpfneigung, ungleiche Schrittlänge, Vorschleudern der Prothese über Circumduktion, Hyperlordose bei Belastung der Prothese.

Die Ursachen dafür sind manigfaltig, z. B. Muskelschwäche, Neurome, Narbenverwachsungen, schlechter Allgemeinzustand oder Prothesenfehler bezüglich der Länge, der Kniestabilität, allgemein der Achsjustierung, mangelnder Ausgleich im Schaft bei Kontrakturen, zu starker Druck auf die Weichteile. Dies alles im Einzelnen zu differenzieren würde den heutigen Rahmen sprengen.

Nur ein geschulter Therapeut kann die Ursachen erkennen und die Fehler beseitigen.

Beherrscht der Patient die Grundzüge des Gehens, wird er für ca. 6 Wochen in „Prothesenurlaub" nach Hause geschickt, um anschließend die Prothese endgültig fertiggestellt zu bekommen.

Wir empfehlen dem Patienten an Versehrtensportgruppen teilzunehmen oder aber den für sich möglichen Sport weiterhin im gewohnten Kreis auszuüben.

Die Anzahl der Sportarten ist nicht gering: z. B. Schwimmen, Radfahren, Tischtennis, Kegeln, Bogenschießen oder gar Tanzen, Reiten, Skifahren und Tauchen. Der Verlust des Unter- oder Oberschenkels ist und bleibt dennoch eine gravierende Behinderung.

Ich hoffe, meine Ausführungen haben Ihnen gezeigt, daß der Amputierte einer ausführlichen krankengymnastischen Behandlung in enger harmonischer Zusammenarbeit mit einem Rehabilitationsteam bedarf.

Die krankengymnastische Behandlung von Brandverletzten

J. Creutzburg

Berufsgenossenschaftliche Unfallklinik Ludwigshafen (Ärztl. Direktor: Dr. W. Arens), Abteilung für Verbrennungen, Plastische und Handchirurgie (Prof. Dr. Dr. Zellner), Ludwig-Guttmann-Straße 13, D-6700 Ludwigshafen/Rh.

Die Behandlungskriterien bei der Behandlung von Brandverletzten unterscheiden sich nicht wesentlich von denen einer anderen Intensivbehandlung. Wir versuchen durch prophylaktische Maßnahmen Komplikationen im pulmonalen Bereich, Thrombosen und Druckschäden zu vermeiden. Eine wesentliche Bedeutung kommt jedoch der Kontrakturbehandlung zu, weil eine hundertprozentige Prophylaxe gegen Narbenkontrakturen einfach nicht möglich ist. Um diesen Punkt näher zu erläutern, muß ich etwas weiter ausholen.

Der Frischverletzte wird vom Tag seiner Einlieferung an täglich behandelt. Da die Patienten in der Regel wach und ansprechbar sind, wird ihnen bei Bedarf vor Behandlungsbeginn ein Schmerzmittel verabreicht.

Wir beginnen zunächst mit aktiven krankengymnastischen Übungen. Wir greifen allerdings auch unterstützend ein oder führen eine Bewegung vorsichtig passiv zu Ende, wenn Nekrosen die Bewegung derart behindern, daß der Patient den Widerstand allein nicht zu überwinden vermag. Weiterhin steht die Atemtherapie im Vordergrund, wobei die gesamte Palette der manuellen Arbeit am Thorax zum Tragen kommt. Wir richten uns nach dem subjektiven Schmerzempfinden des Patienten und führen auch auf verbrannten Bezirken leichte Vibrationen aus. Drittgradig verbrannte Areale sind nicht mehr schmerzhaft und die Patienten tolerieren ein „zartes Arbeiten" in der Regel gut. Hin und wieder spitzt sich, z. B. nach einem Inhalationstrauma oder bei einer Schocklunge, die pulmonale Situation innerhalb weniger Tage so zu, daß die Atemtherapie den Schwerpunkt der Behandlung bildet. In enger Zusammenarbeit mit dem Pflegepersonal wird der Patient gelagert und währenddessen abvibriert. Wir wechseln uns im Kollegenkreis dabei ab und können so effektiver arbeiten.

Die Patienten müssen, wenn irgendwie möglich, wenigstens einmal pro Tag aufstehen. Meist geschieht dies im Rahmen des Umbettens. Man fordert dazu auf, z. B. die Mahlzeiten am Bettrand sitzend einzunehmen und so oft wie möglich die Position zu wechseln. Bei bewußtlosen Patienten versteht sich sorgfältige Lagerung und Umlagerung von selbst.

Sind die Patienten sediert und relaxiert, werden sie passiv durchbewegt, sofern die Allgemeinsituation dies zuläßt. Dabei sind die Kreislaufparameter unser Maßstab. Eine weitere Einschränkung muß nach Anlegen von Entlastungsschnitten und infolgedessen hoher Blutungsneigung gemacht werden. Das Anlegen von Entlastungsschnitten bis auf die Muskelfascie erfolgt dann, wenn Extremitäten oder Thorax zirkulär drittgradig verbrannt sind. Sie haben den Sinn, die ausreichende Durchblutung zu gewährleisten bzw. eine mechanische Einschränkung der Atemexkursion zu verhindern. Wenn diese Schnitte stark bluten, meist während der ersten zwei Tage, bleibt die Extremität für uns tabu; sobald die Blutung jedoch dauerhaft steht, werden diese Bezirke miteinbezogen.

Da die Brandverletzung stets den gesamten Körper betrifft und nicht nur die riesigen Wundflächen mit ihrer Schmerzhaftigkeit uns Grenzen setzen, ist eine gewisse Erfahrung zur richtigen Dosierung des Übungsprogrammes notwendig. Bedenkt man, daß Gewichtszunahmen bis zu zehn und mehr Kilogramm durch Verschiebungen im Flüssigkeitshaushalt das gesamte Kreislaufsystem immens belasten, oder ein vegetatives Zittern über Stunden, oder aber Temperaturregulationsstörungen den Patienten erschöpfen, sollte man die Wertigkeit der Krankengymnastik genau überdenken. Eine gute Zusammenarbeit mit dem Arzt und der Pflegekraft, die den Patienten und die Belastungen des gesamten Tages besser überschauen können, ist unbedingte Voraussetzung, um den „möglichen" Weg für den Patienten zu finden. Es geht ums Überleben.

Nach zehn Tagen wird der Patient in den meisten Fällen in ein Duschbad gebracht. Dort wird er von den Nekrosen befreit, die sich ohne operativen Eingriff ablösen lassen. Dies wird im Zweitage-Rhythmus wiederholt, denn Verbrennungen oberflächlich zweiten Grades heilen ohne einschränkende Narben aus. Die Patienten üben bis zum Abschluß der Wundheilung, um sicher zu gehen, daß alle Funktionen erhalten bleiben und pulmonale Schwierigkeiten vermieden werden.

Man macht sich die Tatsache zunutze, daß die Patienten im Duschbad fast endgradig bewegen können und läßt sie ihre Übungen durchführen, wenn die lederartigen Nekrosen, die die Bewegung sehr schmerzhaft machen, feucht und geschmeidig sind.

Bei der drittgradigen Verbrennung ist das Ausheilen der Wunden ohne operativen Eingriff nicht möglich. Es muß stets Eigenhaut transplantiert werden. Jede Transplantation hat eine Ruhigstellung von 10 Tagen zur Folge.

Nach dieser Zeit wird der Patient in der Regel wiederum im Duschbad behandelt, bzw. sofern möglich, ein täglicher Verbandswechsel angestrebt. Die Duschbäder werden im Zweitage-Rhythmus durchgeführt und bedeuten für den Patienten eine enorme Belastung. Man teilt das Übungsprogramm deshalb ein:

Im Duschbad steht das Erarbeiten der Gelenkbeweglichkeit im Vordergrund, da dies ohne störende Verbände besser möglich ist, während die Tage zwischen den Bädern genutzt werden, um Gebrauchsbewegungen zu schulen, den Patienten an die Bettkante zu setzen, aufzustehen etc. Meist reicht eine Operation nicht aus, um die Hautdecke zu schließen. Für uns als Krankengymnasten bedeutet jede Operation wieder eine Wartezeit, zu akzeptieren, daß Gelenkfunktionen schlechter werden, immer wieder von vorne anzufangen und lange Zeit scheinbare Rückschritte in Kauf zu nehmen. Wir haben in unserem Haus die Möglichkeit, die Patienten vor Operationsbeginn in Narkose durchzubewegen, bevor wieder ruhiggestellt wird. Sicher ist diese Maßnahme nur ein Tropfen auf den heißen Stein, bietet aber die Chance, über den aktuellen Stand der Dinge informiert zu bleiben.

Überblickt man die Zusammenhänge, so wird man lernen, Kontrakturen zu akzeptieren und man wird einsehen, daß auch die Inaktivitätsatrophie nicht aufzuhalten ist. Nur wenn man sich zunächst dieser Realität stellt, kann man selbst mit seiner Arbeit dennoch zufrieden sein.

Ist der Patient von der Beatmungsmaschine entwöhnt und ist die Hautdecke bis auf Restdefekte geschlossen, wird er auf eine „Halbintensivstation" verlegt.

Hier setzt gezielt die Behandlung von Kontrakturen ein, wobei stets mehrere Gelenke betroffen sind. Man muß nun genau unterscheiden zwischen Einschränkungen, die allein auf die Veränderung der Haut zurückzuführen sind und echten Kapselschrumpfungen. Während mit dem notwendigen Fingerspitzengefühl bei der Behandlung von echten Kontrakturen langsame Fortschritte sichtbar werden, kann man der Schrumpfung des Narbengewebes oft nur hilflos gegenüberstehen. Man versucht durch passives Dehnen, Lagerungsschienen für die Nacht und Quengelschienen, die für Stunden getragen werden sollen, den

Prozeß so lange wie möglich zu verzögern und aufzuhalten, hat dabei allerdings nur mittelmäßige Erfolge.

Wie oft wird uns die Frage gestellt, wie weit geht man beim passiven Dehnen? — Wir richten uns einmal nach der Schmerztoleranz des Patienten und zum zweiten nach dem „Weißwerden" der Narbe. Der Patient wird neben der Einzelbehandlung in Gruppenprogramme eingeschleust, er wird bei den Ergotherapeuten ein Selbsthilfeprogramm durchlaufen und, sofern nötig, eine psychologische Begleitbehandlung bekommen.

Jetzt werden alle korrektiven Eingriffe zunächst zurückgestellt, damit der Patient seine Eigenständigkeit wiedererlangen kann. Die Rehabilitation steht solange im Vordergrund, bis die funktionellen Einschränkungen einen Fortschritt limitieren. Ist dies der Fall, wird im Team besprochen, in welcher Reihenfolge welche Korrektureingriffe notwendig werden. Gleichzeitig wird festgelegt, welche Hilfsmittel oder Schienen der Patient braucht, ob prothetischer Ersatz oder orthopädisches Schuhwerk notwendig sind, ob ein längerer Urlaub für den Patienten Vor- oder Nachteile bringt, ob ein Anschlußverfahren folgen soll und wie die berufliche Rehabilitation aussehen wird.

Der polytraumatisierte Patient –
Labortechnische und radiologische Untersuchung

Anforderungen an das klinisch-chemische Routinelabor

B. Ley

Klinikum Berlin-Neukölln, Rudower Straße 56, D-1000 Berlin 47

Der Begriff Polytrauma besagt, daß gleichzeitig entstandene Verletzungen mehrere Organe und Organsysteme betroffen haben.

Erste Voraussetzung für jede weitere Therapie des Polytraumatisierten ist die Sicherstellung der lebenswichtigen Funktionen der Atmung und des Kreislaufs. Erst wenn diese Bedingungen erfüllt sind, hat es Sinn, chirurgische oder neurochirurgische Eingriffe vorzunehmen.

Nach Einlieferung des Patienten in die Klinik wird der Beatmungserfolg durch die Blutgasanalyse überwacht. Hinzu kommt, daß durch Zerstörung von Gewebe eine metabolische Acidose entstehen kann, der durch die Gabe von Na-bicarbonat entgegengesteuert werden kann. Auch diese Therapie muß durch die Blutgasanalyse kontrolliert werden.

Da zur Ermittlung der Blutgase keine Verzögerungen in Kauf genommen werden können, muß entweder Laborpersonal dafür ständig abrufbereit sein oder der Blutgasanalyzer sollte im OP und oder auf der Intensivstation stehen. In unserem Hause wird letzteres praktiziert, es hat sich allerdings herausgestellt, daß die Wartung der Geräte und die Qualitätskontrolle besser vom Laborpersonal vorgenommen werden.

Sind Herz-, Lungen- und Kreislauffunktionen wiederhergestellt, muß die Situation stabilisiert werden, damit eine optimale Versorgung aller Organe mit Sauerstoff und Substraten erreicht wird. Voraussetzung hierfür sind eine kontinuierliche Überwachung von Kreislauf, Gasaustausch, Säure-Basen- und Elektrolythaushalt.

Dem Labor obliegt hierbei die Bestimmung von Natrium und Kalium, wobei die Anionen nicht übersehen werden dürfen.

Kalium

Durch Gewebszerstörungen beim und nach dem Unfallgeschehen wird Kalium aus den Zellen freigesetzt, folglich steigt das Serumkalium an, welches jedoch bei intakten Nieren relativ schnell wieder ausgeschieden wird. Wenn allerdings z. B. durch Nierenfunktionsstörungen das Kalium nicht in genügendem Maße sezerniert wird, kann es zur Hyperkaliämie kommen und in deren Folge lebensbedrohende Herzrhythmusstörungen auftreten.

Natrium

Abnormes Serumnatrium bedeutet eine Störung des Wasserhaushaltes. Hypernatriämie ist ein eindeutiges Zeichen für Wassermangel, während die Hyponatriämie durch die Bildung von Ödemen auftreten kann.

Erst wenn der Patient die ersten Stunden nach dem Unfall überstanden hat, steigt der Bedarf nach weiteren Analysen aus dem klinisch-chemischen Bereich. Zu den bereits genannten kommen folgende hinzu:

Harnstoff

Infolge der Gewebszertrümmerungen und kataboler Prozesse steigt der Harnstoff als Endprodukt des Eiweißstoffwechsels an.

Kreatinin

Zur Überprüfung der Nierenfunktion wird die Kreatininkonzentration im Plasma und Urin gemessen und in Grenzsituationen zweckmäßig die Kreatinin-Clearance errechnet.

Osmolalität

Die Osmolalität gibt Auskunft über die Anzahl gelöster Teilchen pro kg Wasser, der Normalwert im Blutplasma beträgt 300 mosm/kg. Die osmolare Konzentration wird fast ausschließlich durch Harnstoff, Natrium und Glucose bestimmt, Kalium, Calcium und Magnesium spielen nur eine untergeordnete Rolle. Die osmolare Exkretion, d. h. die Ausscheidung im Urin, eines 70 kg schweren Mannes, beträgt etwa 800 mosm/24 h. Nach Polytrauma kann diese Exkretion um 2000–2500 mosm/24 h liegen. Um eine normale Urinosmolalität von 700–800 mosm/24 h zu erreichen, müssen also 3 l Urin in 24 h ausgeschieden werden.

Chlorid

Chlorid ist wie Natrium ein extracelluläres Ion. Seine Konzentration im Serum muß überwacht werden bei erhöhter Diurese, die z. B. zur Verringerung der Osmolalität notwendig ist.

Anorganisches Phosphat

In den ersten Tagen nach einer Polytraumatisierung ist der Phosphatspiegel häufig erniedrigt, so daß es zu Störungen der Sauerstofftransportfähigkeit der Erythrocyten und Funktionsstörungen des ZNS kommen kann. Ob die Erniedrigung durch den vermehrten Phosphateinbau in die Osteoblasten oder durch eine Umverteilung von Extra- in Intracellulärräume verursacht wird, ist noch nicht geklärt.

Lactat

Unter Schock wird eine Minderdurchblutung aller Organe außer Herz und Hirn verstanden. Es kommt dabei zu einer akuten Unterversorgung der Gewebe mit Sauerstoff und zum Anstieg von Lactat, dem Endprodukt der Glykolyse. Exzessiv wird der Anstieg beim Diabetes mellitus. Beim Probentransport, der unmittelbar nach Blutabnahme zu erfolgen hat, ist darauf zu achten, daß das Probengefäß in Eiswasser ins Labor geliefert wird, da sonst erhöhte Lactat-Spiegel durch die weiter ablaufende Glykolyse der Erythrocyten gefunden werden.

Glucose

Es werden Hyperglykämien beobachtet, die vorwiegend auf die Glycogenolyse, also durch den Abbau von Glykogen zu Glucose, aber auch auf die Gluconeogenese, das ist die Neubildung von Glucose aus Nichtzuckern, vor allem Aminosäuren, zurückzuführen sind. Man spricht vom sogenannten traumatischen Diabetes.

Die bisher aufgeführten Laborparameter können für jeden Polytraumatisierten von Wichtigkeit sein, wobei Natrium, Kalium, Harnstoff, Kreatinin, Glucose und die Osmolalität im Notfallprogramm des Labors enthalten sein sollen.

Wir verfügen über ein Analysengerät, das Natrium, Kalium, Harnstoff und Kreatinin in einem Arbeitsgang bestimmt. Die Elektrolyte werden ionenselektiv gemessen, Harnstoff enzymatisch und Kreatinin mittels Fixtimekinetik. Die Glucose messen wir mit einem Analysator, der mittels Clark-Elektrode die Abnahme der Sauerstoffkonzentration in einer glucosehaltigen Glucose-Oxidase-Lösung mißt; die Geschwindigkeit der O_2-Abnahme ist der Glucosekonzentration direkt proportional. Zur Osmolalitätsbestimmung verwenden wir ein Gerät, das nach dem Prinzip der Gefrierpunktserniedrigung arbeitet.

Diese Ausstattung und unsere Labororganisation gestatten es, die bereits genannten 6 Parameter innerhalb 15 min ab Eintreffen der Probe im Labor zu bestimmen.

Ich komme jetzt zu den Anforderungen, die nur bei Verletzungen bestimmter Organe oder Körperregionen erforderlich sind:

Amylase bzw. Lipase

Bei intraabdominellen Verletzungen wird zum Nachweis von Blutungen eine Peritonealspülung vorgenommen. Trübe oder gallige Verfärbung der Spülflüssigkeit mit hohen Amylase- bzw. Lipasewerten spricht für Verletzungen des Darmes oder Pankreas.

CK

Durch Muskeltraumen bei Unfällen kann die CK enorm ansteigen, bei Lungenödemen kann sie bis zum 4fachen der Norm erhöht sein.

HBDH

Rupturen am Herzen sind Raritäten. Beim Kompressionstrauma kann es aber zur Contusio cordis, d. h. durch Stoß oder Quetschung bedingte Verletzungen des Herzens kommen. Beweisend dafür sind Veränderungen im EKG und daneben eine Erhöhung der CK sowie der Anstieg der HBDH im Serum.

Myoglobin

Der rote Farbstoff der Muskulatur dient als Sauerstoff-Speicher für den Muskel. Durch großflächige Verletzungen der Muskulatur kommt es zum vermehrten Abtransport von Myoglobin, was zu einer Blockierung der glomerulären Filtration führen kann. Myoglobin wird mit einem Latex-Test bestimmt, der ab 80 μg/l eine Agglutination aufweist. Vermehrtem Auftreten von Myoglobin wird mit erhöhter Diurese und einer Alkalisierung des Urins entgegengewirkt.

Liquoruntersuchungen

Nach Blutungen infolge Schädel-Hirn-Trauma werden erhöhte Leukocytenzahlen gefunden. Liquor-Gesamteiweiß ist erhöht. Beim blutigen Liquor ist nach Zentrifugation der Überstand klar bei akuten Blutungen und xanthochrom bei länger zurückliegender Schädigung.

Phenytoin

Kommt es bei Schädel-Hirnverletzten zu Krämpfen, müssen phenytoinhaltige Medikamente gegeben werden. Da die Wirkung und Konzentration von verschiedenen Faktoren beeinflußt wird, muß der Phenytoin-Spiegel im Blut überwacht werden. Die manuelle Bestimmung ist sehr aufwendig, da bei jeder Serie mehrere Standards mitgeführt werden müssen. Es gibt aber heute Geräte auf dem Markt, die dies nicht erfordern und die Analyse innerhalb weniger Minuten ermöglichen.

Ich möchte noch auf die künstliche Ernährung zu sprechen kommen, bei der den Laboranalysen eine wichtige Überwachungsfunktion zukommt.

Beim Polytrauma kommt es zu einer Stoffwechselsteigerung, welche folgende Konsequenzen hat:

1. der Glucagon-Spiegel ist erhöht, Folge: erhöhter Glucosespiegel
2. die Lypolyse nimmt zu, Folge: erhöhte Triglyceride
3. die Proteinsynthese ist gestört, Folge: erhöhte Harnstoffwerte.

Dem Patienten müssen energiereiche Stoffe zugeführt werden, die er im allgemeinen nicht nur oral aufnehmen kann. Bei einem Erwachsenen sind dabei täglich 12000–15000 KJ (3000–3500 kcal) notwendig. Man verwendet dazu homogenisierte Nahrungsmittel, die mittels Sonde verabreicht werden. Die in der Klinikküche hergestellte oder von der Industrie bezogene Kost muß die erforderlichen Mengen an Proteinen, Fetten und Kohlenhydraten enthalten.

Bei Patienten, bei denen die Sonderernährung nicht möglich ist, muß auf die parenterale Ernährung ausgewichen werden. An sie werden höhere Anforderungen gestellt, denn sie muß die Nahrungsmittel sozusagen bereits verdaut liefern. Dies bedeutet, daß die Proteine in Form von Aminosäuren, die Kohlenhydrate als Hexosen und die Lipide in kurzkettigen freien Fettsäuren vorliegen. Außerdem muß die Kost Spurenelemente und Vitamine enthalten und pyrogen- und keimfrei sein.

Zur Überwachung einer längerfristigen künstlichen Ernährung sind folgende Laboruntersuchungen wichtig:

Blutgasanalyse
Osmolalität (Serum/Urin)
Natrium/Kalium
Glucose (Blut/Urin)
Lactat
Harnsäure
Triglyceride
anorg. Phosphat
SGOT/SGPT

Zum Schluß sei noch darauf hingewiesen, daß die angesprochenen Bestimmungen die Basis dessen sind, was vom Labor bei Polytraumatisierten angefordert wird. Dieses Spektrum muß insbesondere dann erweitert werden, wenn beim Patienten Komplikationen auftreten.

Gerinnungsphysiologische Untersuchungen bei polytraumatisierten Patienten

B. Liese

Medizinische Hochschule Hannover, Konstanty-Gutschow-Straße 8, D-3000 Hannover 61

Wenn ich heute zu Ihnen über den polytraumatisierten Patienten in der Gerinnung spreche, so betrifft das eine Patientengruppe, bei der Sie mit ziemlicher Wahrscheinlichkeit eine Entgleisung des Gerinnungssystems annehmen können aufgrund der umfangreichen erlittenen Verletzungen.

Die Blutgerinnung unterliegt einem komplizierten Regulationssystem, das dafür sorgt, daß Gerinnungsvorgänge jeweils an der Stelle ablaufen, an der sie auch notwendig sind.

Das System sorgt auf der anderen Seite dafür, daß eine unerwünschte Gerinnungsaktivierung innerhalb der Strombahn normalerweise nicht auftritt.

Die wichtigste Entgleisung stellt die Verbrauchskoagulabilität dar. Man spricht von einer VK, wenn sich infolge einer generalisierten intravasalen Aktivierung des Gerinnungssystems Gerinnungsfaktoren und Thrombocyten innerhalb des Gefäßsystems verbrauchen. Die Störung ist gekennzeichnet durch die Aufeinanderfolge von Hypercoagulabilität und Hypocoagulabilität.

Während bei der Hypercoagulabilität eine überschießende Gerinnung diagnostiziert wird, kommt es dann bei bestehender VK zu einer Verminderung und u. U. je nach Schweregrad zu einem rapiden Abfall der Thrombocyten, der Faktoren und des Fibrinogens.

In Fällen von gesteigerter Syntheserate können auch scheinbar normale Konzentrationen gemessen werden.

In der Praxis ist eine relativ schnell zu erstellende Diagnostik
1. die Bestimmung des Quick-Wertes (Globaltest: F II, V, VII, X),
2. der PTT (Globaltest: F VIII, IX, X, XI, XII),
3. eine evtl. erforderliche TZ, wenn zu vermuten ist, daß eine reaktive Fibrinolyse eingesetzt hat mit einem erhöhten Anfall von FSP (Fibrinogen-Spalt-Produkte).

Diese eventuelle Fibrinolyse ist der Versuch des Organismus, geschlossene Stromgebiete wieder zu öffnen.

Wir sprechen z. B. von einer Schocklunge, wenn sich Mikrothromben in den kleineren Gefäßen des Lungenparenchyms gebildet haben. Es kommt zu einer Ateminsuffizienz der Patienten.

Diese Mikrothromben werden auch in anderen Organen, z. B. der Niere, gefunden. Es kommt zu einem schweren Nierenversagen. Man vermutet, daß bereits in der frühen Phase des Kreislaufschocks Lungenveränderungen (Ödeme) und Gerinnungsstörungen in Form von Thrombocytenaggregationen stattfinden.

Erste frühe Anzeichen einer VK sind: der Abfall der Thrombocyten auf unter 100000, der Verbrauch der Faktoren II, V, VIII, wobei der Faktor V sich zuerst verbraucht, dann ein eventuelles Absinken des Fibrinogens (Normalwert: 2,0–3,5 g/l).

Wobei sich eine TZ erst dann verlängert, wenn sich das Fibrinogen unter 0,6 g/l vermindert (TZ Normalwert: 18–24 s).

Der schnell zu erstellende Gerinnungsstatus bei der VK sieht also folgendermaßen aus:

Quick-Test:	path.
PTT:	path.
TZ:	normal
Fibrinogen:	normal – pathologisch
Thrombocyten:	path.
F II:	path.
F V:	path.
Tc:	normal

Die Tc (Thrombincoagulasezeit) ist ein Parameter für evtl. anfallende FSP (Fibrinogen-Spalt-Produkte), d. h. sie verlängert sich in Anwesenheit von FSP (Normalwerte Tc: 18 bis 24 s).

Im Gegensatz zur TZ ist die Tc unempfindlich gegenüber Heparin. Anstelle der Tc kann auch eine Reptilase-Zeit bestimmt werden, sie zeigt bei Verlängerung ebenso das Vorhandensein von FSP an und ist ebenso heparinunempfindlich.

Bei bestehender VK mit Hyperfibrinolyse sehen die Gerinnungsparameter folgendermaßen aus:

Quick-Test:	path.		Thrombocyten:	path.
PTT:	path.		F II:	path.
TZ:	path.		F V:	path.
Fibrinogen:	path.		Tc:	path.

Ebenso sind bei der Vk die körpereigenen Inhibitoren wie das AT III (Antithrombin III) und das a_2-Antiplasmin vermindert. Beides bestimmen wir mittels chromogenem Substrat, wobei wir z. Z. eine kinetische Messung des AT III bevorzugen, mit der auch eine eventuelle Substitutionstherapie überwacht wird.

Zum Unterschied zu der Ihnen eben angegebenen Befundkombination sähe ein Heparineffekt folgendermaßen aus:

Quick-Test:	path.-normal (je nach Höhe der Dosis)
PTT:	path.
TZ:	path.
Fibrinogen:	normal ⎫
FII:	normal ⎪ infolge des Verdünnungseffekts im Testansatz
F V:	normal ⎬
Tc:	normal ⎭

Die VK verläuft in 3 Phasen:

1. Phase: pathologische Aktivierung der Gerinnung (F II, V, VIII Anstieg, bei gleichzeitig beginnendem Abfall von F XIII).
2. Phase: Defizit des Gerinnungspotentials (F V, VIII, XIII vermindert, F II meist noch normal, allerdings beobachten wir recht bald einen ziemlichen F VIII-Anstieg auf mehrere 100%, eine Fibrinogen- und Thrombocyten-Verminderung.
3. Phase: Defibrinierung, d. h. es sind alle Parameter vermindert.

Die VK kann akut als auch chronisch verlaufen, sowohl klinisch manifest als auch latent.
Die Aufdeckung des Verlaufs geschieht daher durch relativ häufige Kontrollen der Werte, die zwar das Labor stark belasten, aber wohl unumgänglich sind.

Der polytraumatisierte Patient: Probleme bei der Blutgruppenbestimmung

U. Heiermann

Klinikum der Städt. Krankenanstalten Duisburg, Serolog. Abt. (Leiterin: U. Heiermann), In den Rehwiesen, D-4100 Duisburg 1

Der polytraumatisierte Patient ist ein Notfall und begonnene Arbeiten müssen unterbrochen werden.

In jedem Fall setzen blutgruppenserologische Untersuchungen äußerst korrektes Arbeiten voraus und nun ist Eile geboten.

Um das notwendige konzentrierte Arbeiten zu ermöglichen, sollte eine, vom übrigen Laborbetrieb abgetrennte Arbeitsecke eingerichtet werden.

Hierin gehören eine große Zentrifuge, eine Spezialzentrifuge, ein Wasserbad.

In unmittelbarer Nähe hierzu sollte sich der Spezialkühlschrank befinden, in dem die Blutbeutel aufbewahrt werden.

Probleme	Lösung
Nachgerinnung	Zusatz von Testthrombin
unspez. Ausfall aufgrund v. Dextranen	Einsatz verschiedener Supplemente
Polyagglutination	keine Verklumpung bei 37°
Panagglutination	keine Agglutination bei Verwendung von Anti-T-freien Coombs-Seren
Kälteagglutinine	deutliche Verminderung der Reaktion in der Wärme ggfls. Absorption
positiver Ausfall der Eigenkontrolle	bei negativem Ausfall des direkten Coombstestes von Komplement
	bei positivem Ausfall des direkten Coombstestes: Autoimmunhämolytische Anämie
	Transfusion nach biologischer Vorprobe
	Abbruch der Transfusion bei Verfärbung des zur Kontrolle entnommenen Blutes
positiver Ausfall des Antikörpersuchtestes und der Kreuzprobenbestimmung	besteht nicht die Möglichkeit der Antikörperidentifizierung, Suche nach geeigneten Bluten aus einer Vielzahl gekreuzter Konserven
angenommene „B-Eigenschaft"	Verwendung monoklonaler Antiseren

Der blutgruppenserologisch tätige MTA sollte hierzu direkten Zugriff haben.

Neben der erwähnten Einrichtung gehört auch eine indirekte Lichtquelle dazu, nach Möglichkeit eine Rhesusbox, die immer beleuchtet sein sollte.

Der Identitätssicherung kommt eine überragende Bedeutung zu. Auch im Notfall soll hierauf unter keinen Umständen verzichtet werden.

„Bei der Entnahme der Blutprobe ist der entnehmende Arzt für die Identitätssicherung zuständig."

Dabei genügt es nicht, diese Blutprobe nur mit einer Notfallnummer zu versehen, sondern von jedem Notfallpatienten sind darüberhinaus Charakteristika, wie Geschlecht und mögliches Alter festzulegen und mitzuführen.

Diese Daten sind über einen gewissen Zeitraum zusammen mit den später bekannt gewordenen Personalien zur Identitätssicherung mitzuführen.

Der Notfallpatient ist u. U. massiv vorbehandelt worden und das Blut im Röhrchen gerinnt nicht.

Zur Bestimmung der Blutgruppen gibt es eine Fülle von Methoden. Die Röhrchenmethode hat Vorteile, denn hier spielt die veränderte Gerinnung keine so große Rolle wie bei der Bestimmung auf der Platte.

Blutgruppenbestimmungen im Röhrchen sind Zentrifugationsmethoden. Hierfür gibt es preislich erschwingliche Spezialzentrifugen, die auch beim Waschvorgang in der Kreuzprobenbestimmung weitere Verwendung finden. Es müssen nicht unbedingt die teuren Coombs-Voll- oder Halbautomaten sein.

Üblicherweise beträgt hierbei die Zentrifugationszeit 30 Sekunden für NaCl-Suspension, 15 Sekunden reichen jedoch schon aus, um die Blutgruppen und den Rh-Faktor zu ermitteln.

	Vorteil	Nachteil
30%iges Rinderalbumin	fast alle Antikörperspezifitäten werden erfaßt, die zur Klasse IgG gehören keine wesentlichen Unterschiede bei der Anwendung von 20%igem oder 30%igem Rinderalbumin	lange Inkubationszeit zwischen 30 und 45 min
Low Tonic strength Solution LISS	fast alle Antikörperspezifitäten werden erfaßt, die zur Klasse IgG gehören	
Enzyme	gute Ausbeute bei der Suche nach frischen Rh-Antikörpern	unspezifische Reaktionsausfälle, Andauung einiger Blutgruppenantigene: M, N, S, Fy^a, Fy^b
Polybrene	gute Nachweisbarkeit fast aller IgG-Antikörperarten, rasche und kurze Bearbeitungszeit	Kell-Antikörper werden in der Regel nicht erfaßt, Voraussetzung für den Einsatz ist sichere Einarbeitung

In der Regel sind die inkompletten Rh-Seren so eingestellt, daß eine Inkubation mit dem Patientenblut bei 37 °C erfolgen soll. Es gibt eine Fülle von Testseren, die ohne Inkubation nach einer 15 Sekunden dauernden Zentrifugation reagieren.

Sollten jedoch wider Erwarten Schwierigkeiten bei der Bestimmung des Rh-Faktors auftreten, so möchte ich an die altbewährte Rhesusbox erinnern.

Selbstverständlich müssen im Vorfeld die Testseren geprüft werden, die sich für die Zentrifugationsmethode ohne vorhergehende Inkubation eignen und der Umgang mit der Rhesusbox muß eingeübt werden.

„Die serologische Verträglichkeitsprobe muß komplette und inkomplette Antikörper erfassen und alle im indirekten Antiglobulintest reagierenden Antikörper nachweisen."

Supplemente hierfür sind das bewährte Rinderalbumin in 30%iger Konzentration, die verschiedenen Low ionic strength solutions = LISS genannt, die Enzyme und neuerdings Polyprene.

Der Albumin-Coombstest hat heute noch zweifellos seine Bedeutung. Sie liegt in der Antikörpersuche bei der Routineblutgruppenbestimmung, wenn genügend Zeit vorhanden ist, denn die Inkubationszeit beträgt 30 bis 45 min.

Der Enzymtest, der auch als Coombstest durchgeführt werden kann, hat seine Domäne bei der Suche von frischen Rh-Antikörpern und bei der Auffindung des Kidd-Antikörpers.

Die seit einiger Zeit gebräuchlichen LISS sind als indirekte und direkte Methoden anzuwenden.

Polybrene hat sicherlich auch Einsatzschwerpunkte.
Voraussetzung ist Einübung in der Anwendung.
Das Ergebnis der Untersuchung liegt nach 3 bis 5 min vor.
Jedes aufgeführte Supplement hat spezifische Vorteile, aber auch Nachteile.

Es gibt keine Technik, mit der allein man alle Antikörper erfassen kann.

Bedauerlicherweise sind nur die wenigsten Blute, die wir in Notfällen zu bearbeiten haben, voruntersucht.

Im Normalfall sollte man den zur Blutgruppenbestimmung unbedingt dazugehörenden Antikörpersuchtest in zwei verschiedenen Techniken durchführen.

Nicht außer acht gelassen werden darf, daß der Enzymtest nicht nur zu unspezifischen und falsch positiven Reaktionsausfällen neigt, sondern daß Enzyme Blutgruppenantigene proteolytisch beeinflussen, so daß sie möglicherweise nicht mehr nachweisbar sind. Hierzu gehören M, N, S, Fy^a, Fy^b.

Albumin und LISS-Technik sind einander gleichwertig.

Die Anwendung der LISS-Technik bringt einen erheblichen Zeitvorteil mit sich.

Die Anwendung von Polybrene hat den großen Zeitvorteil, ist von großer Empfindlichkeit, weist jedoch nicht alle Antikörperspezifitäten nach und bedarf gründlicher Einübung in der Beurteilung. Mit Polybrene lassen sich IgG Antikörper nachweisen und unspezifische Komplementbeladungen, die im üblichen Antiglobulintest nachweisbar sind, beeinflussen die Reaktion nicht.

Auch im Notfall sollte grundsätzlich der Antikörpersuchtest mit durchgeführt werden.

Der Minortest, der noch in den Richtlinien gefordert wird, kann in der Regel nicht mehr durchgeführt werden, da kaum noch Pilotröhrchen zur Verfügung stehen.

Je mehr Testparameter ermittelt werden, desto größer wird die Sicherheit in der Beurteilung der einzelnen Reaktionsausfälle. Unspezifitäten aufgrund der massiven Vorbehandlung des Notfallpatienten lassen sich so besser erkennen.

Zu den Problemen bei der Blutgruppen- oder Kreuzprobenbestimmung gehört besonders die Nachgerinnung und der damit verbundene nicht beurteilbare Ausfall der Kreuzprobenbestimmung nach Volumensubstitution mit Plasmaersatzmitteln, insbesondere Dextranen.

Die Nachgerinnung kann abgefangen werden, indem man dem Patientenserum Testthrombin zusetzt. Nach einer Inkubation und nachfolgender Zentrifugation ist im allgemeinen die Kreuzprobenbestimmung problemlos durchzuführen.

Ob der Zeitverlust zugunsten eines verwertbaren Kreuzprobenergebnisses in Kauf genommen werden kann, liegt allein in der Hand des transfundierenden Arztes.

In seinen Verantwortungsbereich fällt auch die Abweichung von den, in den Richtlinien vorgeschriebenen Maßnahmen, die vor einer Transfusion vorzunehmen sind.

Stehen blutgruppengleiche Konserven nicht in ausreichendem Maße zur Verfügung, so muß „gezielt" fehltransfundiert werden.

O-Rh-negative Erythrocytenkonzentrate gelten als Universalspender, in Notfällen auch ohne Untersuchung auf Hämolysine.

Voraussetzung ist ein negativer Ausfall im Antikörpersuchtest. Stehen für einen Patienten mit der Blutgruppe AB blutgruppengleiche Konserven nicht in ausreichendem Maße zur Verfügung, so empfiehlt es sich, gleich zu Beginn der Hämotherapie auf B-Blutkonserven zurückzugreifen.

In welcher Form eine weitere Substitution mit Blut durchgeführt werden soll, wird von den einzelnen Blutbanken unterschiedlich beurteilt.

Bei Massivtransfusion ist eine Kreuzung der Konserven untereinander nicht notwendig.

Soll ein Patient über z. B. einen Zeitraum von 2 Tagen 10 Konserven bekommen, so entnimmt man 2 Blutproben in Abständen und kreuzt damit die jeweiligen Konserven.

Der Antikörpersuchtest hat eine zentrale Bedeutung.

Um auf dem schnellsten Wege kompatible Blutkonserven zur Verfügung stellen zu können, empfiehlt es sich, Kell-negative Konserven einzusetzen und die Kreuzprobe und den Antikörpersuchtest mit Polybrene durchzuführen.

Über die erwähnten technischen Probleme hinaus können noch folgende Schwierigkeiten auftreten:

Kälte- oder kaltreagierende Antikörper spielen keine Rolle, wenn auch trotz der gebotenen Eile in Notfällen das Blut warm und langsam transfundiert wird.

Zu diesen Antikörpern gehören auch die IgM Antikörper, die, meist angeborenen spezifischen Antikörper wie P_1, Lewis oder irreguläre Anti A_1.

Wegen der massiven Vorbehandlung mit Plasmaersatzmitteln muß auf Geldrollenbildung geachtet werden.

Geldrollenbildung und Polyagglutinationen dürften sofort auffallen und zu keiner Irritation führen, denn auch im Notfall darf auf das Mitführen der üblicherweise geforderten Kontrollen nicht verzichtet werden.

Das größte Problem stellt sich gewiß dar, wenn ein positiver Ausfall im Antikörpersuchtest beobachtet wird und der überwiegende Teil der gekreuzten Konserven nicht zu verwenden ist.

In einem solchen Fall sollte man sich auf eine funktionierende Zusammenarbeit mit überregionalen Blutbanken stützen können.

Radiologische Untersuchungstechnik

M. Meissner

(Manuskript nicht eingegangen)

Besondere radiologische Untersuchungsverfahren

S. Kühl

(Manuskript nicht eingegangen)

Der polytraumatisierte Patient –
Art und Beginn ergotherapeutischer Maßnahmen

Einführendes Referat über Bedeutung und Beginn der Ergotherapie nach Polytraumen

A. Kiesinger

Berufsverband der Beschäftigungs- und Arbeitstherapeuten (1. Vorsitzende: A. Kiesinger), Postfach 2208, D-7516 Karlsbad

Das Thema des heutigen Nachmittags wird von den weiteren Referenten und Referentinnen im einzelnen sicher detailliert in bezug auf die verschiedensten traumatisch bedingten Krankheitsbilder dargestellt werden, und da ich eher Allgemeines dazu sagen soll, werde ich mich im Folgenden kurz halten.

Wann kommt Ergotherapie beim polytraumatisierten Patienten zur Anwendung:

1. bei traumatischen Querschnittlähmungen (komplette und inkomplette Tetra- und Paraplegien),
2. bei traumatischen peripheren Lähmungen (z. B. Armplexus),
3. bei Frakturen, Weichteil- und Sehnenverletzungen und nach entsprechenden Operationen, insbesondere der oberen Extremität,
4. nach Verbrennungen,
5. bei traumatischen Schädelhirnverletzungen,
6. bei psychischen Folgezuständen – z. B. nach Schock, im Durchgangssyndrom usw.

Die Ergotherapie, das ist allen vorgenannten Krankheitsbildern gleich, muß frühestmöglich beginnen. Das kann im Einzelfall am Unfalltag, das kann auch erst 2 bis 3 Wochen nach dem Unfall, sein und ist individuell festzulegen. Dies ist aus verschiedenen Gründen wichtig:
Zunächst muß ein früher persönlicher Kontakt zum Patient hergestellt werden, der eine gute Motivationsbasis darstellt. Der Ergotherapeut kann gezielter tätig werden, wenn der Patient sich darüber bewußt ist, daß dieser zum Kreise der Behandler gehört. Er kann individueller auf den Patienten und seine persönliche Situation eingehen, wenn er diesen, und die Umstände seines Unfalls, die Situation der Familie, in Beruf usw., genau kennt. Wichtig ist hier bereits, daß der Ergotherapeut im Behandlerteam anerkannt ist. Ein Patient spürt sehr schnell, ob die für ihn verordnete Ergotherapie im Behandlungsplan eine ernsthafte Rolle spielt. Dies ist eine wichtige Motivationsgrundlage für den Betroffenen.

1. Behandlungsziele der Ergotherapie in der Frühphase

1.1 Erhaltung von Funktionsfähigkeit und Beweglichkeit in den Gelenken.
1.2 Verhinderung von Kontrakturen.
1.3 Vermeidung von Fehlstellungen.
1.4 Steigerung oder Dämpfung bestimmter Reflexe und Anbahnung reflexbedingter Bewegungsabläufe.
1.5 Training von Ersatzfunktionen und Stärkung bestimmter Muskelpartien, die als Ersatzkraft eingesetzt werden können.
1.6 Erhaltung und Wiedererlangung größtmöglicher Selbständigkeit, Vermeidung von Abhängigkeit durch pflegerische Hilfe.
1.7 Frühestmögliche Anregung kognitiver Fähigkeiten und Fähigkeiten der Wahrnehmung (Merkfähigkeit, örtliche, räumliche und persönliche Orientierung, Körperschema, Konzentration, Sensibilität u. a.).

1. Behandlungsmethoden
2. Behandlungsmethoden

Erreicht werden diese Ziele natürlich immer nur im Kontext mit den übrigen Behandlern und Fachbereichen.

Die speziellen ergotherapeutischen *Behandlungsmethoden* hierbei sind:

2.1 die motorisch funktionelle Therapie (Übungen zum Training der Grobmotorik, der Feinmotorik usw.)
2.2 die Versorgung mit Handschienen (statische und dynamische Funktionsschienen, Quengelschienen, Lagerungsschienen, vorübergehende prophylaktische Schienen)
2.3 neurophysiologische Behandlung, z. B. nach Bobath bei hirnverletzten Patienten
2.4 Eßtherapie (z. B. bei Appallikern)
2.5 Selbsthilfetraining (Am Anfang vor allem Eßtraining, später auch Toilettentraining, Körperhygiene, An- und Ausziehen usw.)
2.6 Hilfsmittelversorgung (Eßhilfen, Trinkhilfen, Lesehilfen, Kommunikationshilfen wie elektronische Umweltkontrollgeräte zur Bedienung von Klingel, Radio, Fernseher und Telefon, Hilfsmittel zum An- und Ausziehen)
2.7 Merkfähigkeits- und Wahrnehmungstraining (z. B. Konzentrationstraining, Sensibilitätstraining).

3. Behandlungsverfahren

Die speziellen ergotherapeutischen Behandlungsverfahren sind je nach Art der Behinderung und je nach Behandlungsziel natürlich sehr unterschiedlich und individuell mit dem Patienten in bezug auf seine Möglichkeiten, seine physische und psychische Belastbarkeit, seine Bedürfnisse und seine Motivation auszuwählen und anzuwenden. Ebenso sind Intensität, Häufigkeit und Zeitdauer der Ergotherapie individuell mit dem behandelnden Arzt einvernehmlich festzulegen. Die Dauer der Behandlung kann gerade in der Frühphase von 10 min bis zu 60 min schwanken und soll unter Umständen zeitlich gesteigert werden. Die Häufigkeit kann von 2x wöchentlich bis zu 3x täglich anfallen. Je nach Krankheitsbild, Belastbarkeit und Therapiemethoden muß dies unterschiedlich festgelegt werden.

Jedenfalls reicht die Verordnung des wohlwollenden Arztes: „1x täglich basteln" zweifellos nicht aus, um gezielt festzulegen, was der einzelne Patient benötigt.

Infrage kommende Behandlungsverfahren sind z. B.:

3.1 Motorisch funktionelle Therapie
Übungen an bestimmten Behandlungsgeräten in Verbindung mit handwerklichen Techniken, z. B. Weben an adaptierten Webrahmen, Flechten mit verschieden starkem Material, Drucken mit unterschiedlichen Druckstempeln, weitere grob- und feinmotorische Übungen mit Ton, Holz, Metall unter anderem.
Alle handwerklichen Techniken werden hier auf der Basis der Bewegungsanalyse bestimmter Bewegungsabläufe und zum Training bestimmter Bewegungseinschränkungen eingesetzt. Geräte, die infrage kommen, sind z. B.: die „Schräge Ebene", Steckbretter, Druckstempel, Webgeräte zur Ab- und Adduktion, zur Volar- und Dorsalflexion, zur Pro- und Supination, Hochwebstuhl, Fahrradsäge usw.

3.2 Verfahren in der Handschienenversorgung
Entwickeln von Schienenschnitten, Herstellung, Anpassung und Überwachung der Schienen, Bearbeitung des plastischen Materials usw.

3.3 Neurophysiologische Behandlung
Vor allem bei hirnverletzten Patienten mit Halbseitenlähmungen, z. B. bilaterales Arbeiten, Einsatz der „Schrägen Ebene", Arbeiten gegen Widerstand: Sitzhaltung und Beinhaltung beim Arbeiten.

3.4 Mund-, Schluck- und Eßtherapie nach Bobath

3.5 Selbsthilfetraining
Üben aller Verrichtungen des täglichen Lebens, beginnend bei Klingelbedienung, Essen, Trinken, Waschen, Zähneputzen, Kämmen usw. bis hin zum Schreibtraining und Umschulung der Händigkeit.

3.6 Hilfsmittelversorgung
Erprobung, welche Hilfsmittel geeignet sind, Training im Umgang damit, Herstellung eigener individueller Hilfsmittel wie Toilettenhilfen, Schreibhilfen und Eßhilfen. Beantragung kommerzieller Hilfsmittel, Begründung für die Kostenträger.

3.7 Merkfähigkeits- und Wahrnehmungstraining
Unter Einsatz von Papier-Bleistift-Übungen oder von Spielen, wird die Merk- und Konzentrationsfähigkeit erprobt und trainiert. Durch Übungen mit verschiedenen Materialien, die rauh, hart, weich, heiß, kalt usw. sind, wird die Sensibilität trainiert. Übungen wie Malen über die Körpermitte, z. B. bei Gesichtsfeldeinschränkungen, Großpuzzles z. B. bei Körperschemastörungen, werden durchgeführt.

Ziele, Maßnahmen und Verfahren der Ergotherapie bei polytraumatisierten Patienten in der Frühphase

1. Behandlungsziele	2. Behandlungsmaßnahmen	3. Behandlungsverfahren
1.1 Erhaltung von Funktionsfähigkeit	2.1 Motorisch-funktionelle Ergotherapie	3.1 Übungen an Behandlungsgeräten unter Einsatz verschiedener handwerklicher Techniken auf der Basis der Bewegungsanalyse
1.2 Verhinderung von Kontrakturen	2.2 Handschienenversorgung	
1.3 Vermeidung von Fehlstellungen	2.3 Neurophysiologische Behandlung	
1.4 Steigerung oder Dämpfung bestimmter Reflexe	2.4 Esstherapie	3.2 Herstellung, Anpassung und Überwachung von Schienen aus plastischen Materialien
1.5 Training von Ersatzfunktionen	2.5 Selbsthilfetraining	
1.6 Erhaltung und Wiedererlangung größtmöglicher Selbständigkeit	2.6 Hilfsmittelversorgung	3.3 Bilaterales Arbeiten, Arbeiten gegen Widerstand, Sitzhaltung, Beinhaltung usw.
1.7 Frühstmögliche Anregung der kognitiven Fähigkeiten und der Wahrnehmung	2.7 Merkfähigkeits- und Wahrnehmungstraining	
		3.4 Mund-Schluck- und Eßtherapie nach Bobath
		3.5 Üben der Verrichtungen des täglichen Lebens
		3.6 Herstellung, Erprobung und Beantragung individueller und kommerzieller technischer Hilfsmittel
		3.7 Papier-Bleistiftübungen, Spiele, Puzzles u. a.

Meine Darstellung beschränke ich bewußt nur auf die ergotherapeutischen Maßnahmen in der Frühphase, später kommen dann Maßnahmen wie Rollstuhlversorgung, Haushaltstraining, Mobilitätstraining, Arbeitstherapie und Belastungserprobung hinzu.

Lassen Sie mich abschließend kurz die wichtigsten Schwerpunkte der Ergotherapie in der Frühphase zusammenfassen:
1. Frühestmögliches Einbeziehen des Ergotherapeuten.
2. Frühestmöglicher Kontakt zum Patienten.
3. Frühestmöglicher und frühestnötiger Behandlungsbeginn zur Erhaltung aller vorhandenen Fähigkeiten und Verbesserung eingeschränkter Funktionen.
4. Enge Zusammenarbeit mit Arzt und Behandlern des Teams zur Vermeidung von Überbelastung des Patienten und zur Abklärung von Therapiedauer. Therapieart und Therapiehäufigkeit.

Die weiteren Referate werden im einzelnen in bezug auf bestimmte Behinderungsarten eingehen und herausstellen, daß die Ergotherapie, auch in der Frühphase, beim polytraumatisierten Patienten nicht mehr wegzudenken ist.

Der besondere Gesichtspunkt mehrfacher Frakturen

M. Vapaavuori, H. Ferling und R. Blaschke

Berufsgenossenschaftliche Unfallklinik Duisburg-Buchholz (Direktor: Prof. Dr. G. Hierholzer), Abt. für Ergotherapie, Großenbaumer Allee 250, D-4100 Duisburg 28

Physische und psychische Folgezustände nach einem Polytrauma bieten eine Vielfalt ergotherapeutischer Behandlungsziele. Entsprechend unterschiedlich sind die zu benutzenden therapeutischen Mittel, von handwerklichen Arbeiten über häusliche und schöpferische Tätigkeiten bis zu Hilfsmitteln und Übungsgeräten.

Von diesen ergotherapeutischen Maßnahmen haben wir nun einige ausgewählt, die in der Frühphase eines Patienten, der eine Mehrfachverletzung oder ein Polytrauma erlitten hat, in Frage kommen können. Der Zeitpunkt und die Diagnose stellen uns dafür bestimmte Grenzen wie auch Forderungen.

1. Zusammenarbeit mit dem behandelnden Arzt

Die erste Orientierung für die Ergotherapie stellen die genaue Diagnose und Anamnese dar. Zur Einleitung einer sinnvollen Ergotherapie ist die Kenntnis von Art und Lokalisation der Verletzungsfolgen, insbesondere von Frakturen erforderlich.

Neben den knöchernen Verletzungen ist es für die Ergotherapie von wesentlicher Bedeutung, welche Weichteilschäden vorliegen.

Richtungweisend für die ergotherapeutische Behandlung sind deshalb folgende Kriterien:
1. Sind bestimmte Bewegungen aus knöchernen oder musculären Gründen nicht erlaubt?
2. Besteht Übungsstabilität?
3. Besteht Belastungsstabilität?
4. Wie ist die psychische Situation des Patienten?

Erst nach der Befundaufnahme kann die Ergotherapeutin bzw. der Ergotherapeut im Zusammenwirken mit dem Arzt einen Behandlungsplan aufstellen.

In der Frühphase eines polytraumatisierten Patienten ist die Motivierung zur Rehabilitation die zentrale Aufgabe der ergotherapeutischen Behandlung.

2. Motivierung des Patienten

Jeder von uns hat wohl öfter erlebt, daß ein Patient als „Polytrauma von Zimmer 211" benannt wird. Um den Patienten nicht nur als „Fraktur so und so" zu sehen, sondern auch als Mensch, der Ängste, Hoffnungen und Erwartungen hat, sollten wir ihn als Ganzheit betrachten und diesem Gesichtspunkt Rechnung tragen. Hier sollten wir überlegen, wie wir ihn in dieser Ausnahmesituation zur Motivation für Gesundung anregen können.

Anreiz zur Motivierung entsteht durch die allgemein menschlichen Grundbedürfnisse:

Das Bedürfnis nach Geborgenheit
Das Bedürfnis nach mitmenschlichem Kontakt
Das Bedürfnis nach Beachtung und Anerkennung
Das Bedürfnis nach geistiger Teilnahme

Die Beachtung dieser Grundbedürfnisse bildet unseres Erachtens die wichtigste Voraussetzung zur Motivierung und Ganzheitbehandlung von Patienten.

Deswegen sollten wir
— den Patienten möglichst frühzeitig in aktives Denken und Handeln einbeziehen;
— dem Patienten das Behandlungsziel genau erklären;
— seine Interessen nützen und Interessen wecken;
— Anregung zu neuen, unbekannten Tätigkeiten geben;
— Erfolgserlebnisse vermitteln;
— Überforderung vermeiden, da Versagen und Frustration die Motivation stark herabsetzen;
— dem Patienten helfen, seine Fähigkeiten realistisch zu sehen und seine Fortschritte zu beurteilen;
— individuelle Unterschiede, wie Alter, geschlechtsspezifische Eigenheiten, Bildungsgrad, Lebensumstände usw. berücksichtigen.

Beim polytraumatisierten Patienten erscheint es uns überaus wichtig, nicht die Verletzung oder die Summe der Verletzungen, sondern den Menschen als Ganzes zu sehen und zu versuchen, diesem ganzen Menschen in jeder Phase der Rehabilitation weitgehend gerecht zu werden.

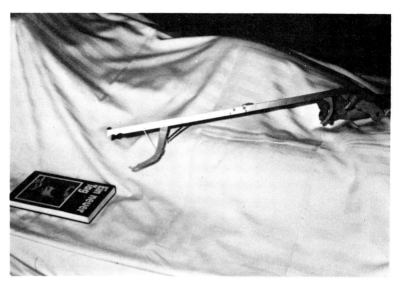

Abb. 1. Eine Greifzange ermöglicht dem Patienten, Gegenstände heranzuholen, die außerhalb seiner Reichweite sind

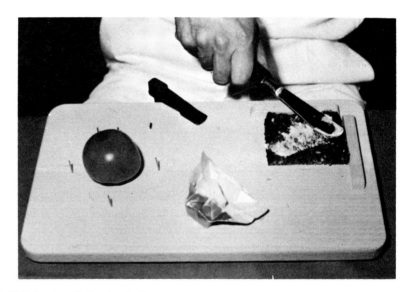

Abb. 2. Ein Frühstücksbrett wird mittels Schraubzwinge am Eßtisch befestigt. Die Stahlstifte und die Gabel dienen zum Festhalten von Brotschnitten, Wurst, Käse usw. Mit Hilfe eines Bestecks mit verdickten Griffen kann der Patient mit unzureichendem Faustschluß selbständig essen. Die rutschfeste Unterlage verhindert ein Wegrutschen des Tellers

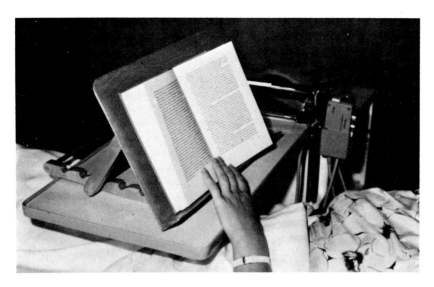

Abb. 3. Mit Hilfe einer Buchstütze kann der Patient, der aus eigener Kraft das Buch nicht halten kann, selbständig lesen

Diesen Faktor für die Frühphase ergotherapeutischer Maßnahmen herauszuheben ist unser besonderes Anliegen.

3. Selbsthilfetraining

Der Patient wird bei Bedarf mit Hilfsmitteln zur Selbsthilfe versorgt. Wichtig ist, daß er nun unter unserer Anleitung den richtigen Gebrauch und Umgang mit diesen Hilfen lernt, um die Möglichkeiten zur Wiedergewinnung einer Selbständigkeit aufzuzeigen und gleichzeitig Erfolgserlebnisse zu vermitteln. Die Hilfsmittel sind den Funktionsausfällen anzupassen.

Im Rahmen unseres kurzen Vortrages können wir hier nur ein paar Beispiele aufführen (Abb. 1–3).

4. Funktionelle Therapie

Das Ziel der Ergotherapie während der Ruhigstellung ist die Erhaltung der Beweglichkeit der angrenzenden, nicht betroffenen Gelenke.

Sobald der Arzt die aktive Bewegung der betroffenen Gelenke gestattet, kann die funktionelle Ergotherapie beginnen.

Literatur

Schmid-Carlshausen U: Motivierung der Patienten zur Rehabilitation

Frühbehandlung polytraumatisierter Patienten mit Querschnittlähmung

U. Nickerl

Berufsgenossenschaftliches Unfallkrankenhaus Hamburg (Direktor: Dr. W. Zimmer) Abt. für Ergotherapie, Bergedorfer Straße 10, D-2000 Hamburg 80

Mein Thema ist die ergotherapeutische Frühbehandlung von Patienten mit Querschnittlähmung. Ich werde dabei hauptsächlich auf die Behandlung von Tetraplegikern, d. h. Patienten mit einer Verletzung des Rückenmarks im Bereich der Halswirbelsäule eingehen. Hierbei werden alle Behandlungsmethoden und Hilfsmittel erwähnt, die zum Teil auch beim Paraplegiker, d. h. Patienten mit Verletzungen im Bereich der Brust- und Lendenwirbelsäule Anwendung finden.

Die Behandlung beinhaltet in der ersten Zeit, d. h. unmittelbar nach dem Unfall, drei wesentliche Punkte:

1. die Erstversorgung mit Hilfsmitteln,
2. das funktionelle Training,
3. das Eingehen auf die psychische Problematik des Frischverletzten.

Zuerst werde ich über die akute Hilfsmittelversorgung und die rein funktionelle Behandlung sprechen. Auf den psychischen Aspekt werde ich im zweiten Teil eingehen.

Die ergotherapeutische Behandlung setzt so bald wie möglich nach der Aufnahme ein. Die ersten Maßnahmen sollen dem Patienten seine momentane Situation erleichtern. Die Lage des Frischverletzten ist folgende:

— er steht noch unter dem Eindruck des Unfalles,
— er liegt bewegungslos im Bett,
— er hat Atembeschwerden,
— er hat ein stark begrenztes Blickfeld,
— er hat Angst,
— er fühlt sich allein.

Damit er sich bemerkbar machen kann, bekommt er einen speziellen Schwesternruf, der seinen geringen Bewegungsmöglichkeiten entspricht.

Diesen Leichttaster verwenden wir bei Patienten mit Lähmungen unterhalb C5, um sie anzuregen, ihre Arme einzusetzen.

Für Hochgelähmte haben wir Annäherungssensoren. Sie können mit dem Kinn, der Zunge oder durch Hochziehen der Schulter bedient werden.

Zu der Erstversorgung gehört auch ein Spiegel, der am Bett befestigt wird. Er erweitert das begrenzte Blickfeld, erleichtert die Kontaktaufnahme und ermöglicht ihm unter anderem auch das Fernsehen. Der Spiegel ist wichtig für die Einstellung des Patienten zu den gelähmten Teilen seines Körpers, die er nicht mehr fühlt. Er sieht von Anfang an wie z. B. die Krankengymnastin mit ihm umgeht und behält dadurch den Bezug zu seinem Körper. In der Ergotherapie sind die ersten Greifübungen oft nur über den Spiegel möglich, da der Patient noch nicht aufgerichtet werden darf.

Ein Ziel der Behandlung ist, trotz fehlender Fingerfunktion eine Form des Greifens zu ermöglichen. Die erste Voraussetzung dafür ist die richtige Lagerung, die durch einen individuell angepaßten Funktionshandschuh oder ähnliche Maßnahmen erreicht wird. Ziel dieser Lagerung ist die Verkürzung der Fingerbeugesehnen bei erhaltener Gelenkbeweglichkeit. Ist der M. extensor carpi radialis erhalten, so kommt es bei Kontraktion des Muskels durch den Zug, der dann auf die Beugesehnen wirkt, zum lockeren Faustschluß. Durch fortgesetztes Training wird das Greifen bzw. Hantieren mit Gegenständen wie z. B. Büroklammer und Apfel erlernt.

Liegt die Lähmung höher und ist der M. extensor carpi radialis nicht innerviert, muß das Handgelenk abgestützt werden. Der Greifvorgang beschränkt sich in diesem Fall auf ein passives Einklemmen der Gegenstände zwischen Daumen und Zeigefinger. Ist ein Patient tracheotomiert und kann sich aus diesem Grunde nicht ausreichend verständlich machen, versuchen wir, ihm diese Möglichkeit über sogenannte Kommunikationshilfen, z. B. ein Schreibgerät, zu geben. Durch minimalen Druck auf die Tasten werden die Buchstaben auf dem schmalen Papierstreifen ausgedruckt. Herr A. war in der Lage, den Communicator mit der Hand zu bedienen. Bei höheren Lähmungen kann das Gerät auch mit einem Mundstab bedient werden. Leider ist das nicht immer möglich. Dann müssen wir auf eine Tafel mit Buchstaben oder Fragen mit „ja"- und „nein"-Antworten zurückgreifen.

Nun komme ich zum funktionellen Training des Tetraplegikers. Das Ziel dieser funktionellen Behandlung ist die Kräftigung der noch innervierten Muskeln und das Erlernen von Trickbewegungen, um später ein größtmögliches Maß an Selbständigkeit zu erreichen. Die Bewegungsabläufe werden durch Greifübungen und handwerkliche Techniken trainiert. Das Zustandebringen einer handwerklichen Arbeit bedeutet zusätzlich ein Erfolgserlebnis. Für die Greifübungen werden Materialien unterschiedlicher Größe und Schwere benutzt, von Schaumstoffklötzen bis zu Streichhölzern. Der Patient lernt schnell die gewonnenen Fähigkeiten für sich zu nutzen, indem er z. B. versucht, allein Bonbons zu essen oder selbständig die Bettdecke höher zu ziehen. Es wird oft der Wunsch geäußert, allein den Telefonhörer zu halten oder die Fernbedienung des Fernsehers benutzen zu können. Die hierfür notwendigen Hilfsmittel werden von uns individuell hergestellt. Sobald es aus medizinischer Sicht möglich ist, führen wir die Behandlungen im Bett in der Abteilung durch, um das Angebot erweitern zu können.

Wenn der Patient im Bett aufgerichtet werden darf, beginnt das Selbsthilfeprogramm. Wir üben jetzt das selbständige Essen, das Rasieren und das Zähneputzen. Da die Gegenstände nicht festgehalten werden können, werden Rasierapparat oder Besteck durch Schlaufen an der Hand fixiert. Auch das Schreibtraining ist jetzt möglich. Auf einer elektrischen Schreibmaschine können sehr bald wieder Briefe geschrieben werden. Sehr viel mühsamer ist das Wiedererlernen einer sauberen Handschrift. Um das zu erleichtern, bieten wir zum Anfang gern malerische Techniken an.

Wird das Aufsitzen im Bett ausreichend lange toleriert, beginnt die Rollstuhlphase.

Dazu sind notwendig:

— ein passend ausgewählter Rollstuhl,
— ein gepolstertes Rückenbrett, um die Wirbelsäule abzustützen,
— ein Kompressionsgurt zur Unterstützung der Atmung, der außerdem dem Pflegepersonal das Heben erleichtert,
— Rollstuhlhandschuhe zum Antreiben des Rollstuhles,
— und ein Sicherheitsgurt.

So sehr das Ziel „Rollstuhl" herbeigesehnt wurde, wird jetzt das Ausmaß der Behinderung deutlich. Dazu kommen häufig Kreislaufbeschwerden und Schmerzen — der Patient möchte am liebsten im Bett bleiben. In dieser Phase ist er in besonderem Maße auf die Unterstützung des Therapeuten angewiesen, und es zeigt sich, wie wichtig ein guter Kontakt ist.

Neben der funktionellen Behandlung muß die psychische Situation des Frischverletzten berücksichtigt werden. Plötzlich ist er völlig abhängig, er muß lernen, seine Behinderung anzunehmen, und er muß sich in den meisten Lebensbereichen völlig neu orientieren. Dieser Prozeß der Bewältigung erstreckt sich über einen langen Zeitraum und sein Erfolg ist abhängig von der Persönlichkeit, dem sozialen Umfeld und der Zukunftsperspektive des Betroffenen. Ein wichtiger Teil dieser Bewältigung ist das wiederholte Gespräch über den Unfallhergang und das Ausmaß der Behinderung. Die Gesprächsbereitschaft zu zeigen, ist Aufgabe des gesamten Teams. Durch die täglichen Einzelbehandlungen entwickelt sich ein intensiver Kontakt zwischen Therapeut und Patient, so daß dieser seine Fragen und Überlegungen äußert. Aufgabe des Gesprächspartners ist es jetzt, über die Ängste, Wünsche und Vorstellungen, die der Verletzte z. B. in Bezug auf seine Familie, Wohnung und Beruf hat, mit ihm zu sprechen. Er braucht Rückmeldungen zu seinen Überlegungen und Verhaltensformen. Wir können Hilfestellung geben, damit der Betroffene sich selbst in der neuen Situation zurechtfindet und wieder beginnt, sein Leben eigenverantwortlich zu gestalten. Ein wichtiger Ansporn hierfür kann die tägliche Erweiterung der Selbständigkeit bei körperlichen Bedürfnissen, wie z. B. Essen und Zähneputzen, sein.

Der Erfolg der Rehabilitation ist abhängig von der Mitarbeit des Patienten. Das behandelnde Team kann nur Möglichkeiten zeigen, handeln muß der Betroffene selbst, und das kann er nur, wenn er trotz der Behinderung eine Perspektive für sein Leben sieht. Der Grundstein hierfür wird schon in der ersten Zeit gelegt, wenn der Patient erkennt, was mit ihm geschehen ist und versucht, das Geschehene zu verarbeiten.

Ergotherapie bei Brandverletzten

M. Paeßens und Chr. Wedde

Berufsgenossenschaftliche Unfallklinik Duisburg-Buchholz (Direktor: Prof. Dr. G. Hierholzer), Abt. für Ergotherapie, Großenbaumer Allee 250, D-4100 Duisburg 28

Ergotherapie bei Brandverletzten setzt sich zusammen aus der Therapie während der Akutphase auf der Spezialstation und der Therapie während der Sekundärphase, wenn der Patient nicht mehr intensivmedizinisch versorgt werden muß.

1. Akutphase

a) Schienenversorgung

Während der Akutphase beginnt unsere Arbeit schon beim bewußtlosen Patienten. Wir versorgen ihn mit Schienen, die wir individuell für jeden Patienten aus thermoplastischem Material anfertigen. Die Schienen dienen der richtigen Lagerung und Ruhigstellung betroffener Körperpartien, wie z. B. Beinlagerungsschienen zur Spitzfußprophylaxe eingesetzt werden.

Um Narbenkontrakturen im Bereich des Ellenbogengelenkes zu verhindern, wird häufig eine Lagerungsschiene in Streckstellung verordnet, die stundenweise vom Patienten getragen wird.

Unter Berücksichtigung der Lage der verletzten Areale wird eine Handlagerungsschiene angefertigt, die eine bestmögliche Funktionshand gewährleistet (Abb. 1).

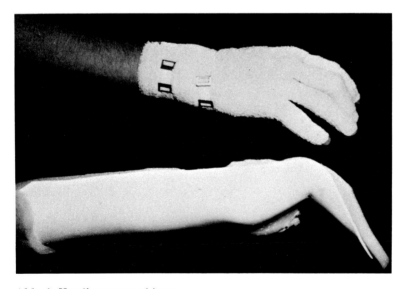

Abb. 1. Handlagerungsschiene

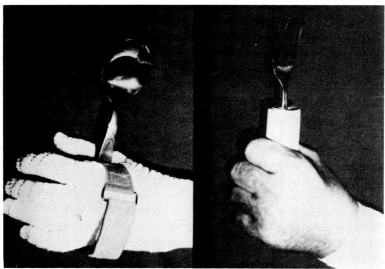

Abb. 2. Greifhilfen, z. B. Eßhilfen

b) Greifübungen

Hat der Patient sein Bewußtsein wiedererlangt und ist der Heilungsprozeß so weit fortgeschritten, daß die abgeheilte bzw. transplantierte Haut an den oberen Extremitäten übungsstabil ist, werden die krankengymnastischen Übungen durch ergotherapeutische Maßnahmen ergänzt. Dabei handelt es sich um Greifübungen anhand funktioneller Spiele, die aus schnell desinfizierbarem Material, wie z. B. Plexiglas, hergestellt sind.

Ziel dieser Therapie ist: Verbesserung von Spitzgriff und Faustschluß der Finger, Flexion und Extension im Handgelenk, Pro- und Suppination, Flexion und Extension im Ellbogengelenk und größtmögliches Bewegungsausmaß im Schultergelenk.

Die Dauer der täglichen Therapieeinheiten richtet sich nach dem Allgemeinzustand des Patienten.

c) Selbsthilfetraining

Ist der Patient durch seine Verletzung nicht in der Lage, selbständig zu essen, beginnen wir im Rahmen des Selbsthilfetrainings mit dem Eßtraining. Dieses beinhaltet die Versorgung des Patienten mit geeigneten, individuell angefertigten Hilfsmitteln und deren Handhabung, wie z. B. einer Eßhilfe, die es ihm ermöglicht, sein Besteck selbst zu gebrauchen und die Abhängigkeit von fremder Hilfe erspart (Abb. 2).

Dieses wird während des gesamten Krankenhausaufenthaltes bei Bedarf auf Körperpflege, Anziehtraining und Haushaltstraining erweitert, so daß er bei seiner Entlassung möglichst selbständig zurechtkommen kann,

2. Sekundärphase

Nachdem der Patient von der Intensivstation verlegt wurde und sich ein paar Tage akklimatisiert hat, ist er in der Regel in der Lage, die Therapie in unserer Abteilung wahrzunehmen.

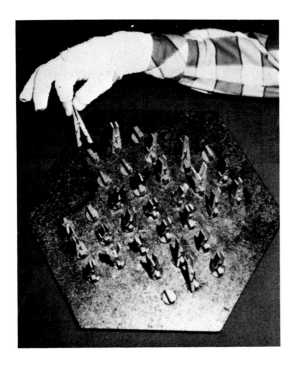

Abb. 3. Greifübungen

a) Greifübungen
War es dem Patienten in der Akutphase nicht möglich, Greifübungen durchzuführen, bedingt durch Transplantationen oder Amputationen der Finger, beginnt er sein funktionelles Training mit Greifübungen anhand von Steckspielen.

Durch die Auswahl verschieden großer Stecker wird dabei die Greiffunktion verbessert. Eine unterschiedliche Oberflächenbeschaffenheit der Stecker trainiert die Sensibilität oder dient der Desensibilisierung. Stecker mit unterschiedlichen Widerständen trainieren erste Kraftübungen in den Fingern (Abb. 3).

b) Training der Feinmotorik und Vergrößerung des Bewegungsausmaßes
Wurde eine gute Greiffunktion mit Hilfe der Steckspiele erreicht, wird mit leichten handwerklichen Techniken die Feinmotorik geschult.

Spitzgriff, genaues Zielen und leichte Kraftanwendung in den Fingern können durch Lederriemelarbeiten trainiert werden.

Beim Kleben von Spanlocken gewinnt der Patient das Gefühl, seine Kraft richtig dosiert einzusetzen.

Um den Spitzgriff gegen Widerstand zu verbessern, setzten wir eine Knüpfarbeit ein. Dabei kann man von zunächst weichem und zunehmend härter werdendem Material den Widerstand kontinuierlich vergrößern. Trägt der Patient keine Fingerverbände mehr, ist dies eine Möglichkeit, die empfindliche Haut an den Fingern zu desensibilisieren.

Um einem Streckdefizit der Langfinger durch beugeseitigen Narbenzug entgegenzuwirken, bieten wir dem Patienten eine Druckarbeit mit großem Stempel an.

Dabei wird die Hand des Patienten in Streckstellung auf dem Stempel fixiert und durch den Druckvorgang passiv in die Streckung gebracht.

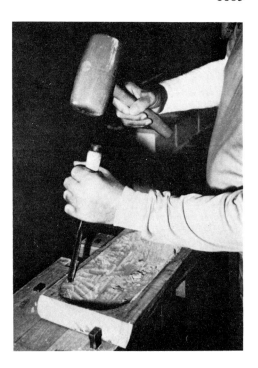

Abb. 4. Krafttraining

Soll der Faustschluß verbessert werden, webt der Patient. Dabei wird das Webfach durch Drehen einer Webwalze gewechselt, deren Größe auf das jeweilige Bewegungsausmaß der Finger abgestimmt wird. So nutzt der Patient das für ihn momentan mögliche Bewegungsausmaß, wobei der Umfang der Webwalze im Laufe der Zeit entsprechend verkleinert wird.

Um Narbenkontrakturen im Bereich des Ellbogen- und Schultergelenkes zu vermeiden bzw. bestehenden Kontrakturen entgegenzuwirken, webt der Patient am hochgehängten Webrahmen. Dieser muß so eingerichtet werden, daß der Patient beim Webvorgang die für ihn gerade noch mögliche Streckung im Ellbogengelenk sowie die maximale Abduktion im Schultergelenk erreicht.

c) Krafttraining
Zur Muskelkräftigung führt der Patient eine Holzarbeit aus. Soll vorwiegend der Faustschluß gekräftigt werden, ist eine Laubsägearbeit sehr geeignet. Durch eine entsprechende Auswahl der Holzstärke kann die Belastung gesteigert werden. Bei einer Ausstemmarbeit wird gleichzeitig der Faustschluß und die Beweglichkeit des Handgelenkes trainiert (Abb. 4).

Das Bewegungsausmaß im Ellbogengelenk wird beim Sägen mit Spannsäge oder Fuchsschwanz vergrößert.

d) Trainingsmöglichkeit der unteren Extremität
Für die unteren Extremitäten bieten sich zwei Trainingsmöglichkeiten. Zum einen der Kufenwebstuhl und zum anderen die Fahrradsäge.

An beiden Geräten wird das Bewegungsausmaß von Sprung-, Knie- und Hüftgelenk erweitert und die Muskulatur gekräftigt. Beim Kufenwebstuhl bewirkt die Beinarbeit, daß

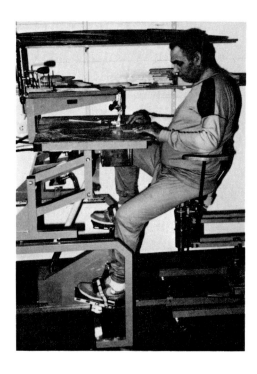

Abb. 5. Fahrradsäge

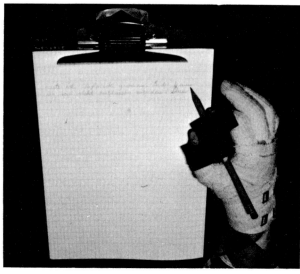

Abb. 6. Schreibhilfe

der Webkamm gegen den Widerstand der Webkette in die beiden Positionen gebracht wird, die den Webvorgang ermöglichen.

An der Fahrradsäge wird durch die Tretbewegungen ein Sägeblatt angetrieben, das gegen den Widerstand des Holzes arbeiten muß (Abb. 5).

e) Berufliche Wiedereingliederung

Bei der Auswahl der Therapiemittel sollte nicht außer acht gelassen werden, wie der Patient nach seinem Krankenhausaufenthalt beruflich wieder eingegliedert werden kann oder ob eine Umschulung erforderlich ist.

So wird bei Patienten, deren Schreibfunktion an der Gebrauchshand beeinträchtigt ist, so früh wie möglich mit einem Schreibtraining begonnen. Ist nicht zu erwarten, daß der Patient diese Funktion wieder erreichen kann, muß er das Schreiben mit der anderen Hand erlernen. Bei Verlust oder Teilverlust der Finger, der das Halten des Stiftes unmöglich macht, versorgen mit mit einer individuell angefertigten Schreibhilfe (Abb. 6).

Sobald feststeht, daß keine Umschulungsmaßnahme erforderlich ist, führt der Patient eine möglichst berufsnahe Technik aus. Dabei wird darauf geachtet, daß die Belastung in Hinsicht auf Kraft und Zeit gesteigert wird, bis der Patient arbeitsfähig ist oder zumindest mit einer Arbeitserprobung beginnen kann.

Der spezielle Gesichtspunkt der Handschienenversorgung

C. Koesling

Orthopädische Klinik und Poliklinik der Freien Universität Berlin im „Oskar-Helene-Heim" (Direktor: Prof. Dr. G. Friedebold), Abt. für Ergotherapie, Clayallee 229, D-1000 Berlin 33

Der polytraumatisierte Patient weist Verletzungen und Behinderungen in mehreren Körperhöhlen, an mehreren Extremitäten und verschiedenen Strukturen auf. Das bedeutet immer umfassende, den gesamten Ablauf beeinträchtigende Störungen, angefangen bei der Impulsgebung über die Steuerung, die Leitung bis zur Ausführung am entsprechenden Organ. Die Behandlung setzt am Schadensort an, speziell die Schienenbehandlung befaßt sich aber mehr mit den Auswirkungen. Deshalb habe ich das Thema eingegrenzt auf die Handschienenversorgung bei Patienten mit Zustand nach Revascularisierung nach subtotaler Hand- bzw. Armamputation. Das Trauma ist dabei zwar örtlich begrenzt, betrifft aber fast alle lokalen Strukturen [2, 3, 6, 8].

Bevor ich 2 Fälle und ihre Schienenversorgung exemplarisch vorstelle, will ich Ihnen Grundsätzliches zur Versorgung mit Hand- und Armschienen vortragen, das seine Anwendung und Berücksichtigung in den Schienenbeispielen gefunden hat.

Im deutschsprachigen Raum sprechen wir im allgemeinen von Schienen, im englischen wird die direkte Übersetzung „splint" verwendet, gebräuchlich ist aber auch der Begriff Orthese vom griechischen „orthos" = gerade, richtig. Es handelt sich bei einer Schiene um eine äußerliche Hülle oder Vorrichtung, welche den Heilungsprozeß in spezieller Weise unterstützen soll, indem Extremitäten achsengerecht gelagert, Gelenkstellungen entsprechend der gesunden Funktionen beibehalten oder wiederhergestellt, Muskulatur, Sehnen, Bänder und Nerven vor Überdehnung geschützt und Funktionen ermöglicht werden sollen [7].

Die grundlegende Zielsetzung für Hand- und Armschienen fordert bestimmte Kenntnisse:
1. in der Mechanik, also über die Wirkungsweise von
   Kräften, von Druck und Zug, Reibung, Gleichgewicht, Stabilität, über die Hebelgesetze, die Statik und Dynamik.
2. in der Anatomie der Hand und des Armes, also über
   die Lage und Funktion der Gelenke, den Muskelverlauf und seine Funktionsweise,
   die Innervation der Hand mit ihren sensiblen und motorischen Anteilen,
   die Lage und Bedeutung der Hautfalten,
   die Handgewölbe und ihre Bedeutung für die Handfunktionen.
3. über die speziellen Hand- und Armfunktionen, einzuteilen in die 4 grundlegenden Funktionen
   des Hinlangens,
   des Greifens,
   des Tragens und Haltens
   und des Loslassens [4, 5].
4. über die Diagnose, die medizinische Therapie und Prognose des speziellen Patienten und eventuelle Folgeerscheinungen wie Schmerzen, Ödeme, Kontrakturen und Dys- bzw. Atrophien und ihre Auswirkungen auf die Schienenbehandlung.

Diese 4 Punkte sind Voraussetzung für die genaue Bestimmung des Ziels und Zwecks der Schienenversorgung, der Schienenart und -form, des Materials und der Anwendungszeiten.

Ziel und Zweck, Art und Form der Versorgung werden im Team der behandelnden Therapeuten, also vom Arzt, Krankengymnasten und Ergotherapeuten diskutiert und festgelegt.

An jede Schiene sind grundsätzliche Anforderungen zu stellen, egal, ob es sich um eine Fingerlagerung nach Bagatelltrauma oder aber, wie hier noch beschrieben wird, um eine Armlagerung bei Zustand nach Oberarmreplantation wenige Tage nach der Erstversorgung handelt.

Eine Schiene muß zweckentsprechend, sauber und einwandfrei gearbeitet, in kürzester Zeit fertiggestellt, leicht, dauerhaft, gefällig im Aussehen und leicht zu reinigen sein.

Es ist weiter darauf zu achten, daß
- die Gelenkstellungen den Funktionsstellungen entsprechen,
- die Länge und der Umfang der Schienen angrenzende Gelenke in ihrer Beweglichkeit nicht behindern, aber eine genügende Stabilisierung z. B. der betroffenen Hand gewährleisten,
- alle Kanten und „Ecken" rund und glatt sind,
- die Längs- und Quergewölbe berücksichtigt bzw. ausgeformt sind,
- der Tastsinn so wenig wie möglich beeinträchtigt wird,
- die Verteilung der Druckpunkte zur Erhaltung der Gelenkstellungen und der Stabilität großflächig ist und keine Druckstellen, sensible Ausfälle und Oedem hervorruft,
- extremer Schweißabsonderung und eventuell allergischen Hautreaktionen mittels einer Polsterung vorgebeugt wird [1, 4, 5, 7].

Der Patient muß genau über den Zweck der Schienenversorgung, die Tragezeiten, das An- und Ablegen und die Reinigung der Schienen unterrichtet werden. Nicht zu tolerierende Folgen der Behandlung müssen ihm erläutert werden, damit er durch Eigenkontrolle die Behandlung unterstützen kann. Daneben aber ist eine regelmäßige Kontrolle durch den Ergotherapeuten über Sitz, Stabilität und Druckpunkte der Schiene, die Durchblutungsverhältnisse und eventuelle Ödeme erforderlich.

Die Materialauswahl erfolgt nach Absprache über Zweck und Art der Schiene durch den Ergotherapeuten.

Die bisher genannten Punkte ergeben die spezielle Form der Schiene, für jeden Patienten mittels eines Schnittmusters individuell entwickelt und festgelegt.

Es steht uns heute eine Fülle von verschiedenen Materialien zur Verfügung, die sich durch Gewicht, Haltbarkeit, Verformbarkeit, Sauberkeit, Stabilität, Elastizität und Verträglichkeit auf der Haut voneinander unterscheiden, aber auch ähneln und damit oft ergänzen. Im wesentlichen unterscheiden wir 3 Gruppen, die thermisch, mechanisch und chemisch verformbaren bzw. veränderbaren Materialien.

Insgesamt erfordert die Schienenherstellung eine Fülle von Materialien und Werkzeugen, deren übersichtliche Organisation an einem speziellen Arbeitsplatz eine wichtige Voraussetzung für ein schnelles, sicheres und sauberes Arbeiten darstellt.

Anhand von 2 Fällen aus der Praxis soll nun die Wichtigkeit der bisher aufgeführten Kenntnisse und Zusammenhänge verdeutlicht werden.

Beide Patienten wurden nach der Replantation erst mit einer Gipsschale versorgt. Gips läßt sich schnell und problemlos verarbeiten und entspricht damit der Situation im Operationssaal.

Die eine Patientin, Frau E., eine 60jährige Fleisch- und Wurstwarenverkäuferin, die sich an der Fleischerbandsäge die Hand abgetrennt hatte, erhielt 2 Wochen post operationem eine Lagerungsschiene aus Tempoplast, einem niedrigthermoplastischem Kunststoff, in 2/3 Unterarmlänge, möglicher Handgelenkstreckung, Fingergelenkflexion und weitestgehender Daumenopposition/-abduktion, kurz, es wurde die Funktionsstellung angestrebt. Es war besonders auf eine einwandfreie, achsengerechte, spannungs- und schmerzfreie Lagerung zu achten, die Schiene durfte nicht zu eng sitzen, um einer weiteren Ödembildung entgegenzuwirken und einen guten venösen Rückfluß zu gewährleisten. Die Druckpunkte mittels der Bänder mußten aus den gleichen Gründen großflächig angebracht werden, vor allem über dem Handgelenk. Die Schiene war gepolstert, um jeden Ansatz für eine Druckstelle zu vermeiden. Der Schienensitz wurde regelmäßig kontrolliert und bei Handveränderungen durch die begleitenden krankengymnastischen und später auch ergotherapeutischen Maßnahmen den veränderten Gegebenheiten angepaßt.

Ca. 2 Monate nach dem Unfall erhielt Frau E. zusätzlich eine Opponensschiene aus dem gleichen Material wie die Lagerungsschiene. Diese wurde jetzt nur noch nachts getragen, die Opponensschiene war als Arbeitsschiene für eine bessere Greiffunktion tagsüber gedacht.

Im weiteren Verlauf zeigte sich, daß eine Arbeitsschiene noch für eine längere Zeit (mehrere Monate) nötig sein würde, deshalb wurde eine neue, gleiche Schiene aus einem hochthermoplastischen Material, Plexidur, an einem vorher von der Hand abgenommenen Gipsmodell angefertigt. Dieses Material ist entschieden stabiler, haltbarer und hygienischer als die niedrigthermoplastischen und damit auch kosmetisch ansprechender.

Da Frau E. mit der Zeit eine Krallenhand im Sinne einer Ulnarisparese entwickelte, wurde deshalb die Opponensschiene durch eine wieder aus Plexidur gefertigte kombinierte Ulnaris-Opponensschiene ersetzt.

Ein knappes Jahr nach dem Unfall wurde eine oväläre Kapselplastik nach Zancolli durchgeführt. Die darauffolgende Schienenversorgung mußte selbstverständlich in allen Regeln der nach einem frischen Trauma durchgeführten Erstversorgung entsprechen. Hinzu kam ein stark korrigierendes Moment für die Grundgelenke II–V, sie wurden in vermehrter Flexion gelagert, um das Operationsergebnis zu unterstützen und zu unterhalten.

Inzwischen hat Frau E. wieder eine Arbeitsschiene erhalten, diesmal aber aus niedrigthermoplastischem Material, da sie den vermehrten Druck des entschieden härteren Plexidur nicht mehr vertrug. Die Schiene entspricht in ihrer Form einer Ulnarisschiene, d. h. der Schwerpunkt liegt auf der Korrektur der noch nicht ausreichenden Flexion der Grundgelenke II–V. Frau E. hat sich an die Schiene gut gewöhnt und erlebt sie als funktionsverbessernd.

Bei dem zweiten Patienten, Herrn N., 21 Jahre alt und Werkzeugmacher, hat sich die subtotale Amputation in Höhe der Axilla bei einem Motorradunfall ereignet. Auch er wurde erst mit einer Gipsschale und dann, nach ca. 3 Wochen, mit einer Oberarmschiene aus niedrigthermoplastischem Material versorgt. Eine solche Schiene ist leichter als Gips, läßt sich individueller an die Gegebenheiten – Gelenkstellungen, Oedeme, Wundverhältnisse und Schmerzsituation – anpassen und vor allem nach Bedarf leicht und schnell verändern. Sie ist einfacher vom Patienten an- und abzulegen und wird damit von ihm besser angenommen.

Nach Abschluß der Wundheilung und ersten Funktionsverbesserungen im Ellbogengelenk konnte auf eine Unterarmschale zurückgegriffen werden.

Da es sich ja auch hier nicht um reine Knochen- und Weichteilverletzungen handelte, sondern um eine partielle Durchtrennung des Plexus brachialis, war wieder mit einem langwierigen Verlauf zu rechnen. Mit zunehmender Funktionsverbesserung über den Zeitraum von ca. 1 Jahr wurden die Schienen für Herrn N. immer kleiner, d. h. jede aktive Muskelleistung führte zu einer Aussparung der entsprechenden Gelenke aus der Schiene. Im weiteren Verlauf verloren die lagernden Schienen ihre Bedeutung, stützende Schienen zur aktiven Funktionsverbesserung gewannen an Wichtigkeit. In der Reihenfolge wurde Herr N. mit folgenden Schienen versorgt:

– Oberarmlagerungsschiene
– Unterarmlagerungsschiene, beide ohne jede Möglichkeit der aktiven Handfunktion,
– Radialisschiene mit starrer Stützung des Handgelenkes und der Grundgelenke II–V und mit dynamischem Daumenzügel,
– Radialisschiene wie vorgenannt mit starrem Opponensteil, aus hochthermoplastischem Material,
– Opponensschiene aus Plexidur, diese wird noch tagsüber getragen.

Die Darstellung der Versorgung mit Hand- und Armschienen dieser beiden Patienten zeigt, daß es nicht so sehr darum geht, bestimmte vorgezeichnete Schienentypen und -formen anzuwenden. Es gibt nicht *die* Schiene für den replantierten Arm, die revascularisierte Hand oder aber den Hirnverletzten mit Halbseitenlähmung, die Handspastik. Orientieren müssen wir uns an den Läsionsformen, den Gesetzmäßigkeiten der Anatomie, der Materialien, der Mechanik, am speziellen Krankheitsverlauf und an der Prognose, und daraus entsteht eine funktionstüchtige, individuell angepaßte Schiene.

Literatur

1. Anderson AB (1982) Orthopädische Behandlungsschienen. Fischer, Stuttgart New York
2. Buck-Gramcko D (1981) Daumenrekonstruktion nach Amputationsverletzungen, Handchirurgie 13:14–27
3. Friedebold G, Gaudin BP (1982) Orthopädie in Praxis und Klinik: Klinik der Replantation von Gliedmaßen: 15.9.–15.20. Thieme, Stuttgart
4. Malick M (1978) Dynamische Schienen für die Hand. Johnson & Johnson, Hamburg

5. Malick M, Baumgartner R (1976) Lagerungsschienen für die Hand. Berkemann, Hamburg
6. Meyer VE (1981) Zum Problem der Kontraktur der kleinen Handmuskeln nach Mittelhand-Replantation. Handchirurgie 13:103–107
7. Moberg E (1982) Orthesen in der Handtherapie. Thieme, Stuttgart New York
8. Talke M, Gaudin BP (1979) Nachbehandlung der Replantation. Orthop Praxis 15/2: 968–972

Ergotherapeutische Maßnahmen in der Frühphase bei Schädelhirnverletzung

M. Budde

Rehabilitationskrankenhaus (Direktor: Prof. Dr. J. Harms), Abt. für Ergotherapie, D-7516 Karlsbad-Langensteinbach

Ähnlich, wie eine Querschnittlähmung, ist auch eine Schädelhirnverletzung ein massiver Einschnitt in das Leben eines Menschen. Die durch die Schädelhirnverletzung hervorgerufenen Störungen und Ausfälle sind meist sehr umfangreich.

Die Arbeit eines Ergotherapeuten wird dadurch außerordentlich vielseitig.

Direkt nach dem Unfall wird der Patient auf der Intensivstation aufgenommen. Die Prophylaxe – die Vermeidung von zusätzlichen Komplikationen (z. B. Kontrakturen) – sowie die lebensrettenden Maßnahmen stehen im Vordergrund der Behandlung.

Nach der Verlegung auf eine Normalstation (wenn der Patient aus medizinischer Sicht stabilisiert ist), beginnt die Arbeit an den physischen und psychischen Störungen. Funktionelles Training mit Innervations- und Koordinationsschulung, sowie Hirnleistungstraining sind dabei die Schwerpunkte der Therapie.

Beides soll den Patienten soweit wie möglich zur häuslichen und beruflichen Reintegration führen.

In der Spätphase sind die Patienten meist halb- oder ganztags in der Berufstherapie. Die Hauptgesichtspunkte der ergotherapeutischen Behandlung liegen nun in der Hilfsmittelversorgung, der Arbeitsplatzeinrichtung und der Beratung bei eventuell notwendigen Umbaumaßnahmen zu Hause.

Im Verlauf der einzelnen Phasen wird die zu Anfang unbedingt nötige Einzeltherapie mehr und mehr zu Gunsten von Gruppentherapien abgebaut.

Dadurch kann ein Training des Sozialverhaltens erfolgen (Frustrationstoleranz und Rücksichtnahme gegenüber Mitpatienten werden geschult).

Soweit die allgemeine, kurze Einführung zur Behandlung von Schädelhirnverletzten.

Damit zu der für mich wichtigsten Phase des Therapieverlaufs: zur Frühbehandlung.

Hinter dieser Bezeichnung verbergen sich nicht einzelne Maßnahmen, sondern ein Grundgedanke: Verhindern vermeidbarer Spätkomplikationen!

Zu den allgemein bekannten Komplikationen wie
- Pneumonie   – Decubitus
- Thrombose   – Gelenkkontraktur

kommt bei den Schädelhirnverletzten noch etwas sehr Wesentliches hinzu: *Die Angst!*

Angst ist ein nicht zu unterschätzender Hemmfaktor.

Patienten, die nach wochen- und monatelanger Liegephase mobilisiert werden, haben das Gefühl für die Senkrechte verloren. Der „Blick in den Abgrund" bereitet ihnen panische Angst. Ebensolche Angst entwickeln sie manchmal vor Bewegungen. Wahrscheinlich haben diese Patienten schlechte Erfahrungen beim passiven Durchbewegen gegen den Hypertonus gemacht, das sehr unangenehm und schmerzhaft sein kann.

Häufig kann sich der Patient gegen das passive Durchbewegen nicht wehren. Er befindet sich in einem Zustand, in dem er zwar empfinden, aber nicht reagieren kann.

An dieser Stelle möchte ich darauf hinweisen, daß viele pflegerische Maßnahmen und ärztliche Untersuchungen von den Patienten als Durchbewegen empfunden werden!

Um einen wochenlangen Kampf gegen die Angst zu verhindern, ist unsere Arbeit so einzurichten, daß wir nicht nur die geläufigen prophylaktischen Maßnahmen beachten. Wir müssen das Stichwort „Vermeidung von Angst" als roten Faden und wichtiges Ziel mit berücksichtigen!

Wir behandeln daher auch einen bewußtlosen Patienten stets so, als wäre er ansprechbar und zu aktiver Mitarbeit fähig.

Die Therapie auf einer Intensivstation umfaßt nicht nur passive Maßnahmen, wie die tonusherabsetzende Lagerung. Sie beinhaltet auch den alltäglichen Lagewechsel (Liegen, Sitzen, Stehen) die Mund/Eß/Therapie, sowie die Stimulation zu eigener Kontaktaufnahme des Patienten zur Umwelt.

Stets wird der Patient verbal auf die therapeutischen Maßnahmen vorbereitet und zur aktiven Mitarbeit aufgefordert. Umweltreize — vor allem Geräusche — werden ihm erklärt. Dem Patienten soll ein Gefühl der Sicherheit vermittelt werden.

Eine funktionelle Behandlung wird immer zu zweit durchgeführt. Nun zum Behandlungsablauf selbst.

Eine Therapie kann nur erfolgreich sein, wenn der Patient in eine entspannte Lage gebracht werden kann. Wie eine solche Lagerung im Einzelfall aussehen kann, wird gemeinsam mit der Krankengymnastik erarbeitet.

Bevor wir mit der Lagerung beginnen, bauen wir ein normales höhenverstellbares Bett so um, daß Kopf- und Fußteil besser zugänglich werden. Zur Erleichterung des Lagerns bekommt der Patient zusätzliche Tücher auf die Matratze.

Wir haben den Behandlungsablauf mit einem Therapeuten als Patient aufgenommen, damit alle Ausgangsstellungen und Bewegungen optimal dargestellt werden können.

Wir haben uns für die Demonstration einen Patienten mit totalem Streckmuster gedacht. Es handelt sich um ein symmetrisches Muster, einschließlich Opistotonus.

Ein Schlüsselpunkt zur Auflösung dieses pathologischen Musters ist der Kopf.

Er wird mit Hilfe eines Handtuchs in maximale Flexionsstellung gebracht und unterlagert. Durch das Handtuch wird der Kontakt großflächiger, der Griff sicherer und der Hautreiz abgeschwächt.

Zusätzlicher Druck auf das Sternum nach dorsal caudal hilft ebenfalls, den starken Widerstand gegen die Flexion ohne Gewalt zu überwinden.

Bei der Rückenlage erfolgt die Hemmung durch Flexion des Kopfes, überkreuzen der Arme über der Brust und Abduktion der Beine. Die Rückenlage ist für die Dauerlagerung am ungünstigsten, da der Druck auf den Hinterkopf und die gesamte Rückenpartie einen starken Reiz zur Auslösung der pathologischen Reflexe bedeutet. Sie sollte daher nur kurzfristig für pflegerische Maßnahmen und ärztliche Untersuchungen eingenommen werden.

Sehr viel günstiger für den Patienten ist die Bauchlage. Die Arme liegen in Schulterflexion, die Beine in Abduktion, die Füße hängen über das Fußende hinaus.

Die Drehung des Kopfes wird durch Kopfwunden, Tonusunterschiede der Halsmuskulatur oder räumliche Gegebenheiten bestimmt.

Zur Sicherung eventueller Katheter, EKG-Ableitungen usw. wird der Patient wie auf einem Pack-Bett auf Kissen mit Lücken gelagert.

Die Seitlage entspricht in etwa der Hemiplegie-Lagerung nach Bobath, nur daß sie in diesem Fall auf beiden Seiten gleich aussieht, da das Muster symmetrisch ist. Bei dieser Lagerung wird ein weiterer Schlüsselpunkt zur Auflösung pathologischer Muster ausgenutzt: das Schulterblatt. Es wird durch das Gewicht des nach cranial angewinkelten oberen Armes in Abduktion gezogen.

Das Drehen erfolgt im Drei-Stundenrhythmus: Seitlage rechts – Bauchlage – Seitlage links.

Ergotherapie kann in fast allen Lagerungen durchgeführt werden.

Aus der eben gesehenen Seitlage heraus, setzen wir den Patienten langsam auf. Dabei muß damit gerechnet werden, daß das totale Streckmuster im Liegen in ein totales Beugemuster im Sitzen umschaltet. Einen solchen Patienten setzen wir mit Hilfe eines Rutschbretts über.

So sieht die Lagerung im Sitzen aus. Aus dieser entspannten Sitzhaltung heraus kann mit dem Eßtraining begonnen werden.

Dazu unterstützen wir die Kopfhaltung des Patienten, in dem der Hinterkopf an der Schulter des Therapeuten liegt und der Unterkiefer mit seiner Hand fixiert wird.

Bei einem symmetrischen pathologischen Muster muß der Patient in asymmetrische Haltung gebracht werden, da sonst pathologische Reflexe, wie der Beißreflex, auftreten.

Bei diesem Haltegriff übernimmt jeder Finger des Therapeuten eine wichtige Funktion.

Der am Kiefergelenk liegende Daumen gibt Aufschluß über die Position des Gelenkes (ein evtl. ausgelöster Beißreflex wird frühzeitig erkannt).

Der Zeigefinger übernimmt den fehlenden Lippenschluß. Mit dem Mittelfinger kann der Schluckreflex stimuliert werden.

Eine Stimulation im Mund des Patienten bewirkt der Therapeut z. B. in dem er mit dem kleinen Finger am Zahnfleisch des Patienten entlangfährt. Während dies einerseits die Speichelproduktion anregt, erhält der Therapeut auch noch Aufschluß über den Zustand des Zahnfleisches und die hygienischen Verhältnisse im Mund.

Beim Herausziehen des kleinen Fingers wird die Spannung der Wangenmuskulatur geprüft und die Wangeninnenseite nach Bißwunden untersucht.

Zur Vermeidung von Atrophien des Zahnfleisches sollte die Mundhygiene mit einer normalen Zahnbürste durchgeführt werden.

Der Patient wird dazu an einen Tisch vor eine Schüssel gesetzt. Die Arme werden auf dem Tisch gelagert.

Die Verwendung von Zahncreme ist unnötig, sie erschwert nur das Ausspülen des Mundes.

Die elektrische Zahnbürste ist ein wichtiges Hilfsmittel zur Tonusbeeinflussung.

Die Rückseite der Bürste wird dazu an die Wange gebracht. Die gleichmäßige Vibration der eingeschalteten Zahnbürste wirkt dabei tonusmindernd.

Die Zeit ist leider zu knapp, um alle ergotherapeutischen Behandlungsmöglichkeiten darzustellen. Ich möchte deshalb die noch verbleibende Zeit nutzen, den Behandlungsablauf kurz zusammenzufassen.

Der Patient sollte 2mal täglich 1 Stunde von 2 Therapeuten behandelt werden. In unserem Haus versuchen wir es so einzurichten, daß die Therapie von einem Krankengymnasten und einem Ergotherapeuten durchgeführt wird.

Von Anfang an wird ein fester Behandlungsrahmen eingehalten, d. h. gleiche Therapeuten, gleicher Behandlungsablauf, gleiche Behandlungstermine.

Dieser Rahmen soll dem Patienten die Orientierung in der Aufwachphase erleichtern.

Zu Beginn jeder Behandlungszeit wird der Patient in eine der genannten spasmushemmenden Ausgangsstellungen gebracht. In der anschließenden Übungsbehandlung versuchen wir durch gezielte Reizsetzung den Patienten zur aktiven Mitarbeit anzuregen.

Die Stimulation sollte proximal an Rumpf und Kopf beginnen. Sehr gut bewährt hat sich dabei auch bei bewußtlosen Patienten die Mund/Eß/Therapie.

Nach der Behandlung wird der bewegungsarme oder bewegungslose Patient wieder in die dem Drehplan entsprechende Lagerung gebracht.

Wir haben festgestellt, daß eine gute entspannte Lagerung gleichzeitig Kontrakturprophylaxe sein kann und das Durchbewegen gegen erhöhten Tonus ersetzt.

Bisher konnten wir nur in Einzelfällen die Frühbehandlung auf der Intensivstation durchführen.

Die Erfahrungen bei der Behandlung von Patienten im postakuten Stadium zeigen uns aber immer wieder, wie wichtig die Frühbehandlung für den weiteren Verlauf der Rehabilitation ist.

Ich bin sicher, daß viele Rehabilitationsverfahren durch die Frühbehandlung abgekürzt bzw. positiv beeinflußt werden könnten.

Disputation im Forum – Ärzte und Medien

Einführungsreferat

J. Probst

Berufsgenossenschaftliche Unfallklinik Murnau (Direktor: Prof. Dr. J. Probst),
Prof.-Kuntschow-Straße 8, D-8110 Murnau/Staffelsee

Seit vielen Jahren begleiten Berichte in der Tagespresse die Kongresse der Deutschen Gesellschaft für Unfallheilkunde. Vordergründig schien es immer so, daß „der Unfall", das Unglücksgeschehen mehr Interesse fand als das Schicksal des allein Betroffenen, des einzelnen Verletzten, noch weniger wandte sich die Aufmerksamkeit dessen Nächsten, dem Arzt, zu, was nicht immer negativ empfunden zu werden braucht.

Ähnlich geschieht es in der aktuellen alltäglichen Berichterstattung zu Unglücksfällen im Haus, bei der Arbeit, im Verkehr. Moderne Kommunikationsmittel kennen den Großunfall, die Katastrophe, den tragischen und den spektakulären Unfall; sie kommen hier jedoch nicht auf die Beziehung Patient – Arzt.

Dieses Stichwort muß genannt werden, da der Arzt an sich nur bedingt Gegenstand des Interesses der Medien zu sein pflegt, als Handelnder im Verhältnis zum Patienten und in diesem Sinne auch zur Bevölkerung dagegen sowohl Subjekt als auch Objekt der Beobachtung durch die Medien ist. Über die Beobachtung als solche hinausgehend ist er der Kritik ausgesetzt. Sie kann etwa in dem – historischen – Konzept begriffen sein, die Irrtümer der Ärzte seien ohne Zahl, sie sündigten gewöhnlich durch Optimismus mit Bezug auf das Regime des Kranken, durch Pessimismus aber, was den Ausgang des Leidens betreffe. Der Arzt dagegen werde, grüße ihn jemand, den er seit langem auf dem Père-Lachaise vermutete, in dessen Hutschwenken eine Gebärde heimtückischer Bosheit erblicken. Die Ärzte seien im allgemeinen eher unzufrieden und gereizt über eine Nichtbestätigung ihrer Verdikte als erfreut darüber, daß diese in Erfüllung gegangen seien. Das Medium, das diese Empfindung vermittelt hat, war Marcel Proust, der „auf der Suche nach der verlorenen Zeit" Erwartung und gewesene Wirklichkeit kontrapunktisch betrachtet, oder, wie im gegebenen Beispiel, auch kritisiert hat.

Die Vorgabe für dieses Gespräch gibt Kritik und Kontrapunkt gleichermaßen den Weg frei. Das erscheint angesichts der vielen möglichen Berührungspunkte zwischen Medien und Ärzten notwendig, wenn das Ziel gemeinsam erreicht werden soll, das – in Anspielung auf die Suche nach der verlorenen Zeit – der Gewinnung einer zuzeiten verlorenen Gewißheit (auch das ein Titel – der Gegenwart) dienlich zu sein hätte.

Kritik, das ist nicht nur schlecht und recht begründeter Tadel, nicht nur eine ungünstige, gar herabsetzende Beurteilung, das ist auch Messung an Maßstäben, Qualitätsbeurteilung, Auseinandersetzung mit dem Ziel der Urteilsbildung. Aber ihr ist auch eigen Subjektivität.

Sie kann Kritik zum Selbstzweck entarten lassen; geschieht dies, dann verliert sie nicht nur ihren Sinn, sondern auch ihren Anspruch.

Auf dieser Seite steht auch das Vorurteil, das vom philosophischen Phänomen zur Vorverurteilung mißraten ist. Dem Vorurteil an sich kommen durchaus positiv zu wertende Eigenschaften zu, denkt man an die kommunikations- und handlungsrelevanten Strukturmomente, die darin eingeschlossen sind und die eine gewisse Ordnungsfunktion ausüben, solange wir uns der begrenzten Wertigkeit des Vorurteils bewußt bleiben.

Der empirisch-naturwissenschaftlich bestimmte Arzt, ob Wissenschaftler oder Praktiker, ist auf das Phänomen des Vorurteils angewiesen. Das mag der Außenstehende nicht ohne weiteres nachvollziehen; es wird aber einsichtig, wenn man sich darauf besinnt, daß medizinische Aussagen aus einer Fülle von Einzelelementen zusammenwachsen, deren Vernetzung diese Vorurteilsfähigkeit voraussetzt. Diese hat in manchen Bereichen größere, in anderen eine geringere Bedeutung; sie hilft uns dort am meisten, wo exakte Werte in dem betreffenden Augenblick noch nicht zur Verfügung stehen. Es gibt aber keine vollkommene Ablösung vom Vorurteil, weil es in dem uns obliegenden Bereich auch keine absoluten Wägbarkeiten gibt. So, wie es im Bereich der Wahrnehmung keine absoluten Wahrheiten gibt.

Vorverurteilung, die sich pervertierend des Vorurteils bedient, ist der Schatten, der auf den im Licht einer kleinen oder großen Öffentlichkeit Stehenden geworfen wird. Das sehr angesehene Gremium des Deutschen Anwaltstages hat sich gerade in diesem Jahr mit dem Problem der Vorverurteilung in den Medien befaßt. Gewiß war man der Ansicht, daß viel Licht auch viel Schatten ertragen zu lassen verlange. Wie aber stehe es mit der Suche nach einem fairen Verhalten, wenn die Akzente im voraus verschoben seien? Auf der Strecke bliebe die Wahrheitssuche, im Gerichtssaal das prekäre Gleichgewicht.

Dieser Erscheinung begegnet in seinem Umfeld auch der Arzt, der, gleichviel in welcher beruflichen Stellung, immer einer Umgebung gegenübersteht, die nicht oder nur scheinbar seinen Überlegungen und seinen durch sie erklärbaren Handlungen zu folgen vermag, der daher letztendlich auch trotz eines perfektiosbemessenen Aufklärungspostulats nicht jene Gewißheit verschafft werden kann, die der Arzt – zu Recht oder zu Unrecht, das sei dahingestellt – seiner Entscheidung zugrunde legt.

Diejenigen, die sich zur Kritik am Arzt berufen fühlen, mögen bedenken, mit welchem raschen Fortschritt dieser auf allen Gebieten mithalten muß. Es ist nutzlos, „den Fortschritt" zu beklagen und den Arzt dessentwegen zu schelten. Man darf auch nicht einerseits den Fortschritt als Wurzel allen Übels, zumindest als Kostenverursacher erster Ordnung verdammen, zugleich jedoch die Errungenschaften desselben Fortschritts in Anspruch nehmen wollen. Nur einem bedenkenlosen Fortschrittsstreben, das auch beim Arzt sehr wohl vorstellbar ist, sollte Einhalt geboten werden. Ist indessen sein Brennstoff nicht auch der Fortschrittsglaube, der dem Fortschrittsstreben den Weg erst zeigt?

Fortschritt in der ärztlichen Leistung bedarf der Technik, die ihrerseits polemischer, also sachlich nicht begründeter Kritik unterworfen wird. Der Ruf „zurück zur Natur" übersetzt als zurück zum Hausarzt mit Besuchstasche, Hörrohr und Rekordspritze im Alkoholdauerbehälter verkennt jenen Fortschritt, der der einzige Weg ist, unseren Helferswillen zu unterstützen, ihm größere Wirksamkeit zu verschaffen, bisher unbekanntes Terrain zu erschliessen. Wo denn kann Technik ihr segensreiches Werk mehr, schöner und humaner zeigen, als in der Medizin?

Aber es ist auch unsere Sache, ihr den Anspruch auf Selbstzweck und unkontrolliertes Eigenleben zu verwehren.

„Technik und Medizin" ist in den zurückliegenden Jahren ein vielfach, ein über die Maßen strapaziertes Thema geworden, vielleicht gar zum Selbstzweck abgeirrt. Es hilft in den Augen dessen, der sich bewußt ist, daß er ohne technische Hilfsmittel zur wissenden Untätigkeit verurteilt ist, nicht, daß er statt dessen eine bessere Erkenntnis ethischer Normen gewinnt. Es geht auch nicht um den bequemen, gewissensneutralen Ausweg auf irgendeine Mittelposition hin.

Wer auf die Negation der Technik und die sie äußerlich verkörpernden Apparate ansetzt, muß sich daran erinnern lassen, daß der vor 150 Jahren vollzogene Übergang in die naturwissenschaftlich begründete Medizin den größten Sprung in der Lebensqualität der Menschheit bewirkt hat; alles was geschehen ist und noch geschieht, ist ein Kulturereignis!

In der unwiderruflichen Bindung des Arztes an den Stand der naturwissenschaftlichen Entwicklung und des damit ebenso unwiderruflich gekoppelten Angewiesenseins auf technische Fortschritte bietet sich verständlicherweise manche Gelegenheit zur Versuchung. Solange diese sich im Rahmen der Grenzen unserer sittlichen Normen bewegt, wird dies nicht zu beanstanden sein. Allerdings wird der über die zu diesem Zeitpunkt gängigen medizinischen Möglichkeiten Hinausgreifende bereits hier mit Kritik zu rechnen haben, wohl weniger mit solcher des vigilanten Speculators, des Wächters, als jener des selbst nicht mitwirkenden Spectators, des Zuschauers.

Man mag es drehen und wenden, wie man will: von dem vermeintlichen Dreieck von Patient, Arzt und Umfeld, sei dieses die Gesellschaft, die Allgemeinheit oder die Öffentlichkeit, bleibt zuletzt nur der Dialog von Heilungserwartung und Heilungsverheißung, alles andere sind und bleiben Requisiten. Und diejenigen von diesen, die der Arzt für notwendig hält, sind eben dazu da, Not abzuwenden.

Schipperges spricht von der so schwer zu kontrollierenden Autonomie der Medizin als Handlungswissenschaft, für die jedoch charakteristisch sei, daß im Mittelpunkt einer solchen Autonomie immer der Anspruch von einem anderen her dominiere, in concreto die Herausforderung durch den Patienten, der Wissen und Gewissen des Arztes beanspruche und Entscheidungen auch dort noch fordere, wo uns Kunst und Technik im Stich ließen.

Was kann der Arzt dann noch einsetzen außer Mut und Entschlossenheit, die Unwägbarkeiten sind?

Doch wohl ganz verschieden von der Beziehung Patient – Arzt zeigt sich das Verhältnis Öffentlichkeit – Ärzte. Es sind gerade in neuerer Zeit manche politische Worte eingeführt worden, die nicht der notwendigen Rücksicht auf die für den Einzelnen jederzeit notwendigwerden könnende Beziehungsaufnahme entsprechen. Das ist nun einmal so im politischen Geschäft, das sich auch sonst nur durch eigennützige Rücksichten auszeichnet.

Bedenklicher erscheint aber schon eine Stellungnahme von Ökonomie-Fachleuten, die etwa von einem „Markt für Gesundheit" sprechen, wie es jüngst beim mehr als 100jährigen „Verein für Sozialpolitik" der Fall war. Dessen Vorsitzender äußerte sich gar: „Wir sind als Ökonomen gewohnt, in Marktkategorien zu denken und wir übertragen auch spielend unser Schema von Angebot und Nachfrage auf andere Lebensbereiche. Aber ich muß gestehen, daß ich nur mit beträchtlichem Vorbehalt von Patienten als Nachfragern von Gesundheitsleistung sprechen kann, während es mir nicht schwer fällt, den Arzt als Anbieter zu begreifen."

Die Wirklichkeit ist umgekehrt: Die Ansprüche an die Leistungsfähigkeit des gesamten Medizinbereiches sind nicht nur in materieller Hinsicht, sondern in der Erwartung des Machbaren rascher und weiter gestiegen als die objektiven Möglichkeiten ihrer Erfüllung. Das betrifft sowohl die wirtschaftliche als auch die wissenschaftlich-praktische Leistungsfähigkeit der sogenannten Anbieter.

Zugleich geht aber allgemeines Vertrauen — nicht das Individualverfahren — in die Leistungsfähigkeit der Medizin insgesamt keineswegs parallel den objektivierten Leistungsverbesserungen: Die Operationsstatistik von Theodor Billroth für 1860—1867 verzeichnete 93 Verletzte mit offenen Unterschenkelfrakturen, von diesen starben 36 (= 38,6%). 65 dieser 93 wurden konservativ behandelt. Von den konservativ Behandelten erlagen 12 der Pyaemie und Sepsis. 28 Kranke wurden amputiert, von diesen starben 20 (= 71,4%). Heute beträgt die Letalität offener Frakturen weniger als ein Prozent.

Dieser unabweisbare Fortschritt findet in der allgemeinen Meinung keine Resonanz. Statt dessen artikulieren sich Ansprüche an eine Art Ersatzteilchirurgie, die das vielleicht (!) Machbare für das Normale hält, losgelöst vom Begriff des Lebensrisikos mit der unabweisbar darin eingeschlossenen Eigenverantwortung. Dementsprechend ist das allgemeine Gesundheitsverhalten beschaffen, wie es uns vor dem und im Krankheitsfalle sehr gegenständlich entgegentritt, etwa, um nur ein einziges Beispiel zu nennen, in den Konsumgewohnheiten, die auch vor dem Krankenstand und dem Krankenhaus nicht halt machen.

Gewiß entspringt das grundsätzliche Verhalten einem sogenannten neuen Lebensgefühl, was immer darunter verstanden werden mag. Aber es kann auch nicht bezweifelt werden, daß leichtfertige Angebote, Patentrezepte und vor allem bewußt wunschbildhafte Berichte ein Selbstverständnis suggerieren, das das Risiko jeglicher Gesundheitsstörung ganz grundsätzlich verdrängt. Selbst der Sensationsfall macht hier keine Ausnahme.

Wie hat sich Goethe hierzu geäußert: „Man kann sich nicht genug in acht nehmen, aus Versuchen nicht zu geschwind zu folgern; denn beim Übergang von der Erfahrung zum Urteil, von der Erkenntnis zur Anwendung ist es, wo dem Menschen gleichsam wie in einem Passe alle seine innigen Feinde auflauern: Einbildungskraft, Ungeduld, Vorschnelligkeit, Selbstzufriedenheit, Gedankenform, vorgefaßte Meinung, Bequemlichkeit, Leichtsinn, Veränderlichkeit. Alle liegen hier im Hinterhalte und überwältigen unversehens sogar den stillen, vor allen Leidenschaften gesichert scheinenden Beobachter."

Hier scheint die Verantwortung der Medien auf; denn für den Arzt ist der prospektive Patient heute nicht mehr so erreichbar, wie er noch sehr direkt durch den Abgeordneten Rudolf Virchow sich angesprochen gefühlt haben konnte. Das mag daran liegen, daß das Schicksal uns Heutigen als Begriff abhanden gekommen ist. Haben wir nun die Gewißheit verloren oder ist sie uns genommen worden, wenn ja: durch wen?

Ist es so, wie es Elias Canetti beschreibt, daß es eben zu den unheimlichsten Phänomenen menschlicher Geistesgeschichte gehört, vor dem Konkreten auszuweichen? Gilt im Kleinen wie im Großen die Tendenz, erst auf das Fernste loszugehen und alles zu übersehen, woran man sich in nächster Nähe unaufhörlich stößt? Oder handelt es sich einfach darum, das Nächste zu vermeiden, weil wir ihm nicht gewachsen sind?

Ich hatte eingangs von Kritik und Kontrapunkt gesprochen. Zu ersterer habe ich nichts mehr hinzuzufügen. Zu letzterem empfiehlt sich vielleicht sehr dessen gemeinsames Studium zwischen Ihnen und uns, um Gehör zu verschaffen, wo Taubheit Mode oder auch nur laxe Gewohnheit geworden ist.

Denn die aller Bindungen ledige, vielleicht nur aus Gleichgültigkeit gespeiste Gewißheit, daß man recht habe, war schon und ist noch immer gefährlich.

Disputation im Forum – Ärzte und medizinisch-wissenschaftliche Verlage

Einführendes Referat aus der Sicht der med.-wiss. Verlage

S. Dabelstein

Verlag Urban & Schwarzenberg, Pettenkoferstraße 18, D-8000 München

Einleitung

Nach dem Verzeichnis lieferbarer Bücher waren 1975 285990 Titel in deutscher Sprache erhältlich. Heute sind es 403384, also etwa die doppelte Zahl. Legt man den prozentualen Anteil medizinischer Bücher an den Neuproduktionen von 3,9% im Jahre 1975 und 4,9% im letzten Jahr zugrunde, bedeutet das einen Zuwachs innerhalb der letzten 10 Jahre von knapp 9000 auf gut 19000 verfügbare medizinische Titel. Kein Wunder also, daß allgemein das Gefühl der Übersättigung auf dem medizinischen Buchmarkt Raum greift. Die Unüberschaubarkeit wird noch verstärkt durch die ausländische, vor allen Dingen englischsprachige medizinische Literatur, deren Wichtigkeit und Verfügbarkeit für den deutschsprachigen Raum ebenfalls zugenommen hat, und in ganz besonderem Maße durch die Fülle an medizinischen Zeitschriften. Über 400 bevölkern heute den deutschen Markt und komplettieren das Verwirrspiel für den ernsthaften, an fachlicher Information interessierten Leser.

Unter dem Eindruck der Zahlen fällt es schwer, nach den Möglichkeiten und auch den Motiven der Verlage und Autoren zu fragen, dieser Publikationsschwemme noch Sinnvolles hinzuzufügen.

Motivation zu Publizieren

Bezüglich der *Verlage* ist diese Frage einfach zu beantworten. Immerhin handelt es sich bei einem medizinisch-wissenschaftlichen Verlag um ein Unternehmen wie jedes andere, das ein wirtschaftliches Interesse verfolgt und dem eine gewisse volkswirtschaftliche Aufgabe als Unternehmen zukommt. Der medizinisch-wissenschaftliche Anspruch erfährt dabei sehr individuelle Ausprägungen. Solange Wirtschaftlichkeit gegeben ist, besteht für den medizinischen Verlag also auch kaum ein Hindernis, Neues zu publizieren. Daß trotzdem ein leichter Rückgang der Erstauflagen medizinischer Bücher 1984 gegenüber 1983 zu verzeichnen ist (neuere Daten liegen nicht vor), könnte Hinweis auf eine gewisse Besinnung und Umstrukturierung sein und soll im Verlauf meines Vortrages noch erörtert werden.

Die *Motivation des Arztes,* fachpublizistisch tätig zu werden, ist vielschichtiger und sehr viel schwieriger zu ergründen. Sicherlich steht bei dem Publikationszwang, dem insbesondere die wissenschaftlich tätigen Mediziner unterliegen, das Bedürfnis nach Publizität und Anerkennung im Vordergrund. Der Druck, eine Vielzahl von Publikationen sowohl für die Habilitation als auch für Bewerbungen um attraktive Positionen vorlegen zu müssen, wirkt auch in der Autorenschaft für einen Buchbeitrag oder in der Herausgeberschaft eines Buches fort. Dazu kommt das Bedürfnis nach eigenautoritativer Darstellung eines bestimmten Fachgebietes und wohl erst am Ende einer langen Publikationsentwicklung das Gefühl, den Studenten durch ein formal und inhaltlich hochqualifiziertes sowie didaktisch ausgereiftes Lehrbuch eine Unterstützung ihrer Ausbildung bieten zu wollen.

Nicht nur der Arzt als Buchkonsument, sondern auch als Autor gerät zunehmend unter den Eindruck der Überflutung des Buchmarktes und zwar spätestens dann, wenn er als renommierter Fachmann eines Gebietes zum zigsten Mal vom zigsten Verlag aufgefordert wird, einen Beitrag über sein spezielles Gebiet zu schreiben. Die Spezialisierung der Medizin hat zu einer so fein verästelten Substruktur geführt, daß das Monoautorenwerk nur noch bei hochspezialisierten und wissenschaftlich orientierten Titeln existieren kann. Es ist keine Seltenheit, daß der gleiche Autor in miteinander konkurrierenden Werken das gleiche Thema abhandelt, und das trotz ziemlicher Publikationserschöpfung. Nicht nur vertraglich ist dies eine vertrackte Situation, sondern auch bezüglich der inhaltlichen Attraktivität der einzelnen Werke. Da die Tendenz zu Vielautoren-Werken zunimmt, wird diese Vielschreiberei ein mehr und mehr zu beachtendes Problem sein. Vor allem wird die Aufgabe den Verlagen und Herausgebern zukommen, dieser Autorenzentrierung durch kritische Auswahl entgegenzuwirken. Leider erfahren wir von den Autoren in diesem Punkt bislang keine kritische Beschränkung. Zwar ist die Ermüdung zu spüren, aber gegenüber der eigenen realistischen Einschätzung bezüglich der Konkurrenzsituation als auch bezüglich der eigenen Schaffenskraft herrscht das Verlangen zu publizieren, und dem Drängen des Verlages nachzugeben noch vor.

Kurz eingehen möchte ich auf die Einschätzung der *Motivation des Lesers*. Der Medizinstudent bleibt die größte und sicherste Käufergruppe in der Skala der Zielgruppen. Mit einer Zunahme von 1975 43353 Medizinstudenten auf 79560 1985 und einem durch das Studium oktroyierten Bedürfnis nach Ausbildungsliteratur, braucht über die Motivation nicht weiter diskutiert zu werden. Der zahlenmäßigen Zunahme der Studenten trägt nicht nur eine erhöhte Auflage in der Ausbildungsliteratur, sondern auch eine fast verwirrende Zunahme von Einzeltiteln in den einzelnen Fachgebieten Rechnung.

So sah sich 1979 ein Student in den klinischem Semestern einer Auswahl von 17 chirurgischen Lehrbüchern gegenüber und hatte sicher schon da seine Schwierigkeiten zu wählen, nicht gerechnet sind hier Ausbildungsskripten. 1985 sieht sich dieser Student bereits mit einer Anzahl von 26 chirurgischen Lehrbüchern konfrontiert. Welches Kriterium beim Kauf bestimmend ist, läßt sich schwer eruieren. Einen sehr wichtigen Punkt stellt nach wie vor die in den meisten Vorlesungen geübte Büchervorstellung und -empfehlung dar. Diese ist erwartungsgemäß subjektiv durch Meinung und Vorliebe des Vorlesenden gefärbt. Die Gruppe der Assistenten in der Facharztausbildung sowie die Fachärzte selbst, sind in ihrer Motivation zum Kauf eines Fachbuches am schwersten einzuschätzen. Während der junge Assistent möglicherweise noch einen aus der Studentenzeit übriggebliebenen Drang nach Wissensvermehrung hat und auch bereit ist, Zeit zum Lesen zu investieren, geht diese Bereitschaft bei älteren Assistenten und Fachärzten zunehmend verloren.

Das Statement, daß kein Verlag von dem Verkauf nur wirklich gelesener Bücher existieren könnte, gilt wohl besonders für diese Gruppe. Trotzdem läßt sich durch eine gute Informationswerbung Bedürfnis nach Erwerb von Fachliteratur wecken. Entsprechend geben sich Verlage und Buchhandlungen große Mühe, durch fachbezogene Darstellung ihres Angebotes und fachgerichtete Werbung, dem Arzt die Information „mundgerecht" zu machen.

Für die Gruppe der Fachärzte scheinen besonders umfassende Werke im Sinne der Handbücher und Nachschlagewerke, die Langlebigkeit (inhaltlich wie formal) und Vollständigkeit signalisieren, attraktiv zu sein. Aktuelle Informationen sucht dieser Leserkreis weniger in hochqualifizierten monographischen Werken als in den in Hülle und Fülle bereitgestellten Zeitschriftenpublikationen.

Der wissenschaftlich arbeitende und interessierte Arzt, der hochmotiviert ist, um sich wissensmäßig, jedenfalls in seinem Fachgebiet, auf dem laufenden zu halten, bezieht diese Information zu einem großen Teil ebenfalls aus Zeitschriftenbeiträgen und scheint auch nur in geringem Maße geneigt, die wissenschaftliche Kommunikation in Form von monographischen Werken zu nutzen.

Besonderheiten einzelner Publikationsformen

Die Probleme und Entwicklungen einzelner Publikationsformen stellen sich unterschiedlich dar:

1. Ausbildungsliteratur: Wie bereits erwähnt, gehört die Ausbildungsliteratur zu den attraktivsten Aufgaben, die nicht nur dem Autor, sondern auch den Verlagen zufallen. Der Student ist im Studium durch Aufnahmeprüfungen, Zwischenprüfungen, Testate, Staatsexamen gezwungen, sich Wissen anzueignen und muß dieses aufgrund der Reduzierung des Vorlesungsplanes in zunehmendem Maße eigeninitiativ tun. Die Reduktion des Lernstoffes auf das Gerippe der Prüfungsfragen kann nicht darüber hinwegtäuschen, daß der Student ein gehöriges Maß an Information konsumieren muß, um am Ende das geforderte Wissen der Multiple-Choice-Fragen mehrerer Fachgebiete parat zu haben. Das Bedürfnis nach didaktisch gut aufbereiteter Literatur ist groß. Trotz eingeschränkter Budgets werden offensichtlich gehäuft mehrere Lehrbücher zu einem Fachgebiet gekauft; dies spiegelt sich in der Tatsache wider, daß heute 50% mehr Lehrbücher gekauft werden als Medizinstudenten vorhanden sind. Wir sprechen bei diesen Mehrkäufen von sogenannten Rückversicherungsbüchern.

Diese hohe und anscheinend sehr sichere Absatzmöglichkeit motiviert natürlich die Verlage, sich auf dem Sektor der Ausbildungsliteratur zu engagieren. Auf kaum einem anderen Gebiet sind während der letzten Jahrzehnte so auffällige formale konzeptionelle Veränderungen durchlaufen worden wie hier. Abgesehen von den textlich stark reduzierten, den Skripten angenäherten Darstellungen, hat auch das klassische Lehrbuch einige Änderungen erfahren. Ein bekanntes Lehrbuch der Chirurgie wurde zum Beispiel im Jahre 1958 in seiner zweiten Auflage von 33 Autoren bearbeitet, enthielt 652 Abbildungen, keine Farbtafeln und 60 Tabellen. Die heutige Auflage wurde bereits bearbeitet von 72 Einzelautoren und enthält 850 Abbildungen, 5 Farbtafeln und 165 Tabellen. Vor allem bemerkenswert ist die Zunahme der beteiligten Autoren um mehr als das Doppelte. Wie vorhin bereits angesprochen, spiegelt dies die weite Verästelung der klassischen medizinischen Gebiete in kleine Fachgebiete wider. Selbst im Rahmen eines Lehrbuches fühlt sich ein Autor nicht mehr, wie wohl am eklatantesten noch zu Sauerbruchs Zeiten, befähigt, ein Gesamtgebiet ex cathedra darzustellen, sondern sucht sich in zunehmender Zahl für Teilgebiete entsprechende Fachleute. Diese Zergliederung wird zwar der fachlichen Qualität zugute kommen, allerdings erschwert es die sowohl herausgeberische als verlagsinterne Arbeit in dem Bestreben, ein homogenes Werk, stilistisch, inhaltlich sowie formal, zu erstellen. Nur in wenigen Fällen ist dieses beispielhaft gelungen. Auch eine gute redaktionelle Bearbeitung kann über die verbleibende Heterogenität vieler Werke nicht hinwegtäuschen. Um diesem Problem vorzubeugen, wird heute häufig der Umweg über ein vorab verlegtes Probekapitel genommen, das bereits viele konzeptionelle Dinge sowie den Zeichnungsstil vorgibt, und den Autoren als Vorlage dienen soll. Die Zunahme der Abbildungszahl in dem zitierten Chirurgiewerk entspricht der Entwicklung, die Verständlichkeit des Textes durch Abbildungen zu untermauern und dem mehr bildlich visuellen Bedürfnis des Lesers entgegenzukommen. Eine gleichzeitige Reduktion bzw. Straffung des Textes ist in diesem Buch nicht festzustellen, obwohl dieses in vielen Büchern inzwischen — leider teilweise bis zur Verstümmelung der Sprache — der Fall ist.

Parallel zu der Abbildungsbetonung geht eine sehr viel sorgfältigere Aufarbeitung des gesamten Abbildungsmaterials mit einer Vereinheitlichung für alle Beiträge, die allerdings bei dem erwähnten Werk noch nicht ganz durchgehalten wird. So sind auch heute erklärende Grafiken zu Darstellungen bildgebender Verfahren weit verbreitet.

Die Zunahme der Tabellen beruht ebenfalls auf dem Bedürfnis, die Fülle an Informationen überschaubar und einprägsam darzustellen.

2. *Weiterbildungsliteratur:* In diese Gruppe gehören die klassischen Handbücher, die es in mehrbändiger Form für alle größeren klinischen Fächer gibt und die sich an die älteren Assistenten in der Facharztausbildung bzw. an die fertigen Fachärzte richten. Auch diese Zielgruppe ist größer geworden, zum Beispiel ist die Gruppe der ausgewachsenen Chirurgen von 7498 im Jahre 1977 auf 8875 im Oktober 1985, also um 1377, die der Gynäkologen sogar um 2182 auf 8905 angestiegen.

Ich möchte die Gruppe der klassischen Handbücher, die sich sowohl bei den Verlagen als auch Ärzten großer Beliebtheit, ausgedrückt im Kaufinteresse, erfreuen, einmal etwas provokant als Prestigeliteratur bezeichnen. Gravierende Nachteile wie rasche Veralterung, unterstützt durch lange Entstehungszeiten, Schwerfälligkeit bei Neuauflagen, hohe Preise machen die relativ große Attraktivität dieser Werke nicht leicht verständlich. Das Motiv, „da habe ich das gesamte Fachwissen in 8 Bänden", ist nicht ganz von der Hand zu weisen. Kaum einer der Käufer, selbst die beteiligten Autoren nicht, macht sich die Nachteile der langfristigen Erarbeitung, erschwerten Koordinierung und Bearbeitung von Vielautorenwerken für die Aktualität klar, obwohl er um die Kurzlebigkeit medizinischen Wissens weiß und dieses Handbuch ihn über Jahre der Facharztausbildung und späterhin begleiten und informieren soll. Auch bei den Verlagen haben diese Groß-Werke, trotz hoher Investitionen, die für ihre Realisierung notwendig sind, nicht an Attraktivität verloren. Viele Versuche sind gestartet worden, der Schwerfälligkeit und raschen Veralterungstendenz dieser Werke durch bessere Aktualisierungsmöglichkeiten entgegenzuwirken. Die Loseblattform ist *ein* Konzept, das allerdings die Mitarbeit des Lesers zur Erhaltung der Ordnung voraussetzt und, von den Juristen erfolgreich eingebracht, von den Medizinern nur bedingt geleistet wird.

Ob eine Aufsplitterung des Gesamtfaches in kleine, leicht zu handhabende Teilbereiche und deren Publikation in Einzelbänden eine Lösung sein wird, muß die Zukunft zeigen. Urban & Schwarzenberg hat den Schritt in diese Richtung getan und hofft, damit mehreren Problemen der Handbücher Herr zu werden. Im Vordergrund steht auch hier die inhaltliche Aktualität des Werkes, die durch Neuauflagen einzelner Bände, abhängig von der Entwicklung der betreffenden Teilbereiche, aber unabhängig vom Gesamtwerk, erhalten werden soll. Die bessere Kontaktmöglichkeit zu einer überschaubaren Gruppe von Autoren pro Einzelband ist ein weiterer Gesichtspunkt. Durch den Einsatz von Bandherausgebern sollen einerseits die herausgeberischen Pflichten auf zusätzliche Schultern verteilt werden, andererseits durch Gewinnung von Spezialisten die Attraktivität der Einzelbände erhöht werden. Zu der Fort- und Weiterbildungsliteratur gehören natürlich auch die einem begrenzten Thema gewidmeten, eventuell hochspeziellen monographischen Bücher. Ihre Attraktivität ist offensichtlicher, beruht entweder auf der Aktualität des Themas, dem Bekanntheitsgrad des Autors oder dem nachweislich vorhandenen Informationsbedürfnis der potentiellen Zielgruppe. Bei der Planung solcher Werke treten eventuell auch wirtschaftliche Gesichtspunkte des Verlages in den Hintergrund, um anderen, zum Beispiel hochqualifizierten wissenschaftlichen gerecht werden zu können. Der Verlag erfüllt damit gewisse Kultur- oder auch wissenschaftspolitische Aufgaben. Die Symposiumspublikationen sind ein Thema immer wiederkehrender Diskussionen. Hier führt sich das Paket an Motiven, das Autoren und Verlage zur Erarbeitung und Erstellung von Büchern veranlaßt, häufig ad absurdum. Der Veranstalter des Symposiums fühlt sich gedrängt, die Vorträge zu veröffentlichen, auch empfindet er vielleicht eine gewisse Genugtuung, dieses Buch zu erarbeiten. Der Autor möchte diese Publikation zwar „mitnehmen", weiß aber um den vergleichsweise geringen Wert einer solchen Veröffentlichung, also versucht er den Aufwand, der für die Bearbeitung seines Manuskriptes notwendig ist, auf ein Minimum zu reduzieren, entsprechend leidet die Qualität. Der Verlag sieht sich einem Manuskript gegenüber, das eines großen redaktionellen Aufwandes bedarf, um, jedenfalls formal, akzeptabel zu sein. Ist dieses Buch so recht und schlecht fertig, ist es kaum an den Mann zu bringen, abgesehen an die Symposiumsteilnehmer selbst. Ein großer Werbeaufwand ist wegen der engen Kalkulation nicht möglich und der Buchhändler scheut, wegen der zu erwartenden Absatzschwierigkeiten, die Übernahme.

Die allgemein geübte Praktik der Subventionierung dieser Projekte halte ich für sehr fragwürdig, denn nur im seltensten Fall wird wirklich Qualität gefördert und auch qualitätsmäßig gute Symposiumsbände werden schnell der hohen Absterberate anheimfallen und selbst für Zitate nicht mehr verfügbar sein.

3. Medizinische Fachzeitschriften: Da ich selbst mit medizinischen Zeitschriften kaum oder nur als Verbraucher zu tun habe, möchte ich dieses Kapitel nur kurz streifen. Auf dem deutschen Markt tummeln sich über 400 deutschsprachige medizinische Zeitschriften, natürlich stark unterschiedlicher Ausrichtung und Qualität. Daß ein Teil dieser Zeitschriften gestreut, d. h. unentgeltlich an Ärzte verteilt wird, ist den meisten bekannt. Damit ist auch die Abhängigkeit vieler, wenn nicht sogar aller Zeitschriften von der Werbung offensichtlich. Trotzdem ist diese Form der Publikation noch immer *das* Forum für aktuelle wissenschaftliche und klinische Themen.

Zusammenarbeit zwischen Autoren und Verlag

Das Verhältnis zwischen den Partnern Autor bzw. Herausgeber und Verlag befindet sich in einer Umstrukturierung. Um den medizinischen Buchmarkt noch wirklich sinnvoll zu erweitern, und dies sollte das Hauptanliegen der Verlage sein, bedarf es einer zunehmend eigenkonzeptionellen Tätigkeit der Verlage. Hierfür ist natürlich der Kontakt mit Ärzten, die Information durch persönliche Gespräche, die Teilnahme an wissenschaftlichen und klinischen Erkenntnissen von besonderer Bedeutung. Es ist aber nicht mehr unbedingt das Manuskript im Schreibtisch des Autors, das gesucht wird, sondern eben Information, kritische Stellungnahme und konzeptionelle Anregung. Ausgestattet mit den marktanalytischen und medizin-fachlichen Informationen müssen Projekte konzipiert und erarbeitet werden.

Das bedeutet, daß eventuell erst mit vorliegendem Konzept die passenden Autoren gesucht werden. Wir haben hiermit sehr gute Erfahrungen gemacht. Der auf ein konkretes Projekt angesprochene Autor, der die ausgedehnte Vorarbeit des Verlages sieht, erkennt vielleicht auch die Möglichkeit wirklich partnerschaftlicher Zusammenarbeit, die inzwischen durch viele zusätzliche Maßnahmen, bis hin zur Literaturrecherche über den Verlag unterstützt wird. Allerdings bedarf es noch der Überwindung einiger Probleme, wie auf der Seite der Autoren:

- die Fehleinschätzung der eigenen Arbeitskapazität oder auch die Unsitte nicht Nein sagen zu können;
- die häufig ungenügende formale Qualität des Manuskriptes;
- die Einhaltung von vertraglich vereinbarten Terminen. Die Disziplin bezüglich der Einhaltung von Terminen läßt sehr zu wünschen übrig. Es ist allgemein bekannt, daß die Verzögerung in der Abgabe einzelner Beiträge jedes Vielautorenwerk zu Fall bringen kann.

Allerdings wird sich die Disziplin der Autoren nur parallel der Verlagsdisziplin verbessern können. Verlage sind noch immer geneigt, mit Manuskripten von Autoren wie mit ihrem persönlichen Eigentum umzugehen, ohne Rechenschaft über Entwicklung, Verbleib und auch Termine abzulegen.

Schlußbemerkung

Der Druck des überfluteten medizinischen Buchmarktes, die harte Konkurrenz zwischen Büchern und Autoren und nicht zuletzt der Zwang zur Wirtschaftlichkeit der Verlage läßt auf eine positive Entwicklung zur konstruktiven Zusammenarbeit von Ärzten und medizinisch-wissenschaftlichen Verlagen hoffen. Beide Parteien müssen sich der großen Verpflichtung zur Weitergabe wissenschaftlicher und klinischer Erkenntnisse sowie zur qualifizierten Aus- und Fortbildung bewußt sein.

Einführendes Referat aus ärztlicher Sicht

E. Kern

Chirurgische Universitätsklinik Würzburg (Direktor: Prof. Dr. E. Kern),
Josef-Schneider-Straße 2, D-8700 Würzburg

Die Herstellung von Büchern und die Herausgabe von periodisch erscheinenden Zeitschriften ist, seitdem es im deutschen Sprachraum eine Medizin in unserem heutigen Sinn gibt, die Aufgabe von Verlegern bzw. Verlagen. Es wäre eine reizvolle Aufgabe, den sachlichen und auch persönlichen Verbindungen und vielleicht auch menschlichen Beziehungen nachzugehen, die bedeutende medizinische Autoren mit ihren Verlegern hatten und haben – lassen Sie mich als einziges Beispiel unser Ehrenmitglied Werner Wachsmuth nennen und seine mehr als ein halbes Jahrhundert dauernde Beziehung zum Springer-Verlag mit seinem Hauptwerk, der Praktischen Anatomie. Doch zeigt sich schon beim Nachdenken über diese Frage, wie wenig die Außenstehenden über die internen Verflechtungen dieser Dinge wissen.

Diese Feststellung trifft in gleicher Weise auch für alle anderen Bereiche des Autoren- und Verlagswesens zu. Wenden wir uns zunächst einmal dem medizinischen *Autor* zu, und zunächst einmal dem *Buch*. Wie kommt ein Arzt dazu, ein Buch schreiben zu wollen und zu schreiben? Doch wohl zunächst dadurch, daß er über ein Gebiet durch Forschung und/oder Praxis sehr gut Bescheid weiß, mit mehr oder weniger Recht glaubt, seine Kollegen wüßten darüber weniger als er und weiterhin zu wissen glaubt, ein in seinem Sinne kompetentes Buch existiere noch nicht – er sieht also eine *Marktlücke*. In früherer Zeit hat er sich dann hingesetzt, sein Manuskript fertiggestellt und sich dann einen Verlag für das fertige Werk gesucht. Viele Laien stellen sich das wohl auch heute noch so vor.

Ich vermute wohl mit Recht, daß dieser eigentliche „normale" Weg heute eine ganz extreme Ausnahme darstellt. Wir leben heute im Zeitalter der Planung, der Marktforschung, der unerbittlichen Kalkulation und Vertriebsorganisation – vor allem aber der mangelnden Zeit. Mit anderen Worten, niemand, auch nicht ein junger Arzt mit überschäumendem Optimismus, nimmt es auf sich, mit enormem Zeitaufwand – den er von seinen Freizeitbeschäftigungen, vom Fernsehen, vom Urlaub, und last but not least von anderweitiger forscherischer oder praktischer Tätigkeit, und natürlich auch von seiner jungen Familie abzweigen muß! – etwas zu schreiben, wovon er nicht sicher sein kann, daß jemand es ihm abnimmt und daß es in der Schublade liegen bleibt? So ist der übliche Weg heute, daß ein solcher potentieller Autor sich an einen ihm bekannten Verlag wendet oder sich dorthin empfehlen läßt und dann verhandelt wird, ob für den Plan Interesse besteht, wie groß der Umfang und die Bebilderung sein sollen und alle Einzelheiten festgelegt werden, noch ehe eine Zeile zu Papier gebracht worden ist.

Aus dieser ersten Verhandlung ergibt sich aber gewöhnlich gleich etwas Weiteres: Man wird feststellen, daß dieses geplante Buch Dinge enthalten muß, über die wieder andere Autoren besser Bescheid wissen als der potentielle Autor selbst – beispielsweise ein radiologisches Kapitel in einem chirurgischen Buch. Das heißt, man überlegt sich die Hinzuziehung weiterer Autoren, es heißt dann auf dem Buchtitel „Unter Mitarbeit von ..." – und schon ist der Weg vorgezeichnet zum Vielmännerbuch, in dem der Autor nun als *Herausgeber* fungiert. Damit muß der potentielle Autor zwar selbst weniger schreiben, aber wie eine Hydra wachsen nun aus den vielen anderen Kapiteln auch neue Probleme auf: Die fachliche, zeitliche und stilistische Koordination unterschiedlicher Autoren ist, wie ich aus eigener Erfahrung hinlänglich weiß, ein weit schwierigeres Problem, als alles selbst zu schreiben. Denn hier geht es nicht nur um die sachlich-fachliche Kompetenz – wer empfindet es nicht als Besserwisserei, wenn er von einem anderen korrigiert wird? – sondern um die ganz normale Eitelkeit eines jeden Menschen, der überhaupt schreibt und unwillkürlich seinen eigenen Stil für den bestmöglichen hält.

In die Herstellung wiederum geht ein Buch erst, wenn alles bis zur letzten Zeile und Abbildung fertig ist. Was tun, wenn ein Kapitelautor weder auf beschwörende Briefe noch auf Telegramme reagiert, wenn er telefonisch gegebene Zusagen nicht einhält und schließlich auf Überseereisen nicht mehr erreichbar ist? Ich sehe verständnisvolles Nicken im Publikum und will es bei der Andeutung dieser Probleme, die viele von uns nur zu gut kennen, bewenden lassen.

Nur graduell andere Probleme ergeben sich heute im *Zeitschriften*wesen. Hier kommt es schon eher vor, daß ein einzelner Autor ein Manuskript einfach einsendet. Hier wuchert heute aber eine andere Art von Vielmännerschreiberei, nämlich das heute so geliebte „Teamwork". Ich finde es hochinteressant, daß es hierfür keine deutsche Bezeichnung gibt und gegeben hat. Ich darf aus einer früheren Publikation hierzu eine Tabelle zeigen. Vor

Gegenüberstellung der Autorenzahl in 2 Quartalen des Chirurg im Abstand von 50 Jahren

Der Chirurg	Publikationen mit je				Gesamt
	1	2	3	4 und mehr Autoren	
4. Quartal 1930	30	2	–	–	32
4. Quartal 1980	7	18	6	7	38

einem halben Jahrhundert gab es, bei fast gleicher Gesamtmenge von Arbeiten in einer Zeitschrift, fast nur Arbeiten von *einem* und überhaupt keine Arbeiten von mehr als zwei Autoren — heute ist das Verhältnis genau umgekehrt. Ich möchte jetzt nicht untersuchen, ob diese Entwicklung notwendig, wünschenswert oder einfach zeitgebunden ist — ich möchte nur auf einen einzigen Aspekt hinweisen, nämlich den der Mehr- und Vielfachpublikationen. Für einen einzelnen ist es sehr mühsam, immer wieder über das Gleiche in wechselnden Formulierungen zu schreiben — obwohl auch das natürlich oft genug vorkam und vorkommt. Für eine Gruppe von, sagen wir 5, Autoren ist es aber außerordentlich einfach und ergiebig, mit jeweils wechselnden Erstautoren, damit jeder ein paarmal zu seinem Erstautorenrecht kommt, dasselbe Thema nun 1mal, vielleicht auch 20mal in verschiedenen Zeitschriften und auf verschiedenen Kongressen abzuhandeln. Hier überschneidet sich unsere Fragestellung mit der des Kongreßwesens, da bei der Vielzahl, um nicht zu sagen Unzahl von Kongressen im In- und Ausland und bei der Fülle von Themen auf *jedem* Kongreß jeder Vortrag unzählige Male wiederholt werden kann, ehe das „auffällt". Wir kümmern uns darum kaum noch, im Gegenteil, jeder von uns hält das eigentlich schon für ganz selbstverständlich. Hinzu kommt noch, daß man, sobald man über etwas oft genug geredet hat, als „Experte" gilt und nun immer wieder zu erneuten Vorträgen und Beiträgen zu demselben Thema aufgefordert wird, was man aus guten Gründen meist nicht ablehnen kann — ich nehme da meine eigene Person keineswegs aus — woraus sich dann ein echter Circulus vitiosus ergibt. Auch dieses Thema sei damit nur angedeutet; es zu Ende zu denken, würde bereits ein Buch erfordern, wahrscheinlich mit mehreren Autoren ...

Nur erwähnt sei an dieser Stelle, daß genau dieses Problem sich heute bei Habilitationen in der Medizin zu einem höchst ärgerlichen Dilemma ausgewachsen hat: Selbst bei einer großen Zahl von Arbeiten, die der Habilitant als Vorleistungen vorweist, ist oft nicht mehr eine einzige, die er selbst und allein verfaßt hat und ein Urteil darüber, was nun eigentlich eigenständige Arbeit ist, ist oft unmöglich.

Bei den *Zeitschriften* schätze ich, daß heute etwa die Hälfte aller Zeitschriftenbeiträge dadurch entsteht, daß sie von der Schriftleitung in irgendeiner Form angefordert werden, die andere Hälfte entsteht durch spontane Einsendung. Bei den Zeitschriften gilt noch mehr als bei den Büchern, daß die interne Verflechtung von Kalkulation, Marktbeobachtung, Einfluß von Werbung direkt und indirekt, und viele andere Faktoren dem Außenstehenden nicht transparent sind, ja viele Dinge nicht einmal geahnt werden.

Selbst die Schriftleitung einer Zeitschrift, die für das wissenschaftliche Niveau, für die Annahme und Ablehnung und ggf. für die Bestellung von Manuskripten verantwortlich ist, hat kaum Einblick in diese verlagsinternen Dinge — die aber sicher mitentscheidend sind für den Verkauf, sprich Erfolg.

Ich habe in einem früheren Vortrag [1] die Frage, ob es den „Leser" in früherem Sinne noch gibt, glatt verneint. Früher las ein Arzt „seine" Wochenzeitschrift, er hielt sich vielleicht auch noch einige wissenschaftliche Archive u. dgl., was er alles in Ruhe und gelegentlich *las*. Heute — und ich glaube, davon gibt es keine Ausnahme — *blättert* jeder nur noch, man liest die Inhaltsangaben, und wenn man etwas von speziellem Interesse findet, so liest man es nicht, sondern man *fotokopiert* es. Damit kann man bei Bedarf darauf zurückgreifen. Im Grunde treibt jeder heute mehr oder weniger das, was durch die EDV-Speicherung im allgemeinen wie im persönlichen Bereich heute schon weitgehend und für die Zukunft fast sicher vorgezeichnet ist: Anstelle des Gedächtnisses tritt der Computer, tritt das Abrufen am Bildschirm — und damit tritt an die Stelle des Lesers früherer Zeit der organisierte, damit sicher aber auch manipulierte und vor allem manipulierbare Mensch. Ich stehe nicht an zu gestehen, daß dies für mich ein Alptraum ist, daß für mich der Ersatz der Bücher- und Lesewelt durch eine Computer- und Abrufwelt etwas Gespenstisches an sich hat und daß ich froh bin, für die wenigen Jahre der mir noch verbleibenden Amts- und Lebenszeit dies für mich nicht mehr in Anspruch nehmen zu müssen — ich bin sicher, daß ich damit im Namen aller Altersgenossen spreche, die noch Latein, Griechisch (fast hätte ich gesagt, Lesen und Schreiben!) gelernt haben. Daß der Umbruch, in dem wir leben, dem vom mühsam geschriebenen zum Gutenbergschen gedruckten Wort gleicht, ist oft genug ausgesprochen worden — nachdenken wird man darüber aber eben doch nur, wenn man sich mit einem Thema wie dem heute und hier vorgegebenen auseinandersetzen muß. Dies aber nur am Rande. Denn über die Entwicklungen, die sich durch die Etablierung der „neuen Medien" für das Verlags-, Buch- und Zeitschriftenwesen ergeben könnten und ergeben werden, kann natürlich nur von Verlagsseite her referiert werden.

Damit bin ich beim letzten, für mich aber fast wichtigsten Punkt meines heutigen Vortrages angekommen: bei der Sprache.

Vor genau 20 Jahren hat einer der bedeutendsten Chirurgen unseres Jahrhunderts, *Rudolf Nissen,* einen nachdenklichen Vortrag gehalten über das Thema „Stil und Ausdruck in Sprache und Schrift" [2]. Ich darf ihn zitieren: „Wir sehen unsere heutigen jungen Autoren ihre literarischen Ergüsse in das geduldige Diktaphon oder den meist weniger geduldigen Sekretärinnen diktieren und damit den schriftstellerischen Teil ihrer Aufgabe für abgeschlossen halten. Ich kenne keinen Wissenschaftler oder Schriftsteller, der sich mit einem einmaligen Diktat begnügen könnte ... zu den Korrekturen gehört die Ausmerzung der Wiederholung von Ausdrücken, Vereinfachung von Formulierungen, Streichung unnötiger Superlative (die sich fast immer erübrigen) und von Adjektiven ... Erstaunt wird man feststellen, wieviel sich einfacher ausdrücken läßt und wieviel weggelassen werden kann, zum Vorteil des Verständnisses von Zweck und Sinn des Inhalts ..." Vergegenwärtigt man sich diese wenigen Sätze beim Lesen heutiger Produktionen, so erkennt man nur zu genau, daß kaum ein Autor sich heute diese Mühe mehr nimmt. Man *kann* beim Diktieren — weil man ja das vorher Gesagte nicht „vor Augen" hat — Wiederholungen und sprachliche Ungenauigkeiten nicht vermeiden; die Korrektur diktierter Texte ist aber mühsamer als die Korrektur von selbst Geschriebenem, nicht zuletzt auch wegen der Sekretärinnen, die das nun nochmals schreiben müssen. Dabei habe ich nun noch gar nicht davon gesprochen, daß das Sprach- und Formgefühl, das uns in der Schule eingebleut wurde — auch und nicht zuletzt durch das Hin- und Herübersetzen der *nicht mehr lebenden* Sprachen! – vielen Autoren heute primär fehlt. Lassen Sie mich nochmals Rudolf Nissen zitieren: „Die sprachliche Verwilderung hat einen Grad erreicht, der das Lesen vieler Arbeiten zur Qual macht. Es scheint mir eine wichtige Aufgabe der Älteren zu sein, die jungen Mitarbeiter zur Einfachheit und Klarheit des Ausdrucks zu erziehen, eine Pflicht, der man aber nicht dadurch gerecht wird, daß man die Korrekturen an ihrer statt macht. Es muß sich jeder zu einem sauberen Stil selbst durchkämpfen". Der Bayerische Kultusminister Prof. Hans Maier hat vor dem Deutschen Chirurgenkongreß in diesem Jahr in seinem Festvortrag „Der Wandel der Werte und die Sprache" dies im Detail beleuchtet. Die Sprache als lebendes Wesen wird heute auf beklagenswerte Weise mißachtet, wir wissen das alle. Dabei kann man Gedanken nur über die Sprache vermitteln, ich vermute, auch in einem vollcomputerisierten Zeitalter wird das nicht anders sein. Nietzsche hat gesagt: „Den Stil verbessern, heißt den Gedanken verbessern – und gar nichts weiter". Dem ist nichts hinzuzufügen.

Eine Anmerkung noch zu einem für den Leser besonders ärgerlichen Thema: zur Werbung in den Zeitschriften. Wir alle wissen, daß ohne pharmazeutische Werbung viele Zeitschriften gar nicht existieren könnten und ihr Erscheinen einstellen müßten. Nichts also gegen die Werbung als solche. Ärgerlich aber ist es, wenn sich die Werbung mit dem Text so überschneidet, daß sie aus dem betreffenden Heft nicht ohne Substanzverlust herausgenommen werden kann. Es ist bekannt, daß viele Werbungsträger darauf bestehen, daß die Werbung gerade so eingedruckt wird und auch, an welcher Stelle eines Heftes sie anzubringen ist. Auch dagegen ist nichts einzuwenden – aber Werbung und Text müssen blattmäßig getrennt sein und voneinander entfernt werden können. Für die Aufbewahrung von Heften, für das Binden in Bände und genau so für das Aufheben herausgenommener Arbeiten erscheint mir und vielen anderen Kollegen dies unabdingbar und sollte von den Verlagen als eine conditio sine qua non betrachtet werden.

Ich bin von meinem Thema „Ärzte und medizinisch-wissenschaftliche Verlage" scheinbar weit abgewichen. Wie mir scheint, aber nur scheinbar. Denn noch leben die Verlage vom geschriebenen Wort, noch leben die Ärzte von den Gedanken, die ihnen vermittelt werden. Daher müssen *Beide* aufs Höchste interessiert sein an der Klarheit, Gültigkeit, Exaktheit und damit Überzeugungskraft der Gedanken, die dem Verlag vom Autor, dem praktizierenden und forschenden Arzt vom Verlag über deren gedruckte Produkte weitergegeben werden. Daß diese Gültigkeit und Ausdruckskraft mehr und mehr verlorengeht, zugunsten einer schludrigen, unverbindlichen, damit aber eben auch manipulierbaren Diktion, weiß jeder von uns zumindesten dann, wenn er darüber nachzudenken beginnt. Wenn dieses gemeinsame Nachdenken, das aber doch nur jeder Einzelne für sich vollziehen kann, durch meine Ausführungen ein klein wenig angestoßen werden konnte, wenn er manchen von Ihnen nachdenklich gestimmt hat, weil ich nicht von dem gesprochen habe, „wie wir's zuletzt so herrlich weit gebracht" – dann haben sie ihren Zweck erfüllt.

Literatur

1. Kern E (1983) Schicksal und Zukunft alter und neuer Zeitschriften. Langenbecks Arch Chir 361:837–840
2. Maier H (1985) Der Wandel der Werte und die Sprache. Langenbecks Arch Chir 366: 681–692
3. Nissen R (1978) Stil und Ausdruck in Sprache und Schrift. In: Fünfzig Jahre erlebter Chirurgie. Schattauer, Stuttgart New York, S 211 ff.

Kuratorium „ZNS"
Unfallverletzte mit Schäden des zentralen Nervensystems e. V.

Hilfe für Hirnverletzte: Ziele und Arbeit des Kuratoriums „ZNS"

M. Wettengel

Kuratorium ZNS, D-5300 Bonn

Als das Kuratorium ZNS etwa ein halbes Jahr nach seiner Gründung die ersten gesammelten Spendengelder in Höhe von DM 130000,– in Form von therapeutischem und diagnostischem Gerät an einige Rehabilitationskliniken vergab, erschien zu dem Pressetermin, der damit verbunden war, eine Journalistin 5 min zu spät und entschuldigte sich damit, der Taxifahrer habe nicht gewußt, wo er habe hinfahren sollen. Sie habe gesagt, in das Haus neben dem Bund Deutscher Hirnbeschädigter. „Ach so", sagte der Taxifahrer, „zu denen wollen Sie", und tippte sich mit der Hand an den Kopf.

1. Partei ergreifen für die Hirnverletzten

Eigentlich hat mir nichts deutlicher gezeigt, worum es diesem Kuratorium geht: Hirnverletzte, die wie wenige andere Behinderte im Abseits stehen, aus dieser Isolation, aus der Tabuisierung ihrer Verletzung herauszuführen. Es gilt der breiten Öffentlichkeit klar zu machen, daß für Vorurteile kein Anlaß besteht. Wir müssen Hirnverletzte als Mitmenschen akzeptieren, ebenso wie wir uns daran gewöhnt haben, Rollstuhlfahrer oder spastisch Gelähmte, als Mitmenschen zu akzeptieren. Daran fehlt es bislang. Nach unserem Eindruck ist das Jahr der Behinderten vor einigen Jahren an den Hirnverletzten weitgehend spurlos vorübergegangen. Sie sind immer noch den gleichen Vorurteilen ausgesetzt.

Das Kuratorium ZNS will ein Anwalt für diese vom Schicksal so schwer betroffenen Menschen sein, eine Partnerschaft für diese Menschen übernehmen, ihr Bild in der Öffentlichkeit verbessern und die Öffentlichkeit zu Hilfsbereitschaft und Verständnis auffordern.

Wie tun wir das?

Wir haben z. B. Journalisten gebeten, *Patientenschicksale journalistisch aufzuarbeiten* und so der Öffentlichkeit zu schildern, was eine Hirnverletzung für den betroffenen Menschen bedeutet, wie sie sein ganzes Leben radikal verändert, wie sie ihn und seine Familie zwingt, wieder bei „Null" anzufangen.

Wir verfolgen bei diesen Artikeln nicht nur den Zweck, Betroffenheit und Verständnis zu wecken, sondern auch, dem Leser zu zeigen, wie sich die Behandlung der Hirnverletzungen von anderen Behandlungen, etwa der angeborener Hirnschädigungen oder Geisteskrankheiten, unterscheidet.

Vor einem halben Jahr stellte das ZDF einen *Film über die Arbeit des Kuratoriums ZNS* her, der auf sehr anschauliche Weise das etwas trockene Thema „Rehabilitation" darstellt.

Sie können ihn an unserem Informationsstand in der Eingangshalle sehen. Hier wird sehr eindringlich dargestellt, was eine Hirnverletzung ist und was alles getan wird, um sie zu beheben.

Wir planen, im nächsten Jahr einen *Film* zu fördern, *der das Schicksal einer jungen Patientin vom Unfall bis zur Wiederherstellung im Rehabilitationszentrum darstellt.*

Diese Sympathiewerbung, dieses Bemühen, Verständnis für die Probleme schädel- und hirnverletzter Menschen zu wecken, ist das eine Bein auf dem unsere Arbeit steht.

2. Unterstützung der Rehabilitation

Das Zweite ist die *materielle Unterstützung der Rehabilitation.* Es brauchte kein Kuratorium ZNS, um in der Bundesrepublik Rehabilitationen möglich zu machen. Sie ist seit langem eingespielt. Sie ist nicht zuletzt aufgrund der Ereignisse des 2. Weltkrieges hier in der Bundesrepublik zu einem ganz hervorragenden System ausgebaut. Aber auch in einem optimalen System bleiben zahlreiche Wünsche offen.

Wir haben es immer wieder erlebt, daß Kliniken, denen wir *therapeutisches und diagnostisches Gerät* gespendet hatten, sagten: „Das wünschen wir uns im Grunde seit Jahren, aber wir haben diesen Anschaffungswunsch über Jahre hinaus immer wieder verschieben müssen, weil das Geld für dringenderes benötigt wurde. Dies betrifft z. B. das kürzlich in der Presse erwähnte „Medicus-Airbed", ein Spezialbett für Bewegungsunfähige; dies betrifft rollstuhlgerechte Busse, die einen großen Beitrag dazu leisten, Transportprobleme der Kliniken zu lösen; dies betrifft schließlich elektronisch gesteuerte Therapiehilfen.

Hier eröffnet sich eine langfristige Perspektive für unsere Tätigkeit. Sowohl im Hirnleistungstraining als auch bei der gezielten Behandlung physischer Defekte (Stichwort „Biolab") lassen sich Elektronik und moderne Technologie segensreich für den Patienten einsetzen.

3. Vermittlungsstelle

Das ist das zweite Bein auf dem wir stehen. Und da sich's auf drei Beinen noch besser steht als auf zweien, nun also das dritte: *Die Vermittlung von Therapieplätzen in der Neurologischen Rehabilitation, in der Rehabilitation Hirnverletzter.*

Wir haben in den knapp 2 Jahren, die wir jetzt tätig sind, *zwischen 250 und 300 Anfragen von Kliniken, von Angehörigen, von Patienten* erhalten, die wissen wollten, wo kann mein Mann, mein Sohn, meine Tochter einen Rehabilitationsplatz erhalten, nachdem er in einer Akutklinik versorgt worden ist. Wenn Sie das umrechnen, hat uns an jedem 2. bis 3. Tag eine solche Anfrage erreicht. Wir haben daraus die Konsequenz gezogen, das Verfahren zu formalisieren und eine Vermittlungsstelle aufzubauen, bei der die Ärzte aus den Akutkliniken anrufen, und uns etwa sagen können: „Ich habe da einen Patienten, der eine so und so geartete Hirnverletzung gehabt hat. Er muß jetzt dringend in die Rehabilitation. Können Sie uns eine Klinik nennen, wohin wir ihn verlegen können?" Wir setzen uns dann mit den Rehabilitationskliniken in Verbindung und stellen fest, wo diese Möglichkeit besteht. Soweit uns schon freie Betten bekannt sind, können wir sofort vermitteln. Im anderen Fall kann die Vermittlung einige Telefon-Arbeit bedeuten.

Ich möchte ausdrücklich darauf hinweisen, daß wir mit diesem Angebot nicht in Konkurrenz zu bestehenden Systemen, etwa der Anschluß-Heilbehandlung, treten wollen. Wir wollen lediglich ein zusätzliches Service-Angebot zum Wohle der Patienten machen.

Es geht uns bei dieser Vermittlungsstelle vor allem darum, einen Schwachpunkt zu beseitigen. Es ist heute, wir entnehmen dies aus den Briefen und Anrufen, die uns erreicht haben, häufig schwierig, einen *heimatnahen Rehabilitationsplatz* zu erhalten. Wir sind eine mobile Gesellschaft, wir leben in einem Land, in dem viel gereist und viel hin- und hergefahren wird. Es kommt deshalb sehr, sehr häufig vor, daß Menschen fernab von ihrem Heimatort verunglücken. Sie suchen dann natürlich eine Rehabilitation dort, wo ihre Familie lebt.

Dies festzustellen, ist für den Arzt in einer weitentfernten Klinik häufig sehr schwer. *Wir haben den Überblick über die Rehabilitationskliniken in der gesamten Bundesrepublik.* Wir können deshalb auch eine möglichst heimatnahe Klinik finden.

Dies alles klingt auf den ersten Blick relativ einfach. Es war jedoch gar nicht so einfach, herauszufinden, wo es Rehabilitationseinrichtungen gibt. Denn sie sind nicht zentral registriert. Wir mußten bei Rehabilitationsträgern, bei Sozialministern der Länder und bei vielen anderen Institutionen nachfragen, um den Ist-Stand zu ermitteln. Dabei haben wir etwa 75 Einrichtungen zusammenbekommen. Diese Einrichtungen haben wir auf der Grundlage der 1974 veröffentlichten *Empfehlungen des Hauptverbandes der Gewerblichen Berufsgenossenschaften zur Verbesserung der Rehabilitation schwer Schädel-Hirnverletzter* befragt und sie gebeten, uns mitzuteilen, ob sie *Rehabilitation der Stufe 2, also Rehabilitation nach der akuten bzw. postakuten Behandlungsphase,* betreiben. Nach dieser Umfrage sind *50 bis 55 Einrichtungen* verblieben, mit denen wir in Zukunft zusammenarbeiten werden.

Wir werden uns dabei auf einen reinen *Bettennachweis* beschränken. *Wir wollen nicht in die Autonomie der Ärzte eingreifen, über die Verlegung zu entscheiden und festzustellen, ob eine Klinik für den speziellen Fall wirklich in Frage kommt.*

Wir rechnen damit, daß die Vermittlungsstelle ihren Betrieb im kommenden Frühjahr voll aufnehmen wird. Wir haben jetzt bereits einen Probebetrieb begonnen. Viele von Ihnen werden in den letzten Tagen Post von uns bekommen haben, in denen dieser Probebetrieb angekündigt wird. Ich kann Sie nur bitten, von unserem Angebot regen Gebrauch zu machen.

Ich sollte vielleicht nachtragen, daß es seit Jahren Vermittlungsstellen für Querschnittsgelähmte und Brandverletzte gibt, die inzwischen sehr erfolgreich arbeiten. Nach diesem Vorbild soll auch unsere Stelle tätig werden.

Ich habe Ihnen die drei wesentlichen Punkte unserer Aktivität genannt. Eines sollte ich nachtragen. Ein neugegründetes Kuratorium ist immer Hoffnungsträger. Viele Bürger, zahlreiche Betroffene schreiben uns an und bitten uns um Hilfe.

Soweit es um die Vermittlung von Rehabilitationsplätzen geht, habe ich darauf schon hingewiesen. – Unsere Satzung verbietet es, finanzielle Hilfe zu geben. Dies hat verschiedene Gründe: Zum einen gibt es für eigentlich alle Fälle von Hirnverletzungen Kostenträger, und in dieses vom Gesetz festgelegte System der Kostenträger möchten wir nicht eingreifen. Zum anderen gibt es eine Reihe von Stiftungen, die sich die Hilfe im Einzelfall zur Aufgabe gesetzt haben. Mit diesen „Notfall-Fonds" arbeiten wir eng zusammen. Wenn also wirklich einmal „Not am Mann" ist, können wir mittelbar auch hier helfen.

Wir wollen uns auf unsere primären Aufgaben beschränken, die Rehabilitation Hirnverletzter zu unterstützen. Dies bedeutet Hilfe, Rehabilitationsplätze zu finden, Rehabilitationseinrichtungen materiell zu unterstützen und schließlich das Meinungsbild der Öffentlichkeit für die Schädel-Hirnverletzten zu verbessern. ...

Frührehabilitation schädelhirnverletzter Patienten

W. Gobiet

Neurologische Klinik (Direktor: Dr. med. W. Gobiet), D-3253 Hessisch-Oldendorf

Einleitung

Trotz der äußerst komplizierten Struktur reagiert das Gehirn auf akut auftretende schädigende Ereignisse weitgehend gleich.

Damit wird die cerebrale Situation des Patienten nach dem Ereignis weniger von der Art als von der Geschwindigkeit und der Intensität der Hirnschädigung bestimmt. Bei gleicher klinischer Ausgangslage sind Verläufe nach Schädel-Hirn-Verletzungen im Bezug auf Therapie und Prognose durchaus vergleichbar mit posthypoxischen oder akut ischämischen Zuständen.

Subakute oder chronische Hirnschädigungen hingegen bewirken unterschiedliche Folgeerscheinungen und müssen deswegen gesondert betrachtet werden.

Zur Beurteilung des Ausmaßes der Hirnschädigung dienen die Länge der initialen Bewußtseinsstörung sowie das Auftreten von Zeichen der direkten Hirnstammschädigung.

Allgemein werden in der Literatur Bewußtseinsverluste von über 5 Tagen Dauer mit einer schwerwiegenden Hirnschädigung gleichgesetzt.

Bezüglich der Differenzierung der Hirnstammsymptomatik können in Abhängigkeit vom Schädigungsort nach Gerstenbrand verschiedene Zustandsbilder unterschieden werden.

Verletzungen im Mittelhirn, etwa in Höhe der Vierhügelplatte bewirken die typischen Symptome des Mittelhirnsyndroms.

Akutes Mittelhirnsyndrom:
Tiefe Bewußtlosigkeit,
Strecksynergien auf Schmerz oder spontan evtl. übergehend in Beugemechanismen,
Enthemmung vegetativer Funktionen (Atmung, Kreislauf, Temperatur, Hypersalivation),
Divergenz der Bulbi mit spontanen dyskonjungierten Bewegungen,
Pupillenstörungen: Wechselnde Weite, einseitig entrundet,
Fehlen einzelner Hirnstammreflexe.

Akutes Bulbärhirnsyndrom:
Tiefste Bewußtlosigkeit,
Verschwinden der Streckkrämpfe,
Herabsetzen des Muskeltonus;
schwerste Dysregulation bis Ausfall vegetativer Funktionen,
pathologische Bulbusstellung,
anfangs maximal enge, dann zunehmend weite, entrundete Pupillen,
Hirnstammreflexe nicht mehr auslösbar.

Die Erfahrung hat gezeigt, daß nach schweren Hirnfunktionsstörungen, kenntlich an den o. a. Symptomen, in der Regel der vorherige Zustand ohne spezielle Nachbehandlung nicht wieder erreicht wird.

Bei fast allen Patienten bleiben körperliche und psychische Ausfälle bestehen, die eine gezielte Behandlung notwendig machen.

Hierzu gehören besonders Lähmungen, Sprachstörungen, Einschränkung von Antrieb, Konzentration, Neugedächtnis, eingeschränkte Belastbarkeit in zeitlicher Hinsicht, Wesensveränderungen und Krampfanfälle.

Leichte und mittelschwere Hirnfunktionsstörungen
Nach leichten und mittelschweren Hirnfunktionsstörungen, kenntlich an der nur kurzzeitigen Bewußtlosigkeit, wird vor der endgültigen Erholung ein Durchgangsstadium durchlaufen. Dieses ist gekennzeichnet durch wechselnde Bewußtseinslage, Desorientiertheit, hyperagile, häufig aggressive und delirante Züge.

Mit zunehmender Besserung überwiegt die Kooperation, so daß bei Fortbestand neurologischer Defizite die Indikation zur neurologischen Nachbehandlung gegeben ist.

Die Behandlung des Durchgangsstadiums kann nur symptomatisch mit sedierenden Maßnahmen und Verhinderung von Sekundärschäden erfolgen.

Schwere Hirnfunktionsstörung
Im Gegensatz hierzu ist der Verlauf nach schweren Hirnfunktionsstörungen durchaus unterschiedlich.

Hier werden zwar auch verschiedene Entwicklungsstufen durchlaufen, innerhalb dieser Phasen ist jedoch ein wesentlich aufwendigerer therapeutischer Einsatz notwendig, um die Möglichkeit der Besserung bzw. Ausheilung herbeizuführen.

Apallisches Syndrom
Patienten mit Zeichen der primären Hirnstammschädigung sind nach Gerstenbrand als Vorstadium eines Symptomkomplexes aufzufassen, der in der Literatur als apallisches Syndrom bezeichnet wird.

Das Vollbild ist gekennzeichnet
Bewußtlosigkeit, jedoch Augenöffnen ohne zu fixieren möglich,
zunehmende Stabilisierung vegetativer Funktionen,
Fortbestehen von Streck- bzw. Beugemechanismen,
auf Schmerzreize höchstens Massenbewegungen,
motorische Primitivschablonen, wie Kauen, Schmatzen und Schlucken.

Eine spezifische rehabilitative Therapie ist hier noch nicht möglich. Die Behandlung kann nur symptomatisch auf apparativ und instrumentell gut ausgerüsteten Stationen erfolgen, um Sekundärschäden zu verhindern. Entscheidend ist, daß das apallische Syndrom zwar in einigen Fällen als Endzustand, bei den meisten jedoch nur als Durchgangsstadium anzusehen ist.

Remissionsstadium

Eine Tendenz zur Besserung wird als Remissionsstadium bezeichnet. Kardinalsymptom der beginnenden Remission ist die beginnende Bewußtseinsaufhellung. Da diese nur allmählich auftritt, muß bei bewußtlosen Patienten immer wieder geprüft werden, ob nicht schon Reaktionen auf äußere Reize vorhanden sind.

Diese sind:

Auf Schmerzreize Übergang der Massenbewegungen in ungezielte bzw. gezielte Abwehrbewegungen,

erste sichtbare Reaktion auf energisches Ansprechen, z. B. Öffnen der Augen, Handdrücken, Zeigen der Zunge, kurzzeitiges Fixieren, Halten von Gegenständen,

diese Antworten erfolgen anfangs nicht konstant und sind häufig erst nach mehrfacher, energischer Aufforderung auszulösen.

Die frühzeitige Diagnostik des beginnenden Remissionsstadiums ist für den weiteren Verlauf extrem wichtig.

Bei konsequenter Nachbehandlung haben viele Patienten, die diese Stufe erreichen, eine gute Möglichkeit der weitgehenden Ausheilung.

Wird in dieser Phase nicht mit der Therapie begonnen, besteht die Gefahr, daß der Patient in das apallische Syndrom zurückfällt oder auf der gleichen Stufe stehenbleibt. Für den Betreuer ist dieses Stadium äußerst mühselig. Es kommt darauf an, durch häufige und intensive Ansprache Reaktionen hervorzurufen, aufzugreifen und weiterzuführen. Dies ist die einzige Möglichkeit, die Passivität zu durchbrechen und gestörte Funktionskreise neu zu bahnen.

Um Sekundärschäden zu verhindern, kann die Betreuung auch in diesem Stadium nur auf medizinisch speziell ausgerüsteten Überwachungsstationen erfolgen.

Das Auftreten differenzierter mimischer Ausdrücke bedeutet, daß eine Phase zunehmender Kooperation beginnt. Hauptmerkmal ist jedoch noch immer der fehlende bzw. stark reduzierte Antrieb bei maximal eingeschränkter Gedächtnisleistung. Jetzt ist die Möglichkeit zu gezielteren Therapien durch verschiedene Behandler gegeben. Diese wird zunächst ihren Schwerpunkt im Wiedererwerb lebenspraktischer Fähigkeiten haben:

Training von Feinmotorik und Koordination,
Sitzen und Gehen,
Nahrungsaufnahme, Körperpflege, Sauberkeit,
Sprache,
Konzentrations- und Gedächtnistraining.

Wegen der nur kurzen Belastbarkeit muß die Intensität durch häufige über den Tag verteilte Unterrichte gewährleistet sein. Auch Wochenenden müssen übungsmäßig genutzt werden.

Rehabilitation

Ziel der eigentlichen Rehabilitationsmaßnahmen ist es, durch differenziertere Behandlung geistige und körperliche Ausfälle zu beheben, um eine Integration in das Sozial-, Schul- oder Berufsleben zu erreichen.

Um diese Forderung zu erfüllen, sind eine Reihe spezialisierter Therapeuten notwendig.

Eine sinnvolle Koordination durch einen akutmedizinisch und neurologisch/psychiatrisch erfahrenen Arzt ist unumgänglich.

Das Hauptproblem der Rehabilitation nach schweren Hirnfunktionsstörungen liegt darin, daß normalerweise geistige und körperliche Ausfälle bestehen, die parallel behandelt werden müssen.

Hierdurch unterscheiden sich die Rehabilitationsmaßnahmen in personeller und organisatorischer Hinsicht wesentlich von denen isoliert organischer Erkrankungen.

Aus diesen Gründen kann die Behandlung fast nur stationär durchgeführt werden, da nur spezialisierte Kliniken in der Lage sind, die Betreuung durch die Vielzahl der notwendigen Berufsgruppen sicherzustellen.

Es ist deswegen zu fordern, daß nach schweren Hirnfunktionsstörungen eine Einweisung in ein spezielles neurologisches Rehabilitationszentrum erfolgt. Über den Zeitpunkt der Verlegung entscheidet sowohl die medizinische Notwendigkeit als auch Kapazität und personelle Ausstattung der Einrichtung.

Wünschenswert ist, die Verlegung so früh wie möglich durchzuführen, d. h. nach Abschluß der intensivmedizinischen Akutbehandlung. Die Erfahrungen haben gezeigt, daß bei frühzeitigem Beginn und konsequenter Weiterbehandlung die Ergebnisse deutlich günstiger sind.

Voraussetzung ist jedoch, daß die entsprechende Einrichtung die notwendige personelle Ausstattung vorhält, wie sie oben aufgeführt wurde.

Es ist heute nicht verantwortbar, Patienten mit Zuständen nach schweren Schädel-Hirn-Verletzungen in Einrichtungen zu verlegen, die nicht diesen Anforderungen entsprechen.

Wichtig ist, daß ein allmählicher Übergang in ambulante Behandlung mit schrittweiser Eingliederung in die Schule oder den Beruf angestrebt wird.

Der Behandlungszeitraum richtet sich naturgemäß nach der Schwere der Hirnfunktionsstörung, wird jedoch normalerweise mindestens 4–6 Monate, in vielen Fällen auch länger, betragen.

Als Indikation zur Einleitung neurologischer Rehabilitationsmaßnahmen sind anzusehen:

1. Patienten mit längerdauernder Bewußtlosigkeit (über 5 Tage) sowie primärer Hirnstammalteration

Hier hat die Verlegung möglichst mit Auftreten der ersten Reaktion auf äußere Reize zu erfolgen. Ausgeprägte vegetative Dysregulation oder pulmonale Infekte sollten allerdings abgeklungen sein. Trachealkanüle, Magensonde oder Blasenkatheter sind kein Hindernis, eine Frührehabilitation einzuleiten.

Statistische Untersuchungen haben gezeigt, daß bei einem solchen Vorgehen die Ergebnisse im Bezug auf soziale oder berufliche Wiedereingliederung am günstigsten sind.

Da das Lebensalter eine bedeutende Rolle bei der Erholungsmöglichkeit darstellt, sollten frührehabilitative Maßnahmen in einem neurologischen Rehabilitationszentrum nur bei jüngeren Patienten eingeleitet werden. Abhängig vom Schweregrad der Verletzung stellt das 30.–35. Lebensjahr eine Obergrenze dar.

Ältere Patienten sollten zunächst unter Einbeziehung der Angehörigen im Heimatkrankenhaus mobilisiert werden. Mit Erreichen der Kommunikationsfähigkeit ist dann die Frage der Rehabilitationsmaßnahmen zu prüfen.

2. Patienten, die über 2 Monate nach dem Ereignis psychische oder physische Auffälligkeiten aufweisen.
3. Eine weitere Gruppe sind Patienten, bei denen längere Zeit nach der Schädigung noch Komplikationen, wie Versagenszustände, Depressionen, Krampfanfälle und Verschlechterung von Lähmungen oder Koordinationsstörungen, auftreten.

Zusammenfassend ist zu sagen, daß auch die schwere Hirnfunktionsstörung heute keine aussichtslose Situation darstellt. Es liegt in der Verantwortung des erstbehandelnden Arztes, ob durch Einleitung frührehabilitativer Maßnahmen und durch weiterführende Betreuung die entsprechenden Schritte zum Wohle des Patienten eingeleitet werden.

Literatur

Frohwein R (1968) Arbeitsfähigkeit und Abbausyndrome nach Hirntraumen mit langdauernder Bewußtlosigkeit. Monatsschr Unfallheilkunde 71:233–249

Gobiet W (1980) Grundlagen der neurologischen Intensivmedizin. Springer, Berlin Heidelberg New York

Gerstenbrand F (1967) Das traumatisch apallische Syndrom. Springer, Berlin Heidelberg New York

Jochheim KH (1979) Rehabilitation I–III. Thieme, Stuttgart

Neuropsychologische Behandlungsansätze bei Patienten mit Schädelhirnverletzungen

W. D. Gerber

Neurologische Klinik, Abt. Neuropsychologie mit Neurologischer Poliklinik
(Ärztl. Direktor: Prof. Dr. Dr. K. Mayer), Universität Tübingen,
Liebermeisterstraße 18–20, D-7400 Tübingen

Einleitung

Neuropsychologische Funktionsstörungen gehören zu den häufigsten Spätfolgen nach Schädelhirnverletzungen. Prospektive Studien konnten zeigen, daß mehr als 50% der hirnverletzten Patienten noch Jahre nach dem Trauma leichte bis schwere neuropsychologische Beeinträchtigungen aufweisen [1].

Je nach Art, Lokalisation und Schwere der Hirnverletzung liegen häufig v. a. Störungen des Gedächtnisses, der Aufmerksamkeit und Konzentration, der Sprache und der Motorik vor. Darüber hinaus treten nach Schädelhirntraumen häufig als Ausdruck einer Allgemeinschädigung des Gehirns psychovegetative Beschwerden, wie Kopfschmerzen, rasche Ermüdbarkeit, Reizbarkeit und Überempfindlichkeit gegenüber thermischen, akustischen und optischen Reizen auf. Diese sind häufig verbunden mit einer meist erheblichen Leistungseinbuße im körperlichen und geistig-seelischen Bereich und erschweren die Rehabilitation und berufliche Reintegration des Patienten [2]. Schließlich kommt der häufig nur unzureichenden psychischen Verarbeitung des Traumas mit all den persönlichen und sozialen Folgen eine besondere Bedeutung zu [3].

Die genannte Komplexität der Ausfallserscheinungen im Zusammenspiel zwischen Wahrnehmungs-, Verarbeitungs- und Handlungsprozessen erschweren in der Regel eine umfassende Rehabilitation der gestörten Funktionen [4].

Ungeachtet dessen ist unbestritten, daß ein möglichst frühzeitiges systematisches Training (Hirnleistungstraining) der Spontanerholung überlegen ist [5–7]. Tierexperimentelle und neuropsychologische Befunde konnten belegen, daß Therapieverfahren, die auf das Training spezifischer Funktionsausfälle (z. B. Gedächtnis) gerichtet sind, häufig zu einer guten Erholung und zur Verhinderung von funktionellen Spätfolgen führen [6].

Grundlegende Voraussetzungen zum Hirnleistungstraining

Neuropsychologische Therapieverfahren bei hirnverletzten Patienten reichen von Trainingsansätzen bei isolierten funktionellen Beeinträchtigungen v. a. des Gedächtnisses [8–10], der Konzentration, der allgemeinen Lernfähigkeit und der Sprache [11; Aphasietherapie] bis zu umfassenden komplexen Programmen wie etwa dem Ansatz von Caprez [4].

Die einzuleitenden rehabilitativen Maßnahmen sind zunächst abhängig von folgenden allgemeinen Prinzipien:
1. von dem Ausmaß und der Lokalisation der Läsion;
2. von der Zeitspanne seit dem Unfall (je früher die Rehabilitation beginnt, desto günstiger ist der Verlauf);
3. vom Alter des Patienten (ältere Patienten oberhalb des 60. Lebensjahres haben eine ungünstigere Prognose);
4. von der Art und dem Ausmaß begleitender Verletzungen;
5. und schließlich von prämorbiden Faktoren (Persönlichkeit, Beruf etc.).

Die Berücksichtigung dieser Prinzipien bezieht die Forderung nach einer möglichst umfassenden neuropsychologischen Kenntnis bzw. Erfassung der Zusammenhänge zwischen Gehirn und menschlichem Verhalten mit ein, die im wesentlichen durch eine funktionelle Diagnostik sowie eine systematische Verhaltensbeobachtung erfolgen soll [12].

Neuropsychologische Verfahren zur Rehabilitation schädelhirnverletzter Patienten

Neuropsychologische Therapieverfahren sind bislang vorwiegend auf Rehabilitation aphasischer Störungen gerichtet. Therapieansätze und empirische Untersuchungen zur Rehabilitation anderer kognitiver Leistungsfunktionsstörungen (wie z. B. Konzentration und Gedächtnis) sind dagegen selten [13, 14]. Demgegenüber wurden zur Rehabilitation zentralmotorischer Störungen eine Reihe von empirischen Arbeiten vorgelegt [15].

Kognitive Rehabilitation bei Schädelhirnverletzten

Die Methoden des kognitiven Hirnleistungstrainings sind vorwiegend aus diagnostischen Verfahren der klinischen Neuropsychologie und aus pädagogischen Lernmaterialien abgeleitet. Zur Förderung der Konzentrationsfähigkeit finden etwa Durchstreichaufgaben (z. B. d2 nach Brickenkamp) und Ordnungsaufgaben Anwendung. Der Mosaiktest des Wechsler Intelligenztestes dient zum Training der visuomotorischen Koordination (visuokonstruktive Praxien; 4). Das entwicklungsdiagnostische Programm von Frostig et al. [16] ist ein Verfahren zur Behandlung von Wahrnehmungsstörungen im Kindesalter. Für das Training von Gedächtnisfunktionen werden u. a. auch verschiedene Memoryspiele benutzt.

Die überwiegende Mehrzahl der Techniken zum Gedächtnistraining basiert auf der Anwendung von „Imagery" als Gedächtnishilfe. Unter Imagery wird die Verknüpfung von verschiedenen Gedächtnisinhalten (z. B. Wortpaare) mit Hilfe lebhaft vorgestellter visueller Bilder verstanden [17]. Weitere Verfahren sind u. a.:
— Texte behalten und bearbeiten,
— bestimmte Aktivitäten planen,
— Zahlen, Nummern (z. B. Telefonnummern einprägen),
— Gegenstände wiederfinden.

Obwohl die hier skizzierten kognitiven Therapieansätze eine breite praktische Anwendung erfahren, sind empirische Effizienzstudien selten. In den wenigen vorliegenden Arbeiten wird die Wirksamkeit der Trainingsmaßnahmen vorwiegend aufgrund der neuropsychologischen Prä-Post-Untersuchung beurteilt. Die Frage einer generalisierten Effektivität der Behandlung auf Alltagssituationen bleibt meist unbeantwortet [14]. Einige Autoren konnten darüber hinaus nur eine kurzfristige Effektivität feststellen [8]. Ungeachtet dessen haben kognitive Trainingsprogramme in der Rehabilitation von schädelhirnverletzten Patienten einen wichtigen Stellenwert. Allerdings sollten zukünftige Programme motivationsanregender (z. B. computergesteuert) gestaltet sein und lernpsychologische Kriterien mitberücksichtigen [18]. Die empirische Evaluation dieser Maßnahmen sollte zudem auf die Frage des Transfer (Generalisierung) gerichtet sein.

Rehabilitation zentralmotorischer Störungen

Eine häufige Spätkomplikation nach Schädelhirnverletzungen sind Hemi- oder Tetraparesen, die zu einem mehr oder weniger ausgeprägten Verlust der motorischen Kontrolle (Willkürmotorik) führen. Durch die Kombination moderner Technologien und lernpsychologisch orientierter Therapieformen ergeben sich für die Rehabilitation zentralmotorischer Störungen eine Reihe neuer Behandlungsmöglichkeiten (neuromusculäre Reedukation).

Ausgehend von Arbeiten von Marinacci & Horande Anfang der 60iger Jahre erlangte die Behandlung der Willkürmotorik mit Hilfe der Biofeedbacktherapie eine besondere Bedeutung. Biofeedback (biologische Rückmeldung) ist ein Verfahren zum Erlernen der willentlichen Kontrolle über in der Regel nicht bewußte Körpervorgänge (z. B. Hirn-, Muskel- und Herzaktivität).

Das Ziel der Behandlung ist es, daß der Patient durch die Rückmeldung eines spezifischen Körpersystems (z. B. die Muskelaktivität des M. biceps bei einem Patienten mit spastischer Hemiparese) eine zunehmend bessere willentliche Kontrolle über den betreffenden Körperbereich erlangt. Dazu wird der Muskeltonus (EMG) apparativ verstärkt und dem Patienten visuell (z. B. über einen TV-Bildschirm) oder akustisch zurückgemeldet. Bei schädelhirnverletzten Patienten sollen mit Hilfe der Biofeedbackbehandlung vor allem folgende Ziele erreicht werden:

1. die Wiederherstellung und Stärkung der willentlichen Kontrolle,
2. die Reduktion pathologischer Muskelaktivitäten und
3. die Förderung koordinierter Bewegungsabläufe.

Zahlreiche Studien konnten die Wirksamkeit von Biofeedback bei zentralmotorischen Störungen belegen. Insbesondere die Arbeitsgruppe um Brudny [19] legte hierzu eine Reihe

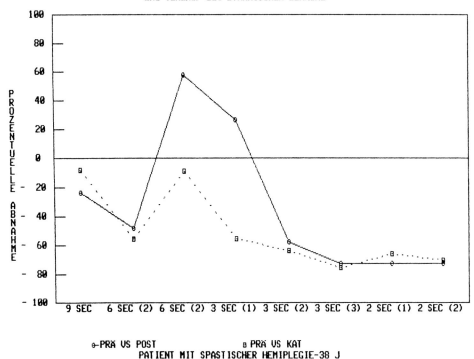

Abb. 1. Mittlere EMG-Werte bei dynamischer Dehnung bei einem 38jährigen Patienten mit spastischer Hemiplegie (○ = Vergleich Therapie versus Therapieende; □ = Vergleich Therapie versus Katamnese, 6 Monate; Prozentangaben)

von Arbeiten vor. So erhielten 70 hemiplegische Patienten ein sogenanntes sensorisches Feedback. Die Patienten sollten lernen, dem bei der Beugung des Armes erhöhten Muskeltonus (Oberarmspastik) durch Entspannung willentlich entgegenzuwirken. Dazu erhielten sie mit Hilfe eines Gerätes eine Rückmeldung über die Aktivität des betroffenen Muskels. Nach einer Trainingsphase von 8 Wochen erreichten 53% der Patienten eine willentliche Reduktion der Spastik und in einigen Fällen sogar gute grobmotorische Koordinationen. Das Fortsetzen des Trainings bei erfolgreichen Patienten führte nach weiteren 24 Wochen dazu, daß 61% dieser Patienten eine vollständige Kontrolle, 7 Patienten sogar eine Normalisierung der motorischen Funktionen erreichten. Einige Autoren verweisen darauf, daß insbesondere bei Patienten mit Beeinträchtigungen der unteren Extremitäten (Spitzfuß, Reduktion des Muskeltonus des M. peroneus longus) gute Effekte erreicht werden können [20].

Auch unsere Arbeitsgruppe konnte bei 3 Patienten mit schwerer hemiplegischer Spastik (die Patienten kamen 2 Jahre nach dem Ablauf der Spontanerholung zu uns) deutliche Verbesserungen der Spastik nach ca. 35 Sitzungen erreichen. Abbildung 1 zeigt die prozentuale Veränderung der gemittelten EMG-Werte bei dynamischer Dehnung vor und nach, sowie 6 Monate nach Beendigung der Biofeedbacktherapie (35 Sitzungen) bei einem 38jährigen Patienten mit spastischer Hemiplegie.

Tabelle 1. Prä-Post-Vergleich des Ausmaßes aktiver Bewegungsfähigkeit bei einer 49jährigen Patientin mit schwerer Schädelhirnverletzung (Ratingskriterien: 1 = kaum möglich, 5 = ohne Schwierigkeiten möglich; + = Verbesserung, − = Verschlechterung; mittlere Ratings von 3 Ratern)

Auszuführende Bewegung	Prä	Post	Prä/Post
Hand an linkes Ohr	4	3,5	− 0,5
Hand an rechtes Ohr	3	4	+ 1
Hand aufmachen	1	1	0
Hand zumachen	5	5	0
Arm nach vorne strecken	1	2,5	+ 1,5
Arm nach vorne beugen	2	4	+ 2
Arm zur Seite strecken	2	3	+ 1,0
Arm zur Seite beugen	2,5	4	+ 1,5
etwas wegschieben	2,5	3,5	+ 1,0
etwas herziehen	2	4	+ 2

Tabelle 1 zeigt das Ergebnis der Beurteilung des klinischen Verlaufs (Bewegungsdiagnostik) bei einer 49jährigen Patientin mit schwerer spastischer Hemiplegie. Die Ratings wurden von 3 unabhängigen Ratern durchgeführt. Es ergab sich eine hohe Interraterreliabilität. Aus der Tabelle wird deutlich, daß die Patientin eine deutliche Verbesserung der aktiven Bewegungsintentionen zeigte.

Die vorliegenden Studien zur Rehabilitation zentralmotorischer Störungen mit Hilfe von Biofeedback zeigen vielversprechende Erfolgsaussichten, sowohl für die Frührehabilitation als auch für die Spätrehabilitation. Diese Verfahren setzen allerdings ein hohes Ausmaß an Eigenmotivation und Kooperation beim Patienten voraus.

Neuropsychologische Trainingsprogramme sind für die Rehabilitation von schädelhirnverletzten Patienten unentbehrlich. Zukünftige Studien sollten sich verstärkt auf die Einbeziehung lernpsychologischer Programme stützen und die empirische Evaluation der eingeführten Maßnahmen − insbesondere unter dem Generalisierungsaspekt − im Auge haben.

Literatur

1. Pampus I (1974) Rehabilitation Hirnverletzter. Ergebnisse einer Verlaufsbeobachtung an 50 Hirnverletzten in den ersten 2 Jahren nach dem Trauma. Kohlhammer, Stuttgart
2. Caplan B (1982) Neuropsychology in rehabilitation: its role in evaluation and intervention. Arch Phys Med Rehab 63:362−366
3. Anderson TP, Kottke FJ (1978) Stroke rehabilitation: A reconsideration of some common attitudes. Arch Phys Med Rehab 59:175−181
4. Caprez G (1984) Neuropsychologische Therapie nach Hirnschädigungen. Springer, Berlin Heidelberg New York Tokyo
5. Basso A, Faglioni P, Vignolo LA (1975) Etude contrôlée de la rééducation du langage dans l'aphasie: comparison entre aphasiques traités et nontraités. Rev Neurol 131: 607−614

6. Grimm C (1983) Die neuropsychologische Therapie hirngeschädigter Erwachsener. Unveröff Diss Universität Zürich
7. Zihl J (1981) Recovery of visual function in patients with cerebral blindness: effect of specific practice with saccadis localization. Exp Brain Res 44/2:159–169
8. Glasgow RE, Zeiss RA, Barrera M, Lewinsohn PM (1977) Case studies on remediating memory deficits in brain-damaged individuals. J Clin Psychol 33:1049–1054
9. Gasparrini B, Satz P (1979) A treatment for memory problems in left hemisphere CVA patients. J Clin Neuropsychol 1(2):137–150
10. Wilson B (1981) Success and failure in memory training following a cerebral vascular accident. Cortex 18:581–594
11. Weniger D (1982) Therapie der Aphasien. In: Poeck K (Hrsg) Klinische Neuropsychologie. Thieme, Stuttgart
12. Perret E, Wehrli A (1977) Neuropsychologische Therapie bei erwachsenen Hirngeschädigten. Der Nervenarzt 48:369–372
13. Diller L (1976) A model for cognitive retraining in rehabilitation. Clin Psychologist 29:13–15
14. Sturm W, Dahmen W, Hartje W, Willmes K (1983) Ergebnisse eines Trainingsprogrammes zur Verbesserung der visuellen Auffassungsschnelligkeit und Konzentrationsfähigkeit bei Hirngeschädigten. Arch Psychiat Nervenheilkrankh 233:9–22
15. Gerber WD (1986) Verhaltensmedizin neurologischer Erkrankungen. In: Miltner W, Birbaumer N, Gerber WD (Hrsg) Lehrbuch der Verhaltensmedizin. Springer, Berlin Heidelberg New York Tokyo
16. Frostig M, Horne D, Maslow P (1974) Individuelles Wahrnehmungstraining. Crüwell, Dortmund
17. Patten BM (1972) The ancient art of memory. Useful in treatment. Arch Neurol 26:25–31
18. Webster JS, Jones S, Blanton P, Gross R, Beissel GF, Wofford JD (1984) Visual scanning training with stroke patients. Behav Ther 15:129–143
19. Brudny J, Korein J, Grynbaum BB, Friedman LW, Weinstein S, Sachs-Frankel G, Belandres PB (1976) EMG feedback therapy: review of treatment of 114 patients. Arch Phys Med Rehab 57:55–61
20. Wolf S, Baker MP, Kelly J (1979) EMG biofeedback in stroke: effect of patient characteristics. Arch Phys Med Rehab 60:96–102

Maßnahmen zur Unfallverhütung

Einführung

F. Watermann

Hauptverband der gewerblichen Berufsgenossenschaften (Hauptgeschäftsführer Dr. jur. F. Watermann), Lindenstraße 78–80, D-5205 St. Augustin 2

Herr Hopf hat bereits in seinen Begrüßungsworten anläßlich der Eröffnung dieses Kongresses mit kurzen Worten auf den interdependenten Zusammenhang von Prävention und Rehabilitation hingewiesen, der den Schwerpunkt unseres berufsgenossenschaftlichen Wirkens maßgeblich bestimmt.

Für uns sind beide Bereiche untrennbar miteinander verknüpft, da sie sich in ihrem Wirkungsmechanismus gegenseitig bedingen. Medizinische Erkenntnisse, die wir unter Ausnutzung der Methoden moderner Datenverarbeitung im Bereich der Rehabilitation gewinnen, steuern nicht nur unsere Medizin- und Heilmaßnahmen und die Maßnahmen der beruflichen Rehabilitation. Sie haben vielmehr auch Rückwirkungen auf Maßnahmen im Bereich der Prävention. So wurde z. B. die Notwendigkeit des Tragens von Schutzhelmen für Motorrad- und Mopedfahrer eindeutig durch unsere statistischen Erhebungen belegt.

Die statistischen Erhebungen der Gegenwart weisen zugleich darauf hin, daß es nicht die Arbeitsunfälle, sondern die Straßenverkehrsunfälle im Rahmen des Wegeunfallgeschehens sind, die nach Art und Schwere das Bild des allgemeinen Unfallgeschehens maßgeblich beeinflussen.

Der Erkenntnisweg von den Erfahrungen, die wir aus der Rehabilitation gewinnen, zu Maßnahmen der Prävention, ist jedoch keine Einbahnstraße. Auf der anderen Seite gewinnen wir technische und arbeitsmedizinische Kenntnisse im Bereich der Prävention, die uns wertvolle Hinweise für eine optimale Rehabilitation im medizinischen und sozialen Bereich bieten.

Ausgehend von diesen Überlegungen halten wir es nicht für sachfremd, sondern durchaus für angezeigt, wenn wir im Rahmen eines Kongresses, der der Unfallheilkunde gewidmet ist, auch Probleme der Prävention ansprechen und zur Diskussion stellen. Eben so wenig scheuen wir uns, im Rahmen unseres Arbeitsmedizinischen Kolloquiums, das wir jährlich im Zusammenwirken mit der Deutschen Gesellschaft für Arbeitsmedizin abhalten, Themen der Rehabilitation zu erörtern, soweit sie für den präventiven Bereich von Bedeutung sein können.

Ich habe als Präsidiumsmitglied beider Gesellschaften insofern zwei Seelen in der Brust. Dies empfinde ich jedoch nicht als störend, weil eine harmonische Abstimmung dieser unterschiedlichen Perspektiven vor dem Hintergrund der Einheit unseres Wirkungsfeldes möglich ist. Denn im Mittelpunkt aller unserer Bestrebungen steht die Sorge um das Wohl des arbeitenden Menschen.

In diesem Sinne hoffe ich auch auf Ihr Verständnis in bezug auf die Themen, die wir heute hier behandeln wollen. Ich hoffe darüber hinaus, daß sich hieraus positive Perspektiven für Ihr Wirken ergeben.

UVV „Arbeitsmedizinische Vorsorge"

P. Buss

Zentralstelle für Unfallverhütung und Arbeitsmedizin beim Hauptverband der gewerbl. Berufsgenossenschaften (Leiter: Dipl.-Ing. P. Buss), Lindenstraße 78–80, D-5205 St. Augustin 2

Ehe man über eine Unfallverhütungsvorschrift – also über eine recht trockene Materie – spricht, scheint es nützlich, ganz kurz das Feld auszuleuchten, auf dem sich die Berufsgenossenschaften bei der Erfüllung ihres präventiven Auftrages bewegen.

Der Generalauftrag, den der Gesetzgeber den Berufsgenossenschaften erteilt hat, lautet, daß sie mit allen geeigneten Mitteln für die Verhütung von Arbeitsunfällen zu sorgen haben.

Eine Reihenfolge dieser geeigneten Mittel läßt sich bereits aus der gesetzlichen Vorschrift ablesen, die den Berufsgenossenschaften den Erlaß von Unfallverhütungsvorschriften zuweist. An erster Stelle stehen die Einrichtungen und Maßnahmen, die der Unternehmer zu treffen hat; an zweiter Stelle die Verhaltensanweisungen, die die Versicherten zu beachten haben. Danach folgen die ärztlichen Untersuchungen von Versicherten, die Arbeiten durchführen, die mit außergewöhnlichen Unfall- oder Gesundheitsgefahren für sie selbst oder für Dritte verbunden sind.

Diese Reihenfolge entspricht den Gegebenheiten im Arbeitsleben. Betriebliche Unfall- und Gesundheitsgefahren haben ihren Ursprung am Arbeitsplatz. Aus diesem Grunde ist es zwingend, betriebstechnische Maßnahmen zum Schutz der Arbeitnehmer an der Quelle möglicher Gefährdungen anzusetzen.

Die berufsgenossenschaftlichen Unfallverhütungsvorschriften stellen daher weit überwiegend darauf ab, Gefahren (Einwirkungen) zu vermeiden. Wir sprechen hierbei von *Primärprävention.* (Tabelle 1).

Tabelle 1

Primärpraevention = Vermeiden von Einwirkungen
(betriebstechnische Maßnahmen)

Sekundärprävention = Vermeiden von Folgen
(arbeitsmedizinische Vorsorgeuntersuchungen)

Tabelle 2

Vorsorgeuntersuchungen bei

chemischen
physikalischen oder
biologischen

Einwirkungen oder gefährdenden Tätigkeiten

Tabelle 3

Erstuntersuchung
Nachuntersuchungen
Nachgehende Untersuchungen

Da aber Gefahren häufig nicht vollständig ausgeschlossen werden können, ist die Arbeitsmedizin u. a. dazu aufgerufen, fortbestehende Risiken möglichst nicht wirksam werden zu lassen, d. h. Folgen (Gesundheitsschäden) zu vermeiden. Wir sprechen im Zusammenhang mit der arbeitsmedizinischen Vorsorge daher von *Sekundärprävention*.

Die alte Unfallverhütungsvorschrift „Allgemeine Vorschriften", die bis 1977 galt, sagte zum Gesundheitsschutz lediglich, daß zu Beschäftigungen, die Berufskrankheiten hervorrufen können, nur geeignete Personen herangezogen werden dürfen. Diese Vorschrift gab jahrzehntelang den Impuls für Vorsorgeuntersuchungen von Beschäftigten, die ganz bestimmten Gesundheitsgefahren ausgesetzt waren. Stichworte für Schwerpunkte sind hier: Silikose und Silico-Tuberkulose.

Seit einiger Zeit wandelt sich dieses einfach strukturierte Bild. Bisher letzte Hauptstation dieses Wandels ist die Unfallverhütungsvorschrift „Arbeitsmedizinische Vorsorge". Sie ist im Oktober vergangenen Jahres in Kraft getreten. Diese Vorschrift umfaßt nicht nur alle *berufsgenossenschaftlichen* Regelungen über die arbeitsmedizinische Vorsorge, sondern bezieht auch solche Untersuchungen mit ein, die aufgrund der Verordnung über gefährliche Arbeitsstoffe durchgeführt werden müssen. Die Anwender der Vorschrift finden somit darüber alles an einer Stelle (Tabelle 2).

Vorsorgeuntersuchungen werden durchgeführt bei ganz bestimmten chemischen, physikalischen und biologischen Einwirkungen sowie bei bestimmten gefährdeten Tätigkeiten. Diese Einwirkungen und Tätigkeiten sind in alphabetischer Reihenfolge in einer Anlage (Liste) aufgeführt.

Die Liste umfaßt augenblicklich 76 Positionen. Sie kann bei Bedarf fortgeschrieben werden. Ein solches Fortschreibungsbedürfnis ist insbesondere im Bereich der als krebserzeugend eingestuften Arbeitsstoffe zu erwarten.

Alle Untersuchungen werden nach demselben Verfahren durchgeführt.

Wie sieht dieses Verfahren nun aus? Lassen Sie es mich in großen Zügen darstellen (Tabelle 3).

Am Anfang steht die *Erst*untersuchung. Die Erstuntersuchung erfolgt, bevor der Versicherte eine Arbeit aufnimmt, bei der er einer Einwirkung ausgesetzt ist oder eine der gefährdenden Tätigkeiten ausübt, die in der erwähnten Liste verzeichnet sind.

Tabelle 4

Ermächtigte Ärzte:
- Approbation
- Fachkenntnisse
- Ausstattung
- Untersuchungstechnik
- Pflichten

Bevor das Ergebnis der Erstuntersuchung nicht vorliegt, darf der Unternehmer den Arbeitnehmer an einem derartigen Arbeitsplatz nicht beschäftigen. Es ist daher auch allein seine Pflicht, die arbeitsmedizinischen Vorsorgeuntersuchungen zu veranlassen.

Die Nachuntersuchungen während der Beschäftigung sind innerhalb bestimmter Fristen durchzuführen. Die Fristen für die erste und die weiteren Nachuntersuchungen sind ebenfalls aus der Liste ablesbar. Ist die Frist abgelaufen, ohne daß eine Nachuntersuchung durchgeführt worden ist, darf der Versicherte vorerst nicht weiterbeschäftigt werden — an dem bestimmten Arbeitsplatz jedenfalls nicht.

In vielen Fällen ist anstelle einer bestimmten Frist eine Zeitspanne vorgegeben, innerhalb der die Nachuntersuchung durchzuführen ist. Dies ermöglicht eine flexible Anpassung an praktische Gegebenheiten.

Eine Nachuntersuchung kann auch vorzeitig, d. h. abweichend von den angegebenen Fristen, durchgeführt werden. Von dieser Möglichkeit wird Gebrauch gemacht, wenn der untersuchende Arzt die Bescheinigung über eine Vorsorgeuntersuchung befristet oder unter Bedingungen erteilt hat oder wenn eine Erkrankung oder eine körperliche Beeinträchtigung eine vorzeitige Nachuntersuchung angezeigt erscheinen läßt. Eine Fristverkürzung kommt auch dann in Betracht, wenn der Versicherte, der einen ursächlichen Zusammenhang zwischen seiner Erkrankung und seiner Tätigkeit am Arbeitsplatz vermutet, eine Untersuchung wünscht.

Auf die *Nachgehenden* Untersuchungen komme ich später noch zu sprechen.

Wenden wir uns nun der Frage zu, wer untersuchen darf. Wie ich bereits dargestellt habe, beziehen sich die arbeitsmedizinischen Vorsorgeuntersuchungen auf ganz bestimmte Einwirkungen oder Tätigkeiten. Daraus folgt, daß diese speziellen Untersuchungen nicht von jedem beliebigen Arzt durchgeführt werden können (Tabelle 4). Ärzte, die Vorsorgeuntersuchungen durchführen, müssen daher nicht nur die Approbation besitzen, sondern darüber hinaus von der Berufsgenossenschaft oder — falls Vorsorgeuntersuchungen in einer staatlichen Rechtsvorschrift vorgeschrieben sind — von der zuständigen Behörde ermächtigt sein. Die Anforderungen sind in Ermächtigungskriterien festgelegt, die auf die spezielle Vorsorgeuntersuchung abgestellt sind. Die Ermächtigung kann erteilt werden, wenn der Arzt über die auf die speziellen Untersuchungen bezogenen besonderen Fachkenntnisse sowie die geforderte räumliche und apparative Ausstattung verfügt. Er muß ferner in der Lage sein, spezielle Untersuchungstechniken anzuwenden. Neben den fachlichen und sächlichen Voraussetzungen hat der Arzt für die Dauer der Ermächtigung außerdem eine Reihe von Pflichten zu erfüllen, die ich hier aus Zeitgründen im einzelnen nicht aufführen möchte.

Über jede arbeitsmedizinische Vorsorgeuntersuchung, gleichgültig, ob es sich um eine erste oder um eine Nachuntersuchung handelt, stellt der Arzt eine Bescheinigung aus. Diese Be-

Tabelle 5. Ärztliche Bescheinigung über Untersuchungsergebnis

---
keine
bedingte
befristete
dauernde

gesundheitliche Bedenken

---

scheinigung gibt nur Auskunft über das Ergebnis, nicht aber über den Untersuchungsbefund, der selbstverständlich der ärztlichen Schweigepflicht unterliegt. Das Untersuchungsergebnis kann lauten (Tabelle 5):

Im Falle gesundheitlicher Bedenken hat der Arzt dem Unternehmer schriftlich zu empfehlen, den Arbeitsplatz zu überprüfen, wenn der Untersuchte infolge der Arbeitsplatzverhältnisse gefährdet ist. Dem Versicherten hat er zu empfehlen, sich medizinischen Maßnahmen zu unterziehen, wenn der gesundheitlichen Gefährdung durch medizinische Maßnahmen begegnet werden kann.

Diese Regelung macht die beratende Funktion des Arztes besonders deutlich. Sie verpflichtet ihn aber auch, sich über Arbeitsbedingungen und Arbeitsplatzverhältnisse zu informieren. Seine Verantwortung wiegt um so schwerer, je mehr von dem ärztlichen Urteil arbeitsplatzwirksame Folgen für den Betroffenen abhängen. Mehr denn je müssen alle technischen und organisatorischen Maßnahmen ausgeschöpft werden, um gesundheitliche Bedenken im Interesse des Arbeitnehmers zu kompensieren.

Können gesundheitliche Bedenken weder durch Verbesserung der Arbeitsplatzverhältnisse noch durch medizinische Maßnahmen ausgeräumt oder zumindest zurückgestellt werden, darf der Unternehmer den betreffenden Versicherten an dem gefährdenden Arbeitsplatz nicht weiterbeschäftigen.

Für Versicherte, deren Gesundheitszustand überwacht worden ist, hat der Unternehmer eine Gesundheitskartei zu führen. Er ist verpflichtet, sowohl die Karteikarte als auch die ärztlichen Bescheinigungen für jeden Versicherten aufzubewahren und sie beim Ausscheiden aus dem Unternehmen auszuhändigen. Dieses Dokument kann einen Arbeitnehmer u. a. auch davor bewahren, daß er sich bei einem Arbeitsplatz-Wechsel unnötig untersuchen läßt. Eine Kopie der Karteikarte hat der Unternehmer in jedem Falle wie Personalpapiere aufzubewahren. Da sich nicht wenige Einwirkungen erst nach Jahren als Gesundheitsschäden manifestieren, kann so auch bei langen Latenzzeiten leichter als bisher ermittelt werden, ob ein ursächlicher Zusammenhang zwischen Gesundheitsschaden und beruflicher Tätigkeit besteht.

Dies war im wesentlichen der allgemeingültige Regelungsinhalt der referierten Vorschrift.

Lassen Sie mich zum Abschluß zu dem besonderen Abschnitt kommen, der sich zusätzlich zu dem allgemeingültigen Teil auf Einwirkungen krebserzeugender Arbeitsstoffe bezieht.

Im Zusammenhang mit Tätigkeiten, bei denen Versicherte der Einwirkung krebserzeugender Arbeitsstoffe ausgesetzt sind, wurde der Typus der Nachgehenden Untersuchung eingeführt. (Tabelle 3). Die Nachgehenden Untersuchungen, haben ihren Grund in den sehr langen Latenzzeiten, die wir bei Einwirkung krebserzeugender Arbeitsstoffe beobach-

Tabelle 6. Krebserzeugende Arbeitsstoffe

Mitteilung über Einwirkung
Führen und Aufbewahren der Gesundheitsakte
Nachgehende Untersuchung nach Beendigung der Einwirkung

ten. Sie dienen somit den wohlverstandenen Interessen der Versicherten, deren Gesundheitszustand eben wegen dieser langen Latenzzeiten auch dann noch überwacht werden muß, wenn längst keine krebserzeugenden Arbeitsstoffe mehr einwirken.

Bei bestehendem Beschäftigungsverhältnis ist der Unternehmer dafür verantwortlich, daß die Nachgehende Untersuchung durchgeführt wird. Ist der Versicherte jedoch aus dem Unternehmen ausgeschieden, in dem die Einwirkung stattgefunden hat, veranlaßt die Berufsgenossenschaft die Untersuchung — auch nach dem Ausscheiden aus dem Berufsleben.

Nachgehende Untersuchungen haben spätestens fünf Jahre nach Beginn der Einwirkung zu erfolgen, es sei denn, daß gesicherte arbeitsmedizinisch-toxikologische Erkenntnisse über die Wirkungsweise des jeweiligen Stoffes kürzere Fristen gebieten (Tabelle 6).

Es liegt auf der Hand, daß die Sicherstellung dieser Untersuchungen einigen organisatorischen Aufwand erfordert. Dem Unternehmer obliegen daher auch der einen Seite besondere Mitteilungspflichten. Der ermächtigte Arzt auf der anderen Seite hat für jeden Versicherten eine Gesundheitsakte zu führen, auf dem laufenden zu halten und bis zum Ablauf des Jahres aufzubewahren, in dem der Betreffende 75 Jahre alt geworden ist oder geworden wäre. Die Berufsgenossenschaften selbst werden eine Zentrale Erfassungsstelle einrichten. Sie stellen damit sicher, daß die Mitteilungen, die der Unternehmer zu machen hat, sachgerecht verwertet werden. Vor allen Dingen können sie dann auch die Untersuchungen für die Versicherten organisieren, die nicht mehr in dem Unternehmen arbeiten, in dem die Einwirkung stattgefunden hat. Die Zentrale Erfassungsstelle wird am 1. Oktober 1987 ihre Arbeit aufnehmen.

Sie werden bemerkt haben, daß die dargestellte Rechtsnorm eine Verfahrens- und Organisationsvorschrift ist, die über den Inhalt der einzelnen speziellen Vorsorgeuntersuchungen nichts aussagt. Über die Grundlagen, auf denen diese Untersuchungen durchgeführt werden, erfahren Sie mehr im nächsten Referat.

Berufsgenossenschaftliche Grundsätze für arbeitsmedizinische Vorsorgeuntersuchungen

E. Perlebach

Zentralstelle für Unfallverhütung und Arbeitsmedizin beim Hauptverband der gewerbl. Berufsgenossenschaften (Leiter: Dipl.-Ing. P. Buss), Lindenstraße 78–80, D-5205 St. Augustin 2

Die Berufsgenossenschaftlichen Grundsätze für arbeitsmedizinische Vorsorgeuntersuchungen sind Handlungsanleitungen für den untersuchenden Arzt. Sie geben Hinweise auf bestimmte Untersuchungsmethoden innerhalb eines festgelegten Untersuchungsganges und auf die Beurteilung der Untersuchungsbefunde.

Mit der Aufstellung dieser Grundsätze haben die Berufsgenossenschaften das Ziel verfolgt, die erforderlichen Maßnahmen der arbeitsmedizinischen Vorsorge nicht nur auf der Seite des Unternehmers, sondern auch auf der Seite des Arztes übersichtlich zu organisieren.

Wie in dem Referat zuvor bereits erläutert, wird mit der UVV „Arbeitsmedizinische Vorsorge" dem Unternehmer die Pflicht auferlegt, arbeitsmedizinische Vorsorgeuntersuchungen von einem hierzu ermächtigten Arzt durchführen zu lassen. Dem Arzt können jedoch keine verbindlichen Vorschriften über anzuwendende Untersuchungsmethoden und über die Untersuchungsbewertung gemacht werden. Die Berufsgenossenschaften hielten es daher für erforderlich, hier eine Brücke zu schlagen. Sie taten dies, indem sie die Berufsgenossenschaftlichen Grundsätze aufstellten.

Diese Grundsätze sind *keine* Rechtsnorm. Sie sind vielmehr als Hilfe für den untersuchenden Arzt gedacht. Da es sich um Empfehlungen handelt, engen sie weder seinen Verantwortungsbereich noch seine Handlungsfreiheit ein. Durch die Grundsätze soll jedoch sichergestellt werden, daß die arbeitsmedizinischen Vorsorgeuntersuchungen bei Einwirkung gleicher Arbeitsstoffe oder bei gleichen Tätigkeiten nach einem einheitlichen System erfolgen. Diesem Erfordernis tragen die Grundsätze Rechnung.

Vor der Erstellung eines Grundsatzes wird stets kritisch geprüft, inwieweit die Voraussetzungen für eine arbeitsmedizinische Vorsorgeuntersuchung tatsächlich gegeben sind. Zu diesen Voraussetzungen gehört in erster Linie, daß die Beziehungen zwischen Ursache und Wirkung des einwirkenden Arbeitsstoffes oder der gefährdenden Tätigkeit bekannt sind. Nur wenn der untersuchende Arzt über Vorstellungen darüber verfügt, welche Symptome das Krankheitsgeschehen erkennen lassen, kann er eine entsprechend gesicherte Diagnose stellen.

Desweiteren muß es Untersuchungsmethoden geben, mit deren Hilfe der Untersuchende Arzt mögliche Gesundheitsschädigungen rechtzeitig erkennen kann.

Die dritte wesentliche Voraussetzung ist, daß arbeitsmedizinische Kriterien vorhanden sind, auf die er seine Beurteilung des Gesundheitszustandes stützen kann.

Diese Voraussetzungen zu prüfen ist Aufgabe des Ausschusses Arbeitsmedizin, einem sachverständigen Gremium mit namhaften Medizinern aus allen Gebieten der Medizin. Der Ausschuß Arbeitsmedizin wurde 1971 durch die Berufsgenossenschaften gegründet. Im Laufe seiner nunmehr vierzehnjährigen Tätigkeit wurden mittlerweile 42 Berufsgenossenschaftliche Grundätze fertiggestellt. Diese Grundsätze sind nach einem einheitlichen Schema aufgebaut, so daß jeweils unter derselben Ziffer gleichartige Aussagen erfolgen.

Dies erleichtert dem Arzt, sich einen Überblick über den Inhalt der Empfehlungen zu verschaffen.

Die Berufsgenossenschaftlichen Grundsätze gliedern sich wie folgt:

Im Abschnitt „Anwendungsbereich" wird festgelegt, für welche Einwirkung oder gefährdende Tätigkeit die Untersuchung anzuwenden ist. Damit werden zugleich erste Hinweise gegeben, welcher Personenkreis dieser Vorsorgeuntersuchung zuzuführen ist.

Es folgen die Untersuchungsarten, das sind die Erstuntersuchung und die Nachuntersuchung, gegebenenfalls die Nachgehenden Untersuchungen. Wie im Referat zuvor beschrieben, ist in der UVV „Arbeitsmedizinische Vorsorge" geregelt, wann eine Erst- und wann eine Nachuntersuchung zu erfolgen hat. Verbunden damit, ob die Untersuchung vor oder während der Beschäftigung durchgeführt wird, unterscheiden sich auch der Untersuchungsgang und die arbeitsmedizinischen Kriterien. Vom Prinzip der Untersuchung her sind Nachgehende Untersuchungen wie eine Nachuntersuchung durchzuführen.

Jeder Abschnitt der Untersuchungsarten schließt mit den arbeitsmedizinischen Kriterien, die maßgebend für das ärztliche Urteil sind, ob gesundheitliche Bedenken gegen die Aufnahme oder aber gegen die Fortsetzung einer bereits ausgeübten Tätigkeit bestehen.

Der letzte Abschnitt enthält ergänzende Hinweise. Sie ermöglichen dem Arzt, sich beispielsweise über die biochemische Wirkungsweise eines Arbeitsstoffes oder über Rechtsgrundlagen für Beschäftigungsverbote oder -beschränkungen zu informieren.

Der Grundsatz schließt mit dem Literaturverzeichnis. Es gibt die wesentlichen Literaturquellen an, auf deren inhaltliche Aussagen der Grundsatz aufgebaut ist.

Den größten Umfang innerhalb eines Grundsatzes machen also die Empfehlungen für den Untersuchungsgang einer jeden Untersuchungsart aus. Für Sie als Mediziner selbstverständlich leitet die allgemeine Untersuchung den Untersuchungsgang ein. Der wesentliche Unterschied zum üblichen Untersuchungsschema besteht in der Erhebung der Arbeitsanamnese, die für die arbeitsmedizinische Beurteilung von ausschlaggebender Bedeutung ist. An die allgemeine schließt sich die spezielle Untersuchung an, die ausgerichtet ist auf die typtischen Wirkungsweisen des Arbeitsstoffes oder die typischen Kennzeichen der gefährdenden Tätigkeit.

Jede arbeitsmedizinische Vorsorgeuntersuchung hat zur Folge, daß der Arzt eine Beurteilung der Untersuchungsbefunde und damit des Gesundheitszustandes des Arbeitnehmers erstellt. Es sind vier Möglichkeiten für die Beurteilung vorgesehen: dauernde gesundheitliche Bedenken, befristete gesundheitliche Bedenken, keine gesundheitlichen Bedenken unter bestimmten Voraussetzungen oder keine gesundheitlichen Bedenken. Der Arzt trifft seine Entscheidung auf der Grundlage der arbeitsmedizinischen Kriterien. Das Ergebnis — nicht den Befund — der Untersuchung muß der Arzt dem Unternehmer schriftlich mitteilen, aber auch dem Untersuchten selbst, vor allem sofern er gesundheitliche Bedenken äußert.

Die Berufsgenossenschaftlichen Grundsätze sind immer nach dem jeweiligen Erfordernis erstellt worden. Dies erklärt die fortlaufende Numerierung der Grundsätze ohne eine Einteilung nach den heute üblicherweise verwendeten Begriffen der chemischen, biologischen oder physikalischen Einwirkung oder der gefährdenden Tätigkeit. Der überwiegende Teil der Grundsätze bezieht sich auf chemische Einwirkungen. Dabei wird in der Regel die Untersuchung auf den einzelnen Arbeitsstoff und seine Wirkung abgestellt; als Beispiel sei hier auf den Grundsatz G 10 „Methanol" verwiesen.

Die physikalischen Einwirkungen machen dagegen nur einen kleinen Teil aus, der bekannteste Grundsatz ist der G 20 „Lärm". Nach der Statistik der arbeitsmedizinischen

Vorsorgeuntersuchungen ist dies von allen Grundsätzen der am häufigsten angewendete. Die danach durchgeführten Untersuchungen machen von den jährlich insgesamt rund 1,4 Millionen Untersuchungen nach Berufsgenossenschaftlichen Grundsätzen 42% aus.

Für die biologischen Einwirkungen steht stellvertretend der neueste Grundsatz G 42 „Infektionskrankheiten", der mit seinem Teil „Tuberkulose-Erreger" und Teil „Hepatitis-B-Viren" gerade zu Beginn dieses Jahres der Öffentlichkeit vorgestellt wurde.

Stellvertretend für die gefährdenden Tätigkeiten kann der Grundsatz G 25 „Fahr-, Steuer- und Überwachungstätigkeiten" genannt werden. Das Beispiel des G 31 „Überdruck" soll dagegen verdeutlichen, daß die bestehende Unterscheidung zwischen Einwirkung und gefährdender Tätigkeit nicht immer ganz eindeutig zu treffen ist. Der Grundsatz G 31 „Überdruck", der Taucherarbeiten und Druckluftarbeiten einschließt, könnte ebenso zu den physikalischen Einwirkungen gerechnet werden, was unter medizinischen Aspekten jedoch belanglos ist.

Die Praxis hat bewiesen, daß sich der ursprüngliche Gedanke der Berufsgenossenschaften bewährt hat, mit den Berufsgenossenschaftlichen Grundsätzen eine Brücke zu schlagen, um dem durch Rechtsnormen verpflichteten Unternehmer einerseits und dem untersuchenden Arzt andererseits eine sinnvolle Umsetzung der arbeitsmedizinischen Vorsorge möglich zu machen. Wie die Statistik der arbeitsmedizinischen Vorsorgeuntersuchungen, die jährlich nach den Angaben der ermächtigten Ärzte erstellt wird, belegt, haben die Berufsgenossenschaftlichen Grundsätze in praxi eine breite Anwendung gefunden.

Informationsgewinnung zur Unfallverhütung und zur Rehabilitation aus den berufsgenossenschaftlichen Statistiken

W. Eichendorf

(Manuskript nicht eingegangen)

Verletzungen durch hochdruckbetriebene Maschinenwerkzeuge

H. G. Haas

Berufsgenossenschaftliche Unfallklinik Frankfurt/M. (Direktor: Prof. Dr. H. Contzen), Abt. für Handchirurgie und Plastische Chirurgie (Leiter: Dr. med. H. G. Haas), Friedberger Landstraße 430, D-6000 Frankfurt/M. 60

In zunehmendem Maße macht man in Industrie und Handwerk von hochdruckbetriebenen Maschinenwerkzeugen Gebrauch. Beim Automobilbau und in Werkstätten sind es Schmierpressen, die mit Drucken bis 400 Atü betrieben werden. In Dieselmotoren wird der Trieb-

Tabelle 1

Geräte	Material	Fälle
Abschmierfettpresse	Schmierfett	37
Dieselöl-Einspritzpumpen	Dieselöl	10
Spritzpistolen	Farbe, Verdünner, Lack	30
	Öl, Fett, Wachs	11
Verschiedenes		
Gebrochene Pipeline	Rohöl	1
Defektes Ventil (bei einem Traktor)	Schmieröl	1
Defekte Hydraulik	Getriebeöl, Bremsflüssigkeit	4
Defekte Ölleitung	Schmieröl	3
Hockdruckstrahl aus einer Ölbohrmaschine	Carbonox: Öl-Kalk-Lehm-Wasser-Mischung	1
Summe der Hochdruckverletzungen		98

stoff mit einem Druck von 80–300 Atü durch eine feine Düse eingespritzt. Mit Hilfe von Hochdruckspritzpistolen werden Farben, Lacke, Verdünner oder Schutzmittel auf Oberflächen verteilt. Moderne Spritzpistolen arbeiten mit Drucken bis 3000 Atü.

Verhältnismäßig selten kommt es zu Verletzungen beim Umgang mit solchen Maschinen und Werkzeugen, die mit hohen Drucken betrieben werden. Im Krankengut der Berufsgenossenschaftlichen Unfallklinik Frankfurt/Main wurden im Zeitraum von 1970 bis 1984 13 Patienten wegen solcher Verletzungen stationär behandelt. Fast immer sind die Hände betroffen, da sie am ehesten mit dem Spritzstrahl in Berührung kommen können.

Unfallursachen können Defekte an den Geräten sein, z. B. vom Schmiernippel abrutschende Mundstücke oder undichte Schlauchverbindungen. Häufiger sind Fehler bei der Handhabung, wie vergessenes Sichern des Pistolenhandgriffes, falsches Reinigen der Düse oder einfach Leichtsinn beim Umgang mit den Werkzeugen. Die Verletzten sind entweder über die Gefährlichkeit der Maschinen nicht unterrichtet, mit denen sie hantieren, oder sie beachten die Gefahr nicht (Müller 1958, 1965).

Aus einer Zusammenstellung nach Literaturangaben über insgesamt 98 Hochddruckverletzungen geht hervor, daß Spritzpistolen mit Farbe, Verdünner, Lack, Öl, Fett oder Wachs obenan stehen, gefolgt von Abschmierfettpressen mit den verschiedenen Schmierfetten. Es schließen sich an die Dieselöleinspritzpumpen, während übrige Verletzungsursachen auf Einzelfälle beschränkt bleiben (Eisen 1969) (Tabelle 1).

In unmittelbarer Nähe der Austrittsöffnung des Spritzstrahles ist je nach Form der Düse das Spritzmedium eng gebündelt und hat eine hohe kinetische Energie. Bei Farbspritzpistolen divergiert der Sprühstrahl sehr bald nach dem Austritt. Der Strahl einer gebräuchlichen Farbspritzpistole durchschlägt beim direkten Aufsetzen (Bauer; Haas 1979). Der scharfe Strahl aus einer Dieseleinspritzdüse kann die Haut noch in einer Entfernung bis 20 cm durchbohren (Frank 1967).

Im rasanten Sprühstrahl dringen in Sekundenbruchteilen beträchtliche Mengen des Mediums in Finger und Hand. Durch die oft nadelfeine Eintrittsöffnung kann es nicht mehr zurückfließen, da sich sogleich Bindegewebe davorlegt. Das unter Druck stehende Material folgt dem Weg des geringsten Widerstandes und breitet sich in den Sehnenscheiden und entlang den Gefäßnervenbündeln aus. Der eingespritzte Fremdkörper kann vom Finger bis in die Hohlhand hineingelangen oder von der Hand bis in den Unterarm. Die Ausbreitung ist abhängig von der Menge des Injektates und vom Ort der Verletzung.

Der getroffene Finger wird aufgebläht und härter. Der eindringende Strahl zerreißt auf seinem direkten Weg in die Tiefe Gewebe und kleine Gefäße. Arterien und Venen werden komprimiert, Nerven erleiden Druckschäden. Die Blutversorgung der Beugesehnen in den engen Sehnenscheidenkanälen wird beeinträchtigt. Teile der Handmuskulatur können durch druckbedingte Ischämie schon nach wenigen Stunden zugrunde gehen (Hentsche 1970). In dieser ersten Phase der Schädigung kommt es nicht auf die Art des Injektates an (Müller 1958, 1965), sondern auf den Eintrittsort und die Menge der eingedrungenen Flüssigkeit). Der Schaden ist mechanisch bedingt.

Die zweite Phase ist gekennzeichnet durch toxische Einflüsse des Spritzmediums und durch die Reaktion des Körpers. Eine akute Entzündung tritt auf, anfangs noch ohne bakterielle Beteiligung. Die Fremdkörper werden von einem Histiocytenwall umschlossen (Kleinfeld, Bässler 1976). Eine epitheloide Membran umgibt Öltröpfchen oder Farbpartikel. Bakterielle Verunreinigungen bewirken in dem durchblutungsgestörten oder nekrotischen Gewebe alsbald eine Infektion. Abscesse bilden sich, werden umkapselt oder brechen in die Nachbarschaft durch. Toxische Wirkungen der eingedrungenen Flüssigkeit verstärken den Gewebsschaden.

In der dritten, chronischen Phase formen sich Ölcysten im Gewebe bei Fettpreßverletzungen. Durch chronische Fisteleiterungen entleeren sich aus Nekrosehöhlen Fremdkörperbestandteile und abgestorbenes Gewebe. Der ständige Reiz des verbleibenden Fremdmaterials macht eine Gewebsproliferation mit ausgedehnten Indurationen. Waren die Sehnen nicht schon primär geschädigt, so können Verklebungen der Gleitstrukturen die Sehnenbeweglichkeit behindern. Gelenkeinsteifungen treten hinzu. Die Gebrauchsfähigkeit einer solchen Hand ist auf das schwerste geschädigt (Brunner; Egloff 1966).

Die Gefährlichkeit der Hochdruckspritzverletzungen liegt darin, daß sie meistens am Anfang wenig Beschwerden verursachen, und daß der Erstbefund der Verletzung nicht gravierend ist. Der mit hoher Brisanz einschießende Flüssigkeitsstrahl verursacht kaum Schmerzen, eher nur ein Druckgefühl. Je nach der Bündelung des Flüssigkeitsstrahles sieht man nur eine winzige Eindringöffnung, vielleicht einen Tropfen Blut. Manchmal sind im Spätstatium Ölcysten auszuräumen, ohne daß der Verletzte sich an einen Unfall erinnern kann. Stunden nach dem Unfall setzen Schmerzen ein, die Schwellung nimmt zu, die Haut des betroffenen Fingers wird blasser. Trotzdem vergeht nicht selten ein ganzer Tag, bis die Verletzten den Arzt aufsuchen. Wird auch bei frühzeitiger Konsultation eines Arztes die Schwere der Verletzung verkannt, wird eine hinhaltende konservative Therapie mit Umschlägen und Hochhalten der Extremität versucht, so geht wertvolle Zeit für die richtige Behandlung verloren.

Die Prognose solcher Verletzungen wird wesentlich durch den Zeitpunkt der fachgerechten Versorgung mitbestimmt. Nach einer Zusammenstellung von Fallberichten verschiedener Autoren ergab sich, daß eine normale Funktion wieder hergestellt werden konnte in 78,5%, wenn die Patienten innerhalb der ersten 4 h in Behandlung kamen. Nach einem Zeitraum von 6–12 h waren es nur noch 40%, nach 24–48 h 10% (Scharizer 1981).

Die Art der unter Druck eingespritzten Flüßigkeit spielt für die spätere Prognose eine Rolle. An dem Kollektiv von 98 Verletzungsfällen (Eisen 1969) (Tabelle 2) wird sichtbar, daß am häufigsten Fingeramputationen in der Gruppe jener Verletzten notwendig wur-

Tabelle 2

Material	Fälle	Amputation
Schmierfette	37	8
Dieselöl	10	7
Farben, Lacke, Verdünner	30	16
Dinitrol, Tectyl	6	3
Rohöl	1	1
Schmieröl	4	1
Carbonox	1	0
Bremsflüssigkeit, Getriebeöl	4	1
Fett-Wachs-Öl-Mischung	5	1
	98	38

den, bei der das eingespritzte Medium eine Farblösung war. Toxisch wirksam sind Lösungsmittel wie Terpentin oder Toluol.

Die chirurgische Therapie der Spritzpistolenverletzungen soll so bald als möglich einsetzen. Die Angaben über den Zusammenhang zwischen dem Behandlungszeitpunkt und dem Ergebnis sprechen eine eindringliche Sprache. Schon in den ersten Stunden nach dem Unfall sollte die operative Versorgung erfolgen. Jeder Tag des Zuwartens verschlechtert die Prognose ganz erheblich.

Kann die Verletzung in der ersten Phase, d. h. in den ersten Stunden nach dem Unfall, versorgt werden, so ist das Behandlungsziel die Entlastung des Druckes im Gewebe und die Entfernung des eingedrungenen Fremdkörpers. Man kann sich hierzu nicht mit kleinen Einschnitten zur Druckentlastung begnügen. Es sind ausgedehnte Incisionen nötig, die Finger und Hohlhand breit eröffnen, bei Bedarf bis über das Handgelenk hinaus. Damit die späteren Narben nicht zu Kontrakturen Anlaß geben, müssen die Schnitte nach den Richtlinien der Handchirurgie angelegt werden. Alle Gewebsspalten, die den Fremdkörper enthalten, sind zu öffnen. Meistens ist die Flüßigkeit auch in die Beugesehnenscheide eingedrungen. Die festhaftenden Farbbestandteile sind minutiös herauszupräparieren, ohne die Gewebsstrukturen zu verletzen. Da Farbzusammensetzungen im Röntgenbild oft schattengebend sind, sollen vor dem operativen Eingriff stets Röntgenaufnahmen angefertigt werden, um über die voraussichtliche Ausbreitung des Materials Aufschluß zu gewinnen. Alle Eingriffe sind in Blutsperre auszuführen, eine Lupenvergrößerung ist zur genauen Präparation erforderlich. Wenn sich am Ende des Eingriffes die Wundränder gut aneinanderlegen, so kann auf einen Nahtverschluß verzichtet werden, sonst sind wenige lockere Adaptationsnähte erlaubt (Abb. 1–3).

In der zweiten Phase wird die ausgedehnte Freilegung in der gleichen Weise erfolgen. Im Laufe der seit dem Unfall verstrichenen Tage wird mit einer bakteriellen Infektion zu rechnen sein, eine antibiotische Therapie ist in diesen Fällen erforderlich nach Austestung der Keimbesiedlung. Nekrosen und Abscesse müssen ausgeräumt werden. Wenn es sich bei der präoperativen Untersuchung und im intraoperativen Befund herausstellt, daß ein getroffener Finger in Sensibilität und Beweglichkeit irreparabel geschädigt ist, so ist die frühzeitige Amputation das Beste. Langwierige Erhaltungsversuche mit zweifelhaltem Ausgang ziehen nur zu leicht eine Beeinträchtigung der gesamten Handfunktion nach sich. Bei

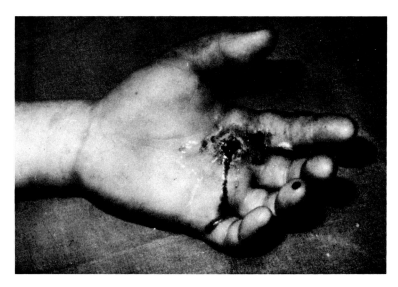

Abb. 1. Farbspritzpistolen-Verletzung der Hohlhand

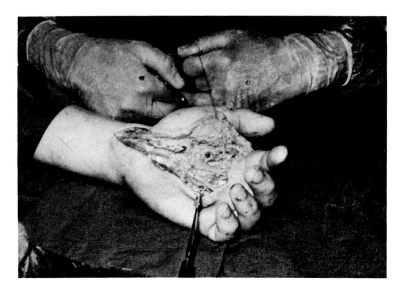

Abb. 2. Ausdehnung des Injektates in der Hohlhand

Farbspritzpistolenverletzungen wird man sich wegen der bekannten schlechteren Wiederherstellungsaussichten eher zur Amputation entschließen, als etwa bei Ölpressenverletzungen. Insgesamt verschlechtern sich die Aussichten für eine funktionelle Wiederherstellung in diesem Stadium wegen der bereits eingetretenen Entzündung (Gelberman 1975).

In der dritten Phase ist von den leider nur begrenzten Möglichkeiten Gebrauch zu machen, die Handfunktion zu bessern. Ölcysten, die sich auch röntgenologisch oft darstellen lassen, sind auszuräumen. Bei den begleitenden Vernarbungen besteht die Gefahr, daß

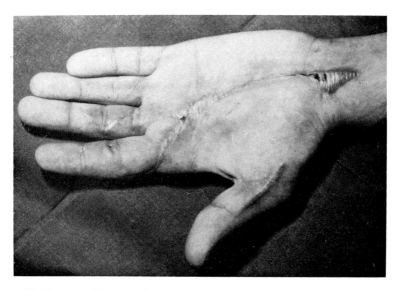

Abb. 3. Ausheilungsergebnis

etwa Digitalnerven verletzt werden. Nicht selten sind mehrere Eingriffe erforderlich, um Ölreste aus tieferen Gewebsbezirken zu entfernen. Bei Fisteleiterungen, die ihre Ursache in verbliebenen Restpartikeln haben genügt nicht eine Incision, sondern es müssen die in kleinen Abscessen liegenden Fremdkörperreste zusammen mit dem nekrotischen Gewebe möglichst vollständig entfernt werden.

Die Behandlungdauer der Hochdruckverletzungen an der Hand ist verhältnismäßig lang. Das Heilverfahren wird um so langwieriger, je später die Behandlung begonnen werden konnte. Im Krankengut der Berufsgenossenschaftlichen Unfallklinik Frankfurt/Main betrug die stationäre Verweildauer im Mittel 27 Tage. Durchschnittlich waren die Patienten etwa 3 Monate lang arbeitsunfähig.

Verletzungen mit hochdruckbetriebenen Maschinenwerkzeugen gehören zu jenen, die eine besondere Beachtung verdienen. Um den Schaden möglichst gering zu halten, können diese Forderungen aufgestellt werden:

1. Zureichende Unterrichtung der Personen, die mit hochdruckbetriebenen Maschinenwerkzeugen umgehen, mit eindringlicher Darstellung der damit verbundenen Gefahren und der Verpflichtung, sofort nach einer Verletzung den Arzt aufzusuchen.
2. Ausführliche Hinweise für die erstbehandelnden Ärzte, damit die Folgenschwere dieser Verletzungen rechtzeitig erkannt wird und die Behandlung ohne Verzug begonnen werden kann.
3. Informierung des behandelnden Arztes über Art und Zusammensetzung des eingedrungenen Mittels.
4. Chirurgische Behandlung der Verletzung durch einen qualifizierten Facharzt mit handchirurgischen Kenntnissen.
5. Stationäre Aufnahme des Verletzten in einem geeigneten Krankenhaus, in dem die fachgerechte Versorgung gewährleistet ist.

Literatur

Bauer HP, Haas HG (1979) Spritzpistolenverletzungen an der Hand. Chir Praxis 25:303–310

Brunner U, Egloff B (1966) Handverletzungen mit Spritzpistolen. Schweiz Med Wschr 96:1087–1097

Eisen M (1969) Handverletzungen durch Hochdruckspritzpistolen. Dissertation Universität Frankfurt am Main

Frank E (1967) Fettpresseverletzungen. Act Chir 2:241

Gelberman RH, Posch JL, Jurist JM (1975) High pressure injection injuries of the hand. J Bone Joint Surg [Am] 57:935–937

Hentschel M (1970) Verletzungen der Hand durch Fettpressen und Spritzpistolen. Handchirurgie 2:171

Kleinfeld F, Bässler R (1975) Klinik und Pathomorphologie traumatischer Ölimpressionen, sogenannter „grease gun injury". Chirurg 46:362–367

Müller KL (1965) Verletzungen mit Hochdruckschmierfett. Wien Klin Wschr 77:770

Müller KL (1985) Verletzungen mit Hochdruckschmierfett. Klin Med (Wien) 13:91

Scharizer E (1981) Der Zeitfaktor bei der Behandlung von Spritzpistolenverletzungen. Akt Traumatol 11:84–86

Sachverzeichnis

Abdominaltrauma, Pankreas-
  verletzungen 366, 533
–, stumpfes 366, 494, 533
Absaugen, Verminderung der Gefäß-
  schädigung beim Aufbohren der
  Markhöhle (exp.) 236
Acetabulumfrakturen, Op.-Planung
  mit CT 405
Achillessehnenrupturen, Fibrin-
  klebung 467, 471
Achsenknick, n. Instabilität: Bedeutung
  für die Wirbelsäulenfunktion 937
Amputationen, krankengym. Therapie
  n. Amputation an der unteren
  Extremität 1053
Antikörper, Lymphocytentypisierung
  durch monoklon. A. 181
Arbeitstherapie s. Berufshilfe 993
Arthrographie, Ellenbogengelenk: Indika-
  tion, Technik u. Aussagewert 347
–, Schultergelenk: Indikation 341
–, Sprunggelenk: fib. Kapsel-Bandver-
  letzungen 350
Arthroskopie (Kniegelenk) bei
  Haemarthros 782
— bei osteo-chondralen Frakturen 810,
  813
— bei Patellaluxation 815
Arthrotomie, arthrosk.-operat. Ein-
  griff 755
–, Gelenkknorpel (Femurrolle, Tibiakopf,
  Patella) 749
–, Indikation bei Verletzungen des Knie-
  gel. 749
–, Miniarthrotomie/Arthroskopie 796
— n. vorausgeg. Arthroskopie 784
Ärzte und Medien, Disputation im
  Forum 1095
— und Medizin.-Wissenschaftl. Verlage,
  Disputation im Forum 1099, 1104
Aufrichtungsosteosynthese bei Tibia-
  plateau-Impressionsfrakturen (unter
  arthroskop. Kontrolle) 810

Bandage, Vollbelastung ohne Gips bei
  Weber-A-Frakturen 930

Bandersatz (Bandplastik), oberes Sprung-
  gelenk 174
Bandheilung, biomech. Untersuchungen
  (neue Meßmethode) 157
Bandreinsertionen, Zugfestigkeitsunter-
  suchungen 153
Bauchaortenruptur nach stumpfem
  Bauchtrauma 533
Bauchtrauma, Sonographie bei stumpfem
  Bauchtrauma 366
Beckenhalbgelenke, Stabilisierung mit
  resorbierb. Material 108
Beckenringfrakturen, Indikation zur
  funktion. Behandlung 599, 943
–, – und Technik der Osteosyn-
  these 605
Beckenringverletzungen, äußere Fixation
  des instabilen Beckenrings 582, 610
–, Behandlung der Sprengungen und
  Frakturen 612
–, Biomechanik u. Verletzungsfor-
  men 557
–, Fixateur externe: Spätergebnisse 612
–, Kombinationsverletzungen: Indika-
  tion/Ergebnisse der op. Behand-
  lung 619
–, Op. Behandlung unter funktionellen
  Gesichtspunkten 599
–, – – Stabilisierung dorsalen Seg-
  mentes 566, 632
–, Osteosynthese dorsal 582
–, – – Fixateur externe 566
–, – – Plattenosteosynthese 566
–, – – Verschraubung 579
–, – – Zuggurtung 581
–, – ventral
–, – – Osteosyntheseverfahren 590
–, Osteosynthesetechniken im dorsalen
  Beckenbereich 566, 625
Beckenruptur, Hülsen-Seil-Verspan-
  nung 622
Belastbarkeit, extra- u. intramed. Osteo-
  synthese nach instab. Femurosteo-
  tomie 111
Belastungserprobung s. Berufshilfe 993
Belüftung, Probleme u. Technik im
  Operationstrakt 650

Beobachtungsstudien, prospektiv/retrolektiv 745
Berufshilfe, Maßnahmen zur Einleitung der Berufshilfe aus ärztlicher Sicht 986
–, – – aus berufsgenossenschaftl. Sicht 989
–, – – –, Belastungserprobung u. Arbeitstherapie 993
–, – – –, betriebsärztl. Aufgaben bei der Wiedereingliederung 1002
Bewegungstherapie, Durchführung, Dosierung u. Kontrolle 902
–, funktionelle, nach Osteosynthesen 946
Bewegungsschienen, motorbetrieben (Indikation u. Kontraindikation) 953
Beweiswert, Obduktion: morphol. Befunde nach Tod/Unfall 665
Biegesteifigkeitszunahme bei Fixateur ext. (exp.) 64
Bildgebende Verfahren (Darstellung verletzter Strukturen), Computertomographie 321
– –, Kernspin-Tomographie 328
– –, Röntgentechnik 313
– –, Sonographie 316
Bindegewebstransplantate, Einheilung avitaler B. (exp.)
Biocompatibilität, 3,5-mm-AO-Kortikalisschraube (exp.) 40
–, Kleinfragment-DC-Platte (exp.) 47
– Nahtmaterial für Mikrochirurgie 461
–, Patellaquerfraktur (verschiedene Osteosyntheseverfahren) 125
Biostatistik, einführendes Referat 717
– in der Unfallchirurgie 717
Brandverletzungen, krankengymn. Therapie 1056
Bruchheilung, corticale, bei Fixat. ext.-Osteosynthese 240
Brustwirbelsäule, operat. Therapie u. Funktion 937

Calcaneusfrakturen, Wertigkeit versch. bildgebender Verfahren 411
Carbonband-Implantation, Licht- u. Elektronenmikroskop. Untersuchungen 170
Computertomographie, Darstellung verletzter Strukturen 321
– Herstellung künstl. Knochen nach dem CT 417
–, Therapieplanung bei Beckenring- u. Acetabulumfrakturen 400

– bei instabilen Wirbelfrakturen 393, 395
–, menschl. Leichenwirbelkörper 74
–, prae- u. postop. CT-Kontrolle bei instabilen Frakturen BWS/LWS 395
Coriumstreifenplastik beim frischen femoralen Abriß des vord. Kreuzbandes 854
Cyclooxygenaseblocker zur Prophylaxe der Fettembolie 211

Darmatonie bei retroperitonealen Verletzungen 554
Demineralisation, nuklidabsorptiometr. Bestimmung 207
Densfraktur, Osteosynthese 93
Disputation im Forum, Ärzte und Medien (Einführung) 1095
– –, – u. Mediz.-Wissenschaftl. Verlage 1099, 1104
Dokumentation in den berufsgenossenschaftl. Unfallkliniken 726
– Med., Einführungsreferat 723
–, – in der Unfallchirurgie 717
Drahtzuggurtung, mechanische Stabilität 71
Drehkeilfraktur, exp. Herstellung 37
Druckbelastung, Innenmeniscus (exp.) 82
DSA, Primärdiagnostik Polytraumatisierter 352
Duodenalverletzungen u. Pankreasverletzungen 494

Einheilungsdynamik bei defektüberbrückenden Rippenspänen (exp.) 269
Ellenbogengelenk, Arthrographie: Indikation, Technik u. Aussagewert 347
Ellenbogengelenksblockierung, Subluxationsstreßaufnahmetechnik 339
Enzyme, lysosomale, beim Haemarthros 190
Ergotherapie, Begleit- u. Nachbehandlung: gezielte Funktionsabläufe 908
Ergotherapie bei Polytrauma 1075
– – bei Brandverletzungen 1082
– –, Handschienenversorgung 1087
– – u. Mehrfachfrakturen 1075
– – bei Querschnittslähmung 1050
– – bei Schädelhirnverletzten 1046

Fascie, Naht- u. Klebetechnik 425
Femurosteotomie, extra- u. intramed. Osteosynthese 111

Fettemboliesyndrom, Cyclooxygenaseblocker 211
Fibrinklebung bei Achillessehnenrupturen 467
–, Milzruptur: Naht, Klebung, Splenektomie 466
–, Naht und Klebung bei Leberverletzungen 463
– bei osteo-chondralen Frakturen 480
–, Reißfestigkeit: Vergleich zur Sehnennaht 451
Fibula, Verkürzung (exp.) 88
Fingerkuppe, Resensibilisierung 970
Fixateur externe, Beckenring dorsal 582
– –, Biegesteifigkeitszunahme durch Knochenheilung 64
– –, Stabilität der unilateralen Montage (exp.) 52
– –, Steifigkeitsverhalten bei Distanzosteosynthesen (exp.) 60
Fixateur-externe-Osteosynthese, corticale Heilung (exp.) 240
Fixateur interne, Wirbelbruchbehandlung (exp. u. klinisch) 107
Frakturen, Fibrinklebung bei osteo-chondralen Frakturen 480
–, osteo-chondrale: Diagnostik 810, 813
–, Refrakturen n. op. Frakturbehandlung 248
Frakturheilung, corticale Heilung nach Fixateur-externe-Osteosynthese (exp.) 240
Frühfunktion, Prävention posttraumatischer Komplikationen 898
Frührehabilitation, Möglichkeiten u. Grenzen (bei SHT) 1112
Funktion, die Bedeutung der Funktion in der Knochenbruchbeh. 889
– Durchführung, Dosierung u. Kontrolle d. Bewegungstherapie 902
Funktionsabläufe in der ergotherapeutischen Begleit- u. Nachbehandlung 908
Fußwurzelverletzungen, spez. Röntgeneinstellungen 335

Gefäßschädigung durch Aufbohren der Markhöhle (exp.) 236
Gefäßsystem, Naht- u. Klebetechnik 446
Gefäßverteilungsmuster, Röhrenknochen: Abhängigkeit von Alter u. Spezies (exp.) 229
Gelatine, osteogeninhaltige (s. Spongiosa) (exp.) 272

Gelenkersatz, Neosynovialflüssigkeit nach alloplast. Gelenkersatz u. Implantatlockerung 194
Gelenkknorpel (Femurrolle, Tibiakopf, Patella), Arthrotomie 749, 784, 796
–, Arthroskopischer Eingriff 755, 810
Gelenkschäden, Einfluß von Bewegung u. Belastung 892
Gewebetransplantation, Kritik der freien Transplantation 975
Gutachten 697
Gutachtenauftrag in der gesetzlichen Unfallversicherung 700
– in der privaten Unfallversicherung 697

Haematom, Diagnostik postoperat. H. 545
–, retroperitoneal
–, –, Verletzungsmuster, Verlauf, therapeut. Konsequenzen 371
Haemarthros, operat. Arthroskopie 782
–, posttraumat.: lysosomale Enzyme 190
Haltekraft der 3,5-mm-AO-Kortikalisschraube 40
Handschienenversorgung, spez. Gesichtspunkt 1087
Handverletzungen durch hochdruckbetriebene Maschinenwerkzeuge 1131
Harnleiter, Verletzungen durch äußere Gewalt 541
Haut, Naht- u. Klebetechnik 425
Hautmesser, Messerwechsel? 220
Hauttransplantationen, Intravitalfärbung (exp.) 198
Hirnverletzte, Hilfe für 1109
Hüftgelenkendoprothese, Krafteinleitung bei zementfreier Implantation 256
–, Lockerung durch Stoßbelastung 267
–, Spannungsanalyse 260
–, zementfreie Implantation (neues Konzept/neue Implantate) 263
Hülsen-Seil-Verspannung der Beckenruptur 622
Humerusschaftfrakturen, funktionelle Therapie 923, 925
Hygiene als Voraussetzung für die Chirurgie (Einführung) 643
Hygienefachschwester 647
Hygienemaßnahmen bei der Pflege von Schwerverletzten 1029
Hygienerichtlinien, Belüftung des Operationstraktes – Technik und Probleme 650
– in Klinik und Praxis 643

Ilio-Sacralgelenk, dorsale Osteosynthese 582
–, ventrale Osteosynthese 590
Implantatlockerung, Neosynovialflüssigkeit nach alloplast. Gelenkersatz u. I. 194
Infektion der postop. Infekt. als statist. Problem in der Unfallchirurgie 735
Infrarotkoagulation, IRK, Naht, Klebung bei Milz- und Leberverletzungen 483
Innenmeniscus, Druck- u. Zugbelastung (exp.) 82
Instabilität u. Achsenknick: Bedeutung für die Wirbelsäulenfunktion 939
Intravitalfärbung bei exp. Hauttransplantationen 198

Kallusinduktion, biomech. Unters. (exp.) 294
Kältebehandlung bei Weichteiltrauma 215
Kapsel-Bandinstabilität am Kniegelenk (mikroprozessorgest. dreidimensionale Darstellung 144
Kapselbandinstabilität a. Kniegelenk
– –, alloplast. Ersatz mit Trevira 837, 874
– –, autologe /alloplastische Transplantate 817
– –, – Transplantate bei der hinteren Komplexinstabilität 828
– –, – – bei der vorderen Komplexinstabilität 821, 845
– –, Coriumstreifenplastik 854
– –, Ergebnisse versch. op. Behandlungsverfahren 850
– –, Ersatz durch lig. patellae u. pes anserinus 862
Kapselbandstrukturen, Arthrotomie 770
– Arthroskopischer Eingriff 772
Kapsel-Bandverletzungen, Arthrographie bei fibul. Laesionen am OSG 350
Kausalität, Vorschaden u. K. in der gesetzlichen Unfallversicherung 700
– –, u. K. in der privaten Unfallversicherung 697
– –, u. K. in der Rechtsprechung 710
– in der Zusammenhangsbegutachtung 708
Kernspin-Tomographie, Darstellung verletzter Strukturen 328
Klebetechnik u. Naht (für verletzte Strukturen) 425
– –, Gefäßsystem 446

– –, Haut, Subkutis, Fascie, Kapsel-Bandstrukturen 425
– –, Knorpel-, Knochengewebe 427
– –, Nervensystem
– –, Parenchymat. Weichteilorgane 463, 466
Kniebandverletzungen, Heilverlauf u. Festigkeit nach operat. Versorgung (exp.) 157
–, veraltete
–, –, autol. Transplantate bei der hinteren KI 828
–, –, – bei der vorderen KI 821
–, –, Ersatz durch textiles Kunststoffband 837, 874
–, –, Spätergebnisse nach konserv. u. operat. Behandlung 866
–, –, Synoviallappenplastik – chronisch 858
Kniegelenk, Arthroskop. – operat. Eingriff 755
–, Arthrotomie
–, Knorpelschaden: der arthroskop. Eingriff 749
Knochenbruchbehandlung, Bedeutung der Funktion 889
–, Bewegung u. Belastung 892
–, Durchführung, Dosierung u. Kontrolle der Bewegungstherapie 902
–, Frühfunktion 898
–, funktionelle 917
–, – mit Kunststoffhülsen 917
Knochendefekte, Einheilung von Rippenspänen (exp.) 269
–, Spongiosa – Fibrinkleber – Plombe 475
Knochenersatz bei diaphysären Segmentdefekten (exp.) 276
– durch Knochenmatrixextr., Calciumphosphat (exp.) 288
Knochenregeneration nach Unterbrechung der med./periost. Gefäßversorgung (exp.) 225
Knorpel-, Knochengewebe, Naht- u. Klebetechnik 427
Kohlenhydratstoffwechsel bei Muskelatrophie (exp.) 202
Kompartmentsyndrom, MRI-Befunde 420
Komplexinstabilität, frisch
–, –, alloplast. Ersatz mit Kohlenstofffasern 832
–, –, autologe/alloplastische Transplantate 821, 828
Kontaktmessungen bei Fibulaverkürzung 88

Krafteinleitung bei zementfreien Hüftendoprothesen (exp.) 256
Krankengymnastik nach Amputation an der unteren Extremität 1053
— bei Brandverletzungen 1082
— bei Mehrfachfrakturen 1075
— bei Querschnittslähmung 1050
— bei Schädelhirnverletzung 1046
— bei Thoraxverletzungen 1039
Kreuzbanddefekt, Einfluß auf den retropatellaren Druck (theoret. u. exp.) 169
Kreuzbänder beim Schaf (Eignung für vergleich. exp. Untersuchungen) 150
Kreuzbandersatz durch textiles Kunststoffband (Trevira) 837, 874
— durch umscheidete Kohlenstofffasern 879
Kreuzbandplastik, arthroskopisch: Indikation/Technik 805
—, — autologe Plastik mit allogener Verstärkung 884
—, — mit Coriumstreifen 854
—, — mit lig. patellae u. pes anserinus 862
—, — mit Meniscus 868
—, — mit Synoviallappen 858
—, mikroangiograph. u. biomech. Unters. nach vorderer K. 160
Kreuzbandverletzungen, vordere
—, —, allogene Verstärkung bei autologer Ersatzplastik 884
—, —, biomech. Anforderungen bei synthetischem u. biologischem Ersatz 845
—, —, Ergebnisse nach kons. u. operat. Behandlung 866
—, —, Ersatz durch Meniscus (bei chron. Instabilität) 868
Kunststoffhülsen, funktionelle Knochenbruchbehandlung mit K. 917
Kuratorium „ZNS", Hilfe für Hirnverletzte: Ziele u. Arbeit 1109

Lagerung von Frakturen 946
— u. Funktion. Bewegungsbehandlung nach Osteosynthese
Lappenplastiken, gestielter neuro-vasculärer Unterarmlappen 972
Leberverletzungen, IRK, Naht, Klebung bei Milz/Leberverletzungen 483
—, Naht/Fibrinklebung 463
Leichenöffnung, gerichtl., nach tödlichen Verkehrsunfällen 669

—, —, beim Unfalltod des älteren Menschen 675
Lendenwirbelsäule, operat. Therapie u. Funktion 937
Lig. Coraco-Acromiale, anat. u. biomech. Untersuchungen 139
Lymphocytentypisierung durch monoklon. Antikörper 181

Maschinenwerkzeuge, Verletzungen durch hochdruckbetr. M. 1131
Markhöhle, Verminderung der corticalen Gefäßschädigung bei der Aufbohrung (exp.) 236
Meniscektomie, arthroskopisch (bei anteromed. Instabilität) 764, 777, 795, 801
Meniscus, Druck- und Zugbelastung (exp.) Meniscusnaht
—, —, tierexp. Studie 251
Meniscusnaht bei frischen u. veralteten Meniscusverletzungen 455
Meniscusresektion, arthroskopisch 764, 777, 795, 801
—, offen 758
Meniscusverletzungen, Arthroskopischer Eingriff 764, 791
—, Arthrotomie 758
—, Naht der frischen u. alten Meniscusverletzung: Ergebnisse
Mehrfachfrakturen, krankengym. Therapie bei Polytrauma 1075
Mehrfachverletzung, Sonographie 357
Messerwechsel, Hautmesser-Tiefenmesser 220
Mikrogefäß-Transplantate, homol. konservierte Transplantate (exp.) 308
Milzruptur, Naht, Klebung, Splenektomie 466
Milzverletzungen, IRK, Naht, Klebung bei Milz-/Leberverletzungen 483
Modelloperationen an künstlichen Knochen aus dem CT 417
Monofixateur, Steifigkeitsverhalten von Distanzosteosynthesen (exp.) 60
MRI, Befunde bei Kompartmentsyndrom 420
Muskelatrophie, Kohlenhydratstoffwechsel bei exp. induzierter M. 202

Nachbehandlung, Begleit. u. N.: Ergotherapie 908

Naht- und Klebetechnik (für verletzte Strukturen), Gefäßsystem 425, 446
— —, Haut, Subcutis, Fascie, Kapsel-Band-Strukturen 425
— —, Knorpel-, Knochengewebe 427
— —, Parenchymatöse Weichteilorgane 434, 463
Nahtmaterial, Biokompatibilität in der Mikrochirurgie 461
Neosynovialflüssigkeit nach alloplast. Gelenkersatz u. Implantatlockerung 194
Neuro-psycholog. Behandlungsansätze bei Schädelhirnverletzungen 1116
Nierenarterienverschluß, traumatisch
—, —, Therapie-Ergebnisse 536
Nuklidabsorptiometrie, Bestimmung der Demineralisation nach Sprunggelenksverletzungen 207

Obduktion, Beweiswert morph. Befunde nach Tod/Unfall 665
—, gerichtl. O. nach tödlichen Verkehrsunfällen 669
—, Indikation u. Wert der Klin. O. 659
Obduktionsbefunde als Grundlage für Forschung u. Begutachtung 681
— — — der Unfallrekonstruktion 686
Oberarmbrüche, funkt. Behandlung (Sarmiento) 923, 925
Oberbauchsonographie bei Organverletzungen 362
Operationsberichte mit EDV 741
Operationstrakt, Technik u. Probleme der Belüftung 650
Organverletzungen, Vergleich zwischen sonographischem u. klinischem Befund 362
Osteo-chondrale Fragmente, Fibrinklebung 480
— —, Refixation durch resorbierbare Stifte (exp.) 300
Osteo-chondrale Frakturen, Arthroskopie 813
— —, Fibrinklebung 480
Osteosynthese, Refraktur n. O.: Ursachen (exp.) 248
Osteosynthesematerial, resorbierbare Polyester (exp.) 298
—, — Polylactid (exp.) 303
Osteosyntheseplatten, Schwingungsrißkorrosion 135
Osteosynthesetechniken im dorsalen Beckenbereich 566, 625

Pankreasverletzungen u. Duodenalverletzungen 494, 525, 529
Parenchymat. Weichteilorgane, Naht- u. Klebetechnik 463
Patellaluxation, Arthroskopie 815
Patellaquerfrakturen, verschiedene Osteosyntheseverfahren (Biomechanik) 125
Plattenosteosynthese, Beckenring dorsal 118, 566
—, — ventral 590
— am Femurschaft (exp. Untersuchungen zur Schraubenanordnung)
— bei Unterschenkelfraktur (Bewegen oder Belasten) 949
Polyester, resorbierbar 298
Polylactid, resorbierbar 303
Polytrauma, Ergotherapie 1071
—, — bei Brandverletzten 1082
—, —, Handschienenversorgung 1087
—, — — bei Mehrfachfrakturen 1075
—, — bei Querschnittslähmung 1079
—, — bei Schädelhirnverletzten 1091
—, Krankengymnast. Therapie nach Amputation der unteren Extremität 1053
—, — — bei Brandverletzungen 1056
—, — — bei Mehrfachfrakturen
—, — — bei Querschnittslähmung 1050
—, — — bei Schädelhirnverletzungen 1046
—, — — bei Thoraxverletzungen 1039
—, Labormediz. u. radiol. Diagnostik
—, —, Anforderungen an das klinischchem. Routinelabor 1059
—, —, gerinnungsphysiol. Untersuchungen 1063
—, —, blutgruppenserolog. Untersuchungen 1065
—, Pankreasverletzungen 494, 525, 529
—, pflegerische Maßnahmen
—, Sofortmaßnahmen bei Aufnahme von Schwerverletzten 1013
—, — auf der Wach-/Intensivstation 1020
—, —, Lagerung/Erstversorgung der Frakturen 1016
—, —, Maßnahmen bei akuten Zwischenfällen/Reanimation 1024
—, —, Vorbereitung (des Patienten) zur Operation 1026
—, —, Hygienemaßnahmen bei der Pflege von Schwerverletzten 1029
—, Primärdiagnostik mit DSA 352
—, Sonographie 357

Qualitätskontrolle, Bedeutung der Sektion für die Klinik 692
Querschnittslähmung, krankengymn. Therapie 1050

Radio-Carpalgelenk, degenerative u. posttraumat. Veränderungen (radio-morphol. Studien) 256
Reanimation, Richtlinien für (pflegerische) Maßnahmen bei akuten Zwischenfällen 1024
Refrakturen nach Osteosynthese: Ursachen (exp.) 248
Rehabilitation s. Berufshilfe 983
Resensibilisierung von Fingerkuppen 970
Resorption, posttraumat., chemotakt. Regulation am Knochen 188
Rippenspäne, Einheilung: Durchblutung/ Histomorphologie (exp.) 269
Retroperitonealraum, Darmatonie 554
– Duodenum, Pankreas 949
– Gefäße 504
– Nieren, ableit. Harnwege 512
– Organverletzungen beim Verkehrsunfall 519
– retroperiton. Hämatom beim Schwerverletzten 545
– Sepsisentwicklung beim Schwerverletzten 549
– Weichteilverletzungen 489, 523
Röntgen-Technik, Darstellung verletzter Strukturen 313
–, Subluxationsstreßaufnahmetechnik bei Ellenbogengelenksblockierung 339

Sacro-Iliacalgelenk, Biomechanik der dors. u. ventr. Osteosynth. 627
Sarmiento, funkt. Behandlung der Oberarmbrüche 925
Schädelbasisfraktur, Computertomographie 379
Schädelhirnverletzungen, Frührehabilitation schädelhirnverl. Patienten 1112
–, krankengymn. Behandlung bei SHT 1046
Schraubenanordnung bei Plattenosteosynthese am Femur (exp.) 118
Schraubenosteosynthese, Beckenring dorsal 579
Schultergelenk, stabilisierende Wirkung durch verschiedene Implantate (exp.) 97
Schultergelenksverletzungen, Computertomographie 388
–, Indikation zur Arthrographie 341
Schulterluxation, Computertomographie 384
Schwingungsrißkorrosion an gebroch. Osteosyntheseplatten 135

Sehnennahttechnik, Reißfestigkeit bei Sehnennaht und/oder Fibrinklebung 451
Sektionsbefunde, Bedeutung und Notwendigkeit der Sektion nach Verletzungen mit Todesfolge 659
–, Grundlage von Forschung u. Begutachtung der Sektion 681
–, Qualitätskontrolle für die Klinik (s. Obduktion) 692
Sepsis, Lymphocytentypisierung durch monoklon. Antikörper 181
Skelettszintigraphie, Anwendung in der Traumatologie 375
Sonographie, Darstellung verletzter Strukturen 316
–, – von Weichteil- u. Knochenläsionen 369
–, bei Mehrfachverletzten 357
–, Oberbauchsonographie bei Organverletzungen 362
–, bei stumpfem Bauchtrauma 366
Spalthaut- u. Vollhauttransplantation, Indikation und Ergebnisse 966
Spannungsanalyse, verschied. Hüftendoprothesen (exp.) 260
Splenektomie, Naht, Klebung oder Splenektomie 466
Spongiosa, Antigenitätsdifferenzen (exp.) 279
–, homol. tiefgefroren (exp.) 284
–, kons. allogene Spongiosa u. osteogeninhaltige Gelatine (exp.) 272
Spongiosa, Fibrinkleber-Plombe bei Knochendefekten 475
Sprunggelenk, Arthrographie bei fib. Kapsel-Bandverletzungen 350
–, Bandersatz (Bandplastik) (exp.) 174
–, Kontaktmessungen bei Fibulaverkürzung 88
Spülen, Verminderung der Gefäßschädigung beim Aufbohren der Markhöhle (exp.) 236
Stabilität der Drahtzuggurtung 71
–, unilateraler Fixateur ext. (exp.) 52
Steifigkeitsverhalten, Monofixateur am Femur 60
Steinmann-Nagel-Fixation, Bewegungsabläufe bei transpat. Fixation des Kniegelenkes (exp.) 163
Stoßbelastung, Ursache für Lockerungen von Hüftgelenkendoprothesen 267
Subkutis, Naht- u. Klebetechnik 425
Subluxationsstreßaufnahme-Technik bei Ellenbogengelenksblockierung 339
Symphyse, Beweglichkeit (exp.) 79

Symphysenruptur, op. Versorgung 637
Synoviallappenplastik, gestielte, bei frischen u. alten Kreuzbandverletzungen 858
Szintigraphie, Skelettszintigraphie in der Traumatologie 375

Talusfrakturen, Diagnostik osteo-chondraler Frakturen 405
Tape, Vollbelastung bei Weber-A-Frakturen 930
Taurolin, neues Applikationsverfahren 185
Therapie, funktionelle
–, –, bei Humerusschaftfrakturen 923, 925
–, neuro-psycholog. Th. bei SHT (Möglichkeiten u. Grenzen) 1112
Thoraxverletzungen, krankengymn. Therapie 1039
Tibiaplateau-Impressionsfrakturen, Aufrichtungsosteosynthese unter arthroskop. Kontrolle 810
Tiefenmesser, Messerwechsel? 220
Transplantation, Kritik der freien Transplantation 975
–, Spalthaut- u. Vollhauttransplantation 966

Ultraschall, Darstellung von Weichteil- u. Knochenläsionen 369
–, Diagnostik postop. Haematome 371
Unfallforschung, Sektionsbefunde als Grundlage für Forschung u. Begutachtung 681
Unfallrekonstruktion an Hand von Obduktionsbefunden 686
Unfallverhütung, Maßnahmen 1123
Unfallversicherungsträger, Zusammenarbeit zwischen Arzt u. U. 983
Unterarmlappen, neuro-vaskulär gestielt 972
Unterschenkelfraktur, Plattenosteosynthese (Bewegen oder Belasten) 949

Verformung, extra- u. intramed. Osteosynthese nach instab. Femurosteotomie 111
Verkürzung, Kontaktflächenreduzierung bei Fibulaverkürzung 88
Verletzungsmechanik, Sektionsbefunde als Grundlage für Forschung und Begutachtung 681

Verriegelungsnagel, Biomechanik des Röhrenknochens 68
–, Zielvorrichtung für distale Schrauben 121
Verschraubung, Beckenring dorsal 579
–, Wechsellastbeanspruchung bei coracoclaviculärer V. 101
Vollbelastung bei Sprunggelenksfrakturen (Weber A (mit TAPE)) 930
Vollhaut- u. Spalthauttransplantation, Indikation und Ergebnisse 966
Vorbiegung der Kleinfragment-DC-Platte 47
Vorschaden, Bedeutung u. Bewertung im ärztl. Gutachten 703
–, Bewertung in der Rechtsprechung 710
– u. Kausalität in der privaten Unfallversicherung 697
– u. Kausalität in der gesetzl. Unfallversicherung 700
Vorsorge, Unfallverhütungsvorschrift „Arbeitsmed. Vorsorge" 1124
Vorsorgeuntersuchungen, berufsgenossenschaftl. Grundsätze für arbeitsmed. V. 1129
Vorspannung der Kleinfragment-DC-Platte 47
Wechsellastbeanspruchung bei der coracoclaviculären Verschraubung (exp.) 101
Weichteiltrauma, differenz. Kältebehandlung 215
Weichteilverletzungen, retroperitoneal 489, 523
Wiedereingliederung s. Berufshilfe 1002
Winkelplattenosteosynthesen, 95°-Platten bei subtrochanteren Frakturen (exp.) 115
Wirbelbruchbehandlung, Fixateur int. (exp. u. klin.) 107
–, funktionelle 934
–, operative
–, –, Funktion der Brust-/Lendenwirbelsäule 937
Wirbelfrakturen, Computertomographie bei instabilen W. 393
Wirbelkörper, chemische, computertomographische u. biomech. Untersuchungen (exp.) 74

Wirbelsäulenfunktion, Instabilität u. Achsenknick 939
Wirbelsäulenverletzungen, praeoperat. u. postop. CT-Kontrolle bei instab. W. am thorako-lumbalen Übergang 395

Wundbehandlung an der Hand 961
Wundversorgung, prim., an der Hand 961

Zielvorrichtung für Verriegelungsnagel
 (dist. Schrauben) 121
ZNS, Kuratorium „ZNS" 1109

Zugbelastung, Innenmeniscus (exp.) 82
Zugfestigkeitsuntersuchungen bei Band-
 reinsertionen 153
Zuggurtung, Beckenring dorsal 581
Zusammenhangsbegutachtung
Zweigewindekompressions-Schraube,
 Osteosynthese der Densfraktur 93